常见感染性疾病
临床诊疗策略

刘理冠　黄进发　黄志杰　主编

吉林科学技术出版社

图书在版编目（CIP）数据

常见感染性疾病临床诊疗策略 / 刘理冠，黄进发，
黄志杰主编. -- 长春：吉林科学技术出版社，2020.10
ISBN 978-7-5578-7852-8

Ⅰ. ①常… Ⅱ. ①刘… ②黄… ③黄… Ⅲ. ①感染－
疾病－诊疗 Ⅳ. ①R4

中国版本图书馆CIP数据核字(2020)第213715号

常见感染性疾病临床诊疗策略
CHANGJIAN GANRANXING JIBING LINCHUANG ZHENLIAO CELÜE

主　　编　刘理冠　黄进发　黄志杰
出 版 人　宛　霞
责任编辑　王聪会　穆思蒙
幅面尺寸　185 mm×260 mm
字　　数　828千字
印　　张　34.5
版　　次　2020年10月第1版
印　　次　2021年5月第2次印刷
出　　版　吉林科学技术出版社
发　　行　吉林科学技术出版社
地　　址　长春市福祉大路5788号出版大厦A座
邮　　编　130118
发行部电话/传真　0431-81629529　81629530　81629531
　　　　　　　　　　81629532　81629533　81629534
储运部电话　0431-86059116
编辑部电话　0431-81629517
印　　刷　保定市铭泰达印刷有限公司
书　　号　ISBN 978-7-5578-7852-8
定　　价　135.00元
如有印装质量问题　可寄出版社调换

主编简介

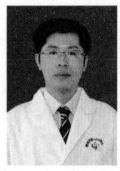

刘理冠，男，1982年出生，先后毕业于福建医科大学、南昌大学医学院，硕士学位。

现任中国人民解放军联勤保障部队第910医院肝病中心副主任，副主任医师，华侨大学医学院、泉州市医学高等专科学校副教授，兼任中国重症血液净化协作组人工肝学组委员，福建省医学会肝病学分会病毒性肝炎学组委员，福建省中西医结合学会肝病学分会肝癌学组委员，福建省中西医结合学会肝病学分会门静脉高压及肝纤维化学组委员，泉州市肝病学会委员，泉州市抗癌学会胰腺肿瘤专委会委员，被中国科协主办的"健康中国–肝胆病防治行动"聘任为"全国肝胆病咨询专家"。先后赴北京朝阳医院、福州总院进修ICU。从事传染病专业的临床、教学和科研工作，在病毒性肝炎、肝硬化、肝癌、肝衰竭等疾病的诊治领域有丰富的临床经验，擅长肝囊肿、肝脓肿、肝癌的微创介入等综合治疗。发表核心期刊论文10余篇，主编专著1部，实用新型专利1项，参与基金课题3项，荣立三等功3次，获嘉奖多次。

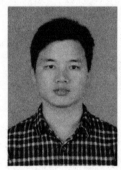

黄进发，主治医师，在职研究生学历。毕业于福建医科大学临床医学系。

现就职于中国人民解放军联勤保障部队第910医院，兼任泉州市抗癌协会第一届肿瘤介入学专业委员会常务委员，泉州市感染病学会委员，福建省抗癌协会第一届肿瘤介入学专业委员会青年委员会委员。曾于2014在南方医科大学南方医院介入诊疗科进修介入诊疗技术。从事肝脏疾病的临床诊疗工作多年，在病毒性肝炎、肝硬化、肝癌、重症肝病及外周血管介入等方面积累了较为丰富的诊治经验。擅长肝癌、肝血管瘤、门脉高压性消化道出血、恶性黄疸的介入综合治疗，开展骨盆骨折出血、不明原因消化道出血、肝挫裂伤、产后出血、下肢动静脉血栓、肾脏出血、咯血等急诊介入栓塞止血以及血透导管通路维护等治疗。发表核心期刊论文6篇。

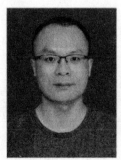

黄志杰，主治医师，2002年毕业于福建医科大学临床专业。

现就职于中国人民解放军联勤保障部队第910医院。从事传染病与肝脏疾病的临床诊治工作10余年，在各种原因所致肝炎、肝癌以及各种传染性疾病的诊疗方面有丰富的临床经验，擅长肝功能衰竭、肝硬化及相关并发症的救治，特别擅长应用人工肝手段救治肝功能衰竭患者并取得良好疗效。先后发表论文5篇，专利1项，荣立个人三等功1次，嘉奖多次及学雷锋先进个人1次。

编 委 会

主　编

　　刘理冠　中国人民解放军联勤保障部队第910医院

　　黄进发　中国人民解放军联勤保障部队第910医院

　　黄志杰　中国人民解放军联勤保障部队第910医院

副主编

　　徐　涛　中国人民解放军联勤保障部队第910医院

　　李文科　福建中医药大学附属泉州中医院

　　李勇飞　中国人民解放军联勤保障部队第910医院

编　委

　　叶巧霞　中国人民解放军联勤保障部队第910医院

　　吴金票　中国人民解放军联勤保障部队第910医院

前　　言

　　近年来,由于科技进步和我国政府不断加强公共卫生建设,许多感染性疾病和寄生虫病得到了有效的预防和控制。但是随着社会的不断发展,人类对生存环境的改变和破坏,生活方式的多样化以及人口的频繁流动,导致新发感染性疾病和再肆虐传染病不断出现。为做好感染性疾病的诊疗和预防控制工作,特编写本书。

　　本书将基础理论与临床实践相结合,着重阐述了常见感染性疾病和肝病的诊断与治疗方法,具有内容丰富、新颖实用、全面系统等特点,可供感染科及肝病科医务工作者阅读参考。

　　虽然在本书编写过程中力求做到全面精细,但由于编写的时间有限,加之经验不足,书中恐有疏漏之处,敬请读者批评指正,以期再版时修正完善。

目　　录

第一章　病毒感染性疾病

第一节　流行性感冒病毒感染

一、流行性感冒

流行性感冒(Flu)即流感,是由流感病毒引起的、经飞沫传播的急性呼吸道传染病。本病传染性强,临床上具有急性起病、畏寒、高热、头痛、肌痛等感染中毒症状表现明显而呼吸道症状较轻的特点,病程短而自限。病原体为甲、乙、丙三型流感病毒,以甲型流感病毒为主。甲型流感病毒常以流行形式出现,能引起世界性流感大流行,能感染人、猪、马、海洋哺乳动物和禽类等,可以在动物中流行并造成大量动物死亡,禽流感病毒属于甲型流感病毒。乙型流感病毒常引起局部小流行,不引起世界性流感大流行。丙型流感病毒主要以散在形式出现,主要侵袭婴幼儿和免疫力低下的人群,一般不引起流行。

(一)病原学

流感病毒系包膜 RNA 病毒,属于正黏病毒科,典型的病毒颗粒呈球形,直径 80～120nm。病毒包膜由内层的基质蛋白(MP)、外层的脂质双层膜和表面的糖蛋白刺突构成。基质蛋白有 M_1 和 M_2 两种。M_1 构成病毒包膜的内层,约占病毒总蛋白的 40%。M_2 为跨膜蛋白镶嵌于其中,属于离子通道蛋白,在病毒从宿主细胞内涵体进入胞质的过程中起重要作用,故 M_2 抑制药具有抗病毒作用。刺突为血凝素(HA)和神经氨酸酶(NA),其抗原性极易变异,具有亚型和株的特异性,是划分流感病毒亚型的依据。HA 能与鸡、豚鼠、人等的红细胞表面受体结合,故能凝集红细胞,引起血凝现象。HA 是病毒的融合蛋白,借助 HA 病毒能吸附到宿主细胞上,构成感染宿主细胞的第一步。抗 HA 抗体为保护性抗体,能中和病毒。HA 抗体包括 IgM、IgG 和 SIgA,又以 SIgA 在免疫病毒感染中最为重要。NA 能水解受感染细胞包膜表面的 N-乙酰神经氨酸,促进病毒释放。抗 NA 抗体虽不是中和抗体但能抑制病毒释放延缓病毒传播。包膜内部为病毒核衣壳,呈螺旋状对称,由病毒核酸、核蛋白(NP)和 RNA 聚合酶(PA、PB1、PB2)组成。病毒核酸为节段性单股负链 RNA,基因组约 13.6kb。甲型和乙型流感病毒核酸由 8 个节段组成,1～6 节段分别编码 PB2、PB1、PA、HA、NP、NA,第 7 节段编码 M_1 和 M_2,第 8 节段编码 NS1、NS2;丙型缺少编码 NA 的第 6 节段而由 7 个片段组成。由于流感病毒核酸呈节段性,故而在病毒复制过程中易发生基因重组形成新毒株。NP 是可溶性抗原,具有型特异性,其抗原性稳定。

病毒对干燥、日光、紫外线敏感;对乙醇、碘伏、碘酊等常用消毒剂敏感;不耐酸,在 pH 6.5～7.9 最稳定;对热敏感,56℃ 30 分钟或 100℃ 1 分钟即可灭活(禽流感病毒 65℃ 30 分钟或 100℃ 2 分钟可灭活)。0～4℃ 可存活数周,－70℃ 可长期存活。

病毒分离一般用鸡胚,组织培养原代猴肾和人胚肾细胞,实验动物可用小鼠。

(二)分型与变异

根据核蛋白 NP 和基质蛋白 M_1 抗原性的不同,可把流感病毒分为甲(A)、乙(B)、丙(C)三型。甲型流感病毒宿主广泛,是人类流感的主要病原体,可分为若干亚型(H1～H16,N1～N9),其中人流感病毒 HA 有 3 个亚型(H1、H2、H3),NA 有 2 个亚型(N1、N2),禽流感病毒包括全部亚型(16 个 HA 亚型,9 个 NA 亚型)。因此,禽类被认为是甲型流感病毒的基因储备库。甲型流感病毒抗原极易变异,可引起全球性大流行。乙型和丙型流感主要感染人类。乙型流感病毒根据抗原性的不同可分为 Victoria 和 Yamagata 两个的种系,代表株分别为 B/Victoria/2/87 和 B/Yamagata/16/88。其抗原变异性小,引起局部小流行和季节性流感。丙型尚未发现亚型,抗原稳定,主要感染婴幼儿和免疫低下人群。

流感病毒抗原变异主要发生在 HA 和 NA,有两种形式:一种是抗原漂移,由一系列点突变累积而成,变异幅度小,为连续变异,属于量变,引起小规模流行。另一种是甲型流病毒所特有的抗原转换,由两种不同的病毒株发生病毒基因重组,形成新的病毒亚型,容易造成新型流感的大流行。这种病毒基因重组变异最容易发生在猪体内。

一般情况下,甲型流感病毒具有严格的宿主特异性,但自从 1997 年 5 月中国香港发现首例人感染高致病性禽流感之后,现已证实禽流感病毒 H5N1、H7N7、H9N2、H7N2、H7N3 等亚型可感染人类。其中 H5 和 H7 亚型为高致病型,又以 H5N1 致病性最强。

(三)流行病学

1.传染源

患者是主要传染源,隐性感染者也具有传染性。传染性从潜伏末期开始至病后 7 天。人禽流感的主要传染源是患 H5N1 禽流感和携带 H5N1 禽流感病毒的鸡、鸭、鹅等家禽,特别是鸡,目前尚无人际传播的确切证据。

2.传播途径

主要通过飞沫经呼吸道传播,也可通过口、鼻、眼等处黏膜接触传播。接触患者的呼吸道分泌物、体液和被病毒污染的物品亦可能引起感染。传播速度与人群密度相关。禽类粪便是人禽流感传播的主要媒介。

3.易感人群

人群对流感病毒普遍易感,感染后可获得一定免疫力。但甲、乙、丙三型之间以及各型流感病毒不同亚型之间无交叉免疫力,同一亚型的变种之间有一定免疫力。由于流感病毒不断变异,人群易反复感染而发病。新生儿对流感及其病毒的敏感性与成年人相同。

4.高危人群

下列人群感染普通流感病毒或甲型 H1N1 流感病毒后较易发展为危重症病例:

(1)妊娠患者。

(2)有慢性呼吸系统疾病、慢性循环系统疾病(高血压除外)、肾病、肝病、血液病、神经肌肉疾病(如帕金森病)、代谢及内分泌系统疾病(如糖尿病)、免疫功能低下等慢性基础疾病患者。

(3)19岁以下长期服用阿司匹林者。

(4)肥胖患者(体重指数≥40)。

(5)年龄<5岁的儿童(年龄<2岁更易发生严重并发症)。

(6)年龄>65岁的老人。

就人感染高致病性禽流感而言,10～19岁的患者病死率最高,50岁以上患者病死率最低。

5.流行特征

流感发病呈全球性分布,每年全球约10%人口即6亿人患病,一般多发于冬季,病原体以甲型H1N1、H3N2和乙型流感病毒为主。北半球温带地区,每年感染高峰在1～2月份;南半球温带地区感染高峰在5～9月份;热带地区多发于雨季。我国北方流感高峰一般在当年11月底至次年2月底,而南方除冬季高峰外,还有5～8月份的小高峰。大流行时季节性不明显,任何季节可发生。我国是流感高发区,20世纪发生的4次世界性流感大流行,3次起源于中国,主要流行毒株为H1N1和H3N2亚型,流行方式表现为人际传播,2009年暴发于墨西哥的甲型H1N1流感也如此,但传播更快。

人感染禽流感的流行方式均为禽传染人,尚无人际传播证据。虽然并非所有H5和H7病毒都是高致病性毒株,但都被认为具有潜在致病性。因为H5和H7的低致病性毒株传入家禽,在家禽中经过短期流行后便会变异为高致病性毒株。这就是家禽身上H5和H7病毒总是受到高度重视的原因。有证据认为候鸟在人禽流感的地区间传播中起着重要作用。截至2010年6月8日,全球累计报道H5N1亚型人禽流感499例,死亡295例,总病死率59%,其中印尼患者病死率高达82%(136/165)。其中50%患者<20岁,90%患者<40岁。

流感大流行的发生,从现有资料来看每次大流行之间间隔均在10年以上。

(四)发病机制和病理解剖

病毒在细胞内复制致细胞病变(CPE)是流感发病的主要机制。流感病毒进入呼吸道后,NA破坏神经氨酸,使纤毛柱状上皮细胞表面的黏蛋白水解,HA受体暴露。病毒通过HA与细胞黏附后,通过胞饮进入细胞内,随后在胞核中复制。最后,各种病毒成分在胞膜聚集,通过出芽方式形成新的病毒颗粒。NA水解细胞表面糖蛋白末端的N-乙酰-神经氨酸,促进病毒颗粒释放。释放的病毒在感染邻近纤毛柱状上皮细胞,短期内使大量呼吸道上皮感染、变性、坏死脱落,引起炎症反应,临床上出现发热、肌肉痛、白细胞低等全身中毒症状,但一般不发生病毒血症。

单纯型流感病变主要发生在上、中呼吸道,表现为纤毛柱状上皮细胞的变性、坏死和脱落,黏膜充血、水肿和单核细胞浸润。流感病毒性肺炎的病理特征为肺充血、水肿,支气管黏膜坏死,气道内有血性分泌物,黏膜下层灶性出血,肺泡内含有渗出液,严重时有肺透明膜形成。

(五)临床表现

普通流感的潜伏期为数小时至4天,一般为1～3天。甲型H1N1流感的潜伏期为1～7天,一般为1～3天。

起病多急骤,主要以全身中毒症状为主,呼吸道症状轻微或不明显,发热通常持续3～4天,疲乏虚弱可达2～3周。甲型H1N1流感的临床症状与季节性流感相似,病死率不高。

流感根据临床表现可分为单纯型、肺炎型、中毒型、胃肠型。

1.单纯型

急性起病,畏寒高热、头痛乏力、全身肌肉酸痛感染中毒症状明显而呼吸道症状轻微。高热持续3天左右渐退,全身症状好转,而上呼吸道症状更为显著,持续数日后消失。

2.肺炎型

本型在普通流感和甲型H1N1流感中较少见,病死率约50%,是大流行时的主要死因。在人禽流感(H5N1)中常表现为暴发性重症病毒性肺炎。本型多发生在2岁以下的小儿或原有慢性基础疾病者,特点是在发病后24小时内出现持续高热、剧咳、痰中带血或咯血、呼吸困难和发绀等表现。体检发现呼吸音降低,满布哮鸣音,但无实变体征。继发细菌感染时,可满布湿啰音并出现实变体征。X线检查双肺散布絮状阴影,继发细菌感染时有片状阴影。病程1周至1个月余,大部分患者可逐渐康复,也可因呼吸循环衰竭在5～10天死亡。

3.胃肠型

少数病例有食欲减退,腹痛、腹胀、呕吐和腹泻等消化道症状为主。

4.中毒型

此型比较少见,肺部体征不明显,往往高热不退,神志不清,在儿童可以发生抽搐,部分患者可以出现循环衰竭。

5.并发症

(1)细菌性上呼吸道感染、支气管炎。

(2)细菌性肺炎。

(3)Reye综合征:又称急性脑病-肝脂肪变性综合征,系甲、乙型流感的罕见并发症,也可见于带状疱疹病毒感染。患者多为2～16岁的儿童,病情凶险预后不良,有30%～40%的患者死于脑干功能障碍。这是一组异质性疾病,一般认为是在先天性代谢紊乱(如中链酰基辅酶A脱氢酶缺乏)的基础上由于外因(如服用阿司匹林等水杨酸制剂)的作用而发病。临床上表现为退热3～5天出现恶心、呕吐,继而嗜睡、昏迷、惊厥等神经系统症状,肝肿大、肝功能轻度损害,但无黄疸。

(4)中毒性休克。

(5)ARDS:人禽流感患者更易发生。

(6)横纹肌溶解:即骨骼肌坏死,表现为肌痛和肌无力,血清肌酸磷酸激酶显著升高(在10000U以上),电解质紊乱,严重时引起急性肾衰竭。

(六)辅助检查

1.血常规

白细胞总数减少,淋巴细胞相对增加,合并细菌性感染时,白细胞总数和中性粒细胞增多。

2.病毒分离

为确诊的主要依据,将急性期患者的鼻咽部、气管分泌物接种于鸡胚羊膜囊或尿囊液中,进行病毒分离。

3.血清学检查

应用血凝抑制试验、补体结合试验及酶联免疫吸附试验检测急性期和恢复期血清中的抗体,如有 4 倍以上增长,则为阳性。主要用于回顾性诊断和流行病学调查。

(七)诊断与鉴别诊断

1.诊断

在流感流行期间诊断可根据:①接触史和集体发病史;②典型的症状和体征。散发病例则不易诊断,轻症患者与普通感冒极为相似,常难于区别。确诊依靠从患者分泌物中检出流感病毒抗原、血清抗体反应阳性或分离到病毒。

2.鉴别诊断

(1)呼吸道感染:起病较缓慢,症状较轻,无明显中毒症状。血清学和免疫荧光等检验可明确诊断。

(2)流行性脑脊髓膜炎(流脑):流脑早期症状往往类似流感,但流脑有明显的季节性,儿童多见。早期有剧烈头痛、脑膜刺激症状、瘀点、口唇疱疹等均可与流感相鉴别。脑脊液检查可明确诊断。

(3)钩端螺旋体病:有一定的地区性,多发生于水稻收割期。患者以农民多见,表现为腓肠肌疼痛、压痛及腹股沟淋巴结肿大等。

(4)支原体肺炎:支原体肺炎与原发性病毒性肺炎的 X 线表现相似,但前者的病情较轻,冷凝集试验和 MG 链球菌凝集试验可呈阳性。

(八)治疗措施

1.一般对症治疗

流感患者应尽量卧床休息,多饮水。高热时予物理降温或解热镇痛剂,儿童应避免使用阿司匹林,以免诱发 Reye 综合征。防治继发细菌感染。

2.抗病毒治疗

应在发病 48 小时内应用抗流感病毒药物。

流感的神经氨酸酶抑制剂(奥司他韦和扎那米韦):奥司他韦成人剂量每日 150mg,儿童剂量 3mg/(kg·d),分 2 次口服,疗程 5 天。美国疾病预防与控制中心(CDC)推荐,在有适应证时,可将奥司他韦用于<1 岁的婴儿的流感治疗和预防,3mg/(kg·d),每天 1 次,疗程 7 天。

(九)预防

1.早期发现和迅速诊断流感

及时报告、隔离和治疗患者,凡遇以下情况,应疑有本病流行,及时上报疫情:①门诊上呼吸道感染患者连续三天持续增加,并有直线上升趋势;②连续出现临床典型流感病例;③有发热感冒患者 2 例以上的家庭连续增多。遇上述情况,应采取措施,早期就地隔离,采集急性期患者标本进行病毒分离和抗原检测,以早期确诊和早期治疗,减少传播,降低发病率,控制流行。在流行期间应减少大型集会和集体活动,接触者应戴口罩。

2.疫苗预防

它是目前人们预防流感最有效的措施。流感疫苗可分为减毒活疫苗和灭活疫苗两种,接种后在血清和分泌物中出现抗血凝素抗体和抗神经氨酸酶抗体或 T 细胞介导的细胞毒反应,前二者能阻止病毒入侵,后者可降低疾病的严重度和加速复原。减毒活疫苗经鼻喷入后使局部产生抗体,阻止病毒吸附,接种后半年至 1 年左右可预防同型流感的作用,发病率可降低 50%～70%。灭活疫苗采用三价疫苗皮下注射法,在中、小流行中对重点人群使用。

3.药物预防

奥司他韦于与流感患者密切接触后的流感预防时使用,推荐口服剂量为 75mg,每日 1 次,疗程 5～7 天。因此,在流行期间,及早预防性用药很重要。也可试用中草药预防。

4.空气消毒

流行期间公共场所应加强通风,可用乳酸、漂白粉或其他消毒液消毒。

二、人感染高致病性禽流感

人禽流感是由甲型流感病毒某些感染禽类亚型中的一些毒株感染人类引起的急性呼吸道传染病。由于禽流感病毒的血凝素结构等特点,一般感染禽类,当病毒在复制过程中发生基因重配,致使结构发生改变,获得感染人的能力,可造成高致病性禽流感。患者病情严重,可出现毒血症、感染性休克、多脏器功能衰竭以及瑞氏综合征等并发症而导致感染者死亡。

(一)病原学

禽流感病毒属正黏病毒科甲型流感病毒属。至今发现能直接感染人的禽流感病毒亚型有:H5N1、H7N1、H7N2、H7N3、H7N7、H9N2 和 H7N9 亚型。其中,高致病性 H5N1 亚型和 2013 年 3 月在人体上首次发现的新禽流感 H7N9 亚型尤为引人关注。

(二)流行病学

1.传染源

传染源主要为患禽流感或携带禽流感病毒的鸡、鸭、鹅等家禽。其他禽类、野禽或猪也有可能成为传染源。患者是否为人禽流感的传染源尚待进一步确定。

2.传播途径

主要通过呼吸道传播,也可通过密切接触感染的禽类及其分泌物、排泄物,病毒污染的水等被感染,高危行为包括宰杀、拔毛和加工被感染禽类等。目前尚缺乏人与人之间传播的确切证据。

3.人群易感性

人群普遍易感。与不明原因病死家禽或感染、疑似感染禽流感家禽密切接触人员为高危人群。

(三)发病机制与病理解剖

与流行性感冒的发病机制基本一致。病理解剖显示,支气管黏膜严重坏死;肺泡内大量淋巴细胞浸润,可见散在的出血灶和肺不张;肺透明膜形成。

(四)临床表现

根据现有人感染 H7N9 和 H5N1 禽流感病例的调查结果认为,潜伏期一般在 7 天以内。

患者发病初期表现为流感样症状,包括发热、咳嗽,可伴有头痛、肌肉酸痛和全身不适,也可以出现流涕、鼻塞、咽痛等。部分患者肺部病变较重或病情发展迅速时,出现胸闷和呼吸困难等症状。呼吸系统症状出现较早,一般在发病后 1 周内即可出现,持续时间较长,部分患者在经过治疗 1 个月后仍有较为严重的咳嗽、咳痰。在疾病初期即有胸闷、气短以及呼吸困难,常提示肺内病变进展迅速,将会迅速发展为严重缺氧状态和呼吸衰竭。重症患者病情发展迅速,多在 5～7 天出现重症肺炎,体温大多持续在 39℃ 以上,呼吸困难,可伴有咯血痰;可快速进展为急性呼吸窘迫综合征(ARDS)、脓毒症、感染性休克,部分患者可出现纵隔气肿、胸腔积液等。有相当比例的重症患者同时合并其他多个系统或器官的损伤或衰竭,如心肌损伤导致心力衰竭,个别患者也表现有消化道出血和应急性溃疡等消化系统症状,也有的重症患者发生昏迷和意识障碍。

(五)实验室检查

1.血常规检查

外周血白细胞总数一般正常或降低,重症患者多有白细胞总数及淋巴细胞减少,可有血小板降低。

2.病毒抗原及基因检测

取患者呼吸道标本,采用免疫荧光法或酶联免疫法,检测甲型流感病毒核蛋白(NP)抗原及禽流感病毒 H 亚型抗原。还可以采用 RT-PCR 法,检测相应核酸。

3.病毒分离

从患者呼吸道标本(如鼻咽分泌物、口腔含漱液、气管吸出物或呼吸道上皮细胞)中分离禽流感病毒。

4.血清学检查

采集发病初期和恢复期双份血清,采用血凝抑制试验、补体结合试验或酶联免疫吸附试验,检测禽流感病毒抗体,前后滴度上升≥4 倍,可作为回顾性诊断的参考标准。

5.影像学检查

X 线胸片可见肺内斑片状、弥散性或多灶性浸润,但缺乏特异性。重症患者肺内病变进展迅速,呈大片毛玻璃状或肺实变影像,少数可伴有胸腔积液。

(六)并发症和后遗症

轻症状患者预后良好。H7N9 和 H5N1 亚型感染重症病例病情发展迅速,常出现重症肺炎、ARDS、肺出血、胸腔积液、全血细胞减少、多脏器功能衰竭、败血症、休克及瑞氏综合征等并发症。重症患者预后差。

(七)诊断

在禽流感流行时,发病前一周曾到过疫点,有明确的病、死禽及其分泌物、排泄物接触史,或与人禽流感患者有密切接触者,结合临床表现、实验室检查、病毒分离和血清学抗体检测易于诊断。应注意从患者呼吸道分泌物中分离出特定病毒或采用 RT-PCR 检测到禽流感 H 亚型病毒基因,且双份血清抗禽流感病毒抗体滴度恢复期较发病初期有 4 倍或以上升高是本病确诊的重要依据。

(八)鉴别诊断

应与流感、普通感冒、细菌性肺炎、传染性非典型肺炎(SARS)、新型冠状病毒肺炎、腺病毒肺炎、传染性单核细胞增多症、巨细胞病毒感染、衣原体肺炎、支原体肺炎等疾病进行鉴别。

(九)预后

人感染 H7N9 和 H5N1 亚型者预后较差,病死率约为 20%~80%。影响预后的因素可能包括患者年龄、基础疾病、合并症等。

(十)治疗

1.隔离

对疑似病例、临床诊断病例和确诊病例均应进行隔离治疗。

2.抗病毒治疗

应在发病 48 小时内使用抗流感病毒药物。

3.重症患者的治疗

处理要点:①营养支持;②加强血氧监测和呼吸、循环功能支持;③防止继发细菌感染;④防治其他并发症,根据病情需要,可短期给予肾上腺皮质激素以改善毒血症状及呼吸窘迫等。

(十一)预防

1.监测及控制传染源

加强禽类疾病的监测,一旦发现禽流感疫情,立即封锁疫区,将高致病性禽流感疫点周围半径 3km 范围划为疫区,捕杀疫区内的全部家禽,并对疫区 5km 范围内的易感禽类进行强制性疫苗紧急免疫接种。此外,应加强对密切接触禽类人员的检疫。

2.切断传播途径

发生禽流感疫情后,彻底消毒禽类养殖场、市售禽类摊档以及屠宰场,销毁或深埋死禽及禽类废弃物;彻底消毒患者排泄物、用于患者的医疗用品及诊室;医护人员做好个人防护。检测患者标本和禽流感病毒分离严格按照生物安全标准进行。保持病室内空气清新流通;做好手卫生,杜绝院内感染。

3.保护易感人群

目前,尚无人用 H7N9 和 H5N1 疫苗。对密切接触者可试用抗流感病毒药物或按中医药辨证施治。

三、甲型 H1N1 流感

甲型 H1N1 流感为急性呼吸道传染病,其病原体是一种新型的甲型 H1N1 流感病毒。

(一)病原学

甲型 H1N1 流感是由一个新的甲型 H1N1 亚型流感病毒株引起,来源于猪、禽类和人类的病毒基因片段,是人流感病毒、猪流感病毒、禽流感病毒通过感染猪后发生基因重组而形成的"混合体"。

(二)流行病学

1.传染源

甲型 H1N1 流感患者为主要传染源,无症状感染者也具有传染性。目前,尚无动物传染人类的证据。

2.传播途径

主要通过飞沫经呼吸道传播,也可通过口腔、鼻腔、眼睛等处黏膜直接或间接接触传播。接触患者的呼吸道分泌物、体液或被病毒污染的物品亦可引起感染,通过气溶胶经呼吸道传播有待进一步确证。

3.易感人群

人群普遍易感。

(三)发病机制与病理解剖

甲型 H1N1 流感的发病机制与流行性感冒发病机制基本一致。主要病理改变为肺部广泛的炎症和水肿。发生 ARDS 病例表现为支气管壁坏死、弥散性肺泡损害伴肺透明膜病变。肺外脏器如心、肾、肝、脾和骨髓也可受损。

(四)临床表现

潜伏期一般为 1～7 天,多为 1～3 天。

典型患者起病急,首发症状为发热,数小时内达 38℃ 以上,可呈稽留热、弛张热或不规则热,可伴有畏寒或寒战,有咽痛、流涕、鼻塞、咳嗽、咳痰、头痛、全身酸痛、乏力。部分病例出现呕吐和(或)腹泻、肌肉痛或疲倦、球结膜充血等。发热一般持续 2～3 天。

轻型患者临床症状较轻,仅有轻微的上呼吸道症状,无发热或低热。体征主要包括咽部充血和扁桃体肿大。常呈现自限性过程。

严重患者起病急剧,体温快速上升至 39℃ 以上,并持续不退,超过 3 天,呼吸道症状明显加重,出现心率加快,呼吸急促,口唇发绀,气喘加重,也可出现反应迟钝、嗜睡、躁动等精神神经症状。少数病例病情进展迅速,出现呼吸衰竭、多脏器功能不全或衰竭。

本病可诱发原有基础疾病加重,呈现相应的临床表现,甚至发生严重病情,导致患者死亡。

与流行性感冒相同,老年人、婴幼儿、慢性病患者及免疫力低下者常引起重症病例,肥胖和妊娠也是引起本病加重的重要因素。

(五)实验室检查

1.血常规

(1)白细胞:白细胞总数一般不高或降低。中性粒细胞计数正常,重症患者中性粒细胞百分数和绝对值降低。

(2)淋巴细胞:大部分重症患者淋巴细胞百分数和绝对值降低。

(3)血小板:部分患者出现血小板降低,极少数病例血小板计数低于 $30×10^9/L$。

2.病原学检查

(1)病毒核酸检测:以 RT-PCR(最好采用 real-time RT-PCR)法检测呼吸道标本(咽拭子、鼻拭子、鼻咽或气管抽取物、痰)中的甲型 H1N1 流感病毒核酸,结果呈阳性。

(2)病毒分离:常用鸡胚和 MDCK(狗肾细胞)分离培养流感病毒。通过此方法可以从呼吸道标本中分离出甲型 H1N1 流感病毒。

(3)抗原检测

①快速抗原检测:对患者咽、鼻拭子或含漱液标本中流感病毒的 NP 抗原和 M1 抗原进行快速检测。此方法较病毒分离培养和 RT-PCR 的敏感性低,无法确定流感病毒的亚型,一般

可以提示甲型或乙型流感病毒感染。

②直接免疫荧光方法检测:检测呼吸道分泌物标本中脱落细胞中含有流感病毒抗原,阳性即可确诊。

(4)血清抗体检查:动态检测发病初期和恢复期双份血清甲型 H1N1 流感病毒特异性抗体滴度上升≥4 倍。

3.胸部影像学检查

影像学上主要表现为磨玻璃影,单发或多发的斑片状实变影,病灶多分布在中下肺野中外带,气道较少受累。合并肺炎时肺内可见片状阴影,多表现为全肺叶、肺段或亚肺段实变影。

(六)并发症

并发症主要有病毒性肺炎,细菌性肺炎。少数患者出现肌炎。极少数患者出现肌红蛋白尿和肾衰竭。出现心肌损害者常表现为心电图异常、心律失常、心肌酶升高等。

(七)诊断

在甲型 H1N1 流感流行时,发病前 7 天内曾到过疫点,与传染期甲型 H1N1 流感确诊病例有密切接触者,结合临床表现、实验室检查、病毒分离和血清学抗体检测易于诊断。应注意从患者呼吸道标本中分离出甲型 H1N1 流感病毒或检测到甲型 H1N1 流感病毒核酸,且双份血清甲型 H1N1 流感病毒的特异性抗体水平有 4 倍或以上升高是本病确诊的重要依据。

(八)鉴别诊断

应与普通流感、禽流感、SARS、上呼吸道感染、肺炎、传染性单核细胞增多症、巨细胞病毒感染、军团菌肺炎、支原体肺炎等鉴别。

(九)预后

典型甲型 H1N1 流感和轻型甲型 H1N1 流感预后较好。甲型 H1N1 流感危重症预后差,病死率较高。

(十)治疗

1.隔离

对疑似病例、临床诊断病例和确诊病例均应进行隔离治疗。

2.抗病毒治疗

神经氨酸酶抑制剂奥司他韦、扎那米韦有效。金刚烷胺和金刚乙胺耐药。奥司他韦用药见"流行性感冒"。

扎那米韦:用于成人及 7 岁以上儿童。成人吸入用量为 10mg,每天 2 次,疗程为 5 天。7 岁及以上儿童用法同成人。

(十一)预防

1.隔离患者

就地隔离治疗待退热后 2 天。对于密切接触者的医学观察期限为 7 天。

2.阻断传播途径

流行期间少到公共场所、娱乐场所,暂停集会。与患者近距离接触时,应戴外科口罩和防护眼镜。患者用具进行煮沸消毒。病房可用过氧乙酸($0.75g/m^2$)等消毒。

3.保护易感人群

我国在 2009 年下半年开始应用国产甲型 H1N1 流感灭活疫苗对流行区人群进行接种,证明是一种安全、有效的疫苗。

目前,还没有公认的能够预防甲型 H1N1 流感的药物。

第二节　流行性腮腺炎

流行性腮腺炎是由腮腺炎病毒引起的急性、全身感染性呼吸道传染病,多见于儿童及青少年,成人也可发病。临床主要表现为腮腺的非化脓性肿胀、疼痛伴全身发热,也可累及其他腺组织、神经系统、头颅、心脏、肝、肾、生殖腺、关节等器官。脑膜脑炎、睾丸炎为常见合并症,偶也可无腮腺肿大。

一、流行病学

流行性腮腺炎是一种在全球范围内广泛流行的急性呼吸道传染病,但其流行程度在不同国家和地区存在差别,早期患者和隐性感染者是主要传染源。腮腺肿痛前 6 天至肿后 9 天均可自患者唾液中分离出腮腺炎病毒。该病毒通过直接接触、飞沫、唾液污染食具和玩具等途径传播,人群普遍易感,学龄及学龄前儿童往往是发病高峰人群,其中 5～9 岁的儿童更为多见。其易感性随年龄的增加而下降,青春期男性患者发病较女性多见。病后可获得持久免疫力。该病全年皆可发作,在温带地区以春、冬季最多,夏季较少,但也可发生流行;在热带无季节性差异,呈流行或散发。

腮腺炎疫苗使用以后,该病在全球范围内得到了有效的遏制,部分推广免疫接种的国家病例已呈散发状态,也无明显的季节特点。同时其发患者群也发生了改变。免疫接种后患者年龄有逐步向 15 岁以上人群推移的趋势。从美国 1988—1993 年的疾病监测情况看,5～14 岁儿童病例数占总病例数的 52％,15 岁以上病例占 36％,所有年龄组的发病率均下降,但以 10～15 岁的发病率下降速度显著。但近年来我国流腮有持续上升趋势。

二、病原学

腮腺炎病毒属于副黏液病毒系核糖核酸型,1934 年自患者唾液中分离得到,并成功地感染猴及"志愿者"。病毒直径为 85～300nm,平均 140nm。对物理化学因素的作用均甚敏感 1％来苏、乙醇、0.2％甲醛溶液等可于 2～5 分钟将其灭活暴露于紫外线下迅速死亡,在 4℃时其活力可保持 2 个月,37℃时可保存 24 小时,加热至 55～60℃时经 10～20 分钟即失去活力。－65℃可存活数月至数年。该病毒只有人类中发现但可在猴、鸡胚羊膜和各种人和猴的组织培养中增殖,该病毒目前发现只有一种血清型。

腮腺炎病毒的核衣壳蛋白具有可溶性 S 抗原和病毒 V 抗原。S 抗原和 V 抗原各有其相应的抗体。S 抗体于起病后第 7 天出现并于 2 周内达高峰,以后逐渐降低,可保持 6～12 个月，S抗体无保护性。V抗体出现较晚，起病2～3周时才能测得，此后1～2周或以后达高峰，但存在时间长久，V抗体有保护作用。感染腮腺炎病毒后无论发病与否都能产生免疫反应，再次感染发病者很少见。本病毒很少变异，各毒株间的抗原性均甚接近。

三、发病机制及病理改变

目前有观点认为本病毒首先侵入口腔黏膜和鼻黏膜，在上皮组织中大量增殖后进入血循环（第一次病毒血症），经血流累及腮腺及一些组织，并在其中增殖，再次进入血液循环（第二次病毒血症），可侵犯上次未受波及的一些脏器。病程早期时从口腔、呼吸道分泌物、血尿、乳汁、脑脊液及其他组织中可分离出腮腺炎病毒。也有人认为病毒对腮腺有特殊亲和性，因此入口腔后即经腮腺导管而侵入腮腺，在腺体内增殖后再进入血循环形成病毒血症累及其他组织。各种腺组织如睾丸、卵巢、胰腺、胸腺、甲状腺等均有受侵的机会，脑膜、肝及心肌也常被累及，因此流行性腮腺炎的临床表现变化多端。

腮腺非化脓性炎症为本病的主要特点。表现为腺体红肿，伴有渗出和出血。白细胞浸润腮腺导管时可有卡他性炎症，导管周围及腺体间质中有浆液纤维蛋白性渗出及淋巴细胞浸润，管内充塞破碎细胞残余及少量中性粒细胞；腺上皮水肿、坏死、腺泡间血管有充血现象；腮腺周围明显水肿，附近淋巴结充血肿胀；唾液成分的改变不多，但分泌量则较正常减少。由于腮腺导管的部分阻塞，使唾液排出受阻，故摄食酸性饮食时可因唾液分泌增加、唾液潴留而感胀痛；唾液中含有淀粉酶，可经淋巴系统进入血循环，引起血淀粉酶增高，并从尿中排出。本病毒易侵犯成熟的睾丸，幼年患者很少发生睾丸炎，睾丸曲精管的上皮显著充血，有出血斑点及淋巴细胞浸润，在间质中出现水肿及浆液纤维蛋白性渗出物。累及胰腺时，胰腺可有充血和水肿，胰岛可有轻度退化及脂肪性坏死现象。

四、临床表现

潜伏期8～30天，平均18天。起病大多较急，无前驱症状。临床表现为畏寒、发热、头痛、咽痛、食欲不佳、恶心呕吐、全身疼痛等，数小时腮腺肿痛逐渐明显，体温可达39℃以上。成人患者一般较严重。腮腺肿胀最具特征性，一般以耳垂为中心，向前、后下发展，状如梨形，边缘不清；局部皮肤肿胀，触之坚韧有弹性，有轻触痛；言语咀嚼（尤其进酸性饮食）时刺激唾液分泌，导致疼痛加剧；通常一侧腮腺肿胀后1～4天累及对侧，双侧肿胀者约占75%，颌下腺或舌下腺也可同时累及。重症者腮腺周围组织高度水肿，使容貌变形并可出现吞咽困难。腮腺管开口处早期可有红肿，挤压腮腺始终无脓性分泌物自开口处溢出。腮腺肿胀大多于1～3天到达高峰，持续4～5天逐渐消退而恢复正常，无其他并发症时，该病病程10～14天。

流行性腮腺炎除了腮腺受累外，病毒经常累及中枢神经系统或其他腺体或器官而产生相应的症状。甚至某些并发症可不伴有腮腺肿大而单独出现。

（一）神经系统并发症

1.无菌性脑膜炎、脑膜脑炎、脑炎

为常见的并发症，尤多见于儿童患者，男孩多于女孩。腮腺炎时脑炎的发病率为0.3%～

8.2%。脑膜脑炎症状可早在腮腺肿前6天或肿后2周内出现,一般多在肿后1周内出现。脑脊液和症状与其他病毒性脑炎相仿,头痛、呕吐等,急性脑水肿表现较明显。脑电图可有改变但不似其他病毒性脑炎明显,结合临床,以脑膜受累为主。预后多良好,个别脑炎病例也可导致死亡。部分腮腺炎脑炎患者可自始至终无腮腺肿痛表现。

2.偶有腮腺炎后1～3周出现多发性神经炎、脊髓炎,预后多良好

肿大的腮腺可能压迫神经引起暂时性面神经麻痹。有时出现平衡失调、三叉神经炎、偏瘫、截瘫、上升性麻痹等。偶有腮腺炎后因导水管狭窄而并发脑积水。

3.耳聋

为听神经受累所致。发病率虽不高(约1∶15000),但可成为永久性和完全性耳聋,75%为单侧性,故影响不大。

(二)生殖系统并发症

腮腺炎病毒好侵犯成熟的生殖腺体,故多见于青春期后期以后的患者,小儿少见。

1.睾丸炎

发病率占男性成人患者的14%～35%,一般13～14岁以后发病率明显增高。常发生在腮腺肿大1周左右开始消退时,突发高热、寒战、睾丸胀痛、伴剧烈触痛,症状轻重不一,一般约10天消退。阴囊皮肤水肿也显著,鞘膜腔内可有黄色积液。病变大多侵犯一侧,有1/3～1/2的病例发生不同程度的睾丸萎缩,由于病变常为单侧,即使双侧也仅部分曲精管受累,故很少引致不育症。附睾炎常合并发生。

2.卵巢炎

占成人女性患者的5%～7%。症状较轻,不影响受孕,偶可引起提前闭经。卵巢炎症状有下腰部酸痛,下腹部轻按痛,月经周期失调,严重者可扪及肿大的卵巢伴压痛。迄今尚未见因此导致不育的报道。

(三)胰腺炎

约见于5%成人患者,儿童中少见。常发生于腮腺肿胀后3天至1周,以中上腹剧痛和触痛为主要症状。伴呕吐、发热、腹胀、腹泻或便秘等,有时可扪及肿大的胰腺。胰腺炎症状多在1周内消失。血中淀粉酶不宜作诊断依据,血清脂肪酶值超过1.5U/dL(正常为0.2～0.7U/dL),提示最近发生过胰腺炎。脂肪酶通常在发病后72小时升高,故早期诊断价值不大。近年来随着儿童患者病情越来越重,胰腺炎的并发症也随之增高。某医院1982—1993年因并发症住院的1763例流行性腮腺为患儿中,并发胰腺炎者43例,占第2位,仅次于脑膜脑炎。

(四)肾炎

早期病例尿中绝大多数可分离出腮腺炎病毒,故认为该病毒可直接损害肾脏,轻者尿中有少量蛋白,重者尿常规及临床表现与肾炎相仿,个别严重者可发生急性肾衰竭而死亡。但大多数预后良好。

(五)心肌炎

有4%～5%患者并发心肌炎。多见于病程5～10天,可与腮腺肿同时或恢复期发生。表现为面色苍白,心率增快或减慢,心音低钝,心律不齐,暂时性心脏扩大,收缩期杂音。心电图可见窦性停搏,房室传导阻滞、ST段压低、T波低平或倒置、期前收缩等。严重者可致死。大

多数仅有心电图改变(3%～15%)而无明显临床症状,偶有心包炎。

(六)其他

乳腺炎(15 岁以上女性患者 31%并发此症)、骨髓炎、肝炎、肺炎、前列腺炎、前庭大腺炎、甲状腺炎、胸腺炎、血小板减少、荨麻疹、急性滤泡性结膜炎等均少见。关节炎发病率约为0.44%,主要累及肘膝等大关节,可持续 2 天至 3 个月,能完全恢复。多发生于腮腺肿后 1～2 周,也有无腮腺肿者。

五、辅助检查

(一)血常规检查

白细胞计数大多正常和稍增加,淋巴细胞相对增多。有并发症时白细胞计数可增高,偶有类白血病反应。

(二)尿常规检查

肾脏受累时可出现蛋白尿、红细胞和白细胞等,甚至类似肾炎的尿的改变。

(三)外周血生化检查

90%患者的血清淀粉酶有轻至中度增高,尿中淀粉酶也增高。淀粉酶增高程度往往与腮腺肿胀程度成正比但其增高也可能与胰腺和小肠浆液造酶腺病变有关,一般情况下,淀粉酶升高正常值 2 倍以上有意义。部分患者可有心肌酶谱的升高和血清肌钙蛋白阳性。

(四)血清学检查

1.中和抗体试验

低滴度如 1:2 即提示现症感染。近年来应用凝胶内溶血法,与中和试验基本一致而比中和抗体的检测简便迅速,但方法上还需进一步改进。

2.补体结合试验

对可疑病例有辅助诊断价值双份血清(病程早期及第 2～3 周)效价有 4 倍以上的增高或一次血清效价达 1:64 者有诊断意义。如条件许可宜同时测定 S 抗体和 V 抗体。S 抗体增高表明新近感染,V 抗体增高而 S 抗体不增高时仅表示以往曾受过感染。

3.血凝抑制试验

受病毒感染的鸡胚其羊水及尿囊液可使鸡的红细胞凝集,腮腺炎患者的恢复期血清有强大抑制凝集作用,而早期血清的抑制作用则较弱如 2 次测定效价相差 4 倍以上,即属阳性。

(五)病原学检查

早期病例唾液、尿、血脑脊液以及脑、甲状腺等其他组织中可分离出腮腺炎病毒,但病毒分离过程较繁,目前无条件普遍开展。

(六)其他

当病变累及颅内时,腰椎穿刺脑脊液检查、脑电图、头颅 CT 或 MRI 检查具有一定参考价值;同时病变累及心肌引起病毒性心肌炎时可行心电图、心脏超声等检查;累及胰腺时可行胰腺 B 超、CT 和 MRI 等检查帮助诊断。

六、诊断

诊断主要依靠流行病学史、腮腺和(或)其他唾液腺肿大等特征做出临床诊断,确诊须通过血清学及病原学检查。具体诊断标准如下:

(一)流行病学史

发病前 2～3 周有与流行性腮腺炎患者接触史或当地有本病流行。

(二)症状体征

(1)腮腺或其他唾液腺非化脓性肿胀。含食酸性食物胀痛加剧。

(2)剧烈头痛、嗜睡、呕吐、脑膜刺激征阳性。脑脊液呈非化脓性改变(与其他病毒性脑炎相似)。

(3)恶心呕吐、伴中上腹部疼痛与压痛,局部肌紧张。

(4)睾丸肿痛(常为单侧)。

(三)实验室检测

(1)1 个月内未接种过腮腺炎减毒活疫苗,血清中特异性 IgM 抗体阳性。

(2)双份血清(间隔 2～4 周)IgG 抗体效价呈 4 倍或 4 倍以上增高。

(3)唾液、尿、脑脊液、血中分离到腮腺炎病毒。

根据上述检查,诊断病例包括疑似病例、临床诊断病例和确诊病例。其中疑似病例诊断包括:具备四条症状的第 1 条或伴有其他症状中的任何一条或具备四条症状的第 2、3、4 条中的一条加上流行病学史。临床诊断病例包括疑似病例加上流行病学史。确诊病例包括疑似病例或临床诊断病例加实验室检测中的任一条。

七、鉴别诊断

(一)化脓性腮腺炎

常为一侧性局部红肿压痛明显,晚期有波动感,挤压时有脓液自腮腺管流出,血象中白细胞总数和中性粒细胞明显增高。

(二)颈部及耳前淋巴结炎

肿大不以耳垂为中心局限于颈部或耳前区,为核状体,较坚硬边缘清楚,压痛明显,表浅者活动可发现与颈部或耳前区淋巴结相关的组织有炎症,如咽峡炎、耳部疮疖等白细胞总数及中性粒细胞增高。

(三)症状性腮腺肿大

在糖尿病营养不良、慢性肝病中或应用某些药物如碘化物羟保泰松、异丙肾上腺素等可引起腮腺肿大,为对称性无肿痛感,触之较软,组织检查主要为脂肪变性。

(四)其他病毒所引起的腮腺炎

已知 B 型副流感病毒、甲型流感病毒、A 型柯萨奇病毒、单纯疱疹病毒、淋巴脉络膜丛脑膜炎病毒、巨细胞病毒均可引起腮腺肿大和中枢神经系统症状需做病原学诊断。

(五)其他原因所致的腮腺肿大

过敏性腮腺炎腮腺导管阻塞,均有反复发作史,且肿大突然消肿迅速。单纯性腮腺肿大多见于青春期男性,系因功能性分泌增多代偿性腮腺肿大无其他症状。

(六)其他病毒所致的脑膜脑炎

腮腺炎脑膜脑炎可发生在腮腺肿大之前(有的始终无腮腺肿大)难与其他病毒所致者相鉴别,可借助于上述血清学检查、病毒分离以及流行病学调查来确诊。

八、治疗

1.一般治疗

应卧床休息,进易消化、清淡的饮食,避免酸性食物,保持口腔清洁,预防细菌感染。

2.抗病毒治疗

发病早期可试用利巴韦林 1g/d,儿童 15mg/kg 静脉滴注,疗程 5~7 天。亦有报道应用干扰素治疗成人腮腺炎合并睾丸炎者,能使腮腺炎和睾丸炎症状很快消失。

3.对症治疗

腮腺肿胀或头痛较重时,可适当应用镇痛剂。睾丸胀痛可用丁字带托起。高热时用物理降温或解热剂,保证液量。

4.肾上腺皮质激素的应用

对重症或并发脑膜脑炎、心肌炎患者,可应用地塞米松每天 5~10mg,静脉滴注 5~7 天。

5.颅内高压处理

出现剧烈头痛、呕吐疑为颅内高压的患者,可应用 20% 甘露醇 1~2g/kg 静脉推注,间隔 4~6 小时一次,直至症状好转。

6.预防睾丸炎

男性成人患者,为预防睾丸炎的发生,早期应用已烯雌酚每次 1mg,3 次/天口服。

九、预防

按呼吸道传染病隔离。预防的重点是应用疫苗对易感者进行主动免疫。

(一)管理传染源

早期隔离患者直至腮腺肿胀完全消退为止。

(二)切断传播途径

室内通风换气、食醋蒸熏消毒。幼儿园、学校集体宿舍注意勤通风、勤晒被及空气消毒。

(三)保护易感人群

1.被动免疫

肌内注射丙种球蛋白。

2.主动免疫

接种减毒活疫苗。潜伏期患者接种可减轻发病症状。疫苗可能有致畸作用,故孕妇及免疫低下者禁用。但应用腮腺炎疫苗免疫无症状的人免疫缺陷病毒(HIV)感染的儿童,是被认可的。国际上推荐应用麻疹腮腺炎风疹(MMR)疫苗,但有报道应用 L-Z 腮腺炎病毒株作疫苗接种后 35 天内无菌性脑膜炎发生率为 2.5/万。

第三节 流行性乙型脑炎

流行性乙型脑炎简称乙脑,是由乙脑病毒感染导致的中枢神经系统急性传染病,其主要病变为脑实质炎症;临床以高热、意识障碍、惊厥、呼吸衰竭和脑膜刺激征为特征。重症者常出现中枢性呼吸衰竭,病死率较高,存活者可有精神神经后遗症;该病经蚊虫叮咬传播,故多在夏季流行。

一、流行病学

(一)传染源

乙脑是人畜共患的自然疫源性疾病,自然界约 60 多种动物可感染乙脑病毒。人或动物(包括家畜如猪、牛、羊、马等和禽类如鸭、鹅、鸡等)受感染后出现病毒血症,是本病的传染源。但人感染后病毒血症期短(一般少于 5 天),而且血中病毒数量较少,故乙脑患者和隐性感染者不是本病的主要传染源。调查证明,猪的自然感染高峰比人乙脑流行高峰早 3～4 周。经过流行季节的幼猪,其感染率可达 100%,猪感染后血中病毒数量较多,猪是本病的主要传染源。观察猪自然感染率可以预测当年本病的流行强度。鸟和蝙蝠也可能是重要的传染源,国内有从蝙蝠和家燕体内检测并分离到乙脑抗体的报道。

(二)传播途径

本病通过蚊虫叮咬传播。迄今,全球分离到乙脑病毒的蚊种有 5 属 30 余种,国内有 20 余种。主要传播蚊种是三带喙库蚊,其次是淡色库蚊和东方伊蚊等。另外,我国福建、广东等地区也从台湾蠛蠓和库蠓中分离到乙脑病毒,该种吸血节肢动物能否作为乙脑媒介还待进一步证实。蚊虫吸血后,病毒先在其肠道内增殖,然后移至蚊唾液腺,经叮咬传播给人或动物。再由动物感染更多蚊虫,蚊感染后并不发病但可带毒越冬或经卵传代,可成为乙脑病毒的长期储存宿主,造成蚊-动物-蚊的不断循环。

(三)人群易感性

人对乙脑病毒普遍易感,但感染后多数呈隐性感染或亚临床感染。感染后可获得较持久的免疫力,故患病者大多为 10 岁以下儿童,尤以 2～6 岁儿童发病率最高。估计乙脑患者与隐性感染者之间的比例为 1∶1000～2000。近年由于儿童和青少年广泛接种乙脑疫苗,故成人和老年人的发病率相对增高。

(四)流行特征

乙脑流行于亚洲东部的热带、亚热带及温带地区,如中国、日本、朝鲜、越南、缅甸、印度、马来西亚、菲律宾等国家;在热带地区本病全年均可发生,在温带地区则呈季节性流行。

在南亚和东南亚,每年有 3 万～5 万例乙脑报道,由于疾病监测系统的不完善,可能还有相当数量病例漏报。这些病例中,25%～30% 死亡,50% 导致永久性中枢神经系统后遗症。

我国除东北部地区、青海、新疆、西藏外均有本病流行和散发。流行季节为 7～9 月份 3 个月,华南地区的流行高峰在 6～7 月份,华中、华东地区多在 7～8 月份,而华北地区为 8～9 月份。本病集中暴发少见,呈高度散发性,家庭成员中少有同时多人发病。我国自 1976 年广泛使用乙脑疫苗预防接种后,乙脑病例已逐年下降,自 1996 年以来乙脑病例控制年发病数在 1 万例以下。近年来,乙脑报告发病率基本控制在 1/10 万以下,但目前每年仍发生 8000～12000 乙脑病例,局部地区时有暴发或流行发生。2002 年全国乙脑的报告发病率(发病例数)为 0.65/10 万(8187 例),2002 年全国乙脑的报告死亡率为 0.02/10 万。

二、病原学

乙型脑炎病毒属虫媒病毒 B 组,黄病毒科,1935 年由日本学者首先从日本乙型脑炎死亡患者脑组织中分离,故国际上将其命名为日本脑炎病毒(JEV)。电镜检查病毒颗粒呈球形,直径 20～30nm,壳体为对称的 20 面体,表面有糖蛋白突起,其中有血凝素。乙型脑炎病毒核内含单股正链 RNA,长约 11kb。乙脑病毒的基因结构为 5′端有 95 个核苷酸的非编码区接着一段 10296 个核苷酸的编码区,随后是 585 个核苷酸的 3′端的非编码区。乙脑病毒的基因组只有一个开放读码框,其编码是由 3 个 432 个氨基酸组成的多聚蛋白前体,该多聚蛋白前体在宿主细胞内,在病毒自身编码的蛋白酶(ns3)及胞内其他酶类作用下,形成 3 个结构蛋白(c、prm 和 e)和 7 个非结构蛋白(ns1、ns2a、ns2b、ns3、ns4a、ns4b 和 ns5)。首先由 takegami 将乙脑病毒分为 3 个血清型(jagar、nakayama 和 mie 型),3 个血清型之间广泛交叉。近几年,普遍采用 Chen 等建立的基因分型法对乙脑病毒进行分型。根据核酸序列的同源性,Chen 等将乙脑病毒基因分型的 cut-off 值定为 12% 的差异度,从而得到进化关系上较为明显的 4 个型:泰国北部及柬埔寨地区分离的毒株属于基因 Ⅰ 型;来自泰国南部、马来西亚、印度尼西亚的毒株形成基因 Ⅱ 型;来自日本、中国等地区的毒株属于基因 Ⅲ 型;部分印度尼西亚的毒株独自形成了基因 Ⅳ 型。近几年,我国对不同来源的乙脑病毒进行了基因分型,发现分离自我国的乙脑病毒绝大多数是 Ⅲ 型,并广泛分布于各地乙脑疫区。也证实我国有 Ⅰ 型乙脑病毒的分布,最早分离到 Ⅰ 型病毒的时间为 1977 年,认为 Ⅰ 型病毒可能是输入的。

应用十二烷基磺酸钠聚丙烯酰胺法可将病毒分离出 3 种蛋白质,即核衣壳蛋白(C)、膜蛋白(PrM/M)、囊膜糖蛋白(E)。E 蛋白基因大小为 1500bp,尤其编码的 E 蛋白是病毒粒子表面最重要的结构蛋白,其表面的抗原决定簇,具有血凝活性和中和活性。E 蛋白与病毒的毒力、宿主范围、组织嗜性、膜融合、保护性免疫、血凝反应和血清特异性有关。

乙型脑炎病毒的免疫力不强,不耐热,56℃ 30 分钟可灭活,对各种常用消毒剂如乙醚和酸等都很敏感,但耐低温和干燥。乙脑病毒能在乳鼠脑组织中传代,亦能在地鼠肾细胞、猪肾细胞、鸡胚纤维母细胞等原代细胞和仓鼠肾细胞(BHK-21)、猴肾细胞及 Hela 等传代细胞中生长增殖,并引起明显的细胞病变。病毒的抗原性较稳定。人与动物感染病毒后,不论发病或隐性感染,血中均可产生补体结合抗体、中和抗体及血凝抑制抗体,有助于临床诊断和流行病学调查。

三、发病机制与病理解剖

(一)发病机制

乙型脑炎病毒通过携带病毒的蚊虫叮咬之后进入人体,在单核-吞噬细胞内繁殖并随之进入血液,引起病毒血症。病毒若未侵入中枢神经系统则呈隐性感染或为轻型病例。机体防御功能降低时,病毒可通过血-脑脊液屏障进入中枢神经系统而导致脑炎。如注射百日咳疫苗后或原有脑囊虫病或癫痫等,可降低血-脑脊液屏障功能,促使乙脑发病。病毒感染早期诱导产生的单核-吞噬细胞所分泌的某些细胞因子可以增加血-脑脊液的通透性,使病毒易于感染神经组织。未发育成熟的神经系统更易受到病毒的侵袭。

乙型脑炎的发病机制与病毒对神经组织的直接侵袭有关,病毒感染可以干扰细胞的代谢,导致神经细胞变性、凋亡、坏死和胶质细胞增生与炎症细胞浸润。研究表明,乙脑病毒对神经系统的亲嗜性和致病变作用与病毒的 NS2 和 NS5 蛋白有关。免疫介导性损伤也参与了乙脑的发病机制。免疫电镜检查在神经元的胞膜及神经纤维上都可发现病毒抗原。当机体特异性 IgM 与病毒抗原结合后,在脑实质和血管壁上沉积,激活补体系统及细胞免疫,引起免疫性攻击,导致脑组织损伤和坏死,以及血管壁破坏,产生附壁血栓,大量炎性细胞渗出血管壁。

(二)病理解剖

乙脑的病变范围较广,可累及脑及脊髓,但以大脑皮质、间脑和中脑最为严重,部位越低病变越轻。肉眼可见软脑膜充血水肿,脑沟变浅,脑回变粗;镜下病理变化主要有下列几方面:

1.炎性细胞浸润和胶质细胞增生

脑实质中有淋巴细胞和大单核细胞浸润,这些细胞常聚集在血管周围,形成"血管套";胶质细胞增生(主要为小胶质细胞),如聚集成群则形成胶质小结,多位于小血管旁或坏死的神经细胞附近。若小胶质细胞、中性粒细胞侵入神经细胞内,形成噬神经细胞现象。

2.血管病变

脑实质及脑膜血管充血、扩张,有大量浆液性渗出至血管周围的脑组织中,形成脑水肿。血管内皮细胞肿胀、坏死、脱落,可形成栓塞,血循环受阻,局部有淤血和出血,微动脉痉挛使脑组织微动脉供血障碍,引起神经细胞死亡。

3.神经细胞病变

神经细胞变性、肿胀及坏死,尼氏小体消失,核可溶解,细胞腔内出现空泡。严重者在脑实质形成大小不等的坏死软化灶,逐渐形成空腔或有钙质沉着。神经细胞病变严重者常不能修复而引起后遗症。本病病理变化主要在中枢神经系统,严重病例常累及其他组织及器官,如肝、肾、肺间质及心肌。病变的轻重程度不一,出现相应的临床症状。

四、临床表现

潜伏期可长可短,长至 21 天,短至 4 天,一般为 10～14 天。典型的临床经过分为下述四期:

(一)初期

起病急,体温在 1～2 天迅速上升达 39～40℃,伴头痛、恶心和呕吐。发热高低多与病情轻重及神经系统表现平行。多有嗜睡或精神倦怠,可有颈部强直及抽搐,病程 1～3 天。

(二)极期

此期症状逐渐加重,主要表现为脑实质受损症状,病程 4～10 天。

1.持续高热

体温常高达 40℃ 以上,一般持续 7～10 天,重者可达 3 周。发热越高,热程越长,病情越重。

2.意识障碍

程度不等,包括嗜睡、谵妄、昏迷、定向力障碍等。昏迷越深,持续时间越长,病情越严重。神志不清最早可见于病程第 1～2 天,但多见于第 3～8 天,通常持续 1 周左右,重者可达 4 周以上。

3.惊厥或抽搐

可由于高热、脑实质炎症及脑水肿所致。多于病程第 2～5 天,患者先见于面部、眼肌、口唇的小抽搐,随后呈肢体阵挛性抽搐,可为单肢或双肢,重者可出现全身抽搐,强直性痉挛,历时数分钟至数十分钟不等,均伴有意识障碍。频繁抽搐可导致发绀甚至呼吸暂停。

4.呼吸衰竭

主要为中枢性呼吸衰竭,多见于重症患者,由于脑实质炎症,尤其是延脑呼吸中枢病变,脑水肿、脑疝、颅内高压和低血钠脑病等所致。表现为呼吸节律不规则及幅度不均,如呼吸表浅、双呼吸、叹息样呼吸、潮式呼吸及抽泣样呼吸等,最后呼吸停止。如出现脑疝,常见有颞叶钩回疝(压迫主要为中脑)及枕骨大孔疝(压迫延脑)。患者早期表现除以上呼吸异常外,尚有脑疝的其他临床表现,包括剧烈头痛、喷射性呕吐,昏迷加重或烦躁不安,血压异常,脉搏变慢,眼球震颤和落日样眼征。瞳孔忽大忽小或不对称,对光反应消失,肌张力增强,不易控制的反复抽搐。小儿可有前囟膨隆,视神经乳头边缘不清及水肿。

外周性呼吸衰竭多由于脊髓病变致呼吸肌麻痹或因呼吸道痰阻、蛔虫阻塞、喉部并发肺部感染等所致。表现为呼吸先增快后变慢,胸式或腹式呼吸减弱,发绀,但呼吸节律整齐。中枢及外周呼吸衰竭可同时存在。

高热、抽搐和呼吸衰竭是乙脑极期的严重症状,三者相互影响,呼吸衰竭常为致死主要原因。循环衰竭少见,表现为休克、低血压和胃肠道出血,常同时有呼吸衰竭。产生原因多与脑水肿、脑疝(脑性休克)、心力衰竭、脱水过度、应激性溃疡所致出血有关。

5.神经系统症状和体征

乙脑的神经系统症状多在病程 10 天内出现,是乙脑患者最危险的时期,第 2 周后渐少出现新的神经症状。常有浅反射消失或减弱,膝、跟腱反射等深反射先亢进后消失,病理性锥体束征如巴宾斯基征等可呈阳性,常出现脑膜刺激征。深昏迷者可有膀胱和直肠麻痹(大小便失禁或尿潴留),与自主神经受累有关。昏迷时除浅反射消失外,尚可有肢体强直性瘫痪,偏瘫较单瘫多见或全瘫,伴肌张力增高。

此外,乙脑因病变损害部位不同,其表现的神经症状亦不同,如颞叶损害可致听觉障碍;若枕叶损害可有视力障碍,视物变形等;如病变累及间脑(丘脑及丘脑下部),因丘脑为上行传导束的总中继站,将会致严重的感觉障碍,若丘脑下部病变,该部位是自主神经的较高级中枢,又是体温调节中枢,可出现出汗、面红、心悸及心律失常等自主神经功能紊乱,还可出现超高热等体温调节障碍;若中脑双侧受损,致锥体束下行通路受损,可引起四肢强直性瘫痪,称去大脑强直;若单侧中脑受损,呈对侧瘫痪,中脑内含第Ⅲ、Ⅸ脑神经的核,故可致眼球运动障碍和瞳孔改变;若大脑皮质支配神经核的路径有病变,称假性球麻痹,其症状较轻,恢复较快,乙脑患者多属假球性麻痹,脑神经功能常能完全恢复。

(三)恢复期

极期过后,体温逐渐下降,精神神经症状逐日好转,一般于 2 周左右可完全恢复。个别重症患者可有神志迟钝、痴呆、失语、多汗、流涎、吞咽困难、颜面瘫痪、四肢强直性瘫痪或扭转痉挛等症状。但经过积极治疗后大多数患者于 6 个月内恢复。

(四)后遗症期

恢复期神经系统残存症状超过 6 个月尚未恢复则进入后遗症期。乙脑患者有 5%~20%留有后遗症,与乙脑病变严重程度有密切关系。后遗症主要表现为失语、强直性痉挛、扭转性痉挛、去皮质综合征和精神异常等。昏迷后遗症患者长期卧床,可并发肺炎、压疮、尿路感染,部分患者最后死亡。癫痫发作后遗症有时可持续终身。

(五)临床类型

1.轻型

发热在 38~39℃,神志清,无抽搐,轻度嗜睡,脑膜刺激征不明显,病程 5~7 天,无后遗症。往往依赖脑脊液和血清学检查确诊。

2.普通型

发热在 39~40℃,持续 4~5 天,头痛、呕吐,嗜睡或短暂浅昏迷,偶有抽搐及病理反射阳性,脑膜刺激征较明显,病程为 7~10 天,多无恢复期症状。

3.重型

发热在 40℃以上,持续 4~5 天,烦躁、频繁呕吐,反复或持续抽搐,浅反射消失,深反射先亢进后消失,病理反射阳性。常有神经定位症状和体征。可有肢体瘫痪和呼吸衰竭。病程多在 2 周以上,恢复期常有精神异常、瘫痪、失语等症状,少数患者留有后遗症。该型在流行早期较多见。

脑干型脑炎为重型中的一种特殊类型。少数患者入院时神志清醒,属普通型,表现呛咳、咽喉分泌物增多,吞咽困难,软腭麻痹,病情迅速进展,呼吸浅而不规则,发绀,甚至呼吸突然停止,提示发病以脑干症状为主。临床称此类型为脑干型脑炎。

4.极重型(包括暴发型)

起病急骤,体温在 1~2 天迅速上升到 40℃以上,反复或持续性强烈抽搐,伴深度昏迷,迅速出现中枢性呼吸衰竭及脑疝等。患者常在极重期中死亡,幸存者常有后遗症。

乙脑临床表现以轻型和普通型为多见,约占总病例数的 2/3,流行初期重型较多,后期则以轻型较多。

五、并发症

发生率约 10%,以支气管肺炎最常见,多见于重型患者,在咳嗽、吞咽反射减弱或消失及昏迷患者易发生肺炎,呼吸道分泌物不易咳出易引起肺不张;如不注意口腔卫生及不进行口腔护理的患者可发生口腔溃疡;其他感染常见有败血症或泌尿系统感染等;较长时间卧床的患者,如不注意经常变换体位,易在枕骨后及腰骶部位发生压疮;重型患者要警惕应激性溃疡致上消化道大出血。

六、实验室检查

(一)外周血象

白细胞总数轻度升高,常在$(10\sim20)\times10^9/L$。中性粒细胞在 0.80 以上,嗜酸性粒细胞减少。

(二)脑脊液检查

外观无色透明或微混,压力增高,白细胞计数多在$(50\sim500)\times10^6/L$,个别可高达 $1000\times10^6/L$ 以上。白细胞的多少只反映炎症渗出性改变情况,与病情轻重及预后无关。分类早期以中性粒细胞较多,以后则淋巴细胞增多。蛋白轻度增高,氯化物正常,糖正常或偏高。少数病例于病初脑脊液检查可完全正常。

(三)病毒分离

乙型脑炎病毒主要存在于脑组织中,血及脑脊液中不易分离出病毒,在病初早期,死亡者的脑组织中可分离出乙型脑炎病毒。可用免疫荧光技术在脑组织或脑脊液中测出病毒抗原。

(四)特异性抗体检查

1.特异性 IgM 抗体

方法有 IgM 抗体捕获酶联免疫法(ELISA)和间接免疫荧光法等,特异性 IgM 抗体一般在病后 3～4 天即可出现,脑脊液中最早在病程第 2 天测到,2 周达高峰,可作早期诊断用。轻、中型乙脑患者血清中检出率高(95.4%),而重型或极重型患者血清中检出率较低,可能与患者免疫功能低下,产生抗体较晚有关。

2.补体结合试验

补体结合抗体属特异性 IgG 抗体,出现较迟,一般在病程第 3～4 周出现,无早期诊断价值,一般用作回顾性诊断。因抗体效价 5 个月后明显下降,持续时间不长,亦可用于当年隐性感染率的流行病学调查。单份血清 1:4 为阳性,双份血清抗体效价增高 4 倍以上为阳性。

3.血凝抑制试验

抗体出现较早,病程第 3～5 天出现阳性,第 2 周效价达高峰,持续时间长,阳性率高于补体结合试验,操作简便,可用于诊断和流行病学调查。但可出现假阳性,临床诊断需抗体效价大于 1:80 或双份血清效价呈 4 倍增高。

4.反向血凝抑制试验

即以乙脑抗原和乙脑单克隆抗体分别致敏羊血细胞,与含乙脑抗体的被检血清混合可产生血凝抑制作用。该试验特异性及敏感性均较好,方法简便快速。

5.中和试验

特异性较高,抗体出现迟,于 2 个月时效价最高,可持续 5～15 年。方法复杂,仅用于人群免疫水平的流行病学调查,不用作临床诊断。

(五)病毒核酸检测

应用反转录-聚合酶链式反应(RT-PCR)检测患者血液和脑脊液中乙脑病毒核酸,方法敏感、特异,适用于早期快速诊断。

七、诊断和鉴别诊断

(一)诊断依据

①流行病学资料:明显的季节性(夏秋季),10岁以下儿童多见。②主要症状和体征:包括起病急,高热、头痛、呕吐,意识障碍、抽搐、病理反射及脑膜刺激征阳性等。③试验室检查:白细胞数及中性粒细胞数均增高,脑脊液检查符合无菌性脑膜炎改变。血清学检查和病原学检查有助于确诊。

(二)鉴别诊断

1.中毒性菌痢

起病较乙脑急,常在发病24小时内出现高热、抽搐与昏迷,并有中毒性休克。一般无脑膜刺激征,脑脊液多呈正常。做肛拭或生理盐水灌肠镜检粪便,可见大量脓细胞。

2.结核性脑膜炎

无季节性,起病较缓,病程长。以脑膜刺激征为主,常有结核病史。脑脊液中氯化物与糖均降低,蛋白增高较明显,涂片染色或培养可检出结核杆菌,X线胸片及眼底检查可能发现结核病灶。

3.化脓性脑膜炎

为脑膜炎球菌所致,多发生在冬春季,皮肤黏膜常出现瘀点,昏迷多发生在1~2天。其他化脓菌所致者多可找到原发病灶。脑脊液均呈细菌性脑膜炎改变,取涂片染色或培养可发现细菌。早期不典型病例需动态观察病情和复查脑脊液。

4.其他病毒性脑炎

可由单纯疱疹病毒(多为Ⅰ型)、柯萨奇病毒、埃可病毒、脊髓灰质炎病毒、腮腺炎病毒和其他疱疹病毒引起。临床表现与乙脑相似。确诊有赖于血清特异性抗体检查和病毒分离。

八、治疗

早期可试用利巴韦林、干扰素等行抗病毒治疗。应积极对症和支持治疗,强调护理的重要性。重点处理好高热、抽搐和呼吸衰竭等危重症状。

(一)一般治疗

患者应隔离于有防蚊和降温设备的病房,控制室温在30℃以下。要注意口腔及皮肤清洁。昏迷患者应定时翻身、侧卧、拍背、吸痰以防止发生肺部感染及压疮。注意保护角膜。昏迷抽搐患者应设床栏以防坠床。注意水及电解质平衡。重症患者应静脉输液,成人每日1500~2000mL,小儿50~80mL/kg,并酌情补充钾盐,纠正酸中毒,注意输液量不宜过多,以免加重脑水肿。昏迷者可给予鼻饲。

(二)对症治疗

抢救乙脑患者的关键是及时控制高热、抽搐及呼吸衰竭。高热、抽搐及呼吸衰竭是危及患者生命的3种主要症状,且互为因果,形成恶性循环。高热增加耗氧量,加重脑水肿和神经细胞病变,使抽搐加重;抽搐又加重缺氧,导致呼吸衰竭并进一步加重脑组织病变,使体温升高。

1.高热

物理降温为主,药物降温为辅,使肛温控制在38℃左右,具体措施有:

(1)物理降温:冰敷额、枕部和体表大血管部位(如腋下、颈部及腹股沟等),30%～50%乙醇或温水擦浴,冷盐水灌肠等。降温不宜过快过猛,禁用冰水擦浴,以免引起寒战和虚脱。

(2)药物降温:适当应用退热药,如幼儿或年老体弱者可用50%安乃近滴鼻,要防止过量退热药物致大量出汗而引起循环衰竭。

(3)亚冬眠疗法:持续高热伴抽搐者可用亚冬眠疗法,具有降温、镇静、解痉作用。但该类药物可抑制呼吸中枢及咳嗽反射,用药过程要保持呼吸道通畅并密切观察生命体征变化。以氯丙嗪和异丙嗪每次各0.5～1mg/kg肌内注射,每4～6小时1次,配合物理降温,疗程为3～5天。

2.惊厥或抽搐

去除病因及镇静止痉。

(1)因脑水肿所致者以脱水为主,可用20%甘露醇静脉滴注或推注(20～30分钟内),每次1～2g/kg,根据病情每4～6小时重复应用,必要时可加用肾上腺皮质激素、呋塞米、50%葡萄糖注射。

(2)因呼吸道分泌物堵塞者,应以吸痰、给氧为主,保持呼吸道通畅,必要时行气管切开。

(3)因高热所致者以降温为主。

(4)因脑实质病变引起的抽搐,可使用镇静剂。首选地西泮,成人每次10～20mg,小儿每次0.1～0.3mg/kg(每次不超过10mg),肌内注射或缓慢静脉注射。或水合氯醛鼻饲或灌肠,成人每次1～2g,儿童每次60～80mg/kg(每次不超过1g),也可用亚冬眠疗法。预防抽搐可用巴比妥钠,成人每次0.1～0.2g,小儿每次5～8mg/kg。

3.呼吸衰竭

给予病因治疗,措施有:

(1)氧疗:可予鼻导管或面罩给氧,通过增加吸入氧浓度来纠正缺氧状态。

(2)脑水肿所致者应脱水治疗:常用20%甘露醇静脉滴注或推注。

(3)呼吸道分泌物阻塞所致者,应定时吸痰、翻身拍背,可用化痰药物(α-糜蛋白酶、沐舒坦等)和糖皮质激素雾化吸入,并适当用抗菌药物防治细菌感染。经上述处理无效、病情危重者,可气管插管或气管切开建立人工气道。人工呼吸器是维持有效呼吸功能、保证呼吸衰竭抢救成功、减少后遗症的重要措施之一,因而必要时应适当放宽气管切开的指征。

(4)中枢性呼吸衰竭时可用呼吸兴奋剂,首选洛贝林,成人每次3～6mg,小儿每次0.15～0.2mg/kg,肌内注射或静脉滴注;亦可用尼可刹米,成人每次0.375～0.75g,小儿每次5～10mg/kg,肌内注射或静脉滴注;其他如盐酸哌甲酯(利他林)、二甲弗林(回苏林)等可交替或联合使用。

(5)可用血管扩张剂改善微循环,减轻脑水肿,解除脑血管痉挛和兴奋呼吸中枢。可用东莨菪碱,成人每次0.3～0.5mg,儿童每次0.02～0.03mg/kg,或山莨菪碱(654-2),成人每次20mg,儿童每次0.5～1mg/kg,加入葡萄糖液静脉注射,10～30分钟重复使用,时间1～5日。此外尚可用阿托品、酚妥拉明等。

（6）纳洛酮是特异性的吗啡受体拮抗剂，早期应用有助于退热、止痉、神志转清及纠正呼吸衰竭等。

4.循环衰竭

注意补充血容量，给予升压、强心、利尿等治疗，防止水电解质紊乱。

5.肾上腺皮质激素

激素的使用目前尚存争议，在重型患者的抢救中可根据情况酌情使用。

（三）恢复期及后遗症治疗

加强护理，防止压疮和继发感染。应行功能训练（包括吞咽、语言和肢体功能锻炼），并结合理疗、针灸、按摩、中药、高压氧等，对智力、语言和运动功能的恢复有较好疗效。

九、预防

应采取以防蚊、灭蚊及预防接种为主的综合措施。

（一）控制传染源

早发现、早治疗患者，隔离患者至体温正常。强调对主要传染源、易感家畜，尤其对幼猪的管理，搞好饲养场所的环境卫生，人畜居地分开。流行季节前给幼猪进行疫苗接种，减少猪群的病毒血症，能有效地控制人群乙脑的流行。

（二）切断传播途径

防蚊和灭蚊是预防乙脑的重要措施。注意环境卫生，消灭蚊虫滋生地，灭越冬蚊和早春蚊。做好饲养场所的灭蚊工作。用蚊帐、驱蚊剂等防蚊。

（三）保护易感人群

预防接种是保护易感人群的根本措施。国内多采用地鼠肾细胞灭活和减毒活疫苗，接种后保护率达60%～90%。疫苗接种应在乙脑开始流行前1个月完成。以10岁以下的儿童和初进入流行区的人员为主要接种对象，初种2次，间隔7～10天，第二年加强注射一次，连续3次加强后不必再注射，可获得较持久的免疫力。接种时应注意过敏等不良反应，不能与伤寒三联菌苗同时注射，有中枢神经系统疾患和慢性酒精中毒者禁用。

第四节　肠道病毒感染

一、概述

肠道病毒是一种主要生长于肠道的RNA病毒，虽然名为肠道病毒，在人类却很少出现肠道的病症。常见的肠道病毒有柯萨奇病毒A群（有23个血清型）和B群（有6个血清型）、埃可病毒有31个血清型、脊髓灰质炎病毒有3个血清型以及近年来新发现的肠道病毒68～71型。肠道病毒在世界各地散发或流行，波及人体各个系统，在儿童尤为多见。临床表现复杂多样，虽大多属轻症，但也可危及生命。发病后可引起无菌性脑膜炎、类脊髓灰质炎、心肌炎、流行性胸痛、出疹性疾病、疱疹性咽峡炎、呼吸道感染、婴儿腹泻以及流行性急性眼结膜炎等。

（一）流行病学

肠道病毒感染在世界内广泛传播，没有严格的地区性，呈散发或流行发病。发生流行时其范围可大可小，严重程度也有不同。不同种类和型别的肠道病毒感染的流行季节不完全相同，但多发生在夏秋季节。人群普遍易感，但学龄前儿童患病的比例显著地高于青少年和成年人。

隐性感染者和患者是肠道病毒感染的主要传染源，感染者的咽部和肠道中有病毒存在，从粪便中排出病毒的时间较长，可持续几周。接触传播是肠道病毒感染的主要传播方式，包括口-口传播、粪-口传播，接触传播的关键媒介是易感者的手；水源和食品污染是导致肠道病毒感染流行的另一方式，主要是粪-口传播；肠道病毒感染也可通过飞沫传播，飞沫主要来自感染者的咳嗽和喷嚏。

（二）病原学

肠道病毒呈球形，核衣壳呈二十面体立体外观，无包膜，直径 24～30nm，不含类脂体。病毒衣壳由 60 个相同壳粒组成，排列为 12 个五聚体，每个壳粒由 VP1、VP2、VP3 和 VP4 四种多肽组成。核心有单股正链 RNA，长 7.2～8.4kb，两端为保守的非编码区，在肠道病毒中同源性非常高，中间为连续开放读码框架。病毒 RNA 编码病毒结构蛋白 VP1～VP4 和功能蛋白。VP1、VP2 和 VP3 均暴露在病毒衣壳的表面，带有中和抗原和型特异性抗原位点，VP4 位于衣壳内部，与病毒基因组脱壳有关。病毒与宿主细胞受体的特异性结合决定了肠道病毒感染的组织趋向性。不同种类和型别的肠道病毒，其特异性受体不完全相同。VP1 与宿主细胞受体结合后，病毒空间构型改变，VP4 即被释出，衣壳松动，病毒基因组脱壳穿入细胞质。

肠道病毒对外界环境的免疫力较强。室温下可存活数日，污水和粪便中可存活数月，冷冻条件下可保存数年。在 pH 3～9 的环境中稳定，不易被胃酸和胆汁灭活。耐乙醚、耐乙醇。对紫外线、干燥、热敏感，56℃ 30 分钟可被灭活。对各种氧化剂如高锰酸钾、过氧化氢溶液、漂白粉敏感。

（三）发病机制

肠道病毒首先由眼部、呼吸道、口腔至消化道侵入黏膜，在局部上皮细胞以及咽部或肠壁淋巴组织居留和增殖，可由此从眼、口、鼻、咽分泌物或粪便中排出，并可以由原发病灶经淋巴通道扩散至局部淋巴组织以及经血液循环至其他器官，如中枢神经系统、皮肤黏膜、心脏等，在该处增殖，引起各种病变，出现相应的临床表现。因病毒侵犯部位的不同，组织的病理变化也不尽相同。如脑炎时脑部有局灶性细胞浸润，伴退行性病变；侵犯心脏时可有间质性心肌炎，伴局灶性坏死，心包炎等；肝脏病变也以局灶性细胞浸润为主。人体感染肠道病毒后可产生具有型特异性的血液中和抗体及补体结合抗体（IgA、IgG、IgM），并有肠道局部抗体（sIgA）上升，病后第 1 周即可出现，3～4 周后达高峰，以后渐降，但对同型病毒具有较持久的免疫力。孕妇感染后，其抗体可由母体传至胎儿。

（四）临床表现

临床表现复杂多变，病情轻重差别甚大。同型病毒可引起不同的临床症候群，而不同型的病毒又可引起相似的临床表现。

1.呼吸道感染

埃可病毒及柯萨奇病毒均可引起，以上呼吸道感染为常见，也可引起婴儿肺炎等下呼吸道感染。肠道病毒68型可引起小儿毛细支气管炎和肺炎。

2.疱疹性咽峡炎

主要由柯萨奇A群及B群病毒引起,埃可病毒引起较少见。本病遍及世界各地,呈散发或流行,但以夏秋季多见。传染性很强。潜伏期平均4天左右,表现为发热、咽痛、咽部充血、可见散在灰白色丘疱疹,直径1～2mm,四周有红晕,疱疹破溃后形成黄色溃疡,多见于扁桃体、软腭和悬雍垂。一般4～6天后自愈。

3.出疹性疾病

它又称流行性皮疹病,柯萨奇病毒及埃可病毒均可引起。多见于婴儿及儿童,成人较少见。潜伏期3～6天。出疹前多有上呼吸道症状如发热、咽痛等。皮疹于发热或热退时出现,呈多形性,有斑丘疹、斑疹、猩红热样皮疹、风疹样皮疹、疱疹及荨麻疹等。不同形态的皮疹可同时存在或分批出现。可伴有全身或颈部及枕后淋巴结肿大。

4.手足口病

主要由柯萨奇病毒A5、A9、A10、A16型引起,尤以A16多见。多发生于5岁以下小儿,传染性强,可暴发流行或散发。初起低热、厌食等。口腔黏膜出现小疱疹,后破溃形成溃疡。多分布于后舌、颊及硬腭,亦可见于齿龈、扁桃体及咽部。多同时在手足皮肤出现斑丘疹,偶见于躯干、大腿及臀部。斑丘疹很快转为小疱疹,较水痘皮疹为小,2～3天吸收,不留痂。预后良好,但可复发。个别可伴发无菌性脑膜炎、心肌炎等。

5.脑膜炎、脑炎及瘫痪性疾病

柯萨奇病毒A群、B群和埃可病毒的许多型以及肠道病毒71型均可引起此类疾病。肠道病毒脑膜炎的临床表现与其他病毒引起者差异不大,有发热、头痛、呕吐、腹痛、肌痛等症状,常伴发皮疹,1～2天出现脑膜刺激征。脑脊液细胞数增加达$100～200/mm^3$,偶可高达$1000/mm^3$以上,初期以中性粒细胞升高为主,后则以单核细胞升高为主。蛋白略高,糖和氯化物正常。病程一般5～10天。

柯萨奇病毒A2、A5、A7、A9及B2、B3、B4、均可引起脑炎,埃可病毒4、6、9、11、30型亦可引起脑炎,埃可病毒9型多见。临床表现与乙型脑炎相似,但部分病例常伴有皮疹、心肌炎等。柯萨奇B群可在新生儿和婴儿中引起病情危重的弥散性脑炎,常伴心肌炎和肝炎。

肠道病毒引起的瘫痪临床表现与脊髓灰质炎相似,但瘫痪程度较轻,一般很快恢复,极少有后遗症。

6.心脏疾患

主要由柯萨奇B群2～5型病毒引起,其他肠道病毒亦可引起。多见于新生儿及幼婴,年长儿童及成人也可发生,一般多先有短暂的发热、感冒症状,继而出现心脏症状。临床可分为以下几种类型:

(1)急性心功能衰竭:起病突然,阵咳、面色苍白、发绀及呼吸困难,迅速出现心力衰竭。心电图可见严重的心肌损害。急性心包炎可伴随心肌炎发生或单独存在。

(2)猝死:常在夜间发生,多因急性心肌缺血、梗死或坏死性炎症所致。

(3)心律失常:可出现期前收缩,心动过速或各类传导阻滞,呈一过性或迁延不愈,甚至反复发作达数年之久。

(4)慢性心肌病:柯萨奇 B 群病毒引起的亚急性或慢性心脏病变,可导致弹力纤维增生症、慢性心肌病、狭窄性心包炎等。胎儿期感染可引起先天性心脏病如先天性钙化性全心炎等。

7.流行性肌痛或流行性胸痛

大多数由柯萨奇 B 群病毒引起。主要表现为发热和阵发性肌痛,可累及全身肌肉,而以胸腹部肌痛多见,尤以膈肌最易受累。肌痛轻重不一,活动时疼痛加剧。病程 1 周左右,多能自愈。

8.急性流行性眼结膜炎

又称急性出血性结膜炎,为肠道病毒 70 型所致。本病传染性强,常发生暴发流行,人群普遍易感。潜伏期 24 小时左右。临床主要表现为急性眼结膜炎,眼睑红肿,结膜充血、流泪、可有脓性分泌物及结膜下出血,但极少累及巩膜和虹膜,大多在 1~2 周自愈。

9.其他

肠道病毒尚可侵犯腮腺、肝、胰腺、睾丸等器官,引起相应的临床表现。近年来认为,肠道病毒感染与肾炎、溶血-尿毒综合征,Reye 综合征及糖尿病等也有一定关系。

(五)辅助检查

1.周围血象

白细胞计数大多正常,在某些肠道病毒感染时可增高,中性粒细胞也可增多。

2.病毒分离与鉴定

收集疱疹液、脑脊液、咽拭子、粪便或组织标本,制备标本悬液,将标本悬液接种于 RD 细胞或 Vero 细胞进行培养。当出现细胞病变时,用型特异性血清鉴定。病毒分离是确定肠道病毒感染的金标准。

3.血清学试验

取发病早期和恢复期双份血清进行中和试验,若血清特异性抗体有 4 倍及以上增长,则有诊断意义;亦可检测其特异性 IgM 抗体。血清学试验是目前肠道病毒感染病原诊断的常用方法。

4.免疫荧光快速诊断法

以荧光染色的免疫抗体来鉴定抗原可达到快速诊断的目的。但目前除在脊髓灰质炎病毒感染时应用外,在肠道病毒感染时采用不多。最近采用许多血清型共有的 VP3-ZC 抗原和一种与多血清型的 VP1 衣壳蛋白交叉反应的单克隆抗体,改进了免疫诊断方法,但目前仍停留于研究阶段。

5.分子生物学检查

根据 VP1 基因序列设计引物检测肠道病毒具有型特异性。RT-PCR 法不仅快速、简便,而且有很高的灵敏度和特异度,有望成为检测肠道病毒感染病原体的主要方法。

(六)诊断与鉴别诊断

临床表现复杂多样,因为健康人群粪便带病毒者很常见,因此诊断必须十分慎重。根据流行季节和临床表现,可以做出肠道病毒感染的初步诊断。病毒分离和血清学检查为重要的确诊方法。

1.无菌性脑膜炎主要应与其他病毒引起的脑膜脑炎相鉴别

(1)流行性腮腺炎伴脑膜脑炎:多流行于冬春,常伴腮腺肿大,血清淀粉酶可增高,但柯萨奇病毒 B3、埃可病毒 9、16 型也可引起腮腺肿大,则不易鉴别。

(2)乙型脑炎:多发生在夏秋季节,起病急,多伴神志改变,周围血及脑脊液中白细胞计数增多明显,主要以中性粒细胞升高为其特点。

(3)流行性脑脊髓膜炎及其他化脓性脑膜炎:轻症或未经彻底治疗者尤需加以鉴别。起病急,脑膜刺激征明显,脑脊液检查一般以中性粒细胞增多为主,糖和氯化物降低,如能将脑脊液培养查到致病菌即可确诊。血常规白细胞总数及中性粒细胞均增多。

(4)结核性脑膜炎:起病缓慢,有结核病灶及结核接触史,脑脊液糖和氯化物降低,有薄膜形成,可找到结核杆菌,皮肤结核菌素试验阳性。

(5)婴儿脑型脚气病(维生素 B_1 缺乏症)以及其他原因引起的脑病(如中毒性脑炎):均应注意勿与肠道病毒性脑炎相混淆。详细询问病史及体格检查最为重要。

肠道病毒引起的无菌性脑膜炎虽不易与其他病毒所致者进行临床鉴别,但如发生在夏秋季节、有流行趋势、伴发皮疹、肌痛、口、咽部疱疹、心肌炎等肠道病毒常见症候群时,则有助于诊断。

2.流行性肌痛胸痛

显著时应与胸膜炎、心绞痛、心肌梗死等鉴别,胸透及心电图检查有助于诊断。腹部疼痛严重时似阑尾炎,在成人尚需除外胆囊炎、胆石症、胃溃疡穿孔、急性胰腺炎等。肌痛一般局限于浅表部位,无深部压痛或反跳痛。此外,腹部炎症常伴周围血白细胞计数和中性粒细胞增加。急性胰腺炎时,血清淀粉酶可增高。

3.急性心肌炎、心包炎

新生儿心肌炎与其他急性感染、败血症、肺炎等不易鉴别,如迅速出现心功能衰竭症状或心律失常,应疑肠道病毒感染。伴有皮疹、血清转氨酶升高以及脑脊液改变者,更有助于诊断。年长儿及青年期发生心肌炎、心包炎者,应首先除外风湿症,后者常有关节炎症状,抗链球菌溶血素"O"试验、黏蛋白及 C 反应性蛋白增高有助鉴别。中年以上发生心肌炎需与冠心病相鉴别。

4.疱疹性咽峡炎、手足口病

需与单纯疱疹引起的口腔炎鉴别。疱疹性咽峡炎常发生流行,其口腔疱疹常限于口腔后部。手足口病常在小范围内传播形成局部流行,其口腔前部疱疹易形成溃疡,并伴发手、足较小较硬的皮疹。单纯疱疹口腔炎多为散发病例,病变可在口腔任何部位发生,但以皮肤黏膜交界处为多见。

5.出疹性疾病

多形性皮疹中的斑丘疹需与麻疹、风疹相鉴别。出疹性疾病一般很少伴耳后、枕后淋巴结肿,疹退后也无色素沉着或脱屑。埃可病毒 16 型感染皮疹在热退后出现,应与婴儿急疹鉴别。猩红热样皮疹需与猩红热相区别,一般症状及咽部炎症均较猩红热为轻。出现疱疹者应与水痘鉴别,如手足口病的皮疹形态较水痘为小,皮厚且较硬,多分布于手、足,少见于躯干。

（七）治疗

除一般的卫生措施外,无特效的预防和治疗方法。对有感染性的患者应当隔离。治疗均应以注意休息、护理、加强支持疗法与对症处理为主。对急性出血性结膜炎可用 0.1% 羟苄唑或者 0.1% 利巴韦林滴眼剂滴眼,每小时 1～2 次。为预防混合感染,可合用抗生素眼药水滴眼。板蓝根冲剂及维生素为常用药物,呕吐腹泻者要注意水、电解质平衡,对惊厥及严重肌痛者,应适当给予镇静药和止痛药。出现急性心肌炎伴心力衰竭时,应及早应用快速洋地黄化疗法,吸氧和卧床休息。有瘫痪出现时,则按照脊髓灰质炎的瘫痪期护理和治疗。此外,尚应注意预防继发感染。

（八）预防

目前尚无特殊预防方法。注意环境卫生和个人卫生;接触患者的婴幼儿可注射丙种球蛋白预防感染;也可广泛服用脊髓灰质炎减毒活疫苗,使产生肠道干扰作用而控制其他肠道病毒感染的流行。特异性疫苗尚在研制之中。

二、脊髓灰质炎

脊髓灰质炎是由脊髓灰质炎病毒引起的急性传染病。该病毒主要损害脊髓前角运动神经细胞,引起肢体迟缓性瘫痪,因多见于儿童,故俗称"小儿麻痹症"。以隐性感染为主,占流行期感染者总数的 80%～90%,瘫痪型病例不足 1%。临床主要表现为发热、咽痛和肢体疼痛,少数病例发生肢体瘫痪,严重者因呼吸肌瘫痪而死亡。

（一）流行病学

脊髓灰质炎曾是严重危害儿童健康和生命的古老的传染病,在世界和我国广泛流行。由于口服脊髓灰质炎疫苗广泛使用以来,脊髓灰质炎的发病率和死亡率迅速大幅度下降,随着 WHO 的 EPI 活动的深入开展,疫苗覆盖率不断增加,世界上已有连续多年无脊髓灰质炎病例报告的国家。我国从 1994 年 10 月至今没有发现由本土脊髓灰质炎野病毒引起的病例,2000 年 7 月中国政府致函 WHO 确认中国已经成功阻断了本土脊髓灰质炎野病毒的传播,实现了无脊髓灰质炎的目标。

1.传染源

人是脊髓灰质炎病毒的唯一宿主,显性感染与隐性感染者都可成为传染源,后者不仅人数众多,又不易被发现和控制,因而是本病的主要传染源。在患者出现症状之前 3～5 天就可从咽部与粪便中分离出病毒。粪便排出的病毒量最多,时间也长。发病 1 周内粪便中病毒检出率最高,1 周后排毒量逐渐减少,直至发病 6 周后消失,少数患者粪便排毒可持续 3～4 个月。

2.传播途径

以消化道传播为主要途径,患者感染初期至症状出现之后 6 周内,排出的粪便含有大量病毒,可直接或间接污染水源、食物、玩具、衣物、被褥等,密切接触可导致感染或发病。由于感染早期咽部带有大量病毒,此期亦可通过飞沫传播。苍蝇和蟑螂亦有可能成为传播媒介。

3.易感人群

人群普遍易感,随着减毒活疫苗的普遍应用,大年龄组儿童直至成人病例相对增多,病情较婴幼儿严重,瘫痪发生率与病死率较高。应用小儿麻痹糖丸减毒活疫苗完成基础免疫和加强免疫或感染后,可获得牢固而持久免疫。

4.流行特征

本病遍及全球,终年可见,呈散发或流行。发病年龄以6个月至5岁发病率最高,占90%以上。6个月以下儿童很少发病,成人少见。在应用减毒活疫苗预防的地区,发病率显著下降。Ⅰ型病毒所致的瘫痪比Ⅱ型和Ⅲ型要多,年长儿、成人、男孩、孕妇发生瘫痪的比例较高。

目前世界上绝大多数地方野生株导致的脊髓灰质炎已被消灭,而疫苗来源的脊髓灰质炎仍时有发生。这促使我们研制更为安全、有效的疫苗。

(二)病原学

脊髓灰质炎病毒为小核糖核酸病毒科的肠道病毒属。呈小的圆球形,直径为24～30nm。内含单股RNA,病毒核壳由32个壳粒组成,每个微粒含四种结构蛋白,即VP1～VP4。VP1与人细胞膜受体有特殊亲和力,与病毒的致病性和毒性有关。按其抗原不同可分为Ⅰ、Ⅱ、Ⅲ三个血清型。每一个血清型病毒都有两种特异性抗原,一种为D抗原,存在于成熟病毒体中,含有D抗原的病毒具有充分的传染性及抗原性;另一种为C抗原,存在于病毒前壳体内,含C抗原的病毒为缺乏RNA的空壳颗粒,无传染性。不同血清型之间偶有交叉免疫,国内病例发病与流行多以Ⅰ型为主。该病毒能耐受一般浓度的化学消毒剂,如70%乙醇及5%煤酚皂液。0.3%甲醛、0.1mmol/L盐酸及$(0.3～0.5)×10^{-6}$余氯可迅速使之灭活。加热至56℃30分钟可使之完全灭活,在室温中可生存数日,在4℃冰箱中可保存数周,在冷冻环境下可保存数年。对紫外线、干燥、热均敏感。在水、粪便和牛奶中可生存数月。

(三)发病机制

脊髓灰质炎病毒自口、咽或肠道黏膜侵入人体后,1天内即可到达局部淋巴组织,如扁桃体、咽壁淋巴组织、肠壁集合淋巴组织等处生长繁殖,并向局部排出病毒。若此时人体产生多量特异抗体,可将病毒控制在局部,形成隐性感染;否则病毒进一步侵入血流(第一次病毒血症),在第3天到达各处非神经组织,如呼吸道、肠道、皮肤黏膜、心、肾、肝、胰、肾上腺等处繁殖,在全身淋巴组织中尤多,并于第4日至第7日再次大量进入血液循环(第二次病毒血症),如果此时血液循环中的特异抗体已足够将病毒中和,则疾病终止,形成顿挫型,仅有上呼吸道及肠道症状,而不出现神经系统病变。少部分患者可因病毒毒力强或血中抗体不足以将其中和,病毒可随血流通过血脑屏障侵犯中枢神经系统,病变严重者可发生瘫痪。偶尔病毒也可沿外周神经传播到中枢神经系统。特异性中和抗体不易到达中枢神经系统和肠道,故脑脊液和粪便内病毒存留时间较长。因此,人体血液循环中是否有特异抗体,其出现的时间早晚和数量是决定病毒能否侵犯中枢神经系统的重要因素。

(四)病理改变

脊髓灰质炎最突出的病理变化在中枢神经系统(本病毒具嗜神经毒性),病灶有散在和多发不对称的特点,可涉及大脑、中脑、延髓、小脑及脊髓,以脊髓损害为主,脑干次之,尤以运动神经细胞的病变最显著。脊髓以颈段及腰段的前角灰白质细胞损害为多,故临床上常见四肢瘫痪。大部分脑干中枢及脑神经运动神经核都可受损,以网状结构、前庭核及小脑盖核的病变为多见,大脑皮质则很少出现病变,运动区即使有病变也大多轻微。偶见交感神经节及周围神经节病变,软脑膜上可见散在炎性病灶,很少波及蛛网膜。脑脊液出现炎性改变。无瘫痪型的神经系统病变大多轻微。

早期镜检可见神经细胞质内染色体溶解,尼氏小体消失,出现嗜酸性包涵体,伴有周围组织充血、水肿和血管周围细胞浸润,初为中性粒细胞,后以单核细胞为主。严重者细胞核浓缩,细胞坏死,最后为吞噬细胞所清除。瘫痪主要由神经细胞不可逆性严重病变所致。神经细胞病变的程度和分布决定临床上有无瘫痪、瘫痪轻重及其恢复程度。长期瘫痪部位的肌肉、肌腱及皮下组织均见萎缩,骨骼生长也可受影响。除神经系统病变外,可见肠壁集合淋巴组织及其他淋巴结有退行性及增生性改变,偶见局灶性心肌炎、间质性肺炎和肝、肾及其他脏器充血和混浊肿胀,大多因严重缺氧所致死。临床症状与神经系统病变有密切关系。

(五)临床分期

潜伏期一般5～14天(3～35天)。临床症状轻重不等,以轻者较多;多数可无症状,可从鼻咽分泌物及大便中排出病毒,并可产生特异抗体(称无症状型或隐匿型或隐性感染)。少数患者可出现弛缓性瘫痪,按瘫痪患者的病情发展过程,临床分期如下:

1.前驱期

起病缓急不一,大多有低热或中等热度,乏力不适,伴有咽痛、咳嗽等上呼吸道症状或有食欲缺乏,恶心、呕吐、便秘、腹泻、腹痛等消化道症状。神经系统尚无明显异常。上述症状持续数小时至3～4天,部分患者体温迅速下降而痊愈(称顿挫型),一部分患者进入瘫痪前期。

2.瘫痪前期

可在发病时即出现本期症状或前驱期后出现或二期之间有短暂间歇(为1～6天),体温再次上升(称双峰热见于10%～30%,患者以小儿为多),出现神经系统症状如头痛、颈、背、四肢肌痛,感觉过敏。病儿拒抚抱,动之即哭,坐起时因颈背强直不能前俯,不能屈曲,以上肢向后支撑,呈特殊三角架体态。亦不能以下颏抵膝(吻膝征)。患儿面颊潮红,多汗,显示交感神经功能障碍,大多精神兴奋,易哭闹或焦虑不安,偶尔由兴奋转入萎靡、嗜睡。可因颈背肌痛而出现颈部阻力及阳性克氏征、布氏征,肌腱反向及浅反射后期减弱至消失,但无瘫痪。此时脑脊液大多已有改变。一般患者经3～4天热下降,症状消失而愈(无瘫痪型)。本期有时长达10余天。少数患者在本期末出现瘫痪而进入瘫痪期。

3.瘫痪期

一般于起病后3～4天(2～10天)出现肢体瘫痪,瘫痪可突然发生或先有短暂肌力减弱而后发生,腱反射先减弱或消失。在5～10天可相继出现不同部位的瘫痪,并逐渐加重;轻症则在1～2天就不再进展。瘫痪早期可伴发热和肌痛,大多患者体温下降后瘫痪就不再发展。临床上分以下几类:

(1)脊髓型:麻痹呈弛缓性瘫痪,肌张力低下,腱反射消失,分布不规则,亦不对称,可累及任何肌肉或肌群,因病变大多在颈、腰部脊髓,故常出现四肢瘫痪,尤以下肢为多。近端大肌群如三角肌、前胫肌等较远端手足小肌群受累为重,且出现早。躯干肌群瘫痪时头不能竖直,颈背乏力,不能坐起和翻身等。瘫痪程度可分为6级:0级(全瘫痪):肌肉刺激时无任何收缩现象;1级(近全瘫痪):肌腱或肌体略见收缩或触之有收缩感,但不引起动作;2级(重度瘫痪):肢体不能向上抬举,只能在平面上移动;3级(中度瘫痪):可以自动向上抬举,但不能承受任何压力;4级(轻度瘫痪):可以自动向上抬举,并能承受一定压力;5级:肌力完全正常。

颈胸部脊髓病变严重时可因膈肌和肋间肌(呼吸肌)瘫痪而影响呼吸运动,临床表现呼吸浅速、声音低微、咳嗽无力、讲话断断续续等。体检可见胸廓扩张受限(肋肌瘫痪)及吸气时上腹内凹的反常动作(膈肌瘫痪)。若以双手紧束胸部观察膈肌动作或手按压上腹部观察肋间肌运动,可分辨其活动强弱。膈肌瘫痪时X线透视下可见吸气时横膈上抬的反常运动。偶见尿潴留或失禁(膀胱肌瘫痪)、便秘(肠肌或腹肌瘫痪),常与下肢瘫痪并存,多见于成人。很少发生感觉异常。

(2)延髓型麻痹(脑干型麻痹或球麻痹):病情多属严重,常与脊髓麻痹同时存在,可有以下表现。

①脑神经麻痹:多见第7、9、10、12对脑神经胺受损。第7对脑神经麻痹常单独引起面瘫,表现为歪嘴、眼睑下垂或闭合不严;软腭、咽部及声带麻痹则因第9、10、12对脑神经病变所致。出现发声带鼻音或嘶哑、饮水呛咳或自鼻反流、吞咽困难、痰液积潴咽部,随时有发生窒息的危险。体检可见软腭不能上提,悬雍垂歪向健侧,咽后壁反射消失,舌外伸偏向患侧。动眼障碍和眼睑下垂见于第3、4、6对脑神经受损;颈无力,肩下垂,头后倾则见于第11对脑神经受损。

②呼吸中枢损害:以延髓腹面外侧网状组织病变为主。出现呼吸浅弱而不规则,时有双吸气和屏气,呼吸间歇逐渐延长,甚至出现呼吸停顿、脉搏细速和血压升高(最后下降)。初起表现焦虑不安,继而神志模糊,进入昏迷,发生严重呼吸衰竭。

③血管舒缩中枢损害:以延髓腹面内侧网状组织病变为主。开始面颊潮红,脉细速不齐,而后转微弱,血压下降,皮肤发绀,四肢湿冷,循环衰竭,患者由极度烦躁不安转入昏迷。

(3)脊髓延髓型:较多见,兼有上述两型的症状。

(4)脑型:极少见。可表现为烦躁不安、失眠或嗜睡,可出现惊厥、昏迷及痉挛性瘫痪,严重缺氧也可有神志改变。

4.恢复期及后遗症期

急性期过后1~2周瘫痪肢体大多以远端起逐渐恢复,腱反射也逐渐复常。最初2~3个月恢复较快,以后速度减慢,1~2年后仍不恢复成为后遗症。若不积极治疗,则长期瘫痪的肢体可发生肌肉痉挛、萎缩和变形,如马蹄足内翻或外翻、脊柱畸形等。由于血液供应不良,局部皮肤可有水肿,骨骼发育受阻,严重影响活动能力。肠麻痹及膀胱麻痹大多急性期后就恢复,很少留有后遗症。呼吸肌麻痹一般在10天内开始恢复,最终完全恢复。极个别需长期依赖人工呼吸器,脑神经受损复原需要一定时期,但很少留有后遗症。

(六)并发症

多见于延髓型呼吸麻痹患者,可继发支气管炎、肺炎、肺不张、急性肺水肿以及氮质血症、高血压等。急性期约1/4患者有心电图异常,提示心肌病变,可由病毒直接引起或继发于严重缺氧。胃肠道麻痹可并发急性胃扩张、胃溃疡、肠麻痹。尿潴留易并发尿路感染。长期严重瘫痪、卧床不起者,骨骼萎缩脱钙,可并发高钙血症及尿路结石。

(七)辅助检查

1.脑脊液

大多于瘫痪前期细胞数增多,通常在$(50\sim500)\times10^6$/L。早期以中性粒细胞为多,后期则以淋巴细胞为主,糖可略增,氯化物大多正常,蛋白质稍增加。至瘫痪第3周,细胞数多已恢复正常,而蛋白量仍继续增高,4～10周方恢复正常。这种细胞蛋白分离现象对诊断有一定参考价值。

2.周围血象

白细胞总数及中性粒细胞百分率大多正常,少数患者的白细胞数轻度增多,$(10～15) \times 10^9$/L,中性粒细胞百分率也略见增高。1/3～1/2患者的血沉增快。

3.病毒分离或抗原检测

起病1周内,可从鼻咽部及粪便中分离出病毒,粪便可持续阳性2～3周。早期从血液或脑脊液中分离出病毒的意义更大。一般用组织培养分离方法。近年采用PCR法,检测肠道病毒RNA,较组织培养快速敏感。

4.血清学检查

特异性免疫抗体效价在第1周末即可达高峰,尤以特异性IgM上升较IgG为快。可用中和试验、补体结合试验及酶标等方法进行检测特异抗体,其中以中和试验较常用,因其持续阳性时间较长。双份血清效价有4倍及4倍以上增长者可确诊。补体结合试验转阴较快,如其阴性而中和试验阳性,常提示既往感染;两者均为阳性,则提示近期感染。近来采用免疫荧光技术检测抗原及特异性IgM单克隆抗体酶标法检查有助于早期诊断。

(八)诊断

流行季节如有易感者接触患者后发生多汗、烦躁、感觉过敏、咽痛、颈背肢体疼痛、强直、腱反射消失等现象,应疑及本病。前驱期应与一般上呼吸道感染、流行性感冒、胃肠炎等鉴别。瘫痪前期患者应与各种病毒性脑炎、化脓性脑膜炎、结核性脑膜炎及流行性乙型脑炎相鉴别。弛缓性瘫痪的出现有助于诊断。血清中特异性IgM阳性。有条件可做病毒分离,从鼻咽部及粪便中分离到病毒。从血液中或脑脊液中分离到病毒意义更大。

(九)鉴别诊断

1.顿挫型

应与流行性感冒和其他病毒引起的上呼吸道感染相鉴别。

2.无瘫痪型

易与其他病毒如柯萨奇病毒、埃可病毒、EB病毒、流行性腮腺炎病毒所致的中枢神经系统感染相混淆,有时临床不易鉴别有条件者可做血清学检查或病毒分离,以资鉴别。

3.瘫痪型

应与下列疾病鉴别。

(1)感染性多发性神经根炎:本病好发于年长儿童或青壮年,常不发热,亦无上呼吸道感染症状。弛缓性瘫痪逐渐发生,呈对称性,由远端向近端蔓延,呈对称的袜子或手套式分布的感觉障碍,常伴有神经瘫痪,且可影响呼吸。恢复迅速而完全,少见后遗症。脑脊液早期即出现蛋白细胞分离现象。肌电图有鉴别意义。

(2)急性脊髓炎:病灶平面以下有明显的感觉和运动障碍,对称或不对称,可由脚、腿上升达躯干,感觉障碍平面与正常皮肤间有感觉过敏带。膀胱、直肠功能障碍明显,瘫痪早期呈弛缓性,后期可为痉挛性,病理反射阳性。脑脊液一般无变化或奎肯试验提示不同程度的梗阻。

（3）家族性周期性麻痹：呈周期性发作的四肢软瘫，近端较重，左右对称，全瘫或轻瘫，1～2小时达高峰。本病好发于成年男性，不发热，脑脊液正常，发作时血钾降低，补钾后迅速恢复。

（4）白喉后麻痹：数周前有明显白喉及重度中毒症状，先有眼肌、软腭和咽肌麻痹，而后渐及四肢。瘫痪进展缓慢，多为对称，脑脊液正常。

（5）其他肠道病毒感染：柯萨奇病毒和埃可病毒可引起弛缓性瘫痪，但一般瘫痪范围小、病变程度轻、无流行性、无后遗症。有赖于病原学和血清学鉴别。

（6）流行性乙型脑炎：与脑型脊髓灰质炎易混淆，根据流行特征、接触史、脑脊液检查，血清补体结合试验等协助鉴别。

（7）假性瘫痪：由于骨折、骨髓炎、关节炎、骨膜下血肿等所致肢体活动障碍，但无神经受损者，称为假性瘫痪。根据病史、查体及X线检查可鉴别。

（十）治疗

1.无瘫痪型

（1）卧床休息，至少至热退后1周，避免不必要的手术及注射。

（2）肌痛和四肢项背强直者局部给予湿热敷，以增进血液循环，口服镇静药，必要时服盐酸哌替啶及可待因，减轻疼痛和减少肌痉挛。

（3）静脉注射50%葡萄糖液加维生素C 1～3g，每日1～2次连续数日，以减轻神经水肿。

（4）对发热较高，病情进展迅速者，可采用丙种球蛋白肌内注射，以中和血液内可能存在的病毒。初量为9～12mL或更大，隔2～3天，每天1次，每次3～5mL。

（5）肾上腺皮质激素，如泼尼松、地塞米松等有降温、减轻炎症和水肿等作用。可应用严重病例，疗程3～5天。

（6）中药治疗常用方剂：葛根、勾藤各12g，黄芩、金银花、连翘、玄参、郁金、桑寄生各9g，淫羊藿、滑石各6g，3岁以下减半煎服。

2.瘫痪型

（1）卧位：患者应躺在有床垫的硬板床上，注意瘫痪肢体的护理，避免外伤受压，置于舒适的功能位置，以防产生垂腕垂足现象。有便秘和尿潴留时，要适当给予灌肠和导尿。

（2）促进神经传导功能的恢复可选用：①地巴唑舒张血管，兴奋脊髓，成人为5～10mg，儿童为0.1～0.2mg/kg，顿服，10天为1个疗程。②加兰他敏有抗胆碱酯酶的作用，成人为2.5～5mg，儿童为0.05～0.1mg/kg，每日肌内注射1次，从小剂量开始，逐渐增大，20～40天为1个疗程。③新斯的明成人0.5～1mg/次，儿童为每次0.02～0.04mg/kg，每日肌内注射1次。7～10天为1个疗程。④其他维生素B_1、B_6、B_{12}，谷氨酸等有促进神经细胞代谢的作用，可酌情选用。

（3）呼吸障碍及吞咽困难的处理：呼吸肌麻痹可采用人工呼吸器，必要时采用气管插管正压给氧或加压面罩给氧。呼吸中枢损害，可用膈神经电刺激方法治疗。咽肌麻痹致分泌物积聚咽部时，应予体位引流，并用吸引器吸出咽部积液，上气道阻塞时可行气管切开术。

（4）循环衰竭的防治：注意维持水、电解质平衡，采用有效抗生素，控制继发感染。休克发生后，应按感染性休克处理。

(5)排尿障碍时：指压关元穴或用氯化甲酰胆碱（卡巴可）0.25mg肌内注射，每天3～4次。必要时导尿。

(6)恢复期及后遗症期的治疗：可酌情采用：体育疗法、针刺疗法、推拿及按摩疗法，理疗及拔罐疗法，穴位刺激结扎疗法，中药熏洗及外敷疗法，必要时行矫形外科处理。

（十一）预防

脊髓灰质炎疫苗的免疫效果良好。

1.自动免疫

早期采用灭活脊髓灰质炎疫苗（Salk疫苗），因不含活疫苗，故对免疫缺陷者也十分安全。但灭活疫苗引起的免疫力维持时间短，需反复注射，制备价格昂贵是其不足之处。但近年改进制剂，在第2个月、第4个月，第12～18个月接种3次，可使99%接种者产生3个型抗体，至少维持5年。

减毒活疫苗（OPV）目前应用较多，这种活疫苗病毒经组织培养多次传代，对人类神经系统已无或极少毒性，口服后可在易感者肠道组织中繁殖，使体内同型中和抗体迅速增长，同时因可产生分泌型IgA，肠道及咽部免疫力也增强，可消灭入侵的野毒株，切断其在人群中的传播，且活疫苗病毒可排出体外，感染接触者使其间接获得免疫，故其免疫效果更好。2个月至7岁的易感儿为主要服疫苗对象。口服疫苗后约2周体内即可产生特异抗体，1～2个月达高峰，后渐减弱，3年后半数小儿抗体已显著下降。口服疫苗后很少引起不良反应，偶有轻度发热、腹泻。患活动性结核病，严重佝偻病，慢性心、肝、肾病者，以及急性发热者，暂不宜服疫苗。

2.被动免疫

未服过疫苗的年幼儿、孕妇、医务人员、免疫低下者、扁桃体摘除等局部手术后，若与患者密切接触，应及早肌内注射丙种球蛋白，小儿剂量为0.2～0.5mL/kg，或胎盘球蛋白6～9mL，每天1次，连续2天。免疫力可维持3～6周。

3.隔离患者

自起病日起至少隔离40天。第1周应同时强调呼吸道和肠道隔离，排泄物以20%漂白粉掺和消毒，食具浸泡于0.1%漂白粉澄清液内或煮沸消毒，或日光下曝晒2天，地面用石灰水消毒，接触者双手浸泡0.1%漂白粉澄清液内，或用0.1%过氧乙酸消毒，对密切接触的易感者应隔离观察20天。

4.做好日常卫生

经常搞好环境卫生，消灭苍蝇，培养卫生习惯等十分重要。本病流行期间，儿童应少去人群众多场所，避免过分疲劳和受凉，推迟各种预防注射和不急需的手术等，以免促使顿挫型感染变成瘫痪型。

（十二）预后

如果诊断及时，病死率为5%～10%，延髓脊髓型的病死率较高，多死于呼吸肌麻痹。由于疫苗的广泛接种，使发病率、重症病例及病死率均随之降低。肢体瘫痪1年以上者常留下后遗症。

三、手足口病

手足口病(HFMD)是由多种肠道病毒引起的急性传染病。患者和隐性感染者均为传染源,主要通过密切接触传播,夏、秋季发病最多。多发生于 10 岁以下的婴幼儿,3 岁以下发病率最高,典型表现为手、足、口腔等部位皮肤黏膜的皮疹、疱疹、溃疡等,少数患儿可有心肌炎、肺水肿、脑脊髓膜炎、脑炎等并发症。致死原因主要为脑干脑炎及神经源性肺水肿。

(一)病原学

肠道病毒属病毒是引起手足口病的主要病原体,均为单股正链 RNA 病毒。其中以柯萨奇病毒 A 组 16 型感染最常见。病毒颗粒呈立体对称的二十面体球形结构,直径 20～30nm,由核酸、蛋白衣壳构成,无表面包膜,核酸基因长度为 7.4～7.5kb。

病毒对外界有一定的免疫力。但对紫外线及干燥敏感,对多种氧化剂、甲醛和碘酒等也比较敏感。病毒在 50℃时可被迅速灭活,在 -20℃时可长期保存。

(二)流行病学

1.传染源

本病患者和隐性感染者为主要传染源。患者发病 1 周内传染性最强,其呼吸道分泌物、粪便及疱疹液中均可检出病毒。

2.传播途径

手足口病主要通过消化道传播,其次是经呼吸道传播。此外,接触到由患者污染的手、日常用具、衣物及医疗器具等均可感染。传播中的关键媒介是污染的手。

3.易感人群

人群对肠道病毒普遍易感,以隐性感染为主。感染后可获得特异性的中和抗体及肠道局部抗体,有一定的免疫力,但各型之间无交叉免疫,机体可先后或同时感染多种不同血清型或亚组病毒。因此,易感者可反复多次患手足口病。

4.流行特征

手足口病分布极广泛,无严格地区性。四季均可发病,以夏秋季多见,冬季的发病较为少见。本病常呈暴发流行后散在发生,该病流行期间,幼儿园和托儿所易发生集体感染。家庭也有此类发病集聚现象。医院门诊的交叉感染和口腔器械消毒不严格,也可造成传播。

(三)发病机制与病理解剖

1.发病机制

病毒主要是通过口腔或鼻腔进入人体内。病毒首先在咽和肠道淋巴组织进行繁殖扩增,然后进入血循环形成第一次病毒血症进行扩散,进一步在网状内皮细胞中扩增,并再次进入血循环形成第二次病毒血症,最终侵犯脑膜、脊髓和皮肤等靶器官。EV71 可侵犯外周神经末梢后沿轴突逆行至中枢神经系统,从而引起神经系统病变。

2.病理解剖

皮疹或疱疹是该病特征性组织学病变。表皮内水疱有中性粒细胞和嗜酸性粒细胞碎片;水疱周围上皮有细胞间和细胞内水肿。电镜下可见上皮细胞内有嗜酸性包涵体。

手足口病的三个严重并发症是脑膜脑炎、心肌炎和肺炎。重症患者表现为淋巴细胞性软脑炎,脑灰质和白质血管周围淋巴细胞和浆细胞浸润、局灶性出血和局灶性神经细胞坏死以及胶质反应性增生。并发心肌炎可表现局灶性心肌细胞坏死,偶见间质淋巴细胞和浆细胞浸润。

(四)临床表现

手足口病潜伏期多为 2~10 天,平均 3~5 天。

1.普通病例

急性起病,多数患者有中、低热(38℃左右),伴乏力,可出现喷嚏、咳嗽、流涕等上呼吸道感染症状,也可出现食欲减退、恶心、呕吐、腹痛等胃肠道症状。典型特征为发热同时或数天后出现手、足、口腔、臀部皮疹及疱疹。口腔黏膜出疹较早,可为斑丘疹或水疱,严重者可有溃疡,周围有红晕,位于舌、颊黏膜及硬腭等处为多,也可波及软腭、牙龈、扁桃体和咽部。口腔内疱疹可伴有明显疼痛,常影响患儿进食。手、足等部位及臀部出现充血性斑丘疹或疱疹,无疼痛及瘙痒。斑丘疹在数天左右由红变暗,然后消退;疱疹内有混浊液体,呈圆形或椭圆形,周围可有红晕,一般在 1 周左右疱液吸收并逐渐消失,不留瘢痕。手、足、口腔病损在同一患者不一定全部出现,且皮疹偶见于躯干及四肢。部分病例皮疹表现不典型,可出现于单一部位或仅表现为斑丘疹。有些患者仅表现为疱疹性咽峡炎。多在 1 周内痊愈,预后良好。

2.重症病例

少数病例(尤其是小于 3 岁者)病情进展迅速,在发病 1~5 天出现脑膜炎、脑炎(以脑干脑炎最为凶险)、脑脊髓炎、肺水肿、循环障碍等,极少数病例病情危重,可致死亡,存活病例可留有后遗症。

(1)神经系统表现:往往出现在皮疹后 2~4 天,表现为头痛、呕吐、精神差、嗜睡、易惊、谵妄甚至昏迷;肢体抖动,肌阵挛、抽搐;中枢性瘫痪或急性迟缓性瘫痪。查体可见脑膜刺激征,腱反射减弱或消失,病理征阳性。危重患者可表现为昏迷、脑水肿、脑疝。

(2)呼吸系统表现:呼吸浅促、呼吸困难或节律改变,口唇发绀,咳嗽,咳白色、粉红色或血性泡沫样痰液;肺部可闻及湿啰音或痰鸣音。

(3)循环系统表现:面色灰白、皮肤花纹、四肢发凉、指(趾)发绀、出冷汗。心率增快或减慢,脉搏浅速或减弱甚至消失;血压升高或下降。

(五)实验室检查

1.血常规

轻症病例一般无明显改变,重症病例白细胞计数可明显升高($>15×10^9$/L)。

2.血生化检查

部分病例可有 ALT、AST 以及心肌酶水平增高,升高程度与疾病严重程度和预后密切相关。病情危重者可有肌钙蛋白(cTnl)、血糖升高,严重时血糖$>9mmol/L$。并发多器官功能损伤者还可出现血氨、肾功能等异常。C 反应蛋白一般不升高。

3.血气分析

轻症患儿血气分析在正常范围。重症患儿呼吸系统受累时可有动脉血氧分压降低、血氧饱和度下降,二氧化碳分压升高,代谢性酸中毒。

4.脑脊液检查

神经系统受累时脑脊液外观清亮,压力增高,白细胞增多,多以单核细胞为主,蛋白正常或轻度升高,糖和氯化物正常。

5.病原学检查

CoxA16、EV71等肠道病毒特异性核酸阳性或分离到肠道病毒为确诊的主要方法。咽、气道分泌物、疱疹液、粪便等标本阳性率较高。

6.血清学检查

可以检测血清中肠道病毒中和抗体的滴度,通过急性期血清与恢复期血清滴度进行比较,抗体滴度4倍或4倍以上增高证明病毒感染。

7.影像学检查

早期胸部 X 线检查可无异常或仅有双肺纹理增粗模糊,中、晚期出现双肺大片浸润阴影及胸腔积液,进一步发展为神经源性肺水肿时,肺部 CT 表现为弥漫而无规律的斑片状、团絮状或片状边界模糊的密度增高影。神经系统受累时,受累部位多表现为 T_1WI 增强扫描显示强化,而 T_2WI 序列可无明显强化信号。

8.脑电图

可表现为弥散性慢波,少数可出现棘(尖)慢波。

9.心电图

无特异性改变。少数病例可见窦性心动过速或过缓,Q-T 间期延长,ST-T 改变。

(六)并发症

重症手足口病患者常出现呼吸系统、循环系统和神经系统并发症。可引起心肌炎、肺水肿、脑脊髓膜炎、脑炎、循环衰竭等并发症。神经系统受累程度可分为3种神经综合征:无菌性脑膜炎、急性肌肉麻痹、脑干脑炎,其中以脑干脑炎最多见。

(七)诊断

1.临床诊断病例

(1)在流行季节发病,常见于学龄前儿童,婴幼儿多见。

(2)发热伴手、足、口、臀部皮疹,部分病例可无发热。

(3)极少数重症病例皮疹不典型,临床诊断困难,需结合病原学或血清学检查做出诊断。

(4)无皮疹病例,临床不宜诊断为手足口病。

2.确诊病例

临床诊断病例具有下列之一者即可确诊。

(1)肠道病毒(CoxA16、EV71 等)特异性核酸检测阳性。

(2)分离出肠道病毒,并鉴定为 CoxA16、EV71 或其他可引起手足口病的肠道病毒。

(3)特异性 IgM 抗体阳性,或急性期与恢复期血清 CoxA16、EV716 或其他可引起手足口病的肠道病毒 IgG 抗体有 4 倍以上的升高。

3.临床分类

(1)普通病例:手、足、口、臀部皮疹,伴或不伴发热。

(2)重症病例

①重型:出现神经系统受累表现。如:精神差、嗜睡、易惊、谵妄;头痛、呕吐;肢体抖动,肌

阵挛、眼球震颤、共济失调、眼球运动障碍;无力或急性弛缓性麻痹;惊厥。体征可见脑膜刺激征,腱反射减弱或消失。

②危重型:出现下列情况之一者:①频繁抽搐、昏迷、脑疝;②呼吸困难、发绀、血性泡沫痰、肺部啰音等;③休克等循环功能不全表现。

4.重症病例早期识别

具有以下特征,尤其 3 岁以下的患者,有可能在短期内发展为危重病例,应密切观察病情变化,进行必要的辅助检查,有针对性地做好救治工作。

(1)持续高热不退。

(2)精神差、呕吐、易惊、肢体抖动、无力。

(3)呼吸、心率增快。

(4)出冷汗、末梢循环不良。

(5)高血压。

(6)外周血白细胞计数明显增高。

(7)高血糖。

(八)鉴别诊断

1.其他儿童发疹性疾病

手足口病普通病例需要与丘疹性荨麻疹、水痘、不典型麻疹、幼儿急疹、带状疱疹以及风疹等鉴别。可根据流行病学特点、皮疹形态、部位、出疹时间、有无淋巴结肿大以及伴随症状等进行鉴别,以皮疹形态及部位最为重要。最终可依据病原学和血清学检测进行鉴别。

2.其他病毒所致脑炎或脑膜炎

由其他病毒引起的脑炎或脑膜炎如单纯疱疹病毒、巨细胞病毒、EB 病毒、呼吸道病毒等,临床表现与手足口合并中枢神经系统损害的重症病例表现相似,对皮疹不典型者,应根据流行病学史尽快留取标本进行肠道病毒,尤其是 EV71 的病毒学检查,结合病原学或血清学检查做出诊断。

3.肺炎

重症手足口病可发生神经源性肺水肿,应与肺炎鉴别。肺炎主要表现为发热、咳嗽、呼吸急促等呼吸道症状,一般无皮疹,无粉红色或血性泡沫痰;胸片加重或减轻均呈逐渐演变,可见肺实变病灶、肺不张及胸腔积液等。

4.口蹄疫

一般发生于畜牧区,主要通过接触病畜,经皮肤黏膜感染,成人牧民多见,四季散发。皮疹特征为口、咽、掌等部位出现大而清亮的水疱,疱疹易溃破,继发感染成脓疱,然后结痂、脱落。

(九)预后

绝大多数手足口病患者预后良好。危重症患者的病死率约 20%,少部分神经系统严重受累患者会遗留后遗症。

(十)治疗

1.普通病例

(1)一般治疗:注意消毒隔离,避免交叉感染。患儿所用物品应彻底消毒,一般用含氯消液浸泡及煮沸消毒。患儿粪便需经含氯的消毒剂消毒后倾倒。适当休息,清淡饮食。口腔有糜烂时进流质食物,禁食刺激性食物。每次餐后应用温水漱口,口腔有糜烂时可涂金霉素、鱼肝油。患儿衣服、被褥保持清洁干燥。剪短患儿指甲,必要时包裹双手,防止抓破皮疹,破溃感染。疱疹破裂者,局部涂擦1%甲紫或抗生素软膏。

(2)对症治疗:发热时可让患儿多饮水,应用物理降温,效果不佳时可使用解热镇痛药。有咳嗽、咳痰者给予镇咳、祛痰药。呕吐、腹泻者予补液,纠正水、电解质、酸碱平衡的紊乱。

(3)病原治疗:手足口病目前还缺乏特异、高效的抗病毒药物,可酌情选用利巴韦林抗病毒治疗,也可应用清热解毒中药。

2.重症病例

(1)神经系统受累治疗

①控制颅内高压:限制入量,积极给予甘露醇降颅压治疗,每次0.5～1.0g/kg,每4～8小时1次,20～30分钟快速静脉注射。根据病情调整给药间隔时间及剂量。必要时加用呋塞米。

②酌情应用糖皮质激素治疗:参考剂量:甲泼尼龙1～2mg/(kg·d);氢化可的松3～5mg/(kg·d);地塞米松0.2～0.5mg/(kg·d),病情稳定后,尽早减量或停用。个别病例进展快、病情凶险可考虑加大剂量,如在2～3天内给予甲泼尼龙10～20mg/(kg·d)(单次最大剂量不超过1g)或地塞米松0.5～1.0mg/(kg·d)。

③酌情应用静脉注射免疫球蛋白:总量2g/kg,分2～5天给予。

④其他对症治疗:降温、镇静、止惊。

⑤严密观察病情变化,密切监护。

(2)呼吸、循环衰竭治疗

①保持呼吸道通畅,吸氧。

②确保静脉通道通畅,监测呼吸、心率、血压和血氧饱和度。

③呼吸功能障碍时,及时气管插管使用正压机械通气。根据血气、X线胸片结果随时调整呼吸机参数。适当给予镇静、镇痛。

④在维持血压稳定的情况下,限制液体入量(有条件者根据中心静脉压、心功能、有创动脉压监测调整液量)。

⑤头肩抬高15°～30°,保持中立位;留置胃管、导尿管。

⑥根据血压、循环的变化可选用米力农、多巴胺、多巴酚丁胺等药物;酌情应用利尿药物治疗。

⑦保护重要脏器功能,维持内环境的稳定。

⑧监测血糖变化,严重高血糖时可应用胰岛素。

⑨抑制胃酸分泌,可应用胃黏膜保护剂及抑酸剂等。

⑩继发感染时给予抗生素治疗。

(3)恢复期治疗

①促进各脏器功能恢复。

②功能康复治疗。

③中西医结合治疗。

(十一)预防

搞好儿童个人、家庭和托幼机构的卫生是预防本病感染的关键。流行期间,家长尽量少让孩子到拥挤公共场所,减少被感染机会。儿童出现相关症状要及时到医疗机构就诊以减少交叉感染机会。

第五节 病毒感染性腹泻

病毒感染性腹泻又称病毒性胃肠炎,是由肠道病毒感染引起,以呕吐、腹泻、水样便为主要临床特征的一组急性肠道传染病;夏秋季多见,为《中华人民共和国传染病防治法》中规定的丙类传染病。感染最常见的病毒为轮状病毒(RV)、诺罗病毒、肠腺病毒(ETV)和星状病毒等。

一、病原学

轮状病毒属 RNA 病毒,属呼肠病毒科,广泛存在于世界各地并可感染各种哺乳类动物。完整病毒颗粒为 $70\sim75nm$,分子量 10.7×10^6 D,核心部分直径 $36\sim38nm$,含有双股 RNA,分子量 $(0.2\sim2.0)\times10^6$ D。各种不同的轮状病毒其 RNA 电泳图像不同,因而作为鉴别方法之一。核心外围为 20nm 双层衣壳,内层衣壳的壳微粒体向外层呈车轮放射性辐条状排列,酷似车轮,因而获得了非常切实的命名,轮状病毒英文名称的 Rota 字首是车轮的意思。外层衣壳的多肽构成种特异性抗原,人和动物两者无交叉反应。内层衣壳多肽(Vp_4 和 Vp_7)则构成组特异性抗原,根据组抗原性的不同,轮状病毒可以分为 A、B、C、D、E、F 及 G 组。A、B、C 组 RV 同时感染人和动物,而 D~G 组只感染动物。

感染人的 A 组轮状病毒是 1973 年 Bishop 首先从腹泻患儿十二指肠上皮细胞中发现的,其内层衣壳 Vp_7 多肽已有 14 个血清型,以 G_1、G_2、G_3 和 G_4 最为多见。感染人的 B 组轮状病毒是我国病毒学家洪涛等发现的。1982—1983 年,他们在锦州和兰州暴发的急性胃肠炎患者的粪便中找到了病毒颗粒,形态与 A 组轮状病毒完全一样,但抗原性却完全不同,由于患者多为成年人,故命名为成人腹泻轮状病毒。C 组轮状病毒的抗原性,RNA 电泳图像均与 A 组和 B 组不同,也是引起急性胃肠炎的重要病原。免疫学分型和基因分型是目前广泛使用的两种分型方法。以免疫学分型为基础,曾经建立了许多分型方法,如免疫电子显微镜、EIA、补体结合试验、中和试验、免疫荧光法等。基因分型方法是近几年分子生物学迅速发展的结果。分子生物学的迅速发展,使人们能从基因水平了解其分型的本质,目前对轮状病毒的某一基因进行克隆、序列分析、基因工程表达已不是困难的事情。

新轮状病毒也属呼肠病毒属,其基因组和抗原方面与 A、B、C 组轮状病毒不同,其分类学地位有待确定。

轮状病毒对理化因子的作用有较强的免疫力,经乙醚、氯仿、超声波处理仍不失其感染性。$-20℃$ 可长期保存,在室温下可存活 7 个月。人和牛轮状病毒在 4℃和20℃时,1.5mmol/L 氯化钙存在的条件下,其感染性可保持数月。在有硫酸镁存在情况下 50℃ 不被灭活。本病毒耐酸、碱,不被胃酸破坏,在 pH 值 3～9 时仍保持其感染性。pH 值超出此范围时,病毒的外壳被灭活,但却不解体。95％乙醇、酚、甲醛、漂白粉对轮状病毒有较强的灭活作用。反复冻融也能使其灭活,而 95％的乙醇可能是最有效的灭活剂,其作用机制是去除轮状病毒的外壳。

感染后不论是否出现症状,均可产生抗体。IgM 抗体在病后 2～3 天即可产生,持续 4～5 周后消失。IgG 抗体晚数日产生,持续时间较长,有无保护作用目前尚无定论。小肠局部产生的 IgA 抗体有免疫病毒的作用,但持续时间较短,故患病之后还可再感染。再感染时症状较轻。

二、临床学

(一)发病机理

轮状病毒主要侵犯十二指肠和空肠。病毒可在上皮细胞胞质中复制,使绒毛变短变钝,细胞变形,出现空泡继而坏死、脱落。脱落的绒毛细胞被隐窝底部的细胞逐渐上移至绒毛顶部所取代。正常情况下,细胞从底部向顶部的转移时间约需 4 天,在转移过程中功能也从隐窝底部的分泌功能转变为绒毛顶部的吸收功能。在轮状病毒的侵袭下,肠壁微绒毛细胞损害导致隐窝底部细胞的加速上移(1～2 天移至顶部),其功能不成熟,仍是分泌状况,导致分泌增加,吸收减少,病毒破坏了肠黏膜对水、钠、葡萄糖的吸收,大量肠液积聚在肠腔而发生腹泻,导致脱水、酸中毒和电解质紊乱。由于轮状病毒破坏双糖酶,小肠失去了消化和吸收蔗糖、乳糖的功能,导致糖类滞留肠腔,引起肠腔内渗透压增高,加重了腹泻。病毒在感染儿童的粪便中含量很高。

有人认为临床症状的轻重与小肠病变相一致。但是,也有研究发现,组织病变与临床症状之间无绝对的相关性。现在认为,黏膜损伤不是轮状病毒腹泻的主要原因。轮状病毒引发的腹泻不是单一机制引起的,病毒本身含有的肠毒素样蛋白及胃肠道神经系统均参与腹泻的发生,但是对轮状病毒的致泻机制还有许多未知环节有待研究。

(二)临床表现

1.A 组轮状病毒腹泻

主要侵犯婴幼儿,潜伏期 2～3 天。婴幼儿对轮状病毒感染所产生的反应差别较大,从最轻微的亚临床感染、轻度腹泻,直到严重的甚至是致死性脱水腹泻。腹泻、呕吐和低热是主要临床表现。起病较急,初期伴有低热和呕吐,随之出现水样便或蛋花汤酸性便,或白色米汤样或黄绿色稀便,有酸臭或恶臭味,每次大便量比较多,每天十余次,但不含有黏液或脓血。一般呕吐症状持续时间较长(平均 2.6 天),而且往往早于腹泻,后者可持续 1～9 天,平均 2～6 天。患者低热或中等度发热,少有高热,发热及呕吐 2 天后消失,但腹泻继续存在。常有轻度腹痛、肌痛及头痛等。病儿常有不同程度的等高张性脱水和代偿性代谢性酸中毒,有的患儿在胃肠道症状出现前有流涕、轻咳等上呼吸道症状,少数患儿有中耳炎、肠套叠、皮疹、结膜炎、高热惊厥等。如病情严重或治疗不及时,可导致患儿死于脱水及严重并发症(肺炎、心肌炎)。

2.B组和C组轮状病毒腹泻

B组轮状病毒感染多为成年人，潜伏期1~4天，以1~2天为多，突然出现严重腹泻，多为水样便，5~6次/d以上，伴有呕吐、腹痛、恶心、腹胀、肠鸣等，发热者很少。重者酷似霍乱，造成脱水。除胃肠道症状外，大部分患者有不同程度的食欲缺乏、乏力、头痛、头晕、全身酸痛等中毒症状。多数5~6天后缓解，少数持续到2周左右。有人观察，成人腹泻轮状病毒在志愿感染者中的潜伏期为52小时，发病急，上吐下泻，颇似霍乱症状，造成严重失水，重者休克乃至死亡。但该病有自限性，一般只补充盐水即很快恢复。

C组轮状病毒也主要侵袭儿童，潜伏期24小时左右，症状有发热、腹痛、腹泻、恶心、呕吐等，病程2~3天。

3.新轮状病毒腹泻

潜伏期1~4天，突然发病，出现全身不适、乏力、恶心、腹痛和腹泻症状，腹泻次数平均2~6次/d，大便性状多为黄水样便，少数为稀便或软便，病程1~8天。大部分患者（80%）有发热（38~40℃）。

（三）诊断

冬春季节发现吐、泻水样物的患者，小儿应考虑A组轮状病毒感染，成人应考虑B组轮状病毒感染的可能性。确诊及鉴别诊断主要依靠病原学检查。

(1)电镜或免疫电镜从粪便检查到病毒颗粒。

(2)检查粪便中病毒抗原，用补体结合、EIA法、免疫斑点技术、葡萄球菌A蛋白协同凝集等方法，可检测出患者粪便中的轮状病毒特异性抗原。

(3)检查病毒核酸，患者的粪便标本粗提RNA后在聚丙烯酰胺凝胶（PAGE）上电泳，轮状病毒RNA有11个片断，A、B、C组轮状病毒电泳迁移模式各不相同，可根据电泳迁移特点鉴别并确定其组别。此外，可用斑点杂交及PCR扩增法检查吐、泻物标本中的病毒核酸。

（四）治疗

无特效抗病毒治疗，以对症处理为主。轻症者给予口服补液即可；脱水严重者在给予口服补液的同时，应纠正酸中毒和电解质紊乱，特别要注意补钾。本病有自限性，病程3~8天。脱水、酸中毒和电解质紊乱是导致患者死亡的原因。

近年来有报道用利巴韦林、干扰素、十六角蒙脱石、微生态制剂、抗病毒药物、维生素、去乳糖奶粉、淀粉类食物、抗轮状病毒牛初乳可缩短病程，有一定效果，一般不用止泻药。

正确评估脱水程度和性质，对于没有脱水的患儿，可采用下述疗法：给患儿口服足够的液体以预防脱水。米汤加盐溶液：米汤500mL（一斤装酒瓶）+细盐1.75g（一啤酒瓶盖的一半），或炒米粉25g（约两汤勺）+细盐1.75g+水500mL，煮2~3分钟。糖盐水：白开水500mL+蔗糖10g+细盐1.75g。口服补液盐（ORS），可到医院或药店购买。ORS液正确的服用方法应该是，2岁以下的幼儿每1~2分钟喂1小勺，大一点的孩子可用杯子直接喝，如果呕吐，过10分钟再慢慢给患儿喂服。ORS液不可温服，应放凉（但不宜过凉）后服用，否则会呕吐。如果患儿病情不见好转或加重，腹泻次数和量增多，不能正常饮食，应立即到医院就诊。口服溶液的量按医生的要求，过多过少均不适宜。家长应注意观察并记录其大便的次数、量、性质（水样、蛋花汤样、有无黏液等），数量有无减少，呕吐的次数及呕吐物的量，以给医生提供准确的资料。

三、流行病学

(一)流行特征

1.发病情况

A组轮状病毒在世界范围内是婴幼儿严重腹泻的最重要病原。5岁以下的婴幼儿几乎人人都遭受过它的袭击,儿童可经历数次轮状病毒感染。WHO统计,腹泻患儿中11％～71％(平均33％)为A组轮状病毒引起。美国CDC报告,每年全世界有1.4亿患儿,死亡100万。在发达国家,虽然发病率较高,因医疗条件较好,病死率比较低,但仍然危害严重,美国为轮状病毒腹泻承担的直接医疗费用每年高达56400万美元。发展中国家情况则更为严重,引起的儿童严重腹泻约占腹泻住院病例的1/3,占总病死率的15％～34％,每年引起2岁以下儿童死亡的人数达87.3万。在孟加拉国进行的一项调查表明,在所调查的5352名小于2岁的患儿中,轮状病毒感染者占46％,致病性大肠杆菌占28％。轮状病毒腹泻所造成的婴幼儿脱水比其他几种病原体严重得多。巴西农村因轮状病毒引起严重的婴幼儿腹泻,病死率高达14％。在我国尚缺乏系统的流行病调查,估计我国婴幼儿轮状病毒的发病率介于发达国家和孟加拉国等发展中国家之间。近年来,由于采用世界卫生组织推荐的口服补液措施,使腹泻脱水病死率明显下降。我国自1979年开始研究婴幼儿腹泻以来,北京、上海、昆明、河北、辽宁、天津、广州、福建、成都等10多个省、市陆续有轮状病毒腹泻病例的报道。

轮状病毒的慢性感染虽不常见,但在免疫缺陷儿童和骨髓移植后免疫抑制的患者中可以见到。轮状病毒感染也可能是无症状的亚临床感染。

B组轮状病毒在成人中引起大规模暴发流行。1982年底到1983年初,兰州和锦州暴发了水型大流行,患者3万余人,老少皆有,但主要为青壮年人。其后在广西、内蒙古、湖南、山东、河北、黑龙江、安徽、贵州、福建和辽宁等20多个省发现成人轮状病毒大规模的流行,可累及上百万人,安徽一次流行患者达2万余人。也有局灶性发生或散发。该病为自限性疾病,如能及时补液,一般病死率较低,在1％左右。但因其感染青壮年,大规模暴发时,往往对工农业生产造成较大的影响。该病毒引起的腹泻暴发在1999年以前只在我国发生过。Eiden等用B组轮状病毒核内层衣壳蛋白Vp6为抗原,用固相放射免疫方法检测了美国马里兰州423名居民的513份血清中的相应抗体,只有4名54～95岁老人阳性。又检测129份其他地区居民的血清及60名瑞士医护人员的161份血清标本,结果全部为阴性。而用此抗原检测中国B组轮状病毒腹泻患者,病后7天即出现高滴度抗体,可持续阳性至少1年。1999年,印度学者报告,在加尔各答市,他们用聚丙烯酰胺电泳技术检查A组轮状病毒时,从5例散发的腹泻患者(年龄较大的儿童和成人)的粪便中发现了以前只在我国发现的ADRV,从而结束了在我国周边国家和地区没有ADRV报告的历史。

在1987—1998年,在散发病例中已检出新ADRV。1997年4月,河北省石家庄市某高校因二次供水污染造成1055例学生急性腹泻暴发流行,其流行具有来势快、病例多、病情重的特点。对14份粪便标本采用PAGE方法检测发现11份新型ADRV阳性。用13份患者的恢复期血清与提取的患者粪便抗原进行免疫电泳均发生了沉淀反应。这是我国首次发现新型ADRV引起规模最大的一次暴发流行。

C 组轮状病毒胃肠炎报道较少。英国、日本及我国的湖南曾有流行,澳大利亚、巴西、芬兰及我国的福建、大连等处有散发病例,多侵袭儿童。1988 年在日本发生了一次 C 组轮状病毒急性胃肠炎的暴发流行,7 所小学的师生 3012 人中发生 675 人,是由同一服务中心提供的午餐引起。

2.季节性

A 组轮状病毒感染在大部分国家全年发生,在全球范围,以寒冷季节为流行季节。病毒感染高峰季节在不同地区差异较大,往往发生在秋季到春季这段时间。在温带地区,冬季为流行季节。在热带地区,旱季为流行季节。美国流行高峰于 11 月份从西南地区开始,于 4 月份、5 月份在东北、北部地区结束。欧洲的资料显示,每年流行高峰于 12 月份出现在西班牙,2 月份在法国,2～3 月份在北欧和英国,整个流行趋势也是从欧洲西南移向北部。日本统计了 785 例腹泻患者,不同月份轮状病毒排毒率有明显差别,其中 12 月份、1 月份和 2 月份寒冷月份占 521 例(66%)。在 549 例春季(3 月份、4 月份和 5 月份)入院的患者中,轮状病毒排毒者有 306 例(56%)。而在夏季和秋季入院的 576 例幼儿中只有 32 例(16%)排毒。这一流行模式可能与低气温、相对低温度、流行株的迁移及变异有关。

我国婴幼儿轮状病毒腹泻有比较明显的季节性,一般都发生在秋、冬比较寒冷的季节,7～10 月份极少见,而 1 月份发病率较高。在亚热带、热带气候地区,一年四季均可发生。

B 组轮状病毒主要发生于我国,一年四季均可发生。黑龙江省的两次流行都发生在早春和晚冬,即从 2～3 月开始,4 月达到高峰,至 6 月停息,整个流行期约 4 个月。兰州的流行也发生在冬季。

3.年龄分布

A 组轮状病毒主要发生在 6 个月至 2 岁的婴幼儿,但也可引起 2 岁以上儿童甚至成人的感染,小于 6 个月的婴幼儿在某些人种(如黑人)也有较高的发病率。尽管 25% 的重型腹泻发生在 2 岁以上儿童,但腹泻在 6 月龄至 2 岁的婴幼儿人群中最为严重。6 月龄以下的婴儿由于母乳喂养及母体抗体的保护,发病率低,且病情轻。新生儿粪便中轮状病毒的阳性率甚高,约 50% 以上,但并不发病,这是一个很值得研究的矛盾现象。有人用 EIA 检测 102 例出生后 3～5 天正常新生儿的粪便,发现 47 例为阳性(46%)。早产儿易感。轮状病毒也可在未喂初乳的新生动物中,如无菌小牛、无菌小猪及无菌小羊中引起腹泻,在新生小狗可引起无症状感染。C 组轮状病毒也主要侵袭儿童。

B 组轮状病毒可感染任何年龄的人群,但主要感染 15～45 岁的青壮年。新轮状病毒也主要侵袭成人。

(二)传播方式

1.传染源

传染源为患者、恢复期患者、健康携带者。症状出现前一天粪便开始排毒,病期 3～4 天时排毒达到高峰,排出量可达 $1 \times 10^{10} \sim 1 \times 10^{12}/mL$ 病毒颗粒,易感儿童只要 10 个病毒即可受染,大多数在病后 1 周排毒停止,少数可排毒 2 周。

2.传播途径

(1)粪-口途径传播:为 A 组轮状病毒主要感染途径,托幼机构常有水型及食物型暴发流行。志愿者口服含轮状病毒的滤液而发病。新生婴儿或幼儿很可能由较大的儿童或携带轮状病毒的父母所传染,而带毒者为不显性感染。B组轮状病毒暴发流行的主要传播途径是水源污染。轮状病毒也是医院内感染性腹泻的常见病原。

(2)密切接触传播:A组轮状病毒家庭密切接触者可有30%以上的续发病例。B组轮状病毒接触传染也是一条重要的传播途径。

(3)呼吸道传播:人们一直怀疑是否有呼吸道传播途径,其根据是:①不管卫生状况如何,所有人群都在短期内获得轮状病毒抗体阳转。②确有少数报道,在大的暴发流行中并无粪-口传播的证据。③部分腹泻患者出现呼吸道症状。④实验证明,喷洒在空气和物体上的轮状病毒可存活2天以上,牛轮状病毒可在牛粪中存活7个月之久。

(4)其他途径:传染中是否有动物参与也值得研究。因为血清流行病学研究表明,不少与人密切接触的动物,如猪、鼠的血清中抗成人腹泻轮状病毒的抗体滴度甚至比人还要高(约50%)。

3.人群易感性

(1)人群普遍易感,但不同组的轮状病毒主要感染的年龄人群有差异。

(2)患过轮状病毒肠炎后,天然产生的抗体维持时间很短,不能避免重复感染。

(3)6个月以内的婴儿因有来自母亲的被动抗体而很少发病。

四、预防控制

(一)预防

进行健康教育,普及腹泻病的科学知识,提高人群的健康意识。搞好饮水水源的管理,落实消毒措施,使之达到国家饮用水卫生标准,对预防轮状病毒腹泻有重要意义。在流行季节家长应尽量少带孩子去公共场所,搞好个人卫生。

(二)控制

加强患者、接触者及其污染环境的管理。对疫情应及时报告,做到早发现、早诊断、早报告、早隔离、早治疗。对传染源除隔离8天外,还应进行3周医学观察。对患者吐泻物、粪便要消毒处理,对患者用过的餐具、衣物和接触的其他物品进行消毒处理。对接触者进行医学观察。当发现暴发疫情时,应尽快查明主要传播因素和途径,采取针对性控制措施。

(三)疫苗

实践证明,通过疫苗预防接种是遏制轮状病毒腹泻的唯一有效手段,早在1985年,世界卫生组织就提出要发展安全有效的轮状病毒疫苗用以控制腹泻病。疫苗的研制始于20世纪80年代初,早期的疫苗为动物源性疫苗,即疫苗研制者试图通过减毒的动物轮状病毒免疫预防人类RV感染。牛轮状病毒、恒河猴轮状病毒等常作为候选毒株制成疫苗,在发达国家现场实验,效果令人满意。然而在发展中国家包括冈比亚、卢旺达、秘鲁等地则效果不佳,并且这种异源性疫苗对受试者缺乏持续的保护作用,因而限制了其应用。人类轮状病毒也曾用于疫苗研制,但其减毒后免疫原性很差,而且仍具有一定的致病性,故人类轮状病毒减毒疫苗的研制很快被中断。

20世纪80年代末、90年代初以后应用基因重配技术,人工合成新的轮状病毒株,对疫苗的发展起到极大的推动作用。单价牛-人、恒河猴-人轮状病毒重配疫苗经历了较长的发展史，它们在不同的试验场地保护效果差异很大，原因在于不同地区流行的轮状病毒血清型有所不同。为了扩大疫苗的抗原特异性，对多种轮状病毒血清型产生良好的保护效果，有学者发展了多份重组疫苗，他们研制的 4 价牛-人轮状病毒重配疫苗（WC-QV）包含 G1-3 及 P 血清型抗原，在美国多中心实验中，保护轮状病毒腹泻的效果达 67%，但接种疫苗的儿童组轻型腹泻的发生率较安慰剂组高 7.9%，目前未获批准使用。Wyeth 公司研制的猴-人重配 4 价疫苗（RRV-TV），在美国、芬兰、委内瑞拉的临床实验中显示很好的免疫原性。对 RV 腹泻的保护效果为 48%～68%，对重型 RV 腹泻的保护效果为 75%～100%，效果可持续 2 年，商品名是"Rota Shield"，为液体制剂，分 3 剂在婴儿 2、4、6 月龄时口服，可以和 DTP、Hib、OPT、乙肝疫苗同时接种。1998 年 8 月 FDA（食品药品监督管理局）批准上市，现实目标是预防重型 RV 腹泻，但是由于在部分儿童中引起继发性肠套叠，已经停止使用。

发展新一代更高效、更廉价、肠道外接种的疫苗是将来的方向。目前正在研制的新一代疫苗包括病毒样颗粒（VLPs）亚单位疫苗、DNA 疫苗、重组病毒疫苗可望用于人类。轮状病毒预防接种计划可为社会带来较大的经济效益。据统计，全美儿童如按时接种 RV 疫苗，在 5 岁以下儿童中，将有 108 万名儿童免患腹泻，13 万名儿童免于死亡。疫苗更大的好处是防止发展中国家儿童死于腹泻病。如果疫苗在非洲合理使用，每年将挽救 17 万～21 万名儿童的生命。

开展系统监测是开发和应用疫苗的重要前提。近年来，我国逐步建立了轮状病毒监测网络，展开了系统化监测。2001 年初，经美国疾病控制和预防中心、国际疫苗研究所共同努力，申请美国盖茨儿童疫苗项目资助，与亚洲 8 个国家和地区建立轮状病毒监测网，我国被纳入了该网络。2001 年 5 月，亚洲轮状病毒监测网络正式运作。轮状病毒疫苗的推广应用使预防并控制全世界轮状病毒腹泻的目标跨出了重要一步，从长远来看，疫苗将主要在发展中国家使用。疫苗的最终目标是列入 WHO 扩大免疫规划中去。

第六节　麻疹

麻疹是由麻疹病毒引起的急性呼吸道传染病，主要通过呼吸道飞沫直接传播。临床以发热、咳嗽、流涕、眼结膜充血、口腔麻疹黏膜斑及全身皮肤出现红色斑丘疹为其特征，可引起肺炎、喉炎、心肌炎等并发症。本病传染性强，易造成流行，病后有持久的免疫力。

一、病原学

麻疹病毒属副黏病毒科麻疹病毒属，为 RNA 病毒，只有一个血清型，抗原性稳定。麻疹病毒可在人、猴、犬、鸡的组织细胞中生长繁殖，经组织细胞培养连续传代后，逐渐失去致病性，但仍保持抗原性，据此可制备麻疹减毒活疫苗。

麻疹病毒对外界免疫力弱，对热、紫外线及一般消毒剂敏感。56℃加热 30 分钟可灭活。在流通空气或日光下半小时即失去活力，但其耐寒、耐干燥，在 −70～−15℃ 可保持数月至数年。

二、流行病学

1.传染源

患者是唯一的传染源,从发病前2天到出疹后5天内均具有传染性,传染期患者口、鼻、咽、眼结膜、气管分泌物都含有病毒,传染性强。疹退后一般无传染性。

2.传播途径

麻疹病毒主要通过呼吸道飞沫直接传播,患者咳嗽、打喷嚏时,病毒随排出的飞沫经口、鼻、咽部或眼结膜侵入易感者,很少通过衣物、玩具等间接传播。

3.易感人群

人群对麻疹病毒普遍易感,易感者接触患者后90%以上发病,病后有持久免疫力。

4.流行特征

一年四季均可发病,但以冬、春季为多,发病高峰在2～5月份。我国以6个月至5岁小儿发病率最高。自普遍接种麻疹疫苗以来,流行强度较以前减弱,且临床表现不典型。

三、发病机制与病理解剖

麻疹病毒侵入上呼吸道和眼结膜上皮细胞内繁殖,通过淋巴组织进入血流形成第1次病毒血症,被单核-巨噬细胞系统吞噬、大量繁殖后,再次侵入血流形成第2次病毒血症,随血流散布全身各组织和脏器,导致高热和出疹等症状,病毒血症持续至出疹后第2天,由增强的特异性免疫清除病毒。麻疹病毒通过直接作用和免疫机制引起细胞病变。

主要病理变化是全身淋巴组织内有单核细胞浸润和多核巨细胞形成。黏膜疹系黏膜下炎症,局部充血、渗出所致,单核细胞浸润、坏死与角化。皮疹系真皮毛细血管内皮细胞肿胀、增生,单核细胞浸润、毛细血管扩张充血,浆液渗出所致,伴有全身性反应。严重者可引起肺间质炎症和多核巨细胞病出现,脑组织充血水肿,淋巴细胞浸润及脱髓鞘病变。

四、临床表现

潜伏期平均10天(6～18天),接受被动或主动免疫者可延至3～4周。

(一)典型麻疹

临床经过可分为三期:

1.前驱期

主要表现为上呼吸道和眼结膜卡他炎症,急起发热、咳嗽、喷嚏、流涕、畏光、流泪、眼睑水肿、咽部和眼结膜充血等,部分患者可出现呕吐、腹泻等胃肠道症状,起病2～3天后90%以上的患者于双侧近第一白齿颊黏膜出现科普利克斑,为0.5～1mm白色小点,周围有红晕,约在2～3天后消失,具早期诊断价值。本期持续3～5天。

2.出疹期

皮疹初现,先见于耳后发际,渐及额、面、颈,自上而下蔓延到胸、背、腹及四肢,最后达手掌与足底,3～5天遍布全身。初为充血性淡红色丘疹,大小不等,高出皮肤,色淡压之褪色,初时稀疏分布,以后部分融合成暗红色,疹间皮肤正常,少数病例可呈现出血性皮疹。此期全身毒血症状和上呼吸道症状加重,高热可达40℃,精神差、嗜睡,重者有谵妄、抽搐,咳嗽频繁,常有结膜充血,全身表浅淋巴结及肝脾轻度肿大,肺部可闻及湿性啰音,X线胸片可见弥散性肺部浸润改变。本期约为3~5天。

3.恢复期

皮疹达高峰1~2天后,高热和中毒症状减轻,皮疹按出疹的顺序逐渐消退,可留下浅褐色色素斑及糠麸样脱屑,1~2周后消失。无并发症者病程为10~14天。

成人麻疹高热和全身中毒症状多较小儿重,皮疹多而密集,退疹慢,但并发症较少。

(二)非典型麻疹

1.轻型麻疹

潜伏期长,发热和上呼吸道症状轻,麻疹黏膜斑不典型,皮疹稀少色淡,病程短,并发症少。多见于接受过疫苗有部分免疫者。

2.重型麻疹

多见于体弱多病、营养不良、免疫低下者、继发严重感染者,病死率高。表现为高热、中毒性症状重,病程长,易并发肺炎、休克、心衰、脑炎等脏器损害;皮疹早期融合,可呈出血性,或有内脏出血。根据临床特征可分为中毒性、疱疹性、休克性和出血性。

3.异型麻疹

与典型麻疹相比,全身中毒症状较重,上呼吸道卡他症状较轻。皮疹多始于手掌与足底、腕踝和膝部,向心性扩散至面部和躯干,疹形多样,可呈淤点、疱疹、斑丘疹、红斑等,同时可见2~3种形态,口腔有或无黏膜斑。可并发肺炎,肝脾有肿大。多见于接种麻疹灭活疫苗后6个月至6年,接触麻疹患者或再接种麻疹灭活疫苗时发生。

五、实验室检查

1.血常规

白细胞总数减低,淋巴细胞相对增高。继发感染后白细胞总数和中性粒细胞可升高。

2.血清抗体测定

血中特异性IgM出疹后3天即可阳性,2周时达高峰。急性期及恢复期双份血清IgG抗体效价增高4倍以上有诊断意义。

3.病原学诊断

前驱期或出疹初期患者的眼、鼻咽分泌物、血和尿接种原代人胚肾或羊膜细胞,可分离麻疹病毒;通过间接免疫荧光法可检测到涂片中细胞内麻疹病毒抗原;麻疹病毒cDNA探针可测定患者细胞内麻疹病毒RNA。

六、并发症

1.支气管肺炎

最常见。多见于5岁以下出疹期小儿,主要为肺部继发感染,表现为原有中毒症状加重,高热、咳嗽、脓痰、呼吸困难,肺部有啰音,可致心力衰竭和脓胸。

2.心肌炎

多见于重型麻疹或有肺炎、营养不良儿童,表现为气促、烦躁、发绀、心率快、心音低、肝大等。血清心肌酶升高,心电图示 T 波和 ST 段改变。

3.喉炎

小儿因喉腔狭小,并发细菌感染时喉部组织水肿,分泌物增多,易造成喉梗阻。表现为声嘶、犬吠样咳嗽、呼吸困难、发绀等。

4.脑炎

多发生于出疹后 2～6 天或出疹后 3 周内。临床表现与其他病毒性脑炎类似,高热、头痛、呕吐、抽搐、昏迷,病死率较高,存活者有智力减退、强直性瘫痪、癫痫等后遗症。

5.亚急性硬化性全脑炎

它是麻疹的远期并发症,属慢性和亚急性进行性脑组织退行性病变,潜伏期长,发病率低,表现为进行性智力减退、性格改变、肌痉挛、视听语言障碍、共济失调、直至昏迷、强直性瘫痪等,最终死亡。血清和脑脊液中麻疹抗体持续强阳性。

七、诊断与鉴别诊断

(一)诊断

麻疹流行期间有接触史的易感者,出现发热、上呼吸道和眼部卡他症状、口腔科普利克斑即可诊断,有典型出疹和退疹表现可确诊。非典型患者依赖病原学检测确诊。

(二)鉴别诊断

1.风疹

前驱期短,全身症状和呼吸道症状轻,无麻疹黏膜斑。出疹早而快,皮疹细小,分布以面、颈、躯干为主,1～2 天消退,无色素沉着和脱屑。常伴耳后、枕后和颈部淋巴结肿大。

2.幼儿急疹

急起高热,上呼吸道症状轻,持续 3～4 天后,热骤退躯干出现散在玫瑰疹,面部及四肢远端甚少,1～2 天皮疹退尽。

3.药物疹

近期有服药史,皮疹呈多样性,无黏膜斑及呼吸道卡他症状,停药后皮疹渐退。血中嗜酸性粒细胞增加。

八、治疗

主要为对症治疗,加强护理和防止并发症。

1.一般治疗

卧床休息,室内注意通风,温度适宜。眼、鼻、口腔保持清洁,多饮水,供给易消化和营养丰富饮食。

2.对症治疗

高热可酌用小量退热剂,应避免急骤退热致虚脱。咳嗽用祛痰止咳药。体弱病重患儿可早期肌内注射丙种球蛋白或输注血浆。

3.并发症治疗

(1)支气管肺炎:主要为抗菌治疗,可参考药敏选用抗菌药物。高热中毒严重者可短期用肾上腺皮质激素治疗。

(2)心肌炎:有心衰者宜及早使用洋地黄制剂。重症者可用肾上腺皮质激素保护心肌。有循环衰竭按休克处理。注意补液总量和电解质平衡。

(3)脑炎:参考流行性乙型脑炎的治疗。

(4)喉炎:保持患儿安静,雾化吸入稀释痰液,选用抗菌药物,重症者可用肾上腺皮质激素以缓解喉部水肿,喉梗阻者应及早行气管切开术或气管插管。

九、预防

采用预防接种为主的综合性措施。

1.管理传染源

患者隔离至出疹后 5 天,伴有呼吸道并发症者应延长到出疹后 10 天,接触麻疹的易感者应隔离检疫 3 周。

2.切断传播途径

流行期间避免聚会,居室注意通风和消毒。医护人员要做好消毒隔离工作。

3.保护易感人群

(1)主动免疫:未患过麻疹的小儿应按计划免疫接种麻疹减毒活疫苗,易感者接种后特异性抗体阳性率达 95%～98%。程序为 8 个月龄初种,7 岁时复种,每次皮下注射 0.2mL,各年龄计量相同。应急接种最好麻疹流行季节前 1 个月。易感者在接触患者后 2 天内接种疫苗可防止发病或减轻病情。接种疫苗后反应轻微,少数有低热。妊娠、过敏体质、活动性结核病、肿瘤及免疫缺陷病或免疫功能被抑制者禁止接种,有发热和急、慢性疾病者暂缓接种,6 周内接受过丙种球蛋白者应推迟 3 个月接种。

(2)被动免疫:年幼、体弱的易感儿接触麻疹患者后 5 天内,注射人血丙种球蛋白 3mL(或每次 0.25mL/kg)可预防发病,6 天后注射可减轻症状。免疫有效期 3～8 周。

第七节 水痘和带状疱疹

水痘和带状疱疹是由水痘-带状疱疹病毒感染引起的临床表现不同的两种疾病。该病毒初次感染表现为水痘,多见于儿童,临床特征是皮肤黏膜先后出现斑、丘、疱、痂疹,全身症状轻微。水痘病愈后,病毒潜伏在感觉神经节细胞内,再激活即引起带状疱疹,多见于成人,临床特征是沿身体单侧感觉神经相应皮肤节段出现成簇的疱疹,伴局部神经痛。在免疫功能低下时,水痘和带状疱疹都可引起脑炎、肺炎等内脏损害。

一、水痘

水痘是水痘-带状疱疹病毒引起的急性传染病。患者是唯一的传染源,自发病前 1～2 天至皮疹干燥结痂为止,均有传染性。主要通过飞沫和接触传染,任何年龄均可感染,儿童尤为易感。

(一)诊断要点

1.临床特点

潜伏期 10～24 日。皮疹出现前数小时至 2 天可有发热、全身不适、食欲缺乏、头痛、咽痛、恶心、腹痛、咳嗽等前驱症状,轻重不一,成人常较明显。发热和其他症状可在出疹后 2～4 天持续存在。皮疹呈向心性分布,以头面、躯干常见,初起为针头大小的红色斑疹,经数小时为直径 2～5mm 大小的水疱,周围绕有红晕。疱液初为清亮,以后稍混浊。水疱中心可微凹呈脐凹外观。疱壁薄易破,很快结痂,经 1～2 周痂皮脱落,不留瘢痕。皮疹在起病后 1 周内可陆续出现,一般 2～3 批。因此,丘疹、水疱和结痂同时存在成为本病皮损的特征表现。皮疹可累及黏膜。自觉症状痒感轻重不一。常见并发症为继发细菌感染,以金黄色葡萄球菌和 A 族链球菌为主,水痘肺炎、胃肠道疱疹、特发性血小板减少性紫癜、肾炎、横断性脊髓炎、脑炎、Reys 综合征。

非典型水痘有出血性、进行性水痘,新生儿先天水痘和大疱型水痘。

2.实验室检查

(1)疱疹刮片检查:刮去水疱基底组织涂片,染色后可查到多核巨细胞、核内包涵体。水痘肺炎的痰涂片亦可查到核内包涵体。

(2)电镜检查:直接检查疱疹液中的疱疹病毒,但从形态上不能区别各种疱疹病毒。

(3)免疫学检查:查抗原和查抗体。

(4)病毒分离。

(5)快速诊断:PCR 扩增和直接免疫组化印记。

(二)治疗

1.一般治疗

对症处理,发热时应卧床休息,加强护理,保持皮肤清洁,防止继发感染,必要时可给予退热药降温,不宜使用非甾体抗炎药。口服抗组胺药和外用炉甘石洗剂止痒。疱疹破后可涂以阿昔洛韦软膏。若疱疹破后有继发感染,局部可涂抗生素软膏,严重时,特别是有全身症状(发热时)可全身应用抗生素。

2.全身药物治疗

在传统中,水痘主要以对症治疗为主,近年应用下列药物治疗,尤其是早期应用,对抑制皮疹的形成,减少新皮损出现,取得了良好的效果。

阿昔洛韦:20mg/kg(最大 800mg),口服,每日 4 次,共 5 天。免疫低下儿童静点阿昔洛韦 10mg/kg,每 8 小时 1 次,7～10 天。

3.中医药治疗

水痘系因风热时邪自口鼻而入,郁于肺卫,发于肌肤所致。治疗宜清热疏风、解毒利湿。方用银翘散加减,银花 10g、连翘 10g、竹叶 10g、牛蒡子 10g、荆芥 6g、薄荷 3g、鲜芦根 15g、滑石 10g、生甘草 4g。水煎服,每日 1 剂。可口服板兰根冲剂。

（三）预防

1.接种疫苗

目前推荐对儿童接种 VZV 减毒活疫苗 2 次,分别在 12 月龄和 4～6 岁各 1 次。

2.控制传染源

应隔离患者直至全部皮疹结痂为止。对有接触的易感者,应隔离观察 3 周。

3.切断传播途径

尽量避免易感儿与水痘患者接触,尤其在托幼机构。

二、带状疱疹

带状疱疹由水痘-带状疱疹病毒引起。此病毒具嗜神经和皮肤特性,病毒经呼吸道黏膜进入机体,初次或原发感染后表现为水痘或隐性感染,见于儿童;以后病毒潜伏在脊神经后根或神经节内,在某些诱因如劳累、感染、外伤、恶性肿瘤等刺激下,机体的免疫功能减退,潜伏的病毒再次活动,引起带状疱疹,多见于成人。疱疹痊愈后获得终生免疫。

（一）诊断要点

1.临床表现

发病前常有轻度发热、乏力、周身不适等全身症状及患部皮肤灼热及疼痛感。损害初起由丘疹、丘疱疹及水疱等组成。发展充分的病变以水疱为主,群集或部分融合。沿某一周围神经呈带状分布。疱液清亮、混浊或血性;少数水疱呈脐形,病期 2～3 周。严重者出现坏死,常留有瘢痕。损害常发生于身体的一侧,不超过中线,以肋间神经及三叉神经第一支分布区最常见。当发生于三叉神经眼支时,可引起角膜炎或全眼球炎;若膝状神经节受累,可产生面瘫、耳痛及外耳道疱疹三联症,称为 Ramsay-Hunt 综合征。严重的可伴有高热、肺炎、脑炎。附近淋巴结肿大。自觉症状多为疼痛,有时十分剧烈。疼痛常在皮肤损害前数日先期出现,有时在皮肤病变愈合后尚持续数周或数月,称"疱疹后遗神经痛"。

2.实验室检查

泛发性带状疱疹有较明显全身反应者血中淋巴细胞及单核细胞增多。耳部带状疱疹有脑膜刺激症状者常有脑脊液异常。

（二）治疗

治疗原则:缩短病程,减轻疼痛,预防继发感染,避免后遗神经痛。

1.一般治疗

患者应注意休息,病变处覆盖洁净敷料以减少外来机械刺激,避免触痛。

2.局部治疗

以抗病毒、消炎、干燥、收敛、防止继发感染为主。

(1)早期单纯水疱阶段:外用炉甘石洗剂,1 日多次,使病变表面经常覆盖一层粉末,具干燥和收敛作用。外用 1%喷昔洛韦乳膏或 3%～5%阿昔洛韦霜,每日 3～4 次;如有坏死,继发感染或溃疡形成,用康复新液湿敷后外涂抗菌软膏如复方多粘菌素 B 软膏或百多邦。

(2)物理疗法:紫外线照射、半导体激光、电离子药物透入、微波、氦氖激光照射、音频电疗、波谱治疗仪及 TDP 辐射器等均有良好的止痛、消炎和促进水疱干涸的功效。

3.全身治疗

(1)抗病毒药物:抗病毒药物的应用有助于缩短病程。

①阿昔洛韦:每次 200mg,每日 5 次,共 7～10 天。免疫低下成人静点阿昔洛韦 10mg/kg,每 8 小时 1 次,7～10 天。

②泛昔洛韦每次 250mg,每日 3 次,共 7 天。

③伐昔洛韦每次 1g,每日 3 次,共 7 天。

(2)维生素类:常用维生素 B_1 100mg,肌内注射,每日 1 次;甲钴胺 $500\mu g$,肌内注射,每日 1 次。亦可口服甲钴胺,$500\mu g$ 1 天 3 次。

(3)糖皮质激素:此类药物的强抗炎作用可缓解神经后根及神经节处的炎症,能明显缩短急性神经炎的病程和止痛药的疗程,但有可能使疾病扩散,因此,机体免疫力低下者及老年患者应慎重,对于出血型、坏疽型、泛发型的带状疱疹患者,应及早用药,尽可能在起病 7 天内应用,剂量为泼尼松每日 30～60mg,5～7 日后减量,根据病情数周内减完。

4.带状疱疹后遗神经痛(PHN)的治疗

包括镇痛药、恩纳(EMLA)霜、利多卡因贴片、外用辣椒素、麻醉剂、局部神经阻滞、生物反馈治疗、三环抗抑郁药、加巴喷丁、普瑞巴林等。

其他:针灸治疗、心理疗法。

5.中医药治疗

中医称本病为"蛇串疮""蛇腰火丹""蜘蛛疮"等。认为多因肝郁化火,或脾失健运,湿热内生,兼感毒邪而发。常分三种证型治疗:①肝火证:斑色鲜红,疱壁紧张,或见血疱,灼热疼痛。治宜清肝泻火,龙胆泻肝汤主之;②湿热证:斑色淡红,疱壁松弛,舌胖,苔腻。治宜健脾除湿清热,除湿胃苓汤主之;③血瘀证:皮损消退,仍疼痛不已。治宜理气活血止痛,血府逐瘀汤主之。

外治法:①青黛散水调涂患处,或三黄洗剂外用;②针灸疗法有显著的消炎止痛作用,取夹脊穴用 1.5 寸针脊柱方向针刺,并取双侧内关、足三里、支沟、阳陵泉、合谷等穴,针刺均采用"透天凉"手法,得气后留针,每隔 5 分钟行针 1 次,30 分钟后取针,也可于疱疹周围皮肤卧针平刺或围灸。每日 1 次,10 次为 1 疗程。

6.预防

预防带状疱疹的疫苗主要用于无带状疱疹感染史的 60 岁以上的人群。

第八节　风疹

风疹是一种由风疹病毒引起的急性呼吸道传染病。临床上以轻度上呼吸道症状,发热,全身皮疹,耳后、枕后及颈部淋巴结肿大为特征。本病病情较轻,预后良好,但孕妇在孕早期初次感染风疹病毒后,可引起胎儿先天性畸形。

一、病原学

风疹病毒属披膜病毒科,为 RNA 病毒。病毒直径 50~70nm,为不规则球形。仅有一个血清型,抗原性稳定,只感染人类。风疹病毒对外界免疫力弱,但耐寒和干燥,不耐热。在 37℃和室温中可很快灭活,对紫外线、乙醚等一般消毒剂敏感。风疹病毒也可在胎盘或胎儿体内生存繁殖,产生长期、多系统的慢性急性型感染。

二、流行病学

1.传染源

患者是唯一的传染源,从出疹前 5 天到出疹后 2 天,其口、鼻、咽分泌物,血液,尿液和粪便中均含有大量病毒,具有传染性。

2.传播途径

病原体可经飞沫或口、鼻、眼的分泌物传播,孕妇感染风疹后病毒可经胎盘传染给胎儿。

3.易感人群

人群对风疹病毒普遍易感,感染后能获得持久的免疫力。6 个月以下的婴儿因由母体获得被动免疫故很少发病,但学龄前及学龄儿童因抗体逐渐消失而成为易感者。成年人、育龄期妇女临床上亦多见。

4.流行特征

风疹一年四季均可发病,但以冬、春季为多,易造成广泛的流行。

三、发病机制与病理变化

1.发病机制

风疹病毒主要侵入人体上呼吸道黏膜和颈部淋巴结,复制后进入血液循环引起病毒血症。病毒通过白细胞到达单核-吞噬细胞内复制后再次入血,引发第二次病毒血症,可出现发热、浅表淋巴结肿大、上呼吸道症状。

2.病理变化

目前多认为,由于风疹病毒所致的抗原-抗体复合物引起真皮上层的毛细血管炎症,充血和轻微炎症渗出导致皮疹出现。本病病情较轻,皮肤和淋巴结呈急、慢性非特异性炎症。风疹病毒可引起脑炎、脑组织水肿,非特异性血管周围浸润、神经细胞变性及轻度脑膜反应,也可由于慢性持续性病变在感染数十年后导致慢性全脑炎。

四、临床表现

(一)获得性风疹

潜伏期一般为 14~21 天,平均 18 天。

1.前驱期

症状较轻微,时间为1~2天。患者可出现中低热、头痛、食欲减退、咳嗽、流涕、咽痛、眼结膜充血等症状,偶有呕吐、腹泻等。部分患者在咽部和软腭可见玫瑰色或出血性斑疹。婴幼儿患者无前驱症状或症状轻微,年长儿和成人患者较明显,可持续5~6天。

2.出疹期

患者一般于发热1~2天后出现皮疹。皮疹初见于面颈部,随后迅速向下蔓延,1天内布满躯干,四肢较少,手掌和足底常无。皮疹为淡红色细点状斑疹、斑丘疹或丘疹,直径2~3mm,一般持续3天后消退,不留色素沉着,也无脱屑。出疹期常伴低热、上呼吸道感染、脾及全身浅表淋巴结肿大,疹退时体温下降,上呼吸道症状消退,肿大的淋巴结也逐渐恢复。

(二)先天性风疹综合征

孕早期感染风疹,风疹病毒可经胎盘传给胎儿,感染后引起流产、早产、死胎,也可致胎儿的先天性畸形。新生儿畸形以白内障、视网膜病变、心脏及大血管畸形、智力障碍等多见。

五、并发症

1.脑炎

脑炎主要见于小儿,发病率约为1:6000,一般发生于出疹后1~7天,表现为头痛、嗜睡、呕吐、复视、颈项强直、惊厥等。病程较短,多数患者于3~7天后自愈,少数可留后遗症。

2.心肌炎

患者可出现胸闷、心悸、头晕等,心电图及心肌酶谱均有改变,可与脑炎等并发症同时存在,一般于2周内恢复。

3.关节炎

关节炎多见于成年女性,出疹期时可出现指关节、腕关节、膝关节等红、肿、痛或关节腔积液等,类似于类风湿性关节炎,大多在2~30天内自行消失。

4.出血倾向

出血倾向少见,由于血小板减少和毛细血管通透性增高所致。常在出疹后突然出血,出现皮肤黏膜淤点、淤斑、呕血、便血、血尿,少数患者出现颅内出血,可引起死亡。多数在1~2周内自行缓解。

六、辅助检查

1.血常规检查

外周血象显示白细胞计数减少,淋巴细胞增多,并出现异型淋巴细胞和浆细胞。

2.病毒分离

获得性风疹取鼻咽部分泌物做培养,先天性风疹取尿、脑脊液、血液等分离出风疹病毒,再用免疫荧光法鉴定。

3.血清特异性抗体测定

采用血凝抑制试验或补体结合试验检测患者血清中抗风疹病毒抗体IgM,若滴度显著升高或前、后两次检测效价升高4倍以上,有助于临床诊断。

七、治疗

1.本病以对症支持治疗为主

发热时应卧床休息,给易消化饮食。体温高于 38.5℃可予退热剂,皮疹瘙痒时可予炉甘石洗剂止痒。合并感染者给予抗生素。

2.中医药治疗

风疹又称"风痧"。系因风热时邪自口鼻而入,郁于肺卫,与卫气相搏而发。发病早期,疹色淡红,低热,流涕,咽痛,治宜疏风清热,银翘散主之。若邪热炽盛,疹色鲜红,高烧,口渴,治宜凉血解毒、清热透疹,可用生石膏(先煎)30g、知母 10g、丹皮 10g、赤芍 10g、生地 10g、大青叶 10g、板蓝根 15g、银花 10g、连翘 10g、牛蒡子 10g、薄荷 3g(后下)。外用二黄洗剂涂搽。

八、预防

(一)控制传染源

隔离患者至出疹后 5 天。经血清学或病毒学确诊为先天性风疹综合征的小儿,应隔离至病毒分离阴性为止。

(二)保护易感者

1.被动免疫

儿童风疹,一般症状较轻,不需被动免疫。妊娠早期孕妇应避免与风疹患者接触,如已接触即测定风疹抗体,阳性者应终止妊娠,阴性者可注射高效价免疫球蛋白,一般丙种球蛋白无预防作用,但可减轻症状。

2.自动免疫

风疹疫苗是预防和控制风疹最有效的手段。目前计划免疫建议风疹疫苗(与麻疹和流行性腮腺炎的疫苗联合使用)。初始接种年龄为 12~15 月龄,第二次接种年龄为 4~6 岁。

第九节　艾滋病

艾滋病(AIDS)即获得性免疫缺陷综合征,是 1981 发现于美国男性同性恋人群的传染病,随后确定发现的这组疾病为一种人类免疫缺陷病毒 HIV 引起的新疾病,命名为艾滋病。HIV进入人体血液后主要侵犯人体 CD4 T 淋巴细胞。病毒外膜蛋白 gp120 与细胞 CD4 受体结合,病毒进入细胞内不断复制,释放并破坏 CD4 细胞,造成人体细胞免疫功能缺陷。

一、病原学

HIV 属于反转录病毒科慢病毒属中的人类慢病毒组,系 RNA 病毒。病毒呈球形颗粒,直径 100~120nm,由核心和包膜两部分组成核心包括两条单股 RNA 链(与核心蛋白 P7 结合在一起)、核心结构蛋白和病毒复制所必需的酶类,主要有反转录酶(RT,P51/P66),整合酶

(INT,P32),蛋白酶(PT,P10),RNA 酶 H,互补 DNA(cDNA)和病毒蛋白 R(VPR)核心蛋白 P24、蛋白 P6 及 P9 将上述成分包裹其中,膜与核心之间的基质由基质蛋白 P17 组成。病毒最外层是类脂包膜,其中嵌有外膜糖蛋白 gp120 和跨膜糖蛋白 gp41 以及多种宿主蛋白,其中 MHC Ⅱ 类抗原和 gp41 与 HIV 感染进入宿主细胞密切相关。宿主的免疫选择压力、药物的选择压力、不同病毒之间以及病毒与宿主之间的基因重组,其中不规范的抗病毒治疗是引起耐药变异的重要原因。HIV 变异株在细胞亲和性、病毒复制效率、免疫逃逸以及临床表现等方面均有明显变化。及时发现且鉴定 HIV 的各种亚型对追踪流行趋势、开发诊断试剂、新药研制以及疫苗开发均具有重要意义。

根据基因的差异,HIV 分为 HIV-1 型和 HIV-2 型,两型的氨基酸序列同源性为 40%～60%。一全球流行的主要毒株是 HIV-1 型 HIV-2 型主要局限于西部非洲和西欧,北美也有少量报告。HIV-1 型进一步分为 M、N 和 O 共 3 个亚型组 13 个亚型,其中 M 亚型组包括 A、B、C、D、E、F、G、H、I、J 和 K 共 11 个亚型。此外,近年来发现多个流行重组型。HIV-2 型的生物学特性与 HIV-1 型相似,但其传染性和致病性均较低,引起的艾滋病进展慢,临床症状轻。HIV-2 型至少有 A、B、C、D、E、F 和 G 7 个亚型。

我国的主要流行株是 HIV-1 型,已经发现有 A、B(欧美 B)、B'(泰国 B)、C、D、E、F 和 G 8 个业型,还有不同的流行重组型。1999 年起发现并证实我国在部分地区有少数 HIV-2 型感染者。

HIV-1 基因组长 9181hp,HIV-2 基因组长 10359bp。HIV 基因包括两端长末端重复序列和中间 9 个开放性读码框,即 3 个结构基因(gag、pol、env)、2 个调节基因(tat 反式激活因子、rev 病毒蛋白调节因子)和 4 个辅助基因(nef 负调节因子、vif 病毒颗粒感染因子、vpr 病毒 R 蛋白、vpu 病毒 U 蛋白)。HIV-2 无 VPU 基因,但有 VPX 基因。

HIV 对外界的免疫力较弱。常用的消毒剂如碘酊、过氧乙酸、次氯酸钠、2% 戊二醛等对乙型肝炎病毒(HBV)是有效的消毒剂,对 HIV 也有良好的灭活作用。因此,对 HBV 有效的消毒和灭活方法都适用于 HIV。HIV 对 75% 的乙醇敏感,但紫外线、γ 射线不能灭活 HIV。HIV 对热敏感,56℃ 30 分钟能使 HIV 在体外对人的 T 淋巴细胞失去感染性,但不能完全灭活血清中的 HIV;100℃ 20 分钟可以将 HIV 完全灭活。HIV 感染人体可刺激机体产生抗体,但并非中和抗体,血清中同时存在抗体和病毒时仍有传染性。

二、流行病学

(一)传染源

HIV 感染者和艾滋病患者是本病唯一的传染源,HIV 抗体阳性的无症状病毒携带者作为传染源的意义更为重要,血清病毒阳性而 HIV 抗体阴性的窗口期感染者也是重要的传染源,窗口期一般为 2～6 周。

(二)传播途径

1.性接触传播

性接触传播是主要的传播途径,包括同性、异性和双性性接触。HIV 存在于感染者血液、精液和阴道分泌物中,唾液、眼泪、乳汁、胸腹水及脑脊液等体液中也含有 HIV。性传播疾病的流行可促进本病的传播。与发病率有关的因素包括性伴侣数量、性伴侣的感染阶段、性交方式和性交保护措施等。

2.血液接触传播

共用针具静脉吸毒,输入被 HIV 污染的血液或血制品以及侵入性医疗操作等。

3.母婴传播

感染 HIV 的孕妇可以将病毒通过胎盘传给胎儿,亦可经产道及产后血性分泌物、母乳喂养传给婴儿。目前认为 HIV 阳性孕妇中 11%～60%会发生母婴传播。

4.其他途径

接受 HIV 感染者的人工授精、器官移植等,医务人员的职业暴露感染。无证据表明 HIV 可经过水、食物、昆虫或日常生活接触传播。

(三)易感人群

人群普遍易感,多发生于青壮年,男性多于女性,妇女和儿童感染率逐年上升、高危人群有男性同性恋、静脉注射药物依赖者、性乱者、血友病、多次接受输血及血制品者。

(四)流行情况

联合国艾滋病规划署最新公布的数字显示,截至 2013 年底,全球估计共有 3500 万名艾滋病病毒感染者。新发感染者总体呈下降趋势。全球 15～49 岁人群约 0.8%感染 HIV,非洲 15～49 岁人群约 4.5%感染 HIV。次撒哈拉非洲地区仍是 HIV 感染者最多的地区,感染者占全球艾滋病病毒感染总数的 71%。

我国 1985 年发现第一例艾滋病患者。截至 2014 年 10 月底,全国报告现存活 HIV/AIDS 49.7 万例(感染者占 60%左右),死亡 15.4 万例。2014 年新报告感染者和患者 10.4 万例,较 2013 年增加 14.8%,但我国艾滋病疫情流行范围广,已覆盖所有省、自治区、直辖市。

目前,我国艾滋病疫情呈现四个特点:一是全国疫情整体保持低流行状态,但部分地区流行程度较高;二是经静脉吸毒和母婴传播途径降至较低水平,性传播已成为主要传播途径;三是各地流行模式存在差异,中老年人、青年学生等重点人群疫情上升明显;四是存活的感染者和患者数明显增多,发病人数增加。因此,必须针对新的流行态势,抓住防控工作的重点。

三、发病机制与病理改变

(一)发病机制

AIDS 的发病机制主要是 $CD4^+$ 辅助性 T 淋巴细胞(Th)在 HIV 直接和间接作用下,细胞功能受损和大量破坏,导致细胞免疫缺陷。由于其他免疫细胞均不同程度受损,因而,促使并发各种严重的机会性感染和肿瘤的发生。

1.HIV 感染机制

HIV 经各种途径进入人体后,先通过其表面 gp120 与 $CD4^+$ 细胞上的特殊受体 $CD4^+$ 分子结合而黏附在靶细胞表面,然后在趋化因子受体 CXCR4、CCR5 等共同受体的协助下,通过靶细胞的内吞作用和 gp41 的融化作用,使靶细胞膜被穿透,HIV 去外壳并与靶细胞的细胞膜融合,其核心蛋白和HIVRNA进入细胞质。两条单股正链RNA在反转录酶作用下,反转录成两条负链DNA,在细胞核内形成环状DNA,即前病毒。新形成的双股DNA在整合酶的作用下整合到宿主细胞核基因组中,致使感染持续存在。经过2~10年的潜伏性感染阶段后,前病毒可被某种因素所激活,通过转录和翻译形成新的病毒RNA和多种病毒蛋白,然后在细胞膜上装配成新病毒,并以芽生形式释出,再感染其他细胞。

2.CD4$^+$T淋巴细胞受损伤的机制

(1)病毒直接损伤:HIV一旦感染上宿主免疫细胞,即以每天产生$1\times10^9\sim1\times10^{10}$颗粒的速度大量复制。HIV在细胞内大量复制时,导致细胞溶解或破裂。另外,病毒复制过程的中间产物双链RNA(dsRNA)及gp120、vpr等病毒蛋白可直接诱导细胞凋亡。

(2)非感染细胞受累:受染CD4$^+$T淋巴细胞表面有gp120表达,它可与未感染的CD4$^+$T淋巴细胞的CD4$^+$分子结合,形成融合细胞,使细胞膜通透性改变,细胞发生溶解破坏。

(3)免疫损伤:受染的CD4$^+$T淋巴细胞表面表达gp120而成为靶细胞,游离的gp120可与未感染的CD4$^+$T淋巴细胞相结合使其成为靶细胞。机体免疫系统可通过CD8$^+$细胞毒性T细胞(CTL)介导的细胞毒作用及抗体依赖性补体介导的细胞毒作用(ADCC)攻击破坏上述靶细胞,导致CD4$^+$T淋巴细胞数量减少。

(4)来源减少:①HIV可感染骨髓干细胞,使CD4$^+$T淋巴细胞产生减少。②补充死亡T细胞的增生需要抗原提呈细胞的刺激,然而HIV感染早期抗原提呈细胞即被病毒侵入,功能削弱,对T细胞增生的刺激减弱或消失,CD4$^+$T淋巴细胞数量因此下降。③CD4$^+$分子与T细胞受体(TCR)通过识别靶抗原及MHCⅡ类分子(Ag-MHC)而介导淋巴细胞的活化及其克隆性增殖,HIV的外膜糖蛋白gp120能抑制原始T淋巴细胞向CD4$^+$T淋巴细胞转化,gp120与CD4$^+$分子相互作用后能抑制11-2的产生,从而抑制CD4$^+$T淋巴细胞的克隆性增殖,因此,导致CD4$^+$T淋巴细胞数量下降。

最近有研究认为,CD4$^+$T淋巴细胞在淋巴组织和炎症部位的再分布也可导致外周血中的计数下降。CD4$^+$T淋巴细胞在绝对计数减少前可出现功能损害,主要表现在对可溶性抗原识别上的缺陷(如对破伤风毒素)。此外,细胞因子产生减少,IL-2受体表达减少,对B淋巴细胞提供辅助的能力降低,以及导致迟发型免疫反应丧失等。

3.单核-巨噬细胞功能异常

单核-巨噬细胞表面也具有CD4$^+$分子,因此,HIV也可感染该细胞。HIV感染单核-巨噬细胞后,诱导产生一种与NF-κB抗原性相同的核因子,防止其出现细胞凋亡,致使HIV在单核巨噬细胞中持续复制成为病毒的贮存所,并在病毒扩散中起重要作用,特别是携带病毒通过血脑屏障,引起神经系统感染。部分感染HIV的单核-巨噬细胞存在处理抗原能力的减弱,因而,损害了机体对抗HIV感染和其他病原体感染的能力。

4.B淋巴细胞损伤的异常表现

B淋巴细胞表面也有低水平CD4$^+$分子表达,因此,也可能被HIV感染。HIV感染者B细胞功能多存在异常,主要表现为多克隆化,IgG和IgA增高,循环免疫复合物存在和外周血B细胞数量增加及对新抗原的刺激反应性降低等。如在进展性HIV感染时,化脓性感染增加和对流感和乙型肝炎疫苗的抗体反应降低。

5.HIV 感染后的免疫应答

人体感染 HIV 数年后才能进展为 AIDS。在这期间,机体的各种免疫应答能抑制 HIV 的复制,其中包括中和抗体的产生,ADCC、CD8⁺ CTL 介导的细胞毒作用及 NK 细胞介导的细胞毒作用等。至于机体为何不能完全清除病毒及后来 HIV 复制不受控制的原因尚未完全阐明,目前认为可能与下列因素有关:

(1)细胞凋亡可能是机体清除受感染细胞而采用的抗病毒策略,然而 HIV 在髓样细胞,特别是单核-巨噬细胞中阻碍细胞凋亡,致使 HIV 能在单核-巨噬细胞中长期存在并大量复制。

(2)CD4⁺ Th 细胞数量减少及功能障碍,病毒特异性的 Th 细胞对于维持 CTL 反应是必要的,Th 细胞数量减少及功能障碍不利于 CD8⁺ CTL 发挥细胞毒作用,致使 HIV 感染持续存在。

(3)特异性或者非特异性的 CTL 损失,幼稚 CD8⁺ T 淋巴细胞被诱导产生 CD4⁺ 抗原,成为 HIV 攻击的靶细胞,将消耗 CD8⁺ T 淋巴细胞。

(4)病毒变异导致抗原表位发生漂移,从而逃避 CTL 攻击,使病毒不再受到控制。

(5)病毒蛋白对机体免疫功能的抑制作用,HIV nef 蛋白可以下调 HLA Ⅰ 类抗原的表达,HLA 抗原表达减少的程度足以削弱 CTL 的抗原识别能力及随后的靶细胞杀伤力,HIV tat 蛋白不仅下调 HLA Ⅰ 类抗原的表达,同时通过细胞内信号转导抑制 NK 细胞的细胞毒性。

另外,HIV 还可感染 NK 细胞、星形胶质细胞、脑的毛细血管内皮细胞、表皮郎罕细胞、肾小球细胞和肠上皮嗜铬细胞等,因而,在临床上可引起广泛免疫功能缺陷和广泛的机体损害。

(二)病理变化

AIDS 存在多种机会性病原体感染,但由于存在免疫缺陷,所以,组织中炎症反应少而病原体繁殖多。其主要病理变化在淋巴结和胸腺等免疫器官。淋巴结呈反应性病变和肿瘤性病变两种。早期表现为淋巴组织反应性增生,随后可出现类血管免疫母细胞淋巴结病,继之淋巴结内淋巴细胞稀少,生发中心空虚。部分患者发生卡波西肉瘤和不同类型的淋巴瘤,如非霍奇金淋巴瘤和伯基特淋巴瘤等。胸腺的病变可有萎缩性、退缩性或炎性病变。

AIDS 患者常有多种病原体感染,在脑和肺组织可发现弓形虫,肺组织可发现肺孢子虫、鸟分枝杆菌、新型隐球菌和结核杆菌,肠道可发现隐孢子虫,巨细胞病毒也可在各组织中发现。AIDS 合并 HBV 感染时,多数学者认为肝组织炎症坏死较轻,但也有亚大块肝坏死及肝硬化的报道。

中枢神经系统病变包括神经胶质细胞增生、灶性坏死及血管周围炎性浸润、多核巨细胞形成和脱髓鞘改变等。

四、临床表现

艾滋病典型临床表现为由于免疫抑制而引起的机会性感染、恶性病变等。

据中国 HIV 检测中心发布,人体感染 HIV 需经过 0.5～20 年,平均 7～10 年才能发展为艾滋病患者。因各地区各个人种群体和个体不同,也存在污染血制品的感染者易于确定,现认为因受血感染艾滋病者的潜伏期为 4.5 年。对于同性恋和异性恋艾滋病患者的潜伏期就不那么易于确定,同性恋中的男性患者,有 2％的艾滋病病毒感染者潜伏期为 2 年,5％为 3 年,18％为 4 年,23％为 6 年,37％为 8 年,48％为 10 年(逐年累计计算)。

医学界认为,潜伏期长短与感染艾滋病病毒的数量有关。经输血感染的数量一般较大,所以潜伏期相对较短,而性接触感染艾滋病病毒的数量较小,因此潜伏期相对较长。

一旦感染艾滋病病毒,处于潜伏期阶段无任何临床上的不适,但因为受染者携带病毒,成为艾滋病的重要传染源,在流行病学上应予以高度重视。

(一)机会性感染

所谓机会性感染,是指一些侵袭力较低、致病力较弱的微生物,在人体免疫功能正常时不能致病,但当人体免疫功能减低时则为这类微生物造成一种感染的条件,乘机侵袭人体致病,故称作机会性感染。尸检结果表明,90％的艾滋病患者死于机会性感染。能引起艾滋病机会性感染的病原多达几十种,而且常为多种病原混合感染,主要包括原虫、病毒、真菌及细菌等的感染。

1.原虫类

(1)卡氏肺孢子虫肺炎:卡氏肺孢子虫是一种专在人的肺内造穴打洞的小原虫。人的肉眼看不见,而且用一般的生物培养方法也找不到。卡氏肺孢子虫肺炎主要通过空气与飞沫经呼吸道传播。健康人在感染艾滋病病毒后,免疫功能受到破坏,这时卡氏肺孢子虫便乘虚而入,在患者体内大量繁殖,使肺泡中充满渗出液和各种形态的肺孢子虫,造成肺部的严重破坏。卡氏肺孢子虫肺炎在艾滋病流行前是一种不常见的感染,过去仅发现于战争、饥饿时期的婴幼儿,或者接受免疫抑制治疗的白血病患儿。卡氏肺孢子虫肺炎是艾滋病患者的一个常见死因,在 60％以上的艾滋病患者中属于最严重的机会性感染,约有 80％的艾滋病患者至少要发生 1 次卡氏肺孢子虫肺炎。艾滋病患者合并卡氏肺孢子虫肺炎时,首先有进行性营养不良、发热、全身不适、体重减轻、淋巴结肿大等症状,以后出现咳嗽、呼吸困难、胸痛等症状,病程 4～6 周。发热(89％)和呼吸急促(66％)为肺部最常见的体征。某些人肺部还可听到啰音。卡氏肺孢子虫肺炎常复发,病情严重,是艾滋病患者常见的致死原因。卡氏肺孢子虫肺炎患者胸片显示两肺广泛性浸润。但少部分患者(约占 23％)其胸片可示正常或极少异常。据对 180 例卡氏肺孢子虫肺炎 X 线胸片检查所见,表现为两侧间质性肺炎的 77 例,间质及肺泡炎症 45 例,肺门周围的间质炎症 26 例,单侧肺泡及间质炎症 24 例,未见异常者 8 例。肺功能测定示肺总量及肺活量下降,随着病程的进展而进一步加剧。气管镜或肺穿刺所取之标本可以查到卡氏肺孢子虫,有时还可以查到其他病原体,此时为混合性机会感染。本病病程急剧,亦可缓慢,终因进行性呼吸困难、缺氧,发展为呼吸衰竭而死亡,其病死率可达 90％～100％。

(2)弓形虫感染:艾滋病患者得弓形虫感染主要引起神经系统弓形虫病,其发生率为 26％。临床表现为偏瘫、局灶性神经异常、抽搐、意识障碍及发热等。CT 检查可见单个或多个局灶性病变。依据组织病理切片或脑脊液检查可见弓形虫。极少数弓形虫累及肺部(1％)。该病是由寄生性原虫动物鼠弓浆虫所致的一种动物传染病。先天性感染是由母亲经胎盘传给胎儿,后天性感染是因吃了含有组织囊虫的生肉或未煮熟的肉而感染。

(3)隐孢子虫病:孢子虫是寄生于家畜和野生动物的小原虫,人感染后,附于小肠和大肠上皮,主要引起吸收不良性腹泻。患者表现为难以控制的大量水样便,每日 5 次以上,每天失水

3～10L,病死率可高达 50％以上。诊断主要靠肠镜活检或粪便中查到原虫的卵囊。

2.病毒类

(1)巨细胞病毒感染:血清学调查表明,巨细胞病毒广泛存在,多数巨细胞病毒感染者无症状,但巨细胞病毒感染的患者可在尿液、唾液、粪便、眼泪、乳汁和精液中迁延排出病毒,并可经输血、母亲胎盘、器官移植、性交、吮哺母乳等方式传播。艾滋病伴巨细胞病毒感染时,常表现为肝炎、巨细胞病毒性肺炎、巨细胞病毒性视网膜炎、血小板和白细胞减少、皮疹等。确诊巨细胞病毒感染必须在活检或尸解标本中找到包涵体或分离出病毒。根据 Guarda 等对 13 例艾滋病患者尸解的研究,最常见的诊断是巨细胞病毒感染,为 12 例,其次是卡波西肉瘤,为 10 例。所有 12 例巨细胞病毒感染均为播散性,并且经常影响两个或多个器官。

(2)单纯疱疹病毒感染:其传播途径主要是直接接触和性接触,也可经飞沫传染,病毒可由呼吸道、口、眼、生殖器黏膜或破损皮肤侵入人体。孕妇在分娩时亦可传给婴儿。感染病毒后可引起艾滋病患者皮肤、黏膜损害,累及口周、外阴、肛周、手背或食道以至支气管及肠道黏膜等,以唇缘、口角的单纯疱疹最常见,其损害呈高密集成群的小水疱,基底稍红,水疱被擦破后可形成溃疡,其溃疡特点为大而深且有疼痛,常伴继发感染,症状多较严重,病程持续时间长,病损部位可培养出单纯疱疹病毒,活检可查到典型的包涵体。

(3)EB 病毒感染:该病毒在艾滋病患者中感染率很高,有 96％的艾滋病患者血清中可检测到 EB 病毒抗体,EB 病毒可致原发性单核细胞增多症,伴溶血性贫血、淋巴结肿大、全身斑疹、T 细胞减少等。

3.真菌类

(1)念珠菌感染:白色念珠菌是一种条件致病真菌,常存在于正常人的皮肤、口腔、上呼吸道、肠道和阴道黏膜上,可从皮肤和黏膜分泌物、大小便、痰液中培养出来。当人体免疫力降低或机体菌群失调时,可使白色念珠菌变为致病菌导致念珠菌感染。可分为皮肤念珠菌病和黏膜念珠菌病,后者多见为鹅口疮——口腔黏膜、舌及咽喉、牙龈或唇黏膜上的乳白色薄膜,易剥离,露出鲜湿红润基底。多见于严重疾病的晚期,或艾滋病感染者。如果同性恋者持续有鹅口疮无其他原因解释时,往往表明患者已感染了艾滋病病毒或将发展为艾滋病的指征。念珠菌性食道炎可造成吞咽困难及疼痛或胸骨后疼痛,食道镜检查可见食道黏膜有不规则溃疡和白色伪膜。其他尚有念珠菌性口角炎、念珠菌性阴道炎、念珠菌性龟头包皮炎、内脏念珠菌病等。皮肤、黏膜念珠菌病的诊断有赖于临床表现和求助于真菌检查。

(2)隐球菌病:是由新型隐球菌感染引起的一种急性或慢性深部真菌病。当机体免疫力减弱时,容易经呼吸道,偶可经肠道或皮肤入侵致病。隐球菌脑膜炎是艾滋病常见的并发症,有很高的病死率,表现为发热、头痛、精神错乱及脑膜刺激症状。肺部隐球菌,以亚急性或慢性发病,伴咳嗽、黏痰、低热、胸痛、乏力,X 线检查为非特异性改变。对隐球菌病的诊断主要依据临床表现和真菌检查确诊。

4.细菌类

(1)结核杆菌:结核病常发生于有艾滋病感染但尚无艾滋病症状的患者,这可能因为结核杆菌的毒力强于其他与艾滋病相关的病原体,如卡氏肺孢子虫等,所以结核病更易发生于免疫缺陷早期。74%～100%的艾滋病感染伴结核患者有肺结核,其症状和体征常很难鉴别于其他艾滋病相关的肺部疾病。艾滋病患者常表现为扩散性的感染。艾滋病感染患者并发结核最突出临床特征是高发肺外结核,艾滋病伴结核患者或发现结核而诊断艾滋病患者中70%以上有肺外结核。艾滋病伴肺外结核最常见的形式为淋巴结炎和粟粒性病变,还常波及骨髓、泌尿生殖道和中枢神经系统。

(2)非典型分枝杆菌感染:为艾滋病的重要并发症之一,常波及肝、肺、脾、肾、血液、骨髓、胃肠道、淋巴结等,表现为发热、消瘦、吸收不良、淋巴结肿大、肝脾肿大。实验室检查为非特异性,确诊靠病原分离培养及活检。

(3)其他常见的致病菌:绿脓杆菌、大肠杆菌、伤寒杆菌、淋球菌等均可引起机会感染。

(二)肿瘤

在艾滋病患者中,较常见的肿瘤有两种:卡波西肉瘤(KS)和非霍奇金淋巴瘤。卡波西肉瘤的发生与人类疱疹病毒8型有关,多见于男性同性恋和双性恋人群中HIV感染者。它可以发生在HIV感染的各个阶段,甚至在CD4$^+$细胞水平较高时(200～500/μL)c可侵犯皮肤、黏膜、内脏(肺、胃肠道)和淋巴结。KS侵犯皮肤时,初期皮肤出现有单个或多个浅紫粉红色结节,随后结节颜色逐渐加深、增大、边界不清,可融合成片状,表面可有溃疡。皮损的纵轴方向与局部皮纹一致。皮损多见于头面部、躯干、四肢。KS侵犯淋巴结时,可引起局部淋巴结肿大、淋巴液回流障碍,有些患者出现下肢水肿。KS侵犯内脏,患者可出现占位性病变的症状、有时引起出血。

非霍奇金淋巴瘤的发生与EB病毒有关,它可侵犯中枢神经系统、骨髓、胃肠道、淋巴结。该病的预后较差,化疗后常复发。

(三)艾滋病的3种临床结局

HIV感染者的预后与所感染的HIV型别及亚型有关,一般而言,感染HIV-1者较HIV-2临床进程快,未经过抗逆转录病毒药物治疗的HIV-1感染者,其临床结局可分为3种:

(1)经过8～10年的典型进展过程(占70%～80%),发展为艾滋病。

(2)2～5年之内的快速进展过程,CD4$^+$细胞迅速下降而发展为艾滋病。

(3)感染者保持健康状态达10年以上的长期存活或不进展(≤10%)。

五、诊断依据

(一)流行病学史

(1)患有性病或有性病史。

(2)有不安全性生活史(包括同性和异性性接触)。

(3)有共用注射器吸毒史。

(4)有医源性感染史。

(5)有职业暴露史。

(6)HIV感染者或艾滋病患者的配偶。

(7)HIV感染母亲所生子女。

（二）临床表现

1.急性 HIV 感染综合征

在初次感染 HIV 时可出现发热、咽痛、皮疹、肌肉关节痛、淋巴结肿大、头痛、腹泻、恶心、呕吐等临床表现。

2.持续性全身性淋巴结病

不明原因的腹股沟以外两处或两处以上的淋巴结肿大，直径大于 1cm，持续 3 个月以上。

3.HIV/AIDS 相关临床表现

Ⅰ成人及 15 岁（含 15 岁）以上青少年

A 组临床表现

(1)不明原因体重减轻，不超过原体重 10％。

(2)反复发作的上呼吸道感染，6 个月内≥2 次。

(3)带状疱疹。

(4)口角炎、唇炎。

(5)反复发作的口腔溃疡，6 个月内≥2 次。

(6)结节性痒疹。

(7)脂溢性皮炎。

(8)甲癣。

B 组临床表现

(1)不明原因体重减轻，超过原体重 10％。

(2)不明原因的腹泻，持续时间超过 1 个月。

(3)不明原因的发热，间歇性或持续性超过 1 个月。

(4)持续性口腔念珠菌感染。

(5)口腔黏膜毛状白斑。

(6)肺结核病（现症的）。

(7)严重的细菌感染（如肺炎、体腔或内脏脓肿、脓性肌炎、骨和关节感染、脑膜炎、菌血症）。

(8)急性坏死性或溃疡性牙龈炎、牙周炎或口腔炎。

(9)不明原因的贫血（血红蛋白＜80g/L）和中性粒细胞减少（中性粒细胞数＜$0.5×10^9$/L）或血小板减少症（血小板数＜$50×10^9$/L），时间持续超过 1 个月。

C 组临床表现。该组临床表现为艾滋病指征性疾病。包括：

(1)HIV 消耗综合征。

(2)肺孢子菌肺炎。

(3)食管念珠菌感染。

(4)播散性真菌病（球孢子菌病或组织胞浆菌病）。

(5)反复发生的细菌性肺炎，近 6 个月内≥2 次。

(6)慢性单纯疱疹病毒感染（口腔、生殖器或肛门）超过 1 个月。

(7)任何的内脏器官单纯疱疹病毒感染。

(8)巨细胞病毒感染性疾病（除肝、脾、淋巴结外）。

（9）肺外结核病。

（10）播散性非结核分枝杆菌病。

（11）反复发生的非伤寒沙门菌败血症。

（12）慢性隐孢子虫病（伴腹泻，持续＞1个月）。

（13）慢性等孢子虫病。

（14）非典型性播散性利什曼病。

（15）卡波西肉瘤。

（16）脑或B细胞非霍奇金淋巴瘤。

（17）浸润性宫颈癌。

（18）弓形虫脑病。

（19）肺外隐球菌病，包括隐球菌脑膜炎。

（20）进行性多灶性脑白质病。

（21）HIV脑病。

（22）有症状的HIV相关性心肌病或肾病。

Ⅱ 15岁以下儿童

D组临床表现

（1）不明原因的肝、脾肿大。

（2）结节性痒疹。

（3）反复发作或持续性上呼吸道感染。

（4）带状疱疹。

（5）广泛的疣病毒感染。

（6）广泛的传染性软疣感染。

（7）线形牙龈红斑。

（8）口角炎、唇炎。

（9）反复发作的口腔溃疡。

（10）不明原因的持续腮腺肿大。

（11）甲癣。

E组临床表现

（1）不明原因的中度营养不良。

（2）不明原因的持续腹泻。

（3）不明原因的发热（＞37.5℃，反复或持续1个月以上）。

（4）口腔部念珠菌感染（出生6～8周内除外）。

（5）口腔黏膜毛状白斑。

（6）急性坏死性溃疡性牙龈炎、牙周炎或口腔炎。

（7）肺结核病。

（8）反复发作的严重细菌性肺炎。

（9）有症状的淋巴性间质性肺炎。

(10)慢性 HIV 相关性肺病,包括支气管扩张。

(11)原因不明的贫血($<80g/L$)和中性粒细胞减少症($<0.5\times10^9/L$)和/或慢性血小板减少($<50\times10^9/L$)。

F 组临床表现。该组临床表现为艾滋病指征性疾病。包括:

(1)不明原因的严重消瘦,发育或营养不良。

(2)肺孢子菌肺炎。

(3)食管、气管、支气管或肺念珠菌感染。

(4)任何播散性真菌病(组织胞浆菌病或球孢子菌病)。

(5)反复发作的严重细菌性感染,如脑膜炎、骨或关节感染、体腔或内脏器官脓肿、脓性肌炎(肺炎除外)。

(6)肺外结核病。

(7)播散性非结核分枝杆菌感染。

(8)慢性单纯疱疹病毒感染(口唇或皮肤),持续 1 个月以上。

(9)任何的内脏器官单纯疱疹病毒感染。

(10)巨细胞病毒感染,包括视网膜炎及其他器官的感染(新生儿除外)。

(11)慢性隐孢子虫病(伴腹泻)。

(12)慢性等孢子虫病。

(13)有症状的 HIV 相关性心肌病或肾病。

(14)卡波西肉瘤。

(15)脑或 B 细胞非霍奇金淋巴瘤。

(16)弓形虫脑病(新生儿期除外)。

(17)肺外隐球菌病,包括隐球菌脑膜炎。

(18)进行性多灶性脑白质病。

(19)HIV 脑病。

(三)实验室诊断

1.血清学检测

血清学检测是检测机体对 HIV 产生的抗体的检测方法,适用于从 HIV 感染窗口期后至艾滋病患者死亡的整个病程中的抗体检测,是最常用的艾滋病实验室诊断方法。由于母体抗体的干扰,该方法不适用于 18 个月以下的婴幼儿。血清学抗体检测方法分为筛查试验和确证试验两大类,每一类又包括实验原理不同的多种方法。

(1)HIV 抗体筛查试验:筛查试验结果阳性,提示 HIV 抗体阳性,需进一步做复核或确证试验证实。试验结果阴性,报告 HIV 抗体阴性。

筛查试剂:应根据检测目的选用筛查试剂。应使用经国家食品药品监督管理局注册批准、在有效期内的试剂。并应选择经临床质量评估敏感性和特异性高的试剂。

操作要求:试验开始前将试剂和样品置室温(18~23℃)平衡,按 SOP 要求准备试剂、待检样品和外部对照质控血清。须严格按照试剂盒说明书以及质量控制和安全防护要求操作。

结果处理:对 HIV 抗体初筛试验呈阴性反应者,可由实施检测的实验室出具"HIV 抗体阴性"报告,填写"HIV 抗体初筛报告单"。对初筛试验呈阳性反应者,不能向受检者出具 HIV 抗体阳性报告。可由实施检测的实验室出具"HIV 抗体待复检"报告,填写"HIV 抗体初筛报告单",送艾滋病检测确证实验室进行确证试验。

(2)HIV 抗体确证试验:确证试验结果阳性,报告 HIV 抗体阳性。试验结果阴性,报告 HIV 抗体阴性。试验结果不确定,报告 HIV 感染不确定,并应建议 3 个月后再次进行检测。

①确证试剂:应使用经国家食品药品监督管理局注册批准、在有效期内的试剂。

②确证试验:确证试验通常采用免疫印迹法(WB),也可采用线性免疫印迹和间接免疫荧光(IFA)等方法。

③WB 确证试验流程:应使用 HIV-1/2 混合型免疫印迹试剂进行检测。出现 HIV2 型特异性条带者,需进一步做 HIV-2 抗体确证试验。

④WB 确证试验结果判定标准。a.HIV-1 抗体阳性。同时符合以下 2 条标准可判为 HIV-1 抗体阳性:一是至少有 2 条 env 带(gp41 和 gp160/gp120)出现,或至少 1 条 env 带和 p24 带同时出现。二是符合试剂盒提供的阳性判定标准。b.HIV-2 抗体血清学阳性。同时符合以下 2 条标准:一是至少有 2 条 env 带(gp36 和 gp140/gp105)。二是符合试剂盒提供的阳性判定标准。c.HIV 抗体阴性。无 HIV 抗体特异条带。d.HIV 抗体不确定。有 HIV 抗体特异条带,但不满足阳性判定标准。

⑤确证试验结果报告。a.满足 HIV-1 抗体阴性判定标准者,报告 HIV-1 抗体阴性。满足 HIV-1 抗体阳性判定标准者,报告 HIV-1 抗体阳性。出现 HIV-1 特异性条带,但不满足阳性判定标准者,报告 HIV-1 抗体不确定。b.满足 HIV-2 抗体阴性判定标准者,报告 HIV-2 抗体阴性。满足 HIV-2 抗体阳性判定标准者,报告 HIV-2 抗体血清学阳性,并进行核酸序列分析做最后确证。出现 HIV-2 特异性条带,但不满足阳性判定标准者,报告 HIV-2 抗体不确定。c.由确证实验室出具"HIV 抗体确证检测报告单"。HIV 抗体确证报告除检测者和签发者签名外,还需由 1 名具有高级专业技术职务的人员复核(或审核)签字,按原送检程序反馈。

⑥检测后咨询。a.报告"HIV 抗体阳性"的同时,应按规定做好检测后咨询、保密和疫情报告工作。b.报告"HIV 抗体阴性"的同时,应按规定做好检测后咨询,对近期有不安全性行为、共用注射器吸毒或临床疑似感染者,建议其 3 个月后再做 HIV 抗体检测。

⑦HIV 抗体不确定报告的处理。报告"HIV 抗体不确定",应在备注中注明"3 个月后复检",同时进行以下处理:每 3 个月随访复检 1 次,连续 2 次,共 6 个月。如果检测时暴露时间已超过 3 个月,则在 3 个月后随访 1 次。将前后 2 份样品同时检测,对仍呈不确定或阴性反应者报告 HIV 抗体阴性。如果在随访期间出现带形进展,符合 HIV 抗体阳性判定标准者报告 HIV 抗体阳性。

⑧艾滋病确证中心实验室难以确证的样品,送国家艾滋病参比实验室确证。同一受检对象的样品在不同实验室得到不一致确证结果时,由国家艾滋病参比实验室和艾滋病确证实验室审评及技术指导专家组予以仲裁。

(3)质量控制:应制定实验室质量保证和质量控制计划,建立实验室内部质量控制制度,定期参加实验室检测能力验证。

2.病原学检测

病原学检测是直接检测 HIV 的方法,包括分离病毒、检测病毒核酸,主要用于 HIV 感染窗口期时的早期诊断和 18 个月以内婴幼儿的诊断。

(1)HIV-1 分离

①样本要求:采用抗凝人外周血(至少 10mL),血样试验前应于室温保存,采血后 24 小时内应用于试验。

②试剂:1640 培养基,青霉素,链霉素,谷氨酰胺,胎牛血清,人淋巴细胞分离液,HIV p24 抗原检测试剂盒,人重组白细胞介素 2(IL-2),二甲基亚砜,植物血凝素(PHA)。

③病毒分离方法:外周血单核细胞(PBMC)培养法或微量全血分离法。

④分离结果判定:培养过程中连续 2 次取样(间隔 3～4 天)均呈现 p24 抗原阳性,且 OD 值大于 3.0,为病毒培养阳性。若培养全过程至第 28 天,各次 p24 抗原检测均为阴性,则为病毒培养阴性。

⑤质量控制:每批实验需正常供体 PBMC 应设立相应的阴性 PBMC 对照,可取 PHA 刺激过的 PBMC(最好供体为 2 人以上)用含 IL-2 的培养液培养,与阳性样本处理方法一样,需定期收获并测定 p24 抗原水平。

(2)HIV-1 核酸定量检测(HIV-1 病毒载量测定)

①样本采集、送检和保存:使用以 EDTA 为抗凝剂的真空采血管,按常规采取全血并在 6 小时内分离血浆。应避免溶血和高脂样本。

血浆样本可以在室温贮存 1 天,在 2～8℃保存 5 天或在 -20～-80℃冻存。建议样本分装为 500～1000μL 到无菌聚丙烯螺口管中贮存。样本不得反复冻融。

②核酸检测:①方法:应采用反转录 PCR 试验(RT-PCR)、核酸序列扩增试验(也称 NAS-BA)、nuclisenseasyQ 系统、分支 DNA 杂交试验等方法测定。②试剂:HIV-1RNA 定量检测应采用经注册批准,并在有效期内的试剂。

③检测结果分析和报告:nuclisens HIV-RNA QT assay:实验结果由专用的软件计算得出,此结果不可人为更改并且打印出的结果有其特有格式,因此可视作原始记录,在出具报告时附有此结果。

RT-PCR 系统:对于实验结果可由手工计算或将测定值输入计算机相应的程序中计算得出。在给出试验报告同时应出具计算机打印的结果,但应注意此结果是可以人工修改的,因此实验室必须保留酶标仪的测定值作为原始记录。

bDNA 测定:由计算机直接接收检测结果并由专用的数据处理软件处理和给出结果。结果打印有特定的格式,可作为原始记录进行保存。

nuclisens easy Q 系统:实验结果由专用的电脑及其内置的软件分析,并且保存在电脑硬盘中,可以打印出结果作为检测的原始记录保存。该方法是以国际单位(IU)/mL 表示 HIV-1 病毒载量的结果。

最低检测限:由于试剂版本不同而有差异,在出具报告时应对每份样品进行标注。同时在注明此实验的检测范围(如 RT-PCR 系统的标准样本处理程序的检测限为 400～750000copies/mL,超敏感样本处理程序的检测限为 50～75000copies/mL)。

④质量控制和评价:应制定本实验室质量保证计划,应建立本实验室内部质量控制制度,应定期参加实验室间检测能力验证。

⑤操作注意事项:实验室应严格按照PCR实验要求进行分区。第1区:PCR前区—试剂准备区。第2区:PCR前区—样本准备区。第3区:PCR扩增/检测区。

实验室的工作流程必须遵循单一走向的原则,开始于PCR前区,然后移至PCR扩增/检测区(扩增、检测)。PCR前区的工作必须从试剂准备开始,然后进行样本制备。

PCR前区消耗品和设备必须针对每一操作步骤专用,不得用于其他操作或在不同区之间移动。每个区必须戴手套并在离开该区前更换。

用于试剂准备的消耗品和设备不得用于样本准备或吸取处理扩增的DNA或其他来源的靶DNA。扩增后区的消耗品和设备必须一直放置在该区。

由于该检测具有高度的灵敏性,应特别注意保持试剂盒扩增反应混合物的纯净度。所有试剂均必须密闭以保证其纯净度。丢弃任何有疑点的试剂。

肝素会影响试验,不可以使用以肝素抗凝的样本。

乙醇会抑制PCR反应,提取核酸时应尽量减少乙醇残余。

已经提取的样本可以-20℃或更低温度下冻存1周,最多1次冻融。1次以上的冻融可以导致拷贝数降低。

上机操作时应避免试剂容器盖被打湿。

3.CD4$^+$T淋巴细胞检测

CD4$^+$细胞是HIV/AIDS诊断、判断疗效及预后的主要免疫学检测指标,检测分绝对计数和相对计数两类,5岁以下儿童使用相对计数。

CD4$^+$细胞绝对计数:在成人及5岁以上儿童和青少年CD4$^+$细胞≥500个/mm^3,提示无免疫抑制;350~499个/mm^3,提示轻度免疫抑制;200~349个/mm^3,提示中度免疫抑制;<200个/mm^3,提示重度免疫抑制。

CD4$^+$细胞相对计数:在5岁以下儿童CD4$^+$细胞百分比>35%(≤11月龄),或>30%(12~35月龄),或>25%(36~59月龄),提示无免疫抑制;30%~35%(≤11月龄),或25%~30%(12~35月龄),或20%~25%(36~59月龄),提示轻度免疫抑制;25%~29%(≤11月龄),或20%~24%(12~35月龄),或15%~19%(36~59月龄),提示中度抑制;<25%(≤11月龄),或<20%(12~35月龄),或<15%(36~59月龄),提示重度免疫抑制。

(1)样品采集和处理

①选择适当的抗凝剂。a.血液学检测宜使用EDTA(1.5mg/mL±0.15mg/mL)。在血球分析仪生产厂家允许时间范围内检测。b.流式细胞仪CD4$^+$T淋巴细胞检测宜使用的抗凝剂是:EDTA,酸性枸橼酸钠葡萄糖(ACD),肝素。

②采集静脉血样以真空采血管为宜。采集儿童样品宜使用儿童用注射器和小试管。

③采血后应立即颠倒混匀6~8次,充分混匀血液与抗凝剂。

④样品编号应为唯一编号,并标明采集时间。

(2)样品运输和保存

①样品应在室温下(18~25℃)保存和运输,避免极端温度(结冰或超过37℃)。处理过的

全血样品应保存在 4～10℃冰箱内,已经加入荧光微球的样品应在 6 小时内进行检测。如不能按时上机检测,荧光微球需要在检测前加入。使用单平台 CD45$^+$ 设门时,样品应在采集后72 小时完成检测。

②尽快将样品送至 CD4$^+$T 淋巴细胞检测实验室。

(3)样品检测

①双平台法:用 EDTA 抗凝,样品应在 30 小时以内,最好 8 小时以内处理。用酸性枸橼酸钠葡萄糖(ACD)或肝素抗凝,样品应在 48 小时以内处理,最好 8 小时以内处理。

②单平台法:用 EDTA 抗凝,CD45$^+$ 设门,样品应在 72 小时以内处理。CD3$^+$ 设门,样品应在 48 小时以内处理。

③不可检测溶血、结冰和凝血的样品。

(4)检测方法:可采用自动检测方法和手工操作法。自动检测方法包括流式细胞仪(双平台法和单平台法)和专门的细胞计数仪。手工操作法需要显微镜。

(5)结果报告

①报告中 CD4$^+$T 淋巴细胞应为 CD3$^+$、CD4$^+$ 或 CD45$^+$、CD4$^+$ 双阳性的细胞。

②CD4$^+$T 淋巴细胞百分比是指 CD4$^+$T 淋巴细胞占总淋巴细胞的百分比。

③应按照实验结果填写 CD4$^+$T 淋巴细胞的绝对数和百分比。

④报告中应有相关数据的正常值范围(如 CD4$^+$T 淋巴细胞百分比和绝对数范围)。

⑤报告单须经检验人、审核人复核签字,加盖检验专用公章后发出,并做好保密工作。

(6)质量控制

①应制定 CD4$^+$T 淋巴细胞检测质量保证计划。

②应建立内部质量控制制度。

③应定期参加淋巴细胞免疫表型检测能力验证。

六、诊断原则

HIV 感染和艾滋病的诊断依据是 HIV 感染和获得性免疫缺陷引起的综合病症,流行病学资料有一定的参考价值,临床表现特异性不强,需与其他病因引起的类似症状相鉴别,但有些特殊的机会性感染和肿瘤可作为诊断和临床分期的指征。HIV/AIDS 的诊断原则是以实验室检测为依据,结合临床表现和参考流行病学资料综合进行。

七、诊断标准

(一)HIV 感染者

1.成人及 15 岁(含 15 岁)以上青少年

符合下列 1 项者即可诊断:

(1)HIV 抗体确证试验阳性或血液中分离出 HIV 毒株。

(2)有急性 HIV 感染综合征或流行病史,且不同时间的两次 HIV 核酸检测结果均为阳性。

2.15 岁以下儿童

符合下列 1 项者即可诊断：

(1)小于 18 个月龄,为 HIV 感染母亲所生,同时 HIV 分离试验结果阳性,或不同时间的两次 HIV 核酸检测均为阳性。

(2)大于 18 个月龄,诊断与成人相同。

(二)艾滋病病例

1.成人及 15 岁(含 15 岁)以上青少年

符合下列 1 项者即可诊断：

(1)HIV 感染和 CD4$^+$ 细胞<200 个/mm^3。

(2)HIV 感染和至少 1 种成人艾滋病指征性疾病。

2.15 岁以下儿童

符合下列 1 项者即可诊断：

(1)HIV 感染和 CD4$^+$ 细胞<25％(<12 月龄),或 CD4$^+$ 细胞<20％(12～35 月龄),或<15％(36～59 月龄),或 CD4$^+$ 细胞<200 个/mm^3(5～14 岁)。

(2)HIV 感染和至少伴有 1 种小儿艾滋病指征性疾病。

八、HIV 感染和艾滋病的临床分期

从 HIV 感染到出现艾滋病症状需经过漫长的潜伏期,平均时间为 7～8 年,患者的临床表现从没有或仅有少量的症状逐步发展到多系统和多器官的综合病症。正确了解 HIV 感染的临床分期,对掌握整体疫情动态和采取预防干预措施,以及开展个体临床诊断和治疗工作均有指导意义。按时间顺序对 HIV 感染各阶段进行临床分期,并根据各期的临床表现和实验室检测指标的不同设定了临床各期的标准。

(一)成人及 15 岁(含 15 岁)以上青少年

1.Ⅰ期(原发感染期)

此期为 HIV 初次感染人体时引发机体产生的一系列反应,按时间顺序可分为以下两个阶段：第 1 阶段是由高病毒血症引起的急性 HIV 感染综合征,持续 1～3 周后自愈,部分感染者可以无临床症状。此期血液中尚无抗 HIV 抗体,但可检测到很高的 HIV 病毒载量。第 2 阶段为机体对 HIV 感染的反应由急性期转入慢性期的演变过程,持续时间为 6～12 个月,此时患者出现血清阳转,病毒载量从峰值下降至一相对稳定的水平,临床上可无症状或仅有全身性持续性淋巴结病。

(1)Ⅰ-A 期。符合下列 1 项者即可诊断：①急性 HIV 感染综合征和不同时间两次 HIV 核酸试验均为阳性,兼有 HIV 抗体阳性或阴性。②近 1 个月内有流行病学史和不同时间两次 HIV 核酸试验均为阳性,兼有 HIV 抗体阴性不确定。

(2)Ⅰ-B 期。符合下列 1 项者即可诊断：①最近 6～12 个月出现血清阳转,和 CD4$^+$≥500 个/mm^3。②HIV 感染和流行病学资料证实 6～12 个月内有 HIV 暴露史,和 CD4$^+$≥500 个/mm^3。③HIV 感染和无临床症状或伴有持续性全身性淋巴结病。

2.Ⅱ期(HIV 感染中期)

此期为机体免疫系统与 HIV 处于相持的阶段,平均时间为 7~8 年,特点是患者的免疫功能逐步降低但尚未严重缺损,患者伴有部分感染性和非感染性疾病的临床表现,在早期较少,后期较多,但无艾滋病指征性疾病。

(1)Ⅱ-A 期。符合下列 1 项者即可诊断:①HIV 感染和 A 组临床表现之 1 项。②HIV 感染和 CD4$^+$细胞≥350 个/mm^3。

(2)Ⅱ-B 期。符合下列一项者即可诊断:①HIV 感染和 B 组临床表现中之 1 项。②HIV 感染和 CD4$^+$细胞 200~349 个/mm^3。

3.Ⅲ期(HIV 感染晚期,艾滋病期)

此期为感染 HIV 后疾病进展的最终阶段,患者因免疫系统严重缺损,出现各种艾滋病的指征性疾病,归纳为 C 组临床表现,包括严重 HIV 消耗综合征、严重的机会性感染、HIV 相关性肿瘤和中枢神经系统病变等病症。该期患者的诊断同诊断标准所列条款。

4.HIV/AIDS 临床分期特征,见表 1-1

表 1-1   成人及 15 岁(含 15 岁)以上青少年 HIV/AIDS 的临床分期及其分期标准

临床分期	CD4$^+$细胞计数(个/mm^3)	HIV 抗体检测[a]	HIV 核酸检测[a]	主要临床表现	一般持续时间[b]
Ⅰ期(HIV 感染早期)					6~12 月
Ⅰ-A 期	正常或一过性降低	一或±	+	急性 HIV 感染综合征或无症状	1~3 周
Ⅰ-B 期	≥500	血清阳转或+	+	无症状或 PGL	6~12 月
Ⅱ期(HIV 感染中期)					7~8 年
Ⅱ-A 期	≥350	+	+	无症状或 A 组临床表现	
Ⅱ-B 期	200~349	+	+	B 组临床表现	
Ⅲ期(艾滋病期)	<200	+	+	C 组临床表现	2~3 年

注:本表是根据多数 HIV/AIDS 患者的实验室检测指标和临床表现进行归纳的,不排除少数 HIV/AIDS 患者的例外情况。本表仅作为判断 HIV/AIDS 临床分期的依据,进行 HIV 感染和艾滋病的诊断时应参考成人及 15 岁(含 15 岁)以上青少年和小于 15 岁以下儿童列出的各期指标。

a.HIV 抗体和 HIV 核酸检测的结果以阳性(+)、阴性(一)和不确定(±)来表示。

b.一般持续时间为多数 HIV 感染者在无高效抗反转录病毒治疗的自然条件下经历各期所需的时间,不包括少数特殊人群如快速进展者和长期不进展者。

(二)小于 15 岁以下儿童

1.Ⅰ期(HIV 感染早期)

符合下列 1 项者即可诊断:

(1)HIV 感染和无临床症状或伴有持续性全身性淋巴结病。

(2)HIV 感染和 CD4$^+$细胞>35%(<12 月龄),或 CD4$^+$细胞≥30%(12~35 月龄),或>

25%(36～59 月龄)或 CD4$^+$细胞≥500 个/mm^3(5～14 岁)。

2.Ⅱ期(HIV 感染中期)

此期为机体免疫系统与 HIV 处于相持的阶段,特点是患者的免疫功能逐步降低但尚未严重缺损,患者伴有部分感染性和非感染性疾病的临床表现,在早期较少,后期较多,但无艾滋病指征性疾病。

(1)Ⅱ-A 期。符合下列 1 项者即可诊断:①HIV 感染和 D 组临床表现之 1 项。②HIV 感染和 CD4$^+$细胞为 30%～35%(<12 月龄),或 CD4$^+$细胞为 25%～30%(12～35 月龄),或 20%～25%(36～59 月龄),或 CD4$^+$细胞为 350～499 个/mm^3(5～14 岁)。

(2)Ⅱ-B 期。符合下列 1 项者即可诊断:①HIV 感染和 E 组临床表现之①项。②HIV 感染和 CD4$^+$细胞为 20%～24%(<12 月),或 CD4$^+$细胞为 19%～20%(12～35 月龄),或 15%～19%(36～59 月龄),或 CD4$^+$细胞为 200～349 个/mm^3(5～14 岁)。

3.Ⅲ期(艾滋病期)

此期为感染 HIV 后疾病进展的最终阶段,患者因免疫系统严重缺损出现各种艾滋病指征性疾病,归纳为 F 组临床表现和疾病,包括严重 HIV 消耗综合征,严重的机会性感染,HIV 相关性肿瘤和儿童 HIV 脑病等。

九、治疗和随访

(一)感染者医学管理原则

对所有初次诊断为 HIV 感染者或艾滋病患者,都应采集完整病例和体检。感染者应每年至少进行一次 CD4$^+$细胞计数。一般情况下,对无症状 HIV 感染者应定期随访(间隔 4～6 个月/次),观察感染者临床表现、实验室免疫学和病毒学指标的变化,适时指导抗病毒治疗或预防机会性感染。对于接受抗病毒治疗者,随访间隔应适当缩短。HIV 感染者或艾滋病患者应注意休息,加强营养,保持健康的生活方式,避免传染他人。对有症状的患者,应根据其不同情况进行抗病毒治疗、免疫调节、抗机会性感染等治疗。

(二)抗病毒治疗

1995 年以来,抗艾滋病病毒治疗上取得了明显的进展。新的药物不断涌现,抗反转录病毒的联合疗法逐步规范化。随着实施高效抗反转录病毒疗法(HAART),艾滋病的发病率和死亡率明显下降,HIV 感染者或艾滋病患者存活期延长,生活质量提高。但是目前 95% 感染者生活在发展中国家,他们由于经济、医疗条件的限制,绝大多数难以享受到治疗方面取得的成就。这不仅是由于该疗法药物昂贵,而且该疗法的实施,必须有受过专门培训的医生加以指导、实验室强大的支持,以观察药物的不良反应、监测疗效以及耐药性的产生等。

1.抗病毒药物种类

目前已批准生产的有四大类化学治疗药物(包括不同的剂型),包括核苷类反转录酶抑制剂(NRTIs)、非核苷类反转录酶抑制剂(NNRTIs)、蛋白酶抑制剂(PIs)和融合抑制剂。

2.开始治疗医学入选标准

对于什么时候启动抗病毒治疗,目前尚无定论。一般认为,应该结合感染者的病毒载量、

CD4$^+$细胞数和临床状况而定。不同国家有各自的指导方案。我国免费抗病毒治疗推荐的治疗时机是：

(1)成人/青少年抗病毒治疗入选标准

①对于急性感染期，无论其 CD4$^+$ 细胞数多少，建议开始抗反转录病毒治疗。

②如果处于 WHO 临床分期Ⅳ期，无论其 CD4$^+$ 细胞数多少，开始抗反转录病毒治疗。

③如果处于 WHO 临床分期Ⅲ期，无论其 CD4$^+$ 细胞数多少，建议开始抗反转录病毒治疗。

④如果 CD4$^+$T 淋巴细胞<200 个/mm^3，不管处于几期，开始抗反转录病毒治疗。

⑤如果处于 WHO 临床分期Ⅰ、Ⅱ期，CD4$^+$T 淋巴细胞计数在 200～350 个/mm^3 之间，而且符合以下任何 1 条标准，建议治疗。①1 年内 CD4$^+$T 淋巴细胞计数下降超过 30%，或者 CD4$^+$T 淋巴细胞计数绝对数下降超过 100 个/mm^3。②病毒载量在 100000copies/mL 以上。③患者具有治疗意愿，并可以保证良好依从性。

(2)儿童/婴幼儿抗病毒治疗入选医学标准

①如果小于 12 个月，无论患者处于哪一期，进行治疗。

②如果大于或等于 12 个月，根据 WHO 临床分期和 CD4$^+$T 淋巴细胞计数而定。a.如果处于 WHO 临床分期Ⅳ期：不管 CD4$^+$T 淋巴细胞计数为多少，进行治疗。b.如果处于 WHO 临床分期Ⅲ期：建议治疗。如果出现肺结核、淋巴样间质性肺炎、口腔毛状白斑或者血小板减少症时根据不同年龄开始抗病毒治疗的 CD4$^+$T 淋巴细胞计数/百分比标准而定。c.如果处于 WHO 临床分期Ⅰ、Ⅱ期：根据不同年龄开始抗病毒治疗的 CD4$^+$T 淋巴细胞计数/百分比标准而定。

3.治疗前的准备

如果患者是 HIV 感染者，并符合医学入选标准，此时我们不能马上进行抗病毒治疗，尚需对以下几个方面进行评估。

(1)临床评估

①有无并发活动性的机会性感染或严重的致死性的疾病：如有先治疗那些致命的或者严重的机会性感染，等病情或感染控制后再进行抗病毒治疗。

②有无不稳定的慢性疾病：如活动性肝炎，如有需要先治疗这些疾病，等病情稳定后再开始抗病毒治疗。

③有无合并结核，如有一般情况下先处理结核，然后再抗病毒治疗。

④其他：既往是否应用过抗病毒药物，有无同时服用其他药物(如中药)。

(2)依从性评估：依从性的好坏对抗病毒治疗效果有直接的关系，当依从性达到 95% 以上时，才能保证抗病毒治疗的效果，因此在抗病毒治疗开始前，一定要确保患者对抗病毒治疗具有高度的依从性。

抗病毒治疗前的依从性教育应包括有关抗病毒治疗和艾滋病的基础知识，同时应告知患者在开始抗病毒治疗后可能出现的不良反应，同时还应告知患者如果出现哪些症状时需要尽快与医务人员联系。

(3)实验室诊断和基线评估：包括必须检测的项目如体重、全血细胞计数和分类(包含血细胞、血红蛋白、血小板)、肝功能、肾功能、CD4$^+$T 淋巴细胞计数、胸部 X 线检查等。另外,还包括在服用特定药物时必须检测项目,如:如果准备使用含有 D4T 或者 DDI 方案时需要检测血淀粉酶;如果准备使用含有蛋白酶抑制剂或者 D4T 方案时需要检测胆固醇和甘油三酯(空腹);如果准备使用含有 EFV 方案时需做妊娠检测等。主要目的是为了评估抗病毒治疗的适宜性和排除某些抗病毒药物的禁忌证。

4.开始的治疗方案

目前抗反转录酶病毒治疗的目标是在开始治疗 8 周后,使血浆病毒载量降低 1 个 log(10 倍),4~6 个月降到低于常用的 VL 检测下限(＜50copies/mL)。

目前我国免费抗病毒治疗一线药品共 7 种,分别是 AZT、DDI、D4T、3TC、NVP、EFV、IDV。可以组成以下几种药物组合。

(1)2 个 NRTI(AZT＋DDI,D4T＋DDI,AZT＋3TC,D4T＋3TC)＋1 个 NNRTI(NVP、EFV)。

(2)2 个 NRTI(AZT＋DDI,D4T＋DDI,AZT＋3TC,D4T＋3TC)＋1 个 PI(IDV)。

其中我国推荐的未进行过抗病毒治疗患者一线治疗方案为 AZT/D4T＋3TC＋NVP。

在治疗方案的确定上,应该根据感染者的实际情况(包括身体状况、是否服用其他药物以及生活方式等),与患者商议而定。只有这样,才能最大限度地保证患者能够遵从医嘱按时服药,避免由于服药方法不当而造成的治疗失败和耐药株的出现。

5.疗效观察

在开始治疗后,定期随访非常重要。一般要求是在开始服药后的半个月、1 个月、2 个月、3 个月,之后更改为每 3 个月随访患者 1 次。随访的目的包括及时掌握感染者的临床状况、监测药物的疗效和药物的不良反应。病毒载量(VL)是评估治疗方案效果的最重要指标,目前认为治疗有效的标志是在开始治疗 4 周后,血浆病毒载量降低 1 个 log(10 倍),4~6 个月降到低于检测下限(＜50copies/mL)。达不到以上效果,如治疗开始 4~6 个月后,VL 大于 50copies/mL,可能的原因很多,其中包括感染者没有按时坚持服药、所用的药物配伍本身抗病毒作用不佳、耐药株出现或一些目前尚未完全清楚的因素。

6.何时需要改变治疗方案

由于目前抗反转录酶病毒药物数量有限,改变方案意味着感染者将来选择范围缩小了,所以改变治疗方案需要非常慎重。临床上,需要改变治疗方案的原因可能有四种:

(1)最新临床试验结果提示,感染者正在使用的不是最佳治疗方案,如仅用 1NNRTI 或 2NNRTI,而血浆病毒载量可以测得到。

(2)感染者虽然采用高效的治疗方案,开始血浆病毒载量降低低于可测定的水平,一段时间后,血浆病毒载量回升到可测到的水平,或者 CD4$^+$ 细胞数量继续下降,或者患者有临床进展的表现。

(3)感染者采用了证明是高效的治疗方案,治疗开始以来,血浆病毒载量一直可测得到。

(4)严重的不良反应,使感染者难以坚持治疗。

7.如何改变失败的治疗方案

针对不同原因,采取不同的策略。

（1）如果是因为严重不良反应的话，则仅更换引起该作用的药物，最好用具有不同毒性和不良反应的同一类药物取代之。

（2）一般来讲，对治疗失败者，不能更换一种药物或仅仅增加一种药物，最好更换全部三种或至少更换两种。

（3）对于使用的治疗方案不是目前推荐的最佳配伍者、抗病毒治疗效果不佳者，原则是改用至少 2 种以往没用过的抗病毒药物，而且它们与以往用过的药物不存在交叉耐药。最理想的是用一个全新的、与以往用过的药物无交叉耐药的、临床试验结果提示抗病毒效果好的治疗方案加以取代。

（4）对于已经使用了推荐的最佳治疗方案，结果疗效不佳者，应该进行耐药性检测（基因型和表型），尽可能改变所有使用的药物，采用新一类的抗逆转录病毒药物。在某些情况下，可以建议患者参加一些新药的临床试验，否则只能仍然使用抗病毒效果不是那么好的治疗方案。

（三）免疫调节治疗

HIV 感染是一种慢性、进行性发展的免疫功能缺陷性疾病，故人们试图通过多种免疫疗法，以增强感染者免疫功能，减缓疾病进展。主要用于免疫调节的药物有 4 种：

（1）α 干扰素 300 万 U，皮下或肌内注射，每周 3 次，3～6 个月 1 个疗程。

（2）IL-2 250 万 U，连续静脉点滴 24 小时，每周 5 次，共 4～8 周。

（3）丙种球蛋白定期使用，能减少细菌感染的发生。

（4）中药，如香菇多糖、丹参、黄芪和甘草甜素等有调节免疫功能的作用。

目前有些研究工作已经发现某些中药或其他成分，在体外试验能抑制 HIV，具有良好的前景。另外，也有报道某些疫苗能诱导有益的免疫应答，减少感染者的发病。

（四）常见机会性感染和肿瘤治疗

对于已出现部分免疫缺陷者（CD4$^+$ 细胞＜200 个/mm^3）或有卡氏肺孢子虫肺炎（PCP）病史者，应该实施预防性用药，以减少 PCP 和弓形虫脑病的发生，延长感染者生存期，提高其生活质量。对出现机会性感染或肿瘤的艾滋病患者，及时开始抗反转录病毒治疗有助于感染或肿瘤的控制。但是 HIV 感染者更易产生药物的不良反应或过敏反应。

1.念珠菌感染

局部可使用制霉菌素 100 万 U，研碎加甘油调成糊状涂抹，或慢慢吞下。严重的可加伊曲康唑口服 200mg/d，连用 7 天；或氟康唑口服 200mg/d，连用 14 天；或静脉点滴 200～400mg/d。

2.卡氏肺孢子虫肺炎

①轻度：复方磺胺甲唑 85～120mg/（kg·d），分 3 次口服，疗程 21 天。或喷他脒 4mg/kg，静脉注射，2～3 周。或氨苯砜 100mg，日 1 次，联合应用 TMP 300～400mg，日 3～4 次，21 天。或克林霉素 600mg，每日 3 次，联合应用伯氨喹 30mg，日 1 次，21 天。②重度：选用上述方案之一，并加用激素。激素的用法是：泼尼松 40mg，日 2 次，连用 3～5 天，40mg，日 1 次，连用 5～7天，以后 20mg 用至 21 天。

3.细菌感染

沙门菌感染可用喹诺酮类药物。结核病和非典型分枝杆菌感染发病率较高，且发展迅速。

可用异烟肼、利福平、吡嗪酰胺、链霉素或乙胺丁醇三联或四联抗结核,强化治疗 2 个月后,再用异烟肼、利福平巩固治疗 4 个月。用药期间注意肝、肾功能。另外,若患者正用或准备用抗反转录病毒药物治疗,应注意抗结核药物和蛋白酶抑制剂间的相互作用问题。

4.疱疹病毒感染治疗

皮肤带状疱疹可口服阿昔洛韦 200mg/次,每日 5 次,连用 10 天,或伐昔洛韦 300mg,每日 2 次,连用 10 天。黏膜单纯疱疹或巨细胞病毒感染可用上述药物,每日用量相同,疗程 7 天。

5.弓形虫脑病

乙胺嘧啶(负荷量 100mg,口服,日 2 次,此后 50~75mg/d 维持)+磺胺嘧啶(1~1.5g,口服,日 4 次),疗程一般为 3 周。

6.隐孢子虫病

目前尚无特效治疗,注意补液和电解质平衡。

7.肿瘤

对发展较快的卡波西肉瘤可用长春新碱或长春碱加博来霉素或阿霉素联合治疗。也可再加用干扰素,疗程半年至 1 年,效果较好。局部也可用化疗。

第十节　狂犬病

狂犬病是由狂犬病毒引起的急性人兽共患传染病,主要侵犯神经系统。狂犬病毒通常由病兽通过唾液以咬伤方式传给人。临床表现为特有的恐水、恐风、恐惧不安、流涎、咽肌痉挛、进行性瘫痪等。恐水是常见症状,故本病也称作恐水症。一旦发病,病死率达 100%。

一、病原学

狂犬病毒属弹状病毒科,形似子弹,大小约 75nm×180nm,病毒中心为单股负链 RNA,外绕以核衣壳和含脂蛋白及糖蛋白的包膜。狂犬病毒含 5 种主要蛋白,即糖蛋白(G)、核蛋白(N)、聚合酶(L)、磷蛋白(NS)和膜蛋白(M)。糖蛋白能与乙酰胆碱受体结合,决定了狂犬病毒的嗜神经特性,并能刺激机体产生保护性的中和抗体。核蛋白在体内可产生补体抗体和沉淀素,无中和病毒作用。乳鼠接种能分离病毒,用地鼠肾细胞、人二倍体细胞等细胞株可增殖、传代,从感染的人或动物体内分离到的病毒为野毒株或街毒株,毒力强,致病力强,可在唾液腺中繁殖,多条途径感染可使人和动物发病。街毒株经家兔脑内多次传代后获得固定毒株,毒力减弱,不能在唾液腺中繁殖,自然感染不能侵犯中枢神经系统,但仍有免疫原性,可供制备疫苗。病毒免疫力弱,不耐热,易被紫外线、碘酒、高锰酸钾、酒精、甲醛等灭活,低温干燥条件下可长期保存。

二、流行病学

据 WHO 公布,狂犬病主要发生在发展中国家,尤以东南亚、中非、北非、南美及欧洲等地发病率高。全球每年死于狂犬病的患者有 30000～70000 人。我国狂犬病流行较为严重,发病数居世界第 2 位,发病率为 0.4～1.58/10 万,仅次于印度。20 世纪 50 年代以来,我国狂犬病先后出现了 3 次流行高峰。第一次高峰出现在 20 世纪 50 年代中期,年报告死亡数最高达1900 多人。第二次高峰出现在 20 世纪 80 年代初期,1981 年全国狂犬病报告死亡 7037 人,为新中国成立以来报告死亡数最高的年份。整个 80 年代,全国狂犬病报告死亡数都维持在4000 人以上,年均报告死亡数 5537 人。第三次高峰出现在 21 世纪初期,狂犬病疫情重新出现连续快速增长的趋势,2007 年全国报告死亡数高达 3300 人。

1.传染源

携带狂犬病病毒的动物均是传染源,80%～90%的狂犬病是由病犬传播,其次为猫、狼、和吸血蝙蝠等。其他动物如猪、牛、马、狐狸、浣熊等也可传播,有些动物感染狂犬病病毒后不一定发病,以病原携带状态传播狂犬病。我国狂犬病传染源主要为病犬,一些貌似健康犬唾液中带有病毒,被无症状病毒携带犬咬伤发病致死比例近年在逐渐增高。

2.传播途径

狂犬病可经过以下途径感染:①被带病毒动物咬伤、抓伤或舔触伤口感染;②在实验室或蝙蝠群居洞穴因吸入含病毒气溶胶经呼吸道感染;③宰杀或剥皮带病毒动物被感染;④潜伏期患者的器官移植感染狂犬病毒在国外也已经被报道。

3.易感人群

人群对狂犬病普遍易感,兽医、动物实验人员、动物饲养与屠宰人员、洞穴勘探人员属高危人群,在普通人群中,以 15 岁以下儿童发病率高,农村较城市多见。被病犬咬伤后发病率为38%～57%,被咬伤后发病率高主要与下列因素有关:①头面部、颈、手被咬伤出血;②伤口深而大;③有免疫功能低下或缺陷;④伤后没有及时正确处理伤口;⑤未能及时、全程、足量注射狂犬疫苗;若伤后能及时、全程、足量注射狂犬疫苗,发病风险显著下降,发病率低于 1%。

三、发病机制与病理

狂犬病病毒对神经组织有强大亲和力,为严格的嗜神经病毒。致病过程分 3 个阶段:①病毒首先在感染部位组织内小量增殖。狂犬病病毒侵入人体后不形成病毒血症,只在伤口附近的肌组织细胞内少量增殖,之后选择性与神经肌肉接合部的乙酰胆碱受体结合,再侵入附近的末梢神经。②病毒侵入末梢神经后,沿神经的轴索向心性扩散侵入脊髓大脑中枢神经大量增殖,主要侵犯脑干和脑桥。③病毒沿传出神经离心性扩散至周围神经及其所支配组织器官,尤其是迷走、交感、舌咽、舌下神经及唾液腺受累及引起大量出汗、流涎、吞咽困难、心血管功能紊乱等。由于感染早期狂犬病毒不在血循环形成病毒血症,没能激发机体免疫系统产生抗体,在发病早期血中测不到狂犬病抗体或抗体水平很低。发病后血脑脊液屏障被破坏,病毒大量入血刺激机体免疫系统产生应答,晚期抗体水平迅速升高。

狂犬病病理变化:主要为急性弥散性脑脊髓膜炎,以大脑基底面海马回和脑干(中脑、脑桥和延髓)及小脑损害为主。脑实质充血、水肿,脑组织和脑膜点状出血,有炎性细胞浸润,在神经细胞胞质内可见到嗜酸性包涵体,称内基小体,是狂犬病的特征性病变,可作为狂犬病的诊断依据。

四、临床表现

(一)潜伏期

长短不一,可在 5 天至 10 年或以上,一般 1～3 个月,潜伏期长短与伤口部位、伤口深浅、病毒入侵数量及毒力等因素有关,被咬伤的部位靠近头部、咬伤的部位广、伤口深或者被病狼咬伤者潜伏期较短。

(二)临床分期

1.前驱期(持续 1～4 天)

表现复杂多样,大多有低热、乏力、恶心、周身不适、头痛等类似感冒症状,继而出现恐惧、烦躁不安,对风、声、光敏感,咽喉部有紧缩感,尤其是已愈合伤口周围有烧灼样刺痛、痒、麻及蚁走感等异样感觉对早期诊断具有重要意义。

2.兴奋期(持续 1～3 天)

体温常升高(38～40℃)。患者处于高度兴奋状态,狂躁不安,极度恐惧,恐水、怕风是本期最具有特征性的临床表现,受风或水刺激时出现全身肌肉阵发性抽搐及咽喉肌痉挛,甚至看见水或听到水声都引起咽肌痉挛,以至极度干渴而拒饮水,因咽肌、呼吸肌痉挛而出现声嘶、呼吸困难、缺氧及发绀、语言含糊、吐字不清。光线刺激或触摸也能引起患者发生痉挛。由于交感神经兴奋,大量流涎、大汗淋漓,心率加快,血压升高。部分患者尚可伴有幻觉、幻听及幻视等精神症状。

3.麻痹期(持续 6～18 小时)

由狂躁渐变为安静,烦躁及恐惧症状消失,出现全身弛缓性瘫痪,呼吸减弱变慢及不规整,心律不齐,神志不清,逐渐进入昏迷,终因呼吸、循环衰竭而死亡。

发病后整个病程一般不超过 6 天。

个别病例仅有前驱期表现,无兴奋期和恐水、怕风、惊恐不安、痉挛抽搐等症状,前驱期后即出现肢体无力、共济失调、肌肉麻痹等症状,大小便失禁,并最终因瘫痪、呼吸麻痹而死亡,被称为麻痹型狂犬病,但此型较为少见。

五、辅助检查

1.血常规

白细胞数增高,可达$(10～20)×10^9/L$,中性粒细胞多在 0.80 以上,伴有脱水时因血液浓缩白细胞可达 $30×10^9/L$。

2.脑脊液

改变多不明显,脑压正常或稍高,有核细胞数稍增多,以淋巴细胞为主,蛋白质正常或略高,糖和氯化物正常。

3.病原学检查

在发病第 1 周取患者唾液、角膜印片、脑组织用免疫荧光抗体染色检测病毒抗原,阳性率达 50%～90%,有助于早期诊断。

4.核酸测定

用反转录聚合酶链反应(RT-PCR)检测唾液、脑脊液或脑组织混悬液的核糖核酸(RNA)，阳性率可达100%。此法快速且阳性率高，可作为早期快速诊断的依据。

5.脑组织

用脑组织印压涂片病理染色或免疫荧光法检测到内基小体，阳性率为70%～80%，属狂犬病特征性病变，可作为狂犬病确诊依据。

6.病毒分离

小白鼠对狂犬病病毒十分敏感，取唾液、脑脊液、皮肤或脑组织接种小白鼠分离病毒经中和实验鉴定可确诊，但此法阳性率低，分离病毒需要时间长，难以为临床提供早期诊断。

六、诊断

(1)流行病学资料有被狂犬、其他病兽或可疑动物咬伤、抓伤或舔触伤口史。

(2)临床表现有典型狂犬病症状，如咬伤部位出现麻、痒、刺痛与蚁走感等异样感觉，有流涎、大汗，恐水、怕风、畏光，有抽搐和咽喉肌痉挛等可初步诊断。

(3)病毒抗原和(或)病毒RNA阳性有助于临床诊断，脑组织发现内基小体可以确诊。

七、鉴别诊断

1.类狂犬癔症

被咬伤者表现恐水、怕风及高度兴奋，而当医师检查手法隐蔽时，患者无上述表现。临床观察不出现发热、流涎、大汗等症状，无麻痹期表现，经暗示与对症治疗后可恢复。

2.病毒性脑炎

有发热、头痛、呕吐等颅压高表现，无恐水、怕风、流涎、大汗及咽肌痉挛，锥体束征阳性，脑脊液、血清学检查可鉴别。

3.破伤风

有外伤史或新生儿旧法接生，患者对外界刺激敏感，有阵发性抽搐、角弓反张、苦笑面容、张口困难、腹肌紧张，无高度兴奋、恐水怕风、恐惧抽搐等表现。

4.狂犬疫苗接种后脑炎

多在首剂疫苗注射2周后发生，有发热、关节酸痛、肢体麻木及各种瘫痪，无恐水、怕风等兴奋症状。停止疫苗接种后，予以糖皮质激素治疗，多数患者能完全恢复。国内曾有报道接种狂犬病疫苗后发生播散性脑炎致死的案例。

八、治疗

目前尚无有效特异性治疗，主要为对症支持治疗，包括：①单间隔离患者，减少或避免水、风、声及光线对患者的刺激，患者的分泌物、排泄物及其被污染物品须严格消毒；②补充足够营养，维持水、电解质及酸碱平衡；③对症处理，维持正常的心、肺功能，保持其重要器官功能稳定。狂躁、频发痉挛与抽搐者予以镇静药，如地西泮、苯巴比妥，甚至予以冬眠药物。有脑水肿颅内高压表现给予甘露醇脱水、利尿降颅压，有心律失常者抗心律失常治疗。用干扰素及大剂量狂犬病免疫球蛋白治疗均未能改变死亡率，仅能延长患者的病程。

有报道盐酸氯胺酮是 N-甲基-天门冬氨酸受体的非竞争性拮抗药，能抑制狂犬病病毒 mRNA 转录，在处理严重的犬咬伤抗狂犬病毒上具有一定效果，给予受狂犬病病毒感染的鼠大剂量的氯胺酮，可使不同脑组织中病毒的扩散受抑制，但尚无临床治疗经验。抗狂犬病单克隆抗体在实验室研究中发现有一定应用前景，但应用于人类还需进一步探索。

九、预后

狂犬病病死率极高，一旦发病即使使用大剂量狂犬病免疫球蛋白也不能改变预后，病死率几乎为 100%。

十、预防

（一）管理传染源

重点加强对犬、猫的管理，捕杀野犬、流浪犬，对饲养的犬、猫进行登记、检疫和预防接种，在流行区要对家畜进行免疫。

（二）切断传播途径

避免与可疑猫、犬、家畜及其他野生动物接触。

（三）暴露前预防

给高危人群如兽医、动物加工业工人、动物实验人员进行常规狂犬疫苗接种，于 0、7、21 日各注射 1 次，2～3 年加强 1 次。

（四）暴露后预防

1.伤口处理

主要包括伤口的冲洗、清创、消毒等，原则上要求及时、彻底，以 3 小时内处理效果最佳。①及时挤出污血，用 20% 肥皂水或大量流动的清水反复彻底冲洗伤口半小时以上，再用 75% 乙醇或 2% 碘酊反复涂擦；②深部伤口插管冲洗，但伤口一般不宜缝合包扎；③有条件尽早在伤口周围和底部用抗狂犬病免疫球蛋白浸润注射，一般主张即刻应用，超过 1 周使用失去意义。常用剂量为人源狂犬病免疫球蛋白 20U/kg，动物源狂犬病免疫球蛋白 40U/kg，可用一半在伤口周围浸润注射，一半作肌内注射。使用狂犬病免疫球蛋白要注意防止过敏反应，应用前应做皮试。酌情使用抗生素和破伤风抗毒素预防感染和破伤风。

2.狂犬疫苗接种

若被咬伤后能及时、全程、足量注射狂犬疫苗，发病风险显著下降，发病率低于 1%，具有显著效果。目前国际上流行的细胞培养狂犬疫苗有：人二倍体细胞狂犬病疫苗（HDCV）、纯化的 Vero 细胞狂犬病疫苗（PVRV）、纯化鸡胚细胞狂犬病疫苗（PCEC）和原代地鼠肾细胞狂犬病疫苗（PHKC-RV），HDCV 是国际公认的金标准疫苗，但由于人二倍体细胞不太容易培养，疫苗价格非常昂贵。我国目前主要使用原代地鼠肾细胞培养的精制（纯化）疫苗。人用精制狂犬疫苗是用狂犬病毒固定毒接种原代地鼠肾细胞培养疫苗,经培养、收获病毒液后浓缩精制而成。经严格提纯后,非特异性抗原成分少,不良反应低。人用精制(纯化)狂犬疫苗抗体阳转率几乎高达100%,保证免疫的有效性。

对受种者每次2mL三角肌内注射。于0、3、7、14、30日各注射1次,严重咬伤者于0、1、2、3、4、5、6、10、14、30、90日各注射1次。

狂犬病疫苗不良反应:注射部位疼痛、全身不适、发热、荨麻疹、过敏性紫癜、血管神经性水肿,个别出现休克,曾有报道狂犬病疫苗接种后发生脑炎致死的案例。

目前狂犬病仍然是不可治的致死性疾病,现阶段消灭狂犬病的重点仍放在预防,包括动物的疫苗接种、人暴露前的疫苗接种,暴露后的伤口处理、狂犬疫苗接种和免疫球蛋白的注射,早期进行暴露后预防治疗几乎100%有效。因此,暴露后的伤口应及时冲洗、清创、消毒,尽早注射狂犬病疫苗。

第十一节　传染性非典型肺炎

一、流行病学

流行病学调查发现,聚集性发病是传染性非典型肺炎(SARS)流行的一个重要特征,主要表现为医院内、家庭内、相对封闭空间内的聚集性发病,人口密度高、卫生条件差、不利于空气流通、不良的卫生习惯等均有利于SARS的流行。

(一)传染源

1.SARS患者

在急性期患者咽拭子、痰标本中均可检出大量SARS-CoV。其传染性随病程发展逐渐增强,一般于发病的第2周传染性最强。持续高热、频繁咳嗽、出现ARDS时的传染性较强。超级传播现象,老年人、患有其他脏器慢性基础性疾病的患者感染SARS后易成为超级传播者。

2.感染动物

目前尚无法确定是否存在动物-人的传播方式。我国最早的病例多是经常接触动物者,并在多种动物体内检测到阳性结果,有推测本病最初可能来源于动物,但到目前为止尚未发现有大批动物患病的情形,并从流行病学角度无法解释我国华南疫情初起时的疫源地多发的现象。

(二)传播途径

1.呼吸道飞沫传播

SARS最重要的传播途径。

2.接触传播

接触患者的分泌物、排泄物和被其污染的物品也可被传播。

3.肠道传播

部分SARS患者恢复期的大便中可检出SARS-CoV的核酸,因此不排除经肠道传播的可能,但目前流行病学资料不支持。

（三）易感人群

有效暴露 SARS 病源的人群对 SARS 病毒普遍易感,但也有部分接触者无发病的报道。高危人群包括医护人员、患者的家属与亲友等与患者密切接触的人群。

二、分子生物学

（一）分类

SARS 冠状病毒(SARS-CoV)属于巢状病毒目,冠状病毒科,冠状病毒属。经研究发现,在已知的 SARS-CoV 基因片段中,和已知的经典冠状病毒均不相同,核酸水平的同源性不超过 50%,而氨基酸的同源性在 75% 左右。根据 RNA 多聚酶基因得到的冠状病毒进化树发现,SARS-CoV 与已知冠状病毒距离很远,无法归于现有的任何一个属,且在系统发生上与其他 3 个属的成员是等距离的,因此作为一种新的冠状病毒,将其归为冠状病毒第四群。

（二）形态学

SARS-CoV 作为冠状病毒属的一种,与经典冠状病毒相似,在成熟过程中可以出现很多形态,如肾形、鼓槌形、马蹄形、铃铛形等。成熟的病毒颗粒呈球形,直径从 60nm 到 120nm 不等,有包膜,上有放射状排列的花瓣样或纤毛样突起,长约 20nm 或更长,基底窄,酷似帝王王冠。

（三）生物学特性

SARS-CoV 利用 Vero-E6 或 Vero(绿猴肾细胞)细胞很容易进行培养。SARS-CoV 在细胞质内增殖,在成熟粒子中,不存在 RNA 病毒复制所需要的 RNA 聚合酶,因此,进入宿主细胞后,首先表达出病毒 RNA 聚合酶,然后利用该酶和宿主细胞材料完成 RNA 的复制和蛋白质合成。

SARS-CoV 在体外不同的基质生存时间不同,室温下,病毒在尿液里至少存活 10 天,在痰液和腹泻患者的粪便里至少可存活 5 天以上,在血液中可存活 15 天,在塑料、玻璃、马赛克、金属、布料、复印纸等多种物体表面均可存活 2~3 天。病毒对理化因素的免疫力较弱,随温度升高免疫力下降,37℃可存活 4 天,56℃加热 90 分钟、75℃加热 30 分钟能够灭活病毒。紫外线照射 60 分钟可杀死病毒。有机溶剂,如乙醚 4℃24 小时、75% 乙醇 5 分钟、含氯的消毒剂 5 分钟均可使病毒失去活力。

（四）分子生物学特性

SARS-CoV 基因组为单股正链 RNA,基因组 5′端约 2/3 的区域,编码病毒 RNA 聚合酶复合蛋白;后 1/3 的区域,编码病毒结构蛋白,按顺序依次为 S 蛋白、E 蛋白、M 蛋白、N 蛋白。S 蛋白是冠状病毒表面最重要的膜蛋白,主要负责细胞的黏附、膜融合及诱导中和抗体。M 蛋白是一种跨膜糖蛋白,它与 S 蛋白的结合,被认为是冠状病毒颗粒组装过程中的一个关键信号。E 蛋白是最小的结构蛋白,仅有 76 个氨基酸,主要分布在病毒膜上,在病毒的组装中有重要作用。N 蛋白是结构蛋白质区第二大的编码蛋白,长度为 423 个氨基酸,与单一分子的基因组 RNA 以及 M 蛋白的羧基末端组成长而弯曲的螺旋状核衣壳结构。

目前已报道了多株 SARS-CoV 全基因组序列,比较来自北京、多伦多、香港、河内的 5 个病毒株的全基因组中总共只有 31 个碱基替换点,总突变率为 0.10%,显示 SARS-CoV 变异程度不高,这对于病毒疫苗的研究有重要意义。经研究表明,从绝对数量来讲,突变部位主要集中在 RNA 聚合酶区域,但考虑到突变 ORF 的长度,则结构蛋白编码区的突变率要大大高于聚合酶编码区,未知蛋白质编码区域的突变率高于结构蛋白。

三、发病机制与病理解剖

发病机制尚未阐明。发病早期可出现病毒血症。病理解剖和电子显微镜发现 SARS-CoV 对肺组织细胞和淋巴细胞有直接的侵犯作用。临床上发现,患者发病期间淋巴细胞减少,$CD4^+$ 和 $CD8^+$ T 淋巴细胞均下降明显。另外临床上应用肾上腺皮质激素可以改善患者肺部炎症反应,减轻临床症状。因此,免疫损伤可能是本病发病的主要原因。

肺部的病理改变最为突出,双肺明显肿胀,镜下可见弥散性肺泡病变,肺水肿和透明膜形成。病程 3 周后可见肺间质纤维化,造成肺泡纤维闭塞。显微镜下还可见小血管内微血栓和肺出血、散在小叶性肺炎、肺泡上皮脱落、增生等病理改变。肺门淋巴结多充血、出血及淋巴组织减少。

四、临床表现

潜伏期 1~16 天,常见为 3~5 天。

典型患者起病急,99.3%~100% 患者以发热为首发症状,体温一般 >38℃,偶有畏寒;可伴乏力、头痛、关节酸痛、肌肉酸痛、咳嗽、腹泻;常无上呼吸道卡他症状。发病 3~7 天后出现下呼吸道症状,可有咳嗽,多为干咳、少痰,偶有血丝痰;可有胸闷,肺部体征不明显,部分患者可闻少许湿啰音或有肺实变体征。病情于 10~14 天达到高峰,发热、乏力等感染症状加重,并且出现频繁咳嗽,气促和呼吸困难,轻微活动则气喘、心悸、胸闷,被迫卧床休息。这个时期易发生呼吸道的继发性感染。病程进入 2~3 周后,发热渐退,其他症状与体征减轻乃至消失。肺部炎症改变的吸收和恢复较为缓慢,体温正常后需 2 周左右才能完全吸收恢复正常。

轻型患者临床症状轻,病程短。重型患者病情重,进展快,易出现急性呼吸窘迫综合征(ARDS)。儿童患者的病情较成人轻。孕妇患者,在妊娠的早期易流产,妊娠晚期孕妇的病死率增加。老年患者症状常不典型,例如不伴有发热或同时合并细菌性肺炎等。有少数患者不以发热为首发症状,尤其是有近期手术史或有基础疾病的患者。

五、实验室检查

(一)血常规

病程初期到中期白细胞计数正常或者下降,淋巴细胞计数绝对值常减少,部分病例血小板减少。T 淋巴细胞亚群中 $CD3^+$、$CD4^+$ 及 $CD8^+$ 淋巴细胞均减少,尤以 $CD4^+$ 亚群减低明显。疾病后期多能恢复正常。

（二）血液生化检测

丙氨酸氨基转移酶（ALT）、乳酸脱氢酶（LDH）及其同工酶等均有不同程度升高。血气分析可发现血氧饱和度降低。

（三）血清学检测

常用酶联免疫吸附法（ELISA）和免疫荧光法（IFA）检测血清中的 SARS-CoV 抗体。两种方法对 IgG 抗体检测的敏感性与特异性均超过 90%，IFA 法的特异性高于 ELISA 法。IgG 抗体在病后第 1 周检出率低或检测不到，第 2 周末检出率 80% 以上，第 3 周末 95% 以上，且效价持续升高，在病后第 6 个月仍保持高滴度。IgM 抗体发病第 1 周出现，在急性期和恢复早期达高峰，3 个月消失。采用单克隆抗体技术检测样本中的 SARS-CoV 特异性抗原，可用于早期诊断，特异性与敏感性也超过 90%。

（四）分子生物学检测

以反转录聚合酶链反应（RT-PCR）检测患者呼吸道分泌物、血液、大便等标本中 SARS-CoV 的 RNA。

（五）细胞培养分离病毒

将患者呼吸道分泌物、血液等标本接种到 Vero 细胞中进行培养，分离到病毒后用 RT-PCR 或免疫荧光法进行鉴定。

（六）影像学检测

绝大多数患者在起病早期即有胸部 X 线检查异常，多呈斑片状或网状改变。起病初期常呈单病灶改变，短期内病灶迅速增多，常累及双肺或单肺多叶。部分患者进展迅速，呈大片状阴影。双肺周边区域累及较为常见，而胸腔积液、空泡形成以及肺门淋巴结增大等表现较为少见。对于胸片无病变而临床怀疑本病患者，1～2 天内要复查胸部 X 线检查。胸部 CT 检查可见局灶性实变，毛玻璃样改变最多见。肺部阴影吸收、消散较慢，阴影改变程度范围可与临床症状体征不相平行。

六、并发症

常见并发症包括肺部继发感染，肺间质改变，胸膜病变，纵隔气肿、皮下气肿和气胸，心肌病变，骨质缺血性改变，消化道出血，DIC 等。

七、诊断

1.流行病学资料

与 SARS 患者有密切接触史，或属于被传染的群体发病者之一或有明确传染他人的证据；发病前 2 周内曾到过或居住于报告有传染性非典型肺炎患者并出现继发感染疫情区域。

2.症状与体征

起病急，以发热为首发症状，体温一般＞38℃，偶有畏寒；可伴有头痛、关节酸痛、肌肉酸痛、乏力、腹泻；常无上呼吸道卡他症状；可有咳嗽，多为干咳、少痰，偶有血丝痰；可有胸闷，严重者出现呼吸加速，气促，或明显呼吸窘迫。肺部特征不明显，部分患者可闻少许湿啰音，或有肺实变体征。

3.实验室检测

外周血白细胞计数一般不升高,或降低;常有淋巴细胞计数减少,部分病例血小板减少；T 淋巴细胞亚群中 CD3$^+$、CD4$^+$ 及 CD8$^+$ 淋巴细胞均减少,尤以 CD4$^+$ 亚群减低明显。

4.胸部 X 线检测

肺部有不同程度的片状、斑片状浸润性阴影或呈网状改变,部分患者进展迅速,呈大片状阴影,常为多叶或双侧改变,阴影吸收消散较慢,肺部阴影与症状体征可不一致。若检查结果阴性,1～2 天后应予复查,若有条件,可胸部 CT 检查,有助于发现早期轻微病变或与心影及大血管影重合的病变。

5.血清学检测

用 IFA 或 ELLSA 法检测患者血清特异性抗体,特异性 IgM 抗体阳性,或特异性 IgG 抗体急性期和恢复期抗体滴度升高 4 倍或以上时,可作为确定诊断的依据。检测阴性结果,不能作为排除本病诊断的依据。

八、鉴别诊断

本病需要与上呼吸道感染、流行性感冒、细菌性或真菌性肺炎、艾滋病合并肺部感染、军团病、肺结核、流行性出血热、肺部肿瘤、非感染性肺间质性疾病、肺水肿、肺不张、肺栓塞、肺嗜酸性粒细胞浸润症,肺血管炎等临床表现类似的呼吸系统疾病相鉴别。

九、预后

大部分患者经综合治疗后痊愈。少数患者可进展至 ARDS 甚至死亡。根据我国卫计委公布的资料,我国患者的病死率约为 6.55%；根据 WHO 公布的资料,全球平均病死率为 10.88%。重型患者,患有其他严重基础疾病的患者病死率明显升高。少数重型病例出院后随访发现肺部有不同程度的纤维化。

十、治疗

目前还尚无特异性治疗手段。主要以综合疗法为主,强调在疾病的整个治疗中,针对疾病发生的病理生理异常加以纠正,进行对症治疗,以促进疾病的恢复；在疾病早期可以采取适当的抗病毒治疗。治疗总原则为,早期发现,早期隔离,早期治疗。所有的患者应集中隔离治疗,疑似病例与临床诊断病例分开收治。重型患者治疗中要注意防治急性呼吸窘迫综合征和多器官功能障碍综合征(MODS)。心理治疗和护理工作在治疗中具有很重要的作用。

(一)监测病情变化

多数患者在发病后 14 天内都可能属于进展期,必须密切观察病情变化,监测症状,体温,呼吸频率,SpO$_2$ 或动脉血气分析,血常规,胸片(早期复查间隔时间不超过 2～3 天),心、肝、肾功能等。

(二)一般和对症治疗

(1)卧床休息,避免劳累。

(2)咳嗽剧烈者给予镇咳;咳痰者给予祛痰药。

(3)发热超过 38.5℃者,可给予物理降温,如冰敷、温水或酒精擦浴等,并酌情使用解热镇痛药。儿童忌用阿司匹林,以避免引起瑞氏综合征。

(4)维护重要脏器如心、肝、肾等器官功能。

(5)加强营养支持,维持水电解质,酸碱平衡。

(6)出现气促或 PaO_2<70mmHg 或 SpO_2<93%给予持续鼻导管或面罩吸氧。

(7)有以下指征之一即可早期应用糖皮质激素:①有严重中毒症状,高热 3 日不退;②48 小时内肺部阴影进展超过 50%;③有急性肺部损伤或出现 ARDS。

成人剂量相当于甲泼尼龙每天 80～320mg,必要时可适当增加剂量,大剂量应用时间不宜过长。具体剂量及疗程根据病情来调整,待病情缓解或胸片上阴影有所吸收后逐渐减量停用。一般每 3～5 天减量 1/3,静脉给药 1～2 周后可改为口服泼尼松或泼尼松龙。一般不超过 4 周。

应用激素的目的在于抑制异常的免疫病理反应,减轻全身炎症反应状态,从而改善机体的一般状况,减轻肺的渗出、损伤,防止和减轻后期的肺纤维化。建议采用半衰期短的激素。注意糖皮质激素的不良反应,可同时给予制酸剂与胃黏膜保护剂,应警惕继发感染。在 SARS 的治疗中,激素的应用没有绝对禁忌证,儿童慎用糖皮质激素;其他的相对禁忌证包括中度以上的糖尿病,重型高血压,活动性胃、十二指肠溃疡,精神病,癫痫以及处于妊娠期的患者。

(8)为治疗和控制继发细菌或真菌感染,根据临床情况,可选用喹诺酮类等抗感染药物。

(9)目前尚无针对 SARS-CoV 的特异性抗病毒药物。早期可试用蛋白酶类抑制剂类药物洛匹那韦及利托那韦等。利巴韦林的疗效不确切。

(10)重型患者可以试用免疫增强的药物,如胸腺肽,静脉用丙种球蛋白等。但疗效尚未肯定,不推荐常规使用。

(11)本病属于中医学瘟疫、热病的范畴,治则为:温病,卫、气、营、血和三焦辨证论治。

(三)重型病例的处理

必须严密动态观察,加强监护,及时给予呼吸支持,合理使用糖皮质激素,加强营养支持和器官功能保护,维持水电解质和酸碱平衡,预防和治疗继发感染,及时处理并发症。

(1)加强对患者的动态监测,包括生命体征,出入液体量,心电图及血糖的检测。如有条件,尽可能收入重症监护病房。

(2)使用无创正压机械通气(NPPV)的指征为:①呼吸频率>30 次/分;②吸氧 5L/min 条件下,SpO_2<93%。禁忌证为:①有危及生命情况,需要紧急气管插管;②意识障碍;③呕吐、上消化道出血;④气道分泌物多和排痰障碍;⑤不能配合 NPPV 治疗;⑥血流动力学不稳定和有多器官功能损害。

模式通常使用持续气道正压通气(CPAP),压力水平一般为 4～10cmH_2O;吸入氧流量般为 5～8L/min,维持血氧饱和度>93%;或压力支持通气+呼气末正压(PSV+PEEP),PEEP 水平一般为 4～10cmH_2O,吸气压水平一般为 10～20cmH_2O。NPPV 应持续应用(包括睡眠时间),暂停时间不宜超过 30 分钟,直到病情缓解。

(3)若患者不耐受 NPPV 或氧饱和度改善不满意,应及时进行有创正压机械通气治疗。

插管通气的指征为：①经无创通气治疗病情无改善，表现为 $SpO_2<93\%$，面罩氧浓度 5L/min，肺部病灶仍增加；②不能耐受无创通气，明显气促；③中毒症状明显，病情急剧恶化。

使用呼吸机通气，极易引起医务人员被 SARS-CoV 感染，故必须注意医护人员的防预，谨慎处理呼吸机废气，吸痰、冲洗导管均应小心对待。

（4）出现休克或 MODS，给予相应支持治疗。在 MODS 中，肺、肾衰竭，消化道出血，DIC 发生率较高。脏器损害愈多，病死率越高。早期防治、中断恶性循环，是提高治愈率的重要环节。

十一、预防

（一）控制传染源

1.疫情报告

2003 年 4 月我国将 SARS 列入法定传染病管理范畴。2004 年 12 月新传染病防治法将其列为乙类传染病，但其预防、控制措施采取甲类传染病的方法执行。发现或怀疑本病时应尽快向卫生防疫机构报告。做到早发现、早隔离、早治疗。

2.隔离治疗患者

对临床诊断病例和疑似诊断病例应在指定的医院按呼吸道传染病分别进行隔离观察和治疗。同时具备下列 3 个条件方可考虑出院：①体温正常 7 天以上；②呼吸系统症状明显改善；③X 线胸片有明显的吸收。

3.隔离观察密切接触者

对医学观察病例和密切接触者，如条件许可应在指定地点接受隔离观察 14 天。在家中接受隔离观察时应注意通风，避免和家人密切接触。

（二）切断传播途径

1.社区性预防

加强科普宣传，流行期间减少大型集会或活动，保持公共场所通风换气、空气流通；注意空气、水源、下水道系统的处理消毒。

2.保持良好的个人卫生习惯

不随地吐痰，流行季节避免去人多或相对密闭的地方。有咳嗽、咽痛等呼吸道症状及时就诊，注意戴口罩；避免与人近距离接触。

3.严格隔离患者

医院设立发热门诊，建立本病的专门通道。收治 SARS 的病区应设有无交叉的清洁区、半污染区和污染区；病房、办公室等应通风良好。疑似患者与临床诊断患者应分开病房收治。住院患者应戴口罩，不得随意离开病房。患者不设陪护，不得探视病区中的病房、办公室等各种建筑空间、地面及物体表面、患者用过的物品、诊疗用品以及患者排泄物、分泌物均严格按要求分别进行充分有效消毒。医护人员及其他工作人员进入病区时，要切实做好个人防护工作。须戴 12 层面纱口罩或 N95 口罩，戴帽子和眼防护罩以及手套、鞋套等，穿好隔离衣，做到无体表暴露于空气中。接触过患者或被污染的物品后，应洗手。加强医务人员 SARS 防治知识的培训。

4.实验室条件要求

必须在具备生物安全防护条件的实验室,才能开展 SARS 患者人体标本或病毒株的检测或研究工作,以防病毒泄漏。同时实验室研究人员必须采取足够的个人防护措施。

(三)保护易感人群

灭活疫苗在研制中,已进入临床实验阶段。医护人员及其他人员进入病区时,应注意做好个人防护工作。

第十二节　登革热及登革出血热

一、登革热

登革热(DF)是由登革病毒引起,经伊蚊传播的急性传染病。其临床特征为突起高热、皮疹、头痛、全身肌肉、骨关节疼痛、淋巴结肿大、出血倾向和外周血白细胞计数减少等。

"登革"一词源于西班牙语,意为装腔作势,它形象地描绘了感染疾病的患者因高热、头痛、肌肉关节痛而表现出步履蹒跚的样子,犹如纨绔子弟走路时的夸张架势,故有"公子热"之称。

本病于 1779 年在印度尼西亚雅加达首先发现,随后在美国费城和埃及开罗发现,并据症状先后命名为关节热和骨折热。至 1869 年由英国伦敦皇家内科学会命名为登革热。登革热主要在热带、亚热带国家和地区流行,20 世纪曾在世界各地发生过多次大流行,病例数百万计。在东南亚一直呈地方性流行。

我国最早于 1873 年在厦门发现登革热病例。1928 年至 1929 年,广州、厦门、杭州、宁波、上海、台湾和香港等东南沿海地区出现流行。1942 年至 1945 年同样在东南沿海及武汉等地大规模流行。1949 年至 1977 年我国未发现登革热病例。1978 年在广东佛山暴发登革热流行,其后每年都有不同程度的流行,多在广东、广西、福建、海南和台湾等地区流行。已分离出所有四型登革热病毒。

(一)病原学

登革病毒归为黄病毒科中的黄病毒属。成熟的登革病毒颗粒呈哑铃形、杆状或球形,直径为 40～50nm。

病毒核衣壳为 20 面体对称,外有一层包膜,为双层脂质,占病毒重量的 10%～20%,包膜上镶嵌着包膜糖蛋白 E(E 蛋白)和小分子非糖基化膜蛋白 M(M 蛋白),这两种蛋白构成病毒颗粒表面的突起。包膜蛋白 E 具有病毒颗粒的主要生物功能,如细胞嗜性及血细胞凝集抑制抗体、中和抗体和保护性抗体的诱导。

病毒基因组为单链正股 RNA,长约 11kb,只含有一个长的开放读码框架,编码病毒 3 个结构蛋白(包括核衣壳蛋白 C、膜蛋白 M 和包膜蛋白 E)和 7 个非结构蛋白(NS1～5)。基因顺序是 5′-C-PrM(M)-E-NS1-NS2A-NS2B-NS3-NS4A-NS4B-NS5-3′。登革病毒 4 个血清型

RNA 的同源性为 64%～66%。

乳鼠是登革病毒最敏感的实验动物,1～3 日龄新生小白鼠脑内接种病毒 1 周后发生以迟缓性麻痹为主的脑炎症状,并最终导致死亡,成鼠对登革病毒不敏感。接种登革病毒至黑猩猩、猕猴和长臂猿等灵长类动物可以诱导特异性免疫反应,但不会产生症状,可作为疫苗研究的动物模型。登革病毒在猴肾细胞株、地鼠肾细胞、Vero 细胞、伊蚊胸肌及 C6/36 细胞株内生长良好,并产生恒定的细胞病变,其中白蚊伊蚊 C6/36 细胞是最敏感和最常用的细胞。

登革病毒有 Ⅰ、Ⅱ、Ⅲ、Ⅳ 四个血清型,可用中和、补体结合、血凝抑制试验等方法分型,各型之间及与其他黄病毒属的病毒之间有部分交叉免疫反应,故应取患者双份血清,抗体效价递升 4 倍以上才有诊断价值。

登革病毒耐低温,在人血清中保存于 -20℃ 可存活 5 年,-70℃ 存活 8 年以上。登革病毒不耐热,50℃ 30 分钟、54℃ 10 分钟或 100℃ 2 分钟即可灭活,不耐酸,在 pH 7～9 时最稳定。用洗涤剂、乙醚、紫外线、0.65% 甲醛溶液、高锰酸钾、乳酸和甲紫等均可以灭活。

(二)流行病学

1.传染源

患者、隐性感染者和带病毒的动物为主要传染源和宿主,未发现健康病毒携带者。在城市感染循环中患者和隐性感染者是主要传染源,患者在发病前 1 天至病程第 6 天,具有明显的病毒血症,可使叮咬的伊蚊受感染。流行期间,轻型患者数量为典型患者的 10 倍,隐性感染者为人群的 1/3,是重要传染源。在丛林感染循环中,带病毒的动物是传染源,其中猴类是主要传染源。

2.传染媒介

登革热的传播媒介是伊蚊,目前证实约有 13 种伊蚊可以传播登革热,其中主要是埃及伊蚊和白纹伊蚊。在登革热流行期间埃及伊蚊带毒率最高,是传播能力最强的蚊种。在东南亚和我国海南省,以埃及伊蚊为主,主要孳生在室内或住房周围的容器积水中,是嗜人血的"家蚊",主要在白天叮咬人;在太平洋岛屿和我国广东、广西,则以白纹伊蚊为主,成蚊多在室外活动,白昼都会叮咬人。当伊蚊叮咬患者或隐性感染者后,病毒进入蚊体内,在蚊的唾液腺及神经细胞中大量复制,8～12 天当再叮咬健康人并吸血时,病毒随唾液排出进入人体内,造成感染。伊蚊可终身携带和传播病毒,并可经卵将病毒传给后代。

3.易感性

在新流行区,人群不分种族、年龄、性别普遍易感,在从未发生登革热流行的非地方性流行区,所有年龄段都是易感人群,部分成年人可出现登革出血热。在曾发生过登革热流行的非地方性流行区,登革热以 20～40 岁成年人发病率高。在地方性流行区,发病以儿童为主,20 岁以上者血清中几乎都可检出抗登革病毒的中和抗体。感染后对同型病毒有稳固免疫力,并可维持多年,各血清型之间及与其他黄病毒属的病毒之间有不同程度的交叉免疫力。多数流行病学调查显示,登革热的发生在性别上无明显差异。

4.流行特征

本病呈世界性分布,广泛流行于热带和亚热带,特别是东南亚、西太平洋及中南美洲、非洲等 100 多个国家和地区,其中以东南亚和西太平洋地区最为严重。在我国主要发生于海南、台湾、广东和广西等省自治区。登革病毒常先流行于市镇,后向农村蔓延。登革热流行与伊蚊滋生有关,主要发生于夏秋雨季。我国大陆大部分地区登革热的流行季节在3～11月份,7～9月份是高峰,在广东省为6～11月份,福建省为7～10月份,海南省为3～12月份。在流行形式上有输入性流行、地方性流行和自然疫源性流行,在地方性流行区有隔年发病率升高的趋势。近年来登革热有扩大流行的趋势,全球气候变暖造成该病流行范围从热带、亚热带向温带地区扩展,受害人群增多,并使蚊子活动季节延长,活动区域扩大,病毒在蚊体内增殖活跃,病毒的毒力增强;此外,人口密集程度增高增加了病毒传播的机会,人口大量流动及现代化交通更促成登革热的远距离扩散。

(三)发病机制与病理解剖

登革病毒通过伊蚊叮咬进入人体,在毛细血管内皮细胞和单核-吞噬细胞系统增殖后进入血液循环,形成第一次病毒血症。然后病毒定位于单核-吞噬细胞系统和淋巴组织中,并在其中复制到一定程度,再次释入血流形成第二次病毒血症,并引起临床症状。机体产生的抗登革病毒抗体与登革病毒形成免疫复合物,激活补体系统,损伤血管,导致血管通透性增加,血管扩张、充血,血浆外渗。体内各类T细胞的激活并释放细胞因子IL-2、IFN-γ、组胺、补体C3a、C5a等,产生一系列免疫反应。同时病毒可抑制骨髓中白细胞和血小板系统,导致白细胞、血小板减少和出血倾向,并可引起肝脏损害。

病理改变表现为:肝、肾、心和脑的退行性变,心内膜、心包、胸膜、腹膜、胃肠黏膜、肌肉、皮肤及中枢神经系统不同程度的出血,皮疹活检见小血管内皮细胞肿胀、血管周围水肿及单核细胞浸润,瘀斑中有广泛血管外溢血。脑型患者可见蛛网膜下隙和脑实质灶性出血,脑水肿及脑软化。重症患者可有肝小叶中央灶性坏死及淤胆、小叶性肺炎、肺小脓肿形成等。

(四)临床表现

登革病毒感染人体后,大部分呈隐性感染,显性感染的潜伏期3～15天,通常为5～8天。世界卫生组织将登革热分为登革热和登革出血热,后者又分为无休克的登革出血热(DHF)及登革休克综合征(DSS)。我国所见的登革热,临床上可分为典型、轻型与重型登革热三型。

1.典型登革热

(1)发热:是登革热最常见的临床表现之一,发生率为100%。起病急骤,寒战,高热,24小时内体温可达40℃,持续5～7天后骤退至正常。发热的热型不一,多数为不规则热或弛张热,部分病例发热3～5天体温降至正常,1天后再度上升,称为双峰热或马鞍热。

(2)全身毒血症状:全身症状有严重头痛、背痛、眼球后痛及骨、肌肉和关节痛,极度乏力。头痛发生率70%～92%,疼痛部位不定,多表现为双侧颞部持续性钝痛,间有阵发性加剧,部分病例表现为偏头痛。剧烈头痛伴呕吐需注意可能系脑出血或脑炎引起的脑水肿所致。骨、肌肉及关节痛多同时在发热后早期出现,可持续至退热后,发生率在40%～75%,少数患者因疼痛剧烈而行走困难。腹痛的发生率6%～21%,多数疼痛部位不确定,少数患者可出现右下腹疼痛伴反跳痛,类似急性阑尾炎的表现。

早期体征有颜面潮红,结合膜充血,浅表淋巴结肿大,脉搏加速,后期可有相对缓脉。恢复期常因显著衰弱需数周后才能恢复健康。

(3)皮疹:于病程第3～6天出现,主要为充血性皮疹和出血性皮疹两类。

充血性皮疹呈多样性,多为红斑疹、斑丘疹或麻疹样皮疹,也有猩红热样疹,可同时有两种以上皮疹。红斑疹是最常见的皮疹,初起时在下肢近膝关节处或上肢近肘关节处对称出现,再迅速向周围蔓延,较少累及手掌及足底;皮疹初为小片状,迅速融合成大片,压之褪色,皮疹之间可见小片正常皮肤,有称"皮岛"。其他类型的皮疹也可分布于全身、四肢、躯干或头面部,多有痒感,皮疹持续3~5天消退,疹退后无脱屑及色素沉着。

出血性皮疹是登革热特征性表现之一,表现为密集的针尖样皮下出血点,皮疹多见于双下肢胫前皮肤,可累及四肢,但较少累及躯干,压之不褪色。与充血性皮疹共存时不会在"皮岛"内出现。少数严重的患者可出现瘀点、瘀斑或出血性紫癜。此型皮疹持续时间长,多在2周内消退,少数可持续3~4周。

(4)出血:25%~50%病例有不同程度、不同部位出血现象。皮下出血表现为瘀点、瘀斑及紫癜,瘀点、瘀斑可见于四肢、躯干和注射部位,血小板减少明显者可出现束臂试验阳性。黏膜出血表现为眼结膜出血、口腔黏膜出血、牙龈出血和鼻出血。还可出现呕血或黑粪、咯血、血尿、阴道出血、腹腔或胸腔出血等,出血多发生在病程的5~8天。

(5)其他系统表现:消化道症状可有食欲缺乏、恶心、呕吐、味觉异常、腹痛、腹泻或便秘等,食欲缺乏表现最为常见。有7%~12%的典型患者出现咽痛、咳嗽等呼吸系统表现。50%以上的患者有肝脏损害的表现,丙氨酸氨基转移酶(ALT)和天冬氨酸氨基转移酶(AST)有轻到中度升高,约1/4病例有轻度肝大,个别病例有黄疸,脾大少见。

2.轻型登革热

临床表现类似流行性感冒,发热较低,全身疼痛较轻,皮疹稀少或不出疹,无出血倾向,浅表淋巴结常肿大,病程1~4天。流行期间此型病例较多,临床上容易误诊。

3.重型登革热

重型登革热起病初期的临床表现与典型登革热类似,在发热3~5天病情突然加重,表现为剧烈头痛、呕吐、谵妄、狂躁、昏迷、抽搐、大量出汗、血压骤降、颈强直、瞳孔缩小等脑膜脑炎的表现。有些病例表现为消化道大出血和出血性休克。此型病情凶险,进展迅速,多于24小时内死于中枢性呼吸衰竭或出血性休克。本型罕见,但死亡率很高。

4.不同血清型病毒所致登革热的临床特点

在初次感染登革热时,Ⅱ型病毒引起器官损害多见,登革出血热和登革休克综合征的发生率高,病情最为严重。其次是Ⅲ型和Ⅰ型病毒,Ⅳ型病毒引起疾病程度最轻。

5.儿童登革热的临床特点

儿童初次感染病例多表现为轻型,起病较慢,体温较低,毒血症较轻,恢复较快。但儿童二次感染容易出现登革出血热。婴幼儿患者具有以下特点:①登革热发生率低,但登革出血热发生率高;②消化道、呼吸道症状明显,超过50%会出现恶心、呕吐及咳嗽;③皮疹发生率超过80%。

(五)并发症

1.急性血管内溶血

最为常见,发生率为2%~6%,多发生于G6-PD缺乏的患者。表现为巩膜和皮肤黄染、排酱油样尿及贫血。

2.神经系统损害和精神障碍

少数患者在病后3～5天会出现头痛、恶心、呕吐、抽搐及颈免疫等脑膜脑炎的表现。还有少数患者可出现肌阵挛、截瘫等急性脊髓炎、吉兰-巴雷综合征和急性肢体障碍的表现。精神障碍者可有烦躁不安、兴奋、抑郁、妄想和幻觉等。

3.心血管系统损害

常见于并发心肌损害的患者,表现为胸痛、心律失常(心动过缓和传导阻滞较为常见)、低血压等,严重的可出现心源性休克。

4.眼部表现

少数患者可出现视物模糊、眩晕甚至失明等眼部症状。

5.泌尿系统损害

表现为水肿、少尿、无尿等,少数可出现急性肾衰竭。

(六)实验室检查

1.一般检查

(1)血常规:白细胞总数发病第2天开始下降,第4～5天降至最低点(可达$2\times10^9/L$,甚至更低),分类中性粒细胞比率减少,淋巴细胞相对增高,可见异形淋巴细胞;退热后1周白细胞总数和分类计数恢复正常。50%～75%患者有血小板计数减少。血细胞比容增加20%以上。

(2)尿常规:可有少量蛋白、红细胞、白细胞,有时有管型出现。

(3)生化检查:约半数病例ALT、AST升高,肝脏功能异常多见于女性患者和二次感染的患者,少数重症患者可出现血清总胆红素升高、清蛋白降低。绝大多数患者肾功能检查正常,少数并发肾损害者可出现血尿素氮升高。并发心肌损害者可出现磷酸肌酸激酶、乳酸脱氢酶及其同工酶的升高。凝血功能检查可见纤维蛋白原减少,凝血时间和部分凝血活酶时间延长。

(4)脑型病例脑脊液压力升高,白细胞和蛋白质正常或稍增加,糖和氯化物正常。

2.影像学检查

部分患者胸部X线表现为一侧或双侧胸腔积液,脑型患者CT、MRI可见脑水肿、脑实质灶性损害等脑炎的表现。腹部B超可发现肝、脾大或腹水。

3.血清学及分子生物学检查

常用补体结合试验、红细胞凝集抑制试验和中和试验监测特异性抗体。红细胞凝集抑制试验的灵敏度较高,补体结合试验特异性较高。恢复期单份血清补体结合试验效价达到1:32以上,血凝抑制试验效价达到1:1280以上有诊断意义。双份血清恢复期抗体效价比急性期高4倍以上者可以确诊。中和试验特异性高,但操作困难,中和指数超过50者为阳性。

对于初次感染登革热的患者,从发热开始体内开始产生抗登革热病毒的中和抗体,为血清型特异性的IgM抗体和IgG抗体。IgM抗体在发热后几天即可检测到,2周后达高峰,2～3个月消失,少数可维持6个月。IgG抗体出现较晚,在起病2周内都处于低水平状态。近年有用ELISA法检测IgM抗体作为早期诊断。

对于再次感染的患者或曾经感染过黄病毒的个体,中和抗体IgM和IgG与初次感染有本质区别,主要以产生大量的IgG抗体为特征,在出现症状的1～2天就可以检测到,并呈进行性升高,病后 2 周达高峰,3～6 个月逐步降至既往感染的水平。IgM 抗体产生的动态与初次感染相似,但滴度水平明显降低,个别患者在起病 10 天内都检测不到 IgM 抗体。

虽然我国不是登革热的地方流行区,但是黄病毒之一的乙脑病毒流行区,且大多数人接受过乙脑疫苗的接种,因此,登革热血清学诊断中要以二次感染对待,同时检测 IgM 和 IgG 抗体,避免仅以 IgM 抗体作为诊断依据,以免漏诊。

分子生物学诊断方法:有核酸杂交技术、反转录聚合酶链反应(RT-PCR)、实时荧光 RT-PCR、基因芯片技术和基于核酸序列扩增试验(NASBA 技术)等,这些技术具有高度敏感性和特异性,可用于早期快速诊断及血清型鉴别。但这些技术尚未常规应用于临床。

4.病毒分离

病毒分离的方法有乳鼠分离、蚊子分离和细胞分离。前者因试验成本高,分离阳性率低已基本淘汰。

细胞分离取急性期患者血液,接种于白纹伊蚊细胞株(C6/36)、恒河猴细胞、非洲绿猴肾细胞和金黄地鼠肾细胞,分离病毒后经型特异性中和试验或红细胞凝集抑制试验加以鉴定。白纹伊蚊细胞株(C6/36)在登革热细胞分离诊断中最常用。

蚊子分离:白纹伊蚊成蚊胸腔内亲代接种 7 天,华丽巨蚊或它的四龄幼虫的脑内接种,在 2～5 天可取得病毒分离结果。

(七)诊断与鉴别诊断

1.根据流行病学、临床表现及实验室检查等进行诊断

(1)流行病学资料:在登革热流行季节,凡是生活在流行区或 15 天内到过流行区,发病前 5～9 天有蚊虫叮咬史,发生高热时,应想到本病。

(2)临床表现:有突然起病、畏寒、发热(24～36 小时体温达 39～40℃或有双峰热),伴有较剧烈的头痛、眼眶痛、剧烈肌肉和骨关节痛,颜面部潮红、结膜充血,多型性皮疹、有皮下出血、牙龈出血、鼻出血以及消化道和其他部位出血的表现,浅表淋巴结肿大、肝脾大,应考虑登革热的诊断。少数患者可有脑炎样症状和体征,严重者伴有休克。

(3)实验室检查:血象表现白细胞和血小板减少,血细胞比容增加 20% 以上者,要考虑登革热的诊断。初次感染者单份血清特异性 IgM 抗体和 IgG 抗体阳性,恢复期单份血清补体结合试验效价达到 1∶32 以上,血凝抑制试验效价达到 1∶1280 以上可以诊断。

2.鉴别诊断

登革热需与流行性感冒、肾综合征出血热、新疆出血热、钩端螺旋体病、疟疾、恙虫病、黄热病、基孔肯雅病等疾病鉴别。

(1)流行性感冒

①共同点:a.起病急骤,以畏寒、发热、头痛,四肢酸痛、乏力等全身中毒症状为主要临床表现;b.病情严重者可并发脑膜脑炎;c.外周血白细胞计数减少。

②鉴别要点:a.流感春冬季多见,大流行时无明显季节性,有流感患者接触史;b.流感高热持续时间短,多为 2～3 天;c.早期鼻塞、流涕、咳嗽等呼吸道症状不明显或无,但热退时呼吸道症状加重,多在 1 周内消失;d.虽然外周血白细胞计数减少,但血小板计数多正常;e.起病 3 天

内咽喉洗漱液或咽拭子可分离出病毒,恢复期血清血凝抑制试验或补体结合试验,抗体效价增长 4 倍以上。

(2)肾综合征流行性出血热

①共同点:a.起病急骤,以发热、头痛,眼眶痛、颜面充血、结膜充血等症状为主要临床表现;b.皮下瘀点、瘀斑等出血倾向明显;c.尿常规有红、白细胞及管型;d.外周血血小板计数减少。

②鉴别要点:a.姬鼠型疫区肾综合征出血热秋、冬季多见,家鼠型或混合型疫区春、夏季高发,有明显的季节性;b.临床表现以"三红"(颜面、颈部、上胸部皮肤充血)、"三痛"(头痛、腰痛、眼眶痛)为特点;c.肾损害发生时间早,尿蛋白改变短时间内变化大;d.典型病例有发热期、低血压休克期、少尿期、多尿期和恢复期共 5 个临床阶段;e.虽然外周血小板计数减少,但血白细胞计数增加,早期出现异型淋巴细胞;f.早期肾综合征出血热特异性 IgM 抗体阳性或恢复期血清 IgG 滴度增长 4 倍以上。

(3)新疆出血热

①共同点:a.春、夏季节发病;b.起病急骤,以发热、头痛,皮下出血等症状为主要临床表现;c.发热可表现为双峰热;d.可伴有恶心、呕吐等消化道症状;e.有鼻出血、消化道出血等出血倾向;f.有肝脾大;g.可有外周血白细胞计数减少,血小板减少,大部分患者束臂试验阳性。

②鉴别要点:a.有放牧史和蜱叮咬史;b.临床表现中常伴有"三红"(颜面、颈部、上胸部皮肤充血)、"三痛"(头痛、腰痛、眼眶痛)的症状;c.外周血白细胞有明显核左移现象,发病后期外周血可见幼稚粒细胞;d.血清学检测、病毒分离以及 RT-PCR 可以鉴别。

(4)钩端螺旋体病

①共同点:a.夏、秋季节发病;b.起病急骤,以发热、头痛,肌肉酸痛、乏力、结膜充血、皮下出血等症状为主要临床表现;c.可有脑膜脑炎表现;d.可伴有恶心、呕吐等消化道症状;e.有鼻出血、消化道出血等出血倾向;f.有淋巴结肿大和肝脾大。

②鉴别要点:a.流行病学上有职业特点,以农村青壮年劳力多发;b.临床表现中腓肠肌痛及压痛为特征性症状;c.肝脏损害明显,黄疸比较常见;d.外周血常规检查白细胞计数多正常或升高,无血小板减少;e.血清显微镜钩体凝溶试验阳性,血液、脑脊液和尿液可分离出钩端螺旋体。

(5)疟疾

①共同点:a.夏、秋季节发病,有蚊虫叮咬史;b.起病急骤,以发热、头痛,肌肉酸痛、乏力、恶心、呕吐等症状为主要临床表现;c.可有谵妄、昏迷等脑膜脑炎表现;d.体检有肝脾大。

②鉴别要点:a.典型病例发热呈周期性;b.反复发作的病例有贫血和明显脾大;c.外周血常规白细胞正常或轻度增高,进行性贫血;d.末梢血或骨髓涂片可找到疟原虫。

(6)恙虫病

①共同点:a.夏、秋季节发病;b.起病急骤,以发热、头痛,肌肉酸痛、颜面潮红、结膜充血、皮疹等症状为主要临床表现;c.可有烦躁、谵妄、嗜睡、昏迷等脑膜脑炎表现;d.可伴有恶心、呕吐等消化道症状;e.外周血白细胞常减少。

②鉴别要点:a.流行病学上,患者多有野外活动史;b.临床表现以焦痂、溃疡及其附近淋巴

结肿大为特征;c.肝脏损害明显,黄疸比较常见;d.血清学外斐反应 OXK 阳性,病原体分离有助确诊。

(7)黄热病

①共同点:a.夏、秋季节发病;b.起病急骤,以发热、头痛,黄疸、皮疹等症状为主要临床表现;c.可伴有恶心、呕吐等消化道症状;d.外周血白细胞常减少、血小板减少。

②鉴别要点:a.流行病学上,该病流行于非洲和中、南美洲,我国本土无病例发生;b.肝脏损害明显,黄疸比较常见;c.血清学检查和病毒分离有助确诊。

(8)基孔肯雅病

①共同点:a.在热带和亚热带流行,发病在高温、多雨季节;b.起病急骤,以发热、头痛、关节痛、皮疹、结膜充血、淋巴结肿大等症状为主要临床表现;c.外周血白细胞计数减少;d.可伴有恶心、呕吐等消化道症状。

②鉴别要点:a.关节疼痛可表现为一个或多个关节痛,活动受限,肌肉酸痛不明显;b.无血小板减少;c.血清学检测、病毒分离以及 RT-PCR 可以鉴别。

其他鉴别诊断尚需考虑的疾病有罗斯河病毒感染、西尼罗病毒感染、麻疹、风疹、猩红热、斑疹伤寒、阿根廷出血热、拉沙热和埃博拉病毒感染等,这些疾病均有发热、皮疹或皮下出血的表现,但在流行病学上,如发病季节或流行地区与登革热有明显区别。

(八)治疗

本病尚无特效治疗方法。

1.一般治疗

急性期应尽早卧床休息,给予流质或半流质饮食、食物应富含营养且容易消化,在有防蚊设备的病室中隔离到完全退热为止,恢复期时不宜过早活动,防止病情加重。保持皮肤和口腔清洁,避免继发细菌感染。

2.对症治疗

(1)高热应以物理降温为主。对皮肤出血症状明显的患者,应避免乙醇擦浴,可用温热海绵擦浴法降温。解热镇痛药对本病退热不理想,且可诱发 G-6PD 缺乏的患者发生急性血管内溶血,应谨慎使用。对于无 G-6PD 缺乏的患者,如果高热、有高热惊厥史的婴幼儿,可以给予乙酰氨基酚退热,婴幼儿 24 小时内用药不超过 6 次,<1 岁者每次 60mg;1～3 岁者每次 60～120mg;3～6 岁每次 120mg;6～12 岁每次 240mg。对中毒症状严重的患者,可短期使用小剂量肾上腺皮质激素,如口服泼尼松 5mg,每天 3 次。

(2)维持水和电解质平衡,对于大汗或腹泻者应鼓励患者口服补液,对频繁呕吐、不能进食或有脱水、血容量不足的患者,应及时静脉输液,但应高度警惕输液反应致使病情加重,及导致脑水肿、脑膜脑炎型病例发生。

(3)有出血倾向者可选用卡巴克洛(安络血)、酚磺乙胺(止血敏)、维生素 C 及维生素 K 等止血药物。对大出血病例,应输入新鲜全血或血小板,大剂量维生素 K_1 静脉滴注,消化道出血可予口服云南白药等。

(4)镇静止痛治疗。对于纠正血容量后仍然烦躁的患者可给予地西泮 5～10mg/次或苯巴比妥 50～100mg/次镇静,儿童可给予水合氯醛 12.5～50mg/次口服或直肠给药。明显全身疼痛者可给予吗啡控释片口服。

（5）脑型病例应及时选用 20％甘露醇，每次 5～10mL/kg，快速静脉注入，同时静脉滴注地塞米松，以降低颅内压，防止脑疝发生。呼吸中枢受抑制者应及时使用呼吸兴奋药及呼吸机辅助呼吸。

（6）抗病毒治疗。抗病毒治疗是否有效尚存争议。可给予利巴韦林口服或静脉注射，成人 0.15～0.3g/次，每天 3 次，儿童 10～15mg/(kg·d)，老人 10mg/(kg·d)，分 2 次使用，应早期使用。

（九）预防

1.控制传染源

地方性流行区或可能流行地区要做好登革热疫情监测预报工作，早发现，早诊断，及时隔离治疗。同时尽快进行特异性实验室检查，识别轻型患者。加强国境卫生检疫。

2.切断传播途径

防蚊灭蚊是预防本病的根本措施。改善卫生环境，消灭伊蚊滋生地。喷洒杀蚊剂消灭成蚊。

3.提高人群免疫力

疫苗预防接种处于研究试验阶段，随着感染性 cDNA 技术的成熟，采用 DNA 重组技术，如能构成四型病毒的嵌合体，并产生对全部四型病毒的保护性免疫，将很有发展前景。

二、登革出血热

登革出血热（DHF）是登革热的一种严重类型。起病类似典型登革热，发热 2～5 日后病情突然加重，多器官较大量出血和休克，血液浓缩，血小板减少，白细胞增多，肝肿大。多见于儿童，病死率高。

1950 年在泰国首先发现登革出血热，以后在东南亚、太平洋岛屿及加勒比海地区相继发生本病流行。

（一）病原学

4 型登革热病毒均可引起登革出血热，而以第 2 型最常见。1985 年在我国海南省出现的登革出血热也是由第 2 型登革病毒所引起。

（二）流行病学

登革出血热多发生于登革热地方性流行区的当地居民之中，外来人很少发生。可能由于多数当地居民血液中存在促进性抗体之故。在东南亚，本病好发于 1～4 岁儿童，在我国海南省则以 15～30 岁青年占多数。

（三）发病机制与病理解剖

发病机制尚未完全明了。机体感染登革病毒后可产生特异性抗体，婴儿则可通过胎盘获得抗体，这些抗体具有弱的中和作用和强的促进作用，故称为促进性抗体。它可促进登革病毒与单核细胞或吞噬细胞表面的 Fc 受体结合，使这些细胞释放活性因子，导致血管通透性增加，血浆蛋白从微血管中渗出，引起血液浓缩和休克。凝血系统被激活则可引起 DIC，加重休克，并与血小板减少一起导致各系统的出血。

病理变化主要是全身毛细血管内皮损伤,导致出血和血浆蛋白渗出。微血管周围出血、水肿及淋巴细胞浸润,单核-吞噬细胞系统增生。

(四)临床表现

潜伏期同登革热,临床上可分为较轻的无休克的登革出血热(DHF)及较重的登革休克综合征(DSS)两型。

前驱期 2~5 日,具有典型登革热临床表现。在发热过程中或热退后,病情突然加重,表现为皮肤变冷、脉速,昏睡或烦躁,出汗,淤斑,消化道或其他器官出血,肝肿大,束臂试验阳性。部分病例脉压进行性下降,如不治疗,即进入休克,可于 4~6 小时内死亡。仅有出血者为登革出血热,同时有休克者为登革休克综合征。

实验室检查可发现血液白细胞总数和中性粒细胞均增加,血小板减少,可低至 $10 \times 10^9/L$ 以下。血液浓缩,血细胞容积增加。凝血因子减少,补体水平下降,纤维蛋白降解物升高。血浆蛋白降低,血清转氨酶升高,凝血酶原时间延长,纤维蛋白原下降。血清学检查和病毒分离同登革热。

(五)诊断与鉴别诊断

登革出血热的诊断标准:①有典型登革热临床表现;②多器官较大量出血;③肝肿大。具备其中 2~3 项,同时血小板在 $100 \times 10^9/L$ 以下,血细胞容积增加 20% 以上者,为登革出血热。同时伴有休克者,为登革休克综合征。

登革出血热应与黄疸出血型钩端螺旋体病、败血症、流行性出血热等疾病鉴别。

(六)预后

登革出血热病死率 1‰~5‰,登革休克综合征预后不良。

(七)治疗

以支持疗法为主,注意水电解质平衡,纠正酸中毒。休克病例应尽快输液以扩张血容量,加用血浆或血浆代用品,但不宜输全血,以免加重血液浓缩。严重出血者,可输新鲜全血或血小板。中毒症状严重及休克病例,可用肾上腺皮质激素静脉滴注。有 DIC 证据者按 DIC 治疗。

第十三节　朊毒体病

朊毒体是一种不同于细菌、病毒、真菌和寄生虫等病原微生物的缺乏核酸的蛋白质感染因子,它不需核酸复制而能自行增殖。朊毒体的本质是蛋白质,对蛋白质强变性剂如苯酚、尿酸等的处理无耐受性,但具有耐高温性和抗蛋白酶性等不同于一般蛋白质的特征。能使核酸失活的物理和化学方法均对其无影响。朊毒体感染所致的朊毒体病包括有人类的克-雅病、库鲁病、杰茨曼-斯脱司勒-史茵克综合征、致死性家族性失眠症以及动物的牛海绵状脑病和羊瘙痒症等一类被称为"传染性海绵状脑病"(TSE)的神经系统退行性变性疾病,这类疾病可呈传染性、散发性或遗传性发生。

人类的朊毒体病具有以下基本特征:主要病理改变为中枢神经系统星形胶质细胞增生和神经纤维的空泡样改变,此种病变无炎症反应和免疫学应答的形态学变化,病变区域无淋巴细胞和炎症细胞浸润,表明朊毒体感染不激发宿主的体液和细胞免疫应答。可有长达数年至数十年的潜伏期,这些变化使得脑组织病理切片呈海绵状改变,故称传染性海绵状脑病。一旦发病,病情进展迅速,可很快导致死亡,病变的发生都与朊毒体蛋白(Prp)的异常代谢及由此所引起的 PrP 在中枢神经系统的积聚有关。

一、病原学

(1)朊毒体蛋白 Prp 有两种异构体,即 Prp^c 和 Prp^{sc}。Prp^c 存在于正常组织,对蛋白酶敏感,不致病;Prp^{sc} 对蛋白酶有抗性,是可致病蛋白。二者氨基酸序列相同,但立体构象不一致。构象的差异导致了化学性质和生物学作用的明显不同。

(2)复制增殖方式:Prp^{sc} 与正常组织中 Prp^c 的结合形成杂合二聚体,然后以 Prp^{sc} 自身为模板诱导 Prp^c 的立体构象转变为 Prp^{sc}。

(3)朊毒体由宿主染色体上的一个单拷贝基因编码,基因突变可使 Prp^c 转变成 Prp^{sc},这与遗传性朊毒体疾病有关。

朊毒体的实质就是 Prp^{sc},朊毒体有多种不同的株型,引起不同的朊毒体病。

朊毒体能耐受如核酸酶、紫外线照射及电离辐射等,对尿酸、苯酚等蛋白质变性剂以及胰蛋白酶等较敏感,容易被灭活或减低感染性。

二、临床学

(一)发病机制

现在已知,朊病毒是人和动物的多种中枢神经系统慢性退行性变的病因,至今其发病机理还不很清楚。朊病毒病可以以遗传、传染或散发性突变的方式出现,无论何种形式都与朊蛋白的变化有关。现在认为朊病毒病的发生是由于朊蛋白(PrP^C)的构型发生改变,变成 PrP^{SC} 所致。PrP^C 与 PrP^{SC} 多肽链具有相同的氨基酸组成,只是三级结构存在差异。PrP 可以在天然构象和一系列异常构象间发生转变,一种或几种构象的 PrP 可以相互结合形成稳定的大分子结构,这种大分子的主要成分是错误折叠的 PrP 单体。因此,PrP 可以当作模板,促进 PrP^C 向 PrP^{SC} 的转变。这种自身复制的转变反应可由富含折叠的 PrP 种子诱导,从而造成朊病毒的传播。转变反应也可能依赖于另外一个种特异的因子叫 X 蛋白。或者,PrP^{SC} 的聚集和沉积是一种罕见随机的构象改变,导致散发性病例。遗传性朊病毒病可能是一种病理性突变的结果,诱导 PrP^C 向 PrP^{SC} 的转变。但是这种构象变化是如何传播的目前还不清楚。

已有很多研究表明,只有正确地折叠蛋白才能形成其独特的结构并行使其正常功能,若多肽不能折叠出正确的构型就会对细胞功能甚至存活造成极大威胁,为了防止错误折叠蛋白造成的损伤,机体已经进化出保护细胞免受错误折叠蛋白毒害的复杂机制,这种机制作为蛋白的质量控制系统,可以及时清除质量不合格的蛋白(如折叠不正确的蛋白)。这种质量保证体系的第一道屏障是分子伴侣,它们伴随天然蛋白自核糖体释放,促进蛋白的正确折叠,从而防止发生有害的作用。虽然如此,仍有一些新翻译出的蛋白不能产生正确折叠,此时泛素-蛋白酶体系统(UPS)就会通过复杂的机制降解这种蛋白,从而消除错误折叠蛋白的危害。细胞若不能清除异常蛋白则会通过内质网紧张机制,诱导细胞凋亡从而达到保护目的。朊病毒病在病理上表现出不同程度的海绵状空泡变性、胶质增生以及神经元丢失等。朊病毒淀粉样聚集物的堆积是如何导致神经元丢失的,目前还不清楚,现有的研究在毒性蛋白堆积造成细胞凋亡方面做了很多研究。目前认为,毒性蛋白的堆积会造成细胞内质网紧张,诱导细胞凋亡的产生。还有研究表明,其折叠异常的中间产物对细胞也是有毒性的,即便是细胞的正常蛋白发生异常折叠时也对细胞造成损伤,其机制还有待于进一步研究。

目前困扰朊病毒研究的另一个问题是免疫系统如何与神经系统的连接问题。虽然朊蛋白在机体很多组织都广泛存在,但似乎主要危害神经系统。研究表明,肠道的淋巴系统可以摄取朊病毒,但最终如何传递到神经系统目前还不清楚。

(二)临床表现

朊病毒可引起人和动物的神经退行性疾病,其病理学特点是大脑皮质神经元细胞退化、空泡变性、死亡、消失,最终被星形细胞替代,继而造成海绵状态——大脑皮质(灰质)变薄而白质相对鲜明,这就是海绵状脑病。患这种病的人一般有痴呆、共济失调、震颤等表现。克雅病通常是以进行性痴呆为特征,而羊瘙痒病和牛海绵脑病则主要以共济失调为特征。

朊病毒引起的动物疾病中最常见的是羊瘙痒病和近年来在英国流行的 BSE(俗称疯牛病)。近年来,疯牛病在英国的流行引起人们的广泛关注,有证据表明其与在英国发现的nvCJD 有关。朊病毒除了感染牛、羊两个重要家畜外,还能感染许多动物,如猫、美洲狮、大耳鹿、雪貂、猫豹、捻角羊、大弯角羚等野生动物。

前已述及,朊病毒不仅能引起动物疾病,还可引起人类疾病。

1.羊瘙痒病

羊瘙痒病是一种羊的慢性消耗疾病,它是朊病毒引起的最常见疾病之一。18 世纪中叶这一疾病在欧洲已有描述。目前,它在亚洲、欧洲和美洲有着广泛的分布。早期研究朊病毒疾病多以羊瘙痒病为模型,绵羊和山羊脑内、眼内、口腔、皮下、肌肉内,以及静脉内注射病羊的脑提取物都可发病,潜伏期 1～3 年,发病率不高,不同遗传背景的羊敏感性不同。早期,该病的致病因子不清楚,将其称羊瘙痒病因子。它在羊体内繁殖十分缓慢,1954 年 Sigurdsson 认为该病由慢病毒感染引起。它虽然繁殖十分缓慢,但滴度却很高,脑组织滴度可达$(1 \times 10^{10} \sim 1 \times 10^{12})/g$,这一滴度比一般病毒的滴度高 4～6 个数量级。它在羊群中很容易传播,常对畜牧业生产造成很大损失。它在羊群中如何传播,至今仍不清楚。

2.库鲁病

库鲁病是第一个发现的人朊病毒病,它表现为神经系统慢性退化性病变。患者的小脑受损产生共济失调和颤抖。此病发生在大洋洲巴布亚新几内亚高原的一个叫作"Fore"的部落里。"kuru"一词是当地土语,用来形容本病的颤抖特征。这个部落有宗教性食尸的习惯,在举行食尸仪式时,由主妇剖尸,将脑汁捧在手里供家庭成员吮食,因为在那个部落里男孩 4～6 岁即可离开社会而出走,家庭中妇女和小孩接触食尸的习惯较多而受到感染,因此患者多为妇女和儿童。在这个部落里很少能见老年妇女。成年男子很少得病。这个部族有 160 个村落,约35000 人,发病率约 1%。颤抖是此病的早期症状,痴呆出现在病程的晚期。此病的潜伏期很长,一般为 5～30 年,但症状一旦出现就逐渐发展直至死亡,一般病程不超过 1 年,最长者不超过 2 年,大多在 6～9 月内死亡。

　　3.克雅病和人类新变异型克雅病

　　克雅病是 1920 年法国人 Creutzfoldt 首次报道的,次年 Jacob 又进行详细描述,故以这 2 人的名字命名为 Creutzfoldt Jacob disease。

　　朊病毒引起的人类疾病主要是 CJD,CJD 也叫传染性病毒性痴呆(TVD)。CJD 的经典表现为罕见病,呈全球分布(年发病约 1/100 万)。克雅病也是由 PrP^{SC}引起的一种中枢神经系统疾病,临床表现为进行性痴呆,多在 50 岁以上老年人发生,潜伏期长,数年至 30 年,症状有视觉模糊,言语不清,肌肉痉挛,坐立和行走困难,最后因大脑组织溶解而死亡。神经病理学检查显示神经元缺损、神经胶质重度增生、脑实质呈现海绵状病变和淀粉样斑块形成等四征,为典型克雅病。

　　CJD 有 3 种形式,即传染型、散发型和家族型。

　　散发型 CJD 占 CJD 的 85% 左右。多为环境因素,纯合子有 129 位密码子甲硫氨酸/缬氨酸改变。该病的典型临床症状包括肌阵挛,阵发性暴发脑电图,广泛的大脑功能障碍,与库鲁病十分相似。此病可传染给猩猩、猴、羊、家猫、豚鼠、白鼠和小鼠。有迅速进展的痴呆、肌阵挛、运动失调和暴发性脑电图。临床表现广泛,个案发病多变。病程平均 5 个月,有些国家报道了病史长的病例。病理变化与库鲁病无任何差别,神经病理学表现海绵状变,神经元脱失,星状细胞增生,少数病例有淀粉样斑。目前神经病理学是提供 CJD 确诊的有效方法。近来发现的 nvCJD 怀疑是由疯牛病传入人体,其发病年龄提前,病程缩短。

　　家族型即遗传型,为一种常染色体显性遗传疾病,并伴有朊蛋白基因突变。

　　传染型,脑垂体激素接受者出现的小脑综合征及接触克雅病危险因子如硬脑膜移植引发的克雅病。

　　此外,1996 年,英国公布一项专家研究报告,提出疯牛病可能通过食物传染人,使人患一种新变异型克雅病,叫海绵状脑病。在欧洲引起极大恐慌,居民担心吃牛肉会感染,牛肉销售量大幅减少,并拒绝从英国进口活牛和牛肉制品,要求英国宰数百万头牛,并不得作为人畜食品和饲料,也不得用于化妆品和药品。这些措施给英国牛肉市场和养牛业造成了巨大的经济损失。

　　但疯牛病能否传染给人当时还没有确切的证据,以后众多学者对疯牛病与人类新变异型克雅病的关系做了大量研究,从不同侧面进行了探讨,证明新变异型克雅病与疯牛病确实相关,认为新变异型克雅病是人的疯牛病。其理由是:

　　(1)新变异型克雅病于疯牛病发生和流行后 10 年左右出现,且集中于疯牛病高发的英国,在时间上和空间上与疯牛病一致。英国奶牛场多用羊脏器为饲料,其新变异型克雅病发病率高于其他牛场。

　　(2)临床特点:新变异型克雅病与典型克雅病不同,发病年龄小:18～41 岁,平均 27.6 岁。病程长:7.5～24 个月,平均 13.1 个月。临床变异大:大部分病例以精神异常为主要症状,包括焦虑、抑郁、孤僻、萎靡和其他行为异常。在病程早期均表现肢体的、脸部的感觉障碍及进行性小脑综合征。随着病情的发展,出现记忆障碍、肌阵挛,后期出现痴呆、锥体束征和锥体外束征。脑电图特征性不强。没有典型的 CJD 脑电图(周期性高波幅棘-慢波)改变。

(3)神经病理特征:海绵样变在基底神经节、丘脑中最为明显,在大脑和小脑内侧以灶状形式存在,在融合的海绵状病变处较为明显。这与CJD海绵样变多见于大脑皮质不同。更重要的区别是PrP淀粉样斑块,这些斑块有一密集的质酸性核心区和稀疏的周边,其周围围绕一圈海绵样晕。斑块广泛分布于大脑和小脑,在枕叶,特别是视皮质最明显,而在基底节、丘脑和下丘脑中则较少。PrP免疫组化证实了大量斑块型PrP斑的出现。定量研究也证实了nvCJD在整个脑组织有相当广泛的PrP沉积。星形胶质细胞增生在丘脑和基底节最为明显,而在大脑和小脑相对不明显。

(4)实验研究:疯牛病组织感染牛、家猫、小鼠和长尾猴PrP^{SC}的免疫印迹图谱与新变异型克雅病相同,而与典型克雅病不同。Hill等用转基因小鼠做实验,接种克雅病小鼠几乎100%发病,潜伏期较短,无后退症状,而接种新变异型克雅病和疯牛病鼠,仅有半数左右发病,潜伏期相对较长,有持续后退症状。以非转基因鼠做实验所得的结果,也是新变异型克雅病和疯牛病相似,两者大部分鼠伤亡,而克雅病仅有个别鼠死亡。此外,新变异型克雅病和疯牛病在转基因鼠或非转基因鼠所引起的PrP^{SC}沉积模式非常近似,而克雅病与此不同。Raymond等证实疯牛病PrP^{SC}可使人PrP^{C}转变为抗蛋白酶PrP,虽然量很少,也可证明疯牛病能传染人。美英的一个科学家小组报告,给转基因实验鼠体内注射病牛脑组织,经过250天的潜伏期,实验鼠出现了疯牛病类似的海绵状脑病症状,而且其潜伏期长短与疯牛病一样。随后又将这些鼠组织注入另一组健康实验鼠,经过同样的潜伏期后,也出现了类似的症状。最后又向健康鼠注入人类新变异型克雅病患者的组织,结果经过同样的250天后,实验鼠也患了海绵状脑病,而且其大脑受损情况与注射疯牛病组织的实验鼠相同。

(三)诊断

1.人类疯牛病的诊断

依据患者的流行病学、临床表现及实验室检查结果的综合判断进行诊断,确诊需有病理组织学和免疫组织化学检查结果。

(1)流行病学史:患者有BSE暴露史。CJD病例的潜伏期为5～10年。病程平均14个月,发病年龄30岁左右。

(2)具有下列临床表现

①焦虑不安、抑郁、萎靡、病理性退隐和其他行为改变及进行性精神异常。

②数周或数月内出现渐进性的小脑综合征。

③晚期有健忘、记忆力障碍及痴呆。

④晚期出现肌阵挛或舞蹈病症状。

⑤脑电图无改变。

(3)实验室检查

①神经病理学检查:海绵状病变较稀疏地分布于整个大脑皮质,各区域受累程度不一。海绵状病变、神经元细胞空泡化和星状细胞增生以基底神经节和丘脑最显著,于大脑和小脑呈灶状,在融合的海绵状病变区域最显著。

②免疫组织化学检查:淀粉样斑块是所有病例最引人注目的一种病变。斑块广泛分布于整个大脑和小脑,基底神经节、丘脑和下丘脑斑块数较少。许多斑块具有致密的嗜伊红中心和

暗淡的边缘,其特征是四周被海绵状病变带环绕,如雏菊样,被称为"floridplaques"。在淋巴组织亦检测到淀粉样斑块。

2.动物疯牛病的诊断

依据患畜的流行病学史、临床表现及实验室检查结果的综合判断进行诊断,确诊须有组织病理学或免疫组织化学检查结果。

(1)流行病学史:发病牛曾食用患痒病羊或 BSE 病牛的原料制成的肉骨粉。BSE 潜伏期为 2~8 年,平均为 4~5 年。发病年龄多为 4~6 岁。

综合世界各 BSE 发生国的流行病学资料可以看出,BSE 的发生与流行需要三个要素:

①本国存在大量绵羊且有痒病流行或从国外进口了传染性海绵状脑病污染的动物产品。

②肉骨粉加工方法不能灭活朊蛋白。

③用反刍动物肉骨粉喂牛。

(2)临床表现

①亚急性或慢性、渐进性失调,呈神经症状,包括行为异常。感觉或反应过敏。运动异常。此外,有时出现痒病瘙痒,但不是主要症状。体重和体况下降。

②大多数 BSE 牛症状都经过几周或几月渐进发展,病程多为 1~4 个月,少数长达 1 年死亡。

(3)实验室检查

①脑组织病理学检查:BSE 的特征性病变是灰质神经纤维网发生对称性海绵状病变,脑干细胞核空泡化。

②免疫组织化学检查。重点检查对象是脑部的迷走神经核群及周围灰质区,若发现大量紫红色染色颗粒,且呈双侧对称性,判为 BSE 阳性。

③目前不能进行 BSE 病原的分离。

④目前不能通过血清学方法检测进行诊断。

(四)治疗
目前无特效治疗方法。

三、流行病学

(一)动物流行情况及危害
疯牛病自 1986 年首次在英国暴发以来,犹如扑不灭的火种,从英国蔓延到包括法、德、意、比、瑞在内的全部欧洲。至 1988 年 6 月 BSE 的总数为 687 头,12 月为 2160 头。至 1989 年 6 月 BSE 数量为 5375 头,11 月为 8100 头。1992 年 BSE 每周数量为 600~900 头。1993 年为流行最高峰,BSE 每周数量达到 800~1000 头。1994 年开始下降,BSE 每周数量为 400~500 头。至 1993 年 3 月共有 140000 头牛发病。在流行的高峰期间,约有 1% 的成年牛发病。西欧各国自然是首当其冲,仅英国就有 17 万多头牛染病,30 多万头牛被屠宰和焚毁。疯牛病就像当年的瘟疫,肆虐全球。远离欧洲大陆的美国几年前屡称是"无疯牛病之国"。近来形势非常紧张。继 2001 年初春紧急处理 2 万多有"进口饲料喂养史"的奶牛之后,3 月 21 日美国农业部在农场主极力抗拒下,将相距甚远的两个农场的数百头绵羊紧急捕捉,集中到北美最大的动物病研究所听候检测。据称这些羊群中出现待定的 BSE 和羊瘙痒病。其中有的羊群曾经用进口饲料(1996 年比利时)喂养史,如果不及时处理势必对"全美畜牧业造成严重威胁"。我国的情况与美国相似,曾进口过英国饲料,又有羊瘙痒病的报道。为实施 BSE 检测,美国已专门培训了 250 位兽医专家专门从事 BSE 检测。全美各州已有 60 多个兽医诊断实验室参与设在爱荷华州的动物病中心的全国兽医服务中心实验室,全力以赴地开展监视检测,已接受来自24 个州送来的 2600 份可疑标本,尚未发现预料中的 BSE。英国有 400 万头绵羊、120 万头牛,面积相当于美国的一个州(如 Oregon 州),而美国则有 1000 万头羊和 1 亿头牛,计划对 30 个月以上的牛、羊进行全国"清查",任重而道远,花费之大可想而知。同时,自 1997 年以来按联邦法之规定对其他反刍动物如麋鹿、山羊等(已知其中有 TSE 流行)开展检测,因为这些动物里的 TSE 构成对牛、羊和人类 TSE 的潜在威胁。

最近,联合国粮农组织郑重声称:"疯牛病正走向全球化!"2003 年,加拿大也发现了 BSE,这个牛肉出口大国正遭遇与牛产品相关的贸易战。韩国和日本已确定有 BSE 和人疯牛病的发生,日本近来已确诊 8 例疯牛,并宣布扩大已有的 BSE 检测计划。

BSE 的流行给英国的养牛业及相关产业造成了巨大的经济损失,同时也引起了全世界的高度关注。

1.BSE 的地理分布特征

BSE 大规模的流行只见于英国,几个地区同时流行,并呈现广泛传播的趋势。该病主要发生在奶牛群,以英格兰东南部病例较多,这种地区间的差别是因为奶牛饲养密度不同。另一方面,受侵害的不同牛群发病率水平不尽一致,如苏格兰的病例很少,这种差别可由不同地区动物脏器化制工艺的不同得以解释。

爱尔兰有一些 BSE 病例报道,其中有些病例证实与英国进口的活畜或肉骨粉有关,有些则没有关系。在爱尔兰,也有绵羊痒病,但尚不清楚该地区 BSE 是否起源于当地产的肉骨粉。阿曼和马尔维纳斯群岛的 BSE 病例发生在从英国进口的奶牛中,丹麦发生的 1 例是进口的一苏格兰种高原牛,而法国和瑞士暴发的 BSE 没有充足的证据与进口牛有关。瑞士的情况有些让人迷惑,第一个病例报道于 1990 年 11 月,发病牛 6 岁,是荷斯坦黑白花奶牛杂交后代,其出生和饲养都在瑞士,该牛吃肉骨粉,但肉骨粉来源不清楚。瑞士曾直接从英国进口肉骨粉,还可能经过其他国家进口英国肉骨粉,BSE 的发生归咎于当地绵羊和山羊痒病不大可能。在法国,其 BSE 有可能与本国呈地方性流行的绵羊痒病有关,而另一方面法国从英国进口了大量肉骨粉,如 1989 年英国 50% 的肉骨粉出口法国。

2.病因和来源

1986 年 11 月英国首次确认 BSE,回顾性研究显示,早在 1985 年 4 月就已发生了一些BSE 病例。更早些时候,一些兽医师就报道了类似病症,但已无法确认。

1987 年,英国 Weybridge 中央兽医实验室的 Wilesmith 等人开始一项流行病学研究,结果表明,BSE 与使用各种药品或农药,如疫苗、昆虫喷雾剂、抗蟥虫药、除莠剂、杀虫剂等无关,而且与进口肉牛或种牛的迁移无关。随后的证据表明,痒病因子很可能是 BSE 的病因,特别重要的发现是 BSE 跟绵羊的存在没有关系。

BSE 不是遗传性疾病,但本病在大多数英国奶牛群及其杂交后代中都发生,因此牛对该病的先天性易感因素未被排除。

唯一能得到认定的共同因素是饲喂浓缩料。在所有病例中,商品犊牛颗粒料、饼粕或蛋白质补充料被混合成配合的日粮来饲喂,这方面可获得确切的记录。除了 1 例可能经母畜传播的报道外,每个病例都是原发病例,没有证据表明牛与牛之间能直接传播。在调查的专用饲料中有两类动物来源的产品,一类是牛羊脂油,如含脂的成分;另一类是肉骨粉,如油脂熔炼产物中的含蛋白剩余物。后者被证实是 BSE 的传播媒介。

BSE 食源性病因的假设已得到另外几个重要流行特征的证明。这包括奶牛群和肉牛群的 BSE 的发病率不同,这一现象可通过不同的饲养方式得到解释。另外约 85％肉牛群的 BSE 病例发生在购进的小牛中,这些牛很可能来源于奶牛群。病例一对照研究表明,含肉骨粉的犊牛专用饲料经统计是与 BSE 发病率有显著联系的危险因素。

3.流行的开始

流行病学模型表明,大约在 1981 年或 1982 年冬季,牛开始暴露于类痒病因子,来自患痒病羊的化制产品被认为是流行的起因。研究者普遍认为,牛不断暴露于一个或多个共同的痒病病毒株,这些毒株越过牛羊种间屏障,导致 BSE 流行。相反,研究认为 BSE 流行不可能是由于出现新的对牛致病的痒病病毒变异株,那样的话整个国家就应该同时出现变异株,因为在英国各地 BSE 几乎是同时发生的。新近的流行病学研究揭示,牛不断暴露于类痒病因子的牛体适应毒株,该因子在牛群中已存在一段时间。感染剂量的增加导致迄今不被注意的病例变为可检测的发病病例。现有证据表明,不论什么因素导致疾病开始流行,在牛群中再循环利用感染牛的脏器等生物产品(如肉骨粉)就会促进 BSE 的流行。

绵羊痒病被认为很可能就是 BSE 流行的来源。牛对痒病易感,美国研究人员 1979 年用痒病羊的大脑组织注入大牛体内,结果牛发病,另外的研究取得相似的结果。但痒病经口传播给牛的试验没有获得成功。

在英国,痒病呈地方性流行已有数百年,其发病水平高于其他国家。加之其绵羊总数大于牛群,而其采用的化制处理的温度还低于完全杀死痒病因子的温度。英国大多数化制工厂在大气压下进行化制生产,其湿热阶段温度为 100℃左右(或稍高些),而痒病因子对该温度有很强免疫力。

4.为什么在 20 世纪 80 年代之前不发生 BSE

为回答这一问题,必须查看在认为 BSE 流行已经开始的那个时期,在化制(或脏器加工)中发生了什么变化。其一,流水生产肉骨粉的比例由 1972 年的 0 上升到 1988 年的 75％,而以往是分批加工处理为主。不过该变化较缓慢,不可能据此假定化制产品在 1981 年或 1982 年突然暴露于牛而引发 BSE。其二,同时期内用于提高羊脂产量的溶剂抽提过程减少了,而此变化很突然,用溶剂生产的肉骨粉的比例在 1980—1983 年期间,几乎从 100％降为约 50％,大致符合预计的流行起始时间。

使用溶剂涉及两个步骤,第一步是溶剂抽提,如用 70℃有机溶剂抽提几个小时;其二直接利用蒸发去除残余的溶剂。在灭活病原因子方面,湿热比干热效果好。溶剂抽提减少,用蒸汽相应减少,被认为是导致英国 BSE 暴发的主要因素。其他因素还包括,痒病因子是可能的传染源。绵羊总数的增加和其痒病发病率的升高,这都导致痒病病羊化制产品的增加。

5.流行过程

1986 年 BSE 在英国被确认后,报道的病例数较少。到 1988 年 6 月 BSE 被注意之后,病例数急剧增加,从每月 60 例升到每周 50～60 例。1990 年 2 月,已诊断的 BSE 有 1 万个病例。至同年底,该数字超过 2 万个,1 年后在全英国(英格兰、苏格兰、威尔士)差不多已确认 5 万个病例。在 1993 年早些时候,就达到惊人的每周 900 例以上。

截至 1994 年 1 月,英国约 29000 个农场确认 11.5 万病例。奶牛群至少有 1 例确诊 BSE 的牛群占 48.9%,而在肉牛群,该比例为 11.9%。约 40% 牛群至少发生 1 例 BSE。发病高峰时的成年牛发病率为 1%。群内发病率由 1988 年上半年的 1.8% 上升到 1992 年上半年的 2.7%。

1989 年 6 月后,BSE 的发病率的增加是饲喂感染牛的脏器等制成的肉骨粉(MBM)所致。在实行限制性使用肉骨粉措施之前,这种环境就已经开始。而感染的再循环,实质是致病因子在易感染牛中的连续传代,导致潜伏期的缩短直至恒定。在 1989—1991 年期间,与暴露危险牛数相比,3～4 岁牛发病率确实增加。然而在 1988 年禁止饲喂肉骨粉,在年轻世代的牛中显现,尤其在 4 岁龄以下的牛中变得越来越明显。

感染牛脏器再循环的另一后果是传染性物质的扩增和感染剂量加大,这可能缩短潜伏期,正如缺乏种间屏障的后果一样。这两种因素不可避免地造成 BSE 流行。

将不同地区分离的 BSE 毒株 L$_2$ 接种小鼠,其潜伏期和其他特性很相似,表现为一个或同一来源毒株。尽管这些分离株是在流行早期分离的,但都是感染牛脏器再循环的结果。而且流行后期收集的毒株在小鼠上的表现也很相似,因此,可以认为,在流行暴发之前,BSE 已跨过种间屏障,此后没有发生进一步适应新的宿主类型的变异。另一方面,化制加工的选择压力,使耐高温的毒株存活,这恰恰也能说明 BSE 缺少明显变异的正确性。

(二)人间流行情况和造成的危害

世界卫生组织先后于 1991 年、1993 年、1995 年和 1996 年就海绵状脑病召开专题研讨会,1994 年还同国际兽医组织联合召开了会议。上述会议召开的目的在于考察对于包括疯牛病在内的海绵状脑病的现状,估计可能的传播途径,以及探讨造成传播的危险因素。WHO 召开会议的明确目的就是观察动物海绵状脑病,特别是疯牛病可能对人体健康的严重危害。WHO 在 1996 年 5 月 14～16 日召开的会议上制定了人 CJD 和其他人 TSE 的诊断标准。在这次会议之前的 4 月 2～3 日还召开了有关人及动物的 TSE 对人类健康影响的会议,得出一些结论并提出了有关建议。患 TSE 的所有动物严禁作为食物出售,包括动物食物。所有国家应检查 MBM 的制备过程,以保证对 TSE 致病因子的灭活。所有国家应建立 BSE 的监测网络,未建立监测机构的国家应视 BSE 为未知,可能含有 BSE 致病因子的组织禁止作为人和动物的食物。所有国家应禁止使用反刍动物的组织作为反刍动物的食物添加剂。牛奶及牛奶制品是安全的,如果制备过程适当,动物胶和动物脂肪也是安全的。牛的相关制品如果进入制药进程,必须有有关 BSE 的监测报告,证明未发现 BSE 或 BSE 散发。

1.库鲁病

本病起初被当作家族性神经系统遗传疾病,自从 1959 年改变食肉的习惯以来,所出生的人群中未再有新的库鲁病例发生。库鲁病开始逐渐消失,成年妇女的死亡率逐渐降低,成年男性的发病率则几乎没有变化,每年新发病的患者,其年龄比上一年的要大。1957年后出生的母亲死于库鲁病的百名孤儿,没有一个发生库鲁病,因此,库鲁病不是在胎内或出生时由母亲传播的,在动物中也未能见到这种传播方式。库鲁病发病率呈有规律的下降趋势,排除了存在动物宿主的可能性。

2.克雅病

CJD在人群中的发病率约为百万分之一,在CJD患者中,约10%由感染引起,10%～15%为家族性遗传,其余的为散发性的。世界各地均有病例报道,发病后平均8～12个月内死亡。2000年2月12日《健康报》报告了我国发现首例医源性克雅病。

(三)人间传播方式

目前流行病学研究提示,人nvCJD可能由患BSE的疯牛传来,BSE的病原有可能突破种属屏障。因此,来自BSE疫区的牛、牛制品(包括牛来源的胶囊、血清等医药用品和化妆品)的安全性成为人们必须要考虑的问题。我国是世界著名农业大国,幅员广大,牲畜品种和数量都处世界之最,要查清内源性朊病毒和BSE可谓任重道远。

1.库鲁病

大量的证据表明,食尸的习惯是传播库鲁病的途径,有经口传染给猴子的报道,但比较困难。是否能经过破损的皮肤或眼睛的划伤而传播,目前还不能确定。推测库鲁病来源于CJD,它通过食尸的习惯而逐步传播开来。Fore部落在遗传背景上是否有利于朊病毒繁殖的因素,目前尚不清楚。他们编码PrP的开放读码框架与正常人未见有任何差别。

2.克雅病

传染性CJD主要途径是医源性传播,如角膜移植、污染的外科手术器械。另外,有报告称使用人垂体制备的生长激素也有传播朊病毒的可能性。散发性的和家族性CJD传播方式不明。

四、预防控制

(一)畜间疫情的预防控制

1.英国对BSE的控制

如前所述,在奶牛的饲料中加入污染的肉骨粉是迄今为止所了解的牛感染BSE的唯一来源。自1988年7月,禁止在牛或其他反刍动物饲料中加入反刍动物性蛋白饲料以来,这一传染途径被切断。作为特别的预防措施,在临床上表现症状的感染牛尸体被焚烧。1990年9月,第1次猪的传播试验结果公布之后,颁布了有关牛内脏的专门禁令,以防特殊的牛脏器及其制品用作畜禽饲料。在此1年前,牛脏器已禁止人食用,其中包括所有6月龄以上牛的脑、脊髓、胸腺、脾、扁桃体和肠道(内含派伊尔结)等脏器。基于HadLow对绵羊痒病的研究,这类脏器可能具有很高的传染性。而6月龄以下牛的脏器并不包括在禁令中,因为它们的传染性小或根本检测不到,这也是基于对绵羊痒病的研究。

英国对牛脏器化制已进行了彻底的研究。爱丁堡动物保健研究所神经病理研究室正在研究估测不同热处理方式对屠宰场大量废弃物的处理效果,对荷兰和德国的脏器化制程序也在进行类似的实验研究,材料均来自 BSE 和绵羊痒病病例。

英国政府还采取了其他措施,包括 BSE 作为法定报告的疾病、要及时上报疫情、强制性扑杀可疑动物,并进行经济捕杀。起初,政府按市场价的 50% 进行补偿,但自 1990 年 2 月起,增至 100%。

2.其他国家对 BSE 的预防控制

英国的疫情促使其他国家去估计本国 BSE 发生概率。

在荷兰,初步分析了发生 BSE 的危险因素,并明确区分为本国的(指当地痒病传播给牛群)和从其他国家传入的两种情况。

(1)本国的 BS:通常认为,本国 BSE 的发生需同时具备 3 个因素:

①绵羊总数比牛多得多,且具有足够水平的地方流行性绵羊痒病。

②能够保留显著传染性的脏器化制条件。

③在牛饲料中使用大量来自感染牛和羊的肉骨粉。

荷兰已对这些因素做了研究。虽然对脏器化制效果的研究还有待最后完成,但已掌握了临床痒病的发病率和流行水平资料。有调查表明,3.7%～8.4% 的荷兰绵羊群有痒病临诊症状。

如果绵羊与牛之比不足 1:1,在专有饲料中肉骨粉比例只占 0～2%(食用禁令前),而且脏器化制采用 134℃ 的湿热技术,就可保证荷兰 BSE 发病率上升的机会比英国要少得多。英国的情况是绵羊与牛的比例约为 10:1,绵羊痒病的发病率也很高,且奶牛饲料中肉骨粉含量较高(食用禁令前),肉品加工中湿热温度低得多(不足 100℃)。荷兰的绵羊与牛的比例和绵羊痒病的发病率与法国等国家相当,在肉品的加工条件上与德国也类似。除此以外,荷兰政府早在 1988 年 8 月就建议采取预防性措施,抵制在牛饲料中加入英国的肉骨粉。1 年后颁发了关于在牛的饲料中不得加入任何反刍动物蛋白质的法令。荷兰是第一个采取这一措施的欧洲国家。

(2)国外传入的 BSE:没有 BSE 的国家也能通过进口英国活畜或污染的肉骨粉而传入该病。欧盟已限制英国向其他成员国出售 1988 年 7 月以后出生的活牛,也就是饲料禁令生效后出生的。当时,仍认为母源传播确实可能。所以,规定可疑或被证实的 BSE 牛群不应该再生产小牛。后来,只允许进口英国育肥小牛,但必须提供在 6 月龄前屠宰的证据。

从 1990 年 1 月起,欧盟要求发现此病应报告当局,并确定 BSE 为法定报告的疫病之一。已有几个国家开始对本国牛群的 BSE 选行监测,其起始点是对有神经症状的老龄牛做脑组织检查,包括狂犬病的可疑病例。瑞士最近确认的几例 BSE 就是由于实施了这样的一个监测计划。

(3)是否能消灭 BSE 问题:1992 年英国 BSE 的流行达到顶峰。从 1993 年 4 月起,饲料禁令已明显见效,尤其在青年牛群,发病数下降更明显。由此,未来的流行过程可有两种方式:终末宿主发病,就像传染性的貂脑炎(TME)那样;或呈现痒病的形式,自然传播。直到现在,还没有水平传播的迹象。为了减少危险性,建议在产犊时采取卫生措施,包括适当处理胎盘,因为母源传播仍被认为是持续流行的一个可能原因。显然,饲料禁令颁布后出生的牛发生 BSE

的病例报道引起重视。到 1993 年底,已知超过 6000 个病例,这些牛绝大部分似乎在禁令实施后最初的几个月食入过反刍动物的蛋白质饲料。目前,仅有 1 例由感染母牛所产的 BSE 犊牛有可能排除其食源性感染的可能。

1989 年开始调查 BSE 母源传播问题。CVL 流行病学家相信,即使母源性传播存在,也仅起微小作用,不足以维持 BSE 的流行。随着食源性感染的消除,BSE 可能下降到很低的发病水平,彻底根除将只是一个时间问题。但是,如果 BSE 像 CJD 那样,呈现散发,且与接触病畜的肉骨粉无关,那么能否达到一个很低水平的发病率还不能肯定。

3.有关传播方面的研究

在 BSE 被认为是一种新病的当年就进行了其传播方式的试验研究。早在 1988 年,Fraser 等报道,经过脑内和腹腔内联合接种,成功地把 BSE 传播给小鼠,再一次证明 BSE 是一种传播性 SE。随后,对小鼠的食源性传播和牛的非肠道途径(脑内和静脉内注射)传播进行试验,到 1992 年底,已成功地把 BSE 试验传播给小鼠、牛、绵羊和山羊、猪、水貂和狨,但仓鼠的试验未成功。接种猪的成功,致使英国扩大了有关用专门的牛内脏作动物饲料的禁令,在 10 头接种猪中有 7 头发生 SE 病变,2 头死于间接疾病,1 头在 24 月龄时扑杀,诊断结果为阴性。对狨成功的传播并没有引起震动。由于狨和其他美洲猴子的相对易感性,而被广泛用于 SE 的传播研究。最近报道,已成功地经口把 BSE 传给了绵羊和山羊,正在进行对牛、猪和禽的经口传播试验研究。经口把痒病传播给牛的试验也在进行中。

在上述传播试验的同时,也获得了几例非人工传播试验的结果,英国有 5 种外来品种的反刍动物和几种成年家猫发生 SE 病(现已超过 40 例)。另外,由于给绵羊饲喂买来的混合料添加剂,也有了绵羊感染牛致病因子的报道,但这些绵羊的 BSE 病例很可能被检测为自然发生的绵羊痒病。同样地,估测的山羊痒病病例因此也会增加。

在小鼠接种试验中,来自牛的病原分离物与来自于林羚和猫的病原分离物在对小鼠的潜伏期和病理发生方面十分相似,显示这些病可能有共同传染来源。而在小鼠试验中,同期的痒病分离物与上述分离物有差异,因而对假设的"山羊 BSE"病例提供不了证据。

(二)人间疫情的预防控制

对于朊病毒病目前尚无任何有效治疗手段,一旦发病,100％致死。但是随着我们对朊病毒增殖机制认识的深入,将有望设计出有效的治疗方案。因为有遗传性朊病毒病危险的人,在其发生神经功能障碍几十年之前被鉴定出来,那就迫切要求发展有效的治疗方法把这些埋藏得很深的基因障碍去除。虽然目前我们还无法预测由疯牛朊病毒来的感染将来会有多少人,寻找有效的治疗方法似乎很遥远,但也并非束手无策。例如设法干扰 PrP^C 转化成 PrP^{SC} 是很具吸引力的治疗目标。合理的策略应当是要么设法稳定 PrPe 的结构,如结合上一种药物或改变有分子伴侣 X 蛋白的作用或者设计一种更有效的药物,在 X 蛋白结合到 PrP 位点上或效仿 PrP^C 结构使其具有多型性残基以便能阻止瘙痒病和 CJD 的发生。因为 PrP^{SC} 是限于在细胞的小腔状区域设计的药物虽不能阻止朊蛋白转化过程,也不致进入细胞质,可是能进入中枢神经系统。还可以设计一种药物使 PrP^{SC} 结构失衡,或许也能奏效。

设法产生一种家畜,其身上不能复制朊病毒。这种动物也许在防止朊病毒病的发生上有实际应用价值。有一种绵羊在 171 位上编码 R/R 多型性特征,对瘙痒因子似有免疫力。这很可能就是先前 Parry 在英国提出消灭羊瘙痒病的计划。用阴性主导的方法育种朊病毒免疫性家畜,包括绵羊和牛,使之有可能表达 PrP 转基因编码 K219 或 R171,或可能的话包括这两种基本残基,也许是更为有效的手段。这种方案可行否,很易在 Tg 小鼠中验证。一旦试验有效,即可以雄性合子体作为转基因实行人工授精。另一种现实性较小的手段是在牛和羊里育种出 PrP 缺乏的品种来。虽然此种动物对朊病毒病不敏感,但是由于去除了 PrP 基因,它们也可能遭到某种有害影响。

此外,阐明 PrP^C 如何折叠和重折叠成 PrP^{SC} 也可为解释某些普通神经退行性疾病,包括 Alzheimer's 病(老年痴呆症)、帕金森症和肌萎缩性侧肢硬化症(ALS)的病因和发展治疗手段等方面有新的意义。为防止 PrP^C 转化成 PrP^{SC} 而设计的治疗方法在这些常见的神经退行性疾病中是否有效尚难断言。此外,为发展治疗朊病毒病的治疗方法,可能作为蓝本用以设计出为治疗这些常见病的某些新药物。随着朊病毒信息量的继续扩大,无疑我们对朊病毒如何复制和怎样产生疾病的认识也得以加深。

1.BSE 对人类健康的可能影响

(1)尽可能减少人感染的危险:将人感染 BSE 的危险减少到最低限度是有必要的,尽管瘙痒病的致病因子还没有被鉴定为人类的类似疾病的病原,英国政府已采取强有力的措施防止人感染 BSE。专家们提出的几项建议被政府采纳,其中包括从人食物链中清除感染动物的畜产品(包括牛奶)。后来,这些限制性措施扩展到特定脏器(脑、脊髓、胸腺、脾、扁桃体和肠道),甚至来自健康动物的也被限制食用。原因是任何患病牛,即使没有表现临床症状,其脏器也具有很高的传染性,这与绵羊痒病的情况一样。无论是在屠宰场,还是制作小包装肉,大的淋巴结和神经组织必须被剔除。在这种情况下英国的牛肉可被允许出口到欧盟其他成员国。对一些国家来讲,这些措施并没有完全满足他们的要求。1990 年上半年,德国、意大利和法国单方面禁止进口所有的英国牛肉和活牛,违背了欧盟的官方贸易准则。在 1994 年早些时候,德国呼吁重新设立此项禁令。

欧盟采取上述措施的科学依据是对绵羊痒病传染性的研究成果。后来用 BSE 患牛的不同组织,以脑内接种途径感染小鼠,对 BSE 的传播做了研究。结果发现 BSE 病原在中枢神经系统以外的组织中的分布似乎并不像绵羊痒病病原在绵羊中那样显著。这对估测 BSE 对消费者的危险性可能具有积极意义。

另外,只有 BSE 病牛的中枢神经组织才能通过消化道感染小鼠,而其他各种器官和组织,包括淋巴组织都没有传染性。然而,感染 BSE 的小鼠脾组织却能感染其他小鼠。这一发现使人们略显紧张,因为,如果用敏感的检测方法(鼠-鼠传代接种),可以查出中枢神经系统以外的其他组织的传染性,至少在患 BSE 的小鼠中是这样的。

在解释种间交叉传播的试验结果时,应该考虑种间屏障效应,牛(患 BSE)和鼠之间的屏障效应可能比绵羊和鼠之间的更大些,这会降低检出率。目前,建立各种宿主 PrP 基因的碱基序列与种间屏障效应之间的关系正在研究中。

(2)BSE 传播方面的研究及其对人健康的影响:已经对绵羊痒病和人 CJD 两者间的关系进行了长期研究。绵羊痒病不能被认定具有人兽共患的危险,甚至是食用绵羊脑、眼球等具有高度潜在传染性组织的人群。这与下面的试验结果相一致:绵羊痒病(SPG 9 株)不能传播给黑猩猩,反过来,两种人的 SEs 病(CJD 和库鲁病)也不会传染给绵羊(但已确认可传染给山羊)。这说明人和绵羊之间存在着较大的种间屏障效应。如果 BSE 只是"发生在牛的绵羊痒病",并具有同样的严格的宿主范围,就无须对 BSE 恐慌了。但事实可能不是如此。虽然尚没有确凿证据表明,nvCJD 是 BSE 病原引起,但 nvCJD 的出现及其与经典 CJD 的差异,不能不给予高度重视,应严加防范。

以 BSE 病原做传播试验,没有发现 BSE 病原的宿主范围与绵羊痒病的不同毒株有显著差异。然而,非人为的传播试验结果表明,有几种动物可能偶然感染了 BSE 病原,导致 BSE 的传播。没有证据表明绵羊痒病病原有同样的向其他种动物传播的趋势。BSE 能传播给其他种动物而痒病却不能的现象可以有两种解释,即有效暴露的增加或种间屏障效应降低。后一情况可以对笼养的从国外引进的反刍动物发病做出清楚的解释,而对于家猫发病的解释却不那么合适。

有关猫的 PrP 基因序列还未见报道,还不能比较两种动物间 PrP 基因序列的同源性。过去用猫做过传播试验,尽管用来自 CJD 和库鲁病患者的脑组织可一次性感染猫,但对绵羊痒病不易感,通过脑内接种的种间屏障较绵羊和猫之间的小,或至少容易发生交叉。绵羊痒病不能感染黑猩猩,CJD 不能感染绵羊,似乎绵羊痒病和人的 CJD 在病原差异上已经足够大。然而,如果这种差异已通过牛 BSE(通过感染猫)明显地被缩小,那么就应对此多考虑一些。

并不是所有的学者都同意用研究宿主范围来估测 BSE 对人类健康的危害性。然而,如果在绵羊痒病没能传给黑猩猩的相同条件下,最终 BSE 传播给了黑猩猩,那么,这个结果会影响到对 BSE 危险性评估。

2.发生 BSE 的国家应采取的措施

(1)呈现 TSEs 症状动物的任何部分或其产品不得进入人和动物的食品链。所有国家必须扑杀 TSEs 病畜,并稳妥安全地处理这些动物的尸体和产品。所有国家必须重新检查他们的化制方法,保证所用方法能有效地灭活 BSE 病原因子。

(2)所有国家应根据国际兽疫局《国际动物卫生法典》的建议,建立 BSE 的持续监测和强制报告制度。如没有监测资料,应认为该国 BSE 状况不明。

(3)所有国家应禁止用反刍动物组织饲喂反刍动物。

(4)各国卫生主管部门应采取措施,使通过医药产品(特别是注射药品)传播 BSE 病原因子的危险降至最低限度。这些措施包括:

①须从已实施 BSE 监察计划并且没有发生过 BSE 或仅有 BSE 散发病例的国家采购供医药工业用的牛源原料。

②尽管至今只有 BSE 病畜脑、脊髓和视网膜中检出感染性纤维蛋白(SAF),但在用牛组织生产医药用品时应参照绵羊痒病病原因子在各组织内的分布情况从严掌握。建议将牛胎盘、肾上腺、整个小肠列为Ⅱ类(感染性中等),脑下垂体和脑脊髓液列入Ⅲ类(有一定感染性)。硬脑膜、松果腺在采集中很难避免污染,视采集时污染程度将其列入Ⅱ类或Ⅰ类(感染性高)。胆汁、骨、软骨、结缔组织、毛、皮肤、尿列入Ⅳ类(不能检出感染性)。

③已知能浓集或繁殖 TSFs 病原因子的细胞系(如神经母细胞瘤细胞和 PC12 细胞)一般不得用于药品生产。

④按现有知识,采用有效灭活工艺生产的明胶、乳糖、酪蛋白、羊毛醇、羊毛脂对人无害。

⑤化制后再经严格提取和纯化处理获得产品,如用脂肪生产的甘油三酯、甘油、山梨聚糖酯等,不可能有感染性。

⑥摘取、采集组织方法的细节会影响组织的安全性,如采用穿透脑使动物失去知觉的办法屠宰感染动物,或锯开脑或脊髓,就会使某些组织污染的机会增多。体液应当用尽可能少损伤组织的方法采集。采集胎牛血应避免被胎盘和羊水污染。

⑦生物安全性检查,必须全面检查食用动物的所有组织进入食品、饲料、药品、生物制品或医疗器材、化妆品及其他产品的所有渠道,确定其最终命运。

⑧用 TSEs 污染原料生产的化妆品对公共卫生可能有危险性。

(5)以上措施的核心是防止食品和饲料被 TSEs 病原因子污染,但下列产品可认为是安全的:

①乳和乳制品是安全的,TSE 发病率高的国家也不例外。因为其他人和动物 TSEs 的证据表明乳不传播 TSEs。

②采用的生产工艺能有效灭活原料组织内可能残留的感染性,可认为食物链中的明胶是安全的。

③提炼方法符合有效灭活要求,同样可认为油脂是安全的。

3.未发生 BSE 的国家应采取的措施

(1)按照 OIE 和 WHO 的建议,建立 BSE 监测网络,特别是畜牧和卫生两部门均应建立敏感的实验室网络,并将 BSE 规定为必须申报的法定传染病,出台必要的监测方案,加强羊痒病的防范。

(2)对临床兽医师和实验室诊断(包括组织病理学诊断)技术人员进行专业培训,使其掌握有关知识和技术。特别是要提高兽医师和卫生医师的诊断能力以及实验室人员的检验能力。

(3)开展 BSE 的宣传教育,普及有关科学知识,提高广大人民群众的认识和执行防治措施的自觉性。

(4)国家出台禁止用反刍动物产品饲喂反刍动物的政策,或认真检查和完善现行的化制方法,保证肉骨粉生产所用的工艺能有效灭活 TSE 病原因子。

(5)禁止从 BSE 发病国或高风险国进口活牛、牛胚胎和精液、脂肪、MBM(或含 MBM 的饲料)、牛肉、牛内脏及有关制品。

(6)有计划地对过去从 BSE 发病国进口的牛和以进口胚胎、精液生产的牛进行兽医卫生监控。

(7)规定对具有神经症状的病牛必须采取脑组织送指定的兽医诊断实验室做组织病理学检查。送检的狂犬病标本如狂犬病检查阴性,也需做 BSE 组织病理学检查。

(8)一旦发现可疑病牛,立即隔离、消毒并报告上级兽医机构,力争尽早确诊。确诊后扑杀所有病牛和可疑病牛,甚至整个牛群,并根据流行病学检查结果进一步采取措施。

4.野外和实验室消毒措施

(1)野外消毒措施

①BSE 病畜和可疑病畜必须焚烧。解剖时,应尽一切可能减少血液和其他污物对牧场、

畜舍或解剖室的污染,并即时迅速进行消毒处理。

②日常分娩时,不要让血液、胎盘等污物污染畜舍,即时焚烧这些污物,养成这种习惯极为重要。焚烧是目前最有效的消毒方法。

③一旦牧场和畜舍被病畜的血液、其他体液、胎盘等污染,应将一切可烧毁的物品全部烧掉,对不能焚烧的物品可选用下列方法消毒:a.用 2N 氢氧化钠溶液消毒 1 小时。b.用 2‰以上次氯酸钠溶液消毒 2 小时。c.置 3‰十二烷基硫酸钠(SDS)溶液中 100℃煮沸 10 分钟。d.高压蒸汽消毒 136℃ 30～60 分钟。

(2)实验室的消毒措施:基本原则同上,注意事项如下:

①尽可能在专用的有限区域内、在一次性防水材料上、用一次性器材进行尸检和其他污染材料的处理。剖检后,应尽快焚烧病畜和实验动物的尸体。

②操作中应防止血液、其他体液、骨屑等飞散。

③剖检时勿使污水流入下水道,并予以妥善消毒。

④将不要的体液、组织和一次性物品等分别置于防水的适当容器内焚烧。场地、工作台及周围的表面用消毒液进行消毒。消毒方法同上。

⑤对非一次性物品进行高压蒸汽消毒,136℃ 30～60 分钟。玻璃器皿可浸泡于上述消毒液内消毒。

⑥固定组织的甲醛溶液最好是在大型容器内将其吸附于锯屑上焚烧,或使用高浓度氢氧化钠处理。石蜡应予焚烧。

⑦将经 10‰甲醛固定的组织,再在 96‰甲酸溶液内浸 60 分钟,以进一步降低其感染性。即便如此,在以后的操作过程中仍应注意个人防护。

⑧处理可疑感染组织过程中,如手不慎被割破或刺伤,应立即用次氯酸钠溶液充分洗涤消毒。

我国至今未发现 BSE,但曾长期由国外进口种畜,特别是 1990 年才停止从英国进口种牛和种羊、胚胎和精液。1993 年曾在英国进口绵羊中检出过痒病。另英国向香港大量输出牛肉,1992 年以来数量日益增多,并且由港转口进入深圳。因此,BSE 传入我国的危险因素是存在的,BSE 监测工作任重而道远,兽医服务部门和卫生部门应保持高度警惕,做到有备无患。

第二章　细菌感染性疾病

第一节　伤寒与副伤寒

一、伤寒

伤寒是由伤寒沙门菌引起的急性消化道传染病。以持续发热、表情淡漠、相对缓脉、玫瑰疹、肝脾肿大和白细胞减少等为临床特征,可出现肠出血、肠穿孔等严重并发症。

（一）病原学

伤寒沙门菌又称伤寒杆菌,属沙门菌属 D 群,革兰染色阴性,呈短杆状,周边有鞭毛和菌毛,有活动力,不产生芽孢,无荚膜。在普通培养基上能生长,在含有胆汁的培养基上生长更好。伤寒沙门菌含有菌体(O)抗原、鞭毛(H)抗原和表面(Vi)抗原。应用血清凝集试验检测患者血清中"O"和"H"抗体可辅助临床诊断。Vi 抗体的检测有助于伤寒沙门菌带菌者的筛查。伤寒沙门菌不产生外毒素,其菌体裂解时释放内毒素是致病的主要因素。

伤寒沙门菌在自然界中生命力较强,在水中可存活 2～3 周,在粪便中能存活 1～2 个月,冷冻环境中可存活数月,但对光、热、干燥及消毒剂免疫力弱,60℃加热 15 分钟或煮沸后即可被杀死。

（二）流行病学

1.传染源

患者和带菌者均为传染源。患者整个病程均有传染性,以病程 2～4 周传染性最强。排菌期在 3 个月以内者称为暂时性带菌者,持续排菌 3 个月以上者称为慢性带菌者。慢性带菌者是引起伤寒不断传播或流行的主要传染源。

2.传播途径

通过粪-口途径传播。水源污染是伤寒暴发流行的主要原因。食物污染也可引起本病流行。散发病例以日常生活密切接触、苍蝇和蟑螂等传播多见。

3.人群易感性

人群普遍易感,病后可获得持久性免疫,再次发病者极少。伤寒与副伤寒之间无交叉免疫。

4.流行特征

世界各地均有发病,以热带和亚热带地区多见,在发展中国家有流行或暴发流行,在发达国家发病率维持在低水平。伤寒可发生于任何季节,但以夏秋季多见。发病以儿童和青壮年多见。

(三)发病机制与病理解剖

伤寒的发病与否主要取决于所摄入伤寒沙门菌的数量、毒力以及宿主的免疫力。伤寒沙门菌随污染的水或食物进入消化道后,未被胃酸杀灭的细菌进入回肠下段,穿过肠黏膜上皮屏障,侵入回肠集合淋巴结,在单核吞噬细胞内繁殖形成初发病灶,进一步侵犯肠系膜淋巴结经胸导管进入血液循环,引起第一次菌血症,此阶段患者无症状,临床上处于潜伏期。伤寒沙门菌随血流进入肝、脾、胆囊、肾、骨髓等组织器官内,继续大量繁殖后再次进入血液循环引起第二次菌血症,并释放脂多糖内毒素,激活单核-巨噬细胞释放白介素-1和肿瘤坏死因子等细胞因子,引起持续发热、表情淡漠、相对缓脉、白细胞减少等表现。此阶段相当于发病初期和极期(病程第1~3周)。伤寒沙门菌继续随血流播散至全身,并经胆管进入肠道,再次穿过小肠黏膜侵入肠壁淋巴结,使原先致敏的肠道淋巴组织产生严重炎症反应,导致肠壁坏死或溃疡形成,临床上相当于缓解期(病程第3~4周)。在极期和缓解期,当坏死或溃疡的病变波及血管可引起肠出血;若侵犯小肠的肌层和浆膜层则可引起肠穿孔。病程第4周开始,机体免疫力逐渐增强,血流和脏器中的伤寒沙门菌逐渐被清除,肠壁溃疡逐渐愈合,不留瘢痕,也不引起肠道狭窄,临床上处于恢复期。

伤寒的主要病理特点是全身单核-巨噬细胞系统的增生性反应,以回肠下段集合淋巴结与孤立淋巴滤泡的病变最具有特征性。镜下见淋巴组织内有大量巨噬细胞增生,胞质内常见被巨噬细胞吞噬的伤寒沙门菌、红细胞、淋巴细胞及细胞碎片,称为"伤寒细胞"。伤寒细胞聚集成团,形成小结节,称为"伤寒小结"或"伤寒肉芽肿",具有病理诊断意义。

(四)临床表现

潜伏期2~30日,平均7~14日。

1.典型伤寒

自然病程约4周,可分为4期。

(1)初期:发病第1周。多数起病缓慢,发热是最早出现的症状,体温呈阶梯形上升,5~7日内达39~40℃。发热前可有畏寒,少有寒战,热退时出汗不多。常伴有全身乏力、食欲减退、呕吐、腹痛、腹泻等。

(2)极期:病程第2~3周,出现伤寒特征性表现。

①持续高热:多呈稽留热型,少数呈弛张热型或不规则热型,一般持续10~14日,长者可达3~4周。

②消化系统症状:食欲缺乏明显,出现舌尖与舌缘的舌质红,舌苔厚腻,腹部不适,腹胀,可有便秘或腹泻,下腹有轻压痛。

③神经系统症状:患者可出现表情淡漠、反应迟钝、耳鸣、重听或听力减退。重症患者可有谵妄、抽搐、昏迷、脑膜刺激征(虚性脑膜炎)。

④相对缓脉:稽留热期间成人常见,儿童或并发心肌炎者相对缓脉不明显。

⑤肝脾肿大:多数患者有脾肿大,质软,可有触痛。少数患者有肝脏肿大。并发中毒性肝炎时,可出现 ALT 升高或黄疸。

⑥玫瑰疹:在病程第 7～14 日,患者皮肤可出现淡红色小斑丘疹,称为玫瑰疹。直径 2～4mm,压之褪色,一般在 10 个以下,主要分布在胸、腹部,偶见肩背部及四肢,2～4 日内消退,可分批出现。

(3)缓解期:病程第 3～4 周,体温开始下降,食欲逐渐好转,腹胀消失,脾开始回缩。但本期仍有可能出现肠出血、肠穿孔等并发症。

(4)恢复期:病程第 5 周左右,体温恢复正常,症状消失,食欲恢复,一般在 1 个月左右完全康复。体弱、原有慢性疾病或出现严重并发症者,病程往往较长。

2.其他临床类型

(1)轻型:发热 38℃左右,全身毒血症状轻,病程短,1～3 周即可恢复。多见于儿童或有伤寒菌苗预防接种及早期应用有效抗菌治疗者。

(2)迁延型:起病与典型伤寒相似,由于机体免疫力低下或合并有胆石症、慢性血吸虫病等基础性疾病,发热可持续 5 周以上至数月之久。

(3)逍遥型:起病初期症状轻,可正常工作与生活,部分患者因肠出血或肠穿孔才被诊断。

(4)暴发型:起病急,全身毒血症状严重,有畏寒、高热、肠麻痹、心肌炎、中毒性脑病、中毒性肝炎或休克等,病死率高。

3.特殊临床背景下伤寒的特点

(1)小儿伤寒:临床表现不典型,年龄越大,其临床表现越类似成人。常急性起病,弛张热多见,呕吐、腹泻等胃肠道症状明显,玫瑰疹少见,多数患儿无相对缓脉,肝、脾肿大明显,外周血白细胞计数可不减少。易并发支气管炎或肺炎,肠出血及肠穿孔少见。

(2)老年伤寒:临床表现不典型,通常体温不高,但易出现虚脱,常合并支气管肺炎和心力衰竭,病程迁延,恢复慢,病死率较高。

(3)复发:复发是指患者热退后 1～3 周再次出现临床症状和体征,血培养可再度呈阳性。原因是机体免疫力降低,病灶内的细菌未被完全清除,再次侵入血流而致。多见于抗菌治疗不彻底的患者。

(4)再燃:再燃是指患者在缓解期体温逐渐下降而未至正常时,又重新升高,持续 5～7 日后退热,此时血培养可再次出现阳性。原因与伤寒沙门菌菌血症未得到完全控制有关,有效和足量的抗菌药物治疗可减少和杜绝再燃。

(五)并发症

1.肠出血

为较常见的严重并发症,多见于病程第 2～3 周。饮食不当、因便秘而过度用力排便、治疗性灌肠等常为诱因。根据出血量多少可表现为大便潜血阳性、黑便或暗红色血便,大量出血者可出现头晕、面色苍白、冷汗、脉细速、血压下降等休克表现。

2.肠穿孔

为最严重的并发症,多见于病程第 2～3 周,好发于回肠末端。穿孔发生时,突然腹部剧烈疼痛,右下腹为甚,伴有恶心、呕吐、冷汗、脉搏细速、体温和血压下降。随后出现体温再度升高,腹部压痛、反跳痛、腹肌紧张等急性腹膜炎征象,肝浊音界缩小或消失,腹部 X 线检查可见游离气体,外周血白细胞升高并伴核左移。

3.中毒性肝炎

多见于病程第 1～3 周,表现为肝肿大、压痛,ALT 升高或有黄疸,随病情好转肝损害恢复。

4.中毒性心肌炎

多发生于病程第 2～3 周。有严重毒血症者,表现为心率加快、第一心音低钝、心律失常、血压下降等。心电图呈低电压、S-T 段下降或平坦、T 波改变等异常。

5.支气管炎及肺炎

病程第 1 周大多由伤寒沙门菌引起,病程极期或后期多为继发其他细菌或病毒感染,极少由伤寒沙门菌引起。

6.溶血性尿毒综合征

一般发生于病程第 1～3 周,第 1 周常见。可能为伤寒沙门菌的内毒素诱发肾小球微血管内凝血所致,主要表现为溶血性贫血和急性肾功能衰竭。

7.其他

其他并发症包括急性胆囊炎、肾盂肾炎、骨髓炎、脑膜炎和血栓性静脉炎等。

(六)实验室检查

1.常规检查

(1)外周血常规:白细胞计数一般为$(3\sim5)\times10^9/L$,中性粒细胞减少;嗜酸性粒细胞减少或消失,随病情好转而逐渐上升,复发者再度减少,对伤寒的诊断与病情的评估有重要的参考意义。

(2)尿常规:从病程第 2 周开始可有轻度蛋白尿或偶见少量管型。

(3)粪便常规:在肠出血时有潜血试验阳性或肉眼血便。

2.细菌学检查

(1)血培养:病程第 1～2 周阳性率可达 80%～90%,第 3 周下降至 50%左右,第 4 周不易检出,复发和再燃者可再度呈阳性。

(2)骨髓培养:较血培养阳性率高,可达 90%以上,阳性持续时间较长,适用于血培养阴性或使用过抗菌药物的疑似患者。

(3)粪便培养:第 3～4 周阳性率较高,可达 75%左右。慢性带菌者可持续阳性 1 年。

(4)尿培养:早期多为阴性,第 3～4 周阳性率仅为 25%左右。

(5)其他:玫瑰疹刮取物或活检切片也可获阳性培养。

3.肥达试验

肥达试验即伤寒血清凝集试验,是指应用已知的伤寒沙门菌菌体抗原(O)、鞭毛抗原(H)及副伤寒沙门菌甲(A)、乙(B)、丙(C)型的鞭毛抗原与患者血清做凝集反应,检测其相应抗体的效价。肥达试验对伤寒与副伤寒有辅助诊断价值。患者通常在病后第 1 周开始产生抗体,第 2 周逐渐增高,第 3～4 周达高峰,阳性率高达 70%～90%,病愈后可维持数月。肥达试验在临床中可出现假阳性或假阴性反应,评价结果应注意以下特点:

(1)O 抗体凝集效价在 1:80 以上,H 抗体效价在 1:160 以上;或者 O 抗体效价呈 4 倍以上升高,才有辅助诊断意义。

（2）因伤寒和副伤寒甲、乙、丙沙门菌之间有部分 O 抗原相同，O 抗体升高只能支持沙门菌感染，不能区分伤寒或副伤寒。

（3）接种伤寒疫苗后，H 抗体效价明显上升，并可持续数年。并且既往感染者及其他发热性疾病出现的回忆反应也可有较高滴度，故仅 H 抗体升高而 O 抗体不升高，对伤寒诊断帮助不大。

（4）某些疾病如风湿病、败血症、结核病、血吸虫病、溃疡性结肠炎等可出现假阳性反应。部分免疫功能低下、早期应用抗菌药物的患者可出现假阴性反应。

（5）Vi 抗体效价在伤寒和副伤寒患者中一般不高；主要用于慢性带菌者的调查，效价在 1∶40 以上有诊断参考价值。

4.其他检查

近年来建立了酶联免疫吸附试验、被动血凝试验、对流免疫电泳、免疫荧光试验等免疫学诊断方法检测伤寒沙门菌的抗原和抗体，以及利用 DNA 探针或 PCR 技术等分子生物学技术检测伤寒沙门菌基因组特异性靶序列，提高了敏感性和特异性，有助于早期诊断，有待临床推广应用。

（七）诊断

1.流行病学资料

当地伤寒疫情和流行季节，有不洁饮食史，是否有伤寒既往史、预防接种史以及与患者接触史。

2.临床表现

持续发热 1 周以上，腹胀、腹泻或便秘，表情淡漠、相对缓脉、玫瑰疹、脾肿大等，并发肠出血或肠穿孔者更有助于诊断。

3.实验室检查

外周血白细胞总数减少，嗜酸性粒细胞减少或消失，肥达试验阳性有辅助诊断意义。伤寒沙门菌培养阳性为确诊依据。

（八）鉴别诊断

1.病毒感染

呼吸道病毒和肠道病毒感染均可引起发热、头痛及白细胞减少，与伤寒相似，但起病较急，多伴上呼吸道症状，无相对缓脉、玫瑰疹等，病程一般为 1 周左右。

2.疟疾

发热、肝脾肿大、白细胞减少与伤寒相似，但起病急，体温每天波动大，寒战明显，出汗后体温骤降，热退后一般情况好，红细胞和血红蛋白降低，外周血或骨髓涂片可找到疟原虫。

3.革兰阴性杆菌败血症

患者高热、畏寒、脾肿大、白细胞计数可不升高与伤寒相似，但常有胆道、泌尿系统或腹腔内感染等原发病灶，寒战明显，弛张热多见，可有皮肤出血点，甚至早期出现中毒性休克，血培养可检出相应致病菌等。

4.恶性组织细胞病

患者长期发热、肝脾肿大、白细胞降低与伤寒相似。但患者多为不规则高热，进行性贫血，淋巴结肿大,外周血常规全血细胞减少,骨髓检查可见恶性组织细胞。

5.血行播散性结核

患者有长期发热、白细胞减少与伤寒相似,但患者常有结核病史或结核接触史,发热不规则,伴有盗汗,胸部 X 线或 CT 检查可见粟粒性结核病灶等可与伤寒鉴别。

(九)治疗

1.一般治疗与对症处理

(1)休息:与隔离按消化道传染病消毒隔离,发热期患者绝对卧床休息。临床症状消失后每隔 5～7 日送检粪便培养,连续 2 次阴性才可解除隔离。

(2)护理与饮食:应给予高热量、高营养、易消化的饮食,供给必要的维生素。发热期间给予流质或细软无渣半流质饮食,少量多餐。退热后,可从软食逐渐过渡,热退 2 周后才能恢复正常饮食。注意观察患者的体温、脉搏、血压及粪便性状等的变化,保持口腔及皮肤清洁,预防压疮和肺病感染。

(3)对症处理:高热者可给予物理降温等,慎用退热药,以免出汗过多,引起虚脱。便秘者可用开塞露入肛或生理盐水低压灌肠,禁用高压灌肠和泻药。腹胀者给予低糖低脂肪饮食,可用松节油腹部涂擦或肛管排气,禁用新斯的明等促进肠蠕动药物。中毒症状重者,可在足量有效抗菌药物治疗的同时,选择地塞米松 2～5mg 或者氢化可的松 50～100mg 静脉滴注,每日 1 次,疗程不超过 3 日。有明显鼓肠和腹胀的患者慎用糖皮质激素,以免诱发肠出血和肠穿孔。

2.病原治疗

(1)喹诺酮类药物:是治疗伤寒的首选药物,但因可能影响骨骼发育,孕妇、哺乳期妇女及儿童不宜选用。

①左旋氧氟沙星:每次 0.2～0.4g,口服,每日 2～3 次,疗程 14 天。

②环丙沙星:每次 0.5g,口服,每日 2 次,疗程 14 天。

重型或有并发症者,可静脉滴注,症状控制后改为口服,疗程 14 天。

(2)第三代头孢菌素:是孕妇、哺乳期妇女及儿童首选药物,也适用于氯霉素耐药菌所致伤寒。

①头孢噻肟:每次 2g,儿童每次 50mg/kg,每 8～12 小时静脉滴注 1 次,疗程 14 天。

②头孢哌酮:每次 2g,儿童每次 50mg/kg,每 12 小时静脉滴注 1 次,疗程 14 天。

③头孢曲松:每次 1～2g,儿童每次 50mg/kg,每天静脉滴注 1 次,疗程 14 天。

④头孢他啶:每次 1～2g,儿童每次 50mg/kg,每 12 小时静脉滴注 1 次,疗程 14 天。

3.带菌者的治疗

根据药敏试验选择治疗药物:

(1)氧氟沙星:每次 0.3g,口服,每日 2 次,疗程 4～6 周。

(2)环丙沙星:每次 0.5g,口服,每日 2 次,疗程 4～6 周。

4.并发症的治疗

(1)肠出血:禁食,绝对卧床休息,密切监测血压、脉搏、神志变化及粪便出血量。烦躁不安可予以地西泮或者苯巴比妥镇静;补充血容量及维持水、电解质和酸碱平衡;使用止血药,必要时输血。大量出血经内科积极治疗无效者,应考虑手术治疗。

(2)肠穿孔:局限性穿孔者给予禁食,胃肠减压,选择有效的抗菌药物控制腹膜炎;肠穿孔并发腹膜炎者应及早手术治疗。

(3)中毒性肝炎:在抗病原治疗的基础上给予保肝支持治疗,避免使用损害肝脏的药物。

(4)中毒性心肌炎:绝对卧床休息,应用改善心肌营养的药物,必要时可加用肾上腺皮质激素及应用小剂量洋地黄制剂控制心力衰竭。

(5)溶血性尿毒综合征:有效控制伤寒沙门菌原发感染;输血、补液,碱化尿液;使用糖皮质激素如地塞米松、泼尼松龙等;小剂量肝素和(或)低分子右旋糖酐进行抗凝;必要时行腹膜或血液透析,促进肾功能恢复。

(十)预防

1.控制传染源

及时发现患者及带菌者,及早隔离治疗,患者体温正常后 2 周或粪便培养连续 2 次阴性(2 次间隔 5～7 日),可解除隔离。患者大小便等排泄物、便器、餐具、生活用品均需消毒处理。对密切接触者医学观察 3 周。

2.切断传播途径

是预防和控制本病的关键。做好水源、饮食、粪便管理和消灭苍蝇等卫生工作,养成良好的个人卫生和饮食习惯。

3.保护易感人群

对易感人群可进行预防接种。口服的伤寒沙门菌 Ty21A 减毒活菌苗,保护率可达 50%～96%;注射用伤寒 Vi 多糖疫苗,保护率可达 70% 左右。有与患者密切接触等,需急性预防用药者,可予复方磺胺甲基异噁每次 2 片,每日 2 次,口服 3～5 天。

二、副伤寒

副伤寒是由副伤寒沙门菌甲、乙、丙型引起的一组细菌性传染病。副伤寒的流行病学、发病机制及病理变化、临床表现、诊断、治疗及预防与伤寒相似,但也有与伤寒不同的临床特点。

1.副伤寒甲、乙

我国成人副伤寒以副伤寒甲为主,儿童以副伤寒乙常见。潜伏期一般为 8～10 天;起病常有腹痛、腹泻、呕吐等急性胃肠炎症状,2～3 天后出现发热,以弛张热或不规则热多见,稽留热少见,热程较短,大约 2～3 周;全身中毒症状轻,相对缓脉少见;玫瑰疹出现较早而多,颜色较深;肠穿孔、肠出血等并发症少见,病死率较低。

2.副伤寒丙

副伤寒丙的临床表现比较复杂,可表现为败血症型、伤寒型或急性胃肠炎型,以败血症型多见。败血症型患者起病急,体温迅速上升,不规则热型,常伴寒战,可并发肺部、骨及关节的化脓性病灶,偶可并发化脓性脑膜炎、心内膜炎、肾盂肾炎、胆囊炎、皮下脓肿、肝脓肿等。伤寒型与副伤寒甲、乙类同。急性胃肠炎型主要表现为发热、呕吐、腹痛、腹泻,病程短,一般 2～5 天恢复。

副伤寒甲、乙、丙的治疗与伤寒相同。有化脓性病灶者,脓肿一旦形成,应在有效抗菌治疗的同时进行外科手术处理。

第二节 细菌性食物中毒

细菌性食物中毒是由于食用被细菌或细菌毒素所污染的食物后引起的急性感染中毒性疾病。

细菌性食物中毒的特点:①群体呈暴发起病,发病者与食入同一污染食物有明显关系;②潜伏期短,突然发病,临床表现以急性胃肠炎为主,肉毒中毒则以眼肌、咽肌瘫痪为主;③病程短,多数在2～3日内自愈;④多发生夏秋季。根据临床表现的不同,分为胃肠型食物中毒和神经型食物中毒。

一、胃肠型食物中毒

胃肠型食物中毒以夏秋季多见,临床以恶心、呕吐、腹痛、腹泻等急性胃肠道炎症状为主。

(一)病原学

引起胃肠炎食物中毒的细菌很多,常见的有下列几种。

1.沙门菌属

沙门菌为肠杆菌科沙门菌属,该菌为革兰阴性杆菌,需氧,不产生芽孢,无荚膜,绝大多数有鞭毛,能运动。对外界的免疫力较强,不耐热,55℃ 1小时或60℃ 10～20分钟死亡,5％石炭酸或1∶500升汞5分钟内即可将其杀灭。其中以鼠伤寒沙门菌、肠炎沙门菌和猪霍乱沙门菌较为多见。

2.副溶血性弧菌

副溶血性弧菌为革兰阴性杆菌,有荚膜,为多形性球杆菌,无芽孢。菌体两端浓染,一端有鞭毛,运动活泼。该细菌分25个血清型。致病性菌株能溶解人及家兔红细胞,称为"神奈川"试验阳性。其致病力与其溶血能力平行,这是由一种不耐热的溶血素所致。本菌能否产生肠毒素尚待证明。本菌为嗜盐性细菌,广泛存在于海水中,偶见于淡水。在37℃ pH7.7含氯化钠3％～4％的环境中生长最好。对酸敏感,食醋中3分钟即死。不耐热,56℃ 5分钟即可杀死,90℃ 1分钟灭活。对低温及高浓度氯代钠免疫力甚强。本菌对常用消毒剂免疫力很弱。该细菌主要来自海产品,如墨鱼、海鱼、海虾、海蟹、海蜇,以及含盐分较高的腌制食品,如咸菜、腌肉等。

3.大肠埃希菌

大肠埃希菌通称大肠杆菌,为两端钝圆的革兰阴性短杆菌,多数菌株有周鞭毛,能运动,可有荚膜。本菌属以菌体(O)抗原分群,以荚膜(K)抗原(A、B、L)和鞭毛(H)抗原分型,目前已发现170多个血清型。本菌为人和动物肠道正常寄居菌,特殊条件下可致病。在大肠埃希菌中,能引起食物中毒的菌种有16个血清型,其中常见的血清型为O111、O114、O128、O55、O20、O119、O86、O125、O127等。细菌体外免疫力较强,在水和土壤中能存活数月,在阴凉处室内尘埃可存活1个月,含余氯0.2ppm的水中不能生存。

4.变形杆菌

变形杆菌为革兰阴性、两端钝圆、无芽孢多形性小杆菌,有鞭毛与动力。其抗原结构有菌体(O)及鞭毛(H)抗原2种。依生化反应的不同,可分为普通变形杆菌、奇异变形杆菌、产黏变形杆菌、潘氏变形杆菌4种。前三种能引起食物中毒。该菌在食物中能产生肠毒素。还可产生组胺脱羧酶,使蛋白质中的组氨酸脱羧成组织胺,从而引起过敏反应。本菌广泛存在于水、土壤、腐败的有机物及人和家禽、家畜的肠道中。

5.葡萄球菌

主要是由能产生血浆凝固酶的金黄色葡萄球菌,少数可由表皮(白色)葡萄球菌引起食物中毒。该菌为革兰阳性,无荚膜,不形成芽孢。在乳类、肉类食物中极易繁殖,在剩饭菜中亦易生长,30℃经1小时后即可产生耐热性很强的外毒素(肠毒素),此种毒素属于一种低分子量可溶性蛋白质,可分8个血清型(A、B、C1、C2、C3、D、E、F),其中以A、D型引起食物中毒最多见,B、C型次之。该菌污染食物后,在37℃经6~12小时繁殖可产生肠毒素。此毒素对热的免疫力强,加热煮沸30分钟仍具有致病性。

6.蜡样芽孢杆菌

蜡样芽孢杆菌为厌氧革兰阳性粗大芽孢杆菌,常单独、成双或短链状排列,芽孢常位于次极端;在体内形成荚膜,无鞭毛,不活动。芽孢体外免疫力极强,能在110℃存活1~4小时,能分泌强烈的外毒素,依毒素性质可分6型(A、B、C、D、E、F),引起食物中毒者主要是A型和F型,其中以A型(能产生肠毒素)为多,C及F型偶可引起出血坏死性肠炎。本病在自然界分布较广,污水、垃圾、土壤、人和动物的粪便、昆虫以及食品等均可检出。

(二)流行病学

1.传染源

被上述病原体感染的动物或人为本病主要传染源,患者带菌时间较短,作为传染源意义不大。

2.传播途径

进食被细菌或其毒素污染的食物而传播。

3.人群易感性

人群普遍易感,感染后产生免疫力弱,可重复多次感染。

4.流行特征

本病在5~10月较多,7~9月最易发生,与夏季气温高、细菌易于大量繁殖密切相关。各年龄组均可发病。常因食物不新鲜,保存、烹调不当而引起。病例可散发或集体发病。潜伏期短,有共同的可疑食物,未进食者不发病,停止食用可疑食物后流行可迅速停止。

(三)发病机制

细菌性食物中毒按发病机制可分为感染型、毒素型和混合型。病原菌在污染的食物中大量繁殖,并产生肠毒素类物质,或菌体裂解释放内毒素。是否发病和病情轻重,与进食活菌数及毒素量的多少、人体免疫力的强弱有关。

1.肠毒素

上述细菌中大多数能产生肠毒素或类似的毒素,尽管其分子量、结构和生物学性状不尽相同,但致病作用基本相似。由于肠毒素刺激肠壁上皮细胞,激活其腺苷酸环化酶,在活性腺苷酸环化酶的催化下,使细胞质中的三磷酸腺苷脱去二个磷酸,而成为环磷酸腺苷(cAMP),cAMP 浓度增高可促进胞质内蛋白质磷酸化过程,并激活细胞有关酶系统,促进液体及氯离子的分泌,抑制肠壁上皮细胞对钠和水份的吸收,导致腹泻。耐热肠毒素是通过激活肠黏膜细胞的鸟苷酸环化酶,提高环磷酸鸟苷(cGMP)水平,引起肠隐窝细胞分泌增强和绒毛顶部细胞吸收能力降低而引起腹泻。

2.侵袭性损害

沙门氏菌、副溶血弧菌、变形杆菌等,能侵袭肠黏膜上皮细胞,引起黏膜充血、水肿,上皮细胞变性、坏死、脱落并形成溃疡。侵袭性细菌性食物中毒的潜伏期较毒素引起者稍长,大便可见黏液和脓血。

3.内毒素

除鼠伤寒沙门氏菌可产生肠毒素外,沙门氏菌菌体裂解后释放的内毒素致病性较强,可引起发热、胃肠炎症、消化道蠕动并产生呕吐、腹泻等症状。

4.过敏反应

莫根变形杆菌能使蛋白质中的组氨酸脱羧而成组织胺,引起过敏反应。其病理改变轻微,由于细菌不侵入组织,故可无炎症改变。

(四)临床表现

潜伏期短,食后数小时发病。金黄色葡萄球菌食物中毒潜伏期 1～5 小时。沙门氏菌 4～24 小时、蜡样芽孢杆菌 1～2 小时、副溶血弧菌 6～12 小时、变形杆菌潜伏期一般为 5～18 小时。

各型病原菌感染后临床症状相似。临床表现以急性胃肠炎为主,如恶心、呕吐、腹痛、腹泻等。葡萄球菌食物中毒呕吐较明显,呕吐物含胆汁,有时含血液和黏液。腹痛以上腹部及脐周多见。腹泻频繁,多为黄色稀便或水样便。侵袭性细菌引起的食物中毒,可有发热、腹部阵发性绞痛和黏液脓血便。病程短,多在 1～3 天恢复。腹泻严重者可致脱水、酸中毒,甚至休克。

(五)并发症及后遗症

1.溶血-尿毒综合征

主要以溶血性贫血、血小板减少及急性肾功能衰竭为特征的一种综合征。细菌食物中毒并发溶血-尿毒综合征可达 10%。

2.肺炎

多为坠积性肺炎,年老体弱者易发生,若延误治疗可致死亡。

3.心肌梗死

老年人占大多数,其中 85% 有冠心病史。

4.急性血脑循环障碍

均有不同程度的脱水,且绝大多数为老年人,可发生缺血性脑卒中。

5.肠系膜血管血栓形成

发生肠坏死,病死率高,达 90% 以上。

6.感染中毒性休克

预后差,病死率高。单纯由于血容量减少所致休克患者预后较好。

（六）实验室检查

1.血常规

沙门杆菌感染白细胞计数多正常，副溶血弧菌及金葡菌感染者，白细胞可达 $10\times10^9/L$，中性粒细胞比例增高。

2.粪便检查

粪便呈稀水样，镜检可见少量白细胞，血水样便可见多数红细胞、少量白细胞。血性黏液便则与痢疾样便相似。

3.血清学检查

疾病早期及病后 2 周双份血清特异性抗体 4 倍升高者可明确诊断。但确诊变形杆菌感染直进行血清 OX19 及 OXK 的凝集反应，效价 1∶80 以上具有诊断意义，因变形杆菌极易污染食物及吐泻物，故培养阳性也不能完全确诊，只有血清凝集效价增高，才可认为是变形杆菌引起。

4.分子生物学检查

近年可采用特异性核酸探针进行核酸杂交和特异性引物进行 PCR 反应检查病原菌，还可分型。

5.细菌培养

将患者的吐泻物及可疑食物做细菌培养，如多次获相同病原菌有利诊断。

（七）诊断与鉴别诊断

1.诊断

细菌性食物中毒主要依据流行病学资料、典型的临床表现和实验室检查进行诊断。夏秋季多发，有进食变质食物、海产品、未煮熟的肉类、蛋制品史。往往共餐者集体发病。临床表现有胃肠炎症状，病程短，恢复快。可将患者吐泻物、可疑食物进行细菌培养，严重者行血培养。早期及病后 2 周血清凝集试验效价递增有诊断价值。

2.鉴别诊断

(1)非细菌性食物中毒：食用发芽马铃薯、苍耳子、苦杏仁、河豚鱼或毒蕈等中毒者，潜伏期仅数分钟至数小时，一般不发热，以频繁呕吐为主，腹痛、腹泻较少，但神经系统症状明显，病死率较高。汞砷中毒者有咽痛、充血、吐泻物中含血，经化学分析可确定病因。

(2)霍乱及副霍乱：为无痛性泻吐，先泻后吐为多，且不发热，大便呈米泔水样。大便涂片荧光抗体染色镜检及培养找到霍乱弧菌或埃尔托弧菌，可确诊。

(3)急性菌痢：偶见食物中毒型暴发。一般呕吐较少，常有发热、里急后重，粪便多混有脓血，下腹部及左下腹明显压痛，大便镜检有红细胞、脓细胞及巨噬细胞，便培养找到痢疾杆菌。

(4)病毒性胃肠炎：是由多种病毒引起，以急性小肠炎为特征，潜伏期 24～72 小时，主要表现有发热，恶心、呕吐，腹胀，腹痛及腹泻，排水样便、稀便，吐泻严重者可发生水、电解质及酸碱平衡紊乱。

（八）预后

多数预后良好，个别有并发症的老年患者及免疫力低下者危及生命。

（九）治疗

1.一般治疗

卧床休息，早期易消化饮食，病情好转后正常饮食。沙门菌食物中毒应床边隔离。

2.对症治疗

呕吐、腹痛明显时可口服丙胺太林（普鲁本辛）15～30mg，或皮下注射阿托品0.5mg，也可注射山莨菪碱10mg。能进食者口服补液盐，呕吐剧烈不能进食者静脉补液。出现酸中毒酌情补5％碳酸氢钠。脱水严重甚至休克者补液及抗休克治疗。

3.病原治疗

一般不用抗生素，有高热或黏液脓血便者根据药敏试验可酌情给予抗生素治疗。

（十）预防

1.管理传染源

一旦发生食物中毒，应立即报告防疫部门，及时进行调查、分析，制定防疫措施，以尽早控制疫情。

2.切断传播途径

认真贯彻《食品卫生法》，加强食品卫生管理。不吃腐败变质的食物或未煮熟的肉类蛋制品。

二、神经型食物中毒

神经型食物中毒又称肉毒中毒，是因进食含有肉毒杆菌外毒素的食物而引起的中毒性疾病。临床上以眼肌及咽肌瘫痪等神经系统受损的体征为主要表现。如抢救不及时，病死率较高。

（一）病原学

肉毒杆菌属革兰氏阳性厌氧梭状芽孢杆菌，有周鞭毛，能运动。本菌芽孢体外免疫力极强。该菌生长繁殖时产生一种外毒素（肉毒杆菌外毒素），是一种嗜神经毒素，毒力极强，对胃酸有免疫力，但不耐热，煮沸10分钟即被破坏。本菌按外毒素抗原性不同，可分为A～G七型。外毒素经甲醛处理后注射动物体内产生抗毒素，不同型的外毒素只能被相应的抗毒素中和。

（二）流行病学

1.传染源

家畜、家禽及鱼类为传染源。病菌由动物肠道排出，芽孢污染食品，在缺氧环境下肉毒杆菌繁殖，产生大量外毒素。

2.传播途径

主要通过被肉毒杆菌外毒素污染的食物传播，多见于腊肉、罐头等腌制食品或发酵的豆、面制品。偶可因伤口感染肉毒杆菌发生中毒。

3.易感性

普遍易感，无病后免疫力。

（三）发病机制与病理改变

肉毒杆菌外毒素由消化道食入后,胃酸及消化酶均不能将其破坏,经过肠黏膜吸收入血液循环。该外毒素是一种嗜神经毒素,吸收后主要作用于脑神经核、外周神经、肌肉接头处及自主神经末梢,抑制神经传导递质乙酰胆碱的释放,使肌肉收缩运动障碍,发生软瘫。静脉注射乙酰胆碱能使瘫痪的肌肉恢复功能。

病理变化主要是脑神经核及脊髓前角产生退行性变,使其所支配的相应肌群发生瘫痪。脑及脑膜显著充血、水肿,并有广泛的点状出血和血栓形成。镜下可见神经细胞变性,脑神经根水肿。

（四）临床表现

潜伏期长短与毒素数量有关,多为 12~36 小时,最短为 2~6 小时,长者可达 8~10 天。吸收毒素量愈大,则潜伏期愈短,病情愈重。

起病突然,以神经系统症状为主。起病早期可有恶心、呕吐等症状,继之出现全身乏力、头痛、头晕或眩晕。眼内外肌瘫痪可出现眼部症状,如视力模糊、复视、眼睑下垂、瞳孔散大,对光反射消失。重者出现吞咽、咀嚼、发音困难,甚至呼吸困难。肌力低下主要见于颈部及肢体近端,腱反射可呈对称性减弱。由于颈肌无力,头向前倾或倾向一侧。常有顽固性便秘、腹胀、尿潴留等。患者一般体温正常,神志始终清楚,感觉正常。

病程长短不一,轻者 5~9 天内逐渐恢复,但全身乏力及眼肌瘫痪可持续数月之久。重症患者病死率 30%~60%,死亡原因多为延髓麻痹所致呼吸衰竭,心功能不全及误吸肺炎所致继发性感染。

婴儿患者首发症状常为便秘,迅速出现脑神经麻痹,可因骤发中枢性呼吸衰竭而猝死（SIDS 婴儿猝死综合征）。

（五）诊断与鉴别诊断

1.诊断依据

(1)流行病学资料:有进食可疑食物,特别是腊肉、罐头等腌制食品或发酵的豆、面制品史,同餐者集体发病。

(2)临床表现:有典型的神经系统症状与体征,如眼肌瘫痪,吞咽、咀嚼、发音困难,呼吸困难等。

(3)实验室检查:用可疑食物进行厌氧菌培养,分离病原菌。或用动物试验查患者血清及可疑食物中的肉毒毒素。

2.鉴别诊断

与毒蕈或河豚致食物中毒、脊髓灰质炎、流行性乙型脑炎、急性多发性神经根炎等相鉴别。

（六）治疗

1.抗毒素治疗

尽早足量应用多价抗毒血清（A、B、E 型）,对本病有特效。力争在起病后 24 小时内或瘫痪发生前注射最为有效,剂量每次 5 万~10 万单位,静脉及肌内注射各半量（用药前须做皮肤敏感试验,过敏者先行脱敏处理）,必要时 6 小时后重复给予同样剂量 1 次。病程已过 2 天者,抗毒素效果较差,但由于肉毒杆菌外毒素在患者血中可存留很长时间（有报道可达 30 天）,因此发病即使超过 24 小时也应予抗毒素治疗。如果已知毒素型别,则可应用单价抗毒素血清。大剂量青霉素可消灭肠道内的肉毒杆菌,以防其继续产生毒素。

2.一般及对症治疗

(1)清除胃肠道内的毒素:应尽早(在进食可疑食物 4 小时内)用 1:4000 高锰酸钾或 5%碳酸氢钠溶液洗胃,同时口服泻药并予清洁灌肠,尽可能清除肠道内的外毒素。

(2)吞咽困难者宜用鼻饲及静脉输液:补充每日必须的液体、电解质及其他营养。

(3)保持呼吸道通畅及氧的供给:呼吸困难者应予吸氧,必要时及早气管切开,人工呼吸。

(4)加强护理:患者应严格卧床休息。密切观察病情变化,防治继发性细菌感染。

(七)预防

严格管理与检查食品,特别是腊肉、罐头等腌制食品或发酵的豆、面制品制作和保存。禁止出售与食用变质食物。遇有同食者发生肉毒素中毒时,其余人员应立即给予多价抗毒血清预防,1000U～2000U 皮下注射,每周 1 次,共 3 次。

第三节 流行性脑脊髓膜炎

流行性脑脊髓膜炎(简称流脑)是由脑膜炎奈瑟菌(又称脑膜炎球菌)引起的急性化脓性脑膜炎。致病菌由鼻咽部侵入血液循环,形成败血症,最后局限于脑膜及脊髓膜,形成化脓性脑脊髓膜病变。临床上以突起高热、头痛、呕吐、皮肤黏膜瘀点、瘀斑、脑膜刺激征和脓性脑脊液为主要特征,严重者可出现感染性休克及脑实质损害,常可危及生命。部分患者暴发起病,可迅速致死。

本病呈全球分布,散发或流行,冬春季节多见,儿童易患。本病菌除引起流脑和败血症外,还可引起肺炎、心包炎、泌尿生殖道炎、眼内炎、全眼炎、骨髓炎、关节炎和腹膜炎等,统称脑膜炎球菌病。

一、病因与发病机制

脑膜炎奈瑟菌为奈瑟菌属的细菌,革兰染色阴性,成双排列,呈肾形或卵圆形。因该菌只能从人类转铁蛋白和乳铁蛋白获取生长必需的铁,因此仅存在于人体。可自带菌者及患者的鼻咽部、皮肤瘀点、血液和脑脊液中检出。按细菌表面特异性荚膜多糖抗原的不同,本菌可分为 A、B、C、D 等 13 个血清型,其中以 A、B、C 三群最常见,占流行病例的 90% 以上。A 群引起大流行,B、C 群引起散发和小流行。目前国外流行菌群以 B 和 C 群为多,国内则以 A 群为主,但近年来 B、C 群流行有上升趋势,并已成为某些局部流行的主要菌群。传染源主要是带菌者,次为患者,患者从潜伏期开始至病后 10 天内均具有传染性。病原菌主要经咳嗽、打喷嚏借飞沫由呼吸道直接传播。因病原菌在体外生活力极弱,故通过玩具及日用品间接传播的机会极少,但密切接触如同睡、怀抱、接吻等对 2 岁以下婴幼儿的发病有重要意义。6 个月至 2 岁小儿发病率最高,后随年龄增长发病率下降。学校及新兵单位如防疫措施不善易有流行。病后免疫力持久,罕见二次得病。各群间有交叉免疫,但不持久。通常为散发,一般自11月份起出现病例,至次年2~4月达高峰,5月迅速下降。冬春季由于室内活动增加、空气不流通、易有上呼吸道感染,故是流脑流行的好发季节。居住拥挤、人口流动、营养不良等因素有利于造成流脑流行。易感人群感染脑膜炎奈瑟菌后约60%~70%成为带菌者;25%呈出血点型;即隐性感染与显性感染间的移行型;约7%表现为上呼吸道炎;仅1%表现为典型的化脓性脑膜炎。

脑膜炎奈瑟菌必须到达脑脊髓才能引起流脑的发病。细菌由人体鼻咽部侵入脑脊髓膜分三个步骤:细菌黏附并透过黏膜,进入血流(败血症期),最终侵入脑膜(脑膜炎期)。细菌的菌毛、外膜蛋白(OMP)、荚膜及脂寡糖抗原(LOS)为主要致病因子,可侵袭呼吸道、血液、中枢神经系统。细菌通过菌毛与宿主的无纤毛上皮细胞特异性受体结合,实现对鼻咽部上皮细胞的黏附。细菌荚膜能免疫吞噬细胞的吞噬作用。细菌释放LOS能阻止抗体与细菌结合,妨碍补体调理作用。病原菌侵入鼻咽部后,绝大多数被消灭而不发病。如免疫力较低不足以将其迅速消失,则病原菌在鼻咽部繁殖,大多数成为带菌状态,部分表现为上呼吸道炎而获得免疫力。当人体免疫力明显低下,或细菌数量多、毒力较强时,病原菌经鼻咽部黏膜入血循环,大多数表现为有皮肤黏膜出血点的暂时性菌血症,仅极少数发展为败血症,侵犯脑脊髓膜。细菌释放内毒素刺激脑血管内皮细胞、吞噬细胞、星形细胞及脑胶质细胞,分泌多种炎性介质与细胞因子,主要有肿瘤坏死因子(TNFα)和白细胞介素(IL-1、IL-6等)。这些介质活化脑血管内皮细胞的黏附受体,使白细胞黏附于血管壁,释放蛋白溶解酶,糖原酶及氧自由基等,破坏血管内皮细胞间的联接,导致血脑屏障渗透性增高,使白细胞和血浆蛋白大量渗入脑脊液中。此外,其他物质如前列腺素、血小板活化因子(PAF)和其他白细胞介素等进一步增加血脑屏障的渗透性,形成化脓性脑脊髓膜炎。暴发型流脑败血症休克型是因脑膜炎奈瑟菌释放的内毒素刺激单核吞噬细胞、中性粒细胞等产生上述细胞因子,导致微循环障碍,激活凝血系统而发生弥散性血管内凝血(DIC),迅速出现严重瘀斑、出血和休克,脑膜炎症则不明显。脑膜脑炎型则因脑循环障碍发生脑水肿、颅内高压甚至形成脑疝。部分患者未经及时恰当治疗或免疫功能低下,可形成慢性脑膜炎、慢性败血症。幼儿可因第四脑室孔阻塞或颅底蛛网膜下隙粘连形成脑积水,或脑膜血管通透性增加及脑膜表浅静脉炎性栓塞而形成硬膜下积液。

二、诊断

(一)流行病学

好发于冬春季节,学龄前儿童多见。预防接种有66%~86%的保护率。

(二)临床表现特点

潜伏期可短至数小时,长达7天,一般为2~3天。发病类型根据病情的轻重和临床表现可分为4型,即普通型、暴发型、轻型和慢性败血症型。

1.普通型

约占全部病例的90%,按其发展过程分为四期:

(1)前驱期(上呼吸道感染期):主要表现为上呼吸道感染症状,如低热、咽痛、鼻咽部黏膜充血和分泌物增多等。此期约持续1~2天。因多数患者症状不明显,此期易被忽视。

(2)败血症期:患者常突发寒战、高热、头痛、呕吐、乏力、全身及关节疼痛、食欲缺乏、表情呆滞或烦躁不安等毒血症症状。幼儿则有哭闹不安、因皮肤感觉过敏而拒抱、惊厥等。全身皮肤黏膜出现瘀点或瘀斑为本期特征性表现(占70%~90%),常见于四肢、软腭、眼结膜和臀等部位。瘀斑迅速扩张,中央因血栓形成而坏死或形成大疱,为病情严重的征象。少数患者出现口唇疱疹或脾大和关节炎。多数于1~2天内发展至脑膜炎期。

(3)脑膜炎期:败血症期的表现仍持续存在,因颅内高压而有剧烈头痛,频繁呕吐、常有畏光、狂躁、惊厥、意识障碍,出现颈项强直、Kernig征和Brudzinski征阳性等脑膜刺激征,严重者呈角弓反张。若经合理治疗,可于2~5天内进入恢复期。婴幼儿因颅骨缝和囟门未闭,中枢神经系统发育不成熟,发作可不典型,除高热、拒食、吐奶、啼哭不安外,惊厥、腹泻症状较成人为多,而脑膜刺激征可缺如,常有两眼凝视、睡眠时突然尖声哭叫、囟门紧张、隆起等。但有时因频繁呕吐、失水反而可出现前囟下陷,而造成诊断上的困难。

(4)恢复期:体温渐降至正常,皮疹停止发展并大部分被吸收,神经系统体征亦逐渐消失,精神食欲也随之恢复。此期约持续1~3周。

2.暴发型

本型起病急骤,病情凶险,进展迅速,如不及时抢救,常在24小时内危及生命。儿童多见。按其临床特点可分为三型:

(1)败血症休克型:其临床特点是:①患者以突然寒战、高热起病,迅速出现精神极度萎靡、意识障碍并可有惊厥。②瘀点初在四肢,迅即遍布全身(12小时内),扩大或瘀斑,融合成片,中央呈紫黑色坏死。③循环衰竭为本型突出特征,面色苍白,四肢厥冷,唇指(趾)端发绀,皮肤花纹,脉细速,血压明显下降或不能测出,少尿或无尿。④大多无脑膜刺激征,CSF检查正常或仅有细胞数轻度增加。⑤实验室检查多有DIC证据。⑥血小板减少,白细胞总数在10×10^9/L以下者常提示预后不良。

(2)脑膜脑炎型:多见于儿童。主要以脑实质严重损害为特征。除高热、瘀斑外,其突出表现为严重的颅内高压伴脑疝形成、呼吸衰竭。特点为:①剧烈头痛,频繁呕吐,反复或持续惊厥,面色灰或绀,烦躁不安,或嗜睡、昏迷,血压升高。②呼吸节律不整,忽快忽慢,进而发生叹息、点头样呼吸,或呼吸暂停。③瞳孔忽大忽小,或大而固定,对光反应迟钝或消失。④脑膜刺激征及锥体束征大都明显,脑脊液亦可有典型改变。

(3)混合型:兼有上述两种类型的临床表现(同时或先后出现),病情最为严重。

3.轻型

流行期间部分受染者仅表现皮肤黏膜出血点而无其他症状,为暂时性菌血症的表现。此型以儿童多见,绝大多数可不治自愈。流行后期部分年长儿和青少年患者可仅表现低热、鼻咽部症状、皮肤斑丘疹或细小出血点,头痛和脑膜刺激征轻微,CSF改变不显著,无意识障碍。咽拭子培养可有脑膜炎奈瑟菌生长。

婴幼儿流脑的特点:临床表现常不典型,除高热、拒食、吐奶、烦躁和啼哭不安外,惊厥、腹泻和咳嗽较成人较为多见,而脑膜刺激征可缺如。前囟未闭者大多突出,少数患儿因频繁呕吐、出汗失水反而可出现前囟下陷。

老年人流脑的特点：①老年人免疫功能低下，对内毒素敏感性增高，故暴发型发病率高；②临床表现上呼吸道症状多见，意识障碍明显，皮肤黏膜瘀点、瘀斑发生率高；③病程长，多10天左右；并发症及杂杂症多，预后差，病死率高。④外周血象白细胞数可能不高，示病情重，机体反应差。

4.慢性型

此型少见，主要为成人。病程迁延数周至数月，间歇出现寒战、发热，每次发热历时12小时后缓解，相隔1～4天再次发作。每次发作后常成批出现皮疹，亦可出现瘀点。常伴关节痛、脾大、血白细胞增多。需多次做血培养方可能获阳性结果。如延误诊断或治疗，也可发展为化脓性脑膜炎、心内膜炎或心包炎。

（三）辅助检查

1.血象

白细胞总数升高，一般在$20×10^9$/L以上，中性粒细胞＞0.8，可出现中毒颗粒及空泡，严重者可有类白血病现象。暴发型出现DIC时血小板减少。

2.脑脊液检查

是确诊的重要方法，应在神经影像学检查之前做。病初或休克型患者，CSF多尚无改变，应12～24小时后复查。典型的脑膜炎期，压力增高可超过$200mmH_2O$，外观呈浑浊米汤样或脓样，细胞数高达$1000×10^6$/L以上，以中性粒细胞为主。蛋白质明显增高，糖和氯化物降低。检查病原菌的标本，应争取在用抗生素之前采取。

3.细菌学检查

皮肤瘀点刺出液及CSF沉淀涂片染色镜检可查见脑膜炎奈瑟菌并有确诊价值，其阳性率70%左右。血液和CSF培养阳性率亦较高。如得阳性结果，应进行菌株分型和药敏试验。

4.免疫学检查

可用对流免疫电泳、乳胶凝集试验、酶联免疫吸附试验、放射免疫等方法检测CSF或血清中的脑膜炎奈瑟菌特异多糖抗原；或用间接血凝或放射免疫法检测血清中的特异抗体，恢复期效价较急性期增高4倍以上有辅助诊断价值。

5.核酸检测

可检测早期血清和脑脊液中A、B、C群细菌DNA，CSF的阳性率约为92%，血清的阳性率约为86%。本方法具有敏感性高和特异性强及快速的特点，且不受抗生素的影响，还可对细菌进行分型。

6.神经影像学检查

头颅CT、MRI等在需要排除脑肿瘤、脓肿形成、脑卒中等疾病时可酌情应用。

（四）诊断注意事项

凡在流行季节突起高热、头痛、呕吐伴神志改变，体检发现皮肤、黏膜有瘀点、瘀斑，脑膜刺激征阳性者，临床诊断初步成立，确诊有赖于细菌学检查。免疫学及分子生物学检查有助于早期诊断。

国内报告的流脑误诊病例显示，流脑误诊为其他疾病前3位分别为上呼吸道感染、其他原因的败血症、各种原因的紫癜；而其他疾病误诊为流脑的前3位分别为其他细菌所致的化脓性

脑膜炎、结核性脑膜炎、脑脓肿。因此,对不典型病例,应与下列疾病相鉴别:

1.其他细菌所致的化脓性脑膜炎

多系散发,无明显季节性;有急性或慢性炎症病灶;起病、发展、疗效反应较缓慢;皮肤瘀点、瘀斑少见。确诊有赖于脑脊液和血液的细菌学检查。

2.结核性脑膜炎

大多起病缓慢,常以低热、消瘦、乏力、盗汗等症状起病,1～2周后始出现头痛、呕吐和脑膜刺激征;无皮肤瘀点、瘀斑;多有结核病史或与结核病密切接触史;CSF外观清亮或呈毛玻璃样,久置后可见薄膜形成,细胞数多在(300～500)×10^6/L以下,以淋巴细胞为主,薄膜或沉淀涂片可能检出抗酸杆菌,或用PCR技术检测结核杆菌的DNA,有助于病原诊断。

3.隐球菌性脑膜炎

常继发于霍奇金病、淋巴肉瘤、白血病、糖尿病等患者,尤其是长期应用抗代谢药物、激素及抗生素等情况。起病缓慢,临床表现及CSF改变与结核性脑膜炎相似,墨汁染色找到隐球菌则可确诊。

4.流行性乙型脑炎

有严格的季节性,多发生于7～9月份,以高热、惊厥、意识障碍等脑实质损害表现为主,无皮肤瘀点。CSF细胞数多在(50～500)×10^6/L以内,早期以中性粒细胞为主,后期淋巴细胞增多,糖和氯化物正常。病原学检查有助鉴别。

(五)诊断标准

1.疑似病例

①有流脑流行病学史:冬春季节发病,1周内有流脑患者密切接触史,或当地有本病发生或流行;既往未接种过流脑菌苗。②临床表现及CSF检查符合化脓性脑膜炎表现。

2.临床诊断病例

①有流脑流行病学史。②临床表现及CSF检查符合化脓性脑膜炎表现,伴有皮肤黏膜瘀点、瘀斑。或虽无化脓性脑膜炎表现,但在感染中毒性休克表现的同时伴有迅速增多的皮肤黏膜瘀点、瘀斑。

3.确诊病例

在临床诊断病例的基础上,加上细菌学或流脑特异性血清免疫学检查阳性。

三、治疗

(一)普通型流脑的治疗

1.一般治疗

呼吸道隔离。卧床休息,保持病室安静、空气流通。给予流质饮食,昏迷者宜鼻饲,并补充足量液体,使每日尿量在1000mL以上。密切观察病情。保持口腔、皮肤清洁,防止角膜溃疡形成。经常变换体位以防压疮发生。防止呕吐物吸入。必要时给氧。

2.对症治疗

高热时可用乙醇擦浴,头痛剧烈者可予镇痛或高渗葡萄糖,用脱水药脱水。惊厥时可用

10％水合氯醛灌肠或用氯丙嗪、地西泮等镇静药。

3.病原治疗

根据经验选择对脑膜炎球菌敏感且能透过血脑屏障的抗生素,有条件者最好根据当地脑膜炎双球菌的药物敏感性试验用药。近年脑膜炎球菌出现耐药趋势。

(1)磺胺:磺胺嘧啶在脑脊液中的浓度可达血液浓度的 50％～80％。成人每日 4g,儿童 100～200mg/(kg·d),分 4 次口服,首剂加倍,与等量碳酸氢钠合用。对于呕吐严重或昏迷者可用 20％磺胺嘧啶钠适当稀释后静脉注射或静脉滴注,病情好转后改为口服,静脉注射量为口服量的 2/3。儿童量为 0.1～0.15g/(kg·d),分次给予。其次,可考虑选用磺胺甲基嘧啶、磺胺二甲基嘧啶或磺胺甲基异噁唑,疗程 5 天,重症适当延长。停药以临床症状消失为指标,不必重复腰穿。用磺胺药时应给予足量液体,每日保证尿量在 1200～1500mL 或以上,注意血尿、粒细胞减少、药物疹及其他毒性反应的发生。如菌株对磺胺敏感,患者于 1～2 天体温降至正常,神志转为清醒,脑膜刺激征于 2～3 天减轻而逐渐消失。如用磺胺药后一般情况和脑膜刺激征于 1～2 天不见好转或加重者,均应考虑是否为耐磺胺药株引起,停用磺胺药,改用其他抗生素,必要时重复腰穿,再次脑脊液常规培养、做药物敏感试验。

(2)青霉素 G:青霉素在脑脊液中的浓度为血液浓度的 10％～30％,大剂量注射使脑脊液达到有效杀菌浓度。青霉素 G 剂量儿童为 15 万～20 万 U/(kg·d),成人每日 1000 万～1200 万 U,分 3 次静脉滴注或肌内注射,疗程 5～7 天,每次剂量不能超过 800 万 U。不宜做鞘内注射。

(3)氯霉素:脑膜炎双球菌对氯霉素很敏感,且其在脑脊液中的浓度为血液浓度的 30％～50％,剂量成人 50mg/(kg·d),儿童 50～75mg/(kg·d),分次口服、肌内注射或静脉滴注。疗程3～5 日。使用氯霉素应密切注意其不良反应,尤其对骨髓的抑制,新生儿、老人慎用。

(4)氨苄西林:对脑膜炎双球菌、流感杆菌和肺炎球菌均有较强的抗菌作用,故适用于病原菌尚未明确的 5 岁以下患儿。剂量为 200mg/(kg·d),分 4 次口服、肌内注射或静推。

(5)头孢噻肟肌内注射(静脉滴注),成人 2～8g/d,儿童 50～200mg/(kg·d),分 2～4 次给药或头孢三嗪每日用药 1 次,成人 2～4g 加到 5％葡萄糖溶液 50～100mL 静脉滴注。儿童肌内注射 15～200mg(平均 46mg)/kg。此两种抗生素仅适用于不能应用青霉素和氯霉素的重症患者。

(二)暴发型败血症的治疗

1.抗菌治疗

大剂量青霉素钠盐静脉滴注,剂量为 20 万～40 万 U/(kg·d),用法同前。借以迅速控制败血症。亦可应用氯霉素,但不宜应用磺胺。

2.抗休克治疗

(1)扩充血容量:静脉快速滴注低分子右旋糖酐、平衡盐液、生理盐水或葡萄糖液以扩充血容量,改善微循环。

(2)纠正酸中毒:休克时常伴有酸中毒,合并高热更为严重。酸中毒可进一步加重血管内皮细胞损害,使心肌收缩力减弱及毛细胞血管扩张,使休克不易纠正。成人患者可首先补充 5％碳酸氢钠 200～250mL,小儿每次 5mL/kg,然后根据血气分析结果再酌情补充。

（3）血管活性药物的应用：经扩容和纠酸后，如果休克仍未纠正，可应用血管活性药物。凡患者面色苍灰、肢端发绀，皮肤呈现花纹，眼底动脉痉挛者，应选用舒张血管药物：①山莨菪碱10～20mg/次静推。儿童每次 0.5～1mg/kg，每 15～30 分钟 1 次，直至血压上升、面色红润、四肢转暖，眼底动脉痉挛缓解后可延长至半小时至 1 小时 1 次。若血压稳定，病情好转可改为1～4 小时 1 次。②东莨菪碱儿童每次为 0.01～0.02mg/kg 静推，10～30 分钟 1 次，减量同上。③阿托品每次 0.03～0.05mg/kg（不超过 2mg）以生理盐水稀释静脉推注，每 10～30 分钟1 次，减量同上，以上药物有抗交感胺、直接舒张血管、稳定神经细胞膜、解除支气管痉挛、减少支气管分泌物等作用，极少引起中枢兴奋症状。不良反应为面红、躁动、心率加快、尿潴留等。同时可辅以冬眠疗法。如上述药物效果不佳时，可改用异丙肾上腺素或多巴胺或二者联合应用。异丙肾上腺素为 β-受体兴奋药，可使周围血管扩张，增强心肌收缩力，增加心排血量，改善微循环，同时扩张肾血管。通常用 0.2mg 加入 100mL 葡萄糖中静脉滴注。使用以上药物治疗后，动脉痉挛有所缓解，但血压仍维持较低水平或不稳定，可考虑应用间羟胺 20～30mg 静脉滴注或与多巴胺联合应用。

（4）强心药物：心功能不全亦是休克的原因之一，加上大量快速静脉补液，更加重了心脏的负荷，可快速给予毛地黄类强心药如毛花强心苷 C（西地兰）或毒毛旋花子苷 K 等。

（5）肾上腺皮质激素：激素可增强心肌收缩力，减轻血管外周阻力，稳定细胞内溶酶体膜。以大剂量应用为好，氢化可的松每日 300～500mg，儿童 5～8mg/kg，分次静脉滴注。休克纠正后迅速减量停药。用药不得超过 3 天。早期应用效果更好。

3.抗凝治疗

鉴于本病的休克及出血与血栓形成有关，凡疑有 DIC，不必等待实验室检查结果，可用肝素治疗。成人首剂 1～2mg/kg，加入 10％葡萄糖液内推注。根据情况每 4～6 小时重复 1 次，多数 1～2 次即可见效，重者 3～4 次。用肝素时应做试管法凝血时间测定，使凝血时间控制在正常 2 倍左右（15～30 分钟）。用肝素后可输新鲜血液以补充被消耗的凝血因子。如果有继发纤溶症状，可试用 6-氨基己酸，剂量为 4～6g 加入 10％葡萄糖液 100mL 滴注或氨甲苯酸0.1～0.2g 加入葡萄液内静脉滴注或静推。

（三）暴发型脑膜炎的治疗

抗生素的应用同暴发型休克的治疗。此外，应以减轻脑水肿、防止脑疝和呼吸衰竭为重点。

1.脱水药的应用

下列药物应交替或反复应用：①20％甘露醇每次 1～2g/kg。②25％山梨醇每次 1～2g/kg。③50％葡萄糖 40～60mL/次。④30％尿素 0.5～1.0g/（kg·次）。以上药物按具体情况每隔4～6 小时静脉快速滴注或静推 1 次，至血压恢复正常，两侧瞳孔大小相等，呼吸平稳。用脱水药后适当补液，使患者维持轻度脱水状态。肾上腺皮质激素亦可同时应用，以减轻毒血症，降低颅内压。

2.亚冬眠疗法

主要用于高热，频繁惊厥及有明显脑水肿者，以降低脑含水量和耗氧量，保护中枢神经系统。氯丙嗪和异丙嗪各 1～2mg/kg，肌内注射或静推，安静后置冰袋于枕后，颈部、腋下或腹股沟,使体温下降至 36℃左右。以后每 4~6 小时再肌内注射 1 次,共 3~4 次。

3.呼吸衰竭的处理

应以预防脑水肿为主。如已发生呼吸衰竭,除脱水外则应给予洛贝林、尼可刹米、二甲弗林等中枢神经兴奋药。亦可用氢溴酸东莨菪碱,每次 0.02~0.04mg/kg,每 20~30 分钟静脉注射 1 次,可改善脑循环,有兴奋呼吸和镇静作用。必要时做气管插管,吸出痰液和分泌物,辅以人工辅助呼吸,直至患者恢复自动呼吸。

(四)慢性败血症的治疗

以抗菌治疗为主,可结合药敏选用或联合应用抗生素治疗。

四、预后

病死率低于 5%。一般死亡病例多为暴发型,短期内死于严重休克或脑疝。以下因素与预后有关:①暴发型患者预后较差。②年龄以 2 岁以下及高龄的患者预后差。③在流行高峰时发病的预后差,末期较佳。④有反复惊厥、持续昏迷者预后差。⑤治疗较晚或治疗不彻底者预后不良,并且易有并发症及后遗症发生。

五、预防

(1)对患者早期发现、及时进行隔离和治疗,应隔离至症状消失后 3 天或不少于病后 7 天。对接触者医学观察 7 天。

(2)流行期间注意环境和个人卫生。勤晒衣服,保持室内空气流通。尽量避免集会,不带儿童到公共场所。外出戴口罩。

(3)对易感人群包括儿童、入伍新兵及免疫缺陷者等进行免疫接种。国内多年来应用脑膜炎球菌 A 群多糖菌苗,近年开始接种 A+C 结合菌苗。我国 2008 年开始实施的《扩大国家免疫规划实施方案》为:脑膜炎球菌多糖疫苗(MPV)应接种 4 剂,A 群 MPV 接种 2 剂,接种时间为 6~18 月龄,2 剂间隔时间≥3 个月。第 3、4 剂接种 A+C 群 MPV,即 3 岁时接种第 3 剂,6 岁时接种第 4 剂,第 4 剂与第 3 剂接种间隔≥3 年。

(4)药物预防:对密切接触者、健康带菌者或疑似患者,可口服 SD,成人 4~6g/d,儿童 0.1g/(kg·d),分两次服用,首剂加倍。连服 3~5 天,均需同时服用等量苏打。亦可口服利福平,成人 600mg/12h,儿童 10mg/(kg·12h),服用 2 天。但利福平易产生耐药。

第四节　细菌性痢疾

细菌性痢疾简称菌痢,是由志贺菌属引起的肠道传染病,故亦称为志贺菌病。

一、病原学

痢疾杆菌属于肠杆菌科志贺菌属,革兰阴性杆菌,有菌毛,无鞭毛、荚膜及芽胞,无动力,兼性厌氧,但最适宜于需氧生长。我国以福氏和宋内志贺菌感染为主,某些地区仍有痢疾志贺菌流行。福氏志贺菌感染易转为慢性,宋内志贺菌感染病例症状轻,多呈不典型,痢疾志贺菌的毒力最强,10～100 个细菌进入人体即可致病,可引起严重临床症状,更易对抗生素产生耐药,易引发大流行,死亡率更高。

(一)抗原结构

根据国际微生物学会的分类,按抗原结构和生化反应不同将志贺菌分为 4 群和 40 个血清型(不包括亚型)。但是,近年来的资料显示志贺菌属血清型数量报告有所不同。南开大学一项研究包括了志贺菌属 46 个血清型的 O 抗原分析,大多数福氏志贺菌都是一个基本结构的变种,对余下的 34 个志贺菌属不同的 O 抗原及其基因簇进行分析。在研究几个结构和基因簇的同时,确定了所有 O 抗原的结构和 DNA 序列,并发现志贺菌菌株实际上是一种有特异性致病模式的大肠埃希菌,在 34 个 O 抗原当中,18 种出现在传统的大肠埃希菌中,有 3 种与大肠埃希菌的 O 抗原非常类似,13 种为志贺菌属所特有。其中,宋内志贺菌的 O 抗原是很不典型的大肠埃希菌,被认为是从毗邻单胞菌属转变而来。其余 12 种志贺菌属特有的 O 抗原也拥有典型大肠埃希菌的结构,但它们的基因簇不同,可能反映出新近的结构修饰。

(二)免疫力

志贺菌存在于患者与带菌者的粪便中,免疫力弱,加热 60℃、10 分钟可被杀死,对酸和一般消毒剂敏感。在粪便中数小时内死亡,但在污染物品及瓜果、蔬菜上可存活 10～20 天。D 群宋内志贺菌免疫力最强,其次为 B 群福氏志贺菌,A 群痢疾志贺菌免疫力最弱。

(三)毒素

志贺菌所有菌株都能产生内毒素,内毒素是引起全身反应如发热、毒血症及休克的重要因素。外毒素又称为志贺毒素,有肠毒性、神经毒性和细胞毒性,分别导致相应的临床症状。

(四)耐药

1.R 因子

Mache 等对从 700 例成人门诊腹泻患者标本中分离到的仅对庆大霉素敏感,而对其他抗菌药物均耐药的 50 株志贺菌进行研究中发现:所有菌株含有 1.8～21kb 的多重耐药性质粒。多重耐药性几乎全部由耐药性质粒(R 因子)所引起,R 因子具有自主复制能力,其耐药机制是使痢疾杆菌产生或加强破坏抗菌药物的酶系。可在体内外或细菌种内或种外进行传递。实验证实:多重耐药性均由 R 质粒携带,通过接合转移、转化或转到形式而形成耐药传递。

质粒介导的新型 β-内酰胺酶 CTX-M-64 已在宋氏志贺菌 UIH-1 菌株中被鉴定出来,而且显示对头孢噻肟和头孢他啶均耐药。CTX-M-64 的氨基酸序列表现为 CTX-M-15-式 β-内酰胺酶和 CTX-M-14 式 β-内酰胺酶的嵌合体结构,表明在相应的基因间发生的同源重组导致耐药的发生。引进携带 blaCTX-M-64 的重组基因质粒导致大肠埃希菌对头孢噻肟耐药,在克拉维酸钾存在的情况下头孢噻肟和头孢拉定可以重新恢复。值得注意的是,CTX-M-64 的产生也可以授予对头孢他啶的耐药性,而这与大多数的水解头孢他啶能力很差的 CTX-M 型酶不同,这些结果确定与纯化的 CTX-M-64 酶的动力学参数测定一致。通过同源重组可能会导致 CTX-M-64 的出现表明存在一个产生多样性 CTX-M-型的 β-内酰胺酶选择性机制的自然潜能。

2.庆大霉素修饰酶与 AAI 共同作用的耐药机制

这种耐药机制较以前更为复杂。Rahdumar 等在对氨苄西林耐药的福氏志贺菌耐药基因进行研究中发现一个与对链霉素、氯霉素和四环素耐药的基因十分相近的基因,是一个染色体上的 99kb 长的基因,它与志贺菌 R 质粒 NR1 在相同区域的序列和结构具有很高的相似性。

3.编码细菌 DNA 旋转酶基因突变

志贺菌对喹诺酮类药物耐药的机制与编码细菌 DNA 旋转酶的 A 或 B 亚单位的基因发生突变有关。

二、流行病学

1.传染源

急、慢性菌痢患者和带菌者。非典型患者、慢性菌痢患者及无症状带菌者由于症状不典型而容易误诊或漏诊,且管理困难,因此在流行病学中具有重要意义。

2.传播途径

本病主要经粪-口途径传播。志贺菌随患者粪便排出体外,通过手、苍蝇、食物和水,经口感染。食物或饮用水被污染,可引起食物型或水型暴发流行。接触患者或带菌者的生活用具也可感染。

3.人群易感性

人群普遍易感。病后可获得一定的免疫力,但持续时间短,不同菌群及血清型间无交叉保护性免疫,易反复感染。

4.流行特征

菌痢主要发生在医疗条件差,生活水平低的发展中国家。全球每年志贺菌感染人次估计为 1.63 亿,其中发展中国家占 99%,而超过 100 万人死于本病。志贺菌感染的 70% 患者为 5 岁以下儿童,同样 60% 的死亡患者为 5 岁以下儿童。

我国菌痢的发病率虽然呈逐年下降,但仍显著高于发达国家。表现为明显的季节性,一般从 5 月份开始上升,8～9 月份达高峰,10 月份以后逐渐减少。本病夏秋季发病率最高,可能和降雨量多、苍蝇密度高以及进食生冷瓜果食品的机会多有关。

三、发病机制和病理解剖

(一)发病机制

志贺菌进入消化道后,大部分被胃酸杀死,少数进入下消化道的细菌也可因正常菌群的拮抗作用,或肠道分泌型 IgA 的阻断作用下无法吸附于肠黏膜上皮被排出体外。当人体免疫力下降时,少量细菌可致病。

躲过胃酸作用进入结肠的志贺菌,突破肠黏膜屏障后,黏附在结肠黏膜上皮细胞生长、侵袭,经基底膜进入固有层,并在其中繁殖、释放毒素,引起炎症反应和小血管循环障碍。在这一过程中,炎性介质的释放使志贺菌进一步侵入并加重炎症反应,结果导致肠黏膜炎症、坏死及溃疡。由黏液、细胞碎屑、中性粒细胞、渗出液和血形成黏液脓血便。

志贺菌释放的内毒素入血后,不但可以引起发热和毒血症,还可直接作用于肾上腺髓质、交感神经系统和单核-吞噬细胞系统释放各种血管活性物质,引起急性微循环衰竭,进而引起感染性休克、DIC 及重要脏器功能衰竭,临床表现为中毒性菌痢(休克型、脑型或混合型)。休克型主要为感染性休克,而脑型则以脑水肿或脑疝引起的昏迷、抽搐与呼吸衰竭为主要临床表现。

外毒素是由志贺菌志贺毒素基因编码的蛋白,它能不可逆性地抑制蛋白质合成,从而导致上皮细胞损伤,可引起出血性结肠炎和溶血性尿毒综合征(HUS)。

志贺菌进入机体后是否发病,主要取决于细菌数量、致病力和人体免疫力。

福氏志贺菌透过 M 细胞的跨细胞作用穿过上皮细胞屏障,遇到驻留型巨噬细胞。细菌诱导凋亡样细胞死亡而逃避被巨噬细胞降解,这一过程伴随着促炎症反应信号。其余的细菌从基底外侧侵入上皮细胞,通过载体肌动蛋白的聚合作用进入胞浆,播散到邻近细胞。巨噬细胞和上皮细胞等的促炎症反应信号进一步活化 NK 细胞和多形核白细胞的自然免疫反应。多形核白细胞的内流使上皮细胞内层瓦解,初期会使得更多细菌更易侵入,从而加重感染和组织损伤。最终,多形核白细胞吞噬并杀死志贺菌,感染得以控制。

(二)病理解剖

菌痢的病理变化主要发生于乙状结肠与直肠,严重者可以波及整个结肠及回肠末端。

急性菌痢的典型病变过程为初期的急性卡他性炎,随后出现特征性假膜性炎和溃疡形成,最后愈合。肠黏膜的基本病理变化是弥散性纤维蛋白渗出性炎症。早期黏膜分泌亢进,黏膜充血水肿,中性粒细胞和巨噬细胞浸润,可见点状出血。病变进一步发展,肠黏膜上皮部分损害,形成浅表坏死,表面有大量的黏液脓性渗出物。在渗出物中有大量纤维素,与坏死组织、炎症细胞、红细胞及细菌一起形成特征性的假膜。大约 1 周,假膜开始脱落,形成大小不等、形状不一的"地图状"溃疡。由于病变通常局限于固有层,故溃疡多较表浅,肠黏膜穿孔少见。肠道严重感染可引起肠系膜淋巴结肿大,肝、肾等实质脏器损伤。中毒性菌痢肠道病变轻微,多数仅见充血水肿,个别病例结肠有浅表溃疡,突出的病理改变为大脑及脑干水肿、神经细胞变性。部分病例肾上腺充血,肾上腺皮质萎缩。

慢性菌痢肠黏膜水肿和肠壁增厚,肠黏膜溃疡不断形成和修复,导致瘢痕和息肉形成,少数病例甚至出现肠腔狭窄。

四、临床表现

潜伏期一般为 1~4 天,短者可为数小时,长者可达 7 天。菌痢患者潜伏期长短和临床症状的轻重取决于患者的年龄、免疫力、感染细菌的数量、毒力及菌型等因素。

根据病程长短和病情轻重可以分为下列各型:

(一)急性菌痢

根据毒血症及肠道症状轻重,可以分为 4 型:

1.普通型(典型)

起病急,有畏寒、发热,体温可达 39℃,继之出现腹痛、腹泻和里急后重,大便多先为稀水样便,1～2 天后转为黏液脓血便,每日 10 余次至数十次,量少,常伴肠鸣音亢进。早期治疗,多于 1 周左右病情逐渐恢复而治愈,少数病程迁延转为慢性。

2.轻型(非典型)

全身毒血症症状轻微,可无发热或仅低热。表现为急性腹泻,每日便 10 次以内,稀便有黏液但无脓血。有轻微腹痛及左下腹压痛,无明显里急后重,大便培养有志贺菌生长则可确诊。几天至 1 周后可自愈,少数转为慢性。

3.重型

多见于老年、体弱、营养不良患者,急起发热,腹泻每天 30 次以上,为稀水脓血便,偶尔排出片状假膜,甚至大便失禁,腹痛、里急后重明显。后期可出现严重腹胀及中毒性肠麻痹,常伴呕吐,严重失水可引起外周循环衰竭。部分病例表现为中毒性休克,体温不升,常有酸中毒和水、电解质平衡失调,少数患者可出现心、肾功能不全。

4.中毒性菌痢

以 2～7 岁儿童为多见,成人偶有发生。起病急骤,突起畏寒、高热,病势凶险,全身中毒症状严重,可有嗜睡、昏迷及抽搐,迅速发生循环和呼吸衰竭。临床以严重毒血症状、休克和(或)中毒性脑病为主,而局部肠道症状很轻或缺如。开始时可无腹痛及腹泻症状,但发病 24 小时内可出现痢疾样大便。按临床表现可分为以下三型:

(1)休克型(周围循环衰竭型):较为常见,以感染性休克为主要表现:①面色苍白,口唇或指甲发绀,上肢湿冷,皮肤呈花纹状,皮肤指压阳性(压迫皮肤后再充盈时间>2 秒)。②血压下降,通常收缩压<80mmHg,脉压变小,<20mmHg。③脉搏细数,心率快(>100/min),小儿多达 150～160/min,心音弱。④尿少(<30mL/h)或无尿。⑤出现意识障碍。以上五项亦为判断病情是否好转的指标。重症病例休克不易逆转,并发 DIC、肺水肿等,可致外周性呼吸衰竭或多器官功能衰竭而危及生命。

(2)脑型(呼吸衰竭型):中枢神经系统症状为其主要临床表现。由于脑血管痉挛,引起脑缺血、缺氧,导致脑水肿、颅内压增高,甚至脑疝。患者可出现剧烈头痛、频繁呕吐、烦躁、惊厥、昏迷、瞳孔不等大、对光反射消失等,严重者可出现中枢性呼吸衰竭等临床表现。此型较为严重,病死率高。

(3)混合型:具有以上两型的表现,病情最为凶险,病死率高达 90% 以上。

(二)慢性菌痢

慢性菌痢指急性菌痢病程迁延超过 2 个月病情未愈者。主要与下列因素有关:如原有营养不良、胃肠道慢性疾病、肠道分泌性 IgA 减少导致的免疫力下降或急性期未获有效治疗。另外,福氏志贺菌感染易致慢性感染;耐药性菌株感染易引起慢性化。根据临床表现可以分为 3 型。

1.慢性迁延型

急性菌痢发作后,迁延不愈,时轻时重。长期腹泻可导致营养不良、贫血、乏力等。大便常间歇排菌。

2.急性发作型

有慢性菌痢史,间隔一段时间又出现急性菌痢的表现,但发热等全身毒血症症状不明显。

3.慢性隐匿型

有急性菌痢史,无明显临床症状,多在大便培养检出志贺菌或结肠镜检查发现黏膜炎症或溃疡时诊断。

慢性菌痢中以慢性迁延型最为多见,急性发作型次之,慢性隐匿型最少。

五、并发症及后遗症

并发症及后遗症都少见。并发症包括菌血症、溶血性尿毒综合征、关节炎、Reiter 综合征等。后遗症主要是神经系统后遗症,可产生耳聋、失语及肢体瘫痪等症状。

1.痢疾杆菌败血症

主要见于营养不良儿童或免疫功能低下患者的早期,临床症状重,病死率高(可达 46%),及时应用有效抗生素可降低病死率。

2.溶血性尿毒综合征(HUS)

此为严重的一种并发症。原因不明,可能与内毒血症、细胞毒素、免疫复合物沉积等因素有关。常因突然出现血红蛋白尿(尿呈酱油色)而被发现,表现为进行性溶血性贫血、高氮质血症或急性肾衰竭、出血倾向及血小板减少等。糖皮质激素治疗有效。

3.关节炎

菌痢并发关节炎较少见。主要在病程 2 周左右,累及大关节引起红肿和渗出。关节液培养无菌生长,而志贺菌凝集抗体可为阳性,血清抗"O"值正常,可视为一种变态反应所致,激素治疗可缓解。

六、实验室检查

(一)一般检查

1.血常规

急性菌痢白细胞总数可轻至中度增多,以中性粒细胞为主,可达$(10\sim20)\times10^9$/L。慢性患者可有贫血表现。

2.大便常规

粪便外观多为黏液脓血便,镜检可见白细胞(≥15 个/高倍视野)、脓细胞和少量红细胞,如有巨噬细胞则有助于诊断。

(二)病原学检查

1.细菌培养

粪便培养出痢疾杆菌即可确诊。在抗菌药物使用前采集新鲜标本,取脓血部分及时送检和早期多次送检均有助于提高细菌培养阳性率。

2.特异性核酸检测

采用核酸杂交或聚合酶链式反应(PCR)可直接检查粪便中的痢疾杆菌核酸,具有灵敏度高、特异性强、快速简便、对标本要求低等优点,但临床较少使用。

(三)免疫学检查

采用免疫学方法检测细菌或抗原具有早期、快速的优点,对菌痢的早期诊断有一定帮助,但由于粪便中抗原成分复杂,易出现假阳性,故目前尚未推广应用。

七、诊断

本病多发于夏秋季,有不洁饮食或与菌痢患者接触史。急性期临床表现为发热、腹痛、腹泻、里急后重及黏液脓血便,左下腹有明显压痛。慢性菌痢患者则有急性痢疾史,病程超过 2 个月而病情未愈。中毒性菌痢以儿童多见,有高热、惊厥、意识障碍及呼吸、循环衰竭,起病时胃肠道症状轻微,甚至无腹痛、腹泻,常需盐水灌肠或肛拭子取粪便检查方可诊断。粪便镜检有大量白细胞(≥15 个/高倍视野),脓细胞及红细胞即可诊断。确诊有赖于粪便培养出志贺菌。

死亡的危险因素有:婴儿和 50 岁以上的成人;非母乳喂养的儿童;营养不良的儿童和成人;近期患麻疹的儿童;有脱水、意识不清、低体温或高热、有抽搐史的患者。

八、鉴别诊断

菌痢应与多种腹泻性疾病相鉴别,中毒性菌痢则应与夏秋季急性中枢神经系统感染或其他病因所致的感染性休克相鉴别。

(一)急性菌痢
与下列疾病相鉴别:

1.其他细菌性肠道感染

如肠侵袭性大肠埃希菌、空肠弯曲菌以及气单胞菌等细菌引起的肠道感染也可出现痢疾样症状。大肠埃希菌鉴别有赖于大便培养检出不同的病原菌。空肠弯曲菌发病季节及年龄与菌痢相似,有发热、腹痛、腹泻或有黏液脓血便,初为水样,后转为黏液、脓样、血样,可有肉眼可见的血便,约 1/4 病例有里急后重,少数人可有家禽或家畜接触史,依靠临床表现和粪便镜检常难鉴别,需要用特殊培养基在微需氧环境中分离病菌。

2.细菌性胃肠型食物中毒

因进食被沙门菌、金黄色葡萄球菌、副溶血弧菌、大肠埃希菌等病原菌或它们产生的毒素污染的食物引起,特别是副溶血弧菌肠道感染可引起血水样便,多见于沿海地区,多有进食被污染的海产品史,腹痛显著,少数有里急后重,症状恢复快,粪便中细菌阴转快,粪便培养在 4% 食盐胨水或 4% 食盐琼脂平板,可获阳性结果,发病常累及群体。有进食同一食物集体发病病史,大便镜检通常白细胞不超过 5 个/高倍视野。确诊有赖于从可疑食物及患者呕吐物、粪便中检出同一细菌或毒素。

3.其他

(1)急性肠套叠:多见于小儿,婴儿肠套叠早期无发热,因腹痛而阵阵啼哭,发病数小时后可排出血黏液便,镜检以红细胞为主,腹部可扪及包块。成人肠套叠大多继发于肠道肿瘤、肉芽肿、多发性息肉、梅克尔憩室等引起。

(2)急性坏死出血性小肠炎:多见于青少年,有发热、腹痛、腹泻及血便。毒血症状重,短期内出现休克。大便镜检以红细胞为主。常有全腹压痛及严重腹胀,便培养无志贺菌生长。

(二)中毒性菌痢

1.休克型

其他细菌也可引起感染性休克,故需与本型鉴别。由于金黄色葡萄球菌败血症或革兰阴性杆菌败血症引起的中毒性休克,患者常有原发病灶如疖、痈等,或胆囊、泌尿系统感染。后期X线可以发现血源性金黄色葡萄球菌肺炎等可与中毒性菌痢鉴别。血及大便培养检出不同致病菌有助于鉴别。

2.脑型

流行性乙型脑炎(乙脑)也多发于夏秋季,且有高热、惊厥、昏迷,因此需与本型相鉴别。乙脑起病后进展相对缓慢,循环衰竭少见,意识障碍及脑膜刺激征明显,脑脊液可有蛋白及白细胞增高,乙脑病毒特异性 IgM 抗体阳性可资鉴别。中毒性菌痢的患者盐水灌肠后检查粪便可发现较多脓细胞,而乙脑多无。

(三)慢性菌痢

与下列疾病相鉴别:

1.直肠癌与结肠癌

直肠癌与结肠癌易合并肠道感染,当癌肿患者有继发感染时可出现腹泻及脓血便。遇到慢性腹泻患者,不论年龄,都应常规肛门指诊检查和乙状结肠镜检查,对疑有高位肿瘤应行钡剂 X 线检查或纤维结肠镜检查。

2.慢性血吸虫病

可有腹泻与脓血便。有流行区接触疫水史,常伴有肝大及血中嗜酸性粒细胞增多,粪便孵化与直肠黏膜活检压片可获得阳性结果。

3.非特异性溃疡性结肠炎

是一种自身免疫病,病程长,有脓血便或伴发热,乙状结肠镜检查黏膜充血、水肿及溃疡形成,黏膜松脆易出血。常伴其他自身免疫性疾病表现,抗痢疾治疗常无效。

九、预后

大部分急性菌痢患者于1~2周痊愈,只有少数患者转为慢性或带菌者。中毒性菌痢预后差,病死率较高。预后与全身免疫状态、感染菌型、临床类型及病后治疗是否及时合理等因素密切相关。

十、治疗

(一)急性菌痢的治疗

1.一般疗法与对症处理

卧床休息,按消化道传染病隔离,隔离期为临床症状消失、大便培养连续 2 次阴性方可解除隔离。饮食一般以流质或半流质为宜,忌食多渣多油或有刺激性的食物,少进牛乳、蔗糖、豆制品等易产气和增加腹胀的饮食。呕吐不能进食或有脱水者,可给予生理盐水或 5% 葡萄糖盐水静脉滴注,液体量视脱水程度而定,以保持水、电解质平衡。对痉挛性腹痛可给予阿托品或山莨菪碱(654-2)及腹部热敷,忌用显著抑制肠蠕动的药物,以免延长病程和排菌时间。尤其对伴有高热、毒血症或黏液脓血便患者,应避免使用,以免加重病情。能够作用和影响肠道动力的药物有莨菪碱类、哌替啶、可待因、吗啡、樟脑酊、地芬诺酯(苯乙哌啶,止泻宁)等。高热者可用退热药及物理降温。

2.病原治疗

轻型菌痢患者在充分休息、对症处理和医学观察的条件下可不用抗菌药物;严重病例如出血性腹泻等则需应用抗生素,因其既可缩短病程,又可减少带菌时间。对于菌痢抗生素的选择,应根据当地流行菌株药敏试验或患者大便培养的药敏结果选择敏感的药物,避免无针对性地滥用,在一定地区内注意轮换用药。抗生素疗程一般3~5天。

2005年WHO推荐菌痢抗菌治疗方案为:①氟喹诺酮类药物为一线用药。首选环丙沙星,成人0.5g,每日2次口服,或0.4g,每12小时静脉滴注,疗程3天。亦可用诺氟沙星和左氧氟沙星。该类药可能会影响婴幼儿骨骺发育,故对儿童、孕妇及哺乳期妇女如非必要不宜使用,此时可选用第三代头孢菌素。②二线用药有匹美西林(成人每次0.4g,儿童20mg/kg,每日4次口服,疗程5天)、头孢曲松(每次50~100mg/kg肌内注射,每日1次,疗程2~5天)和阿奇霉素(成人每次1~1.5g,儿童6~20mg/kg,每日1次口服,疗程1~5天)等。二线用药只有在志贺菌菌株对环丙沙星耐药时才考虑应用。给予有效抗菌治疗48小时内许多症状会得到改善,包括便次减少,便血、发热症状减轻,食欲好转。48小时以上无改善,则提示可能对此抗生素耐药。

小檗碱(黄连素)因有减少肠道分泌的作用,故在使用抗生素时可同时使用。0.1~0.3g,3次/天;疗程7天。

(二)中毒性菌痢的治疗

必须采取综合性抢救措施,力争早期治疗。

1.病原治疗

抗菌药物选择同急性菌痢,但应先采用静脉给药,可用环丙沙星、左氧氟沙星等氟奎诺酮类药物或第三代头孢菌素(头孢曲松、头孢噻肟等)。病情好转后改口服,总疗程7~10天。

2.降温止惊

应综合使用物理降温、人工冬眠疗法,争取短时间内将体温降至38.5℃以下。高热伴烦躁、惊厥者,可用氯丙嗪及异丙嗪各1~2mg/kg肌内注射,依病情需要每2~6小时1次,一般3~4次,冬眠时间不超过12~24小时。反复惊厥者,可静脉注射地西泮(安定)0.1~0.4mg/kg或水合氯醛溶液灌肠(30~60mg/kg)或苯巴比妥钠肌内注射(5~8mg/kg)。

3.抗休克

①扩容:即扩充血容量、纠正酸中毒和维持水电解质平衡。首先输给平衡盐液,15~20mL/kg,快速静脉滴注或静脉注射。有酸中毒时可补5%碳酸氢钠液。首次补液后继续滴入生理盐水或葡萄糖盐水,24小时内输液量以50~100mL/kg为宜,应参考病情、尿量和CVP调整输液量和速度。低分子右旋糖酐可疏通微循环和扩容,儿童20mL/kg,成人500mL静脉滴注。②血管活性药物的应用:应用山莨菪碱(654-2)可解除微血管痉挛,改善微循环。应用指征为:面色苍白或灰白,四肢末梢发凉、惊厥、呼吸节律不齐;肌张力增强,血压升高;口唇发绀,皮肤花纹,脉压<20mmHg或血压下降。剂量宜从小开始,儿童每次0.5~2.0mg/kg,成人每次20~60mg,轻症每隔15~30分钟肌内注射或静脉注射1次;重症每隔5~15分钟静脉注射1次。待四肢转暖、面色微红、脉搏有力、血压回升及呼吸改善时逐渐减少用药次数及剂量,

直至停用。一般用 3～6 次即可奏效。如无山莨菪碱,可用阿托品,儿童每次 0.03～0.05mg/kg,成人每次 1～2mg。精神兴奋患者可用东莨菪碱。如上述方法治疗后休克无好转,可用去甲肾上腺素、多巴胺与间羟胺等。③肾上腺皮质激素的应用:应早期应用。氢化可的松每日 5～10mg/kg,或地塞米松每日 0.5～1.0mg/kg 加入液体中静脉滴注。一般用药 3～5 天。④强心剂的应用:有心功能不全者,根据病情选用毛花苷丙(西地兰)或毒毛花苷 K。毛花苷丙剂量:儿童为每次 10～15μg/kg,成人 0.4mg;毒毛花苷 K 用量:儿童为每次 7～10μg/kg,成人 0.25mg。均稀释于 10%～25% 葡萄糖液 20mL 中缓慢静脉注射。必要时可重复应用。

4.防治脑水肿及呼吸衰竭

早期应用血管活性药和人工冬眠疗法,可预防呼吸衰竭。如已出现呼吸衰竭,应立即应用山莨菪碱大剂量(儿童每次 1～2mg/kg,成人每次 40～60mg)、短间隔(每 5～10 分钟 1 次)反复静脉注射;与此同时,快速静脉推注 20% 甘露醇液,每次 1～2g/kg,4～6 小时用药 1 次,或与 50% 葡萄糖液交替应用,直至脑水肿症状消失。除此之外,给予吸氧,吸痰,保持呼吸道通畅,应用呼吸兴奋剂等。如呼吸停止,立即气管插管或行气管切开,用人工呼吸机呼吸。

5.其他措施

包括防治各种并发症如急性肾衰竭、消化道出血等。中药生脉散(人参、麦冬、五味子)具有升压、抗休克和改善微循环等作用;中药枳实注射液治疗感染性休克亦有明显效果,可酌情应用。另外纳洛酮在感染性休克的治疗中也有一定效果。

(三)慢性菌痢的治疗

宜采取以抗菌治疗为主的综合性措施,同时治疗夹杂症和寄生虫病。纠正肠道菌群失调和肠功能紊乱。

病原治疗方面通常联用 2 种不同类型药物,疗程需适当延长,必要时需多个疗程治疗。也可用药物保留灌肠,选用 0.3% 小檗碱(黄连素)液、5% 大蒜素液或 2% 磺胺嘧啶银悬液等灌肠液 1 种,100～200mL 每晚 1 次,10～14 天 1 疗程。灌肠液中加用小剂量皮质激素可提高疗效。抗菌药物使用后,肠道菌群失调引起的慢性腹泻,可予益生菌和益生元等微生态制剂。

第五节　细菌感染性腹泻

细菌感染性腹泻在广义上是指由各种细菌引起,以腹泻为主要表现的一组常见肠道传染病,本文是指除霍乱、菌痢、伤寒、副伤寒以外的细菌感染性腹泻,属于《中华人民共和国传染病防治法》中规定的丙类传染病。临床表现以胃肠道症状为主,轻重不一,多为自限性,但少数可发生严重并发症,甚至导致死亡。

一、病因与发病机制

常见细菌有沙门菌属、志贺菌属、大肠埃希菌、弯曲菌、耶尔森菌、金黄色葡萄球菌、副溶血性弧菌、艰难梭菌等。传染源为患者、病原菌携带者。通过粪-口途径传播,人群普遍易感,没有交叉免疫。儿童、老年人、有免疫抑制或慢性疾病者为高危人群。好发于夏秋季,部分细菌性腹泻如耶尔森菌肠炎好发于冬季。

病原菌进入肠道后并不侵入肠上皮细胞,仅在小肠内繁殖,黏附于肠黏膜,释放肠毒素与肠黏膜表面的受体结合,刺激肠黏膜分泌过多的水和钠到肠腔,当分泌量超过吸收能力时可致腹泻,称为分泌性腹泻。此类细菌包括产毒性大肠埃希菌、金黄色葡萄球菌、变形杆菌、气单胞菌、艰难梭菌等。

病原菌进入肠道后通过菌毛等直接侵入肠上皮细胞,生长繁殖并分泌外毒素,导致细胞蛋白合成障碍,造成细胞的功能障碍和黏膜的坏死、溃疡形成以及炎性渗出,肠内渗透压升高,从而使电解质、溶质和水的吸收发生障碍,并产生前列腺素,进而刺激分泌,增加肠的动力,引起腹泻,称为侵袭性腹泻或渗出性腹泻,脓血便为其特征表现。沙门菌属、空肠弯曲菌、耶尔森菌、侵袭性大肠埃希菌、肠出血性大肠埃希菌(EHEC)等均能引起侵袭性腹泻。而耶尔森菌既能引起侵袭性腹泻,又可释放肠毒素而引起分泌性腹泻。

肠出血性大肠埃希菌 O157∶H7 能产生 VT 毒素,具有神经毒、细胞毒和肠毒素作用。其毒力强,很少量细菌即可使人发病,对黏膜细胞破坏力大,一旦侵入人的肠内,依靠其黏附因子——紧密黏附素依附肠壁滋生并释放 VT 毒素,引起肠上皮细胞损伤;同时 VT 毒素可穿越肠上皮细胞进入血液循环,还造成中枢神经系统及肾脏损伤。

二、临床表现

感染性腹泻多呈急性经过,免疫力低下和(或)病原学治疗不彻底时可迁延为慢性。主要临床症候有:

1.腹泻

它是感染性腹泻的最主要症状,除霍乱弧菌等少数病原体感染引起的腹泻具有相对特征外,多数感染性腹泻并无明确特征。病毒及毒素所致的腹泻为分泌性腹泻,一般为水样便或稀便,每日 10 余次或更多,便量多但粪质少,很少有黏液和脓血,无里急后重。ETEC 可引起水样泻,甚至类霍乱腹泻。侵袭性腹泻主要由志贺菌、EIEC 等引起,病变主要侵及直肠和乙状结肠,表现为左下腹痛,腹泻频繁,以至难以计数,每次便量及粪质均少,甚至仅有黏液脓血,里急后重明显。艰难梭菌感染可出现血水样腹泻,并排出假膜,可伴恶臭。典型的溶组织内阿米巴肠炎为暗红色果酱样便。

2.腹痛

病毒性腹泻多无明显腹痛,或有脐周痛,多不剧烈。EIEC、EHEC、志贺菌等感染引起的侵袭性腹泻常有明显的左下腹痛,并有便后缓解的特点。金黄色葡萄球菌食物中毒患者常有不同程度中、上腹持续性或阵发性绞痛。空肠弯曲菌肠炎常有脐周或上腹部间歇性绞痛,有时可呈急性阑尾炎样表现。肠阿米巴病患者可出现右下腹痛。

3.里急后重

它是由于肛门括约肌受刺激痉挛引起,主要见于直肠、乙状结肠受累为主的侵袭性腹泻患者。

4.呕吐

部分感染性腹泻患者伴有呕吐,如轮状病毒胃肠炎呕吐常先于腹泻,霍乱患者则是"先泻后吐",呕吐可频繁而剧烈,呕吐物为米泔水样。金黄色葡萄球菌和蜡样芽胞杆菌食物中毒时,呕吐剧烈,呕吐物可含胆汁,甚至带有血液。

三、并发症

1.脱水及电解质紊乱

以分泌性腹泻患者多见,表现为脱水、电解质紊乱、酸中毒,甚至休克及多器官功能障碍。

2.HUS

它主要见于 EHEC、志贺菌等感染,表现为在疾病的高峰期出现急性溶血性贫血、血小板减少及肾衰竭。

3.Guillain-Barri(GB)综合征

空肠弯曲菌感染后可发生 Guillain-Barri 综合征,故认为是 GB 的病因之一。其发病原理可能与免疫反应有关:①细菌与神经纤维的鞘磷脂有类属抗原,可发生交叉免疫;②肠毒素与神经节苷脂结合;③细胞介导免疫损伤。

4.肠道并发症

轮状病毒胃肠炎偶可并发新生儿坏死性小肠炎,儿童剧烈腹泻偶可引起肠套叠。蛔虫病可并发机械性肠梗阻等。

5.胃肠外感染

较为少见,偶可引起菌血症、脓毒症和其他脏器感染。肠阿米巴病可并发阿米巴肝脓肿、肺脓肿、脑脓肿等肠外阿米巴病。寄生虫感染可引起幼虫移行症。

6.血清病样反应

耶尔森菌引起的胃肠炎常伴有关节炎、结节性红斑等;贾第虫病偶可并发荨麻疹、反应性关节炎等;蛔虫病可引起荨麻疹、气喘、发热、皮肤瘙痒、血管神经性水肿等。

四、实验室检查

(一)粪常规检查

分泌性腹泻患者粪便镜检基本正常,可有少量白细胞。侵袭性腹泻患者粪便镜检可有大量脓细胞、红细胞及较多巨噬细胞。肠阿米巴病患者粪便镜检红细胞显著多于脓细胞。EHEC 肠炎虽肉眼可见血水便,但镜下很少见到炎性细胞。

收集粪便时应注意取黏液脓血部分,并应迅速送检,以防粪便干燥或病原体死亡。

(二)血常规检查

细菌感染者外周血白细胞总数及中性粒细胞分类多增高。但伤寒患者外周血白细胞总数常正常或偏低,尤其嗜酸性粒细胞减少或消失具有诊断价值。严重脱水患者因血液浓缩可出现全血细胞计数均增高的表现。病毒感染者外周血白细胞总数一般正常,分类亦基本正常或淋巴细胞稍高。寄生虫感染时,外周血嗜酸性细胞计数及比例常有不同程度增高。

(三)病原体检查

1.直接涂片镜检

对绝大多数病原菌而言,粪便标本直接涂片染色镜检不具有诊断价值。但疑诊霍乱时,可取新鲜液性粪便做"悬滴试验",若暗视野观察可见穿梭样或鱼群样运动的细菌有助于诊断。分别滴入无交叉反应的 OI 群和 O139 群抗血清后,细菌运动停止,即为"制动试验"阳性,可判断霍乱弧菌血清群。疑为假丝酵母菌感染时,粪便直接涂片镜检可见圆形或卵圆形菌体、芽生孢子、假菌丝等。只有同时观察到出芽的孢子和假菌丝,才能确定为感染。此外,直接涂片镜检对诊断寄生虫感染是简便而可靠的方法,可于粪便悬液中找到虫卵(蛲虫)、滋养体、包囊(肠阿米巴、贾第虫等)等。

2.病原体培养鉴定

它是感染性腹泻确诊、治愈和指导使用抗菌药物的依据。在做粪便培养时应依据临床表现对可能的病原体做出判断,有针对性地选择特定培养基,以提高培养阳性率。此外,为提高感染性腹泻的确诊率,应在使用抗菌药物前进行粪便培养;而疗程中培养阴转可指导抗菌药物的使用。此外,还可进行粪便真菌培养。

3.免疫学检查

它是辅助诊断手段,临床应用较少。可用 ELISA 等方法检测粪便或培养物中的不耐热毒素(HLT)、耐热毒素(HST)、Vero 毒素等,或用胶体金方法快速检测粪便中病原体抗原等。

4.分子生物学检查

可用 PCR 或基因探针法进行快速病原体鉴定和分型。

(四)其他检查

内镜检查及病变部位肠黏膜活检有助于慢性腹泻的诊断,超声和 CT 等影像学检查可发现阿米巴肝脓肿等。

五、诊断

根据腹泻、腹痛等感染性腹泻的症状和流行病学资料,做出临床诊断并不困难,但确诊有赖于病原学检查。对于群体性发病的感染性腹泻,应与疾病预防控制部门一起进行详细流行病学调查,以明确感染源。

某些临床表现对寻找病原体有提示和指引价值。例如,暗红色果酱样粪便,首先应考虑肠阿米巴病,长期应用广谱抗生素的患者应注意伪膜性肠炎及真菌性腹泻等,米泔水样剧烈泻吐首先应考虑霍乱,而 HUS 多由 EHEC 引起。

六、鉴别诊断

感染性腹泻包括多种病原体引起的多种疾病,因此既要对感染性腹泻进行鉴别,又要注意与非感染性疾病的鉴别。

依据腹泻的性质大致可将感染性腹泻分为分泌性腹泻和侵袭性腹泻,前者多由病毒或毒素所致,因表现无特异性,且病因难以确定,因此临床确诊较为困难;后者多由化脓性细菌引起,可通过细菌培养等做出明确诊断。急性菌痢应与急性阿米巴痢疾、EIEC 肠炎、急性出血坏死性小肠炎、肠套叠等相鉴别。慢性菌痢应与结肠癌、直肠癌、慢性非特异性溃疡性结肠炎、Crohn 病等相鉴别。霍乱应与食物中毒、ETEC 及 EPEC 肠炎等相鉴别。

七、治 疗

(一)对症支持治疗

1.补液

适当补液可有效纠正脱水、酸中毒及电解质紊乱。轻度脱水以口服补液,可选用 ORS(每 1000mL ORS 含:葡萄糖 20g,氯化钠 3.5g,氯化钾 1.5g,碳酸氢钠 2.5g)。口服补液宜坚持至腹泻停止、各种脱水表现恢复正常。中、重度脱水或口服补液难以纠正脱水时,应静脉补液。腹泻时多数情况下宜选择 1/2 生理浓度(0.45%)的氯化钠溶液或 5:4:1 液(0.9%氯化钠 550mL,1.4%碳酸氢钠 300mL,10%氯化钾 10mL,10%葡萄糖 140mL)。

2.止泻

腹泻可使病原体和毒素从肠道清除,因此一般不予止泻治疗。尤其是 HUS 患者更不宜应用止泻药,以防延迟 Vero 毒素自肠道的清除而加重病情。腹泻特别严重者可在积极抗感染和补液的基础上酌量服用蒙脱石,其能吸附病毒、细菌及多种毒性物质,并随肠蠕动排出体外。

3.止吐

一般情况感染性腹泻患者的呕吐不严重,仅对剧烈呕吐患者可适当应用止吐药物以缓解症状,提高口服补液的疗效。可选用异丙嗪、甲氧氯普胺、多潘立酮等。

4.饮食疗法

能进食者鼓励患者进食易消化的流质或半流质。1 岁以内婴幼儿应坚持母乳喂养,母乳 IgA 有助于增强患儿免疫力。频繁吐泻者,宜禁食 8~12 小时后再逐渐恢复饮食。

5.微生态制药

严重腹泻时可出现菌群失调而致病程延长,口服双歧杆菌及乳酸杆菌等肠道正常菌群微生态制剂,有助于恢复肠道正常菌群及功能。但应在停用抗菌药物后使用。

(二)病原学治疗

1.抗细菌治疗

抗菌治疗可起到改善症状、缩短病程、阻断传播的作用。但并非所有感染性腹泻患者都需使用抗菌药物,如食物中毒、部分大肠埃希菌及空肠弯曲菌感染等不需抗菌治疗。而对疑似 EHEC O157:H7 感染者,是否使用抗菌药物目前仍有争议,研究数据相驳。在对 HUS 的预防或治疗中,抗菌药物的应用首先要把握慎重的原则。有学者认为可考虑在 O157:H7 感染早期,应用小剂量敏感、低肾毒性的抗菌药物(如喹诺酮类),可预防 HUS 的发生。应避免大剂量使用抗生素,以防某些抗生素刺激 VT 产生,增加 HUS 发生风险。

近年来,大肠埃希菌、沙门菌、志贺菌、弯曲菌等对头孢菌素、氯霉素、氨基糖苷类、四环素类、磺胺类等耐药严重。目前最常用的喹诺酮类,其耐药率也有上升趋势。因此应根据药敏试验选用抗菌药物。

2.抗真菌治疗

肠道真菌感染以假丝酵母菌最常见,一般选用口服抗真菌药物可达到治愈的目的。可用氟康唑,重症患者可选用伊曲康唑、卡泊芬净、伏立康唑或脂质体两性霉素 B 等抗真菌药物。若能结合药敏试验选用则更佳。

八、预 防

(一)控制传染源

1.隔离患者

设立肠道专科门诊,早期发现患者,并进行隔离与治疗。患者的呕吐物及粪便等排泄物需彻底消毒后方可排放;患者所用物品也应消毒。不同疾病的隔离期不同,霍乱患者应隔离至症状消失后 6 天,隔日粪培养连续 3 次阴性。阿米巴痢疾患者应隔离至症状消失,隔日粪检连续 3 次找不到包囊为止。

2.食品加工业者的管理

对食品加工业者应进行定期体检,发现无症状病原携带者应暂时调离餐饮岗位;呕吐、腹泻、皮肤感染者均也应暂时调离。

(二)切断传播途径

1.严格医院感染控制

在进行标准预防的基础上,加强消化道隔离。当医务人员进行每一次可能接触污染物的操作时,必须执行手卫生、戴手套,有可能污染其他部位时采取相应的防护措施以防止交叉感染。

2.加强饮水饮食卫生和粪便管理

各级卫生部门应严格督查食品原料、加工、贮存、流通等各个环节,杜绝污染食品进入市场销售。餐饮行业应严格执行生熟食分开准备和贮存制度。饮用水应及时彻底消毒。对粪便要进行必要的无害化处理。

3.养成良好个人卫生习惯

做到饭前便后洗手,禁食变质、过期、包装破损的食品,不生吃螃蟹等。

4.保持良好的环境卫生

改善托幼机构、敬老院等社会机构的卫生条件。积极灭蝇、灭蟑螂等。

(三)保护易感人群

鼓励母乳喂养,使婴幼儿获得一定的被动免疫。不提倡预防性服用抗生素,以免诱生耐药菌株。已研制成功伤寒沙门菌疫苗、志贺菌疫苗,但保护期仅 1 年。目前新研发的 Dukoral 疫苗是一种霍乱肠毒素抗原疫苗。因 ETEC 的 HLT 与霍乱肠毒素有交叉抗原性,故 Dukoral 对霍乱和 ETEC 引起的旅游者腹泻均有预防作用。此外,应用 K99 等菌毛抗原制作疫苗给新生畜崽接种以防治 ETEC 腹泻已获得成功,基于 EHEC 和 EPEC 紧密黏附素的基因工程疫苗也即将问世。

九、常见感染性腹泻病

感染性腹泻具有诸多共同特征,上文已对发病机制、病理改变、诊断、鉴别诊断、治疗及预防做了详细叙述,下面仅就常见疾病的病原学、流行病学和临床表现等进行介绍。又因霍乱、细菌性痢疾、阿米巴痢疾、病毒性腹泻等重要感染性腹泻已有专门章节讨论,这里重点学习大肠埃希菌、弯曲菌、耶尔森菌和艰难梭菌等引起的感染性腹泻。

(一)大肠埃希菌肠炎

1.病原学

大肠埃希菌俗称大肠杆菌,大小$(1\sim3)\mu m\times(0.4\sim0.7)\mu m$,革兰染色阴性。多数菌株有鞭毛、菌毛,肠外感染菌株常有微荚膜。多数菌株能发酵乳糖,产酸、产气。大肠埃希菌有O、H、K三种主要抗原。O抗原为脂多糖(LPS)中的特异多糖成分,共有170余种,是血清分型的基础,与志贺菌属、沙门菌属、耶尔森菌属等存在较多交叉反应。H抗原为鞭毛抗原,不少于58种。K抗原为荚膜抗原,有100余种,可分为L、A、B三型。能引起腹泻的大肠埃希菌有5种。

(1)肠产毒型大肠埃希菌(ETEC):是婴幼儿和旅行者腹泻的重要病原体。ETEC主要血清型有O6、O8、O15、O25、O27、O78、O148、O159等。主要致病物质是菌毛和毒素。能产生毒素但无菌毛的菌株不引起腹泻,ETEC菌毛的黏附作用具有高度专一性,这类黏附素也称菌毛定植因子抗原(CFA),包括Ⅰ型菌毛、CFA/Ⅰ、CFA/Ⅱ等。Ⅰ型菌毛可介导ETEC黏附于细胞表面。毒素有不耐热毒素(HLT)和耐热毒素(HST),引起分泌性腹泻。HLT由1个A亚单位和5个B亚单位组成。A亚单位为活性部位,B亚单位与肠黏膜上皮细胞表面的GM1神经节苷脂结合后,A亚单位穿过细胞膜与腺苷环化酶作用,使胞内ATP转化为cAMP,胞内cAMP水平增加致过度分泌而出现腹泻。HST与HLT不同,其引起腹泻时通过激活肠黏膜上皮细胞上的鸟苷环化酶,使胞内cGMP水平增多所致。ETEC很少引起肠黏膜炎症或组织细胞明显病变。

(2)肠侵袭型大肠埃希菌(EIEC):主要侵犯较大儿童和成人,腹泻特点似菌痢,故曾称志贺样大肠埃希菌,临床表现和实验室检查均难以与菌痢区分。EIEC主要血清型有O28ac、O29、O112ac、O124、O136、O143、O144、O152、O164、O167等。无动力,不发酵乳糖。EIEC不产生肠毒素,侵袭性强,能在特异性外膜蛋白的介导下侵入小肠和结肠黏膜细胞并繁殖,破坏细胞质中的空泡,继而从空泡中逃逸并入侵邻近细胞,最终导致组织细胞炎症和坏死。这些特点均由其大质粒(120~140MD)编码控制。

(3)肠致病型大肠埃希菌(EPEC):是婴幼儿腹泻的主要病原体,成人少见。主要血清型有O2、O55、O86、O111、O114、O119、O125-128、O142、O158等。EPEC无侵袭力,不产生肠毒素。可呈块状或弥散状黏附于十二指肠、空肠、回肠上段并大量繁殖,引起肠黏膜细胞微绒毛萎缩、刷状缘破坏甚至消失,上皮排列紊乱和功能受损,导致严重腹泻。这种先黏附后致损的病理现象称为"黏附-消失性损害",由细菌染色体致病岛中的肠细胞消失基因座(LEE)所控制。

（4）肠出血型大肠埃希菌（EHEC）：可产生 Vero 毒素（VT），故又名 Vero 毒素型大肠埃希菌（VTEC）。主要血清型有 O26、O111、O157 等。EHEC 无侵袭力，致病因子主要是菌毛和毒素。EHEC 进入消化道后，在紧密黏附素的介导下与末端回肠、盲肠、结肠的上皮细胞结合，然后释放 VT，引起腹泻。O157：H7 可致肠出血及 HUS 等。VT 主要有 VT1 和 VT2 两型，VT1 与志贺毒素 ST 相同，VT2 与 ST 有 60％同源。EHEC 也有类似 EPEC 的"黏附-消失"特性。

（5）肠集聚型大肠埃希菌（EAEC）：是婴幼儿慢性腹泻和旅游者腹泻的病原体之一。主要血清型有 O3、O42、O44、O86 等。EAEC 无侵袭性，可产生毒素和黏附素。EAEC 产生两种毒素，一是肠集聚耐热毒素（EAST），其抗原性与 ETEC 的 HST 相关，可引起肠液大量分泌。另一毒素似大肠埃希菌 α-溶血素。EAEC 有 4 种不同形态的菌毛，是 EAEC 黏附于肠黏膜细胞表面并聚集为砖块状排列的物质基础。EAEC 可引起肠黏膜细胞微绒毛丧失和细胞死亡。

2.流行病学

（1）传染源：患者和无症状带菌者是传染源。O157：H7 的传染源以牛、猪、羊等家畜为主，牛带菌率最高。

（2）传播途径：主要经消化道传播，因摄入被污染的食物和水等而感染，接触被污染的手、用具等也可传播。EHEC 因摄入污染的牛肉、牛奶等食品或水而感染。

（3）人群易感性：人群普遍易感，无交叉免疫。

（4）流行特征：全年均可发病，以夏秋季高发。由于主要经消化道传播，均可引起暴发流行。ETEC、EPEC 和 EAEC 主要引起婴幼儿腹泻和旅行者腹泻，EIEC 主要侵犯年龄较大的儿童和成人，O157：H7 可引起 HUS。因少量摄入 EHEC 即可形成感染，故易在社区、托幼机构、养老院等引起暴发，也可引起医院暴发流行。

3.临床表现

ETEC 肠炎潜伏期 12 小时至 7 天，病程 1～5 天，很少超过 1 周。急性起病，腹泻水样便，每日近 10 次或更多，偶见"霍乱综合征"，无里急后重。多无发热，或低热。可伴恶心、呕吐、腹痛、头痛、肌痛等。小儿、老年人腹泻相对较重，易发生脱水、电解质紊乱、酸中毒、休克等。

EIEC 肠炎症状似菌痢，有腹痛、腹泻、里急后重、黏液脓血便，伴发热、乏力、头痛、肌痛等毒血症状。临床上与菌痢难以鉴别，需病原学诊断方能确诊。

EPEC 肠炎常见于婴幼儿，起病相对缓慢。轻者无发热，每日腹泻 3～5 次，呈黄色蛋花状，量较多，常被误诊为消化不良；重者可有发热、呕吐、腹痛、腹胀及解黏液脓血便。个别患儿可并发脓毒症、肺炎、脑膜炎，以及心、肝、肾功能障碍，可致死。成人 EPEC 肠炎少见，可解痢疾样粪便，需依据粪便培养确诊。

EHEC 肠炎以 O157：H7 引起者较常见，潜伏期 3～4 天。轻者初为水样泻，数天后出现特征性血水便，伴痉挛性腹痛，不发热，或有低热，一般 5～10 天可自愈。重者出现高热，剧烈腹痛，血便，少数患者 1～2 周后出现 HUS，表现为急性溶血、血小板减少、少尿、急性肾衰竭。EHEC 暴发流行期间，约 10％患儿可出现 HUS。70％以上的 HUS 患者可康复，病死率为 5％～10％。

EAEC 可引起婴幼儿持续性腹泻，脱水，偶有血便。由于 EAEC 感染表现无特异性，因此对慢性腹泻患儿应强调病原学检查。

(二)弯曲菌肠炎

1.病原学

弯曲菌属包括空肠弯曲菌、结肠弯曲菌、胎儿弯曲菌、幽门弯曲菌、唾液弯曲菌及海鸥弯曲菌等。弯曲菌肠炎主要由空肠弯曲菌和结肠弯曲菌引起,胎儿弯曲菌多引起机会性感染。弯曲菌为革兰染色阴性微需氧杆菌。大小(1.5~5)μm×(0.2~0.5)μm,呈弧形或 S 形,3~5 个呈串或单个排列;有鞭毛,无荚膜。为微嗜氧菌,在 5%氧、10%二氧化碳和 85%氮中于 42℃生长良好。有 O、H、K 三种抗原,感染后肠道产生局部免疫,血中能产生抗 O 的 IgG、IgM、IgA 抗体,有一定保护力。

2.流行病学

(1)传染源:主要是家禽、家畜和野禽,弯曲菌属广泛散布在各种动物体内,病菌通过其粪便排出体外,污染环境。患者和带菌者也是传染源。卫生条件差的地区,重复感染机会多,可形成免疫带菌,长期排菌。

(2)传播途径:主要经消化道传播,食入被污染的食物、水等感染。母婴间也可通过密切接触传播。

(3)人群易感性:人普遍易感,但以儿童和青少年高发。发展中国家 5 岁以下的儿童发病率最高,发达国家空肠弯曲菌分离率以 10~29 岁年龄最高。

(4)流行特征:全年均可发病,以夏秋季高发。食物、牛奶及水被污染可造成暴发流行。弯曲菌肠炎是感染性腹泻的主要病原体之一,其发病率在发达国家已超过菌痢。

3.临床表现

潜伏期 3~5 天。

临床表现多样,病情轻重不一。典型患者起病急,初期有发热、头痛、肌肉酸痛等前驱症状,随后出现腹痛、腹泻、恶心、呕吐。一般为中等度发热,个别可高热达 40℃。腹泻初为水样稀便,继而呈黏液或脓血黏液便,有的为明显血便。每日腹泻 6~10 次,个别可达 20 余次。病变累及直肠、乙状结肠者,可有里急后重。多数 1 周内自愈。轻者 24 小时即愈,不易和病毒性胃肠炎区别;20%的患者病情迁延,间歇腹泻持续 2~3 周,或愈后复发或呈重型。

婴儿弯曲菌肠炎多不典型,表现为:①全身症状轻微,多数无发热和腹痛;②仅有间断性轻度腹泻,持续较久;③少数因慢性腹泻而发育停滞,因此,应重视婴儿慢性腹泻的病因诊断和治疗。

(三)耶尔森菌肠炎

1.病原学

耶尔森菌肠炎由小肠结肠耶氏菌引起。小肠结肠耶氏菌为 G 小杆菌,兼性厌氧,无荚膜,25℃培养有鞭毛,最适培养温度为 20~28℃易生长,但 4℃也能生长。该菌具有侵袭性,还可产生耐热肠毒素(与大肠埃希菌的 HST 相似),两者是致病性的基础。

2.流行病学

传染源主要为患者和健康带菌者,病畜和带菌家畜也可成为传染源。主要是通过污染的饮水和食物经消化道传播。人群普遍易感,15 岁以下儿童多发。多为散发,因该菌高温环境生长不良,故冬春发病较多见。由于本菌在低温中能生长,所以保存在4℃冰箱中的食品更具传染性。

3.临床表现

潜伏期4～10天。

临床表现复杂多样,约2/3病例表现为小肠结肠炎,急起发热、腹痛和腹泻,水样稀便可带黏液,偶见脓血。少数有呕吐。病程一般数天,可长达1～2周。部分患者病变以末端回肠为主,表现为突然发热,右下腹痛或压痛,可伴有反跳痛,外周血白细胞增多,易误诊为阑尾炎。少数患者可引起脓毒症,部分患者可形成迁徙性脓肿,多见于老人、糖尿病患者或机体免疫功能低下的患者。部分患者腹泻数日后可并发关节炎等变态反应性病变。

(四)变形杆菌性肠炎

1.病原学

变形杆菌是G⁻杆菌,呈多形性,有周身鞭毛,无芽胞,无荚膜,运动活泼。兼性厌氧,在营养琼脂和血琼脂上均可生长,适宜生长温度10～43℃。产生肠毒素,可致食物中毒。有O和H抗原,根据抗原和生化性能的不同,将变形杆菌分为:普通变形杆菌、奇异变形杆菌、产黏变形杆菌和潘氏变形杆菌,引起食物中毒者主要为前三种。

2.流行病学

变形杆菌是人和动物肠道内寄居的正常菌群的组成部分。变形杆菌感染者多有解剖和生理缺陷,常发生于老年人、截瘫患者和重症监护病房患者。肠道内变形杆菌可引起自身感染,也可造成院内感染。食品的染菌率在鱼、蟹和肉类中较高,感染率高低与食品新鲜程度、运送时卫生状况密切相关。夏秋季节发病率较高,但近年来,本病发病率有下降趋势。

3.临床表现

变形杆菌主要引起泌尿道感染和食物中毒。变形杆菌食物中毒可能由于食物受污染的菌型不同、数量不同,而出现不同的症状。常见有胃肠炎型和变态型,或同一患者两者均有。胃肠炎型的潜伏期3～20小时,起病急骤、恶心、呕吐、腹痛、腹泻每日数次至10余次,为水样便、带黏液、恶臭、无脓血。1/3～1/2患者有发热,约38℃,均发生于胃肠道症状之后,持续数小时后下降。严重者有脱水或休克。变态型的潜伏期仅0.5～2小时,表现为全身充血、颜面潮红、酒醉貌、周身痒感,胃肠症状轻。

(五)艰难梭菌肠炎

1.病原学

艰难梭菌属G⁺专性厌氧菌,有芽孢。可分为Ⅰ、Ⅱ、Ⅲ和Ⅳ4个血清型。其中以Ⅰ型菌株毒力最强,从假膜性肠炎患者分离的菌株均为Ⅰ型,Ⅱ、Ⅳ型产毒素少,Ⅲ型不产生毒素。艰难梭菌产生的毒素有A、B两种,毒素A为肠毒素,兼具细胞毒活性,能趋化中性粒细胞浸润回肠壁,释放淋巴因子,导致液体大量分泌和肠壁出血性坏死。毒素B为细胞毒素,能使细胞肌动蛋白解聚,破坏细胞骨架,引起局部肠壁细胞坏死。

2.流行病学

艰难梭菌肠炎是因使用抗生素导致肠道菌群失调,由艰难梭菌在肠道大量繁殖引起的肠炎。严重者粪便排出片状黏膜,曾称假膜性肠炎,本病由于广泛使用抗生素而日益增多,又称抗生素相关性肠炎。许多抗生素均可诱发本病,如青霉素、半合成青霉素、头孢菌素、氯霉素、林可霉素、四环素、氨基糖苷类等,其中以半合成青霉素、头孢菌素及林可霉素为多。一般情况口服抗生素比注射给药更易诱发本病。

3.临床表现

有 1/2~2/3 的患者发生于抗菌药物治疗后 4~10 天,病变部位多在乙状结肠和直肠。轻型患者腹泻每日 3~4 次,为黄绿色黏液便,可伴发热和左下腹痛。肠镜检查见肠黏膜正常或轻度水肿,有米粒状隆起,擦之即脱落,露出溃疡。停用抗菌药物数天症状即缓解。中型(典型)患者腹泻每日 10 余次,粪便呈蛋花样,有假膜和血便,伴发热和腹痛,腹痛可较剧烈。重型患者腹泻每日 20 余次,粪便量多、奇臭,常有血便;假膜呈大片或管状。发热和毒血症严重,短期内出现低蛋白血,症。常因脱水、电解质紊乱、休克、DIC、肠出血或肠穿孔而陷入危重状态,预后较差。

第六节 霍乱

霍乱是由霍乱弧菌引起的烈性肠道传染病,其发病急、传播快、波及面广、危害严重,是我国法定的甲类传染病,属国际检疫传染病。霍乱的病理变化主要由霍乱弧菌产生的肠毒素引起。临床表现轻重不一,典型病例病情严重,起病急骤、剧烈呕吐和腹泻、脱水、肌肉痉挛、周围循环衰竭、代谢性酸中毒和急性肾衰竭等,在医疗水平低下和治疗措施不力的情况下,常可导致患者死亡。

一、病因与发病机制

目前霍乱主要流行于非洲和东南亚,其暴发的突然性依然存在,而小流行及散发则时有发生。在我国,霍乱流行地区主要分布在广东、广西、浙江、江苏、福建等沿海一带。流行季节为夏秋季,以 7~10 月为多。

霍乱弧菌虽有两个生物型即古典生物型及爱尔托生物型,但在形态和血清学方面几乎一样,两种弧菌感染者的临床表现和防治措施也基本相同。因此,无需分别命名为霍乱和副霍乱,已统称为霍乱。

霍乱弧菌有耐热的菌体(O)抗原和不耐热的鞭毛(H)抗原,H 抗原为霍乱弧菌属共有抗原,O 抗原有群特异性和型特异性两种抗原,是霍乱弧菌分群和分型的基础。以群抗原分类可将之分为 6 个群,即 OⅠ、OⅡ、OⅢ、OⅣ、OⅤ、OⅥ,后 5 个群统称非 OⅠ群。

世界卫生组织(WHO)腹泻控制中心将霍乱弧菌分为 3 群:①OⅠ群霍乱弧菌:包括古典生物型霍乱弧菌和爱尔托生物型。OⅠ群的特异性抗原有 A、B、C 三种,其中 A 抗原为 OⅠ群所共有,A 抗原与其他 B 或 C 抗原结合则可分为三型,即:原型——AC(稻叶,Inaba)、异型——AB(小川,Ogawa)和中间型——ABC(彦岛,Hikojima)。②非 OⅠ群霍乱弧菌:本群弧菌鞭毛抗原同 OⅠ群,而菌体(O)抗原则不同,不被 OⅠ群霍乱弧菌多价血清所凝集,依 O 抗原之异,当年非 OⅠ 可分为 137 个血清型。一般认为本群仅引起散发的胃肠炎性腹泻,而非霍乱。目前已发现 200 多个血清型。在 1992 年,印度及孟加拉等地霍乱暴发流行,病原菌被定为 O_{139} 霍乱弧菌,并认定为是真正的霍乱弧菌,可能为爱尔托弧菌基因突变所形成。O_{139} 群不含 OⅠ 群的 A、B、C 因子。③不典型 OⅠ 群霍乱弧菌:可被多价 OⅠ 群血清所凝集,但该群菌不产生肠毒素,因此无致病性。霍乱弧菌能产生肠毒素、神经氨酸酶、血凝素、菌体裂解后能释放出内毒素。其中霍乱肠毒素(CT)在古典型、爱尔托型和 O_{139} 群之间很难区别。

霍乱弧菌属革兰阴性菌,无芽胞和荚膜,菌体长 $1.5\sim2.0\mu m$,宽 $0.3\sim0.4\mu m$,弯曲呈弧形或逗点状;菌体一端有单根鞭毛,其长度为菌体的 4～5 倍。该菌运动活泼,在暗视野悬液中可见穿梭运动,可用粪便直接涂片检查。培养需氧,耐碱不耐酸,OⅠ 和 O_{139} 群霍乱弧菌属兼性厌氧菌,营养要求简单,在普通培养基上生长良好,培养温度以 $37℃$ 为适宜,钠离子可刺激生长,适合繁殖的 pH 为 $6.0\sim9.2$,最适宜 pH 为 $7.2\sim7.4$。OⅠ 群和 O_{139} 群霍乱弧菌繁殖速度快。

霍乱弧菌对干燥、日光、热、酸及一般消毒剂均甚敏感,但在新鲜蔬菜、牛奶和鲜肉中能生存数天。霍乱弧菌经干燥 2 小时或加热 $55℃$ 10 分钟即可死亡,煮沸即可死亡。

患者和带菌者是霍乱的传染源,可经水、食物、苍蝇以及日常生活接触而传播;而水源传播是最重要的途径。海洋甲壳类生物表面可长期黏附爱尔托生物型弧菌,当生食、半生食被霍乱弧菌所污染的海产品后可导致霍乱。男女老幼对本病均易感,病后可获得一定免疫力,但再感染的可能性也存在。在老疫区,儿童发病率一般较成人高;而在新感染区,则成人发病率较儿童高。营养不良、胃酸缺乏、胃大部切除等皆可成为感染的诱发因素。

正常胃酸可杀死霍乱弧菌,霍乱弧菌在正常胃酸中仅能存活 4 分钟。当因胃大部切除致胃酸低下、大量饮水或过量进食致胃酸稀释或入侵弧菌数量很多(正常人食入霍乱弧菌量超过 $10^8\sim10^9$)时,人体的非特异性免疫功能不能抵挡霍乱弧菌的入侵。未被杀灭的弧菌进入小肠,通过肠黏膜对霍乱弧菌的化学趋化吸引作用、鞭毛活动及弧菌黏蛋白溶解酶和黏附素等的作用,使霍乱弧菌黏附于肠黏膜上皮细胞表面,在碱性肠液内迅速繁殖,并产生肠毒素,但不侵入肠黏膜上皮细胞内。随着霍乱弧菌的大量繁殖,产生大量肠毒素,使机体水和电解质从肠腺大量分泌,积聚在肠腔,形成霍乱腹泻症状的重要致病物质。

霍乱弧菌的致病力包括:鞭毛运动、黏蛋白溶解酶、黏附素;霍乱肠毒素;内毒素及其他毒素。霍乱弧菌存在 9 种毒素,其中霍乱肠毒素最为重要,其他还有小带联结毒素及辅助霍乱肠毒素。①霍乱肠毒素:是霍乱弧菌在体内繁殖过程中产生的代谢产物,由一个 A 亚单位和 5 个 B 亚单位组成。两种亚单位单独存在时并无显著毒性。A 具有毒素活性,由 A1 和 A2 两个多肽组成,能激活腺苷酸环化酶(AC);亚单位 B 为结合部分,能与肠黏膜上皮细胞膜表面的霍乱肠毒素受体结合,即神经节苷脂 1(GM1)结合,神经节苷脂是细胞膜内的水溶性脂质。其化学结构包括:亲水性碳水化合物与疏水性神经节苷脂两部分。前者为亲水糖链,后者为疏水长链烷基。脂溶性长链的烃基嵌在细胞膜中,糖链则暴露于细胞表面,可与霍乱肠毒素迅速紧密而不可逆地结合在一起。霍乱肠毒素的亚单位 B 与肠黏膜上皮细胞 GM1 结合后,亚单位 A 与毒素整个分子脱离,并移行至细胞膜内侧,A1 部分被释放到细胞内。霍乱肠毒素作为第一信使,引起前列腺素(PGE)等物质的合成与释放增加,PGE 使腺苷酸环化酶活性增高,催化腺苷三磷酸(ATP)转化为腺苷环磷酸(cAMP),从而使细胞膜内腺苷环磷酸大量增加,腺苷环磷酸作为第二信使促进细胞内一系列酶反应的进行,促使细胞分泌功能增强,使细胞内水及电解质大量分泌,刺激隐窝细胞分泌氯离子和碳酸氢根离子。另外,腺苷环磷酸浓度增加还可抑制肠绒毛细胞对钠和氯的正常吸收。O_{139}产生与 OⅠ相似的肠毒素。②小带联结毒素(Zot)可增大黏膜上皮细胞的间隙,增加了小肠黏膜细胞的通透性,使液体渗出增加,引起腹泻。Zot毒素基因广泛存在于 OⅠ群流行株与大多数 O_{139} 群霍乱弧菌中,在少数非 OⅠ群霍乱弧菌中也存在。③辅助霍乱肠毒素(Ace)作用类似于霍乱肠毒素,OⅠ群霍乱弧菌的 Ace 基因位于Zot 上游。

定居因子对霍乱的致病也起了重要作用,定居因子有以下几种:①脂多糖(LPS):为霍乱弧菌细胞壁的主要成分,覆盖霍乱弧菌的浅层外表,具有弧菌 O 抗原特异性,是主要的毒力因子。②毒素协调调解菌毛(TcpA):菌毛有 A、B 和 C 三型,O_{139} 则含 A、B 型和另一新型菌毛。TcpA 呈波浪状,在古典生物型、爱尔托生物型及 O_{139} 群上均有,并具有共同的免疫原性。TcpA 菌毛具有良好的黏附定居力,对霍乱弧菌黏附上皮细胞的过程起关键作用。B 菌毛在一定程度上与细胞相关血凝素有关。③核心编码菌毛(Cep):实验证明此种菌毛基因缺失可以导致细菌在乳鼠肠道内的定居能力下降 13%~21%。④其他:与定居和黏附有关的因子尚有鞭毛鞘蛋白(弧菌共有的 H 抗原,与小肠黏膜吸附有关)、血凝素与外膜蛋白(OMP)等。

由于肠黏膜分泌增强,而回吸收减少,使大量肠液聚集在肠腔内,导致水及电解质大量丧失,并形成本病特征性的剧烈水样泻。霍乱肠毒素一旦与神经节苷脂结合,则上述反应不可逆转,其作用的自然持续时间(腹泻时间)在临床上可短至数小时或长达 7~8 天。

霍乱弧菌产生的内毒素来自细胞壁,具有弧菌 O 抗原的特异性,产生的酶(如黏蛋白酶、神经氨酸酶)、代谢产物或其他毒素(如血管渗透因子、溶血素等)均对人体有一定损害作用。①神经氨酸酶是霍乱弧菌分泌的一种酶,推测其功能在于促进霍乱肠毒素与受体结合能力,从而提供细菌菌株的毒力。②血凝素根据排列模式分为两种,一种是与细胞相连的,另一种为可溶性血凝素(SHA)。③霍乱弧菌可产生溶血素,爱尔托型产生不耐热溶血素,相对分子质量为 20000,是单体蛋白,除有溶血活性外,尚有细胞毒、心脏毒及致死毒。霍乱患者由于剧烈的腹泻和呕吐,可导致水和电解质大量丢失,迅速形成严重脱水,出现有效血容量严重不足而出现急性循环衰竭(ACF)的临床表现。钾、钠、钙及氯化物的丧失,可发生肌肉痉挛、低钠、低钾和低钙血症等。由于胆汁分泌减少,肠液中有大量水、电解质和黏膜,所以导致吐泻物呈米泔水样;而碳酸氢盐的大量丢失,则形成代谢性酸中毒;由于急性循环衰竭造成的肾缺血,低钾及霍乱毒素对肾脏的直接作用,可引起肾功能不全或衰竭;部分患者甚至还没来得及出现呕吐腹泻等症状即因急性循环衰竭而死亡。

二、临床表现

潜伏期 1~3 天,短者数小时,长者 7 天,大多急性起病,少数在发病前 1~2 天有头晕、疲劳、腹胀、轻度腹泻等前驱症状。古典生物型与 013 型霍乱弧菌引起的疾病,症状较严重,埃尔托型所致者,轻型和无症状者较多。

（一）典型病例的临床分期

1.泻吐期

绝大多数患者以急剧腹泻开始。腹泻为无痛性，少数患者可因腹直肌痉挛而引起腹痛，不伴里急后重。大便开始尚有粪质，迅速成为米泔水样或无色透明水样，无粪臭，微有淡甜或鱼腥味，含大量片状黏液，少数重症患者有出血，大便呈洗肉水样，出血多时可呈柏油样，以爱尔托型所致者为多。大便量多，每次可超过 1000mL，每日十余次，甚至难以计数。呕吐多在腹泻后出现，常为喷射性和连续性，呕吐物先为胃内容物，以后为清水样。严重者可为"米泔水"样，轻者可无呕吐。本期持续数小时至 1～2 天。

2.脱水期

由于频繁的腹泻和呕吐，大量水和电解质丧失，患者迅速出现脱水、低钾、尿毒症、酸中毒和微循环衰竭。患者神志淡漠、表情呆滞或烦躁不安，儿童可有昏迷。可出现口渴、声音嘶哑、呼吸增快、耳鸣、眼球下陷、面颊深凹、口唇干燥、皮肤凉、弹性消失、手指皱瘪等。肌肉痉挛多见于腓肠肌和腹直肌。腹舟状，有柔韧感。脉细速或不能触及，血压低。体表体温下降，成人肛温正常，儿童肛温多升高。此期一般为数小时至 2～3 天。

3.恢复期

患者脱水得到及时纠正后，多数症状消失而恢复正常，腹泻次数减少，甚至停止。声音恢复、皮肤湿润、尿量增加。约 1/3 患者有反应性发热，极少数患者，尤其是儿童可有高热。

（二）临床类型

根据临床表现，霍乱可分为三型。另外还有两种特殊类型，即无症状型和暴发型。无症状型患者感染后无何症状，仅成排菌状态，称健康带菌者，排菌期一般为 5～10 天，个别可迁延至数月或数年，成为慢性带菌者。暴发型亦称中毒型或，"干性霍乱"，罕见。起病急骤，不待泻吐出现，即因循环衰竭而死亡。

1.轻型

患者微感不适，每日腹泻数次，大便稀薄，一般无呕吐无脱水表现，血压、脉搏均正常，血浆比重在 1.026～1.030，尿量无明显减少。

2.中型

吐泻次数较多，每日达 10～20 次。大便呈米泔水样，有一定程度的脱水。血压降低（收缩压为 9.31～12kPa），脉搏细速，血浆比重为 1.031～1.040，24 小时尿量在 500mL 以下。

3.重型

吐泻频繁，脱水严重，血压低，甚至不能测出，脉速弱常不能触及，血浆比重＞1.041，尿极少或无尿。

三、辅助检查

（一）血液检查

红细胞和血红蛋白增高，白细胞计数 $10×10^9/L$ 以上，中性粒细胞及大单核细胞增多。血清钾、钠、氯化物和碳酸氢盐降低，血 pH 下降，尿素氮增加。治疗前由于细胞内钾离子外移，血清钾可在正常范围内,当酸中毒纠正后,钾离子移入细胞内而出现低钾血症。

(二)尿检查

少数患者尿中可有蛋白、红白细胞及管型。

(三)常规镜检

可见黏液和少许红、白细胞。

(四)病原菌检查

1.涂片染色

取粪便或早期培养物涂片做革兰染色镜检,可见革兰阴性稍弯曲的弧菌,无芽胞和荚膜。而 O139 霍乱弧菌可产生荚膜。

2.悬滴检查

将新鲜粪便做悬滴或暗视野显微镜检,可见运动活泼呈穿梭状的弧菌。

3.制动试验

取急性期患者的水样粪便或碱性胨水增菌培养 6 小时左右的表层生长物,先做暗视野显微镜检,观察动力。如有穿梭样运动物时,则加入 OI 群多价血清 1 滴,若是 OI 群霍乱弧菌,由于抗原抗体作用,则凝集成块,弧菌运动即停止。如加 OI 群血清后,不能制止运动,应再用 O139 血清重做试验。

4.增菌培养

所有怀疑霍乱患者粪便,除作显微镜检外,均应做增菌培养。粪便留取应在使用抗菌药物之前,且应尽快送到实验室做培养。增菌培养基一般用 pH 8.4 的碱性蛋白胨水,36~37℃培养 6~8 小时后表面能形成菌膜。此时应进一步做分离培养,并进行动力观察和制动试验,这将有助于提高检出率和早期诊断。

5.分离培养

常用庆大霉素琼脂平皿或碱性琼脂平板。前者为强选择性培养基,36~37℃培养 8~10 小时霍乱弧菌即可长成小菌落。后者则需培养 10~20 小时。选择可疑或典型菌落,应用霍乱弧菌"OI"抗原的抗血清作玻片凝集试验,若阳性即可出报告。近年来国外亦有应用霍乱毒素基因的 DNA 探针,做菌落杂交,可迅速鉴定出产毒 OI 群霍乱弧菌。

6.PCR 检测

新近国外应用 PCR 技术来快速诊断霍乱。其中通过识别 PCR 产物中的霍乱弧菌毒素基因亚单位 CtxA 和毒素协同菌毛基因(Tc-pA)来区别霍乱菌株和非霍乱弧菌。然后根据 Tc-pA 基因的不同 DNA 序列来区别古典生物型和爱尔托生物型霍乱弧菌。4 小时内可获结果,据称能检出每毫升碱性蛋白胨水中 10 条以下的霍乱弧菌。

7.鉴别试验

古典生物型、爱尔托生物型和 O139 型霍乱弧菌的鉴别。

四、诊断及鉴别诊断

在霍乱流行地区、流行季节,任何腹泻的患者都要考虑患霍乱的可能,均需做排除霍乱的粪便细菌学检查,做到"逢泻必检"。

(一)诊断标准

具有下列之一者,可诊断为霍乱。

(1)有腹泻症状,粪便培养霍乱弧菌阳性。

(2)霍乱流行期间,在疫区内有典型的霍乱腹泻和呕吐症状,迅速出现严重脱水,循环衰竭和肌肉痉挛者。虽然粪便培养未发现霍乱弧菌,但并无其他原因可查者。如有条件可做双份血清凝集素试验,滴度4倍上升者可诊断。

(3)疫原检索中发现粪便培养阳性前5天内有腹泻症状者,可诊断为轻型霍乱。

(二)疑似诊断

具有以下之一者。

(1)具有典型霍乱症状的首发病例,病原学检查尚未肯定前。

(2)霍乱流行期间与霍乱患者有明确接触史,并发生泻吐症状,而无其他原因可查者。

疑似患者应进行隔离、消毒,做疑似霍乱的疫情报告,并每日做大便培养,若连续2次大便培养阴性,可做否定诊断,并做疫情订正报告。

(三)鉴别诊断

霍乱需与任何引起急性腹泻的疾病相鉴别。

需与霍乱鉴别的感染性腹泻有:①急性细菌性食物中毒,这些细菌包括沙门菌属、金黄色葡萄球菌、变形杆菌、肉毒杆菌、副溶血弧菌、致病性大肠埃希菌、铜绿假单胞菌、韦氏杆菌(耐热型)、真菌等。②急性细菌性肠道感染,包括急性细菌性痢疾(中毒型)、大肠埃希菌性肠炎、耶氏菌肠炎、空肠弯曲菌肠炎、急性副溶血弧菌性肠炎等。③急性病毒性肠道感染,包括轮状病毒肠炎、肠腺病毒肠炎、诺沃克病毒肠炎等。④急性寄生虫病,包括急性血吸虫病、急性阿米巴肠病、隐孢子虫病等。⑤全身性急性感染性疾病,如败血症、乙型脑炎、急性重型病毒性肝炎、钩端螺旋体病、脊髓灰质炎等。⑥白色念珠菌性肠炎。

需与霍乱鉴别的非感染性腹泻有:①急性中毒,包括植物类急性中毒(如"臭米面"中毒、发芽马铃薯中毒、白果中毒、火麻仁中毒、毒蕈中毒等)、动物类急性中毒(如河豚毒中毒、动物肝中毒、鱼胆中毒等)、化学毒剂急性中毒(如急性有机磷农药中毒、急性锌中毒、急性砷中毒等);②全身性非感染性疾病,如变态反应性胃肠病、尿毒症、甲亢危象等、过敏性紫癜(出血性毛细血管中毒症)。

典型霍乱的临床表现也可由非O1群弧菌和产生肠毒素的大肠埃希菌(ETEC)引起。前者多数患者的腹泻伴剧烈腹痛和发热;1/4的患者粪便呈血性。大肠埃希菌引起的腹泻一般病程较短。两者与霍乱的鉴别有赖于病原学检查。

各种细菌性食物中毒通常起病急,同食者常集体发病,常先吐后泻,排便前有阵发性腹痛,粪便常为黄色水样,偶带脓血。

部分霍乱患者的粪便呈洗肉水样或痢疾样,则需与细菌性痢疾鉴别,后者多伴腹痛和里急后重,粪便量少,呈脓血样。

急性砷中毒以急性胃肠炎为主要表现,粪便为黄色或灰白水样,常带血,严重者尿量减少,甚至尿闭及循环衰竭等。检查粪便或呕吐物砷含量可明确诊断。

五、治疗

治疗原则:严格隔离,及时补液、辅以抗菌和对症治疗。

(一)严格隔离

确诊及疑诊病例应分别隔离,彻底消毒排泄物。患者症状消除后,隔日粪便培养1次,连续两次培养阴性方可解除隔离。

(二)及时补液

霍乱病程早期的病理生理改变主要是水和电解质的丢失,因此及时补充液体和电解质是治疗的关键。

1.静脉补液

(1)液体的选择:通常选择与患者所失去的电解质浓度相似的541液,其每升含氯化钠5g,碳酸氢钠4g,氯化钾1g,为防止低血糖,常另加50%葡萄糖20mL。配制时可用0.9%氯化钠550mL,1.4%碳酸氢钠300mL,10%氯化钾10mL,10%葡萄糖140mL的比例配制。

(2)静脉输液的量与速度:依失水程度而定,24小时的补液量依病情轻重而定,轻度失水者应以口服补液为主,若有呕吐无法口服者给予静脉补液3000～4000mL/d,初1～2小时宜快速,5～10mL/min;中度失水补液4000～8000mL/d,最初1～2小时快速滴入,至血压、脉搏复常后,乃减至5～10mL/min;重度失水需每日补8000～12000mL,以二条静脉管道,先以40～80mL/min,以后减至20～30mL/min,待休克纠正后减速,直至脱水纠正。

(3)儿童的补液:儿童患者的粪便含钠量较低而含钾量较高,失水较严重,病情发展较快,易发生低血糖昏迷、脑水肿和低钾血症,故应及时纠正失水和补充钾盐。轻者24小时补液量为100～150mL/kg,中、重型患儿24小时静脉补液各为150～200mL/kg和200～250mL/kg,可用541液。婴幼儿可适当增加。最初15分钟内4岁以上儿童每分钟补液20～30mL,婴幼儿10mL/min。根据血浆比重计算,比重每升高0.001婴幼儿的补液量为每千克体重10mL,其总量的40%于30分钟内输入,余量于3～4小时输完。

2.口服补液

霍乱患者口服氯化钠溶液后不能吸收,但钾盐和碳酸氢盐可以吸收,对葡萄糖的吸收能力也无改变,且葡萄糖可促使氯化钠和水分的吸收。因此对轻、中型患者可予以口服补液,对重症患者先予以静脉补液,待休克纠正、情况改善后,再改为口服补液。口服补液配方为葡萄糖20g(可用蔗糖40g或米粉50g代替),氯化钠3.5g,碳酸氢钠2.5g(可用枸橼酸钠2.9g代替),氯化钾1.5g,溶于1000mL饮用水中。口服或经鼻饲管注入。在第1个6小时,成人口服液量为每小时700mL,儿童每小时15～25mL/kg,腹泻严重时液量可适当增加。以后每6小时按出液量的1.5倍计算。呕吐并非口服补液的禁忌,但呕吐物量应计算在液量中。碳酸氢盐可被柠檬酸盐代替,后者较为稳定,不易潮解,也有良好的纠酸作用,且能促进钠离子在小肠的吸收。蔗糖代替葡萄糖也可获得满意的疗效,但蔗糖用量为葡萄糖的1倍。甘氨酸也能促进水和电解质的吸收,可加入口服补液中,每1000mL溶液含110mmol甘氨酸。经甘氨酸治疗的患者粪便量、腹泻天数及口服液用量均显著减少。

(三)抗菌治疗

抗菌药物控制病原菌后可缩短病程,减少腹泻次数。但仅作为液体疗法的辅助治疗。近年来已发现四环素的耐药菌株,但对多西环素仍敏感。多西环素成人每次 200mg,每天 2 次,小儿每日 6mg/kg 分 2 次口服。复方新诺明每片含甲氧苄啶(TMP)80mg 和磺胺甲噁唑(SMZ)40mg,成人每次 2 片,每天 2 次。小儿 30mg/kg,分 2 次口服。诺氟沙星成人每次 200mg,每日 3 次或环丙沙星成人每次 250~500mg,每日 2 次口服。以上药物任选一种,连服 3 天。不能口服者可应用氨苄西林肌内或静脉注射。值得注意的是 O139 霍乱弧菌对四环素、氨苄西林、氯霉素、红霉素、头孢唑林、环丙沙星敏感,而对复方新诺明、链霉素和呋喃唑酮耐药。

(四)对症治疗

1.纠正酸中毒

重型患者在输注 541 溶液的基础上尚需根据 CO_2 结合力情况,应用 5% 碳酸氢钠酌情纠酸。

2.纠正低血钾

补液过程中出现低血钾者应静脉滴入氯化钾,浓度一般不宜超过 0.3%。轻度低血钾者可口服补钾。

3.纠正休克和心力衰竭

少数患者经补液后血容量基本恢复,皮肤黏膜脱水表现已逐渐消失,但血压未复常者,可用地塞米松 20~40mg 或氢化可的松 100~300mg,静脉滴注,并可加用血管活性药物多巴胺静脉滴注。如出现心力衰竭、肺水肿,则应暂停或减慢输液速度,应用毛花苷 C 0.4mg 或毒毛花苷 K 0.25mg 加葡萄糖 20mL,缓慢静脉注射。必要时应用呋塞米 20~40mg 静脉注射,亦可应用哌替啶 50mg 肌内注射镇静。

4.抗肠毒素治疗

目前认为氯丙嗪对小肠上皮细胞的腺苷环化酶有抑制作用,临床应用能减轻腹泻,可应用 1~2mg/kg 口服或肌内注射。黄连素亦有抑制肠毒素和具有抗菌作用,成人每次 0.3g,每日 3 次口服。小儿 50mg/kg,分 3 次口服。

六、并发症

1.肾衰竭

由于休克得不到及时纠正和低血钾所引起,表现为尿量减少和氮质血症,严重者出现尿闭,可因尿毒症而死亡。

2.急性肺水肿

代谢性酸中毒可导致肺循环高压,后者又因补充大量不含碱的盐水而加重。

3.其他

低钾综合征、心律不齐及流产等。

七、预后

古典生物型与 O139 型霍乱弧菌引起的疾病,症状较严重,预后较差。爱尔托型所致者,轻型和无症状者较多,预后较好。年老体弱者和有并发症者及治疗不及时者预后差。死因主要为循环衰竭和急性肾衰竭。

八、预防

1.控制传染源

及时检出患者,尽早予以隔离治疗。对密切接触者应严密检疫和预防性药物治疗。一般应用多西环素 200mg 顿服,次日口服 100mg;儿童每日 6mg/kg,连服 2 天。也可应用诺氟沙星,每次 200mg,每日 3 次,连服 2 天。同时应做好国境卫生检疫和国内交通检疫,一旦发现患者或疑似患者,应立即进行隔离治疗,并对交通工具进行彻底消毒。

2.切断传播途径

加强饮水消毒和食品管理,对患者和带菌者的排泄物进行彻底消毒,消灭苍蝇等传播媒介。

3.提高人群免疫力

尽管由于霍乱菌苗费用高、保护时间短(6～24 个月)以及霍乱流行季节性等原因而不适宜作为长期霍乱预防控制的手段,但可作为霍乱疫病区高危人群预防的主要应急措施之一,尤其在饮用水、污水处理等卫生条件难以改善等特殊条件下更能产生实效。最近研制的灭活全菌体口服霍乱疫苗(OCVs)、B 亚单位全菌体疫苗(BS-WC)和 O139 霍乱弧菌荚膜脂多糖疫苗,能有效刺激机体产生抗菌和抗毒素免疫:现场与实验研究证实疫病区人群菌苗接种率在 50% 以上,能有效控制霍乱传播;几乎没有天然免疫力或每年发病率<1/1000 人群的菌苗覆盖率应达到 70%;在莫桑比克、孟加拉国、哥伦比亚、越南等国家现场应用有较好效果,最初 6 个月的保护率达到 65% 以上。

第七节 鼠疫

鼠疫是鼠疫杆菌借鼠蚤传播的烈性传染病,系广泛流行于野生啮齿动物间的一种自然疫源性疾病。临床表现为发热、严重毒血症症状、淋巴结肿大、肺炎、出血倾向等。鼠疫具有发病急,传播快,病死率高的特点,我国将其列为法定甲类传染病之首。既往本病病死率很高,近年来,因抗生素的及时应用,病死率降至 10% 左右。

一、病因与发病机制

(一)病原学

鼠疫杆菌属肠杆菌科耶尔森菌属,革兰阴性兼性需氧菌,两端钝圆,两极浓染,有荚膜,无芽孢,无鞭毛。最适培养温度为 28～30℃。初代分离菌落呈典型"花边"样粗糙菌落。对高温和化学消毒剂敏感。有 65MD、45MD、6MD 三个质粒。抗原构造复杂,已证实至少有 18 种抗原,重要的有 F_1、V/W、T 三种。F_1 特异性高,抗原性强,是一种保护性抗原,它为 65MD 质粒所编码。V/W 为毒力抗原,它具有抗吞噬作用,为 45MD 质粒所编码,主要分泌 Yops 外膜蛋白。T 抗原为可溶性抗原,对小鼠有剧烈毒性,称鼠毒素,有良好抗原性及免疫原性,用甲醛脱毒可成为类毒素,免疫马可制成抗毒素。6MD 质粒上有 pst 基因,pla 基因,后者被认为与人类致病有关。鼠疫杆菌毒株必须具备 F_1、V/W、Pgm、PI-C-F、Pu 及 T 这些毒力决定因子。缺少其中一个或数个,毒力就不完全,变成弱毒或无毒株。

(二)发病机制

鼠疫杆菌通过染菌蚤的叮咬,局部一般不留痕迹,细菌沿淋巴管淋巴流在所属淋巴结中繁殖,引起鼠疫特有的急性淋巴腺炎。腺病极度肿胀、充血、坏死,细菌冲破局部淋巴屏障沿淋巴系统扩散,转移到一些新的淋巴结,发生次发性鼠疫淋巴腺炎。再由这些淋巴侵入血行,引起菌血症和各脏器鼠疫感染灶,成为腺鼠疫。细菌到肺则成为肺鼠疫。肺鼠疫的细菌可经飞沫通过呼吸道口咽黏膜或扁桃体再感染其他人,此时肺泡及支气管内有血性渗出物,这种渗出物内含有大量鼠疫菌,随吐痰咳出成为气溶胶再可传播给他人。肺鼠疫患者肺门淋巴结也肿胀、充血及出血。不论是腺鼠疫还是肺鼠疫,在有菌血症同时还有内毒素血症,这种毒血症就引起全身中毒反应,出现一系列严重中毒症状。

二、诊断

(一)流行病学

人类鼠疫的主要传染源是各种染菌的啮齿动物。在西北新疆、青海、甘肃主要是旱獭,南方广东、广西、云南、湖南、浙江历史上有家鼠鼠疫疫源地,部分是由日本人细菌战造成。这些啮齿动物染源后,身上寄生的蚤类也由于吸动物血而带菌,再由这些蚤叮咬人而使人感染发病。西北地区近年仍有人鼠疫报告,表示这些地区动物鼠疫疫源地仍处于活跃状态,这些疫源地是自然疫源地。在这些地区人类由于狩猎旱獭,特别是自毙旱獭进行剥皮等活动,由染菌跳蚤叮咬或直接接触染菌动物尸体而感染。一般先发生腺鼠疫,部分严重患者可转成肺鼠疫,则患者痰或飞沫或染菌的气溶胶可通过呼吸道传播给人。因此在询问流行病学接触史时首先要询问在 10 天内是否到过有旱獭疫区如新疆、青海、甘肃等草地,是否有剥食狩猎旱獭的历史,是否有与疑似患者接触史,在南方则要了解家中是否有与鼠类接触史或被蚤类叮咬史。

(二)临床表现特点

在询问检查诊断疑似鼠疫患者时,必须穿着全套隔离装备包括戴防护眼镜。

潜伏期 2～3 天,预防接种后可延至 9～12 天。临床上大多数表现为腺型、肺型及两者继发的败血症型。近年来轻型及隐性感染也相当常见。轻型仅表现为不规则低热,全身症状轻微,局部淋巴结轻度肿大、压痛,无出血倾向,多见于流行初、末期或预防接种者。除轻型外的其他各型,均起病急骤,畏寒发热,体温迅速达到 39～40℃,伴恶心呕吐,头痛及四肢痛,颜面潮红、结膜充血、皮肤黏膜出血等。继而可出现意识模糊、言语不清、呼吸急促、腔道出血及衰

竭和血压下降等。临床分为腺型、肺型和败血症型,它们各具特征性表现:

1.腺鼠疫

它是临床最常见的病型。除具有鼠疫一般症状外,受侵袭部位所属淋巴结肿大为其主要特征。一般在发病同时或1,2天内出现淋巴结肿,很少超过7天。淋巴结肿可发生在任何被侵部位的所属淋巴结,但腹股沟淋巴结最常累及,其他依次为腋下、颈部和颌下,一般为一侧,偶或双侧、多处同时出现。淋巴结肿大速度很快,远非其他疾病所致淋巴结肿可比拟,每日甚至每小时都有所增大。肿大的淋巴结约1~10cm。腺肿表面皮肤随着淋巴结肿胀而变红发热。淋巴结周围组织充血、出血,浆液渗出使数个淋巴结互相粘连并与皮下组织粘连,失去移动性,边缘不清,坚硬、剧痛。多数患者4~5天后淋巴结破溃而局部症状缓解。如治疗及时,在病程度过1周可恢复。如治疗不及时,淋巴结迅速化脓、破溃,可迅速发展为败血症型或肺型。

2.肺鼠疫

肺鼠疫有原发性肺鼠疫及继发性肺鼠疫之分。继发性肺鼠疫是由腺鼠疫或败血型鼠疫经血行传播而引起。腺鼠疫中约有5%可发展为肺鼠疫。原发性肺鼠疫是直接吸入肺鼠疫患者含有鼠疫杆菌的空气飞沫而感染的。继发性肺鼠疫在发病前有腺鼠疫,此时表现为病势突然加剧,出现咳嗽、胸痛、呼吸困难,随之咳出稀薄泡沫样血痰,痰中含有大量鼠疫杆菌。原发性肺鼠疫是鼠疫重症型的一种,不仅病死率高,而且在流行病学上危害最大。除具有严重的鼠疫全身中毒症状外,还有呼吸道感染的特有症状,潜伏期短,发病急剧,恶寒高热,体温可达39~40℃,脉细速每分钟可达120~130次。呼吸急迫,每分钟24~32次或更多。患者颜面潮红,结膜充血。由于呼吸困难,缺氧,口唇、颜面、四肢皮肤发绀,甚至全身发绀,故有"黑死病"之称。患者初起干咳,继之咳嗽频数,咳出稀泡沫痰,痰中带血或纯血痰。胸部检查所见与危笃的临床症状不相称,有时肺部尚无明显体征患者已死亡。叩诊有局限性浊音,音界迅速扩大,听诊肺部有散在性啰音(干性、湿性或捻发音)。心脏听诊心音弱,时有收缩期杂音,心律不齐,心界扩大。X光可见肺部有大小不同、密度不同、边缘不整的阴影,有时可见胸腔积液,但这些均不是肺鼠疫特有影像。肺鼠疫患者若不及时有效治疗多于2~3天内死亡。

3.败血型鼠疫

当机体抗力低而感染菌量大时,淋巴系统未能阻止病原而直接进入血行就可成为鼠疫败血症。腺鼠疫未经治疗或治疗不当也能成为继发性败血症。此时鼠疫在血中大量繁殖,释放毒素,使患者很快进入重症中毒状态,呈现极严重中毒症状而见不到其他型鼠疫的特有症状。患者恶寒高热、剧烈头痛、狂躁谵妄、神志昏迷、心音微弱、血压下降、呼吸急迫、皮下及黏膜出血、有出血点、有时有血尿、血便或血性呕吐物、患者颜面呈恐怖痛苦状,若不及时抢救患者可在1~3天内迅速死亡。

除以上三型外,还有皮肤鼠疫、脑膜炎型、扁桃体型、眼鼠疫、肠鼠疫等型,均少见。各型鼠疫的病程一般为1周左右。

(三)实验室检查

实验室工作人员必须着全套隔离装备。

1.细菌学检查

细菌学检查是诊断鼠疫的最重要依据。在开始用特效药前必先采取以下材料：腺鼠疫取腺肿穿刺液和血液，肺鼠疫取痰、咽喉分泌物和血液，败血型取血液。鼠疫细菌诊断常用"四步检验法"：①涂片：将疑似患者材料涂压在三张玻片上。一张革兰染色，一张亚甲蓝染色，一张吉姆萨染色。镜检是否有两端钝圆、两端浓染、革兰阴性、短小可疑鼠疫杆菌。②培养：常用敏感选择性培养基如甲紫溶血琼脂，甲紫含量为 1/20 万～1/10 万。培育温度为 28～30℃，连续观察 5 天，是否有"花边样"典型可疑鼠疫菌落，挑出纯培养染色镜检。③噬菌体裂解：将纯培养鼠疫菌在普通琼脂平板上加一滴 10^8 以上效价的鼠疫噬菌体于划线起点中心稍下，使噬菌体垂直流下，28～30℃ 24 小时观察是否有噬菌带出现。④动物试验：豚鼠用 0.5mL，小鼠用 0.2～0.4mL 清洁材料注入腹腔皮下各 1 只，不洁材料注皮下及经皮各 1 只。接种后 1～3 天动物发病，不活泼，竖毛，不食，3～7 天死亡，解剖。9 天仍不死也解剖。取内脏分离培养检查细菌。

2.分子生物学检测

它主要有 DNA 探针和聚合酶链反应（PCR），具有快速、敏感、特异的优点，应用较广。

3.血清学检验

①间接血凝法（PHA）：以鼠疫杆菌 F_1 抗原检测血中 F_1 抗体，感染后 5～7 天出现阳性，2～4 周达高峰，此后逐渐下降，可持续 4 年，常用于回顾性诊断和流行病学调查。②酶联免疫吸附试验（ELISA）：较 PHA 更为敏感。特异性达 98%，敏感性达 91%。③荧光抗体法（FA）：用荧光标记的特异性抗血清检测可疑标本，可快速准确诊断。

（四）诊断标准

（1）流行病学接触史：患者发病前 10 天内到过鼠疫动物疫区或接触过疫区内的疫源动物，动物制品或鼠疫患者，进入过鼠疫杆菌实验室接触过实验用品。

（2）患者具有各型鼠疫疑似症状并排除其他疾病。

具有以上二项可判定为鼠疫疑似病例。

疑似病例分离到鼠疫杆菌，分子生物学检测阳性或血清学阳性者可判定为确诊病例。

三、治疗

患者应按甲类传染病严格隔离于传染病的单间病房，病室应无鼠，无蚤。

1.病原治疗

早期应用抗生素治疗是降低死亡率的关键，传统的抗生素治疗包括链霉素、四环素和氯霉素等。

（1）链霉素：每次 0.5g，每 6 小时肌内注射 1 次，2 天后减半，疗程 7～10 天。

（2）四环素：每天 2g，分 3～4 次口服或静脉注射，好转后减量，疗程 7～10 天。

（3）庆大霉素：每天 160mg，分 2 次静脉滴注或肌内注射，疗程 7～10 天。

（4）氯霉素：同四环素，对脑膜炎型鼠疫尤为适宜。

（5）磺胺类药物：可用于轻型腺鼠疫，其他型须与链霉素或庆大霉素联合应用，可用复方磺胺甲噁唑,1g/次,3/d,退热后改为2/d,疗程同上。

2.对症治疗

急性期应卧床休息,补液,降温,输血或血浆;中毒症状严重的可加用肾上腺皮质激素;伴呼吸道症状者可给予吸氧;休克者可抗休克治疗。

3.局部治疗

(1)腺鼠疫淋巴结切忌挤压,防止导致败血症,可以湿敷,软化者可以切开引流,亦可用0.1%雷夫奴尔外敷。

(2)皮肤病灶,可涂0.5%～1%链霉素软膏或四环素软膏。

(3)眼鼠疫可用0.25%氯霉素眼药水。

四、预防

1.严格管理传染源

(1)灭鼠、灭蚤,监测和控制鼠间鼠疫。

(2)加强疫情报告。

(3)严格隔离患者,患者和疑似患者应分开隔离。腺鼠疫患者隔离至淋巴结肿大完全消散后再观察7天,肺鼠疫隔离至痰培养6次阴性。接触者医学观察9天。

(4)患者的分泌物,排泄物应彻底消毒或焚烧。

(5)鼠疫患者尸体应严密套包后焚烧。

2.切断传播途径

加强国际检疫,交通检疫。对来自疫区的车、船、飞机等交通工具应严格检疫,进行彻底的灭鼠、灭蚤。对可疑旅客实行隔离观察。

3.保护易感者

(1)加强个人防护:参与治疗的医护人员必须按三级防护进行防护,进入疫区的医护人员及其他工作人员必须要求穿防护服,高筒靴,戴面罩,厚口罩,防护眼镜,橡皮手套等。

(2)预防性服药:可口服复方磺胺甲噁唑,1g/次,3/d。亦可用四环素,0.5g/次,4/d。口服共用6天。

(3)预防接种,对象为疫区及周围的人群;进入疫区的医护人员及参与防疫的人员;非疫区人员在接种鼠疫疫苗10天后方可进入疫区。

疫苗注射:15岁以上人员1mL,7～14岁,0.5mL,6岁以下0.3mL,皮下注射。划痕法:7～14岁2滴,6岁以下1滴。接种后10天产生抗体,1个月达高峰,免疫1年,每年需加强接种。

五、预后

以前病死率极高,鼠疫败血症与肺鼠疫几无幸免者,腺鼠疫病死率亦达50%～90%,近年来,由于抗生素的及时应用,病死率降至5%～10%。

第八节 中毒性休克综合征

中毒性休克综合征(TSS)是由细菌毒素引起的严重症候群。最初报道的 TSS 是由金黄色葡萄球菌所致,近年来发现类似征群也可由链球菌引起。

金黄色葡萄球菌 TSS 是由非侵袭性金黄色葡萄球菌产生的外毒素引起。首例报道于1978 年。最初多见于应用阴道塞的经期妇女,目前其感染灶以皮肤和皮下组织、伤口感染居多,其次为上呼吸道感染等,无性别、种族和地区特点。从该非侵袭性金黄色葡萄球菌中分离到致热原性外毒素 C(PEC)和肠毒素 F(SEF),统称为中毒性休克综合征毒素 1(TSST-1),被认为与 TSS 发病有关。用提纯的 TSST-1 注入动物,可引起拟似人类 TSS 的症状。TSS 的主要临床表现为急起高热、头痛、神志模糊,猩红热皮疹,1～2 周后皮肤脱屑(足底尤著)、严重低血压或直立性晕厥。常有多系统受累现象,包括:胃肠道(呕吐、腹泻、弥散性腹痛);肌肉(肌痛、血 CPK 增高);黏膜(结膜、咽、阴道)充血;中枢神经系统(头痛、眩晕、定向力障碍、神志改变等);肝脏(黄疸、肝功能 ALT 和 AST 值增高等);肾脏(少尿或无尿、蛋白尿,血尿素氮和肌酐增高等);心脏(可出现心力衰竭、心肌炎、心包炎和房室传导阻滞等);血液(血小板降低等)。

链球菌 TSS(STSS)亦称链球菌 TSS 样综合征(TSLS)。自 1983 年起北美及欧洲组相继报道 A 组链球菌所致的中毒性休克综合征(STSS)。主要致病物质为致热性外毒素 A(SPEA),SPEA 作为超抗原(SAg)刺激单核细胞产生肿瘤坏死因子(TNF-α)和白介素(IL-1),并可直接抑制心肌,引起毛细血管渗漏而导致休克。国内于 1990 年秋至 1991 年春长江三角洲某些地区(海安、无锡等)发现猩红热样疾病暴发流行,为近数十年来所罕见。起病急骤,有畏寒、发热、头痛、咽痛(40%)、咽部充血、呕吐(60%)、腹泻(30%)。发热第二天出现猩红热样皮疹,恢复期脱屑、脱皮。全身中毒症状严重,近半数有不同程度低血压,甚至出现昏迷。少数有多器官功能损害。从多数患者咽拭培养中分离到毒力较强的缓症链球菌。个别病例血中亦可检出相同致病菌,但未分离到乙型溶血性链球菌。从恢复期患者血清中检出相应抗体。将分离到的菌株注入兔或豚鼠皮下可引起局部肿胀及化脓性损害,伴体温升高。经及时抗菌以及抗体休克治疗,大多数患者恢复。

一、发病机制

TSS 的发病机制尚未完全阐明,目前认为主要与金黄色葡萄球菌肠毒素(即中毒性休克综合征毒素-1,TSST-1)或链球菌致热性外毒素等作为超抗原,刺激机体免疫系统,导致一系列细胞因子释放,产生广泛的生物效应有关。

(一)Staphy TSS 发病机制

关于 Staphy TSS 的发病机制目前已有较多了解,涉及金黄色葡萄球菌毒素、机体局部病理生理环境、宿主的防御能力和免疫反应性等多个方面。

1.金黄色葡萄球菌毒素是 Staphy TSS 发生发展的根本因素

Staphy TSS 时金黄色葡萄球菌多在宿主局部定植、繁殖、产生毒素,很少侵入血流和出现菌血症。毒素自局部被吸收入血而致病。引起 Staphy TSS 最主要的毒素是 TSST-1,其次是肠毒素 B 或肠毒素 C 等。这些毒素的序列中含有相似的超抗原基序,因此被称为细菌性超抗原。超抗原分子无须经典的抗原处理和呈递过程,能在与经典抗原结合位点不同的部位和单核-巨噬细胞等抗原呈递细胞(APC)的 Ⅱ 类主要组织相容性复合物(MHC-Ⅱ)以及 T 细胞受体(TCR)不同的 Vβ 区高亲和性结合,导致单核-巨噬细胞活化、T 细胞多发性激活,释放 IL-1、TNF、IFN-γ、IL-6、IL-8 等炎性细胞因子。不同型别的 MHC-Ⅱ 对外毒素的亲和力不同,所形成的复合物对不同 TCR Vβ 区的结合常数也不同,因此不同情况下细胞因子的数量和种类各有差别。少量超抗原性毒素($1×10^{-3}$~$1×10^{-4}$ mol/L)即可引发细胞因子大量释放,产生发热及休克等全身反应。其刺激信号途径可能也起一定作用。超抗原对淋巴细胞的激活率约 1/5,而通常的抗原呈递过程对淋巴细胞的激活率仅 1/1000。

概括而言,TSST-1 具有以下病理生理效应:①诱导外周血单个核细胞(PBMC)释放 IL-1、TNF-α、IL-6、IL-8 等炎性细胞因子,引起急性发热等临床表现。②诱导 T 淋巴细胞增殖、分化,产生众多细胞因子。③抑制 TNF-α 所致中性粒细胞的趋化。④增强迟发型皮肤超敏反应。⑤封闭单核-吞噬系统对内毒素的捕获、处理过程,造成内毒素在体内蓄积,从而显著提升其对宿主组织器官的毒性。用 TSST-1 预先处理,然后用内毒素攻击小鼠或兔,动物体内 TNF-α 水平较未用 TSST-1 预处理者高 1000 倍以上。⑥刺激单核-巨噬细胞释放多种血管活性介质,增加毛细血管通透性和引起心血管系统功能损害,诱发低血容量性中毒性休克。⑦抑制免疫球蛋白合成。⑧直接引起阴道、胃肠道等处黏膜及皮肤损害。

肠毒素是金黄色葡萄球菌食物中毒的主要致病因素。据推测食物中毒时超抗原可以结合并激活肥大细胞释放多种毒性效应因子,还能激活交感神经使肠蠕动活跃,导致剧烈腹泻。食物中毒时的剧烈呕吐可能是肠毒素引起的一种中枢神经系统效应。

TSST-1 和肠毒素主要借超抗原活性发挥对机体的毒性作用,但可能亦有一定的直接毒性。葡萄球菌溶素、革兰阴性细菌内毒素等可能与肠毒素或 TSST-1 有协同致病作用。

内皮细胞的激活,不论是通过接触单核细胞还是直接被激活,均可能在毒素循环与皮疹、水肿、低血压等临床表现之间提供某种链接。

2.宿主局部病理生理环境与 Staphy TSS 的关系

妇女 mTSS 其实大多数情况下并非真正的葡萄球菌感染,而主要是由于在阴道卫生栓中孳生的金黄色葡萄球菌产生的大量毒素被吸收入血所致。据研究,使用高吸湿性卫生栓可在阴道内营造下列病理生理环境。

(1)局部氧分压和 CO_2 分压适合葡萄球菌生长和基因表达所需的兼性厌氧或需氧条件。

(2)低镁离子浓度。

(3)偏中性 pH 值。

(4)色氨酸含量减少。

(5)合适的温度等。

这些因素有助于 TSST-1 等毒素的大量产生。

此外,动物试验显示,TSST-1 在阴道黏膜似乎较其他部位更易激发病变。美国夏威夷大学 MarianMelish 博士应用兔子进行的试验表明,TSST-1 被引入阴道 30 分钟之内即可扩散至血液和尿液中,且在剂量低至 18.5μg 时即可引起严重和迅速进行的 TSS。发病速度之快、病情之重明显强于经皮下或静脉注射者。这种差别可能也是 nmTSS 患者女性多于男性的原因之一,其产生机制尚不清楚。

3.炎性细胞因子和介质(宿主的反应性)是产生 Staphy TSS 的主要中介

Staphy TSS 在本质上属于一种特殊类型的感染性休克或由感染因素(不论感染因子是否侵入血流)引起的严重全身炎症反应综合征(SIRS)。TSST-1 和肠毒素的直接致病作用并不显著,而主要是作为超抗原高效激活宿主 T 淋巴细胞和单核-巨噬细胞,可能还有内皮细胞,产生 IL-1、IL-2、TNF-α、IFN-γ、IL-6、IL-8 等大量炎性细胞因子和血小板活化因子、前列腺素、白三烯、5-羟色胺、组胺、补体成分等炎性介质,从而引起严重的急性临床综合征。部分 Staphy TSS 可能有革兰阴性细菌内毒素的参与,而内毒素亦可诱生众多的炎性细胞因子和介质。不同患者有不尽相同的致病因子组合,这些细胞因子或介质的种类及产量也可能有所差别,因而不同的患者临床表现不完全一致。

Brandt 等体外试验显示,在含有少量 HLA-DR＋T 细胞的单纯 T 细胞培养系统中,TSST-1 低浓度(1～10pg/mL)时倾向于诱导幼稚 T 细胞向 Th2 细胞分化并产生 Th2 样细胞因子(如 IL-4)。高浓度(100pg/mL)时倾向于诱导幼稚 T 细胞 Th1 细胞分化并产生 Th1 样细胞因子(如 IFN-γ)。抗原呈递细胞(APC)种类不同,TSST-1 对幼稚 T 细胞的极化作用也不同,例如 B 细胞存在时倾向于诱导向 Th2 分化,而单核细胞存在时倾向于诱导向 Th1 分化。看来,TSST-1 浓度和不同宿主免疫细胞构成的差异可以影响体内细胞因子产生的种类和数量,导致不同患者临床表现各有差别。

4.宿主防御能力可显著影响 Staphy TSS 的发生和进程

金黄色葡萄球菌通常是无害地生活在人体皮肤、鼻腔、腋窝、腹股沟或阴道内,几乎每 3 人中即有 1 位带菌者。TSST-1 中和性抗体在一般人群中的阳性率约 90％,提示大部分健康人群接触过产 TSST-1 金黄色葡萄球菌并获得保护性免疫。绝大部分 Staphy TSS 患者,包括几乎所有 mTSS 患者在发病时体内均不能测及 TSST-1 中和性抗体,可能因为这些患者存在某种免疫缺陷,从而比其他人群对 TSST-1 更为易感。这些资料不仅说明 TSST-1 和肠毒素在 TSS 的发生中起关键作用,而且也说明宿主的特异性免疫能力对 Staphy TSS 的发生有重要影响。如果体内存在足够的针对外毒素的中和性抗体,即使有肠毒素或 TSST-1 释放入血,也未必发生 TSS。

美国研究人员开发了一种普查试验来检测人群对金黄色葡萄球菌毒素的免疫力。该法为一种快速、廉价的血清学试验,可在 10 分钟内出报告。结果表明,婴儿在出生时基本上都带有 TSST-1 抗体,表明在子宫内获得保护性免疫。但抗体水平在生命的第 1 年内下降,12 月龄时仅约 10％的婴儿仍有抗体,但到 7 岁时免疫力又上升至 50％。十几岁的儿童 80％以上已产生保护性抗体,提示他们已接触过产 TSST-1 金黄色葡萄球菌。

TSST-1 还可通过以下途径导致休克:①抑制内毒素脱颗粒或直接损害库普弗细胞,便内毒素在体内蓄积。②增加毛细血管通透性。③抑制 B 淋巴细胞,使特异性抗体生成减少。

(二)Strep TSS 发病机制

Strep TSS 的发生机制主要包括细菌毒力尤其是毒素的作用和宿主的反应性两大方面。

1.细菌的侵袭力和毒素

GAS 侵染深部组织和血流是机体防御屏障受损或细菌穿透破损黏膜如咽部黏膜的结果。对于从黏膜入侵的细菌来说，GAS 首先必须藉 M 蛋白、脂磷壁酸（LTA）、菌毛以及纤维结合素结合蛋白（蛋白 F）等黏附于黏膜上皮。在组织内，链球菌可通过透明质酸荚膜、能灭活补体源性化学趋化剂和调理素的 C5a 肽酶、免疫球蛋白结合蛋白、链球菌补体抑制因子（SIC）等躲避宿主的调理及吞噬。M 蛋白的表达有助于细菌逃避宿主多形核白细胞（PMN）的吞噬。细菌周围较高浓度的链球菌溶血素 O（SLO）可破坏趋近的吞噬细胞，而远离感染灶的低浓度 SLO 可刺激 PMN 黏附于内皮细胞，有效阻止粒细胞迁移，促进局部血管损伤。

致热外毒素 SPE-A、SPE-C 的作用：①引起发热。②增强宿主对内毒素的敏感性。③抑制 IgM 的合成。④充当超抗原，与抗原呈递细胞的 MHC-Ⅱ及 T 细胞受体 Vβ 区结合，刺激 T 细胞应答，诱导产生单核因子（TNF-α、IL-1β、11-6、IL-8）和淋巴因子（TNF-β、IL-2、IFN-γ）等。

SCP（SPE-B）有如下病理生理效应：①将 IL-1β 前体水解为成熟的有活性的 IL-1β。②激活内源性金属蛋白酶，将高分子量激肽原水解成缓激肽，缓激肽可强力扩张全身血管（包括肺血管），至少部分与 Strep TSS 早期低血压的发生有关。③具有与 SPE-A、SPE-C 相似的生物学活性，包括超抗原活性。

SPE-MF、SPE-SSA、M 蛋白片段也能充当超抗原，诱生致炎细胞因子。

其他 GAS 毒力因子（肽聚糖、LTA、SLO 等）也能诱导 TNF-α、IL-1β 等的产生。其中 SLO 与 SPE-A 有协同刺激 IL-1β 产生的作用。

总之，GAS 的 SPE-A、SPE-C、SCP（SPE-B）等超抗原性毒性物质可能为 Strep TSS 主要始动激发因子，其他多种细菌毒力因子也参与致病。肺炎链球菌不产生这些毒素，其引起 Strep TSS 的机制尚不明确。目前亦无 α-溶血性链球菌可产生致热外毒素的报道，故我国缓症链球菌和猪链球菌Ⅱ型的致 Strep TSS 机制尚不清楚。用从缓症链球菌提取的所谓"外毒素"注射给新西兰兔，动物出现发热、对内毒素致死性休克的敏感性增加、多系统器官损害甚至死亡等 Strep TSS 表现。有人认为可能是细菌发生变异所致，其毒素性质需要进一步研究。

2.宿主的免疫性和反应性

宿主的免疫性包括皮肤、黏膜、单核-巨噬细胞系统等非特异性免疫屏障结构和功能的完整性，以及针对细菌各型 M 蛋白和致热外毒素的特异性抗体等。外伤、手术、上呼吸道感染、某些基础疾病等可损伤宿主的非特异性免疫屏障，为 GAS 等病原菌的入侵提供门户，但如果宿主的特异性免疫功能足够完好，多能及时清除病原菌及其毒素。若缺乏 M 蛋白型特异性抗体和/或致热外毒素抗体，则有可能发生各种严重 GAS 感染包括 Strep TSS。Strep TSS 患者体内针对一种或多种这些毒素的中和性抗体水平很低甚至不能测及，早期应用特异性中和抗体有可能阻断 Strep TSS 的发生。

宿主的反应性主要是指宿主受刺激后产生致炎细胞因子和化学介质、抗炎细胞因子（如 IL-10 等）以及维持两者之间平衡的能力。宿主体内多种炎性细胞因子的诱导合成在休克和器官衰竭的发生中起关键作用。一系列炎性细胞因子和缓激肽等非细胞因子性炎性介质可引起低血压、白细胞滞留等，最终出现休克、微血管损伤、器官衰竭甚至死亡。TNF-α 在其中起关键作用。狒狒 GAS 菌血症模型显示，当出现明显的低血压时，体内 TNF-α 的水平也很高。

而应用 TNF-α 中和性单克隆抗体可使血压复常、病死率降低 50%。

链球菌外毒素 SPE-A 尚有直接致休克作用,机制包括:直接抑制心肌、使白蛋白渗入第三间隙、降低血容量及引起血管扩张。

二、临床表现

(一)Staphy TSS 临床表现

mTSS 主要见于阴道月经塞流行使用的年代,大多数患者为使用高吸湿性卫生栓的 15～25 岁的年轻妇女,常于月经期突然发病,也可在月经刚结束时发病。非月经相关性 TSS(nmTSS)在发病前可有局灶性感染、外伤、侵入性诊断或治疗操作等病史。继发于阴道感染、使用避孕器具、生产、流产及产后者多在此后 12 小时到 8 周发病。继发于创伤、诊疗手术之后者多在此后 2 天左右发病,创伤部位常无明显感染征象。75% 的 nmTSS 仍见于妇女。

1.发热等一般表现

患者常突发高热,体温高达 38.9℃ 以上,可伴有寒战。发热前后常有头痛、咽痛、明显肌肉酸痛、全身不适、恶心、呕吐、水样腹泻等症状。部分患者早期即可出现神情淡漠、意识模糊,但无神经系统定位体征与脑膜刺激征。mTSS 患者常有阴道异常分泌物。

2.皮肤、黏膜损害

多在起病后 2～3 天后出现皮肤红斑,为本病突出特点。红斑最初多出现于手掌和足底,然后进展为广泛的融合性病变,呈日灼样弥散性皮肤发红或猩红热样,可伴点状红疹,痒感不明显,压之可退色。重者皮疹可为全身性,可有疱疹及淤点。阴道和宫颈黏膜充血、溃疡,眼结合膜、口咽部黏膜充血,可呈红斑性改变。部分病例可见杨梅舌。发病 7～14 天后出现皮肤尤其是手掌和足底的皮肤脱落。与 SSSS 相比,其病变较深,严重时可呈全厚层手套状脱皮。躯干和四肢可有糠秕样脱屑。少数患者可有脱发及指甲脱落,甚至足趾和皮肤坏死。

T 细胞严重缺乏的患者可不出现皮肤、黏膜损害。Kamel 等报道 3 例多发性骨髓瘤患者,在高强度化疗杀灭体内所有 T 细胞以备接受骨髓移植时发生金黄色葡萄球菌性脓毒败血症和感染性休克,其中 2 例具有典型 Staphy TSS 的所有其他临床表现,但无黏膜充血、皮肤红斑和脱皮,PCR 检测显示存在超抗原性毒素。据此推测,皮肤、黏膜损害主要与 T 细胞及 T 细胞源性细胞因子有关。

3.低血压和休克

患者常在起病后 72 小时内发生明显低血压,可表现为直立性晕厥,有时较顽固。随着胶体和体液的继续丢失,出现低血容量性休克。严重者起病后 48 小时内即可进展至重度休克。

4.多系统器官损害

多器官系统损害早期即可出现,器官衰竭的出现可早可晚。肾脏、肝脏、肺脏、心脏、造血系统、中枢神经系统、胃肠道、肌肉、皮肤黏膜等均可受累并出现相应症状、体征和实验室检查异常。肾衰竭可以是少尿性或非少尿性的,但常常是可逆性的。肺脏受累在发病早期多不显著,若病情进展迅速,治疗或预防不当,可出现 ARDS。心脏受累可表现为心功能衰竭、心肌炎、心包炎及房室传导阻滞等。中枢神经系统受累可出现头痛、嗜睡、眩晕、定向力障碍、精神错乱、幻觉甚至昏迷,脑膜刺激征可阳性,一般无局灶性病变体征。可有脑水肿所致颅内压增高表现。偶有脑脊液血细胞增加。

5.后遗症

大多数患者可完全康复。少部分患者可有后遗症,主要表现为持续性神经精神改变如情绪不稳定、记忆力下降、注意力不集中、脑电图异常、轻度肾功能异常、迟发性红斑、肢端发绀等。持久的低血压和肢端血液循环不良可能会导致肢端坏疽。

6.Staphy TSS 的再发

mTSS 常可反复发作,多在月经期再发,但强度下降。首次发生 mTSS 时未接受治疗并继续使用卫生栓的妇女,约 2/3 的患者可在 5 个月内复发。如果接受规则的抗生素治疗但仍使用阴道卫生栓,则 TSS 会频繁再发。如果不接受抗生素治疗但终止使用卫生栓,TSS 可间歇性再发。如果接受完整抗生素治疗并终止使用卫生栓,则 TSS 的再发率较低,约 16%。

nmTSS 也可再发,但一般较 mTSS 的再发少见,可能因为 nmTSS 病原菌孳生的环境并不反复规则出现。Andrews 等报道 3 例 nmTSS 再发患者,2 例为 TSST-1、1 例为肠毒素 B 所致,原发感染部位分别为生殖道(剖宫产患者)、上呼吸道、乳腺(脓肿)。nmTSS 再发时体内均缺乏毒素抗体。

(二)Strep TSS 临床表现

国外报道约半数以上 Strep TSS 病例与坏死性筋膜炎和坏死性肌炎相关,故此处先简要介绍这两种疾病,以便全面了解 Strep TSS 的伴发背景和临床表现。

1.坏死性筋膜炎和坏死性肌炎

坏死性筋膜炎可发生于多种截然不同的流行病学背景,可由多种需氧或厌氧性微生物,包括链球菌(主要是 GAS,偶见 B、G 群链球菌以及肺炎链球菌等)、产气荚膜梭状芽孢杆菌、败血梭状芽孢杆菌和金黄色葡萄球菌等引起,临床表现不一。

链球菌坏死性筋膜炎以往称之为链球菌性坏疽,是最严重的侵袭性 GAS 感染之一,可伴或不伴 TSS。20 世纪 80 年代中后期有增加趋势,引人注目。本病是一种皮下组织的深在性感染,可导致筋膜和脂肪组织进行性毁损,但对皮肤组织本身影响不大(后期可出现皮肤坏死),常难以早期诊断,从不典型的局部临床体征向剧烈局部疼痛的演变过程往往是得出正确诊断的唯一线索。大多数患者起病后数小时至数日可发生 Strep TSS,表现为低血压和多器官功能衰竭等。胸部等处可能会出现模糊的红斑。

链球菌坏死性筋膜炎可起始于外科切口、烧烫伤、昆虫叮咬、水痘等明确存在的病损。但约 50% 患者无明确入侵门户,感染自皮下深部开始,常常是血肿、肌肉扭伤或创伤性关节损伤。可有发热、咽痛、呕吐、腹泻等感冒样前驱症状。初期 24 小时内可表现为局部轻度肿胀、发热、压痛,但水肿常常是其唯一表现。然后病变迅速自原发部位向肢体远端和近躯干部位扩展,在 24～48 小时内红肿加深,由红色变为紫色再变为蓝色,出现水疱和大疱,内含清澈的黄色液体。常有菌血症,可能出现转移性脓肿。在第 4～5 天,青紫区出现明显的坏疽性改变。第 7～10 天,病变组织轮廓非常清晰,局部皮肤坏死,外科手术可见沿筋膜分布的大块组织坏死。患者日渐行动不便、体质衰弱、愁容满面甚至精神错乱。Meleney 等 1924 年报道经积极的筋膜切开术、清创术、Dakan 液充分灌洗等治疗,虽然缺乏适当抗菌药物,病死率仍可控制在

20％左右。但1989年以来，坏死性筋膜炎较Meleney等描述的病情要迅猛和严重得多，相关的坏死性肌炎也更常见。尽管给予积极的综合处置（包括抗生素治疗），病死率仍高达30％～80％，超过50％的幸存者需要清创和截肢。这可能与链球菌毒力升高有关。

链球菌坏死性肌炎可与坏死性筋膜炎和Strep TSS同时或伴随发生。本病自1900—1985年间仅有21例报道，近年来在美国、挪威、瑞典等国发病率增加。多呈自发性发病或继发于钝性非穿通性创伤之后，合并明显咽炎或穿通伤者很少见。病原菌很可能是通过血液循环自咽部到达深部组织。剧烈肌痛可为唯一局部症状，也可有红肿。大部分病例表现为单一肌群受累，但由于患者常有菌血症，因此，也可发生多部位肌炎或脓肿。全身中毒症状常见。肌炎和坏死性筋膜炎临床表现有所重叠，且两者可同时发生。通过外科探查和创口活检，在解剖学上鉴别不难。肌炎与产气荚膜梭状芽孢杆菌、败血梭状芽孢杆菌等引起的自发性气性坏疽鉴别较为困难，局部组织捻发音和气体的存在支持梭状芽孢菌感染。肌肉组织的感染和炎症可致局部压力过高，妨碍动脉灌流，必须给予紧急筋膜切开和清创。青霉素治疗效果较差。病死率高达80％～100％。

2.Strep TSS的临床特征

本病潜伏期短暂。患者可有轻微创伤史、近期手术史或水痘感染等。约20％患者有感冒样前驱症状，表现为发热、畏寒、肌痛、恶心、呕吐及腹泻。发热常呈持续性，多为高热。前驱症状可能是某种诱使TSS发生的病毒性疾病的表现，可能是TSS自身发展过程的表现。约55％的患者有意识模糊或烦躁不安。

软组织是感染的主要部位，且50％～70％的患者可进展至坏死性筋膜炎或肌炎。其他感染形式包括肺炎、脑膜炎、眼内炎、腹膜炎、心肌炎、关节炎、宫内感染、败血症及蜂窝织炎等。

疼痛是Strep TSS患者最常见早期症状之一，且疼痛非常剧烈。在Strep TSS患者中，80％的患者有临床软组织感染的征象，其中70％患者迅速进展为坏死性筋膜炎，需及早进行外科清创切除。除疼痛外，局部尚有红、肿、热及功能障碍。有咽炎者可有咽痛、咽充血、水肿。有扁桃体炎者可有扁桃体充血、肿大及脓性渗出。疼痛常位于某一肢端，但也可发生于其他部位而似腹膜炎、盆腔炎、急性心肌梗死或心包炎。在不少情况下，患者会自行服用非甾体抗炎止痛药物，例如产后妇女常常使用这类药物和麻醉制剂作为常用的止痛措施，这将掩盖疼痛、发热等初始症状，使Strep TSS和坏死性筋膜炎的早期诊断变得困难，休克等易于发生。然而，如果使用止痛剂后疼痛不仅不减轻，反而加重，则应当注意产后宫内感染的可能。对继发于钝性创伤或肌肉扭伤的Strep TSS，最易误诊为深部血栓性静脉炎。有高热、局部剧痛，特别是在无深部血栓形成危险因素的患者，应充分注意深部感染的可能性。

就诊时约80％患者有心动过速，半数以上患者收缩压＜14.63kPa（110mmHg）。就诊时血压正常者，多在入院4小时内出现低血压倾向，大多数患者在起病24～48小时后出现低血压。休克多较早且常突然出现，休克和多器官衰竭进展很快，许多患者在住院24～48小时内死亡。出现休克和多器官衰竭而缺乏局部症状和体征的患者预后更差，因为此时常不能及时获得正确诊断并给予外科清创处理。

肾功能异常可在低血压出现之前即发生，也可在休克之后发生。尽管给予治疗，但许多患者病情仍继续恶化，需要透析治疗。存活的患者，血清肌酐水平多在4～6周内恢复正常。急性呼吸窘迫综合征(ARDS)可见于约55％的患者。

(三)污泥梭状芽孢杆菌引起的TSS临床表现

目前产科文献中仅有6例由此菌引起产后子宫内膜炎和坏疽的描述,均为致死性。另有1例系自发性子宫内膜炎。这些病例的主要临床特征为:原本健康的妇女突然出现流感样症状,进行性顽固性低血压,局灶性和播散性组织水肿,多无发热(可能与病情进展过快过重有关)。实验室检查可见显著白细胞增多及血细胞比容升高等。

2000年丹麦Rorbye等报道了斯堪的纳维亚地区首例即世界第7例致死性产后污泥梭状芽孢杆菌感染患者,符合TSS表现,认为系由本菌引起的TSS。

2002年加拿大Sinave报道1例年轻妇女应用米非司酮诱导流产后7天发生的污泥梭状芽孢杆菌TSS,患者在起病后3天内死亡。

三、实验室检查

(一)Staphy TSS实验室检查

病原学检测TSS可取宫颈、阴道、软组织感染部位分泌物培养或分离出金黄色葡萄球菌。有条件的单位可进行TSST-1检测及抗TSST-1抗体检测。有关TSST-1的检测方法有免疫扩散法、聚丙烯酰胺凝胶电泳法、Western Blot蛋白印迹法及反向被动乳胶凝集法等。

1.病原学检查

自85％～98％ mTSS患者阴道内或阴道排泄物中可分离出金黄色葡萄球菌,而健康对照的带菌率仅8％～10％。在40％～60％ nmTSS患者的局灶性感染部位、外伤创口或手术切口等处也有可能分离出金黄色葡萄球菌。创伤部位金黄色葡萄球菌分离阳性率可达41％。也有少数报道称可从患者气管、肺、粪便、骨骼等处分离出金黄色葡萄球菌。因此,临床上应注意对表面看来正常的伤口进行细菌培养。

Staphy TSS血培养一般为阴性,个别病例可呈阳性。脑脊液培养几乎均为阴性。

2.血常规、血液和体液生化检查

患者外周血中性粒细胞计数常显著增多,比例增高,并有核左移和中毒颗粒。血小板减少。可有贫血。血清肌酸磷酸激酶(CPK)升高。血尿素氮和肌酐水平上升,可见无菌性脓尿。血清胆红素、丙氨酸转移酶(ALT)和门冬氨酸转移酶(AST)升高。常有电解质紊乱(低钠血症、低钾血症,尤其是低钙血症和低磷血症等)、酸碱平衡紊乱(常见代谢性酸中毒,出现ARDS时酸碱失衡更复杂)。

3.其他检查

应用PCR方法扩增TSST-1和/或肠毒素基因有助于快速诊断。血清TSST-1抗体检查一般不用于临床诊断,而主要用于流行病学调查。如果恢复期效价较发病初期升高,有回顾性诊断意义。

(二)Strep TSS实验室检查

链球菌TSS病原学检查主要取决于血培养、胆汁培养或组织培养,其阳性率在50％以上。Jorup Ronstrom C等报道110例确诊的链球菌TSS中,有66例血培养阳性,此外,尚可通过检测 SPE-A、B、C、F 及 M 蛋白等间接证明 A 族链球菌感染的存在。

外周血白细胞计数在初期仅轻度增多,但有显著核左移(约 43% 白细胞为带状细胞、晚幼粒细胞、中幼粒细胞)。入院时平均血小板计数可正常,但入院后 48 小时可显著下降,是 DIC 的早期征象。

CPK 水平在坏死性筋膜炎和坏死性肌炎时显著升高。

血清白蛋白浓度在入院时多已中度降低(33g/L),其后 48~72 小时内进一步降低。低钙血症,包括离子化低钙血症常在入院时即已存在,并可因弥散性毛细血管渗漏综合征继续显著下降。低氧血症、酸中毒常见。

肾脏损害可出现血尿、血红蛋白尿、蛋白尿,肌酐>2 倍正常上限。

感染部位标本或血液培养常可发现 GAS 或其他病原菌生长。在我国江苏疫区,多可自患者分离出缓症链球菌或猪链球菌 II 型。也可采用 PCR 或免疫学方法检测 SPE 等。

四、诊断和鉴别诊断

(一)Staphy TSS 诊断和鉴别诊断

mTSS 诊断较易,nmTSS 因缺乏规则的流行病学特征,诊断常较困难。术后 Staphy TSS 的诊断特别易于疏忽,因手术切口炎症常很轻微,且早期症状常呈非特异性。从局部感染病灶中培养出产 TSST-1 金黄色葡萄球菌对明确 TSS 诊断极有帮助。

必须指出,轻症患者发热、低血压、皮疹和脱屑、器官受累数量和程度可能达不到上述标准或采集不到相应病史,因此较易漏诊。1999 年在英国伦敦召开的欧洲中毒性休克综合征研讨会上,美国 Dartmouth-Hitchcock 医学中心的医学和微生物学专家 Parsonnet 指出,上述情况下实验室报告极具诊断价值,并认为主要应考虑 3 项实验室检查:①金黄色葡萄球菌是否存在。②存在的金黄色葡萄球菌能否产生 TSST-1 或其他肠毒素。③宿主是否具有免疫 TSST-1 等毒素的免疫力。

若缺乏金黄色葡萄球菌,或虽有金黄色葡萄球菌但不能产生 TSST-1 等毒素,或宿主存在针对该毒素的特异性抗体,将有助于排除 TSS 病例。他甚至认为,如果实验室检查发现特异性抗体缺乏的患者分离出产 TSST-1 的金黄色葡萄球菌,仅需 2~3 项临床体征即可考虑 Staphy TSS。

本病应与其他可导致红斑、低血压、发热等表现的疾病相鉴别,主要有:

(1)川崎病(KS),又称皮肤黏膜淋巴结综合征或 Kawasaki 综合征,是一种罕见的综合征,川崎为日本东京湾一城市名。该病多见于儿童,成人极少见。其特点为持续高热>5 天,眼周充血,口唇干燥,肢端红肿,指尖脱屑。本病多呈良性经过,但近年来危重病例有增多趋势,是儿童获得性心脏病的主要原因,可因严重心血管系统并发症而突然死亡。川崎病病因尚不明了。由于它与 Staphy TSS 有很多共同的临床和免疫学特征,因此有人提出川崎病可能是以类似于 Staphy TSS 的方式由一种细菌毒素诱发,经过免疫系统的中介,导致血管的广泛炎症。Melish 报告,TSS 与 KS 的异同点如下:

相同点：

①Staphy TSS 和川崎病均快速发病，有高热、皮疹、皮疹后脱屑、黏膜损害、心脏受累等整体多器官损害。

②从川崎病患者的不同部位可分离出 TSST-1，且所有患者均缺乏 TSST-1 保护性抗体。

不同点：

①Staphy TSS 进展更迅速，多在 2 天内就医，休克是 TSS 的一个主要特征，而川崎病患者常在 6 天左右就医，KS 中很少发生休克。

②皮疹的特点有明显差别，在 KS 主要是单个的斑丘疹，而在 TSS 中无单个丘疹，而是弥漫的猩红热样皮疹。

③氮质血症和血小板减少症在 KS 中罕见，但在 TSS 中是常见的异常表现。

④经典的 KS 均发生于 6 岁以下的小孩，而 TSS 可发生于任何年龄的人，尤以育龄妇女多见。

英国伦敦帝国医学院的 Curtis 报告 1 例 2 月龄男婴具有 Staphy TSS 所有临床特征，但检查亦发现了川崎病典型的心血管病变和动脉瘤。自患儿鼻腔内分离出 1 株金黄色葡萄球菌，可产生肠毒素但没有 TSST-1。Curtis 据此评论认为，Staphy TSS 患者也可能发生动脉瘤。Staphy TSS 和川崎病可能是同一系列疾病的两个极端，该疾病由细菌超抗原性毒素诱发并由未确定的宿主因素决定其临床表现。

Nomura 等对 15 例不足 6 月龄的 Kawasaki 综合征患儿进行研究发现，患儿体内可检出 TSST-1，但检测不出金黄色葡萄球菌肠毒素 B、链球菌致热外毒素 C 和 A。体内有高滴度 TSST-1 抗体的患儿比例明显高于对照组，而患儿母亲体内平均 TSST-1 抗体滴度明显低于健康成人对照。这提示 TSST-1 与 Kawasaki 综合征的发生有关。如果母亲有足够的 TSST-1 抗体，可保护婴儿不发生 Kawasaki 综合征。

（2）葡萄球菌烫伤样皮肤综合征。由噬菌体 II 群金黄色葡萄球菌产生的表皮剥脱毒素所致。多见于新生儿、幼儿和免疫功能低下者。主要表现为皮肤弥散性红斑、水疱形成，表层上皮大片脱落，受累部位炎症轻微，有时能找到少量病原菌。如进行适当处理，痊愈较快，病死率很低。

（3）斑点热等立克次体病。由一组不同种立克次体所引起的、症状和体征相似的疾病，不同斑点热地区分布不同。落基山斑点热由蜱传立氏立克次体引起，主要流行于美国及南美洲等处，临床多表现为突然起病、寒战、持续高热、头痛、肌肉及关节酸痛及血性皮疹等，皮疹多随热而退，可有短暂色素残留和糠皮状脱屑。可有多器官损害，重者可致死亡。外斐反应 OX_{19}、OX_2 及 OX_k 均可阳性。我国有北亚蜱传斑点热和螨传立克次体痘，前者临床特点有发热、蜱叮咬所致的初疮、局部淋巴结肿大、皮疹等，后者有发热、头痛、背痛、全身性丘疹及水疱等。

（4）其他可导致发热、皮疹、低血压、休克或多器官损害等表现的疾病。包括发疹性病毒感染（如麻疹、EB 病毒感染）、钩端螺旋体病、流行性脑脊髓膜炎、其他感染性休克综合征、药物诱导性反应（如多形红斑、中毒性表皮坏死溶解症）等。根据流行病学资料、病史、临床表现及有关实验室检查多可与 Staphy TSS 做出鉴别。

（二）Strep TSS 诊断和鉴别诊断

坏死性筋膜炎的诊断和鉴别诊断：早期诊断关系到本病的成功救治。发热和剧痛常是本病首发表现和最早的临床诊断线索，若疼痛进行性加重则更有意义。对儿童在水痘或 4 天以上持续发热期间出现中毒性表现者，应注意本病可能。常规摄片检查、CT、MRI 可发现深部组织肿胀，但无明显脓肿或气体。发热、持续加重的局部疼痛、不能解释的心悸、明显的白细胞核左移、升高的肌酸磷酸激酶等均提示坏死性筋膜炎的诊断，需要对深部组织迅速给予外科探查。抽吸局部液体染色可发现革兰阳性链球菌。少数情况下还可发现白细胞。冷冻组织活检也有助于坏死性筋膜炎的诊断。缺乏明确细菌入侵门户的坏死性筋膜炎的局部表现疑似深静脉血栓炎，特别是位于低垂部位的病变，应注意鉴别。

五、治疗

休克的治疗应是综合性的，应积极治疗原发疾病，同时针对休克的病理生理给予补充血容量，纠正酸中毒，调整血管舒缩功能，消除红细胞凝集，防止微循环淤滞以及维护重要脏器的功能等。

（一）抗感染治疗

感染性休克病情危重，进展速度快，一旦诊断，需要在病原菌未明确前进行积极的经验性治疗以迅速控制感染。经验性使用抗生素的原则是：选用强效、抗菌谱广、足量的杀菌剂进行治疗，必要时可以联合治疗。待病原菌明确后，则根据药敏结果调整用药方案进行目标性治疗。为减轻中毒症状，在有效抗菌治疗下，短期大量使用肾上腺皮质激素。近来国外提出革兰阴性菌感染性休克，在使用抗生素后，血液和组织中的敏感菌被杀死，释放出大量的内毒素循环于血流，加剧了患者的临床表现，从而提出了选择投药时机的重要性。

（二）抗休克治疗

应积极建立静脉通道，针对感染性休克所处阶段的血流动力学变化予以补充血容量、纠正酸中毒、恢复血管收缩功能、维护重要脏器功能等综合治疗。

1.早期复苏

一旦临床诊断为感染性休克，应尽快进行积极的液体复苏，在复苏的最初 6 小时内应达到复苏目标：中心脉压（CVP）8～12mmHg；平均动脉压（MAP）≥65mmHg；尿量＞0.5mL/（kg·h）；中心静脉血氧饱和度（$ScvO_2$）＞70％或混合静脉血氧饱和度（SvO_2）＞65％。如果感染性休克患者经补液 20～40mL/kg 后仍呈低血压状态，或不论血压水平如何而血乳酸升高＞4mmol/L，即应开始早期目标导向性治疗（EGDT），EGDT 是指在做出感染性休克诊断后最初 6 小时内达到血流动力学最适化并解决个体组织缺氧，通过纠正前负荷、后负荷、氧含量达到组织氧供需平衡的目标，并提出了"金时银天"的理念，强调这些管理措施应在最初 6 小时内完成。

2.补充血容量

感染性休克时由于缺氧及毒素的影响，致使患者血管床容量加大及毛细血管通透性增高，患者均有不同程度的血容量不足。有效循环血容量的不足是感染性休克的突出致病环节，因此,及时补充血容量是治疗抢救休克最基本而重要的手段之一。

(1)胶体液:主要有低分子右旋糖酐、血浆、白蛋白、羟乙基淀粉等。低分子右旋糖酐(分子量 2 万~4 万)的主要作用是:①能防止红细胞、血小板的相互聚集作用,抑制血栓形成和改善血流;②提高血浆胶体渗透压,拮抗血浆外渗,从而达到扩充血容量的目的;③稀释血液,降低血液黏稠度,加快血液流速,防止 DIC 的发生;其分子量小,易从肾脏排泄,且肾小管不重吸收,具有一定的渗透性利尿作用。低分子右旋糖酐每日用量为 500~1500mL,有出血倾向和心、肾功能不全者慎用。使用一定量低分子右旋糖酐后血容量仍不足时,可适量使用血浆、白蛋白,尤其适用于低蛋白血症的患者,如肝硬化、慢性肾病综合征、急性胰腺炎。

(2)晶体液:乳酸钠林格液、碳酸氢钠等平衡盐液所含离子浓度接近于人体生理水平,应用后可以提高功能性细胞外液容量,保证一定容量的循环量,并可纠正酸中毒。

扩充血容量的原则是:先晶体后胶体、先快后慢、纠酸与保护心功能并重。血容量已补足的依据为:①组织灌注良好,神志清楚,口唇红润,肢端温暖,发绀消失;②收缩压>90mmHg,脉压>30mmHg;③脉率<100 次/分;④尿量>30mL/h;⑤血红蛋白回降,血液浓缩现象消失。

3.纠正酸中毒

休克时都有酸中毒,合并高热时更严重。纠正酸中毒可以增强心肌收缩力,改善微循环的淤滞(酸中毒有促凝作用)。但纠正酸中毒的同时必须改善微循环的灌注,否则代谢产物不能被运走,无法改善酸中毒。一般采用 5% 碳酸氢钠,用量为轻度休克 400mL/d,重症休克 600~900mL/d,可根据血液 pH 值的变化来加以调整用量。三羟甲基氨基甲烷(THAM)易透入细胞内,有利于细胞内酸中毒的纠正,具有不含钠离子和渗透性利尿等作用,适用于需要限钠的患者。

4.防治微循环淤滞

(1)血管活性药物的应用:①多巴胺:是去甲肾上腺素的前身。对心脏的作用是兴奋 β 受体,增加心肌收缩力,使心排血量增加;对血管的兴奋作用主要是直接兴奋血管的 α 受体,使血管收缩,但作用弱。小剂量对外周血管有轻度收缩作用,但对内脏血管有扩张作用。大剂量[20μg/(kg·min)]则主要兴奋 α 受体,使全身小血管收缩。多巴胺增加心排血量的效果比去甲肾上腺素强,比异丙基肾上腺素弱;而升高血压的效果比异丙基肾上腺素强,比去甲肾上腺素弱。偶见多巴胺引起心律失常。常用量 10~20mg 溶于 200mL 5% 葡萄糖溶液内,滴速每分钟 2~5μg/kg,在心、肾功能不全的休克患者,多巴胺的强心作用减弱而加速心率作用增强,故应慎用。②间羟胺(阿拉明):它可替代神经末梢贮存的去甲肾上腺素,使去甲肾上腺素释放起作用,因而能间接兴奋 α 与 β 受体。间羟胺与去甲肾上腺素相比较,间羟胺的血管收缩作用弱,但作用慢而持久,维持血压平稳。常用剂量 10~20mg 溶于 5% 葡萄糖溶液 200mL 中静脉滴注。③去甲肾上腺素:对 α 受体作用较 β 受体作用强,前者使血管收缩,后者加强心肌收缩力。去甲肾上腺素虽然使血压升高,但缩血管作用强,使重要脏器血流灌注减少,不利于纠正休克,故目前很少用来升压。④异丙基肾上腺素:是一种纯粹的 β 受体兴奋剂。β 受体兴奋时可增加心率及增加心肌收缩力,同时可扩张血管,解除微循环的收缩状态。本药通过增加心率和减低外周阻力的机制使心排出量增加,该药可引起心律失常。常用剂量 0.2mg 于 200mL 葡萄糖溶液中静脉滴注。⑤酚妥拉明、苯苄明：属 α 肾上腺素能受体阻滞剂，使微循环扩张，改善血液灌注。酚妥拉明作用迅速，但维持时间短。苯苄明作用时间长，扩张微血管改善微循环灌注，对增加肾血液量有一定作用。苯苄明常用剂量 0.5～1mg/kg 体重于 200mL 液体内静脉滴注。

（2）抗胆碱能药物的应用：有良好的解除血管痉挛作用，并有兴奋呼吸中枢、解除支气管痉挛以及提高窦性心律等作用。在休克时山莨菪碱（654-2）用量可以很大，患者耐受量也较大，不良反应小，比阿托品易于掌握。大剂量阿托品可致烦躁不安，东莨菪碱可抑制大脑皮层而引起嗜睡。常用剂量阿托品 1～2mg，654-2 10～20mg，每隔 15～20 分钟静脉注射。东莨菪碱 0.01～0.03mg/kg，每 30 分钟静推一次。

（3）防止血小板和红细胞的凝集：①低分子右旋糖酐（用法、剂量同前）。②阿司匹林和双嘧达莫，阿司匹林可抑制体内前列腺素、TXA_2 的生成。TXA_2 有很强的血小板凝集作用，且能使血管收缩，也能延长凝血酶原时间。双嘧达莫亦能抑制血小板凝集，防止微血栓形成，剂量为 150～200mg/d，分次肌内注射或静脉滴注。③丹参可解除红细胞的聚集，改善微循环防止血流淤滞。

（三）维护重要脏器的功能

1.心功能不全的防治

重症休克和休克后期常并发心功能不全，其发生的原因主要是心肌缺血、缺氧、酸中毒、细菌毒素、电解质紊乱、心肌抑制因子等的作用。出现心功能不全征象时，应严格控制输液速度和量。除给予强心剂外，可给多巴胺等血管活性药物，以防血压下降。同时给氧、纠正酸中毒和电解质紊乱以及输注能量合剂纠正细胞代谢的失衡状态。纳洛酮是抗休克的理想药物，它可使心搏出量增加、血压上升，并有稳定溶酶体膜、降低心肌抑制因子的作用。

2.肺功能的维护与防治

肺为休克的主要靶器官之一，顽固性休克者常并发肺功能衰竭，同时脑缺氧、脑水肿等亦可导致呼吸衰竭。因而凡休克患者必须立即用鼻导管或面罩给氧，保持呼吸道的通畅，及时清除呼吸道的分泌物，必要时可做气管切开。如有明确的休克肺发生，应行间歇正压呼吸或给予呼气末正压呼吸可获一定疗效。

3.肾功能的维护

休克患者出现少尿、无尿、氮质血症等肾功能不全的表现，其发生原因主要是由于有效循环血容量降低、肾血流量不足所致。肾损的严重程度与休克发生严重程度、持续时间、抢救措施密切相关。积极采取抗休克综合措施，维持足够的有效循环量，是保护肾功能的关键。

4.脑水肿的防治

脑组织需要约 20% 总基础氧耗量，且对低氧非常敏感，易致肺水肿的发生。脑缺氧临床上可出现意识改变、一过性抽搐和颅内压增高征象，甚至发生脑疝。处理上应及时采取头部降温，使用甘露醇、呋塞米与大剂量地塞米松（20～40mg）以防脑水肿的发生发展。

5.DIC 的治疗

DIC 为感染性休克的严重并发症，是难治性休克重要的死亡原因。DIC 的诊断一旦确立后，应在去除病灶的基础上积极抗休克、改善微循环以及迅速有效地控制感染并及早给予肝素治疗。肝素剂量为 0.5～1mg/kg(首次一般用 1.0mg),每 4～6 小时静脉滴注 1 次,使凝血时间延长至正常 2～3 倍。根据休克逆转程度及 DIC 控制与否来决定用药时间。如凝血时间过于延长或出血加重者可用等量的鱼精蛋白对抗。同时可使用双嘧达莫、丹参注射液及抑肽酶作为辅助治疗。

(四)糖皮质激素的应用

感染性休克中激素的应用意见尚不一致。但动物实验提示早期应用激素可预防感染性休克的发生。肾上腺皮质激素的主要作用是:①结合内毒素,减轻毒素对机体的损害。②稳定溶酶体的作用。溶酶体正常时在细胞质内,休克时缺氧细胞内 pH 降低,溶酶体膜破裂,释放大量蛋白质溶解酶,引起细胞破坏。激素可以稳定溶酶体膜,防止酶的释出。③大剂量激素有解除血管痉挛,能改善微循环。④增加心搏出量。⑤恢复网状内皮系统吞噬细胞的功能;⑥稳定补体系统,抑制中性粒细胞的活化。⑦保护肝脏线粒体的正常氧化磷化过程和肝脏酶系统的功能。关于激素的使用剂量及时间国内外有所差异。国外趋向大剂量短疗程法,国内多采用中等剂量疗法,一般用药 1～2 天,休克情况好转后迅速撤停,

(五)其他

根据生物活性物质、细胞因子的作用机制,目前已试用抗类脂 A 单克隆抗体及抗-TNF 单抗,在治疗感染性休克中均收到一定效果,但需进一步深入研究。

六、预后

感染性休克患者的预后取决于下列因素:①治疗反应:治疗后患者神志转清醒安静、四肢温暖、发绀消失、尿量增多、血压回升、脉压增宽,则预后良好;②感染的控制是否及时;③休克伴有严重酸中毒,并发 DIC、心肺功能衰竭者预后严重;④原患白血病、淋巴瘤或其他恶性肿瘤者休克多难以逆转,夹杂其他疾病如糖尿病、肝硬化、心脏病等预后亦差。

第九节　人感染猪链球菌病

猪链球菌病是由多种致病性猪链球菌感染引起的一种人畜共患病,可引起脑膜炎、败血症、心内膜炎、关节炎和肺炎,主要表现为发热和严重的毒血症状。少部分患者发生链球菌中毒性休克综合征(STSS),预后较差,病死率高。

一、病原学

猪链球菌属链球菌科,革兰染色阳性,呈球形或卵圆形。链球菌科有 30 个以上的菌属,分类有数种方法,根据链球菌兰斯菲尔德分类法,将猪链球菌分到了 R、S、T 群。近年根据细菌荚膜多糖抗原的差异,将猪链球菌分为 35 个血清型,即1～34 型和 1/2 型,其中 1/2 型为同时含有 1 型和 2 型抗原的菌株。2 型猪链球菌主要是 R 群,而 1 型猪链球菌主要是 S 群。

迄今为止,文献报道感染人的猪链球菌分别是 2 型、1 型和 14 型,尤以 2 型为常见也是最

常被分离到的猪链球菌型别,其他两个型别仅有个案报道。

(一)猪链球菌的理化特性

该菌无芽孢,有荚膜,在血平板上生长呈细小菌落,无色,半透明,直径 0.5 边缘整齐,凸起,光滑。根据溶血情况分类,猪链球菌在羊血平皿上表现为 α 溶血,而在马血平皿上表现为 β 溶血。适宜的培养基为血培养瓶及血平皿,培养温度 37℃时间 18~20 小时。新分离的猪链球菌,形态较典型,链长可达 20 多个菌体。二代培养后细菌形态不典型,甚至变为革兰阴性球杆菌,不成链。因此,在诊断、研究时,对刚分离到的细菌形态进行观察十分重要。猪链球菌对环境理化因素的免疫力差,对常见消毒剂都敏感。

(二)毒力因子

目前认为,较为重要的猪链球菌毒力因子主要有以下几种。

1.荚膜多糖(CPS)

是目前唯一被确认的,也是最为重要的毒力因子。

2.溶菌酶释放相关蛋白和细胞外蛋白因子

除荚膜多糖外,这两种蛋白是最常用于评价猪链球菌毒力的指标。

3.猪链球菌溶血素

溶血素被认为是几种细菌的主要毒力因子,可能在猪链球菌侵入和裂解细胞的过程中发挥着重要作用。

4.44000 蛋白、IgG 结合蛋白及其他因素

44000 蛋白为 2 型猪链球菌的胞壁蛋白,gG 结合蛋白属热休克蛋白,有报道认为也与毒力相关。菌毛、黏附因子也是一些细菌常见的毒力因子。

(三)MLST 分析

对我国江苏和四川省人感染猪链球菌病暴发期间分离到的菌株,进行多位点序列分型(MIST),证实均为序列 7 型(MIST 7 型)。

二、发病机制与病理改变

猪链球菌感染的主要传播途径是经伤口的直接接触感染。猪链球菌经皮肤或黏膜的伤口进入人体,进入血液循环后在血液中迅速生长和繁殖,形成败血症。细菌随血液循环进入人体的各器官、组织,致多器官、组织发生病变。细菌释放毒素,致机体发生严重的中毒反应,即毒血症。重症感染及细菌毒素的作用,致血管内皮损伤,血液处于高凝状态,并发弥散性血管内凝血(DIC),导致全身性微循环障碍,多器官功能衰竭。

人感染猪链球菌临床主要有两种严重表现形式,即 SMS 和 TSS。SMS 的主要病理表现是化脓性脑膜炎,脑膜血管充血明显,并有大量中性粒细胞浸润,而其他脏器的病理改变轻微。

TSS 的特征是败血症休克合并 DIC,病理表现为全身多器官、组织实质细胞变性和坏死,以及不等量的中性粒细胞浸润,间质内血管明显充血、漏出性出血,毛细血管内微血栓(透明血栓)形成。主要受累器官的表现如下。

(1)皮肤、黏膜(胃肠道、呼吸道及泌尿生殖道)与浆膜出现瘀点和瘀斑。心、肝、肾、肾上

腺、食管和肠道等脏器出血,血液不凝固,颜色鲜红。部分器官(肺、肾)毛细血管内有数量不等的微血栓(透明血栓)形成,后者呈 PTAH 染色阳性,支持为纤维蛋白性血栓。

(2)肺充血、水肿,灶性和片状出血,以及毛细血管内微血栓形成。

(3)急性脾炎。

(4)肝脏轻度肿大,肝细胞点状、灶性或片状坏死。

(5)肾脏充血、出血,肾小球毛细血管内数量不等的微血栓形成。

(6)心肌纤维变性、点状坏死及炎细胞浸润,间质血管充血伴多灶性出血。

(7)浆膜腔积液,如胸腔、心包腔和腹腔积液等。病变以肺、肾脏和心脏为甚,而脑和脑膜的病变不明显。

(8)有的病例可见皮肤有伤口,常见于手臂与足等处。

重症猪链球菌感染者可合并 DC。病理表现为全身多器官、组织内毛细血管漏出性出血,血液不凝固,继而导致多器官功能衰竭和休克。

休克是强烈的致病因子作用于机体引起的全身危重病理过程,多种原因可致休克。重症人感染猪链球菌病患者发生休克应是多种原因所致。

①某些炎性介质的作用引起静脉和毛细血管扩张,致血管总容积增加。

②DC 致广泛性毛细血管漏出性出血使血容量减少。

③心肌病变致心输出量减少等。

SMS 患者,因脑脊髓膜血管高度扩张充血,蛛网膜下隙增宽,大量中性粒细胞、纤维蛋白及液体渗出导致脑脊液量增加而引起颅内高压,患者可有头痛、喷射状呕吐以及病理征阳性等症状和体征。因颅神经受累,患者可有不同程度的听力障碍,甚至永久性耳聋。

三、临床表现

潜伏期数小时至 7 天,一般为 2~3 天。也有报道潜伏期是从几小时到 3 天。潜伏期长短与感染病原体的毒力、数量以及机体免疫力等因素有关。一般来说,其潜伏期越短,病情越重。

(一)临床症状和体征

急性起病,轻重不一,表现多样。

1.感染中毒症状

高热、畏寒、寒战,伴头痛、头晕、全身不适、乏力等。

2.消化道症状

食欲下降、恶心、呕吐,少数患者出现腹痛、腹泻。1968—1995 年欧洲报道的 75 例患者有 11% 的患者具有腹泻,亚洲报道的 67 例患者有 19% 具有腹泻。1984—1993 年香港医院报告的 25 例患者当中具有腹泻症状的大约占 15%。江苏暴发的患者中腹泻占 18%,而在脑膜炎患者中没有腹泻发生。

3.皮疹

皮肤出现瘀点、瘀斑,部分病例可出现口唇疱疹。江苏暴发的患者当中瘀点、瘀斑占 81% 的患者具有中毒性休克,这些患者不伴随脑膜炎症状。

4.休克

血压下降，末梢循环障碍。败血症或败血性休克在西方国家文献报道较少，在中国江苏报道 25 例中 16 例发生中毒性休克，9 例表为脑膜炎。死亡病例通常情况下都表现为败血症，伴随 DC 或突发性脑膜炎。

5.中枢神经系统感染表现

脑膜刺激征阳性，重者可出现昏迷。在报道病例中脑膜炎是最常见的临床症状，其特征主要包括头痛、发烧、烦躁导致昏迷、畏光和呕吐。

6.呼吸系统表现

部分严重患者继发急性呼吸窘迫综合征（ARDS），出现呼吸衰竭表现。

7.听力、视力改变

听力下降，视力下降，且恢复较慢。由第 8 对听神经损伤引起耳聋和听力丧失，并且能够留下感染后遗症。1968—1994 年间欧洲报道 75 例和亚洲报道 67 例患者中，分别有 47% 和 64% 患者丧失听力。

8.其他

少数患者可出现败血症性关节炎、化脓性咽炎、化脓性淋巴结炎、心内膜炎和支气管肺炎等，严重患者还可出现肝脏、肾脏等重要脏器的功能损害。

（二）临床分型

根据临床表现的不同可以分为以下类型。

1.普通型

起病较急，发热、畏寒、头痛、头晕、全身不适、乏力，部分患者有恶心、呕吐、腹痛、腹泻等表现，无休克、昏迷表现。

2.休克型

在全身感染基础上出现血压下降，成人收缩压低于 11.99kPa［90mmHg（1mmHg＝0.13kPa）］，脉压小于 2.66kPa（20mmHg），伴有下列两项或两项以上情况。

（1）肾功能不全。

（2）凝血功能障碍，或弥散性血管内凝血。

（3）肝功能不全。

（4）急性呼吸窘迫综合征。

（5）全身皮肤黏膜瘀点、瘀斑或眼结膜充血。

（6）软组织坏死、筋膜炎、肌炎、坏疽等。

3.脑膜炎型

发热、畏寒、全身不适、乏力、头痛、呕吐，重者出现昏迷，脑膜刺激征阳性，脑脊液呈化脓性改变。

4.混合型

兼有休克型和脑膜炎型表现。

四、实验室检查

(一)一般实验室检查

1.血常规

白细胞计数升高(重症患者发病早期可以降低或正常),中性粒细胞比例升高。严重患者血小板降低,继发 DC 者血小板可以严重降低。

2.尿常规

蛋白(+),部分患者酮体阳性。

3.生化检测

部分患者 ALT、AST、TBil 升高,白蛋白降低。Cr、BUN 升高。

4.脑脊液

化脓性脑膜炎患者,颅内压升高,白细胞明显增高,常达 $500 \times 10^6/L$ 以上,以多核细胞为主,蛋白升高,糖和氯化物降低。

5.血气分析

严重患者多出现代谢性酸中毒、呼吸性碱中毒及 Ⅰ 型呼吸衰竭,表现为动脉血二氧化碳分压($PaCO_2$)、血浆实际碳酸氢根(HCO_3^-)和动脉血氧分压(PaO_2)均降低。晚期可出现呼吸性酸中毒及 Ⅱ 型呼吸衰竭,表现为 $PaCO_2$ 增高,HCO_3^- 与 PaO_2。

6.DC 指标

出现 DC 的患者,3P 试验阳性,D-二聚体升高,血小板降低。

(二)病原学鉴定

猪链球菌的实验室检测主要是对细菌培养所获得的菌株分离后进行生化鉴定、血清分型以及特异性基因检测。目前尚无成熟的特异性抗体检测方法。

1.标本采集及病原体分离

采集患者的血液、脑脊液或尸检标本,直接接种于猪链球菌最佳培养基进行培养分离。如条件有限,不能立即接种,应 4℃保存或冷藏送检,争取及时培养。

2.生化鉴定

对分离到的菌株应用 AP 生化鉴定系统的 Ap20-step 手工鉴定条及 iek-compact 2 或其他生化鉴定系统进行鉴定,可直接鉴定到种。

3.血清分型

对经过生化鉴定的菌株用猪链球菌1~34 型血清或用单克隆抗体进行分型。实验方法:取 1 滴链球菌分型血清或单克隆抗体悬滴于载玻片上,与 1 滴菌悬液充分混合,或用接种环刮取单个菌落直接与血清混合,观察是否出现凝集反应,同时用生理盐水作对照。

4.PCR 基因鉴定

挑取分离纯化的菌落或选择平板上湿润的可疑菌落,利用特异引物进行 PCR 扩增,进行链球菌属特异性引物、猪链球菌种特异性、猪链球菌 2 型荚膜多糖基因、猪链球菌溶菌酶释放相关蛋白编码基因片段及猪链球菌溶血素基因检测。对已经大量使用抗菌药物治疗的患者,可将采集标本直接进行 PCR 法检测,确认猪链球菌种特异性基因(16SrrNA),以及特有的毒力基因,若为阳性者则作为确诊病例。

五、诊断

诊断主要是依靠患者与猪和生猪肉的暴露史、临床症状和实验室结果,并应注意排除与本病表现相似的其他疾病。有与猪和猪肉的接触史,并且有脑膜炎和第 8 对脑神经损伤者应高度怀疑。确诊主要依靠从血液、脑脊液培养病原体,也可应用 PCR 方法。

(一)诊断依据

1.流行病学史

起病前 7 天内有与病(死)猪等家畜直接接触史,尤其是皮肤黏膜破损者宰杀病(死)猪,切洗加工或销售病猪肉,埋葬病(死)猪等。

2.临床表现

急性起病,有畏寒、发热等全身感染中毒症状,伴有 TSS 或 SMS 表现,或同时存在 TSS 和 SMS 表现。

3.实验室检查

外周血白细胞计数升高,以中性粒细胞为主。细菌培养阳性或特异性基因检测阳性。

(1)血常规化验:白细胞计数升高,严重患者发病初期白细胞可以降低或正常。中性粒细胞比例升高。

(2)病原学检测:病例全血或尸检标本等无菌部位的标本纯培养后,经形态学、生化反应(VETEK2,compact)和 PCR 法检测猪链球菌特有的毒力基因(cps2J、mrp、gapdh、sly、ef)鉴定,为猪链球菌。

(3)基因鉴定(PCR 技术和对 PCR 产物进行序列分析):挑取分离纯化的菌落或选择平板上湿润的可疑菌落,利用特异引物进行 PCR 法检测。①检测猪链球菌种特异性 16SrRNA,所用上游引物为 5′-CAG TAT TTA CCG CAT GGT AGA TAT-3′,下游引物为 5-GTA AGA TAC CGT CAA GTG AGA A-3′。②检测猪链球菌荚膜多糖基因(CPS2J),所用上游引物为 5′-GTT GAG TCC TTA TAC ACC TGT T-3′,下游引物为 5′-CAG AAA ATT CAT ATT GTC CAC C-3′。③检测猪链球菌溶菌酶释放相关蛋白编码基因片段(MRP),所用上游引物为 5′-GGTATACCTTGCTGGTACCGTTC-3′,下游引物为 5′-AGTCTCTACAGCTG-TAGCTGG-3′。④检测猪链球菌溶血素基因(SLY),所用上游引物为 5′-AGTTCGCACTT-GATTTTAAG-3′,下游引物为 5′-AATACATTGCCAGATTACTC-3′。

(4)血清学检测:取 1 滴链球菌诊断血清悬滴于载玻片上,与 1 滴菌悬液充分混合,或用接种环刮取单个菌落直接与血清混合,观察是否出现凝集反应,同时用生理盐水作对照。

(二)诊断标准

1.疑似病例

发病前 7 天内有与病(死)猪等家畜直接接触史,具有急性全身感染中毒表现;或在上述流行病学资料基础上,外周血白细胞总数及中性粒细胞比例增高。

2.临床诊断病例

具有上述流行病学史,出现 TSS 或 SMS 表现,或同时存在 TSS 和 SMS 表现。

3.确诊病例

疑似病例或临床诊断病例无菌部位标本培养分离出猪链球菌和/或特异性基因检测阳性。

六、鉴别诊断

本病应与其他可致发热、瘀点、瘀斑、休克、多器官功能损害等表现的疾病相鉴别,尤其应注意与下列疾病相鉴别。

(一)其他链球菌 TSS

A 组链球菌以及所产生的链球菌致热外毒素(SPE),如 SPE-A、SPE-C、SPE-F 等可导致严重 TSS,B 组链球菌、C 组链球菌、G 组链球菌以及草绿色链球菌中的缓症链球菌感染也均可引起 TSS。结合患者发病前 7 天内无病猪或死猪等家畜直接接触史,可与人感染猪链球菌病相鉴别,PCR 或免疫学方法检测 SPE-A 等有助于诊断。感染部位标本或血培养鉴定为 A 组链球菌或其他链球菌即可鉴别。

(二)葡萄球菌 TSS

是由金黄色葡萄球菌产生的中毒性休克综合征毒素-Ⅰ(TSST-Ⅰ)和肠毒素引起、与人感染猪链球菌病临床表现相似的 TSS,分为月经相关性 TSS(mTSS)和非月经相关性 TSS(nmTSS)两种类型。年轻妇女、有阴道月经塞使用史、月经期突然发病等有助于 mTSS 诊断。TSS 继发于局灶性感染、外伤、侵入性诊疗操作后,应注意 nmTSS 的可能性。临床标本培养分离出金黄色葡萄球菌,或特异性 TSST-I 或肠毒素 A、肠毒素 B、肠毒素 C、肠毒素 D、肠毒素 G 等阳性结果即可鉴别。

(三)其他疾病

还应注意与其他革兰阳性细菌败血症、感染性休克、暴发性流行性脑脊髓膜炎、肾综合征出血热(HFRS)及全身炎症反应综合征(SIRS)等疾病相鉴别。后期应注意排除其他严重感染所致的多器官功能损害综合征(MODS)或多器官功能衰竭(MOF)。

七、治疗

本病起病急骤,病情发展迅速,早期诊断治疗对预后影响显著。

(一)一般治疗和病情监测

卧床休息。密切观察病情变化,特别注意血压、神志等变化。

一般早期给予持续导管吸氧,病情进展者可改用面罩给氧。注意水、电解质、酸碱平衡。

根据病情需要,定期或持续监测血压和动脉血氧饱和度(SaO_2)。定期复查血常规,尿常规,血电解质,肝、肾功能和 X 线胸片等。

(二)对症治疗

(1)体温高于 38.5℃者,给予冰敷、酒精擦浴、降温毯等物理降温措施。慎重使用解热镇痛药,并应注意汗液丢失量和监测血压。

（2）有恶心、呕吐等消化道症状的患者，可以禁食。静脉补液，保证水、电解质及能量供应。

（3）烦躁和局部疼痛患者，可给予镇静剂和镇痛剂。

（三）病原治疗

早期、足量使用有效的广谱抗菌药物是防止休克发生、降低病死率的关键。

（1）可首选青霉素，每次 320 万～480 万 U，静脉滴注，1 次/8 小时，疗程 10～14 天。

（2）可选择第 2 代头孢菌素：头孢曲松钠 2.0g，加 5％葡萄糖液 100mL 中，静脉滴注，1 次/12 小时；或头孢噻肟 2.0g，加入 5％葡萄糖液 100mL 中，静脉滴注，1 次/8 小时。

（3）对有病原培养报告的患者，可根据药敏报告结果调整治疗。

（4）治疗 2～3 天效果不佳者，应考虑调整抗菌药物。

（四）抗休克治疗

1.扩容治疗

部分患者在发病早期存在严重的有效循环血容量不足，积极扩充血容量是纠正休克最重要的手段。即使没有休克的患者，也应注意其血容量问题。对于疑有低血容量状态的患者，补液以先快后慢为原则。应先行快速补液试验，即在 30 分钟内输入 500～1 000mL 晶体液或 300～500mL 胶体液（白蛋白或低分子右旋糖酐），同时根据患者反应性（血压增高和尿量增加与否）以及对血管内容量负荷增加的耐受情况来决定是否再次给予快速补液试验。

扩容的速度和剂量应根据血压、尿量、末梢灌注情况及是否出现肺部啰音（或啰音增加）等临床指标加以调整，有条件的情况下，应根据中心静脉压等血流动力学指标指导补液。

2.纠正酸中毒

根据酸中毒的严重程度，补给碳酸氢钠溶液。对于 HCO_3^- 低于 10mmol/L 的重度酸中毒患者，应立即补充碳酸氢钠，一般首次剂量为 5％碳酸氢钠溶液 100～250mL。5％碳酸氢钠每 100mL 含有 Na^+ 和 HCO_3^- 各 60mmol。补充碳酸氢钠 1～4 小时应复查动脉血气分析和血浆电解质浓度，根据结果再决定是否需要继续输液及输液量。应注意避免碱中毒。

3.血管活性药物的使用

在积极容量复苏的基础上，对于血压仍无上升的患者，可使用血管活性药物。给予多巴胺 5g/(kg·min)。升压效果不佳，可继续加量至 $10\mu g/(kg·min)$，并可加用去甲肾上腺素（1～200μg/min），根据血压调整。在充分扩容基础上，对微循环障碍患者（四肢凉、口唇发绀、甲床发绀），可将 654-2 10mg 加入 100mL 10％葡萄糖液中静脉点滴，必要时可以重复。

4.强心药物的使用

心率加快、升压效果不好的患者，可以使用洋地黄类强心药物。毛花苷 C 0.4mg，加入 10％葡萄糖液 20mL 中，缓慢静脉推注。可以重复给药，视病情每次给予 0.2～0.4mg。也可应用多巴酚丁胺持续静脉泵入。

（五）糖皮质激素的使用

应用糖皮质激素的目的是抑制机体异常的免疫病理反应，减轻全身炎症反应，从而改善休克和脑膜炎的症状。应用指征如下。

（1）经过积极的补液治疗，仍需血管活性药物维持血压。

（2）有明显脑膜刺激征或脑水肿表现者。

推荐药物为琥珀酸氢化可的松 200~300mg,分 2~3 次静脉给药,连续应用 7 天后逐渐减量。

(六)脑膜炎的处理

1.颅内高压的处理

20%甘露醇注射液 250mL,快速静脉注射,每 4~8 小时 1 次,病情好转改为 12 小时 1 次。严重患者在注射甘露醇的间歇可以使用呋塞米 20~100mg,或 50%葡萄糖注射液 40~60mg,静脉注射。并可应用地塞米松 10~20mg,每天 1~2 次静脉注射,连续应用 3~4 天,以防治脑水肿。

脱水治疗应注意患者血容量状态,避免血容量不足引起血压下降和肾脏功能损害。

2.抽搐、惊厥的处理

对抽搐、惊厥患者,可以使用苯巴比妥钠 100μg,肌内注射,8~12 小时 1 次。也可使用安定 10mg 或咪唑唑仑定 5~10mg,缓慢静脉注射,注意患者呼吸。必要时 10%水合氯醛 20~40mg,口服或灌肠。

(七)呼吸支持治疗

重症患者应监测 SaO_2 变化,SaO_2 低于 94%是呼吸衰竭的早期表现,应该给予积极的处理。若鼻导管吸氧或面罩吸氧治疗,氧流量>5L/min 或吸入氧浓度>40%条件下,SaO_2 仍低于 94%;或经积极氧疗,SaO_2 虽能维持在 90%~94%,但呼吸频率高于 30 次/分钟,伴有明显的呼吸困难,均应及时考虑机械通气。

1.无创正压机械通气(NIV)

NIV 可以改善呼吸困难症状,纠正低氧血症,有助于患者度过危险期,有可能减少有创通气的应用。

NIV 的应用指征包括:

(1)呼吸频率>30 次/分钟。

(2)氧流量>5L/min 或吸入氧浓度>40%,而 SaO_2<90%~94%。

NIV 的禁忌证包括:

(1)有危及生命的情况存在,需要紧急气管插管。

(2)意识障碍。

(3)上消化道出血。

(4)气道分泌物多和自主排痰困难。

(5)血流动力学不稳定和多器官功能衰竭。

(6)不能配合 NIV 治疗。

NIV 常用的模式包括持续气道内正压[CPAP,常用压力为 4~10cmH₂O(1cmH₂O=0.098kPa)],压力支持通气加呼气末正压(PSV 加 PEEP,PSV 压力水平一般为 10~20cmH₂O,PEEP 水平一般为 4~10cmH₂O)。吸入氧浓度<60%时,应维持动脉氧分压>7.99kPa(60mmHg),或 SaO_2>90%。

2.有创正压机械通气

重症患者实施有创正压通气的指征包括:

(1)NIV 治疗耐受，或应用 NTV 治疗后呼吸困难和低氧血症无明显改善，$PaO_2 <$ 9.33kPa(70mmHg)，并有病情恶化趋势。

(2)有危及生命的临床表现或多器官功能衰竭，需要紧急气管插管。

建立人工气道应首先选择经口气管插管，气管插管时间超过 5 天，可考虑气管切开。机械通气应遵循"肺保护性通气策略"的原则，调整潮气量，使气道平台压力低于 35cmH$_2$O，以防止肺泡过度膨胀。同时加用适当的 PEEP，保持肺泡开放，避免肺泡周期性的塌陷和复张。存在明显低氧血症的情况下，应给予肺复张手法(RM)，促使塌陷肺泡复张，降低肺内分流，改善低氧血症。

(八)DIC 的处理

1.治疗原则

包括原发病治疗(抗生素)，支持替代治疗，必要时肝素抗凝治疗。当有出血、血小板减少或进行性下降、凝血酶原时间(PT)延长 3 秒以上、血浆纤维蛋白原含量低于 1.5g/L 或进行性降低、D-二聚体明显增高或有其他纤溶的证据，应临床诊断为 DIC。

2.替代治疗

每天至少输注新鲜血浆 400m，至 PT 恢复正常或血浆纤维蛋白原含量高于 1g/L。如果患者血小板数低于 50×10^9/L，先输注单采血小板 1U。血小板数低于 30×10^9/L 时，1 次性输注单采血小板 2U。

3.肝素抗凝

如果经过以上积极替代治疗 1 天后出血症状不改善，血小板数和 PT 不能恢复正常，在继续替代输注治疗基础上可以给予肝素抗凝治疗。可采用普通肝素 25mg，皮下注射，每 12～24 小时 1 次；或者给予低分子肝素 60IU/kg(或用速避凝 0.3～0.4mL)，每 12～24 小时 1 次。出血明显改善，血小板数和 P 恢复正常，可停用抗凝治疗。

(九)急性肾衰竭的防治

1.肾损害的预防

积极纠正血容量不足，纠正低血压，保证肾脏灌注，同时避免肾毒性药物，防止肾功能损害。当尿量明显减少，特别是尿量少于 0.5mL/(k·h)时，可给予呋塞米 20～40mg，观察 1～2 小时，尿量无明显增加者，可加大呋塞米剂量，若 200mg 静脉推注仍无改观，则呋塞米无效。

2.肾脏替代治疗

对于少尿或血肌酐>442μmo/L，且循环稳定的患者，可采用血液透析治疗。若循环不稳定，或存在严重全身炎症反应和多器官功能衰竭，有条件的可实施连续性肾脏替代治疗(CRRT)，也可试用高流量的 CRRT。

(十)应激性溃疡的预防

存在休克、应用激素等危险因素的患者，可应用制酸剂和胃黏膜保护剂预防应激性溃疡，制酸剂可选用法莫替丁或雷尼替丁等。若发生应激性溃疡或消化道出血，可应用奥美拉唑。

(十一)营养支持治疗

应鼓励患者早期进食易消化的流质饮食，当肠道功能障碍不能实施全肠内营养时，应采用肠内与肠外营养相结合的方法。发生应激性溃疡和上消化道出血时，应禁食，改由全肠外营养。

（十二）听力障碍的治疗

部分患者,特别是脑膜炎型患者会出现听力障碍,因此在早期治疗期间应注意避免使用耳毒性药物。一旦出现听力障碍,可给予改善微循环的药物以及钙离子拮抗剂,有条件的可行高压氧治疗。

八、预后

2 型猪链球菌感染的病死率高达 12%～26%,但不同临床类型预后明显不同。普通型预后良好,若无并发症,一般能够痊愈。脑膜炎型患者如及时得到治疗,大多数患者预后良好。少数患者可出现严重的并发症,如感知性耳聋或复视,其中近一半患者的症状不可逆。休克型病死率最高,可达 75%～80%,多数在发病后 1～3 天内死亡,是 2 型猪链球菌感染患者死亡的主要原因。

1968—1994 年欧洲报道的 75 例患者总病死率为 11%。同一时期亚洲报道的 67 例患者中病死率为 12%。香港在 1981—1983 年报道的死亡率为 19%。1998 年中国江苏南通地区 2 型猪链球菌感染暴发期间,病死率约 56%(14/25),中毒性休克患者的病死率为 81%(13/16),而脑膜炎患者的病死率为 11%(1/9)。在江苏南通地区如皋县,报道的病死率为 32%(7/22),发生的 7 例中毒性休克的患者全部死亡,其他病例存活。2005 年四川发生 2 型猪链球菌感染暴发,早期休克型患者的病死率高达 80%,后期由于抗菌药物的及时应用和加强治疗,病死率下降至 67%。有淤点、淤斑的患者病死率最高,存活下来的多为脑膜炎型。少量多次使用抗生素者增加存活概率,一次大量使用抗生素,导致细菌大量死亡,毒素释放,反而容易引起患者死亡。

九、预防控制

预防人感染猪链球菌的主要措施是预防在猪群中发生暴发,并防止由猪传给人。一旦人间疫情发生,应该采取疫情监测、严格控制传染源、切断传播途径等综合性防治措施。

（一）疫情监测

各级各类医疗机构,尤其在已经发生动物疫情和曾经发生人感染猪链球菌病疫情的地区及周边地区,要开展对不明原因发热病例的监测。接诊可疑不明原因发热患者必须询问流行病史,如发现有病(死)猪接触史,应在积极治疗的同时,立即向当地疾病预防控制机构报告。

（二）管理传染源

应在当地有关部门的指导下,对病(死)家畜进行消毒、焚烧、深埋等无害化处理。严禁屠宰、加工、贩卖病(死)家畜及其制品。

（三）切断传播途径

(1)对直接接触(如宰杀、洗切加工、搬运等)感染的病(死)猪或猪肉制品的人员,开展为期 1 周的医学观察,主要观察体温变化,一旦出现发热应立即就诊。

(2)做好疫点的消毒处理。对患者家庭及其畜圈、禽舍等区域和患者发病前接触的病(死)

猪所在家庭及其畜圈、禽舍等疫点区域进行消毒处理。

患者的排泄物、分泌物、呕吐物等应用消毒液消毒。

（3）根据实际情况，划定疫点、疫区、受威胁区，必要时采取一定管制措施。

（四）保护易感人群

1.个人防护

动物疫情发生地的生猪屠宰、加工、销售等从业人员或其他相关人员应做好个人防护工作，特别是从事动物疫情处理的工作人员应采取严格的个人防护措施。

从事人感染猪链球菌病例调查、采样、临床救治、实验室检测和消毒工作的医务卫生人员均应采取严格的个人防护措施，严防发生感染。

2.药物预防

对直接接触感染的病（死）猪或猪肉制品的人员可用阿莫西林进行预防性服药，每次0.5g，每日3次，连服3天。

3.健康教育

采取多种形式开展健康宣传教育，向群众宣传传染病和人畜共患病防治知识，告知群众不要宰杀、加工、销售、食用病（死）家畜。

（五）流行病学调查

发现人感染猪链球菌病疫情后，疫情发生地县级疾病预防控制机构要立即组织开展流行病学调查，在最短时间内对所报告病例进行核实，进行个案调查。

第十节　肺结核

一、全球结核病流行状况和趋势

结核病是人类的灾难之一，是全世界由单一致病菌导致死亡最多的疾病。据统计，自1882年罗伯特·柯赫发现结核杆菌以来，因结核病死亡人数已达2亿人。

结核病是伴随人类历史最长的疾病之一。1904年，在德国出土的新石器时代（公元前10000—公元前5000年）的人颈椎骨化石被发现有结核病病变的存在。18世纪结核病曾随工业革命的兴起，在欧洲猖獗蔓延，大批患者死亡。20世纪40年代后，人们与结核病进行了长期的斗争，随着结核病控制理论与技术的快速进步，一批具有良好疗效的抗结核药物相继问世，结核病终于成了可治之症，由原来被称为"十痨九死"的疾病变为一个病因明确、治有办法、防有措施的疾病。20世纪80年代初，人们曾一度乐观地认为消灭结核病的时候已经不远了，从而忽视了对结核病的防治，世界许多地区减少投资、缩减机构，并放松了对结核病的治疗与管理。20世纪80年代后期，结核病疫情在许多国家死灰复燃，卷土重来，在发达国家出现结核病发病率回升趋势，其中美国1985—1992年结核病患者数增加了20%，荷兰1987—1992年增加了19%。同时，结核病仍在贫穷、落后的不发达国家和发展中国家肆虐。1993年4月，世界卫生组织(WHO)在第46届世界卫生大会上发布了"全球结核病处于紧急状态",并呼吁"采取迅速行动与结核病危机进行斗争"。1998年,WHO再次指出"遏制结核病行动刻不容缓"。

据WHO报告,目前全球已有20亿人感染结核杆菌,现有活动性肺结核患者约2000万,每年全球有800万～1000万新发结核病患者,其中390万为涂阳肺结核病,每年有200万～300万结核病患者死亡,每10秒就有1人死于结核病。全球每年有1‰的人口被结核杆菌感染,每4秒就有1人患上结核病,一个传染性的活动性肺结核患者1年能传染10～15人。

在不同地区结核病流行有明显差异。据WHO调查显示,结核病病例负担最大的国家在亚洲的印度、中国,占了全球结核病病例的40%,非洲国家占全球结核病病例的24%,全球22个结核病高负担国家多为发展中国家,约82%的结核病新病例发生在以下22个国家。

人类免疫缺陷病毒(HIV)及艾滋病(AIDS)的出现加快了结核病的流行。HIV感染者是结核病高发人群之一。近年来,艾滋病问题在世界范围内正日益突出,毒品注射传播、血液传播、性传播是艾滋病最主要的传播方式。结核病和艾滋病的世界流行在相互呼应,不管是结核病还是艾滋病,其发生发展都能加速另一种疾病的进展。随着全球HIV感染及AIDS患者的日益增多,由HIV引起的结核病患病数及死亡人数也日益增多,据统计,艾滋病患者中有30%以上最终死于结核病,结核病已成为艾滋病患者死亡的最主要原因。艾滋病问题加重了结核病疫情,也进一步加大了防治结核病的难度。

高耐药率亦加重了结核病的流行。据WHO与国际防结核病及肺部疾病联合会的最新调查,在初治结核病患者中,每100人中就有10人至少对一种抗结核药物耐药,至少有1人为耐多药结核病。在复治结核病患者中,每100人就有近20人至少对一种药物耐药,7人为耐多药结核病。据估计,全球每年新出现耐多药结核病患者30万～60万。据统计,治疗一个耐多药结核病患者需要的经费是药物敏感患者的100倍以上。从2006年起,一种更为严重的结核病,即严重耐多药结核病(XDR-TB)被发现,即在耐异烟肼及利福平基础上,对两种最主要的二线抗结核药物注射剂及氟喹诺酮类药物也耐药。据调查,XDR-TB占耐多药结核病的1/10。

耐药性菌株的产生,HIV合并耐多药结核病的出现,使全球结核病疫情更为严峻,成为全球最紧迫的严重公共卫生问题。

流动(外来)人口增加了结核病的防治难度。随着全球经济一体化的发展,越来越多的流动(外来)人口进入大城市。其流动性大、生活压力大等特点给结核病控制带来了新的难题。在美国,新发的结核病患者大多来自国外移民。在北京,每3位新发结核病患者中就有1位为流动人口。

1998年,WHO通过对全球各会员国1980—1996年结核病疫情调查结果显示,全球控制结核病的形势并不乐观。20世纪80年代中期至90年代,大多数发展中国家疫情继续上升,发达国家有的疫情上升,有的不再下降。结核病在东欧也呈上升趋势,27个东欧国家和俄罗斯的结核病疫情经过40年稳步下降,于80年代停止下降后则开始上升。从上述结果看来,目前世界结核病疫情恶化趋势尚未达到充分扭转,当前结核病控制工作仍面临着较大困难,必须做出更大的努力,才能实现全球战胜结核病的最终目标。

二、我国结核病流行现状和趋势

我国是世界上 22 个结核病高负担国家之一,结核病患者数量居世界第二位,80% 的患者在农村,大部分患者为青壮年,每年死亡 13 万人。结核病是我国农村因病致贫、因病返贫的主要疾病之一,严重制约了我国经济和社会的发展。

新中国成立初期,我国大城市的结核病患病率为 3500/10 万,农村约为 1500/10 万,结核病死亡率高达 200/10 万,为民众病死的主要疾病之一。"十痨九死"的结核病因其高病死率而令当时人们谈"痨"色变。20 世纪 50～60 年代,通过卡介苗免疫接种和抗结核化疗,结核病死亡率降至 40/10 万。

改革开放以来,我国的结核病控制工作有了很大发展。1979 年至今,国家在 1979 年、1984 年、1990 年、2000 年、2010 年相继开展了 5 次全国结核病流行病学抽样调查,获得了我国结核病流行病学的动态变化资料。据第五次全国结核病流行病学抽样调查推算,全国 15 岁及以上人群活动性、涂阳和菌阳肺结核患者数分别为 499 万、72 万和 129 万。肺结核患病率男性高于女性,患病率随年龄的增长而逐渐增高。活动性肺结核患者中,男性占 69.9%,15～59 岁者占 51.2%,60 岁及以上老年患者占 48.8%;患者文化程度较低,文盲或半文盲占 32.3%。所有患者的结核病知识知晓率为 50.6% 而流调前已诊断患者的结核病知识知晓率为 63.5%。地区间发展不平衡,乡村患病率高于城镇,西部地区患病率高于中部和东部地区。71.3% 的患者为农村患者,82.7% 的患者家庭年人均收入低于当地平均水平。与 2000 年相比,2010 年全国结核病流行病学抽样调查结果表明,活动性肺结核患者中无症状者所占的比例明显增加,肺结核患者分离菌株的耐多药率有所下降。

据第五次全国结核病流行病学抽样调查的最新数据显示,我国结核病疫情的流行趋势和现状有如下特点。

1.结核病负担重

根据此次流行病学抽样调查的结果估算全国 15 岁及以上人口中活动性肺结核患者高达 499 万,其中涂阳肺结核患者有 72 万,菌阳肺结核患者有 129 万。尽管活动性肺结核的患病率有所下降,但由于人口数量的增加,导致估算的全国 15 岁及以上人口中的活动性肺结核患者数量较 2000 年相比反而有所增加。

2.肺结核患者耐药情况严重

结核分枝杆菌分离菌株对检测的 4 种一线抗结核药物的任一耐药率为 36.8%,对检测的 7 种二线抗结核药物的任一耐药率为 24.6%,对检测的 11 种抗结核药物的任一耐药率为 42.1%。本次流行病学抽样调查结核分枝杆菌分离菌株的总耐多药率为 6.8%,广泛耐药率为 2.1%。据此估算我国现有 15 岁及以上耐多药肺结核患者 33.9 万,广泛耐药患者 10.5 万。由此可见,我国肺结核患者的耐药情况较严重。

3.地区间发展不平衡

活动性肺结核患病率乡村为 569/10 万,城镇为 307/10 万;涂阳患病率乡村为 78/10 万,城镇为 49/10 万;菌阳患病率乡村为 153/10 万,城镇为 73/10 万。活动性、涂阳和菌阳肺结核患病率均呈现乡村高于城镇的特点,且高出近 1 倍。

西部地区活动性、涂阳和菌阳肺结核患病率分别为 695/10 万、105/10 万和 198/10 万;而东部地区的活动性、涂阳和菌阳肺结核患病率分别为 291/10 万;44/10 万和 65/10 万,中部地区的活动性、涂阳和菌阳肺结核患病率分别为 463/10 万、60/10 万和 118/10 万;西部地区高于东部地区 1 倍多,高于中部地区近 1 倍。

4.无症状肺结核患者比例明显增加

活动性肺结核患者与涂阳肺结核患者中的无症状比例均比 2000 年有较大升高,这可能由于本次流行病学抽样调查采用的 X 线胸片检查提高了检出敏感性所致。因此,应加强对无症状者的研究,特别是对其传染性的研究,因为如果无症状者也存在传染性,其潜在传播的危害可能更大。

5.涂阳和菌阳患病率大幅度下降

15 岁及以上人口涂阳肺结核患病率为 66/10 万,菌阳肺结核患病率为 119/10 万。与 2000 年比较,均有明显下降。涂阳肺结核患病率 10 年间下降了 60.9%,年递降率为 9.0%;菌阳肺结核患病率 10 年间下降了 44.9%,年递降率为 5.8%。该结果显示涂阳和菌阳肺结核患病率大幅度下降,达到了《全国结核病防治规划(2001—2010 年)》中涂阳肺结核患病率下降 50%的目标要求。

6.活动性肺结核患病率下降较慢

15 岁及以上活动性肺结核患病率为 459/10 万,与 2000 年的 466/10 万相比,仅下降了 1.5%,年递降率仅为 0.2%。可能与两次调查采用的方法不同有关。本次流行病学抽样调查对所有调查对象一律采用 X 线胸部检查,而 2000 年流行病学抽样调查是对调查对象先采用 X 线胸透检查,结果异常者拍摄 X 线胸片。因此,本次流行病学抽样调查的检查方法提高了病例检出的敏感性。

7.性别和年龄组患病率均明显下降

尽管肺结核患病率呈现随年龄增长逐渐增高、老年组达到最高峰及各年龄组均为男性高于女性的特点,但与 2000 年相比,2010 年不同性别及年龄组的涂阳和菌阳肺结核患病率水平均有明显下降。

8.不同地区肺结核患病率基本呈下降趋势

与 2000 年相比,涂阳和菌阳肺结核患病率在城镇和乡村均有明显下降,但活动性肺结核患病率在城镇地区有所下降,农村地区略有上升;涂阳和菌阳肺结核患病率在东部、中部和西部地区均有明显下降,但活动性肺结核患病率在东部和中部地区略有下降,在西部地区略有上升。

三、结核病传播的危险因素及预防

结核病是由结核分枝杆菌引起的传染性疾病,感染结核分枝杆菌后约有 10%的人在一生中有发生结核病的危险。结核病传播的危险因素包括肺结核接触史、居住和工作环境、通风情况、家庭经济条件、AIDS/HIV 感染、外出打工、贫困、吸烟、饮酒、肿瘤、血液病、糖尿病、器官移植、长期服用免疫抑制药等。结核病严重危害人类健康,是我国重点控制的重大疾病之一,也是全球关注的公共卫生问题和社会问题。当前结核病控制有三大对策,即发现患者和彻底治疗、化学预防、卡介苗接种。

(一)危险因素

1.AIDS 患者/HIV 感染者增加,使结核发病率增加

近10年来,AIDS 和 HIV 感染已席卷五大洲156个国家,我国各省市自治区均有 HIV 感染/AIDS 报告,其蔓延势头令人震惊。HIV 阴性者感染结核分枝杆菌(MTB)后一生中发生结核病的概率只有10%,而 HIV 阳性者感染 MTB 后发生结核病的概率增高至50%,MTB 与 HIV 双重感染,无论 HIV 感染在前,还是 MTB 感染在前,双重感染必然相互影响,相互促进,加速结核病和艾滋病的发生、发展,且预后不良,患者会在短期内死亡。

2.糖尿病合并结核病

糖尿病患者由于代谢紊乱、营养不良、免疫功能下降,因受 MTB 感染,而体内血糖及组织内糖量的增加,有利于 MTB 的繁殖。据文献报道,糖尿病患者易患肺结核,其患病率为普通人群的10倍,我国糖尿病并发肺结核的患病率为19.3%~24%。

3.类固醇性肺结核病

所谓类固醇性肺结核系指长期应用糖皮质激素治疗而诱发的肺结核。因激素抑制了机体免疫功能,致使新近感染 MTB 或体内潜在的、静止的、临床治愈的结核杆菌再发或复发扩散。其临床表现为:①发病年龄偏大;②女性多于男性;③血行播散型肺结核及结核性脑膜炎多见;④高热者多见;⑤X 线胸片示肺部病灶广泛,空洞形成者多;⑥痰菌阳性者多;⑦预后差,病死率高。

4.硅沉着病(矽肺)

由于矽尘可损害吞噬细胞功能,并影响外周细胞,干扰淋巴因子生成,从而影响免疫功能而易发结核。一、二期硅沉着病并发结核者占20%~40%,三期者可达70%~95%。两者并存者,危险性更大。

5.免疫力低下者

如慢性疾病、外出打工、贫困、过度劳累、居住拥挤、营养不良、无家可归、长期生活无规律等因素均能导致机体免疫力下降,易患结核病。

6.老年人

肺结核更易袭击老年人。我国历次结核病流行病学调查结果表明,无论是活动性肺结核还是涂阳肺结核,其患病率都随年龄增长而升高,于60~70岁达到高峰。老年人患肺结核的可能性为儿童的26倍,比成年人高70%。究其原因,既有内源性复燃因素,也有外源性再感染的因素。现在的老年人经历过旧中国的艰苦环境和三年自然灾害即我国结核病流行最严峻的年代,绝大多数人曾感染过有毒力的结核杆菌,埋下了复燃的"种子"。随着城市人口流动性加剧、卡介苗接种疏漏等,再感染肺结核的概率也在升高。

7.来自结核病高发病率国家的移民

曾到过结核病高发病率地区和国家的旅行者、移民等,也是结核病传播的危险因素。

8.与有结核病史者接触

与有结核病史的人员日常生活密切接触,当接触者免疫力低下时很容易被传染结核病。

9.吸烟

需要警惕吸烟引起的呼吸道免疫力下降。

第一,吸烟能促进结核病的发生和活动。吸烟刺激咽喉、气管和肺,可诱发咳嗽,还可破坏支气管内皮细胞表面的纤毛,使呼吸系统防卫能力下降,易患呼吸道感染,吸烟时有意识地深吸气更给结核杆菌进入机体打开方便之门,局部免疫力下降致使结核杆菌感染及发病机会增多;人体全身免疫力下降,更有可能使病灶进展扩散。患了肺结核仍继续吸烟者,其咳嗽、咳痰、咯血症状更会在原来病变基础上加重,而且咳嗽引起的肺内压增加,使血管容易发生破裂而出现咯血甚至大咯血,进而危及生命。

第二,吸烟常延误结核病的发现和诊断。吸烟者常伴有的咳嗽、咳痰,因而放松了对肺结核病的警惕性,患病后易把肺结核表现的呼吸系统症状归为吸烟所致,从而未能及时就诊。

第三,吸烟影响肺结核的治疗效果。

第四,吸烟使肺结核患者营养状况不佳。

第五,吸烟使肺结核患者的病死率增加。

10.饮酒

大量饮酒可使人体的免疫功能下降,降低人体的抗病能力。无法免疫结核杆菌的侵袭,而引发肺结核。另外,喝酒场所人员复杂,室内通风不好,也为结核菌的传播提供了条件。

11.其他

大学生人群也是肺结核发病的重点人群,因每天上网时间过长、睡眠时间少、集体居住环境差、学习负担重、吸烟、体育锻炼过少、饮食习惯不好、家庭经济条件差、既往有呼吸道疾病史等结核病危险因素,故易感结核病。

(二)三级预防

三级预防在疾病的防治工作中十分重要,结核病的防治也可参考三级预防开展工作。三级预防有四点不同,即开始的时间不同、针对的对象不同、采取的措施不同、达到的目标不同。Ⅰ级预防是防止疾病发生,Ⅱ级预防是防止疾病发展,Ⅲ级预防是防止或减缓严重后果发生。

(三)结核病的预防措施

肺结核的传播和致病与接触过传染性肺结核患者、环境及接触者自身的免疫力有关,痰涂片阳性的肺结核患者是结核病的主要传染源。积极发现并治愈传染性肺结核患者(痰涂片阳性),是当今结核病控制最有效、最符合成本/效益比的疾病控制干预措施,亦称化学隔离。

1.病例发现途径

及时发现肺结核患者(尤其是传染性肺结核患者)并治愈患者,是防止结核病传播和预防耐药结核杆菌播散的最有效措施。因症就诊和对可疑结核病症状者的检查,是当前发现肺结核患者的主要方式,亦称被动发现。

(1)因症状就诊检查:即可疑性检查。因症状就诊检查属被动性发现形式,是指患者因结核病症状或其他疾病到医疗机构或结核病防治专业机构就诊检查,或因症状经转诊检查发现结核病。

可疑对象检查:咳嗽、咳痰≥2周;咯血或血痰;其他,如发热或胸痛≥2周。具有以上任何一项症状指征,即为可疑对象。

(2)重点人群检查:对易患肺结核的人群(高发患者群)或一旦发病易引起广泛传播的人群进行检查,从中筛查、发现肺结核患者。重点人群检查发现患者的效果优于健康检查,可在高疫情区(或人群)进行。

高发患者群:既往患有肺结核,未经彻底治疗者;移民、进入城市谋业的流动人口;来自结核病高发地区和国家的求职者;与排菌患者密切接触者;儿童及青少年中结核菌素试验强阳性者;结核病暴发流行的集体或人群;HIV感染者。

(3)健康体检:为发现人群中的结核病患者而进行的健康检查。日本在把结核病称为国民病的那个时代,团体体检作为结核病防治对策三大支柱之一加以推广,起到了推动结核病防治对策的尖兵作用。随着结核病疫情的好转,检出率的下降,团体体检作为一种补充手段,在结核病发病多的地方有重点地进行。

我国在常规健康体检中增加了结核病检查,对某些特殊行业的从业人员进行健康体检,作为结核病筛检的方法之一。国家卫生部印发《中小学生健康体检管理办法》的通知,在校学生每年进行一次常规健康体检,结核病检查首次被列入中小学入学新生必检项目;从2004年新学期开始,北京市对新入学的大、中、小学新生开展结核菌素免费监测,以加强学校结核病预防控制工作。

特殊行业健康体检对象:托儿机构、中小学职工、入伍新兵、大学新生、研究生、单位招工对象;由农村、边远少数民族地区进入城市工作或学习者;与社会人群接触多、易受传染的卫生服务行业职工;职业性接触有害物质的厂矿、企业职工(如粉尘作业、接触有害气体等);医疗机构员工。

2.病例发现方法

可用于患者筛选检查的方法很多,各种方法的敏感度、特异性、可行性及费用等各有不同,应结合各种筛检方法的特点,有效地筛检结核患者。

(1)问诊筛选:是一种简单易行的筛选方法。通过问诊方式了解患者的自觉症状、结核病接触史、结核菌素反应史和既往史。

(2)痰结核菌检查:是发现传染源的重要手段,也是病原学诊断方法,其特异性高,对确定诊断和发现传染源有决定性意义,早已应用于临床和结核病控制中。医护人员应指导患者留取合格的痰标本,保证患者提供的痰标本为从肺深部咳出的黏性或脓性痰,提高痰结核杆菌的检出率。

(3)结核菌素试验:结核菌素试验是目前诊断结核菌感染的最重要方法。

结核菌素试验阳性即表明已受结核菌感染。近年将结核菌素试验检查广泛用于发现患者,缩小检查对象范围。

结核菌素纯蛋白衍生物是由结核分枝杆菌蛋白质制成的一种特异性反应原。试验方法:在被检者前臂行皮内注射0.1mL PPD(含5U)。判断方法:注射后48~72小时观察反应,测量局部硬结的直径,取最大径与最小径的平均值。注射部位无硬结或硬结直径<5mm者为阴性,硬结直径5~10mm者为弱阳性(+),硬结直径10~20mm者为阳性(++),硬结直径≥

20mm(儿童≥15mm)或＜20mm 但有水疱和破溃等为强阳性反应(＋＋＋)。PPD 试验阳性,说明受结核菌感染或接种过卡介苗。卡介苗接种后结核菌素试验阳性说明接种成功。

结核菌素试验阳性特别是强阳性者有两种可能,一种为结核病患者,一种为结核杆菌感染者。曾有报道,结核菌素阳性的 1 年自然阴转率可达 15％,也就是说由于人体的自然免疫力,经过 1 年有 15％的阳性者自然转为阴性。因此,对于结核菌素试验阳性者先要根据症状、临床及实验室检查,判断是否为结核病患者。对结核病患者要给予正规抗结核治疗;对结核菌感染者中的高危人群给予预防性药物治疗。

(4)X 线检查:是结核病患者重要的筛选方法,也是影像学诊断方法,在肺结核筛选诊断上有很大价值。

3.病例有效治疗

有效的抗结核药物和规范的督导化疗能使 90％的患者获得痊愈。

(1)结核病督导化疗:目前,在《中国结核病防治实施工作指南》中规范了对结核病患者的标准化疗方案;现代结核病防控策略(DOTS)的实施能有效地控制结核病并治愈 85％以上的传染源,因而可加速结核病疫情控制,避免耐药结核病的发生,显著地减少结核病的复发。

(2)药物预防性治疗:主要针对有发病危险因素的已感染结核杆菌而未发病的人群,给予抗结核治疗。预防性治疗对象:HIV 感染者;与新发结核病患者密切接触者(特别是儿童、老人);X 线胸片有既往结核病征象而未接受过正规抗结核化疗者;新感染病例;结核病高度易发(各种因素造成的免疫力低下的患者)且结核菌素试验阳性者;结核菌素试验强阳性者。预防性治疗的目的是通过杀死结核杆菌来预防和减少新感染者发生原发结核病,特别是预防和减少严重结核病的发生(如结核性脑膜炎、粟粒性肺结核);可以减少已感染者因潜伏病灶"复燃"而发生的继发性结核病。

预防性治疗时应注意以下原则:①目前结核病控制工作的重点是发现和治愈传染源,当一个地区广泛开展预防性治疗工作时,必须在落实传染源控制工作并取得实效的基础上进行。②在进行预防性治疗时,对服药应有监督管理措施。③对每个预防性治疗对象在治疗前,必须严格排除活动性结核病。④在预防性化疗过程中,注意药物不良反应的观察和处理。⑤做好宣传工作,在知情同意的前提下进行预防性治疗。

药物预防在预防结核病发病方面具有理论与实践的根据,从发展趋势来看,随着结核病控制工作的加强,结核病疫情的下降,目前以治疗传染源患者为重点的控制策略必然过渡到主动对新感染人群进行药物预防,从而使药物预防成为控制结核病的主要措施。

4.结核病患者的管理

为了有效地控制结核病在人群中流行,必须对传染性肺结核患者实施管理,制订统一的管理计划,有利于患者的康复及结核病疫情的控制。

(1)结核病主要是通过呼吸道传播的传染病,传染性患者对周围的接触者有感染之虞;采取预防措施,尤其对患者家属要防止感染和发病;监督患者积极治疗;做好对接触者的观察,早期发现结核病患者。通过有效管理措施,达到治疗结核病患者,保护好健康人群的目的。

(2)提高患者治疗的依从性:因结核病患者知识缺乏、病程长、药物不良反应等因素,易造成患者治疗依从性下降,如患者的病情与症状常不一致,肺结核恶化进展时虽然可出现症状,但是症状不明显;虽然已有空洞、排菌,但有些患者仍能坚持日常工作与生活;即使已经发现了结核病,但仍有患者不相信诊断、不接受治疗;还有些患者一经治疗开始,咳嗽与咳痰等症状消失,而病变尚须继续治疗时就自认为已治愈,并自行停药。因此,对这些患者应进行结核病的健康教育,指导患者坚持规则服药和定期复查。

(3)社会影响因素:影响治疗顺利进行的社会因素比较多,如经济问题、药品供应问题,社会支持问题等。这需要专业工作者与有关部门协调,取得社会的支持,保证治疗工作的有效进行。

(4)复发者的及时发现:随着治疗的进步,结核病复发逐渐减少。但治愈后复发仍是结核病的特点之一。故在治疗停止后,仍需要随访观察一定时间,以便及时发现复发者。

5.结核病的免疫预防

当今结核病控制三大对策包括病例发现、化学治疗和卡介苗接种。我国是全球结核病发病率高的国家之一,卡介苗接种是结核病预防和我国计划免疫工作的内容之一。人体对结核杆菌的自然免疫力(先天免疫力)是非特异性的。接种卡介苗或受结核杆菌感染后获得的免疫力(后天性免疫力)则具有特异性。

(1)卡介苗:卡介苗(BCG)是一种由活的减毒牛型结核分枝杆菌制成的疫苗。BCG 是全球使用最广泛的疫苗之一,对新生儿的免疫保护作用为 $46\%\sim100\%$。目前国际上公认接种卡介苗可预防病死率比较高的重症结核病(如粟粒性肺结核、结核性脑膜炎)的发生。国际上已将结核性脑膜炎的发病率,作为衡量一个国家或地区儿童结核病感染情况的最重要指标。

(2)卡介苗接种:卡介苗接种一般在婴儿出生 24 小时,最迟在 1 岁内接种。卡介苗接种就是采用人工方法(如皮内注射法、皮划痕法),使未受结核杆菌感染的儿童产生一次轻微的没有临床发病危险的原发感染,从而产生一定的特异性免疫力。卡介苗接种后 12 周到结核病防治机构进行结核菌素试验,了解接种是否成功。如果结核菌素试验阳性,则说明接种成功。接种卡介苗,对减少儿童结核病的发病(尤其是严重类型)和死亡具有重要意义。

(3)接种反应

①正常反应:一般接种卡介苗后 3 周左右接种部位会出现红肿硬结,中间逐渐软化形成白色小脓疱,脓疱穿破结痂,痂脱落后留下一个小瘢痕,还有的伴有腋窝淋巴结轻微肿胀。这属正常过程,一般持续约 2 个月。

②异常反应:有极少部分人群可能出现局部脓肿和溃疡长期不愈、接种处附近淋巴结明显肿大甚至破溃等异常反应,应及时到医院就诊。并发症:极个别人可能出现瘢痕疙瘩、骨髓炎和全身性卡介苗感染等并发症。

(4)卡介苗接种注意事项

①菌苗应存放在冷暗处($2\sim8℃$),不可直接置于冰上或泡在水中,不与其他药品混放。

②使用前将菌苗用力摇匀。

③已打开的菌苗应在 1 小时内用完,用过的空瓶或过期菌苗应烧毁。

④卡介苗在室内接种,避免日光照射。

⑤对家长做好宣传工作,接种后 1 个月左右,局部出现红肿并形成脓疱属正常反应,保持局部清洁,不必包扎,2 个月左右结痂脱落形成小瘢痕。个别有腋下淋巴结<2cm 的肿大,可热敷。

⑥接种卡介苗后,个别可发生异常反应,如接种局部及相应淋巴结形成明显脓肿、溃疡;瘢痕疙瘩、骨髓炎、全身卡介苗感染;诱发湿疹、银屑病等并发症或诱发疾病时,应及时到结核病防治机构进行相应处理。

⑦卡介苗运输过程中要注意做好冷藏工作。

6.增强非特异性免疫力

良好的身体素质是预防包括结核病在内的所有疾病的基础。平时注意科学的生活方式,包括合理的饮食、规律的生活、健康的心态,通过增强人体免疫力,提高全民身体素质,减少患结核病的机会。

(1)加强营养。进食高热量、高蛋白、富含维生素饮食。如牛奶、鸡蛋、瘦肉、鱼、新鲜蔬菜、水果等,增强机体免疫力。

(2)加强锻炼。锻炼肺活量,每日进行数次深呼吸或练习吹气球。全身锻炼,散步、做操、打太极拳等。

(3)尽量少去或不去公共场所,根据天气变化增减衣物,积极预防感冒,以免免疫力降低而患病。

(4)养成良好的生活习惯,规律作息、戒烟限酒,保持良好的心态和乐观的情绪均有利于预防疾病的发生。

四、病因病机

(一)病因

1.感染痨虫

痨虫传染是形成本病的唯一外因,因直接接触本病患者,痨虫侵入人体而成病。痨虫致病具有以下特点:

(1)具有传染性:如问病、吊丧、看护等,亲属与患者朝夕相处,都是导致感染的条件,可因直接接触传染致病。

(2)病程较长,渐耗肺阴,"发病后积年累月,渐就顿滞,以致于死"。

2.正气虚弱

(1)禀赋不足:由于先天素质不强,小儿发育未充,痨虫入侵致病。

(2)酒色过度:饮酒入房,重伤脾肾,耗损精血,正虚受损,痨虫入侵。

(3)忧思劳倦:情志不遂,忧思伤脾,劳倦过度,脾虚肺弱,痨虫入侵。

(4)病后失调:如大病或久病(如麻疹、哮喘等病)后失于调治,外感咳嗽,经久不愈,胎产之后失于调养等,正虚受病。

(5)生活贫困:贫贱窘迫,营养不良,体虚不能抗邪,痨虫入侵。

上述病因,均能导致气血不足,正气虚弱,成为痨虫入侵和发病的根本原因,亦是病情发作或恶化的诱因。

(二)病机

1.发病

感染痨虫与正气不足互为因果,外因感染是重要的致病条件,内因正虚是发病的关键。因正气旺盛,感染后不一定发病,正气虚弱则感染后易于发病,而病情之轻重亦往往取决于内在正气之强弱。

2.病位

本病病位在肺,病变可影响整体,传及脾肾等脏。肺生气,司呼吸,吸入天之清气,呼出体内浊气,职司卫外,若肺气虚弱,卫外不强,痨虫由口鼻入侵,则首先侵蚀肺体,而致发病,出现干咳、痰中带血、咳呛声哑等肺系症状。由于脏腑之间关系密切,肺病日久可进一步影响到其他脏器,终致肺脾同病,伴见疲乏、食少、便溏等脾虚症状,或肺肾两虚,伴见骨蒸、潮热、男子失精、女子月经不调等肾虚症状,或肝火偏旺,见性急善怒、胁肋掣痛等症,甚或肺虚不能佐心治节血脉之运行,而致气虚血瘀,出现气短、喘急、心慌、唇紫、浮肿、肢冷等症。

3.病性

阴虚火旺为主。由于病情有轻重不同,病变发展阶段不同,涉及脏器不一,因此病理性质也有差异。一般说来,初起肺体受损,肺阴亏耗,肺失滋润,故见肺阴亏损之候,继则肺肾同病,兼及心肝,而致阴虚火旺,或因肺脾同病,导致气阴两伤,后期肺脾肾三脏皆亏,阴损及阳,则见阴阳两虚的严重局面。

4.病势

总的趋势是由上及下,始于阴虚,进而阴虚火旺,或气阴两虚,甚则阴损及阳,致阴阳两亏,气血俱虚。

5.病机转化

由于脏腑之间有相互滋生、相互制约的关系,因此,在病理情况下,肺脏局部病变,也必然会影响到其他脏器和整体。

(1)母病及子:肺肾相生,肾为肺之子,肺虚则肾失滋生之源,在肺阴亏损的基础上出现肾亏之证。

(2)子盗母气:脾为肺之母,"脾气散精,上归于肺",肺虚子盗母气则脾亦虚,脾虚不能化生水谷精微,上输以养肺,则肺亦虚,终致肺脾同病,土不生金,肺阴虚与脾气虚两候同时出现。

(3)阴阳气血相互影响:肺喜润而恶燥,痨虫犯肺,阴分先伤,故首见阴虚肺燥之证,阴虚生内热,则为阴虚火旺;或阴伤气耗,则气阴两伤,或阴损及阳而致阴阳两虚。若肺虚不能佐心治节血脉之运行,而致气虚血瘀,则出现瘀血痹阻之候。

五、辨病

(一)症状

有下列表现应考虑肺结核的可能,应进一步做痰和胸部 X 线检查。应注意约有 20% 的活动性肺结核患者也可以无症状或仅有轻微症状。

(1)咳嗽、咳痰 3 周或以上,可伴有咯血、胸痛、呼吸困难等症状。咳嗽较轻,干咳或少量黏液痰。有空洞形成时,痰量增多,若合并其他细菌感染,痰可呈脓性。若合并支气管结核,表现为刺激性咳嗽。咯血量多少不定,多数患者为少量咯血,少数为大咯血。结核累及胸膜时可表现胸痛,为胸膜性胸痛,随呼吸运动和咳嗽加重。呼吸困难多见于干酪样肺炎和大量胸腔积液患者。

（2）发热(常午后低热)，可伴盗汗、乏力、食欲降低、体重减轻、月经失调。多为长期午后潮热，即下午或傍晚开始升高，翌晨降至正常。部分患者有倦怠乏力、盗汗、食欲减退和体重减轻等。育龄女性患者可以有月经不调。

（3）结核变态反应引起的过敏表现：结节性红斑、泡性结膜炎和结核风湿症等。

（二）体征

病变范围较小时，可以没有任何体征；渗出性病变范围较大或干酪样坏死时，则可以有肺实变体征，如触觉语颤增强、叩诊浊音、听诊闻及支气管呼吸音和细湿啰音。较大的空洞性病变或并发支气管扩张时听诊也可以闻及支气管呼吸音或湿啰音。当有较大范围的纤维条索形成时，气管向患侧移位，患侧胸廓塌陷、叩诊浊音、听诊呼吸音减弱并可闻及湿啰音。结核性胸膜炎时有胸腔积液体征：气管向健侧移位，患侧胸廓望诊饱满、触觉语颤减弱、叩诊实音、听诊呼吸音消失。支气管结核可有局限性哮鸣音。肺上界缩小提示肺尖有病变。少数患者可以有类似风湿热样表现，称为结核性风湿症，多见于青少年女性，常累及四肢大关节。在受累关节附近可见结节性红斑或环形红斑，间歇出现。

（三）辅助检查

1.影像学诊断

（1）胸部 X 线检查：是诊断肺结核的重要方法，诊断最常用的摄影方法是正、侧位胸片，常能将心影、肺门、血管、纵隔等遮掩的病变，以及中叶和舌叶的病变显示清晰，可以发现早期轻微的结核病变，确定病变范围、部位、形态、密度、与周围组织的关系、病变阴影的伴随影像；判断病变性质、有无活动性、有无空洞、空洞大小和洞壁特点等。最早的原发型肺结核胸片可以完全正常。肺结核影像特点是病变多发生在上叶的尖后段和下叶的背段，密度不均匀、边缘较清楚和变化较慢，易形成空洞和播散病灶。典型特征有原发灶、淋巴管炎和肺门或纵隔肿大的淋巴结组成哑铃状病灶。急性血行播散型肺结核在 X 线胸片上呈现分布均匀、大小密度相近的粟粒状阴影。继发型肺结核的常见 X 线表现包括浸润性病灶，如云雾状，边缘模糊，密度相对较淡；干酪性病灶，密度相对较高，且不均一；空洞即形成不同形状的透亮区；纤维钙化的硬结病灶，如条索、结节状、斑点状病灶，边缘清晰，密度相对较高。可以表现多样、复杂，在一个病灶中可以有几种影像改变同时存在，且以某一种病变为主，多发生于上叶尖后段或下叶尖端。浸润、干酪性变和空洞形成，均考虑活动性病变。条索状、结节状病灶经过一定时间的观察稳定无变化，或纤维硬结，则属于非活动性病灶。值得注意的是，X 线胸片诊断肺结核缺乏特异性，尤其病变在非好发部位及形态不典型时更是如此。胸部 X 线表现可有如下特点：①多发生在肺上叶尖后段、肺下叶背段、后基底段；②病变可局限也可多肺段侵犯；③X 线影像可呈多形态表现(即同时呈现渗出、增殖、纤维和干酪性病变)，也可伴有钙化；④易合并空洞；⑤可伴有支气管播散灶；⑥可伴胸腔积液、胸膜增厚与粘连；⑦呈球形病灶时(结核球)直径多在 3cm 以内，周围可有卫星病灶，内侧端可有引流支气管征；⑧病变吸收慢(1 个月以内变化较小)。

（2）CT 能提供横断面的图像，减少重叠影像，易发现隐蔽的病变而减少微小病变的漏诊；比普通胸片更早期显示微小的粟粒结节；能清晰显示各型肺结核病变的特点和性质、与支气管的关系、有无空洞及进展恶化和吸收好转的变化；能准确显示纵隔淋巴结有无肿大。常用于对肺结核的诊断及与其他胸部疾病的鉴别诊断，也可用于引导穿刺、引流和介入性治疗等。耐多药肺结核考虑外科手术治疗时,需要明确病变累及范围,则应考虑予胸部 CT 检查。

胸部 CT 扫描对如下情况有补充性诊断价值:①发现胸内隐匿部位病变,包括气管、支气管内的病变;②早期发现肺内粟粒阴影;③诊断有困难的肿块阴影、空洞、孤立结节和浸润阴影的鉴别诊断;④了解肺门、纵隔淋巴结肿大情况,鉴别纵隔淋巴结结核与肿瘤;⑤少量胸腔积液、包裹积液、叶间积液和其他胸膜病变的检出;⑥囊肿与实体肿块的鉴别。

2.肺结核的病原学诊断

痰结核分枝杆菌检查是确诊肺结核的主要方法,也是制订化疗方案和考核治疗效果的主要依据。每一个有肺结核可疑症状或肺部有异常阴影的患者都必须查痰。

(1)痰标本的收集:肺结核患者的排菌具有间断性和不均匀性的特点,传染性患者查一次痰也许查不出,所以要多次查痰。标本来源:痰液、超声雾化导痰、下呼吸道采样、支气管冲洗液、支气管肺泡灌洗液(BALF)、肺及支气管活检标本。痰标本质量好坏,是否停抗结核药直接影响结核菌检出阳性结果和培养分离率。晨痰涂片阳性率比较高,当患者痰少时,可采用高渗盐水超声雾化导痰。菌阳患者 1 个痰标本涂片检查约 80% 阳性,2 个痰标本涂片检查约 90% 阳性,3 个痰标本涂片检查约 95% 阳性。通常初诊患者要送 3 份痰标本,包括清晨痰、夜间痰和即时痰,如无夜间痰,宜在留清晨痰后 23 小时再留一份痰标本。复诊患者每次送 2 份痰标本,无痰患者可采用痰诱导技术获取痰标本。

(2)痰涂片检查:是简单、快速、易行和可靠的方法,但欠敏感。每毫升痰中至少含 5000～10000 个细菌时可呈阳性结果。常采用的是齐-尼氏染色法。痰涂片检查阳性只能说明痰中含有抗酸杆菌,不能区分是结核分枝杆菌还是非结核性分枝杆菌,由于非结核性分枝杆菌少,故痰中检出抗酸杆菌有极重要的意义。

(3)培养法:结核分枝杆菌培养为痰结核分枝杆菌检查提供准确可靠的结果,常作为结核病诊断的金标准。同时也为药物敏感性测定和菌种鉴定提供菌株。结核分枝杆菌培养费时较长,一般为 26 周,阳性结果随时报告,培养至 8 周仍未生长者报告阴性。常用的培养方法为改良罗氏法和小川法。近期采用测定细菌代谢产物的 BACTECTB460 或 BACTECMGT960 法,2 周左右可获得结果。

(4)药物敏感性测定:主要为临床耐药病例的诊断、制订合理的化疗方案及流行病学监测提供依据。

(5)其他检测技术:如 PCR、核酸探针检测特异性 DNA 片段、色谱技术检测结核硬脂酸和分枝菌酸等菌体特异成分,以及采用免疫学方法检测特异性抗原和抗体等,使结核病快速诊断取得一些进展,但这些方法仍在研究阶段,尚需改进和完善。

3.结核菌素试验

结核菌素试验广泛应用于检出结核分枝杆菌的感染,而非检出结核病。结核菌素试验对儿童、少年和青年的结核病诊断有参考意义。由于许多国家和地区广泛推行卡介苗接种,结核菌素试验阳性不能区分是结核分枝杆菌的自然感染还是卡介苗接种的免疫反应。因此,在卡介苗普遍接种的地区,结核菌素试验对检出结核分枝杆菌感染受到很大限制。目前 WHO 和国际防痨和肺病联合会推荐使用的结核菌素为纯蛋白衍化物(PPD)PPDRT23,以便于国际间结核感染率的比较。结核菌素试验选择左侧前臂屈侧中上部 1/3 处,0.1mL(5U)皮内注射,试验后 48~72 小时观察和记录结果,手指轻摸硬结边缘,测量硬结的横径和纵径,得出平均直径＝(横径＋纵径)/2,而不是测量红晕直径,硬结为特异性变态反应,而红晕为非特异性反应。硬结直径≤4mm 为阴性,5~9mm 为弱阳性,10~19mm 为阳性,≥20 或虽＜20mm 但局部出现水疱和淋巴管炎为强阳性反应。结核菌素试验反应越强,对结核病的诊断,特别是对婴幼儿的结核病诊断越重要。凡是阴性反应结果的儿童,一般来说,表明没有受过结核分枝杆菌的感染,可以除外结核病。但在某些情况下,也不能完全排除结核病,因为结核菌素试验可受许多因素影响,结核分枝杆菌感染后需 48 周才建立充分变态反应,在此之前,结核菌素试验可呈阴性;营养不良、机体应激、免疫抑制剂应用、HIV 感染、麻疹、水痘、慢性消耗性疾病癌症、严重的细菌感染包括重症结核病如粟粒型结核病和结核性脑膜炎等,结核菌素反应受到抑制,结核菌素试验结果则多为阴性和弱阳性。病情好转或免疫功能恢复后,结核菌素反应可转为阳性。

4.纤维支气管镜检查

纤维支气管镜检查常应用于支气管结核和淋巴结支气管炎的诊断,支气管结核表现为黏膜充血、溃疡、糜烂、组织增生、形成瘢痕和支气管狭窄,可以在病灶部位钳取活体组织进行病理学检查、结核分枝杆菌培养。对于肺内结核病灶,也可行刷检、冲洗或吸引标本做病原体检查,也可以经支气管肺活检获取标本检查,有利于提高肺结核的诊断敏感性和特异性,尤其适用于痰涂片阴性等诊断困难患者。纤维支气管镜对于支气管结核的诊断和鉴别诊断尤其具有价值。

5.其他

少数患者可出现继发性贫血,白细胞可轻度升高,个别患者出现明显白细胞升高,类似白血病反应。少数患者出现血液细胞三系减少。血沉(ESR)和 C 反应蛋白(CRP)升高。

(四)诊断标准

1.疑似病例

凡符合下列项目之一者:①痰结核菌检查阴性,胸部 X 线检查怀疑活动性肺结核病变者;②痰结核菌检查阴性,胸部 X 线检查有异常阴影,患者有咳嗽、咳痰、低热、盗汗等肺结核病症状或按肺炎治疗观察 2~4 周未见吸收;③儿童结核菌素试验(5 个单位,相当于 1:2000)强阳性反应伴有结核病临床症状。

2.确诊病例

凡符合下列项目之一者:①痰结核菌检查阳性(包括涂片或培养);②痰结核菌阴性,胸部 X 线检查有典型的活动性结核病变表现;③肺部病变标本病理学诊断为结核病变;④疑似肺结核患病者,经临床 X 线随诊观察后可排除其他肺部病变;⑤临床上已排除其他原因引起的胸腔积液,可诊断为结核性胸膜炎。

3.结核病分类

(1)原发型肺结核:此型肺结核为原发结核感染所致的临床病症,含原发综合征及胸内淋巴结结核,多见于少年儿童,无症状或症状轻微,多有结核病家庭接触史,结核菌素试验多为强阳性,X 线胸片表现为哑铃型阴影,即原发病灶、引流淋巴管炎和肿大的肺门淋巴结,形成典型的原发综合征。原发病灶一般吸收较快,可不留任何痕迹。若 X 线胸片只有肺门淋巴结肿大,则诊断为胸内淋巴结结核。肺门淋巴结结核可呈团块状、边缘清晰和密度高的肿瘤型或边缘不清,伴有炎性浸润的炎症型。

(2)血行播散型肺结核:含急性血行播散型肺结核(急性粟粒型肺结核)及亚急性、慢性血行播散型肺结核。急性粟粒型肺结核多见于婴幼儿和青少年,特别是营养不良、患传染病和长期应用免疫抑制剂导致免疫力明显下降的小儿,多同时伴有原发型肺结核。成人也可发生急性粟粒型肺结核,可由病变中和淋巴结内的结核分枝杆菌侵入血管所致。本型起病急,持续高热,中毒症状严重,约一半以上的小儿和成人合并结核性脑膜炎。虽然病变侵及两肺,但极少有呼吸困难。全身浅表淋巴结肿大,肝和脾大,有时可发现皮肤淡红色粟粒疹,可出现颈项强直等脑膜刺激征,眼底检查约1/3的患者可发现脉络膜结核结节。部分患者结核菌素试验阴性,随病情好转可转为阳性。X线胸片和CT检查开始为肺纹理重,在症状出现2周左右可发现由肺尖至肺底呈大小、密度和分布都均匀的粟粒状结节阴影,结节直径2mm左右。亚急性、慢性血行播散型肺结核起病较缓,症状较轻,X线胸片呈双上、中肺野为主的大小不等、密度不同和分布不均的粟粒状或结节状阴影,新鲜渗出与陈旧硬结和钙化病灶共存。慢性血行播散型肺结核多无明显中毒症状。

(3)继发型肺结核:可出现以增殖病变为主、浸润病变为主、干酪病变为主或以空洞为主等多种病理改变;多发生在成人,病程长,易反复。肺内病变多为含有大量结核分枝杆菌的早期渗出性病变,易进展,多发生干酪样坏死、液化、空洞形成和支气管播散;同时又多出现病变周围纤维组织增生,使病变局限化和瘢痕形成。病变轻重多寡相差悬殊,活动性渗出病变、干酪样病变和愈合性病变共存。因此,继发型肺结核X线表现特点为多态性,好发在上叶尖后段和下叶背段。痰结核分枝杆菌检查常为阳性。继发型肺结核含浸润性肺结核、纤维空洞性肺结核和干酪样肺炎等。临床特点如下:

①浸润性肺结核:浸润渗出性肺结核病变和纤维干酪增殖病变多发生在肺尖和锁骨下,影像学检查表现为小片状或斑点状阴影,可融合和形成空洞。渗出性病变易吸收,而纤维干酪增殖病变吸收很慢,可长期无改变。

②空洞性肺结核:纤维空洞性肺结核的特点是病程长,反复进展恶化,肺组织破坏重,肺功能严重受损,空洞形态不一。多由干酪渗出病变溶解形成洞壁不明显的、多个空腔的虫蚀样空洞;伴有周围浸润病变的新鲜的薄壁空洞,当引流支气管壁出现炎症半堵塞时,因活瓣形成,而出现壁薄的、可迅速扩大和缩小的张力性空洞,以及肺结核球干酪样坏死物质排出后形成的干酪溶解性空洞。双侧或单侧出现纤维厚壁空洞和广泛的纤维增生,造成肺门抬高和肺纹理呈垂柳样,患侧肺组织收缩,纵隔向患侧移位。空洞性肺结核多有支气管播散病变,临床症状较多,发热,咳嗽,咳痰和咯血等。空洞性肺结核患者痰中经常排菌。应用有效的化学治疗后,出现空洞不闭合,但长期多次查痰阴性,空洞壁由纤维组织或上皮细胞覆盖,诊断为"净化空洞"。但有些患者空洞还残留一些干酪组织,长期多次查痰阴性,临床上诊断为"开放菌阴综合征"。

③结核球:多由干酪样病变吸收和周边纤维膜包裹或干酪空洞阻塞性愈合而形成。结核球内有钙化灶或液化坏死形成空洞,多数结核球有卫星灶,可作为诊断和鉴别诊断的参考。直径为2～4cm,多小于3cm。

④干酪样肺炎:多发生在机体免疫力和体质衰弱,又受到大量结核分枝杆菌感染的患者,或有淋巴结支气管炎,淋巴结中的大量干酪样物质经支气管进入肺内而发生。大叶性干酪样

肺炎 X 线呈大叶性密度均匀磨玻璃状阴影,逐渐出现溶解区,呈虫蚀样空洞,可出现播散病灶,痰中能查出结核分枝杆菌。小叶性干酪样肺炎的症状和体征都比大叶性干酪样肺炎轻,X 线呈小叶斑片播散病灶,多发生在双肺中下部。

(4)结核性胸膜炎:为临床上已排除其他原因引起的胸膜炎。在结核性胸膜炎发展的不同阶段,有结核性干性胸膜炎、结核性渗出性胸膜炎、结核性脓胸。

(5)其他肺外结核:按部位和脏器命名,如骨关节结核、肾结核、结核性脑膜炎、肠结核等。

(6)菌阴肺结核:菌阴肺结核为三次痰涂片及一次培养阴性的肺结核,其诊断标准:①典型肺结核临床症状和胸部 X 线表现;②抗结核治疗有效;③临床可排除其他非结核性肺部疾患;④PPD(5U)强阳性,血清抗结核抗体阳性;⑤痰结核菌 PCR 和探针检测呈阳性;⑥肺外组织病理证实结核病变;⑦支气管肺泡灌洗(BALF)液中检出抗酸分枝杆菌;⑧支气管或肺部组织病理证实结核病变。具备①~⑥中三项或⑦~⑧中任何一项可确诊。

(7)特殊人群和不典型肺结核:某些特殊人群患肺结核可在症状、体征和胸部 X 线表现及临床经过等诸多方面与一般肺结核患者有许多不同特点,即所谓"不典型肺结核",较易延误诊断。为引起临床重视,概括有如下情况。

①免疫损害者(指原发免疫缺陷性疾病及接受放化疗和免疫抑制药物治疗患者),由于皮质激素或其他免疫抑制药物和因素的干扰或掩盖,肺结核的症状隐匿或轻微,可缺乏呼吸道症状,也可由于免疫防御机制受损以突发高热起病,病变进展迅速呈暴发性经过。

②免疫损害患者的肺结核,以血行播散型肺结核居多,合并胸膜炎或肺外结核多。X 线上"多形性"不明显,以均质性片絮状阴影表现多,可在结核病非好发部位、中下肺叶及上叶前段发生,需和急性肺炎鉴别。

③极度免疫功能低下患者可首先出现高热,侵犯肝、脾和淋巴结等全身症状,而肺部 X 线阴影出现时间明显延长或长时间表现为无典型粟粒样病变的无反应性结核病(暴发性结核性败血症)。

④艾滋病合并肺结核时可表现肺门、纵隔淋巴结肿大、中下肺野浸润病变多,类似原发肺结核表现,且有合并胸膜炎与肺外结核多、PPD 试验阳性等特点。

⑤糖尿病合并肺结核时 X 线特点以渗出干酪为主,可呈大片状、巨块状,易形成空洞,好发于肺门区及中下肺野,病变进展快,应注意与急性肺炎、肺化脓症、肺癌鉴别。

⑥支气管结核所致肺结核多在中下肺野或邻近肺段,由于有支气管狭窄因素存在,常可合并细菌感染致病变表现不典型,易与肺炎混淆;肺不张也常是支气管结核的并发症。

4.肺结核的记录方式

(1)痰菌检查:是确定传染和诊断、治疗的主要指标。痰菌检查阳性,以(+)表示;阴性以(-)表示。需注明痰检方法。如涂片、培养等,以涂(+)、涂(-)、培(+)、培(-)书写。当患者无痰或未查痰时,则注明(无痰)或(未查)。

(2)化疗史:分初治与复治。初治:凡既往未用过抗结核药物治疗或用药时间<1 个月的新发病例。复治:凡既往应用抗结核药物 1 个月以上的新发病例、复发病例、初治治疗失败病例等。

①初治:有下列情况之一者谓初治:a.尚未开始抗结核治疗的患者;b.正进行标准化疗方

案用药而未满疗程的患者;c.不规则化疗未满 1 个月的患者。

②复治:有下列情况之一者为复治:a.初治失败的患者;b.规则用药满疗程后痰菌又复阳的患者;c.不规律化疗超过 1 个月的患者;d.慢性排菌患者。

5.临床分期

肺结核的分期用来判断病灶的活动性及转归情况,应综合患者的临床表现、肺内病变、有无空洞及痰菌等情况决定,分为三期:①进展期:凡具备下述一项者属进展期:新发现的活动性病变;病变较前扩大增多或恶化;新出现空洞或空洞增大;痰菌转为阳性。②好转期:凡具备下述一项者属好转期:病变较前吸收好转;空洞闭合或缩小;痰菌减少或转阴。③稳定期:病变无活动性,空洞闭合,痰菌连续阴性(每月至少查痰 1 次)达 6 个月以上,或者空洞仍然存在,而痰菌需连续阴性 1 年以上。

进展期或好转期均属活动性,需要治疗;稳定期为非活动性肺结核,属临床治愈。

记录方式按结核病分类,病变部位、范围,痰菌情况,分期,化疗史程序书写。例如,原发性肺结核右中涂(-),初治;继发性肺结核双上涂(+),复治;血行播散型肺结核可注明(急性)或(慢性);继发性肺结核可注明(浸润性)(纤维空洞)等。并发症(如自发性气胸、肺不张等)、并存病(如矽肺、糖尿病等)、手术(如肺切除术后、胸廓成形术后等)可在化疗史后按并发症、并存病、手术等顺序书写。

(五)诊断要点

虽然肺结核缺乏特征性的症状和体征,但大多数婴幼儿和儿童患者可能有与结核患者的密切接触史,且症状发展过程具有特殊性。因此,询问病史和临床表现对于肺结核诊断是必不可少的。临床上咳嗽持续 2 周以上,咯血,午后低热,乏力,盗汗,月经不调或闭经,有肺结核接触史或肺外结核的患者,均应考虑有肺结核的可能。可通过 X 线及其他系统检查,确定病变性质是否为结核性。痰结核菌检查为确诊的最特异方法,但阳性检出率较低。如一时难以确定,可短期观察后复查。

六、类病辨别

1.肺炎

各种肺炎因病原体不同而临床特点各异,但大都起病急伴有发热,咳嗽、咳痰明显。胸片表现密度较淡且较均匀的片状或斑片状阴影,抗菌治疗后体温迅速下降,12 周左右阴影有明显吸收。典型肺炎链球菌肺炎与浸润型肺结核区别不难。原发综合征的肺门淋巴结结核不明显或原发灶周围存在大片渗出,病变波及整个肺叶并将肺门掩盖时,以及继发性肺结核主要表现为渗出性病变或干酪性肺炎时,需与肺炎特别是肺炎链球菌肺炎鉴别。肺炎链球菌性肺炎起病急骤、高热、寒战、胸痛伴气急,咳铁锈色痰,X 线征象病变常局限于一叶,血白细胞总数及中性粒细胞增多,痰涂片或培养可分离到细菌,结核菌阴性,抗生素治疗有效。而病情进展较快的继发性肺结核,扩大到整个肺叶,形成干酪样肺炎。干酪样肺炎则多有结核中毒症状,起病较慢,咯黄色黏液痰,X 线征象病变多位于右上叶,可波及右上叶尖、后段,呈云絮状、密度不均,可出现虫蚀样空洞,抗结核治疗有效,痰中易找到结核菌。有轻度咳嗽、低热的支原体肺炎、病毒性肺炎或过敏性肺炎(嗜酸粒细胞肺浸润症)在 X 线上的炎症征象,与早期继发性肺结核相似,对这类一时难以鉴别的病例,不宜急于抗结核治疗。支原体肺炎通常在短时间内(2~3 周)可自行消散;过敏性肺炎的肺内浸润常呈游走性,血中嗜酸粒细胞增多。

2.慢性支气管炎

老年慢性支气管炎症状酷似继发性肺结核,且近年来老年人肺结核的发病率有所增高,慢性支气管炎 X 线片检查仅有肺纹理增粗改变,继发性肺结核有特征表现。慢性支气管炎与支气管内膜结核难以鉴别,纤维支气管镜检查可以确诊。

3.COPD

COPD 发病年龄较大,常无明显的全身中毒症状,多表现为慢性咳嗽、咳痰,很少咯血,冬季多发,急性加重期可以有发热。肺功能检查为阻塞性通气功能障碍,胸部影像学检查有助于鉴别诊断,抗炎治疗有效,老年患者肺结核常与慢性支气管炎并存,应注意鉴别。

4.支气管扩张

支气管扩张常从幼年发病,慢性反复咳嗽、咳痰,多有大量脓痰,可有臭味,常反复咯血,常有杵状指(趾)。轻者 X 线胸片无异常或仅见肺纹理增粗,典型者可见卷发样改变,支气管造影或 CT 特别是高分辨 CT 能发现支气管腔扩大可确诊。

5.肺脓肿

肺脓肿起病急,发热,畏寒,咳嗽,咳大量脓臭痰,静止后痰可分三层,慢性患者有杵状指(趾),白细胞和中性粒细胞明显增高,X 线检查示带有液平面的空洞伴周围浓密的炎性阴影。肺脓肿空洞多见于肺下叶,脓肿周围的炎症浸润较严重,空洞内常有液平面。肺结核空洞则多发生在肺上叶,空洞壁较薄,洞内很少有液平面。此外,肺脓肿起病较急,高热、大量脓痰,痰中无结核菌,但有多种其他细菌,血白细胞总数及中性粒细胞增多,抗生素治疗有效。继发性肺结核中形成慢性纤维空洞合并感染时易与慢性肺脓肿混淆,后者痰结核菌阴性。

6.肺癌

肺癌多见于 40 岁以上的患者,可有长期吸烟史,表现为刺激性咳嗽、痰中带血、胸痛和消瘦等症状,常无发热等全身中毒症状,痰液脱落细胞检查可发现癌细胞,X 线检查示肿块可呈球状、分叶状,有毛刺、切迹。癌组织坏死液化后,可形成偏心厚壁空洞。结核球周围可有卫星病灶、钙化。支气管镜检查有其特征性改变。但近年来老年肺结核患者有增加趋势,应警惕两者并存的可能。癌性胸膜渗出液多为血性,抽吸后再生快,胸腔积液内可查到癌细胞,抗痨无效。肺癌与肺结核的并存,亦需注意发现。

7.纵隔和肺门疾病

原发性肺结核应与纵隔和肺门疾病相鉴别。小儿胸腺在婴幼儿时期多见,胸内甲状腺多发生于右上纵隔,淋巴系统肿瘤多位于中纵隔,多见于青年人,症状多,结核菌素试验可呈阴性或弱阳性。皮样囊肿和畸胎瘤多呈边缘清晰的囊状阴影,多发生于前纵隔。

8.其他发热性疾病

各型肺结核常有不同类型的发热,因此肺结核常需与临床上其他发热性疾病相鉴别。伤寒、败血症、白血病、纵隔淋巴瘤及结节病等与结核病有诸多相似之处。伤寒有高热、血白细胞计数减少及肝脾大等临床表现,易与急性血行播散型肺结核混淆。但伤寒热型常呈稽留热,有相对缓脉、皮肤玫瑰疹,血清伤寒凝集试验阳性。血、粪便伤寒杆菌培养阳性。肥达试验可以确诊。败血症起病急、寒战及弛张热型,白细胞及中性粒细胞增多,常有近期皮肤感染,疖疔挤压史或尿路、胆道等感染史,皮肤常见瘀点,病程中出现迁徙病灶或感染性休克,血或骨髓培养可发现致病菌。急性血行播散型肺结核有发热、肝脾肿大,起病数周后出现特异性 X 线表现。偶见血常规呈类白血病反应或单核细胞异常增多,需与白血病鉴别。后者多有明显出血倾向,骨髓涂片及动态 X 线胸片随访有助于确立诊断。成人原发性肺结核中支气管淋巴结结核常表现为发热及肺门淋巴结肿大,应与结节病、纵隔淋巴瘤等鉴别。结核病患者结核菌素试验阳性,抗结核治疗有效;而淋巴瘤发展迅速,常有肝脾及浅表淋巴结肿大,确诊常需组织活检。结节病通常不发热,肺门淋巴结肿大多为双侧性、对称性,结核菌素试验阴性,糖皮质激素治疗有效,必要时应作活检以明确诊断。

七、中医论治

(一)治疗原则

治疗当以补虚培元和抗痨杀虫为原则,根据体质强弱分别主次,但尤需重视补虚培元,增强正气,以提高抗病能力。调补脏器重点在肺,并应注意脏腑整体关系,同时补益脾肾。治疗大法应根据"主乎阴虚"的病理特点,以滋阴为主,火旺的兼以降火,如合并气虚、阳虚见证者,则当同时兼顾。杀虫主要是针对病因治疗。《医学正传·劳极》提出"一则杀其虫,以绝其根本,一则补其虚,以复其真元"两大治则。

(二)分证论治

1.肺阴亏损证

证候:干咳,咳声短促,或咯少量黏痰,痰少黏白,或痰中带有血丝,色鲜红,胸部隐隐闷痛,午后自觉手足心热,或见少量盗汗,皮肤干灼,口干咽燥,或有少量盗汗,胸闷隐痛,疲倦乏力,纳食不香,边尖红,苔薄白少津,脉细数。

治法:滋阴润肺,滋阴润肺,清热杀虫。

方药:月华丸加减。常用药物:天冬、麦冬、生地黄、熟地黄、山药、百部、沙参、川贝母、茯苓、阿胶、三七、獭肝、菊花、桑叶。

加减:咳嗽频而痰少质黏者,可合甜杏仁以润肺化痰止咳,并可配合琼玉膏以滋阴润肺;咳甚者加杏仁、桑白皮以止咳;痰中带血丝较多者,加蛤粉炒阿胶、仙鹤草、白茅根、白及、藕节等以润肺和络止血;若低热不退者,可配银柴胡、青蒿、胡黄连、地骨皮、功劳叶、葎草等以清热除蒸;若咳久不已,声音嘶哑者,加诃子、木蝴蝶、凤凰衣等以养肺利咽,开音止咳,可加百合、玉竹以增滋补肺阴之力;若神疲食少,宜加太子参以甘平养胃;惊悸加茯神、远志、柏子仁、酸枣仁以养心安神。

2.阴虚火旺证

证候:呛咳气急,痰少质黏,或吐痰黄稠量多,时时咯血,血色鲜红,混有泡沫痰涎,午后潮热,骨蒸,五心烦热,颧红,盗汗量多,口渴心烦,失眠,性情急躁易怒,或胸胁掣痛,男子可见遗精,女子月经不调,形体日益消瘦,舌干而红,苔薄黄而剥,脉弦细数。

治法:滋阴降火,滋阴降火。

方药:百合固金汤合秦艽鳖甲散加减。常用药物:百合、麦冬、玄参、生地黄、熟地黄、鳖甲、知母、秦艽、银柴胡、地骨皮、青蒿、川贝母、甘草、桔梗、当归、白芍、白及、百部、龟板、阿胶、五味子、乌梅。

加减:火旺较甚,热象明显者,当增入胡黄连、黄芩苦寒泻火,坚阴清热;骨蒸劳热再加秦艽、白薇等清热除蒸;痰热蕴肺,咳嗽痰黏色黄,酌加桑白皮、天花粉、知母、海蛤粉、鱼腥草以清热化痰;咯血较著者,加牡丹皮、黑山栀、紫珠草、醋制大黄等,或配合十灰丸以凉血止血;血色紫暗成块,伴有胸胁刺痛者,加参三七、血余炭、花蕊石、广郁金等以化瘀和络止血;盗汗较著,加乌梅、核桃干、浮小麦、煅龙骨、煅牡蛎、麻黄根等养阴止汗;咳呛而声音嘶哑者,合诃子肉、血余炭、白蜜等润肺肾而通声音;梦遗者加山萸肉、芡实、金樱子滋补肾阴,涩精;胸胁掣痛者,宜加川楝子、延胡索、广郁金以和络止痛;烦躁失眠者,宜加酸枣仁、夜交藤、珍珠母以宁心安神。服本方易腻胃碍脾,故须酌加砂仁、香橼、佛手等醒脾理气之品,以除滋腻碍脾之弊。

3.气阴耗伤证

证候:咳嗽无力,气短声低,咳痰清稀色白,量较多,痰中偶或夹血,或咯血,血色淡红,午后潮热,伴有畏风,怕冷,自汗与盗汗可并见,神疲倦怠,面色㿠白,气短声低,身体消瘦,食欲缺乏,便溏,颧红,舌质光淡,边有齿印,苔薄,脉细弱而数。

治法:益气养阴。

方药:保真汤或参苓白术散加减。常用药物:太子参、白术、黄芪、茯苓、炙甘草、麦冬、天冬、生地黄、五味子、当归、白芍、熟地黄、地骨皮、黄柏、知母、柴胡、厚朴、莲心、陈皮、生姜、大枣。

加减:夹有湿痰者,可加姜半夏、橘红、薏苡仁等燥湿化痰;咯血量多者,可加山萸肉、仙鹤草、煅龙牡、参三七、阿胶、仙鹤草、三七等,配合补气药,共奏补气摄血之功;若见劳热、自汗、恶风者,可宗甘温除热之意,取桂枝、白芍、红枣,配合党参、黄芪、炙甘草等和营气而固卫表;兼有骨蒸盗汗等阴伤症状者,酌加鳖甲、牡蛎、乌梅、地骨皮、银柴胡等以益阴配阳,清热除蒸;如纳少腹胀,大便溏薄者,加扁豆、薏苡仁、莲肉、橘白等健脾之品,忌用地黄、麦冬、阿胶等过于滋腻的药物。咳嗽痰稀,可加紫菀、款冬花、紫苏子等温润止嗽;骨蒸、盗汗者可加鳖甲、牡蛎、浮小麦以补阴除蒸敛汗;如便溏、腹胀、食少等脾虚症状明显者,应酌加扁豆、山药、薏苡仁、莲肉等甘淡健脾,并去知母、黄柏苦寒伤中及生地黄、熟地黄、当归滋补碍脾之弊;若咳甚者加紫菀、款冬花、枇杷叶以温脾止咳。

4.阴阳虚损证

证候:咳逆喘息,少气,咳痰色白有沫,或夹血丝,血色暗淡,劳热骨蒸,潮热,自汗,盗汗,声嘶或失音,形体消瘦,面浮肢肿,心慌,唇紫,肢冷,形寒,或见五更泄泻,口舌生糜,大肉尽脱,男子遗精阳痿,女子经闭,舌质光淡隐紫,苔黄而剥,少津,脉微细而数,或虚大无力。

治法:滋阴补阳。

方药:补天大造丸加减。常用药物:黄芪、人参、山药、枸杞子、龟板、鹿角、紫河车、当归、酸枣仁、远志、白芍、茯苓、白术、熟地黄。

加减:肾虚气逆喘息者,配冬虫夏草、诃子、钟乳石、紫石英、诃子肉摄纳肾气;心慌者加紫石英、丹参、远志、柏子仁、五味子镇心安神;五更泄泻,配煨肉蔻、补骨脂补火暖土,并去熟地黄等滋腻碍脾药物;五更腹泻者,则当去熟地黄,加入肉豆蔻、补骨脂以补肾固肠,忌投阿胶等滋腻之品。

(三)特色治疗

1.专方专药

(1)养阴清肺膏:由白芍、薄荷、川贝母、地黄、甘草、麦冬、牡丹皮、玄参等组成。适用于肺阴虚之肺结核。有养阴清肺,润肺止咳的功效。

(2)肺结核丸:由白及、土鳖虫、制何首乌等组成。适用于肺结核空洞、肺出血。有敛阴补肺的功效。

(3)五味抗痨散:由白及、百合、薏苡仁、川贝母、杏仁等组成。适用于空洞型肺结核。有滋阴化痰止咳的功效。

(4)抗痨丸:由黄芪、地骨皮、山药、茯苓、土贝母、夏枯草、百部、百合、当归、黄精、白及、黄芩、麦冬、女贞子、生地黄、玄参、猫爪草、壁虎等组成。适用于肺结核。有甘寒养阴,清金保肺的功效。

(5)参蛤散:由红参、北沙参、川贝母、五味子、白及、蛤蚧、紫河车、米炒麦冬、化橘红等组成。适用于肺结核气阴两虚者。有润肺止咳,滋肾填精的功效。

(6)保肺散:由北沙参、茯苓、百合、玉竹、黑芝麻、炙紫菀、蒸百部、桔梗、陈皮、甘草、薄荷叶等组成。适用于肺结核,症见咳嗽吐血,或痰带血丝,头晕身倦,胸痛背胀,潮热自汗,喉燥咽干等。有益脾滋肺化痰的功效。

(7)阴平汤:由生地黄、龟甲胶、黄连、黄芩、川贝母、桑叶、炙甘草、百部等组成。适用于原发性肺结核。具有滋阴润肺,杀虫止咳的功效。

(8)养阴固肺汤:由百部、白及、百合、黄芩、栀子、麦冬、玉竹、山药、生地黄、玄参、丹参、牡丹皮、酒大黄、花蕊石、三七(冲服)等组成。适用于阴虚火旺之肺结核。具有滋阴,降火,宁血的功效。

(9)蛤蚧定喘胶囊:由蛤蚧、瓜蒌子、紫菀、鳖甲(醋制)、黄芩、甘草、麦冬、黄连、百合、紫苏子(炒)、石膏、苦杏仁(炒)、朱砂等组成。适用于肺结核、咳嗽气喘等病症。具有滋阴清肺,止咳平喘的功效。

(10)羊胆丸:由羊胆干膏、百部、白及、浙贝母、甘草粉等组成。适用于肺结核初期或中期,体质状态尚好,无明显虚象者。具有抗痨杀菌,清热化痰,止咳止血的功效。

(11)人参养荣汤:由人参、白术、茯苓、炙黄芪、炙甘草、当归身、生白芍、陈皮、熟地黄、远志、肉桂、五味子、生姜、大枣等组成。适用于肺病晚期,元气衰败者。有滋阴补阳,培元固本的功效。

(12)贝母二冬膏:由川贝母、天冬、麦冬组成。适用于肺阴亏损之干咳少痰或痰中带血,胸痛,潮热,颧红(颧指面部鼻两侧高骨处),口干咽燥,舌红苔薄黄少津,脉细或细数。有滋阴润肺,清热杀虫的功效。

(13)人参白术丸:由人参、山药、生地黄、熟地黄、山茱萸(酒炙)、泽泻、牡丹皮、茯苓、麦冬、天冬等组成。适用于气阴耗损之咳嗽,咯血,潮热,颧红,自汗,盗汗,气短乏力,食欲缺乏,舌质光红,苔薄或剥,脉细数无力。有养阴润肺,益气固本的功效。

(14)肺宁丸:制龟板、生地黄、熟地黄、制百部、北沙参、制鳖甲、川贝母、制乳没、白及、海藻、紫石英、生龙骨、阿胶、天冬、麦冬等组成。上药共研细末,炼蜜为丸,每丸9克重,每次1丸,每日2次,白开水送服。有润肺滋阴,化痰活血的功效。

(15)空洞型肺结核方:由南沙参、天冬、麦冬、炙百部、炙紫菀、桔梗、玉竹、茯苓、生甘草、地骨皮、生牡蛎、十大功劳叶等组成。取母鸡净肉,不放盐、酒等佐料,文火煮浓汁6杯。余药用水浸泡30分钟,文火煎煮30分钟,滤取药液,加水再煎30分钟过滤,将2次药液混合成2杯(约400mL)。用时每日2次服中药、鸡汁各1杯。适用于肺痨之阴虚火旺证。有滋阴润肺,清热化痰止咳的功效。

2.针灸治疗

(1)体针疗法

主穴:选太渊、肺俞、膏肓、脾俞、胃俞、肾俞、足三里、中脘、三阴交、太溪、身柱、尺泽、大椎、百劳、中极、关元。

配穴:照海、合谷、气海、鱼际、阴郄、孔最、志室、血海。肺阴亏损者配照海、太渊;阴虚火旺者配合谷、鱼际;阴虚潮热配鱼际、劳宫、大椎、间使、心俞、肝俞、太溪;气阴两虚者配脾俞、胃俞、气海、足三里、三阴交;潮热者配鱼际;盗汗者配后溪、阴郄、复溜、合谷;咳嗽咯血者配中府、孔最、膈俞、鱼际、太冲;遗精者配志室;经闭者配血海;音哑配太渊、照海;遗精配志室、关元、三阴交;经闭配血海、地机;阳虚配脾俞、肾俞、关元、中脘;阴阳两虚加配肾俞、关元;肢冷加关元;咳嗽不畅,胸闷气滞者,配尺泽、太渊、合谷;咳嗽气逆喉痒者,配天突、膻中、气海、足三里;痰液黏多难咯,配丰隆、足三里;胸胁痛者配中府、腹中、尺泽、支沟、阳陵泉、期门;腹胀、肠鸣、便溏者,配天枢、气海;便秘,腹胀者,配支沟、大肠俞、照海;嗳气吞酸,脘腹胀满者,配期门、章门、行间;失眠,烦躁,面红,脉数者,配风池、神门、太溪、行间、足临泣;阳痿遗精,腰酸肢冷者,配命门、志室;少气懒言,神疲乏力者,配关元、足三里;妇女月经不调者,配关元、中极、血海、地机等。

针灸方法:由于本病属虚证,针刺手法原则上应用补法,如兼有实证时,亦暂用泻法。一般留针15～30分钟,隔日1次。治疗20次为1个疗程,一般需连续治疗2个疗程,病重者可治疗3个疗程以上。

(2)灸法

选穴:肺俞、膏肓、膈俞、胆俞、大椎、身柱。配穴:劳宫、曲泉、太溪、然谷、太冲、肝俞、脾俞。唾血肉损加鱼际、尺泽、间使、神门、太渊;咳嗽痰红加百劳、肺俞、中脘、足三里;久咳劳热者加肺俞。

操作:用麦粒灸,每穴灸3～5壮,穴位轮流使用。根据病情也可在配穴上施以针刺,然后再灸。每周2～3次,3个月为1个疗程。

(3)耳针疗法

选穴:肺区敏感点、肾、心、脾、内分泌、神门、大肠、下脚端、神门、屏间。

操作:可用毫针法、电针法,留针15～30分钟,隔日1次,每次2～3穴,10次为1个疗程。

3.推拿治疗

(1)点揉肺俞、膏肓、百劳各3~5分钟。

(2)推督脉大椎至命门段来回五遍后,泛推上背部三遍。

(3)推天突至中庭来回五遍后再泛推前胸部三遍。

(4)按摩疗法:采用下腹穴位按摩法治疗本病。患者仰卧、屈膝,腹部放松。医者站在一侧,用双手指腹在患者下腹部作环形按摩法,至下腹部皮肤微红发热;再用拇指按压三阴交、气海、石门、关元、中极、曲骨、会阴等穴,按压时渐加压力,以患者能忍受为度。然后让患者取俯卧位,用双手拇指同时按压三焦俞、膀胱俞、阴谷、委阳、阴陵泉等穴。每穴按压1分钟,每日1次。

4.外治法

(1)穴位注射疗法

选穴:结核穴、中府、肺俞、大椎、膏肓、曲池、足三里、百劳穴、中府、膈俞、天突、膻中等穴。咯血用膈俞;咳甚用天突;胸痛可加膻中。

操作:选用维生素 B_1 注射液100mg,每次选择2~3穴,轮流使用。

(2)穴位贴敷疗法

选穴:肺俞、膏肓、结核穴、百劳。

操作:用白鸽粪、五灵脂、白芥子、大蒜、醋化麝香等药制成肺痨膏,取绿豆大,放在直径2cm的圆橡皮膏中心,贴敷在穴位上,每次选用1对穴位,贴30~60分钟揭下,贴后有水疱者可挑破,涂甲紫。

(3)埋线处方

选穴:百劳穴、厥阴俞透膈俞、中府透云门。

操作:交替使用,依法植入羊肠线,两次植入时间一般间隔20~30天。

5.食疗

(1)杏仁膏:杏仁1杯,胡桃(肉)半杯,梨汁2杯,生姜汁2大匙,猪油半杯,蜂蜜、糖浆备1杯。将杏仁与胡桃浸泡于热水后去皮,研碎如泥状;猪油放入锅内煮热,下杏仁、胡桃,一边混合一边加生姜汁和梨汁。再加蜂蜜、糖浆,煮至浓稠而发出香气为止。可用汤匙取出抵食,或倒入杯子内以热开水冲服。本品具有镇咳、祛痰作用,适用于肺结核气喘、呼吸困难、悸动、浮肿等。

(2)麦冬糯米粥:麦冬10克,糯米200克,高丽人参2克,甘草2克,红枣3粒,蜂蜜适量。糯米用水洗后以400mL的水稍浸渍后上火,至煮熟为止。中途加入上述药物煮至稠黏为止,移入小碗与麦冬、红枣同吃,蜂蜜可酌予加减。本品具有镇咳,祛痰,强心的功效。

(3)沙参玉竹煲鸭:沙参、玉竹各50克,鸭半只,放入瓦盅内加水适量煲熟,调味,吃肉喝汤。本品可养肺胃之阴,适用于肺结核引起的低热、干咳、心烦、口渴等。

(4)淮山龙眼炖水鱼:淮山药30克,龙眼肉15克,水鱼1只,先用热水烫水鱼,使其排尽粪尿,再切开洗净去内脏,然后把水鱼肉同淮山药、龙眼肉放入炖盅内,加水适量炖熟,食肉饮汤。本品有补虚损,安神补血,润肺止咳之功效,适用于肺结核低热、痰中带血,以及肺脾两虚之慢性咳嗽、病后体虚者。

（5）南杏桑白煲猪肺：南杏、桑白皮各 15 克，猪肺 200～250 克洗净切块，水适量煲之，熟后调味，吃肉饮汤。本品有润肺止咳，补气平喘等功效，适用于肺结核之阴虚潮热、咽干、干咳及咯血者。

（6）黄精炖猪瘦肉：每次用黄精 30 克，猪瘦肉 100 克，隔水炖服，可每天或隔天吃 1 次。本品有补中益气，润心疗肺之功效，适用于各期肺结核者调补之用。

（7）南杏煲羊肺：南杏 20 克，羊肺 200～250 克，先将羊肺洗净切片，与南杏一起放入瓦煲内加水适量煲熟，调味吃肉喝汤。本品有润肺止咳，补肺气之功效，肺结核患者均可食用。

（8）胎盘红枣冰糖膏：取胎盘 1 个洗净切片，红枣 500 克去核，冰糖 500 克，水适量共熬炼成膏，每服 1 汤匙，每天 3 次。本品有补益气，强壮之功效，适用于各期肺结核者服食。

（9）白及百部百合丸：取白及、百部、百合各 200 克，共研细末，炼蜜为丸，每服 10 克，每天 2 次。本品有润肺止咳，收敛止血等功效，对肺结核病有较好疗效。

（10）合冬花蜂蜜膏：取野百合 150 克，款冬花 150 克，蜂蜜 300 克，水适量共熬成膏，每次 2 汤匙，每天 3 次。本品有润肺止咳功效，适用于肺结核干咳、少痰者。

（11）滋阴清热饮：沙参 15 克，麦冬 12 克，熟地黄 15 克，地骨皮 10 克，百部 12 克，龟板 10 克，水煎服，每天 1 剂。本品有滋阴清热，润肺止咳等功效，适用于肺结核之潮热、口干、干咳者。

（12）阿胶兜铃煎：炙甘草 4 克，马兜铃 15 克，牛蒡子 6 克，杏仁 9 克，水煎取汁，阿胶 30 克（烊化），糯米 30 克，一同煎服，每天 1 剂。本品有补肺养阴，止咳宁嗽之功效。适用于肺结核引起的咯血者。

（13）白及瓜蒌煎：百部、白及各 12 克，瓜蒌 15 克，水煎取汁，加入适量蜂蜜，分 2 次服，每天 1 剂。本品有润肺止咳，收敛止血等功效，适用于肺结核痰中带血者。

（14）胡萝卜鸡蛋粥：胡萝卜 120 克，切成小块，鸡蛋 2 个，大米 100 克。锅内加水适量，放入大米煮粥，七成熟时加入胡萝卜块，再煮至粥熟，打入鸡蛋，搅匀，再煮沸即成。每日 1～2 次，适用于肺结核之潮热盗汗。

（15）藕节茅根茶：藕节 5 节，白茅根 30 克，白糖 30 克。将藕节、白茅根共洗净，制为粗末，一同放入杯内，加入白糖，用沸水冲泡，代茶饮用，每日 1 剂，适用于阴虚火旺所致的肺结核咯血者。

八、西医治疗

（一）化学治疗的原则

肺结核化学治疗的原则是早期、规律、全程、适量、联合五项原则。整个治疗方案分强化和巩固两个阶段。

1.早期

对所有检出和确诊患者均应立即给予化学治疗。早期化学治疗有利于迅速发挥早期杀菌作用，促使病变吸收和减少传染性。

2.规律

严格遵照医嘱要求规律用药,不漏服,不停药,以避免耐药性的产生。

3.全程

保证完成规定的治疗期是提高治愈率和减少复发率的重要措施。

4.适量

严格遵照适当的药物剂量用药,药物剂量过低不能达到有效的血浓度,影响疗效和易产生耐药性,剂量过大易发生药物毒副反应。

5.联合

联合用药系指同时采用多种抗结核药物治疗,可提高疗效,同时通过交叉杀菌作用减少或防止产生耐药性。

(二)药物治疗

肺结核的药物治疗,整个药物化疗治疗方案分为强化和巩固两个阶段。多数肺结核患者采用不住院治疗,同样收到良好效果。在不住院条件下要取得化学疗法的成功,关键在于对肺结核患者实施有效治疗管理,即目前推行的在医务人员直接面视下 DOTS,确保肺结核患者在全疗程中规律、联合、足量和不间断地实施规范化疗,减少耐药性的产生,最终获得治愈。由于临床上患者对抗结核药物耐受性不一样,肝肾功能情况不同(尤其是老年患者)和存在耐多药结核(MDRTB)患者,这时进行治疗也要注意化疗方案制订的个体化,以确保化疗顺利完成及提高耐药结核痰菌阴转率。

1.初治肺结核的治疗

初治定义:有下列情况之一者谓初治:①尚未开始抗结核治疗的患者;②正进行标准化疗方案用药而未满疗程的患者;③不规则化疗未满 1 个月的患者。

初治方案:强化期 2 个月/巩固期 4 个月。药名前数字表示用药月数,药名右下方数字表示每周用药次数。常用方案:2S(E)HRZ/4HR;2S(E)HRZ/4H$_3$R$_3$;2S$_3$(E$_3$)H$_3$R$_3$Z$_3$/4H$_3$R$_3$;2S(E)HRZ/4HRE;2RIFATER/4RIFINAH。

初治强化期第 2 个月末痰涂片仍阳性,强化方案可延长 1 个月,总疗程 6 个月不变(巩固期缩短 1 个月)。若第 5 个月痰涂片仍阳性,第 6 个月阴性,巩固期延长 2 个月,总疗程为 8 个月。对粟粒型肺结核(无结核性脑膜炎者)上述方案疗程可适当延长,不采用间歇治疗方案,强化期为 3 个月,巩固期为 HR 方案 6~9 个月,总疗程为 9~12 个月。菌阴肺结核患者可在上述方案的强化期中删除链霉素或乙胺丁醇。

2.复治肺结核的治疗

复治定义:有下列情况之一者为复治:①初治失败的患者;②规则用药满疗程后痰菌又复阳的患者;③不规律化疗超过 1 个月的患者;④慢性排菌患者。

复治方案:强化期 3 个月/巩固期 5 个月。

常用方案:2SHRZE/1HRZE/5HRE;2SHRZE/1HRZE/5H$_3$R$_3$E$_3$;2S$_3$H$_3$R$_3$Z$_3$E$_3$/1H$_3$R$_3$Z$_3$E$_3$/5H$_3$R$_3$E$_3$。复治患者应做药敏试验,对于上述方案化疗无效的复治排菌病例可参考耐多药肺结核化疗方案并根据药敏试验加以调整,慢性排菌者一般认为用上述方案疗效不理想,具备手术条件时可行手术治疗。对久治不愈的排菌者要警惕非结核分枝杆菌感染的可能性。

3.耐多药肺结核的治疗

对至少包括 INH 和 RFP 两种或两种以上药物产生耐药的结核病为 MDRTB,所以耐多药肺结核必须要有痰结核菌药敏试验结果才能确诊。耐多药肺结核化疗方案:主张采用每日用药,疗程要延长至 21 个月为宜,WHO 推荐一线和二线抗结核药物可以混合用于治疗 MDRTB,一线药物中除 INH 和 RFP 已耐药外,仍可根据敏感情况选用:①SM:标准化疗方案中,只在强化期的 2 个月使用,儿童、老年人及因注射不方便者常以 ENB 替代,由于 SM 应用减少,一些地区耐 SM 病例可能也减少。②PZA:多在标准短程化疗方案强化期中应用,故对该药可能耐药频率低,虽然药敏试验难以证实结核菌对 PZA 的药物敏感性(因无公认可靠的敏感性检测方法),但目前国际上治疗 MDRTB 化疗方案中常使用它。③ENB:抗菌作用与 SM 相近,结核菌对其耐药频率低。二线抗结核药物是耐多药肺结核治疗的主药,包括:①氨基糖苷类:AMK 和多肽类卷曲霉素等。②硫胺类:乙硫异烟胺(1314TH)、丙硫异烟胺。③氟喹诺酮类:OFLX 和 LVFX,与 PZA 联用对杀灭巨噬细胞内结核菌有协同作用,长期应用安全性和肝耐受性也较好。④CS:神经系统毒性大,应用范围受到限制。⑤对氨基水杨酸钠:为抑菌药,用于预防其他药物产生耐药性。⑥RBT:耐 RFP 菌株中部分对它仍敏感。⑦异烟肼对氨基水杨酸盐(帕星肼,PSNZ):是老药,但耐 INH 菌株中,部分对它敏感,国内常用于治疗 MDRTB。WHO 推荐的未获得(或缺乏)药敏试验结果但临床考虑 MDRTB 时,可使用的化疗方案为强化期使用 AMK(或 CPM)+TH+PZA+OFLX 联合,巩固期使用 TH+OFLX 联合。强化期至少 3 个月,巩固期至少 18 个月,总疗程 21 个月以上。若化疗前或化疗中已获得了药敏试验结果,可在上述药物的基础上调整,保证敏感药物在 3 种以上。对病变范围较局限,化疗 4 个月痰菌不阴转,或只对 2～3 种效果较差药物敏感,对其他抗结核药均已耐药,有手术适应证者可进行外科治疗。

药物英文代号:异烟肼(INH,H),链霉素(SM,S),对氨基水杨酸钠(PAS,P),乙胺丁醇(ENB,E),利福平(RFP,R),吡嗪酰胺(PZA,Z),氨硫脲(TB1),丙硫乙烟胺(1321TH,PTH,TH),阿米卡星(AMK,丁胺卡那霉素),卷曲霉素(CPM),环丝氨酸(CS),氧氟沙星(OFLX,O),左氧氟沙星(LVFX,V),利福布丁(RBT),异烟肼对氨基水杨酸盐(帕星肼、PSNZ),异烟肼利福平吡嗪酰胺(卫非特,RIFATER),异烟肼利福平(卫非宁,RIFINAH)。

九、转归与预后

基本病变转归:结核病变的转归主要包括吸收、纤维化、钙化和骨化、恶化。

1.吸收

当机体免疫力增强,渗出性病灶在抗结核药物治疗下,病灶可以通过单核巨噬细胞的吞噬作用而吸收消散,病灶逐渐愈合,甚至不留瘢痕。较小的干酪样坏死或增生性病变也可经治疗吸收、缩小。

2.纤维化

随着病变炎性成分吸收,结节性病灶中的成纤维细胞和嗜银纤维增生,形成纤维化。类上皮细胞亦可转化为成纤维细胞,间接参与纤维化过程。纤维化大多自病灶周围开始,偶也可从病灶中心出现。未被吸收的渗出性病变及小干酪病灶也可呈现纤维化,提示病灶处于静止、愈合状态。

3.钙化和骨化

被局限化的干酪病灶逐渐脱水、干燥,钙质沉着在内,形成钙化灶。少数钙化灶周围的成纤维细胞骨化形成组织骨化,多见于儿童结核钙化灶,病灶钙化和骨化表明痊愈。

4.恶化

主要包括病灶扩大、结核病灶播散。病灶扩大主要见于病灶干酪样坏死、液化。范围不断扩大,也可见于陈旧病灶出现新的渗出性病变。播散可循支气管、淋巴道和血道三种途径。结核干酪性病灶液化、排出,一方面形成肺内空洞;另一方面含有大量结核菌的干酪样物质造成沿支气管的结核播散至其他肺叶。坏死病灶侵蚀血管,大量结核菌进入血循环,可引起包括肺在内的全身血源性结核播散。同样结核菌也可通过淋巴道播散至其他脏器。

抗结核化学治疗问世前,结核病的病理转归特点为吸收愈合十分缓慢、多反复恶化和播散。采用化学治疗后早期渗出性病变可完全吸收消失或仅留下少许纤维索条。一些增生病变或较小干酪样病变在化学药物治疗下也可吸收缩小逐渐纤维化,或纤维组织增生将病变包围,形成散在的小硬结灶。未经化学治疗的干酪样坏死病变常发生液化或形成空洞,含有大量结核分枝杆菌的液化物可经支气管播散到对侧肺或同侧肺其他部位引起新病灶。经化疗后干酪样病变中的大量结核分枝杆菌被杀死,病变逐渐吸收缩小或形成钙化。

一般而言,凡正气较强,病情轻浅,为时短暂,早期治疗者,可获康复。若正气虚弱,治疗不及时,迁延日久,每多演变恶化,全身虚弱症状明显。出现大骨枯槁,大肉尽脱,肌肤甲错,兼有多种合并症。如喉疮声哑,咯血浅红色,似肉似肺;久泻不能自制,腹部冷痛,或有结块;猝然胸痛,喘息胸高,不能平卧;喘息短气,口如鱼口,面浮足肿,面色青晦;内热不退,或时寒时热,汗出如水;脉小数疾者,俱属难治的恶候。此外,少数患者可呈急性发病,出现剧烈咳嗽、喘促倚息、咳吐大量鲜血、寒热如疟等严重症状,俗称"急痨""百日痨",病情重笃,预后较差。

十、预防与调护

1.报告登记制度

肺结核属于乙类传染病,各级医疗预防机构要专人负责,做到及时、准确、完整地报告肺结核疫情,同时要做好转诊工作,转诊对象为肺结核、疑似肺结核患者。乡镇卫生院和没有能力进行 X 线诊断和痰结核分枝杆菌检查的医院应将肺结核可疑症状者推荐到结核病防治机构进行检查。确诊肺结核病后,登记随访,专人管理负责,督促规律用药、按时复查、指导预防家庭内传染及动员新发现患者的家庭接触者检查。

2.预防感染

慎起居,调寒温,注意预防感冒,以免加重病情。肺结核是传染病,需隔离患者,消毒患者痰液,消毒患者居室,做好防护。接触患者时,应戴口罩,用雄黄擦鼻以避免传染。

3.预防性化学治疗

预防性化学治疗主要应用于受结核分枝杆菌感染易发病的高危人群,包括 HIV 感染者、涂阳肺结核患者的密切接触者、肺部硬结纤维病灶(无活动性)、矽肺、糖尿病、长期使用糖皮质激素或免疫抑制剂者、吸毒者、营养不良者、35 岁以下结核菌素试验硬结直径达 15mm 者等。常用异烟肼 300mg/日,顿服 6~8 个月,儿童用量为 48mg/kg,或利福平和异烟肼 3 个月,每日顿服或每周 3 次。

4.卡介苗接种

卡介苗接种对预防成年人肺结核的效果很差,但对预防由血行播散引起的结核性脑膜炎和粟粒型结核有一定作用,对幼儿预防肺结核有一定的效果,但新生儿进行卡介苗接种后,仍须注意采取与肺结核患者隔离的措施。

5.心理保健

肺结核患者害怕因是传染病而致亲朋好友的疏远,更由于病程和疗程较长,对治疗失去信心,往往忧虑或自卑,心理压力大,甚至拒绝治疗,这种不良的情绪会使其病程延长、病灶恶化、病情反复。故应耐心细致做好患者的心理疏通工作,消除紧张情绪,增强抗病信心。详细解释病情,讲解治疗的全过程及药物剂量、用法、不良反应,并做到按疗程服药。慎房事,劝患者禁妄想、勿急躁、免暴怒、静心休养;保持精神愉快,保证足够的睡眠。

6.饮食保健

结核病是一种全身消耗性疾病,营养疗法就是一种治疗手段,休息更是治疗结核病的重要方法;结核病患者饮食应含高热量、高蛋白,多食含有丰富维生素及高钙的新鲜蔬菜、水果、豆制品,加强食养,戒烟忌酒,忌食一切辛辣刺激火燥液之食物。应增加富有营养的食物,如牛肉、羊肉、甲鱼、豆浆、水果等;宜食补肺润燥生津之品,忌辛辣刺激动火劫液之品。

7.运动保健

肺结核患者须经常进行户外活动,适当进行体育锻炼,吸取新鲜空气和阳光,有利于疾病的康复。

(1)日光浴:结核病患者宜经常进行日光浴治疗,以增强机体祛病强身之能力。在进行日光浴时,将病变部位暴露于日光下,其余部分可用伞遮挡阳光,每次 20~30 分钟。

(2)森林浴疗法:是置身于森林之中,呼吸森林中的新鲜空气和树木中散发出来的芳香物质,防病治病,强身健体的一种方法。该疗法适用于结核病恢复期的康复治疗。每天的行浴时间,以阳光灿烂的白天(上午 10 时、下午 4 时)最为理想。行浴方式,结核病患者可采用卧于床榻或躺椅上的静式森林浴,体质好的也可采用一般体育活动的动式森林浴。第一次行浴时间为 20 分钟,逐步到达 60~90 分钟,每天 2 次,1 个月为 1 个疗程。

(3)田园疗法:是通过在田园中劳动、休息或居住,以达到防病治病目的的一种方法。在田园中劳动或运动,可以锻炼身体,增强体质,培养愉快、平静的情绪和积极向上的精神,克服抑郁心情。田园中是树木、花草、蔬菜和庄稼等生长的地方,空气清新,空气中氧气含量和阴离子(被医学上称作空气维生素)含量较多,在这样的环境中生活,可以防病疗疾,延年益寿,对于结核病患者的康复十分有益。体质较好的患者,可在田园中劳动或运动,如种花、种树、种菜、种植庄稼、散步、做操、打太极拳等。体质较弱的患者,可在田园中休息或居住。

(4)适当的呼吸运动锻炼:研究证明,适当的运动,如打太极拳、跑步、散步及跳舞等运动能改善呼吸系统的功能,尤其能改善肺活量的减低。肺活量改善,可使全身的含氧量增加。氧气充足,就可使人的精神饱满,记忆力增强,工作效率高。但运动量要因人而异,要适度。其具体做法是:①腹式呼吸:吸气时腹部突出,呼气时腹肌收回,开始练习时可一手放在胸部,一手放在腹部。当吸气时放在腹部之手随呼吸上下移动,而胸部之手不动。待逐步掌握腹式呼吸后,手可离去。亦可用双手压迫腹部随呼吸加以练习。②压胸呼吸:两臂上举吸气,两手叉腰,大拇指朝后,其余四指压住侧肋骨底部,躯干前倾呼气。或两臂上举吸气,双手向下,躯干前倾呼气。③内养功:取坐位或卧位,下颌部稍向下收,两眼微闭,思想集中排除杂念,自然呼气加腹式呼吸,有意识地放慢呼吸频率。

十一、疗效判定标准

(1)中医病证诊断疗效标准

①治愈:症状及体征消失,肺部病灶吸收钙化、痰菌检查转阴。

②好转:症状及体征改善,肺部病灶部分吸收。

③未愈:症状及体征无改善,病灶无变化。

(2)我国根据 WHO 的要求所制订的指标是考核疗效的最主要的标准,即痰阳患者,完成疗程痰菌阴转;痰阴患者,完成疗程痰菌仍阴性即为治愈。

第三章　立克次体病

第一节　流行性斑疹伤寒

流行性斑疹伤寒又称虱传斑疹伤寒或典型斑疹伤寒,是由普氏立克次体引起,以人虱为传播媒介所致的急性传染病。本病全身感染症状和衰竭比较严重,发热持续2周左右,40岁以上患者病情更为严重。

本病呈世界性分布,在第一、第二次世界大战期间曾大流行。在国内,新中国成立前本病发病率高,常有流行,之后已基本得以控制,目前仅有少数散发病例。作为再现的传染病,近年俄罗斯、秘鲁、阿尔及利亚和中部非洲有局部流行。在流行期间,病死率在6%～30%之间。

一、病原学

普氏立克次体为1μm左右的微小球杆状或丝状,在人虱肠壁细胞内呈多形性。革兰染色阴性,吉姆萨染色淡紫红色。具有两种抗原,一是可溶性耐热型特异性抗原,可用之区分斑疹伤寒和其他立克次体病;另一为不耐热型特异性颗粒抗原,可区分两型斑疹伤寒。与变形杆菌OX_{19}有部分共同抗原,故可利用变形杆菌OX_{19}凝集试验(即外斐试验)协助诊断该病原体感染。

在体外只能在活细胞培养基上生长。动物接种:接种于雄性豚鼠腹腔引起发热和血管炎,但不引起阴囊的明显肿胀而与莫氏立克次体相鉴别。

对热、紫外线及一般消毒剂均敏感。56℃ 30分钟或37℃ 5～7小时均可灭活。耐低温和干燥,-20℃以下可长期保存,在干燥的虱粪中能存活数月。

二、流行病学

1.传染源
患者是主要传染源,潜伏期末即有传染性,病后第一周传染性最强,一般不超过3周。

2.传播途径
普氏立克次体的生活史较为独特,在人和人虱中完成。立克次体因人虱叮咬被感染的人体,而进入虱体,在虱肠壁上皮细胞中增殖后由虱粪排出。虱不论何时叮咬人,同时排出粪便。搔抓被咬处,使得排泄在虱粪中的立克次体进入皮肤。因此普氏立克次体因虱叮咬而直接传播至人体。因虱喜生活于29℃左右的环境,故虱可离开高热患者或死亡者而另觅新宿主,致使本病在人群中传播。此外,因吸入气溶化的虱粪污染咽喉部黏膜也可引起感染。

鼯鼠间传播媒介可能是虱或蚤,但使人受感染的途径尚不明确,可能也是通过叮咬人体而传播。

3.易感性

人群普遍易感,病后可获相当持久的免疫力,但少数因免疫力不足偶可再次感染或体内潜伏的立克次体再度增殖引起复发。

4.流行特征

多发生于寒冷地区的冬春季节,但近年来非洲热带地区也有本病的发生。战争、荒灾和群体个人卫生差,增加人虱繁殖的机会,以往世界各地多次流行性斑疹伤寒的流行与此有关。

三、发病机制与病理解剖

(一)发病机制

普氏立克次体侵入人体后,主要在小血管和毛细血管内皮细胞内繁殖,引起血管病变,并播散至邻近内皮细胞,产生小的感染灶;进入血流播散至远处的小动脉和小静脉及内脏内皮细胞。

本病的发生是由病原体直接引起的血管病变及病原体诱导的变态反应所致。立克次体不产生外毒素,有限量的内毒素与疾病的病理过程不相称。普氏立克次体可引起潜伏感染,在淋巴组织中持续存在,是引起 Brill-Zinsser 病的原因。

(二)病理解剖

小血管炎是本病的基本病变,典型时形成斑疹伤寒结节,即增生性血栓坏死性血管炎及其周围的炎性细胞浸润而形成的肉芽肿。该病变遍及全身,尤以皮肤、心脏、脑及脑膜、骨骼肌、肺、肾、肾上腺及睾丸明显。非特征性改变有支气管肺炎、间质性肾炎、间质性心肌炎、间质性肝炎。肾上腺有出血、水肿。中枢神经系统病变广泛,出现大脑灰质到脊髓的病变。脾可因单核-吞噬细胞增生而呈急性肿大。

四、临床表现

(一)典型斑疹伤寒

潜伏期为 10～14 天(5～23 天)。

1.发热

起病多急骤,体温在 1～2 天内迅速上升至 39℃ 以上,第一周呈稽留热,第二周起有弛张热趋势。若无并发症且未作病原治疗,发热持续 2～3 周后,于 3～4 天内降至正常。伴寒战、乏力、剧烈头痛、面部及眼结膜充血等全身毒血症状。

2.皮疹

为重要体征。90% 以上病例于第 4～5 病日始出疹,初见于胸背部,1～2 天内遍及全身,但面部通常无疹。开始为鲜红色充血性斑丘疹,压之退色,继而变为暗红色或瘀点。多孤立存在,不融合。1 周左右消退,瘀点样疹可持续至 2 周。常遗留色素沉着或脱屑,但无焦痂。

3.中枢神经系统症状

较明显,且出现早,表现为剧烈头痛、伴头晕、耳鸣及听力下降,也可出现反应迟钝或惊恐、谵妄,偶有脑膜刺激征、手、舌震颤,甚至二便失禁、昏迷。

4.肝脾大

约90%患者出现脾大,少数患者肝轻度肿大。

5.心血管系统症状

可有脉搏加快,合并心肌炎时可有心音低钝、心律失常、奔马律、低血压甚至循环衰竭。

6.其他

还可出现呼吸道、消化道症状以及急性肾功能衰竭。

(二)轻型

近年来国内多见此型散发病例。热程短(8~9天)、体温多在39℃以下,全身中毒症状较轻,有明显的头痛和全身疼痛,但很少出现意识障碍和其他神经系统症状。皮疹稀少或无,为充血性的,常于出疹后1~2天即消退。肝脾大者少见。

(三)Brill-Zinsser病

即流行性斑疹伤寒的复发型。原发性感染后,普氏立克次体在人体淋巴结中能够存在多年,且无任何临床表现。一旦出现机体的免疫功能下降,立克次体即能繁殖而致疾病复发。Brill-Zinsser病既可发生在斑疹伤寒流行地区的当地人中,也可发生在自流行区移民到非流行区的人中;目前散在的病例主要见于东欧以及东欧移居美国、加拿大者,国内很少有该病的报道。Brill-Zinsser病的临床表现同流行性斑疹伤寒,但病情轻、病程短、病死率低。免疫学检查可以鉴别本病和原发性感染。Brill-Zinsser病的特异性抗体出现早,发病后10天达高峰,且为IgG型抗体,而不是原发性感染后的IgM型抗体。这种早出现的抗体反应和轻度病情提示仍存在部分免疫力。

五、实验室检查

(一)血尿常规

白细胞计数多在正常范围内,中性粒细胞常升高,嗜酸性粒细胞显著减少或消失;血小板常减少。尿蛋白常阳性。

(二)脑脊液检查

有脑膜刺激征者脑脊液白细胞和蛋白稍增高,糖一般正常。

(三)血清学检测

1.外斐反应(变形杆菌OX19凝聚试验)

发病后第一周出现阳性,第2~3周达高峰,持续数周至3个月。效价≥1∶160或病程中有4倍以上增高者有诊断价值。阳性率为70%~80%,且操作简便,但特异性差,既不能与地方性斑疹伤寒鉴别,也因与回归热螺旋体、布鲁菌和结核杆菌等发生交叉凝集而出现假阳性。

2.抗体检测

间接免疫荧光试验(IFA)是最为常用的血清学诊断手段;酶联免疫吸附试验(ELISA)最

敏感,尤其是 IgM 捕获法;补体结合试验(CF)和乳胶凝聚试验(LG)也用于普氏立克次体的检测。

(四)病原体分离

通过动物接种分离立克次体费时费力,且可引起实验人员和其他实验动物感染。鸡胚卵黄囊培养曾广泛被应用,但往往难以及时获得鸡胚卵黄囊,且有时需要盲传数代才能得到分离株。因此这些技术在临床诊断中的应用受到限制。结合离心的壳状瓶培养技术已普遍用于病毒和胞内寄生菌的分离,近来成功用于立克次体的分离,既快速又简便。

(五)核酸检测

分子杂交法检测普氏立克次体核酸特异性好,有助于早期诊断;PCR 法可提高检出率。

六、并发症

支气管肺炎、心肌炎、中耳炎及腮腺炎,也可并发感染性精神病及指、趾、鼻尖等坏疽等,现已少见。

七、诊断与鉴别诊断

(一)诊断

流行性斑疹伤寒患者缺乏特异性临床表现,流行病学资料有重要参考价值,实验室检查对诊断是必需的。外斐反应的滴度较高(1∶160 以上)或呈 4 倍以上升高即可诊断,有条件也可加做其他血清学试验。

(二)鉴别诊断

1.其他立克次体病

与地方性斑疹伤寒的鉴别见表3-1。恙虫病患者恙螨叮咬处可有焦痂和淋巴结肿大,变形杆菌 OX_K 凝集试验阳性。发热无皮疹,主要表现为间质性肺炎,外斐试验阴性,贝纳柯克斯体的血清学试验阳性。

表 3-1　流行性斑疹伤寒和地方性斑疹伤寒的鉴别

	流行性斑疹伤寒	地方性斑疹伤寒
疾病性质	中度至重度	轻度至中度
流行特点	流行性,多发生于冬春	地方散发性,一年四季都可发生,但更多见于夏秋
皮疹	斑丘疹,瘀点/斑常见;多遍及全身	斑丘疹;稀少
血小板减少	常见	不常见
外斐试验	强阳性,1∶320～1∶5120	1∶160～1∶640
接种试验	病原体不引起豚鼠睾丸肿胀;偶可引起但甚轻	病原体引起豚鼠睾丸严重肿胀
病死率(%)	6～30	<1

2.伤寒

起病较缓,全身中毒症状较轻,但特征性表现如玫瑰疹、相对缓脉已少见,诊断依赖血(或胆汁、骨髓)培养出伤寒杆菌和(或)肥达反应阳性。

3.回归热

起病急,发热,退热数日后可再发热,血液和骨髓涂片可见螺旋体。因也由虱传播,该病可与流行性斑疹伤寒发生于同一患者。

4.流行性出血热

以发热、出血、休克和肾损害为主要表现,典型患者有发热期、低血压休克期、少尿期、多尿期和恢复期 5 期经过。血清检测特异性 IgM 抗体而确诊。

八、治疗

1.一般治疗

卧床休息,供给足够的水分和热量,做好护理,防止并发症。

2.病原治疗

多西环素疗效优于四环素。常规剂量给药,疗程至体温正常后继续 3～5 天。如多西环素,成人每日 0.2～0.3g,顿服或分 2 次服。喹诺酮类药物也有效,但儿童、孕妇及哺乳期妇女禁用。

3.对症治疗

剧烈头痛者可予以止痛镇静剂。毒血症状严重者可用肾上腺皮质激素。慎用退热剂,以防大汗虚脱。

九、预防

采用以灭虱为中心的综合措施。

1.管理传染源

早期隔离患者,并对其予以灭虱处理。密切接触者医学观察 21 天。

2.切断传播途径

防虱、灭虱是关键。加强卫生宣教,勤沐浴及更衣。

3.保护易感者

对疫区居民及新入疫区人员进行疫苗接种,但免疫接种只能减轻病情,而发病率并无明显降低,故不能代替灭虱。

第二节　地方性斑疹伤寒

地方性斑疹伤寒又称蚤传斑疹伤寒,或鼠型斑疹伤寒,是由莫氏立克次体引起,以鼠蚤为传播媒介的急性传染病。其临床表现与流行性斑疹伤寒相似,但病情较轻、病程短,除老年患者外,极少为致死性的。

一、病原学

莫氏立克次体的形态特征、理化性质与普氏立克次体相似,但具以下不同点:①形态上多形性不明显,多为短丝状;②两者有相同的耐热可溶性抗原而有交叉反应,而具不同的不耐热型颗粒抗原,可借补体结合试验或立克次体凝聚试验区别;③接种雄性豚鼠可引起阴囊及睾丸明显肿胀;④除豚鼠外,对大鼠和小鼠均有明显的致病性,亦可用于分离及保存病原体。

二、流行病学

1.传染源

家鼠为本病的主要传染源,莫氏立克次体通过鼠蚤在鼠间传播。鼠感染后不立即死亡,而鼠蚤只在鼠死后才叮咬人而使人受感染。此外,患者及牛、羊、猪、马、骡等也可能作为传染源。

2.传播途径

主要通过鼠蚤的叮咬传播。鼠蚤叮咬人时不是直接将莫氏立克次体注入人体内,但可同时排出含病原体的粪便和呕吐物污染伤口,立克次体经抓破处进入人体;蚤被压碎后,其体内病原体可经同一途径侵入。进食被病鼠排泄物污染的食物也可患病。蚤干粪内的病原体偶可形成气溶胶,经呼吸道和眼结膜使人受染。如有虱寄生人体,亦可作为传播媒介。

3.易感性

人群普遍易感,感染后可获强而持久的免疫力,与流行性斑疹伤寒有交叉免疫。

4.流行特征

本病全球散发,多见于热带和亚热带。国内河南、河北、云南、山东、辽宁和北京等地发病较多。以晚夏和秋季时多见,可与流行性斑疹伤寒同时存在于同一地区。

三、发病机制与病理解剖

与流行性斑疹伤寒相似,但病变较轻,小血管的血栓形成较少见。

四、临床表现

潜伏期1~2周,临床表现与流行性斑疹伤寒相似,但病情较轻,病程较短。

据97例美国儿童患者和104例西班牙患者的资料,出现发热、头痛和皮疹的比例分别为100%、75%和63%,发热伴头痛或皮疹占90%,而同时出现三联征的仅占49%,且随年龄的增长,出现三联征的机会增加。半数以上儿童有消化道症状,成人约占1/4。成人常伴关节肌肉痛(78%),儿童仅占35%。皮疹多为斑丘疹(80%),少数为红斑(10%)或瘀斑(10%)。淋巴结肿大儿童多于成人(16%对2%),仅24%成年患者出现脾肿大,儿童均未见肝脾肿大。12%儿童并发肺炎,未见脑膜炎等其他并发症。9%成人出现并发症,6例为肺炎,1例为小脑炎,2例发生多器官衰竭,其中1例出现肺炎、肝炎和心包炎,1例出现成人呼吸窘迫综合征、急性肾功能衰竭和DIC。无1例死亡。

五、实验室检查

1.血细胞分析

白细胞总数及分类多正常,少数于病程早期出现血小板减少。

2.生化检查

约 90％患者血清 AST、ALT、ALP 和 LDH 轻度升高。

3.免疫学检测

外斐反应亦阳性,但滴度较低。用莫氏立克次体特异性抗原作补体结合试验和凝集试验等可鉴别。

4.病原体分离

一般实验室不宜进行豚鼠阴囊反应试验,以免感染的动物间扩散和实验室工作人员受染。

六、诊断

本病临床表现无特异性,且病情较轻,容易漏诊。流行病学资料对诊断有帮助。对流行区发热患者或发病前一个月内去过疫区者,应警惕本病的可能。由于本病病情轻,对抗生素治疗有效,也许在未做出诊断前已被治愈。新加坡国立大学医院对急性发热性疾病进行特异性血清学筛选,在 14 个月中即发现 21 例。外斐反应有筛选价值,进一步诊断依赖于补体结合试验和立克次体凝集试验等。

七、治疗

同流行性斑疹伤寒,国内报道多西环素疗效优于四环素,疗程 5～7 天。近来使用氟喹诺酮类,如环丙沙星、氧氟沙星等对本病治疗也有效。

八、预防

(1)主要是灭鼠灭蚤,对患者及早隔离治疗。

(2)因本病多散发,故一般不用预防注射。但对从事动物实验的人员和灭鼠人员可用灭活鼠肺疫苗或减毒活疫苗接种。

第三节　恙虫病

恙虫病又称丛林斑疹伤寒,是由恙虫病东方体所致的急性自然疫源性传染病,因通过恙虫幼虫(恙螨)叮咬传播而得名。临床上以叮咬部位焦痂或溃疡形成、高热、淋巴结肿大、皮疹以及周围血液白细胞数减少等为特征。

1927 年日本学者首先从患者血液中分离出病原体,并命名为恙虫病立克次体,也称恙虫病东方体。我国也于1948年在广东省广州市成功地从患者的血液中分离出恙虫病东方体,证明我国是恙虫病流行区。

一、病原学

恙虫病东方体呈球形或球杆状,大小为$(0.3\sim0.6)\mu m\times(0.5\sim1.5)\mu m$。专性细胞内寄生,在细胞质内靠近细胞核旁成堆排列。革兰氏染色呈阴性,但以吉姆萨染色显色较好,呈紫蓝色。恙虫病东方体呈二分裂方式进行繁殖,在原代鼠肾细胞、原代鸡胚细胞、Hela细胞中生长良好,用鸡胚卵黄囊接种可分离本病病原体,亦可通过动物实验如小鼠腹腔内接种来分离病原体。

恙虫病东方体较易出现遗传基因突变,导致各株间的抗原性有所不同,根据抗原性的差异,可将恙虫病东方体分为10个血清型,不同血清型的致病力、病情严重程度和病死率可出现较大的差异,但感染不同血清型后有一定的交叉免疫作用。恙虫病东方体与变形杆菌OX_K株有交叉免疫原性,临床上利用变形杆菌OX_K的抗原与患者的血清进行凝集反应,有助于本病的诊断。

恙虫病东方体免疫力弱,有自然失活、裂解倾向,不易保存,即使在液氮中亦仅存活1年左右。对各种消毒方法都很敏感,如在0.5%苯酚溶液中或加热至56℃,10分钟即死亡。对氯霉素、四环素类和红霉素类均极敏感,但能耐受青霉素类、头孢菌素类及氨基糖苷类抗生素。

二、流行病学

本病主要流行于亚洲太平洋地区,尤以东南亚多见。在日本、朝鲜、缅甸、斯里兰卡、越南、泰国、柬埔寨、菲律宾、马来西亚、印度、澳大利亚及新西兰等国家流行,俄罗斯东南部也有本病发生。在我国,本病流行区包括广东省、福建省、广西壮族自治区、江西省、湖南省、云南省、四川省、贵州省、西藏自治区、安徽省、陕西省、江苏省、浙江省、山东省、海南省和台湾地区等地,以东南沿海地区为多发。

1.传染源

鼠类是主要传染源。此外,兔、猪、猫和鸡等也能感染本病。恙螨被恙虫病东方体感染后,可经卵传给后代,故亦能起到传染源的作用。人患本病后,虽然血液中也有恙虫病东方体,但被恙螨幼虫叮咬的可能性极小,故患者作为传染源的意义不大。

2.传播途径

恙螨是本病的传播媒介。能传播本病的恙螨有数十种,在我国最主要的是地里纤恙螨和红纤恙螨。恙螨的生活周期包括卵、幼虫、蛹、稚虫和成虫5期,其中只有幼虫是寄生性,需吸吮动物或人体的组织液。当幼虫叮咬带有恙虫病东方体的鼠时,则幼虫受感染,经过蛹、稚虫、成虫、卵,到第二代幼虫,仍带有该病原体。如果该幼虫再叮咬鼠类时,又可将病原体传染给鼠。如此在鼠类中不断循环,形成自然疫源性。当人在疫区的草地上工作、活动或坐卧时,被带有病原体的幼虫叮咬而得病。

3.人群易感性

人对本病普遍易感。从事野外劳动、较多接触丛林杂草的青壮年因暴露机会多而发病率较高。病后对同一血清型的病原体有较持久的免疫力。对不同血清型的免疫力较弱,仅能维持数月,故可再次感染发病。

4.流行特征

本病一般为散发,但亦可发生流行。我国南北流行的季节有差异,南方省区多发生于夏秋季,见于5~11月,以6~8月为高峰,与此期间降雨集中引起地面恙螨扩散有关。但北方省份多发于秋冬季,发病以9~12月为多,流行高峰出现在10月,与恙螨及野鼠的密度增加有关。本病多分布于热带及亚热带的河溪两岸,且多见于灌木、杂草丛生的平坦地带。

三、发病机制

病原体从恙螨幼虫叮咬处侵入人体,先在叮咬局部组织细胞内繁殖,引起局部的皮肤损害,继而直接或经淋巴系统进入血流,形成恙虫病东方体血症,血流中的病原体到达身体各器官组织,侵入血管内皮细胞和单核吞噬细胞内生长繁殖。恙虫病东方体死亡后所释放的毒素是引起全身毒血症状和多脏器病变的主要因素。

本病的基本病理变化为全身小血管炎、血管周围炎及单核吞噬细胞增生。被恙螨叮咬的局部皮肤先有充血、水肿,形成小丘疹,继成小水疱,水疱中央坏死、出血,形成圆形或椭圆的黑色痂皮,称为焦痂。痂皮脱落可呈溃疡。焦痂或溃疡附近的淋巴结显著肿大,并可伴全身淋巴结肿大。浆膜腔,如胸腔、腹腔、心包中可见黄绿色渗出液。血管周围可见单核细胞、淋巴细胞、浆细胞浸润,重型患者可见血管内皮细胞水肿及血管壁坏死、破裂。内脏普遍充血,肝脾因充血及单核吞噬细胞增生而肿大,可出现局灶性或弥散性心肌炎、出血性肺炎、间质性肾炎及淋巴细胞性脑膜炎等。

四、临床表现

潜伏期4~20天,常为10~14天。一般无前驱症状,起病急骤,体温迅速上升,1~2天内达39~41℃,多呈弛张热型,亦可呈持续热型或不规则热型,持续1~3周。常伴有寒战、剧烈头痛、全身酸痛、疲乏、嗜睡、食欲下降、恶心、呕吐等,体征可有颜面及颈胸部潮红、结膜充血、焦痂或溃疡、淋巴结肿大、皮疹、肝脾肿大等。病程进入第2周后,病情常加重,神经系统的表现可有神情淡漠、重听、烦躁、谵妄,甚至抽搐或昏迷,可出现脑膜刺激征;循环系统可有心率快、心音弱、心律失常等心肌炎表现;呼吸系统可出现咳嗽、气促、胸痛、两肺啰音等肺炎表现。少数患者可有广泛的出血现象,如鼻出血、胃肠道出血等。危重病例呈严重的多器官损害,出现心、肝、肾功能衰竭及循环衰竭,还可发生播散性血管内凝血。第3周后,患者体温渐降至正常,症状减轻至消失,并逐渐康复。但如未及时得到有效的病原治疗,部分患者可病重死亡。

恙虫病具有一些特征性体征,对于诊断有重要价值,分述如下:

(一)焦痂与溃疡

为本病之特征,对临床诊断最具意义。可见于70%~100%的患者。人被受感染的恙螨幼虫叮咬后,局部随即出现红色丘疹,继成水疱,然后发生坏死和出血,随后结成黑色痂皮,形成焦痂。焦痂呈圆形或椭圆形,大小不等,直径可为 2~15mm,多为 4~10mm。其边缘突起,如堤围状,周围有红晕,如无继发感染,则不痛不痒,也无渗液。痂皮脱落后即成溃疡,其基底部为淡红色肉芽创面,起初常有血清样渗出液,尔后逐渐减少,形成一个光洁的凹陷面,偶有继发性化脓现象。多数患者仅有 1 个焦痂或溃疡,偶见 2~3 个。焦痂可见于体表任何部位,但由于恙螨幼虫喜好叮咬人体湿润、气味较浓以及被压迫的部位,故焦痂多见于腋窝、外生殖器、腹股沟、会阴、肛周和腰背等处。患者发病时通常已有焦痂,因此查体时应细致,以免遗漏。

(二)淋巴结肿大

焦痂附近的局部淋巴结常明显肿大(可因此寻找焦痂),大者如核桃,小者如蚕豆,可移动,常伴疼痛和压痛,不化脓,多见于腹股沟、腋下、耳后等处,消退较慢,在疾病的恢复期仍可扪及。全身表浅淋巴结常轻度肿大。

(三)皮疹

多出现于病程的第 4~6 天,少数病例可于发病时即出现,或迟至第 14 天才出现。发生率各地报道差别较大(35.34%~100%)。皮疹常为暗红色充血性斑丘疹,少数呈出血性,不痒,大小不一,直径为 2~5mm,多散在分布于躯干和四肢,面部很少,手掌和脚底部更少,极少数可融合呈麻疹样皮疹。皮疹持续 3~7 天后消退,不脱屑,可遗留少许色素沉着。有些患者于病程第 7~10 天可在口腔软、硬腭及颊部黏膜上发现黏膜疹或出血点。

(四)肝脾肿大

肝肿大约占 10%~30%,脾肿大约占 30%~50%,质软,表面平滑,可有轻微触痛。

五、并发症

较常见的并发症是中毒性肝炎、支气管肺炎、心肌炎、脑膜脑炎、消化道出血和急性肾功能衰竭等。

六、诊断

(一)流行病学资料

发病前 3 周内是否到过恙虫病流行区,在流行季节有无户外工作、露天野营或在林地草丛上坐、卧等。

(二)临床表现

起病急、高热、颜面潮红、焦痂或溃疡、皮疹、浅表淋巴结肿大、肝脾肿大。尤以发现焦痂或特异性溃疡最具临床诊断价值。对怀疑患本病的患者应仔细寻找焦痂或溃疡,它多位于肿大、压痛的淋巴结附近。

(三)实验室检查

1.血象

周围血白细胞数多减少或正常,重型患者或有并发症时可增多,分类常有中性粒细胞核左移、淋巴细胞数相对增多。

2.血清学检查

(1)变形杆菌 OX_K 凝集试验:患者血清中的特异性抗体能与变形杆菌 OX_K 抗原起凝集反应,为诊断提供依据。外-斐反应最早可于第 4 病日出现阳性,到病程第 1 周末约 30％阳性,第 2 周末约为 75％,第 3 周可达 90％左右,效价自 1：160～1：1280 不等。第 4 周阳性率开始下降,至第 8～9 周多转为阴性。效价在 1：160 或以上有诊断意义。若在病程中隔周进行检查,如效价升高 4 倍以上,则诊断意义更大。本试验的特异性较低,其他疾病如钩端螺旋体病也可出现阳性。

(2)补体结合试验:阳性率较高,特异性较强。补体结合抗体在体内的持续时间较长,可达 5 年左右。

(3)免疫荧光试验:用间接免疫荧光试验检测血清中特异性抗体,在病程的第 1 周末开始出现阳性,第 2～3 周末达高峰,2 个月后效价逐渐下降,但可持续数年。

(4)斑点免疫测定:用各种血清型的恙虫病东方体或其蛋白作为抗原,吸附在硝酸纤维膜上,检测患者血清中各血清型的特异性 IgM 或 IgG 抗体,其中特异性 IgM 抗体的检测有早期诊断价值。该法敏感性高,特异性强,可区分各种血清型。

(5)酶联免疫吸附试验(ELISA)与酶免疫测定(EIA):可作各种血清型恙虫病东方体的特异性 IgM 或 IgG 抗体检测,敏感度和特异性与斑点免疫测定相仿,亦可用于血清分型,但操作更简便。

3.病原学检查

(1)病原体分离:可采用动物实验、鸡胚卵黄囊接种或 HeLa 细胞培养等方法分离恙虫病东方体。临床上常用小鼠作病原体分离,取患者全血 0.5mL 接种小鼠腹腔,小鼠多在接种后第 7～9 天发病,解剖濒死的小鼠可发现双肺充血、水肿,肝、脾、淋巴结充血肿胀,出现胸水和腹水。取腹水涂片,腹膜、肠系膜、肝、脾或肾印片,干后用吉姆萨染色镜检,可在单核细胞质内,靠近核旁发现紫蓝色、团状分布的恙虫病东方体。若用特异性抗体作直接免疫荧光试验,在荧光显微镜下可见细胞内有黄绿色的荧光。

(2)分子生物学检查:采用聚合酶链反应(PCR)技术可检测细胞、血液等标本中的恙虫病东方体基因,具有敏感度高、特异性强的特点,对于本病诊断及血清型的鉴定有一定价值。

七、鉴别诊断

1.钩端螺旋体病

恙虫病流行区亦常有钩端螺旋体病存在。两者均多见于夏秋季节,均有发热、眼结膜充血、淋巴结肿大、多器官损害等,故应注意鉴别。钩端螺旋体病常有腓肠肌痛,而无皮疹、焦痂或溃疡。必要时可作血清学与病原学检查。

2.斑疹伤寒

多见于冬春季节及寒冷地区,有虱寄生或叮咬史,无焦痂或溃疡。血清变形杆菌凝集反应 OX_{19} 株为阳性,而对 OX_K 株则为阴性。

3.伤寒

起病较缓,有持续高热、神情淡漠、相对缓脉、玫瑰疹,常有消化道症状,无焦痂或溃疡,周围血液嗜酸性粒细胞减少,肥达试验阳性,血培养可获伤寒杆菌。

4.其他

如流行性感冒、疟疾、败血症、登革热和肾综合征出血热等均应注意鉴别。

八、预后

若能早期诊断及有效的病原治疗,绝大部分患者预后良好。老年人、孕妇、有并发症者预后较差。病死率自应用有效抗生素治疗后已降低至 1%～5%。病死率除与恙虫病东方体的株间毒力强弱差异有关外,还与病程的长短有关。进入病程的第 3 周后,患者常因心、肾、肺功能衰竭、肺或消化道大出血而死亡。

九、治疗

(一)一般治疗

宜卧床休息,进食易于消化的食物,加强护理,注意口腔卫生,定时翻身。多饮水,注意补充足量的水分。高热可用冰敷、乙醇拭浴等物理措施降温,酌情使用解热药物,但慎用大量发汗的解热药。烦躁不安时可适量应用镇静药物。

(二)病原治疗

氯霉素对本病有特效,服药后体温大多在 1～3 天内即逐渐下降至正常,剂量为成人 2g/d,儿童 25～40mg/(kg·d),4 次分服。口服困难者也可静脉滴注给药。热退后剂量减半,再用 7～10 天。四环素族也可获满意治疗效果,可选用多西环素,成人剂量为 0.2g,1 次/d,连服 5～7 天。其他如罗红霉素、阿奇霉素、红霉素也具一定疗效,不宜使用四环素族的儿童可选用此类药物。罗红霉素剂量,成人 0.6g/d,儿童 2～3mg/(kg·d),2 次分服,热退后剂量减半,疗程 10 天。

十、预防

(一)消灭传染源

灭鼠是主要措施,患者不必隔离、接触者不检疫。

(二)切断传播途径

改善环境卫生,除杂草,消除恙螨滋生地。对于野外作业地区,可喷洒杀虫剂消灭恙螨。

(三)个人防护

在流行季节避免在草地上坐、卧、晾晒衣被。在流行区野外活动时,为了防止恙螨叮咬,应束紧袖领及裤脚口,可在外露的皮肤上涂抹防虫剂如 5% 邻苯二甲酸二甲酯等。目前尚无可实际应用的恙虫病疫苗。

第四节 人粒细胞无形体病

人粒细胞无形体病（HGA），简称无形体病，是一种新发的由嗜吞噬细胞无形体侵染人末梢血中性粒细胞引起，以发热伴白细胞、血小板减少和多脏器功能损伤为主要临床表现，经蜱传播的重要自然疫源性疾病。HGA可能呈世界性分布，自20世纪90年代初在美国首次发现以来，澳大利亚、欧洲多国、韩国及我国先后发生局部流行，且感染数量呈逐年增加趋势。

一、病原学

嗜吞噬细胞无形体属于立克次体目、无形体科、无形体属。无形体科是一类主要感染白细胞的专性细胞内寄生革兰阴性小球杆菌。嗜吞噬细胞无形体呈球状多形性，革兰染色阴性，主要寄生在粒细胞的胞质空泡内，以膜包裹的包涵体形式繁殖。用吉姆萨法染色，嗜吞噬细胞无形体包涵体在胞质内染成紫色，呈桑葚状。

嗜吞噬细胞无形体为专性细胞内寄生菌，缺乏经典糖代谢途径，依赖宿主酶系统进行代谢及生长繁殖，主要侵染人中性粒细胞。嗜吞噬细胞无形体早期的形态多为圆形、密度较大的网状体，后期菌体变小且密度增大。嗜吞噬细胞无形体的外膜比查菲埃立克体外膜有更多的皱褶。

二、病原学

嗜吞噬细胞无形体属于立克次体目、无形体科、无形体属。无形体科是一类主要感染白细胞的专性细胞内寄生革兰阴性小球杆菌，对人致病的病原体主要包括无形体属的嗜吞噬细胞无形体、埃立克体属的查菲埃立克体以及埃文埃立克体、新立克次体属的腺热新立克次体，分别引起人粒细胞无形体病、人单核细胞埃立克体病（HME）、埃文埃立克体感染、腺热新立克次体病。

20世纪90年代初期，美国在多例急性发热患者的中性粒细胞胞质内发现埃立克体样包涵体。1995年，Goodman等从患者的血标本分离到该种嗜粒细胞病原体，将它非正式命名为人粒细胞埃立克体，其所致疾病称为人粒细胞埃立克体病。后经16SrRNA基因序列的系统发育分析，发现该种嗜粒细胞病原体与无形体属最相关，因此，将其归于无形体属的一个新种，命名为嗜吞噬细胞无形体，其所致疾病也改称为人粒细胞无形体病。

1.形态结构及培养特性

嗜吞噬细胞无形体呈球状多型性，革兰染色阴性，主要寄生在粒细胞的胞质空泡内，以膜包裹的包涵体形式繁殖。用Giemsa法染色，嗜吞噬细胞无形体包涵体在胞质内染成紫色，呈桑葚状。

嗜吞噬细胞无形体为专性细胞内寄生菌，缺乏经典糖代谢途径，依赖宿主酶系统进行代谢及生长繁殖，主要侵染人中性粒细胞。嗜吞噬细胞无形体的体外分离培养使用人粒细胞白血病细胞系（HL-60），主要存在于HL-60细胞内与膜结构相连的空泡内，生长繁殖迅速。其感染的空泡内无查菲埃立克体感染所形成的纤维样结构。嗜吞噬细胞无形体早期的形态多为圆形、密度较大的网状体,后期菌体变小且密度增大。嗜吞噬细胞无形体的外膜比查菲埃立克体外膜有更多的皱褶。

2.遗传及表型特征

嗜吞噬细胞无形体的基因组为 1471282 个碱基对,G＋C 含量为 41.6％,含有 1369 个编码框(ORF)。特征性基因为 msp2 以及 AnkA 基因,100％的菌株具有 msp2,70％的菌株具有 AnkA 基因。

三、临床学

(一)主要病理改变

病理改变包括多脏器周围血管淋巴组织炎症浸润、坏死性肝炎、脾及淋巴结单核吞噬系统增生等,主要与免疫损伤有关。嗜吞噬细胞无形体感染中性粒细胞后,可影响宿主细胞基因转录、细胞凋亡,细胞因子产生紊乱,吞噬功能缺陷,进而造成免疫病理损伤。

(二)临床表现

潜伏期一般为 7～14 天(平均 9 天)。急性起病,主要症状为发热(多为持续性高热,可高达 40℃以上)、全身不适、乏力、头痛、肌肉酸痛,以及恶心、呕吐、厌食、腹泻等。部分患者伴有咳嗽、咽痛。体格检查可见表情淡漠,相对缓脉,少数患者可有浅表淋巴结肿大及皮疹。可伴有心、肝、肾等多脏器功能损害,并出现相应的临床表现。

重症患者可有间质性肺炎、肺水肿、急性呼吸窘迫综合征以及继发细菌、病毒及真菌等感染。少数患者可因严重的血小板减少及凝血功能异常,出现皮肤、肺、消化道等出血表现,如不及时救治,可因呼吸衰竭、急性肾衰等多脏器功能衰竭以及弥散性血管内凝血死亡。

老年患者、免疫缺陷患者及进行激素治疗者感染本病后病情多较危重。

(三)实验室检查

实验室检查外周血象白细胞、血小板降低,异型淋巴细胞增多。合并脏器损害的患者,心、肝、肾功能检测异常。病原学和血清学检查阳性。

血常规:白细胞、血小板减少可作为早期诊断的重要线索。患者发病第 1 周即表现有白细胞减少,多为 $(1.0～3.0)×10^9/L$。血小板降低,多为 $(30～50)×10^9/L$。可见异型淋巴细胞。

尿常规:蛋白尿、血尿、管形尿。

血生化检查:肝、肾功能异常。心肌酶谱升高。少数患者出现血淀粉酶、尿淀粉酶和血糖升高。

部分患者凝血酶原时间延长,纤维蛋白原降解产物升高。可有血电解质紊乱,如低钠、低氯、低钙等。少数患者还有胆红素及血清蛋白降低。

(四)并发症

如延误治疗,患者可出现机会性感染、败血症、中毒性休克、中毒性心肌炎、急性肾衰、呼吸窘迫综合征、弥散性血管内凝血及多脏器功能衰竭等,直接影响病情和预后。

(五)诊断

依据流行病学史、临床表现和实验室检测结果进行诊断。

1.流行病学史

(1)发病前 2 周内有被蜱叮咬史。

(2)在有蜱活动的丘陵、山区(林区)工作或生活史。

(3)直接接触过危重患者的血液等体液。

2.临床表现

急性起病,主要症状为发热(多为持续性高热,可高达 40℃以上)、全身不适、乏力、头痛、肌肉酸痛,以及恶心、呕吐、厌食、腹泻等。个别重症病例可出现皮肤淤斑、出血,伴多脏器损伤、弥散性血管内凝血等。

3.实验室检测

(1)血常规及生化检查

①早期外周血象白细胞、血小板降低,严重者呈进行性减少,异型淋巴细胞增多。

②末梢血涂片镜检中性粒细胞内可见桑葚状包涵体。

③谷丙(丙氨酸氨基转移酶,ALT)和/或谷草(天冬氨酸氨基转移酶,AST)转氨酶升高。

(2)血清及病原学检测

①急性期血清间接免疫荧光抗体(IFA)检测嗜吞噬细胞无形体 IgM 抗体阳性。

②急性期血清 IFA 检测嗜吞噬细胞无形体 IgG 抗体阳性。

③恢复期血清 IFA 检测嗜吞噬细胞无形体 IgG 抗体滴度较急性期有 4 倍及以上升高。

④全血或血细胞标本 PCR 检测嗜吞噬细胞无形体特异性核酸阳性,且序列分析证实与嗜吞噬细胞无形体的同源性达 99% 以上。

⑤分离到病原体。

(3)实验室检测方案

①标本采集对象:人粒细胞无形体病病例(包括疑似病例,以下同)。病例密切接触者或其他健康人群。疫源地可疑宿主动物(野生动物及狗、羊、牛等家畜)、媒介蜱。

②标本种类及采集方法

a.抗凝血:常用 EDTA 抗凝管或枸橼酸盐抗凝管采集血液 5mL,用于病原分离。应尽可能在患者使用抗生素前进行血液的采集。

b.非抗凝血:用无菌真空管,采集病例、健康人群及宿主动物非抗凝血 5mL,用于血清抗体及 PCR 检测。采集后,应及时分离血清,将血清、血球分别保存。急性期抗体及 PCR 检测用血液采集尽可能在发病后 1 周内,恢复期抗体检测标本采集至少间隔 2 周。如第 2 份血清在 1 个月之内抗体升高不明显的,应建议隔 2～4 周后采集第 3 份血液标本。

c.包涵体检测血涂片的制备:采集血液标本后,制作厚血片,进行红细胞裂解处理等。

d.媒介蜱标本的采集:采集动物体表媒介蜱,用镊子夹取,放入铺垫有潮湿滤纸或纱布的青霉素小瓶或试管中,用纱布包紧瓶口以防止蜱爬出。实验室接到蜱标本后,首先应进行种属鉴定,然后按类别分组(1～5 只蜱/组),采用 75% 酒精浸泡 30 分钟后,用无菌蒸馏水反复冲洗 3 次。最后进行分组研磨,研磨液用于提取 DNA,进行 PCR 扩增。

e.有条件时,可采集活检或尸检标本,冰冻、甲醛溶液固定或石蜡包埋后进行实验室检测。具体方法参照病理实验室相关要求和卫生部《传染患者或疑似传染患者尸体解剖查验规定》的相关要求。

③标本采集和保存注意事项。标本采集应符合无菌操作要求。抗凝血如不能立即床边接种，应置于4℃环境保存，避免冰冻(不超过2周)。非抗凝血应及时进行无菌分离血清，血清用于抗体检测，血球部分研磨后提取DNA用于PCR检测。如不能及时检测，可暂置于－20℃环境保存。所有标本应置入大小适合、带螺旋盖、内有垫圈的冻存管内，拧紧管口。

标本采集后，应认真填写采样登记表。

④实验室检测

a.包涵体的检测：血片及白细胞涂片制备。采集的抗凝血标本尽快用血球层推血片，待干燥后冷丙酮固定10分钟。或提取抗凝血中的白细胞并进行涂片，待干燥后冷丙酮固定10分钟。染色与结果观察。通常采用瑞氏染色法、姬氏染色法及瑞-姬混合染色法。有条件的实验室，可使用美国CDC推荐的染色方法。染液配置方法：瑞-姬染液：取瑞氏染料和姬氏染料各0.5g，以甲醇研溶，加甲醇500mL保存，每天摇匀1次，1周后可使用。改良Mc Donald法瑞-姬染色剂：75mL甘油(分析纯)中加入磷酸盐缓冲液(Na_2HPO_4 1g和KH_2PO_4 2g)，以4mL蒸馏水溶解，37℃水浴24小时溶解混匀，用滤纸过滤，保存于密封的棕色瓶中备用。上述甘油缓冲液1.5mL加瑞-姬染色剂50mL，混匀后备用。染色步骤：血推片或白细胞涂片分别以两种染色剂染色2分钟，再加蒸馏水作用5分钟，用自来水冲洗。结果观察：中性粒细胞中可见桑葚状包涵体，并注意保存相关标本，以便进行复核。

b.血清学检测：常用血清学检测方法为间接免疫荧光(IFA)法。采集急性期(发热初期，一般发病1周内)与恢复期(至少间隔2周)双份血清。如恢复期血清抗体检测阴性，应建议医生采集第3份血液标本(间隔2～4周)。

试剂应使用国际推荐的、经过ISO质量认证的产品。方法及操作按说明书进行。

结果解释：IFA检测结果解释按说明书进行。如果同时检测双份血清，IgG抗体4倍升高，则结果强烈支持嗜吞噬细胞无形体感染。如果急性期抗体升高，而恢复期没有升高或轻微升高，则应采集第3份血液标本(间隔2～4周)进行进一步检测。

c.嗜粒细胞无形体核酸PCR检测。目前，国际推荐使用16SrRNA基因检测方法，有条件的实验室，可进一步选用热休克蛋白基因groEL扩增方法。

DNA提取：用急性期、未使用抗生素的EDTA抗凝血或非抗凝血血球部分、白细胞及蜱研磨液提取DNA。最后，以AE缓冲液50μL抽滤以提高回收的DNA浓度。如采用血液白细胞层提取DNA，可明显提高阳性检出率。实验时，应采集当地正常人血液同时提取DNA，作为PCR的阴性对照。

PCR扩增：16S rRNA基因检测：16S rRNA高度保守，是PCR检测最常用的扩增靶基因，巢式PCR检测可提高检测灵敏度和特异度，采用属特异及种特异引物同时进行检测。PCR检测应分区进行，避免污染。

PCR反应混合物的准备按常规进行。第1轮反应采用外引物对Eh-out1和Eh-out2，DNA模板10μL(白细胞提取的DNA可适当减少)。PCR反应体系总体积为25μL或50μL(需要进行PCR测序或克隆时，应适当扩大反应体系)，其他成分的浓度按常规进行。反应程序为：94℃ 5min，40循环(每一循环为94℃ 45sec，55℃ 50sec，72℃ 1分钟)，72℃总延伸5

分钟。

第 2 轮反应使用 2 对引物分别进行巢式 PCR。2 对引物分别是无形体属及埃立克体属通用内引物（Eh-gs1、Eh-gs2）。以及 HGA 种特异性引物（HGA1 及 HGA2）。检测样本取第 1 轮产物 1~2μL 为模板，阳性对照取 0.5μL 为模板。反应程序同第 1 轮反应。

热休克蛋白基因 groEL 扩增：与 groEL 基因的应用相比，16S rRNA 基因的应用更为广泛，但 groEL 基因在不同种属间具有较大的变异性。因此，对于诊断及菌株的鉴定，groEL 基因均具有重要意义。

DNA 提取同上。PCR 检测时，反应混合物的准备按常规进行。DNA 模板量同 16S rRNA 基因检测。巢式 PCR 第 1 轮反应采用外引物对 HS1 及 HS6。

反应程序为：3 循环（每一循环为 94℃ 1min，48℃ 2min，70℃ 90sec），37 循环（每一循环为 88℃ 1min，52℃ 2min，70℃ 90sec），68℃ 总延伸 5 分钟。

第 2 轮 PCR 引物采用 HS43 及 HS45。检测样本取第 1 轮产物 1~2μL 为模板，阳性对照取 0.5μL 为模板。反应程序同第 1 轮反应，但退火温度由 52℃ 改为 55℃。

测序及分析：对扩增产物进行测序并进行同源比较，分析当地流行株与其他地区的变异性。

d.病原体分离培养。多用 HL-60 进行嗜吞噬细胞无形体的分离培养。最常用的分离方法是将白细胞部分接种培养基，然后将 100~500μL 抗凝血接种到悬浮有 $2×10^5$ 或 $1×10^6$ 细胞内，每 2~3 天染色检查包涵体，一般 5~10 天可查见包涵体。由于分离可能受到红细胞的影响，因此，建议使用以下方法：①白细胞分离。采用密度梯度离心方法。一般采用 2~3mL EDTA 抗凝血，用 2 倍体积的无菌 Hanks 平衡盐溶液稀释，最后采用 Histopaque 密度梯度离心分离白细胞，可以获得较高的白细胞，用以分离 HGA。采用白细胞分离方法进行接种时，应注意防止操作过程中的污染。②红细胞裂解后收集白细胞（NHC14 裂解法）。③在使用含有红细胞的标本培养后，另加入宿主未感染的细胞，建立混合培养。血液白细胞悬浮于 2mL 体积、含有 5%~10% 胎牛血清的培养基中，且在 $25cm^3$ 培养瓶内与培养细胞作用 3 小时。37℃、5% CO_2 条件下振摇孵育，可增加病原体与细胞的作用。

病原体的鉴定：可通过种特异引物进行 PCR 鉴定。

⑤生物安全。在标本采集、运输及实验室工作过程中，生物安全应参照《病原微生物实验室生物安全管理条例》中的有关要求进行。

a.实验室生物安全。标本灭活、病原 DNA 标本提取及病原体分离操作应在生物安全Ⅱ级实验室进行。非感染性材料的检测可在生物安全Ⅰ级实验室进行。

b.血液标本采集安全注意事项。采集病例的标本时，应做好个人防护。采集者应戴乳胶手套，尽量避免病例的血液外溢或直接接触。如发生血液外溢污染环境时，应及时采用 75% 酒精或常用消毒剂进行消毒处理。应按照对传染性样本的要求，对采集标本的器具及患者止血棉球及时进行消毒处理。防止锐器扎伤皮肤，一旦发生，应按临床外科要求，及时进行伤口清创。如直接沾染了临床诊断病例或确诊病例的血液，除及时消毒皮肤外，应口服多西环素预防感染。

c.采集动物宿主与媒介蜱标本个人防护。野外采集标本时，应穿着颜色明亮的防护服，并将衣袖或裤管口扎紧以防蜱叮咬人体,且容易发现蜱的附着。一旦发现有蜱附着体表,应用镊子夹取,不要用手直接摘除。野外作业或活动的人员可使用驱避剂或防蚊油喷涂皮肤,也可用硫化钾代替防蚊油。

d.标本运输安全注意事项。应参照《病原微生物实验室生物安全管理条例》中的有关要求(B类)进行。

e.在诊疗及标本的采集、包装和实验室检测等过程中所产生的医疗废物,应按照《医疗废物管理条例》和《医疗卫生机构医疗废物管理办法》等相关规定处理。

4.诊断标准

疑似病例:具有上述1、2项和3项1项中的①、③。部分病例可能无法获得明确的流行病学史。

临床诊断病例:疑似病例同时具备3项(1)项中的②,或3项(2)项中的①或②。

确诊病例:疑似病例或临床诊断病例同时具备3项(2)项中③、④、⑤中的任一项。

(六)鉴别诊断

(1)与其他蜱传疾病、立克次体病的鉴别:人单核细胞埃立克体病(HME)、斑疹伤寒、恙虫病、斑点热以及莱姆病等。

(2)与发热、出血及酶学指标升高的感染性疾病的鉴别:主要是病毒性出血性疾病,如流行性出血热、登革热等。

(3)与发热、血白细胞、血小板降低的胃肠道疾病的鉴别:伤寒、急性胃肠炎、病毒性肝炎。

(4)与发热及血白细胞、血小板降低或有出血倾向的内科疾病的鉴别:主要是血液系统疾病,如血小板减少性紫癜、粒细胞减少、骨髓异常增生综合征。可通过骨髓穿刺及相应病原体检测进行鉴别。

(5)与发热伴多项酶学指标升高的内科疾病鉴别:主要是免疫系统疾病,如皮肌炎、系统性红斑狼疮、风湿热。可通过自身抗体等免疫学指标进行鉴别,

(6)其他:如支原体感染、钩端螺旋体病、鼠咬热、药物反应等。

(七)治疗

及早使用抗生素,避免出现并发症。对疑似病例可进行经验性治疗。一般慎用激素类药物,以免加重病情。

1.病原治疗

(1)四环素类抗生素

①多西环素:为首选药物,应早期、足量使用。成人口服:0.1g/次,日2次,必要时首剂可加倍。8岁以上儿童常用量:首剂4mg/kg。之后,每次2mg/kg,日2次。一般病例口服即可,重症患者可考虑静脉给药。

②四环素:口服:成人常用量为0.25~0.5g/次,每6小时1次。8岁以上儿童常用量为每日25~50mg/kg,分4次服用。静脉滴注:成人每日1~1.5g,分2~3次给药。8岁以上儿童为每日10~20mg/kg,分2次给药,每日剂量不超过1g。住院患者主张静脉给药。四环素不良反应较多,孕妇和儿童慎用。

多西环素或四环素治疗疗程不少于 7 天。一般用至退热后至少 3 天,或白细胞及血小板计数回升,各种酶学指标基本正常,症状完全改善。早期使用多西环素或四环素等药物,一般可在 24～48 小时内退热。因人粒细胞无形体病临床表现无特异性,尚缺乏快速的实验室诊断方法,可对疑似病例进行经验性治疗,一般用药 3～4 天仍不见效者,可考虑排除人粒细胞无形体病的诊断。

(2)利福平:儿童、对多西环素过敏或不宜使用四环素类抗生素者,可选用利福平。成人 450～600mg,儿童 10mg/kg,每日 1 次口服。

(3)喹诺酮类:如左氧氟沙星等。

磺胺类药物有促进病原体繁殖作用,应禁用。

2.一般治疗

患者应卧床休息,高热量、适量维生素、流食或半流食,多饮水,注意口腔卫生,保持皮肤清洁。对病情较重患者,应补充足够的液体和电解质,以保持水、电解质和酸碱平衡。体弱或营养不良、低蛋白血症者可给予胃肠营养、新鲜血浆、白蛋白、丙种球蛋白等治疗,以改善全身机能状态,提高机体免疫力。

3.对症支持治疗

(1)对高热者可物理降温,必要时使用药物退热。

(2)对有明显出血者,可输血小板、血浆。

(3)对合并有弥散性血管内凝血者,可早期使用肝素。

(4)对粒细胞严重低下患者,可用粒细胞集落刺激因子。

(5)对少尿患者,应碱化尿液,注意监测血压和血容量变化。对足量补液后仍少尿者,可用利尿剂。如出现急性肾衰时,可进行相应处理。

(6)心功能不全者,应绝对卧床休息,可用强心药、利尿剂控制心衰。

(7)应慎用激素。国外有文献报道,人粒细胞无形体病患者使用糖皮质激素后可能会加重病情并增强疾病的传染性,故应慎用。对中毒症状明显的重症患者,在使用有效抗生素进行治疗的情况下,可适当使用糖皮质激素。

4.隔离及防护

对于一般病例,按照虫媒传染病进行常规防护。在治疗或护理危重患者时,尤其患者有出血现象时,医务人员及陪护人员应加强个人防护。做好患者血液、分泌物、排泄物及其污染环境和物品的消毒处理。

5.出院标准

体温正常、症状消失、临床实验室检查指标基本正常或明显改善后,可出院。

6.预后

据国外报道,病死率低于 1‰。如能及时处理,绝大多数患者预后良好。如出现败血症、中毒性休克、中毒性心肌炎、急性肾衰、呼吸窘迫综合征、弥散性血管内凝血及多脏器功能衰竭等严重并发症的患者,易导致死亡。

四、流行病学

(一)宿主动物与传播媒介

动物宿主持续感染是病原体维持自然循环的基本条件。

国外报道,嗜吞噬细胞无形体的储存宿主包括白足鼠等野鼠类以及其他动物。在欧洲,红鹿、牛、山羊均可持续感染嗜吞噬细胞无形体。国外报道,嗜吞噬细胞无形体的传播媒介主要是硬蜱属的某些种(如肩突硬蜱、篦子硬蜱等)。

我国曾在黑龙江、内蒙古及新疆等地的全沟硬蜱中检测到嗜吞噬细胞无形体核酸。我国的储存宿主、媒介种类及其分布尚需做进一步调查。

(二)传播途径

(1)主要通过蜱叮咬传播。蜱叮咬携带病原体的宿主动物后,再叮咬人时,病原体可随之进入人体发病。

(2)直接接触危重患者或带菌动物的血液等体液,有可能会导致传播,但具体传播机制尚需进一步研究证实。国外曾有屠宰场工人因接触鹿血经伤口感染该病的报道。

(三)人群易感性

人对嗜吞噬细胞无形体普遍易感,各年龄组均可感染发病。

高危人群主要为接触蜱等传播媒介的人群,如疫源地(主要为森林、丘陵地区)的居民、劳动者及旅游者等。与人粒细胞无形体病危重患者密切接触、直接接触患者血液等体液的医务人员或其陪护者,如不注意防护,也有感染的可能。

(四)地理分布和发病季节特点

目前,已报道有人粒细胞无形体病的国家有美国、斯洛文尼亚、法国、英国、德国、澳大利亚、意大利、韩国及中国等,但仅美国和斯洛文尼亚分离到病原体。根据国外研究,该病与莱姆病的地区分布相似,我国莱姆病流行区亦应关注此病。

该病全年均有发病,发病高峰为5～10月。不同国家的报道略有差异,多集中在当地蜱活动较为活跃的月份。

五、预防控制

(一)平时的预防工作

1.做好公众预防的指导和健康教育

避免蜱叮咬是降低感染风险的主要措施。预防该病的主要策略是指导公众、特别是高危人群减少或避免蜱的暴露。有蜱叮咬史或野外活动史者,一旦出现疑似症状或体征,应及早就医,并告知医生相关暴露史。

蜱主要栖息在草地、树林等环境中,应尽量避免在此类环境中长时间坐卧。如需进入此类地区,尤其是已发现过患者的地区,应注意做好个人防护,穿着紧口、浅色、光滑的长袖衣服,可防止蜱的附着或叮咬,且容易发现附着的蜱。也可在暴露的皮肤和衣服上喷涂避蚊胺(DEET)等驱避剂进行防护。在蜱栖息地活动时或活动后,应仔细检查身体上有无蜱附着。

蜱常附着在人体的头皮、腰部、腋窝、腹股沟及脚踝下方等部位。如发现蜱附着在身体上,应立即用镊子等工具将蜱除去。因蜱体上或皮肤破损处的液体可能含有传染性病原体,不要直接用手将蜱摘除或用手指将蜱捏碎。

蜱可寄生在家畜或宠物的体表。如发现动物体表有蜱寄生时,应减少与动物的接触,避免被蜱叮咬。

2.开展医疗卫生专业人员培训

各地应开展对医务人员和疾控人员的培训工作,提高医务人员发现、识别人粒细胞无形体病的能力,规范其治疗行为,以降低病死率。提高疾控人员的流行病学调查和疫情处置能力,控制疫情的蔓延和流行。

3.提高实验室诊断能力

发现疑似病例时,应及时采集标本开展实验室检测。各省级疾病预防控制机构应逐步提高对该病的实验室检测能力,建立实验室检测的相关技术和方法。已发生或可能发生疫情的地区及有条件的地市级疾病预防控制机构和医疗机构也应逐步建立该病的实验室诊断能力。

(二)出现疫情时的控制工作

1.诊断、治疗和报告

医疗机构应按照诊断标准做好诊断和治疗。同时,应加强医务人员的个人防护和院内感染控制工作。各级医疗机构发现符合病例定义的人粒细胞无形体病疑似病例、临床诊断或确诊病例时,应参照乙、丙类传染病的报告要求于 24 小时内通过国家疾病监测信息报告管理系统进行网络直报,报告疾病类别选择"其他传染病"。符合《国家突发公共卫生事件相关信息报告管理工作规范(试行)》要求的,按照相应的规定进行报告。

2.实验室检测

各级疾病预防控制机构专业人员和临床医务人员发现疑似病例时,应认真按照规定进行标本的采集、包装、运送和实验室检测。省级实验室无检测条件或无法鉴定时,应将原始标本及病原分离物送中国疾病预防控制中心进行检测。

3.流行病学调查

疾病预防控制机构接到疫情报告后,应按照规定立即组织专业人员开展流行病学调查,追溯可能的感染来源,调查传播途径及相关影响因素,填写个案调查表。

出现聚集性病例时,应开展病例的主动搜索,并通过对传染源、传播途径、传播媒介及相关影响因素等的调查分析,及时提出有针对性的预防控制措施。

(1)调查内容和方法

①个案调查和标本采集:发现人粒细胞无形体病病例后,应及时开展流行病学个案调查。调查内容包括病例的基本情况、家庭及居住环境、暴露史、发病经过、就诊情况、临床表现、实验室检查、诊断、转归、密切接触者情况等,并采集相关标本。

基本情况:包括年龄、性别、住址、职业、文化程度、旅行史等。

临床资料:通过查阅病历及化验记录,询问经治医生及病例、病例家属等方法,详细了解病例的发病经过、就诊情况、临床表现、实验室检查结果、诊断、治疗、疾病进展、转归等情况。

病例家庭及居住环境情况:通过询问及现场调查,了解病例及其家庭成员情况、家庭居住位置、环境、家禽及家畜饲养情况等。

暴露史及病例发病前活动范围：询问病例发病前2周内劳动、旅行或可疑暴露史，了解其是否到过有蜱生长的场所，是否有蜱叮咬史。询问病例发病前2周内与类似病例的接触情况，包括接触时间、方式、频率、地点、接触时采取的防护措施等。

密切接触者：如病例出现出血并污染周围环境、物品时，应对医务人员、陪护人员或其他密切接触者开展追踪调查，必要时应采集相关标本进行检测。

②聚集性病例的调查：在出现聚集性病例或暴发疫情时，应注意调查感染来源。如怀疑有人传人可能时，应评估人群感染及人传人的风险。应组织疾控人员或医务人员，采用查看当地医疗机构门诊日志、住院病历等临床资料、人户调查等方式，开展病例的主动搜索，并对搜索出的疑似病例进行筛查、随访。追踪疑似病例、临床诊断病例及实验室确诊病例的密切接触者，必要时采集相关标本进行检测。

通过查阅资料、咨询当地相关部门等方法，了解当地自然生态环境、媒介分布，以及相关的人口、气象、生产、生活资料等情况。

（2）调查要求

①调查者及调查对象：应由经过培训的县（区）级疾病预防控制机构专业人员担任调查员。现场调查时，应尽可能直接对患者进行访视、询问。如患者病情较重，或患者已死亡，或其他原因无法直接调查时，可通过其医生、亲友、同事或其他知情者进行调查、核实或补充。

②调查时间及调查内容：应在接到疫情报告后迅速开展流行病学调查，填写个案调查表。调查表应填写完整，实验室检测结果、患者转归等情况应及时填补到调查表中，以完善相关信息。

③调查者的个人防护：在流行病学调查及标本采集过程中，调查者应采取相应的个人防护措施，尤其应注意避免被蜱叮咬或直接接触患者的血液、分泌物或排泄物等。

（3）调查资料的分析、总结和利用

①在疫情调查处理进程中或结束后，应及时对流行病学资料进行整理、分析，撰写流行病学调查报告，并及时向上级疾病预防控制机构及同级卫生行政部门报告。

②疫情调查结束后，各省级疾病预防控制机构应及时将人粒细胞无形体病流行病学个案调查表及流行病学调查报告上报中国疾病预防控制中心。

③疫情调查结束后，各地疾病预防控制机构应将流行病学调查的原始资料、分析结果及调查报告及时整理归档。

4.媒介与宿主动物的控制

出现暴发疫情时，应采取灭杀蜱、鼠和环境清理等措施，降低环境中蜱和鼠的密度。

5.患者的管理

对患者的血液、分泌物、排泄物及被其污染的环境和物品，应进行消毒处理。一般不需要对患者实施隔离。

6.专题调查

有条件的地区，疾病预防控制机构可根据当地疫情的特点，组织开展人群血清流行病学、宿主动物和传播媒介等方面的专题调查。

（1）血清流行病学调查

①调查对象。可能暴露者：与患者有类似暴露史的人员（暴露于有可疑野生动物或蜱的生态环境）。密切接触者：与患者密切接触者（参与救治的医护人员、护理患者的家属等）。一般人群：与患者无密切接触，也无可疑生态环境暴露者。

②标本采集：对所有密切接触者应采集双份血清，间隔3～4周，另应采集可能暴露者及一般人群血清各30～50份。每次采集静脉血5mL，分离血清送检。血清标本的包装、贮存及运送应按相关规定进行。

③标本检测：采集的标本应及时送有条件的疾病预防控制机构进行抗体检测。

（2）宿主动物调查。根据流行病学调查的线索，确定是否进行宿主动物的调查。

①调查地点和时间：在病例可能感染的地点，或根据当地的地理景观，选择宿主动物调查的地点。调查时间可选择在疫情发生后或宿主动物活动高峰季节。

②捕获方法：居民区采用笼夜法：在鼠类经常出没的场所，于傍晚时在每15m²的房间放置鼠笼一个，并做好标记。诱饵用花生米或油条、油饼等（同一地区应选用同一种诱饵）。次日清晨取回鼠笼，将捕获鼠的鼠笼放入布鼠袋内，系紧袋口，做好记录，并编号。野外采用夹（笼）夜法：在有鼠活动的场所，于傍晚时布放鼠夹（笼），夹（笼）的行距应在30m以上，夹（笼）间距为5m，并做好标记。诱饵应统一。次日清晨取回夹（笼），将捕获鼠放入布鼠袋内，系紧袋口，做好标记，并编号。如捕白天活动的鼠，采用夹（笼）日法。

鼠类以外的其他野生宿主动物（如野兔等）可通过有关渠道获取。

③标本处理：采集动物血标本待检。解剖前，将所捕宿主动物（如鼠等）置于密闭容器内，用乙醚深度麻醉。将动物（鼠）置于白瓷盘中，先用镊子夹取盘中和动物（鼠）体表的寄生物，如蜱、螨、蚤等，寄生物按鼠只分别置入盛有75％酒精的密闭容器中，并标记相应鼠只的编号。然后，采用无菌方法解剖动物（鼠），取其脾、肝、肾标本，置入相应编号的无菌冻存管内，于液氮罐内保存。无液氮罐保存条件的，应置-20℃环境保存。标本送回实验室后，应尽快检测。否则，应置-80℃超低温或-20℃低温冰箱内保存。

④动物的分类、鉴定：参考《医学动物鉴定手册》等相关专业资料，鉴定宿主动物的种类、学名等。

⑤核酸检测及病原分离。采用PCR扩增动物血液标本的DNA，并测定核苷酸序列。有条件的实验室应对阳性标本进行病原体分离。阳性病原分离物送中国疾病预防控制中心作进一步鉴定。

⑥计算动物（鼠）种的构成、密度及其带菌率。

（3）蜱的调查

①调查地点和时间：在病例可能感染的地点，或根据当地的地理景观选择媒介蜱的调查地点。调查时间可选择在疫情发生后，或蜱活动高峰季节。

②捕获方法。布旗法：用约1m²大小的白绒布旗，在调查地段内定时进行拖蜱。拖蜱时，手持旗杆伸向一侧，使布旗平铺在草丛上，以等速缓步向前行走，每步行2m观察一次，将附着于旗上的蜱捡入玻管内保存。每小时检获蜱数即为蜱密度，单位为只/布旗人工小时，每次捕蜱时间不少于1小时（如蜱密度单位采用只/布旗人工分钟，每次捕蜱时间一般不少于30分

钟）。同时,检查拖蜱者身体上是否附着有蜱,如有,将蜱捡入另一玻管内保存,以区别于布旗法捕获的蜱。凡拖过蜱的地方,短时间内不应在原地重复调查。带蜱指数调查法:用鼠笼在有蜱活动的地方捕捉活鼠,鼠体上蜱的采集可参照宿主动物体外寄生物采集方法进行。平均每只鼠体上的蜱数即为带蜱指数,单位为只/鼠。家养动物或其他野生动物用适当方式制动固定后,可直接检蜱,计算带蜱指数。

③蜱的分类、鉴定:参考有关专业资料,对捕获的蜱进行分类、鉴定、命名(学名)。若当地无法鉴定,可将采集到的雌、雄蜱各若干只置于75%乙醇溶液中保存,送中国疾病预防控制中心鉴定。

④核酸检测及病原分离:采用 PCR 扩增蜱标本的 DNA,并测定核苷酸序列。

有条件的实验室应对阳性蜱标本进行病原分离。阳性病原分离物送中国疾病预防控制中心作进一步鉴定。

⑤计算蜱种的构成、总带菌率及各种蜱的带菌率。

第四章　真菌感染

第一节　隐球菌病

由新型隐球菌引起的感染,可感染人体的任何组织和脏器,最多见的是中枢神经系统感染,其次是肺部和皮肤。目前,在免疫抑制患者中,隐球菌感染的发病率约为 5％～10％;在 AIDS 患者中,隐球菌感染的发病率可高达 30％;在免疫功能正常的人群中,隐球菌的感染率约为十万分之一;经呼吸道吸入是隐球菌病的主要感染途径。由于隐球菌中枢神经系统感染最常见,本节主要介绍中枢神经系统隐球菌感染。

一、病原学

隐球菌属至少有 38 个种,其中致病菌主要是新型隐球菌,此外包括浅白隐球菌和罗伦特隐球菌等几个种,在免疫功能低下的患者中也可引起隐球菌病,本节主要阐述新型隐球菌病。新型隐球菌是隐球菌属的一个种,其形态在病变组织内呈圆形或卵圆形,直径为 5～20μm,外周围绕着一层宽厚的多糖荚膜,为主要的毒力因子,以出芽生殖进行繁殖。在外界环境中,新型隐球菌的酵母样细胞比较小(2～5μm),荚膜较薄。新型隐球菌有两种变种:新型变种与盖特变种。根据荚膜多糖抗原特异性的不同可分为血清型 A、B、C 和 D 四型,均可引起隐球菌病。

二、流行病学

1.传染源

从鸽粪、其他鸟类的排泄物、牛奶及奶制品、多种水果和土壤中可分离出新型隐球菌。对人类而言,最主要的传染源是鸽,从鸽、鸽巢及鸽粪中都可大量分离出新型隐球菌。隐球菌病患者作为传染源的意义不大。

2.传播途径

人体主要是通过吸入空气中含有新型隐球菌孢子的气溶胶而发生感染,此外极少数患者可能通过进食带菌食物或创伤性皮肤接种等方式感染。尚未证实存在动物与人或人与人之间的直接传播。

3.人群易感性

正常人体一般具有免疫新型隐球菌感染的能力;当机体免疫力降低时对隐球菌易感。艾滋病患者尤其易感,其他的危险因素包括患有糖尿病、肾功能衰竭和肝硬化等严重基础疾病,或其他导致细胞免疫功能异常的因素,包括恶性淋巴瘤、白血病、结节病、系统性红斑狼疮、器官移植以及长期、大量使用糖皮质激素和其他免疫抑制剂等患者,可增加感染机会;但部分隐球菌病患者无明显的免疫缺陷。

4.流行特征

新型隐球菌病呈世界性分布。在非艾滋病患者中,发病年龄以青壮年多见;男女比例大约为 3∶1;没有明显的种族和职业发病倾向;呈高度散发。艾滋病患者继发隐球菌病的发病率,在美国为 5%～10% 之间,在接受高效抗逆转录病毒治疗后发病率已明显下降,在非洲和其他发展中国家可高达 30%。

三、发病机制与病理解剖

1.发病机制

新型隐球菌病的发病机制仍未完全阐明。人体对隐球菌的免疫包括细胞免疫及体液免疫。巨噬细胞、中性粒细胞、淋巴细胞、自然杀伤细胞起着重要作用。体液免疫包括:抗荚膜多糖抗体以及补体参与调理吞噬作用协助吞噬细胞吞噬隐球菌。因此,当机体免疫力降低时,隐球菌易侵入人体致病。在艾滋病患者,细胞免疫功能缺陷,对新型隐球菌尤为易感。

新型隐球菌荚膜多糖为主要的毒力因子,加上荚膜甘露糖蛋白等可溶性成分、黑色素和甘露醇等其他毒力因子,具有免疫抑制作用,包括抑制吞噬细胞作用。在免疫防御功能不全的个体,可引起肺部侵袭病灶,或者经血行播散至肺外其他器官。由于正常人脑脊液中缺乏补体,可溶性抗隐球菌因子(在血清中则存在)以及脑组织中缺乏对新型隐球菌的炎症细胞,再加上脑组织具有高浓度的儿茶酚胺介质,通过酚氧化酶系统为新型隐球菌产生黑色素,促进新型隐球菌的生长,所以,隐球菌肺外播散一般较易累及中枢神经系统,同时,尽管新型隐球菌往往首先从肺侵入,但肺新型隐球菌病远比中枢神经新型隐球菌病少见。

2.病理解剖

中枢神经系统新型隐球菌病,常表现为脑膜炎,脑膜增厚,以颅底为明显,蛛网膜下隙充满含大量新型隐球菌的胶冻样物质和少量的巨噬细胞,有时出现血管内膜炎、形成肉芽肿,脑膜和脑组织可出现粘连。新型隐球菌可沿着血管周围间隙进入脑组织形成小囊肿,严重时发展为脑膜脑炎。

肺新型隐球菌病,病灶呈胶冻样或肉芽肿,多靠近胸膜,有时中心可坏死液化形成空洞。

四、临床表现

潜伏期为数周至数年不等。到目前仍不能确定新型隐球菌病的最短、最长或平均的潜伏期。

1.中枢神经系统新型隐球菌病

多表现为亚急性或慢性脑膜炎,少数表现为颅内占位性病变。起病初可有呼吸道感染的表现,头痛为最常见的症状,初为轻度间歇性头痛,以后转为持续性并逐渐加重并伴呕吐;头痛常从两侧颞部开始,继而出现前额、枕部,一般为胀痛,亦可为撕裂痛或刀割样痛。患者大多有发热,一般在 38℃ 左右,亦可高达 40℃。严重者有意识障碍,表现为谵妄、嗜睡、昏睡及昏迷等,抽搐较少。体征有颈项强直、布氏征及克氏征等脑膜刺激征阳性。多数患者的眼底检查有明显的视盘水肿,少数患者有出血及渗出。

当病变累及脑实质,可出现意识障碍、抽搐或偏瘫,病理神经反射阳性。病变可累及脑神经,以视神经受累最多,引起视力模糊,视力减退乃至失明,其他尚可见动眼神经、展神经、面神经及听神经受累的表现。垂危的患者可发生颞叶钩回疝或小脑扁桃体疝而危及生命。

2.肺新型隐球菌病

大多数肺新型隐球菌病患者,可呈无症状的自限性经过,或症状轻微,初发常有上呼吸道感染的症状,进而表现为支气管炎或肺炎,出现咳嗽、黏液痰、胶冻样痰、胸痛等症状,常伴有低热、全身疲倦和体重减轻等慢性消耗症状。少数患者有胸腔积液或表现为肺部占位性病变而误诊为肿瘤。在艾滋病患者中可表现为暴发性经过,可出现急性呼吸窘迫综合征而迅速死亡。

3.皮肤新型隐球菌病

隐球菌病患者中约 5%~10% 有皮肤损害。可分为原发和继发两型,新型隐球菌发生血行播散所致的继发型相对较多见,由隐球菌感染受损皮肤引起的原发型较少见。皮肤新型隐球菌病可表现为痤疮样皮疹,皮疹出现破溃时可形成溃疡或瘘管。

4.骨骼、关节新型隐球菌病

大约占新型隐球菌病的 10%,表现为连续数月的骨骼、关节肿胀和疼痛,出现溶骨性病变时,通常以冷脓肿形式出现,并可累及皮肤。

5.播散性或全身性新型隐球菌病

由肺原发性病灶血行播散所引起,除了中枢神经系统之外,可波及全身所有部位,如肾、肾上腺、甲状腺、心、肝、脾、肌肉、淋巴结、唾液腺和眼球等,病情常凶险,可在短期内死亡。

五、实验室检查

1.常规实验室检查

白细胞计数和分类一般在正常范围或轻度增高;部分患者可出现淋巴细胞比例增高,轻至中度贫血。血沉可正常或轻度增加。

2.脑脊液检查

中枢神经系统新型隐球菌病脑脊液压力升高明显,一般为 $200\sim600mmH_2O$($1.96\sim5.4kPa$);外观澄清或稍为混浊;白细胞数一般在($40\sim400$)$\times10^6$/L 之间,以淋巴细胞为主,在疾病早期也可呈现中性粒细胞为主;个别患者在症状明显期偶尔大于 500×10^6/L。蛋白质水平轻至中度升高;葡萄糖和氯化物水平下降。

即使无中枢神经系统症状,对于肺隐球菌病患者,也应行腰穿脑脊液检查以排除中枢神经系统隐球菌病。

3.病原学检查

从脑脊液、痰液、皮肤病灶的分泌物、冷脓肿穿刺液和血液等标本分离到新型隐球菌,有确诊意义。脑脊液用墨汁涂片可直接镜检隐球菌;沙氏琼脂培养基、血液或脑心浸液琼脂可用来培养新型隐球菌。皮肤、骨骼和关节新型隐球菌病者通过分泌物或脓液的涂片和培养,以及病理活检中找到病原体。

4.血清学检查

新型隐球菌荚膜多糖抗原的乳胶隐球菌凝集试验(LCAT)和酶联免疫吸附测定(ELISA)有较高的特异性和敏感性,中枢神经系统新型隐球菌病,隐球菌抗原在脑脊液中的阳性率几乎达100%,血清为75%左右;而且抗原的滴度与感染的严重性平行,可以作为疗效的观察指标。但中枢神经系统以外的新型隐球菌病,隐球菌抗原的阳性率仅有25%~50%。目前建立的检测隐球菌抗体的方法缺乏敏感性和特异性,没有实用的诊断价值。

5.影像学检查

肺新型隐球菌病患者的X线检查,可发现单个或多个结节性阴影;也可表现斑点状肺炎,或类似浸润性肺结核样阴影或空洞形成;出现血行播散时,可出现粟粒性肺结核样的影像;一般不出现纤维性变和钙化,少见肺门淋巴结肿大和肺萎陷。中枢神经系统新型隐球菌病患者的X线断层扫描(CT)和磁共振成像(MRI)检查,可见脑膜增厚,动脉期强化,肉芽肿病变以及脑室系统受累扩张等。骨骼新型隐球菌病患者的X线照片、CT或MRI检查可显示溶骨病变的部位和范围。

六、诊断

诊断可依据以下资料综合分析。

1.流行病学资料

应注意患者有否暴露于鸟粪、特别是鸽粪的病史;有否存在影响免疫防御功能的基础疾病和因素:如艾滋病、恶性肿瘤、结缔组织病、器官移植和使用糖皮质激素或免疫抑制剂等。

2.临床表现

典型的肺新型隐球菌病有咳嗽、黏液痰、胸痛等表现。中枢神经系统新型隐球菌病有逐渐加重的剧烈头痛、呕吐、脑膜刺激症阳性;严重时,可有意识障碍、抽搐、病理神经反射阳性等表现。皮肤新型隐球菌病有痤疮样皮疹,皮疹中间坏死形成溃疡等表现。骨骼新型隐球菌病有胀痛、冷脓肿形成等表现。

3.实验室检查

标本涂片或培养发现新型隐球菌是确诊依据。新型隐球菌荚膜多糖抗原检测在中枢神经系统新型隐球菌病有辅助诊断意义。影像学检查可发现新型隐球菌病引起的浸润或肉芽肿病灶。

七、鉴别诊断

肺新型隐球菌病应与肺结核和肺恶性肿瘤等疾病相鉴别;中枢神经系统新型隐球菌病应与结核性脑膜炎和脑肿瘤等疾病相鉴别;皮肤新型隐球菌病应与粉刺、基底细胞瘤和类肉瘤等疾病相鉴别。骨骼、关节新型隐球菌病应与骨骼、关节结核以及骨肿瘤等疾病相鉴别。播散性新型隐球菌病应与粟粒性肺结核、结缔组织病和转移癌等疾病相鉴别。

八、预后

中枢神经系统新型隐球菌病未经抗真菌治疗者几乎全部死亡,经药物及时治疗有效率为70%～75%,但20%～25%的初步治愈者可有复发,艾滋病合并此病者复发率更高,因而往往需要终生用药。少数治愈患者可有严重的后遗症,如失明、听力丧失等。

九、治疗

(一)抗真菌治疗

抗隐球菌治疗分为诱导治疗、巩固治疗和维持治疗三个阶段。对于非艾滋病患者,诱导治疗方案以两性霉素 B 联合 5-氟胞嘧啶治疗 4 周以上为主,随后可改为氟康唑(400～800mg/d)巩固治疗 8 周,最后以小剂量氟康唑(200mg/d)维持治疗 6～12 个月。艾滋病患者与非艾滋病患者不同,常用方案:两性霉素 B 联合 5-氟胞嘧啶方案诱导治疗 2 周,氟康唑(400mg/d)巩固治疗 8 周,氟康唑(200mg/d)维持治疗需要维持 1 年以上,甚至可能需要维持终生以防止复发。

1.两性霉素 B(AMB)

两性霉素 B 目前仍为治疗隐球菌病的首选药物。该药口服极少吸收,肌内注射局部刺激大,故必须采用静脉缓滴。成人开始的剂量每日为 0.5～1mg,加入 5%～10%葡萄糖液 500mL 内静脉缓慢滴注,滴注时间不少于 6～8 小时。逐渐加量至治疗量 0.5～1mg/(kg·d)。疗程一般需 3 个月以上。该药易氧化,应新鲜配制和避光使用。

主要不良反应包括:寒战、发热、头痛,食欲缺乏、恶心、呕吐,静脉炎,低血钾、肾功能损害,贫血和肝功能损害等,必须严密监测血清电解质、肾功能和骨髓功能。孕妇禁用。

对中枢神经系统新型隐球菌病经单用静脉滴注治疗无效者或复发患者,可鞘内注射两性霉素 B。首次剂量为 0.05～0.1mg 加地塞米松 1～2mg 与适量脑脊液混匀后缓慢注入。以后逐次增加剂量至每次 1mg 高限。鞘内给药一般可隔日 1 次或每周 2 次,总量以不超过 20mg 为宜。因可能引起化学性脑膜炎、蛛网膜粘连、休克等严重不良反应,临床已经较少使用。

由于两性霉素 B 的不良反应限制其临床使用,近年开发了多种的两性霉素 B 脂质制剂,疗效与普通的两性霉素 B 相似但不良反应相对较轻,可很快达到治疗剂量,可用于原先有贫血、肾功能异常的患者,但价格昂贵。

2.5-氟胞嘧啶(5-FC)

本药口服吸收良好,对隐球菌有抑菌作用。本药单独使用很快产生耐药性,临床上主要用于联合治疗。成人的口服或静脉注射剂量为每日 5～10g,儿童每日 100～200mg/kg,分次给予,疗程 3 个月以上。不良反应有食欲缺乏、恶心;白细胞、血红蛋白及血小板减少;皮疹、嗜睡、精神错乱、肝肾功能损害等。该药有致畸胎作用,孕妇禁用。

3.氟康唑(FCA)

本药口服吸收良好,能够很好通过血-脑屏障进入脑脊液。氟康唑通过抑制新型隐球菌的麦角甾醇合成,从而抑制新型隐球菌的生长及减弱其毒力。成人的口服或静脉注射剂量为每天 200～400mg,一般疗程不少于 6～8 周。对 16 岁以下儿童,应慎用 FCA,剂量为 3～6mg/(kg·d)。不良反应有恶心、腹痛、腹泻及胃肠胀气,皮疹,肝功能损害等。妊娠期及哺乳期妇女应慎用。FCA 绝大部分(约 80%)以原形从尿排出,所以,当患者有肾功能损害时应调整其剂量。FCA 主要用于不能耐受 AMB 者,或病情太重不适合使用 AMB 者,或维持治疗以防止复发。

4.伏立康唑及伊曲康唑

均有一定的抗隐球菌效果。

5.联合抗真菌治疗

由于抗真菌药物存在不良反应大,易产生耐药性,所以临床上常采用联合用药治疗,如 AMB+5-FC,或 FCA+5-FC。

(二)对症治疗

中枢神经系统新型隐球菌病患者均有显著的颅内高压,能否有效控制颅内高压,直接关系到能否治疗成功及减少后遗症。可使用脱水剂(甘露醇)、利尿剂(呋塞米)和 50% 葡萄糖注射液进行对症处理。一般可用 20% 甘露醇 125mL～250mL/次,次数视病情而定。如颅内高压明显,一般脱水治疗效果不佳,可采取频繁腰椎穿刺放脑脊液降低颅内压,但放液应缓慢,且每次量不可太多;若反复发生脑疝危象,CT 等检查证实有脑室扩大,可在抗真菌治疗的前提下,考虑脑室—腹腔引流术或侧脑室引流术,但需注意其可能导致颅内细菌感染。

(三)支持疗法

隐球菌病带来的长期消耗,抗真菌药物可导致不可避免的不良反应,故支持疗法也十分重要。患者应进食易消化,营养丰富的食物,并注意保持大便通畅,避免便秘(以防用力排便导致颅内压升高而导致危险)。昏迷者可鼻饲高热量流质。进食不足者,可静脉注射 10%～25% 的葡萄糖溶液,适当补充维生素、氨基酸等。治疗过程中必须非常注意水电解质平衡,尤需注意血钾变化(常为低血钾)。必要时使用一些免疫调节剂增强机体免疫功能,如胸腺素(肽)、转移因子等。

(四)手术治疗

对局限性的皮肤隐球菌病、肺隐球菌病、骨隐球菌病及脑部隐球菌肉芽肿等可采用手术切除,但手术治疗必须结合全身抗真菌治疗,以达到根治的目的。

十、预防

饲养家鸽应妥善管理,减少鸽粪对周围环境污染。忌食腐烂变质的水果。治疗原发基础疾病,避免长期、大量使用免疫抑制药物等。目前尚未能研制出针对隐球菌的预防疫苗供临床使用。

第二节　念珠菌病

质激素或细胞毒性药物治疗的患者。目前,严重念珠菌感染常见于 ICU 患者。其中接受中心静脉置管、肠外营养、外科手术、广谱抗生素治疗、需要血透和 APACHE 评分高的患者是感染念珠菌的最高危人群。

念珠菌感染是导致医源性血流感染的第四位最常见的原因。在 ICU 患者中,念珠菌感染是导致医源性血流感染的第三位最常见的原因。念珠菌血症的归因死亡率保持在大约 40%。白念珠菌是人类最常见的病原体。光滑念珠菌是第二位最常见的感染源,继之以热带念珠菌和近平滑念珠菌;其他菌种感染很少见。

一、病原学

念珠菌广泛存在于自然界,在正常人体皮肤、黏膜、肠道、上呼吸道等处均可检出念珠菌。念珠菌为条件致病菌,其中以白念珠菌(即白假丝酵母)感染临床上最常见,占念珠菌感染的 50%～70%。其他如热带念珠菌、克柔念珠菌、光滑念珠菌、季也蒙念珠菌、近平滑念珠菌、假热带念珠菌、葡萄牙念珠菌、都柏林念珠菌等也具致病性。白念珠菌和热带念珠菌的致病力最强。

二、流行病学

1.传染源

念珠菌病患者、带菌者及携带念珠菌的动物是本病的传染源。

2.传播途径

①内源性:较为多见,主要是由于定植体内的念珠菌,在一定的条件下大量增殖并侵袭周围组织引起自身感染,常见消化道感染;②外源性:主要通过接触感染如性传播、母婴垂直传播等;也可从医院环境获得感染,如通过医护人员的手、医疗器械等间接接触感染;还可通过饮水、食物等方式传播。

3.人群易感性

好发于严重基础疾病及机体免疫低下患者,包括:①有严重基础疾病患者,如糖尿病、恶性肿瘤、艾滋病、系统性红斑狼疮、大面积烧伤、粒细胞减少症等,尤其是年老体弱者及幼儿;②应用细胞毒性免疫抑制剂治疗者,如肿瘤化疗、器官移植,或糖皮质激素使用等;③广谱抗生素过度应用或不当应用,引起菌群失调;④长期留置导管患者,如静脉导管、气管插管、胃管、导尿管、介入性治疗等。

4.流行特征

本病遍及全球,全年均可患病。对于免疫正常患者,念珠菌感染常系皮肤黏膜屏障功能受损所致,以皮肤黏膜感染为主,治疗效果好。系统性念珠菌病则多见于细胞免疫低下或缺陷患者。随着抗真菌药物的广泛应用,耐药菌株也日益增多。

三、发病机制

念珠菌是人体的正常菌群,当人体局部防御屏障受损(如烧伤、创伤、介入操作)、各种导管置入、正常菌群失调和人体免疫力低下时,念珠菌大量生长繁殖,通过黏附素等因子黏附和侵入组织,产生水解酶、磷脂酶等毒力因子,激发补体系统和抗原抗体反应,造成细胞变性、坏死及血管通透性增强,导致组织器官的损伤。

念珠菌侵入血液循环并在血液中生长繁殖后,进一步可播散至全身各器官,引起各器官内播散。其中以肺、肾最为常见,其次是脑、肝、心、消化道、脾、淋巴结等,可引起气管炎、肺炎、尿毒症、脑膜脑炎、间质性肝炎、多发性结肠溃疡、心包炎、心内膜炎和心肌炎等。

组织病理改变可呈炎症性(如皮肤、肺)、化脓性(如肾、肺、脑)或肉芽肿性(如皮肤)。特殊器官和组织还可有特殊表现,如食管和小肠可有溃疡形成,心瓣膜可表现为增殖性改变,而急性播散性病例常形成多灶性微脓肿,内含大量中性粒细胞、假菌丝和芽孢,有时可有纤维蛋白和红细胞。

四、临床表现

急性、亚急性或慢性起病,根据侵犯部位不同,分为以下几种临床类型:

(一)皮肤念珠菌病

好发于皮肤皱褶潮湿部位,如腹股沟、腋窝、乳房下、肛周、会阴部以及指(趾)间等皮肤。可分为念珠菌性间擦疹、丘疹型皮肤念珠菌病、皮肤念珠菌性肉芽肿、念珠菌性甲沟炎等临床类型。其中以念珠菌性间擦疹最为常见,患者觉灼热瘙痒,皮损开始为红斑、丘疹或小水疱,迅速变成境界明显的脓疱、糜烂,表面无显著的溢液,有层层剥脱的表皮,亦可呈现鲜红色落屑斑,局部皮肤鲜红,表面有灰白色剥脱,周缘有小疱、脓疱。

(二)黏膜念珠菌病

1.口腔念珠菌病

为最常见的浅表性念珠菌病。包括急性假膜性念珠菌病(鹅口疮)、念珠菌性口角炎、急慢性萎缩性念珠菌病、慢性增生性念珠菌病等临床类型。其中以鹅口疮最为多见,典型表现为大小不等的乳酪状白色斑片,散布于口腔黏膜上,边界清楚,周围有红晕。可无症状,或有烧灼感,口腔干燥、味觉减退和吞咽疼痛。白膜易于剥除,留下湿润的鲜红色糜烂面或轻度出血。

2.念珠菌性阴道炎

较常见,孕妇好发。外阴瘙痒、灼痛是本病的突出症状。小阴唇及阴道黏膜上附有灰白色假膜,擦除后露出红肿黏膜。阴道分泌物浓稠,黄色或乳酪样,有时杂有豆腐渣样白色小块,但无恶臭。

3.消化道念珠菌病

它包括念珠菌性食管炎和肠炎。食管炎患者早期多无症状,常伴有鹅口疮,继之出现食欲减退,婴幼儿有呛奶、呕吐或吞咽困难等表现,成人有进食不适,胸骨后疼痛。内镜检查多见食管壁下段充血水肿,假性白斑或表浅溃疡。肠炎患者均有腹泻、腹胀,粪便呈水样或豆腐渣样,有稀薄黏液或黄绿色泡沫。

(三)系统性念珠菌病

1.呼吸道念珠菌病

症状主要有低热、咳嗽、咳白色黏稠痰,有时痰中带血甚或咯血。肺部听诊可闻及湿性啰音,胸部X线检查见支气管周围致密阴影或双肺弥散性结节性改变。痰直接镜检及真菌培养有助于诊断,但因取材可能受污染,用纤维支气管镜获取的支气管分泌物培养结果较为可靠。

2.泌尿系念珠菌病

可侵犯膀胱或肾脏。膀胱炎患者有尿频、尿急、排尿困难、甚至血尿等症状,少数患者也可出现无症状性菌尿,常继发于尿道管留置后。肾脏感染多系血行播散所致,临床表现为发热、寒战、腰痛和腹痛,肾功能损害。尿常规检查可见红细胞、白细胞,直接镜检可发现菌丝和芽孢,培养阳性有助确诊。

3.念珠菌菌血症

常发生多个系统同时被念珠菌侵犯,又称之为播散性念珠菌病,可有发热和多脏器受累的临床症状,病死率较高。血培养有念珠菌生长。

4.念珠菌性心内膜炎

患者常有心脏瓣膜病变、人工瓣膜、静脉药瘾、中央静脉导管、心脏手术或心导管检查术后。临床表现与其他感染性心内膜炎相似,有发热、贫血、心脏杂音及脾大等表现,瓣膜赘生物通常较大,栓子脱落可致大动脉栓塞,病死率极高。

5.念珠菌性脑膜炎

较少见,主要为血行播散所致,预后不佳。常累及脑实质,并有多发性小脓肿形成。临床表现为发热、头痛、脑膜刺激征,但视盘水肿及颅内压增高不明显,脑脊液中细胞数轻度增多,糖含量正常或偏低,蛋白含量明显升高。脑脊液检查不易发现真菌,需多次脑脊液真菌培养。

五、实验室检查

(一)直接镜检

标本直接镜检发现大量菌丝和成群芽孢有诊断意义,菌丝的存在表示念珠菌处于致病状态。如只见芽孢,特别是在痰或阴道分泌物中可能属于定植,不能诊断发病。

(二)培养

由于念珠菌为口腔或胃肠道的正常居住菌,因此从痰培养或粪便标本中分离出念珠菌不能作为确诊依据。若在无菌条件下获得的,如从血液、脑脊液、腹水、胸水、中段清洁尿液或活检组织标本分离出念珠菌,可认为是深部真菌感染的可靠依据。

(三)组织病理检查

组织中同时存在芽孢和假菌丝或真菌丝可诊断为念珠菌病,但不能确定感染的菌种,必须进行培养再根据菌落形态、生理、生化特征作出鉴定。

(四)免疫学检测

1.念珠菌抗原检测

检测念珠菌特异性抗原,如甘露聚糖抗原、烯醇酶抗原等,其中以 ELISA 检测烯醇酶抗原最为敏感,敏感性可达 75%～85%,感染早期即获阳性,具有较好的早期诊断价值。

2.念珠菌特异性抗体检测

可采用补体结合试验、酶联免疫吸附试验等方法检测,但由于健康人群可检测到不同滴度的抗体,疾病早期及深部真菌病患者多有免疫低下致抗体滴度低等因素的影响,使其临床应用受到很大的限制。

（五）核酸检测

特异性 DNA 探针、聚合酶链反应（PCR）等方法，检测念珠菌壁的羊毛固醇 C14-去甲基酶的特异性基因片段，初步试验结果较好，但目前尚未作为常规应用于临床。

（六）其他

影像学检查如胸片、B 超、CT 或 MRI 等尽管无特异性，但对发现肺、肝、肾、脾侵袭性损害有一定帮助。

六、诊断与鉴别诊断

1.诊断

除部分浅表部皮肤黏膜念珠菌感染有时依据其特殊部位及特征较易诊断外，系统性念珠菌病的临床表现多无特征性，难与细菌等所致的感染相鉴别。出现以下情况应考虑真菌感染的可能：有导致正常菌群失调的诱因或人体免疫力低下的疾病，原发病出现病情波动，经抗生素治疗症状无好转或反而加重，而无其他原因可解释。确诊有赖于病原学证实。标本在直接镜检下发现大量菌丝和成群的芽孢或血液、脑脊液培养证实为致病念珠菌，具有诊断意义。在痰、粪便或消化道分泌物中只见芽孢而无菌丝可能为定植菌群，不能仅此作为诊断依据。

2.鉴别诊断

消化系统念珠菌病应与食管炎、胃炎、肠炎等鉴别。念珠菌性肺炎、脑膜炎、心内膜炎应与结核性、细菌性及其他真菌性感染鉴别。

七、预后

局部念珠菌感染如黏膜念珠菌病、念珠菌性食管炎、泌尿道念珠菌病等感染较为局限，预后尚好。然而，念珠菌在任何部位的出现，均是引起潜在致命的播散性或全身性念珠菌病的危险因素。

八、治疗

（一）基础治疗

1.去除诱因

如粒细胞减少患者应提高白细胞总数，免疫低下患者应增强机体的免疫力，大面积烧伤患者应促进伤口的愈合等。

2.清除局部感染灶

如果为导管相关性菌血症，应拔除或更换导管，化脓性血栓性静脉炎需行外科手术治疗，如节段性静脉切除术。对于并发念珠菌心内膜炎患者，内科保守治疗效果较差，需行瓣膜置换术。

（二）病原治疗

1.治疗原则

(1)治疗方式：局部用药适用于部分皮肤和黏膜念珠菌病，一般连续使用 1～2 周；全身用药适用于局部用药无效的皮肤黏膜念珠菌病,以及部分黏膜、系统性念珠菌病的治疗。

(2)药物选择:由于耐药菌株的不断增加,而且克柔念珠菌对氟康唑天然耐药,光滑念珠菌也对氟康唑不敏感,故应作菌种鉴定及药敏试验,并根据药敏结果选择药物。

(3)治疗疗程:对于重症感染如念珠菌菌血症患者,需待症状、体征消失,培养转阴性后2周停药;心内膜炎患者应在瓣膜置换术后继续治疗6周以上。

(4)预防用药:适用于高危人群,如对于伴粒细胞减少症的危重患者或行肝脏移植术患者,常应用抗真菌药物预防念珠菌的感染。可选用氟康唑400mg/d或伊曲康唑口服溶液2.5mg/kg,每12小时预防一次。

2.局部用药

常用药物包括制霉菌素软膏、洗剂或制霉菌素甘油,酮康唑、益康唑、克霉唑、咪康唑等霜剂;制霉菌素、克霉唑、咪康唑等阴道栓剂。

3.全身用药

常用药物有:①氟康唑:口服吸收完全(95%),对脑脊液和玻璃体穿透良好,且尿药浓度高,常作为口咽部、食管、阴道念珠菌病的标准治疗药物,也可用与中枢神经系统及泌尿系统念珠菌病的治疗药物。用于口咽部念珠菌感染,氟康唑100~200mg/d顿服,连用7~14天;念珠菌性阴道炎,氟康唑局部用药或150mg顿服;系统性念珠菌感染,氟康唑800~400mg/d,疗程视临床治疗反应而定。儿童浅表念珠菌感染1~2mg/(kg·d),系统性念珠菌感染3~6mg/(kg·d);②伏立康唑:口服吸收完全(96%),对脑脊液和玻璃体穿透良好,但尿药浓度低。静脉滴注首日6mg/kg,每日两次,随后4mg/kg每日两次,或口服首日400mg每日两次,随后200mg每日两次,适用于耐氟康唑的重症或难治性侵袭念珠菌感染;③伊曲康唑:一般用于黏膜念珠菌病的治疗,也作为口咽部和食管念珠菌病的备选治疗药物。口腔和(或)食管念珠菌病,200~400mg/d顿服,连用1~2周。阴道念珠菌病,200mg/d分2次,服用1天,或100mg/d顿服,连服3天。系统性念珠菌病,200mg每12小时一次,静脉滴注2天,然后200mg每日一次静脉滴注12天,病情需要可序贯口服液200mg每12小时一次数周或更长时间;④两性霉素B:为广谱抗真菌药,对念珠菌具有高效、快速杀菌活性,是中枢神经系统念珠菌病的首选。静脉滴注,每日0.5~0.7mg/kg,对于出现严重不良反应及肾功能不全者,可考虑使用两性霉素B脂质制剂;⑤卡泊芬净:是念珠菌菌血症、心内膜炎等重症感染的治疗首选;但脑脊液、玻璃体穿透性差,且自尿排出<2%,不宜用于中枢神经系统及泌尿系统的念珠菌属感染。首剂70mg,随后每日50mg静脉滴注。⑥酮康唑:适用于慢性皮肤黏膜念珠菌病,每日0.2~0.4g顿服,连服1~2月,但因其肝毒性,应动态监测肝功能。

九、预防

(1)保护皮肤黏膜完整,尽量减少插管、长期留置导管,并加强对留置的导管护理及定期更换。

(2)保持机体的菌群平衡,合理使用抗生素,尽量避免长期、大剂量的使用广谱抗生素。

(3)对于某些存在严重免疫功能障碍如艾滋病、血液病、恶性肿瘤、器官移植等患者,可使用抗真菌药物预防念珠菌感染,其中以氟康唑应用最广。

第三节　曲霉病

曲霉菌病是由各种曲霉所致,可侵犯皮肤、黏膜、肺、鼻、脑、眼等全身各部位,但以肺和鼻窦最常见。

一、病原学

曲霉属丝状真菌,是条件致病菌,广泛分布于自然界,喜潮湿、温暖环境,在梅雨季节,谷物和稻草由于储藏不妥而发热、发霉时,曲霉含量甚多;曲霉可耐干燥、高温(如 40℃ 以上温度)。致病性曲霉有 10 余种,其中以烟曲霉为最主要的致病菌,此外有黄曲霉、黑曲霉、白曲霉、棒曲霉、灰绿曲霉、土曲霉、构巢曲霉、赭曲霉和聚多曲霉等。迄今已从各种曲霉中分离到 100 余种对人、畜代谢有影响的毒素,其中黄曲霉素等有致癌作用。

二、流行病学

本病散发,呈世界性分布,发病与机体免疫力降低,尤其是细胞免疫功能有关。

1.传染源
曲霉孢子广泛存在于尘埃、土壤、空气、植物、动物及水中。患者不是本病的传染源。

2.传播途径
曲霉孢子极易脱落,飞散于空气中。主要经呼吸道进入人体,如果免疫力下降时,吸入曲霉孢子即可致病,亦可经受损的皮肤、黏膜侵入致病。人与人之间的传播未见报道。

3.易感人群
健康人感染后发病者少见。受染后发病主要见于免疫功能低下者如器官移植、恶性肿瘤、长期大量使用糖皮质激素、免疫抑制剂者、烧伤及慢性疾病患者等。

三、发病机制与病理解剖

曲霉病多见于机体免疫功能低下者,如粒细胞减少、使用糖皮质激素和其他免疫抑制剂者,器官移植、慢性肺病、肝病和慢性肾衰竭患者多见。机体抗曲霉感染的免疫机制主要依靠吞噬细胞(中性粒细胞、单核细胞、巨噬细胞)。

曲霉孢子主要经呼吸道入侵,故肺部(包括支气管)曲霉病最为常见,鼻窦亦可为病变器官。曲霉侵入呼吸道后,菌丝可穿透支气管和细支气管壁,侵袭肺部血管,形成急性坏死性化脓性肺炎。曲霉血行播散形成的迁徙性病灶也属化脓性,同时伴有血栓性血管炎。曲霉可入侵肺部结核空洞、支气管扩张等空腔内繁殖,大量菌丝形成团块即为曲菌球。

免疫损伤也参与曲霉的致病,如曲霉抗原可激发宿主产生多种变态反应:IgE介导的过敏反应引起哮喘;局部的抗原抗体复合物可引起Ⅲ型变态反应,从而导致黏膜炎症;而在慢性病例中见到的肉芽肿性病变则是由Ⅳ型变态反应所致。

四、临床表现

(一)过敏性支气管肺曲霉病(ABPA)

接触曲霉的过敏性体质患者可发生过敏性支气管肺曲霉病(ABPA),最常由烟曲霉所致。可有发热、哮喘、咳嗽、咳黏稠痰、疲乏、胸痛等,3～4天后缓解。X线可见暂时的游走性肺部阴影,外周血及痰中嗜酸性粒细胞增加。患者再度接触曲霉后又可发生同样症状。

(二)曲霉瘤

曲霉瘤也称真菌球。可以由慢性过敏性曲霉病发展而来,也可以由曲霉栖居于其他疾病引起的空洞(如支气管扩张、结核空洞等)。临床上患者可无症状或仅有慢性咳嗽、咳痰,或有不同程度的咯血等,咯血是曲霉瘤的突出表现。部分患者疲乏、消瘦,有的咳出菌块。X线可见圆形或椭圆形团块,常见于上肺叶,边缘有月牙形气影围绕或带有一透光的光晕,曲霉球可随体位变动而变动,呈"钟形阴影",可帮助诊断。

(三)侵袭性曲霉病

常继发于器官移植、白血病、淋巴瘤、接受抗肿瘤药物治疗、激素治疗的患者。侵袭性曲霉病主要发生于肺部,即侵袭性肺曲霉病(IPA)。可表现为发热、咳嗽、咯血、咯绿色或深绿色颗粒痰或脓性痰、喘息、呼吸困难等,病死率高;大量患者表现为与肺结核相似的慢性肺部感染,有低热、咳嗽、咳痰、身体衰弱、体重减轻等。X线表现为支气管肺炎样的变化,有多数浸润性斑片,逐渐向周围扩展,亦可呈弥散性阴影或单个的肿块,有如肿瘤样的阴影。曲霉所致的粟粒性肉芽肿和间质性肺炎,X线表现与粟粒性结核相似。

(四)播散性曲霉病

播散性曲霉病是由于曲霉侵入血管,随血液播散至全身各处,如脑、脑膜、肺、心、肝、肾、皮肤、骨骼等,产生相应器官损害的表现,如中枢神经系统曲霉病、曲霉性心内膜炎、皮肤曲霉病等。本型起病急骤,进展迅速,患者可在数日内死亡。临床上表现为急剧高热或体温不升、咳嗽、头痛、休克及精神异常等,确诊依赖血真菌培养。

(五)其他

鼻、眼眶曲霉病常由鼻窦曲霉感染扩展引起,多侵犯单侧眼眶导致眼球突出、肿胀;角膜曲霉病是由于角膜外伤感染所致;耳曲霉病可引起暂时性耳聋;皮肤曲霉病多由播散型曲霉病引起,可有皮下结节、丘疹、坏死、溃疡等。

(六)曲霉毒素中毒症

曲霉产生的多种毒素可影响肝、肾、神经系统功能,产生急性中毒表现;而黄曲霉素等可致癌。

五、实验室检查

(一)一般检查

播散性曲霉病或侵袭性肺曲霉病时外周血白细胞总数增高;变态反应型曲霉病时白细胞

总数轻度增高,嗜酸性粒细胞增高。

(二)病原学检查

1.直接镜检

取痰(纤维支气管镜取痰更佳)、鼻窦引流物、支气管肺泡灌洗液(BAL)、尿、粪等标本直接镜检,曲霉菌丝分枝分隔,常有 45°角的分枝,可呈刷状。侵袭性肺曲霉病痰中常查不到菌丝,可作针吸活检再镜检。

2.真菌培养

标本接种于含氯霉素的沙氏葡萄糖(2%)蛋白胨琼脂 30～37℃孵育,48～72 小时即可检查。

(三)血清学检查和核酸检测

主要包括检测曲霉菌半乳甘露聚糖(GM)的 GM 试验,检测真菌 1,3-β-D-葡聚糖(1,3-β-D-glucan)的 G 试验以及扩增曲霉菌特异性基因的 PCR 诊断方法。其中以 GM 试验最具临床价值。GM 试验特异性和敏感性分别为 89% 和 71%,可早于病理检查或培养 7～14 天诊断侵袭性曲霉菌病,还可以用于监测抗真菌治疗疗效。G 试验阳性表明存在深部真菌感染(隐球菌和接合菌除外),尤其是对念珠菌和曲霉意义较大,但假阳性率较高。扩增曲霉菌特异性基因的 PCR 诊断方法目前尚未用于临床。

(四)病理学检查

一般用常规 HE 染色即可诊断,但有可用特殊真菌染色,如乌洛托品银染色(GMS),或过碘酸锡夫染色(PAS),效果较好。镜下可见有坏死性、化脓性或肉芽肿性改变。HE 染色标本,可见放射状分隔菌丝,活跃生长的菌丝常染成蓝色,退行的菌丝常染成红色,但孢子很少见到。

六、诊断

曲霉病的临床表现缺乏特征,与许多疾病相似,确诊较为困难。

应注意询问可能导致机体免疫力下降的病史及可能接触曲霉较多的职业,并结合临床症状、X 线和 CT 检查表现;GM 试验和 G 试验有辅助诊断意义;确诊有赖于真菌镜检及培养和活体组织检查。由于曲霉为人体常见的条件致病菌,所以单次在痰中查获曲霉并不能确定为曲霉病,而应在反复多次查获曲霉菌丝,方可诊断曲霉感染。

七、鉴别诊断

肺曲霉病应与支气管哮喘、肺结核、肺脓肿、肺癌、细菌性或病毒性肺炎相鉴别。其他类型曲霉病应与毛霉病、假性阿利什菌病相鉴别。

八、预后

如果患者免疫重建,并获得及时诊断、治疗,侵袭性曲霉病病死率低于 50%。如未能及时诊断,病死率高达 100%。艾滋病晚期、复发性白血病、异基因造血干细胞移植患者,一旦发生脑曲霉病、曲霉性心内膜炎、双肺侵袭性曲霉病,预后差。

九、治疗

要重视引起机体免疫力下降如淋巴瘤、白血病、糖尿病等基础性疾病的治疗；在临床医疗过程中，注意广谱抗生素、免疫抑制剂、化疗及放疗等治疗手段对免疫功能的影响，以便能够早期诊断；对高度怀疑侵袭性曲霉病的患者(如 GM 试验阳性同时合并早期 CT 检查肺浸润性阴影)，应在早期诊断的同时及早进行抗真菌治疗。而临床上某些常用抗真菌药如氟康唑对曲霉无效。

(一)过敏性支气管肺曲霉病

脱离接触曲霉孢子的环境。轻症患者无需治疗。在急性期患者可用强的松控制哮喘，而慢性期慎用激素。同时可服用抗组胺药物，如扑尔敏或息斯敏等。也可应用在支气管镜下取出或吸出堵塞的黏液。慢性者可用抗真菌治疗，如口服伊曲康唑，200mg/d，疗程视病情而定。也可吸入两性霉素 B，用 5mg 溶于 5％葡萄糖液 15～20mL 中，超声雾化吸入，2～3 次/d。疗程依病情而定。

(二)曲霉瘤

如患者发生大量或反复咯血，建议作手术切除。手术应结合抗真菌治疗，以降低病死率，可服用伊曲康唑，200mg/d，疗程视病情而定。

(三)侵袭性曲霉病

本病治疗困难，病死率较高。治疗成功至关重要的一点是逆转免疫缺陷状态(如减少皮质激素的剂量)或纠正粒细胞缺乏症。本病以侵袭性肺曲霉病多见，肺外侵袭性曲霉病少见。初始治疗首选伏立康唑，静脉滴注或口服，严重者推荐静脉用药。首日 6mg/kg，静脉滴注，每 12 小时一次，继以 4mg/kg，静脉滴注，每 12 小时一次。侵袭性肺曲霉菌抗真菌疗程最短为 6～12 周。两性霉素 B 可作为部分患者初始治疗的替代药物，静脉滴注，从小剂量开始，逐渐增量，治疗剂量应达到 30～40mg/d，总量应达到 3g 左右。卡泊芬净对侵袭性曲霉菌病具有肯定的治疗作用。也可口服伊曲康唑，200～400mg/d，疗程 3 个月以上。

(四)播散性曲霉病

预后差，系统性用药可用两性霉素 B 加 5-氟胞嘧啶(5-FC)，也可使用口服伊曲康唑400mg/d，疗程要长，效果尚未确定。

(五)其他

耳曲霉病，应清洁外耳道，取出耵聍，冲洗外耳道，抗真菌药外用，可选用制霉菌素混悬液(10 万 U/mL)滴耳，或 1％联苯苄唑液滴耳。眼曲霉性溃疡可用金褐霉素 0.1％溶液或 1％软膏涂眼，痊愈率分别为 76％及 79％。此外，0.2％两性霉素 B 溶液或 1％两性霉素 B 眼膏也可应用，治愈率可达半数以上。脑、鼻窦、眼眶、皮肤曲霉病，可选用两性霉素 B，或加 5-FC 及伊曲康唑口服配合外科手术治疗。同时治疗基础性疾病，提高机体免疫力。

十、预防

曲霉广布于自然界，必须在日常生活、工作中加强防护措施以预防感染。在粉尘多的环境应戴口罩。清理易有曲霉生长的日用品时，宜用湿布擦拭，以防曲霉孢子飞扬。不吃霉变的食物。异物飞入眼内，切勿用力擦眼，应及时用生理盐水冲洗，以免角膜擦伤。对眼和皮肤等外伤应及时处理。预防曲霉的院内感染，应加强病房通风、消毒，手术器械必须严格消毒，合理使用抗生素、激素等药物，因病情需要必须长期使用者，应定期进行真菌培养，一旦发现曲霉感染，即可给予抗真菌药物治疗。

第五章　螺旋体病

第一节　钩端螺旋体病

钩端螺旋体病简称钩体病,是由致病性钩端螺旋体(简称钩体)引起的一种自然疫源性急性传染病。临床上,早期表现为钩体败血症,中期为各脏器损害和功能障碍,晚期部分患者有钩体后发症。严重者有明显的肝、肾、神经系统损害和肺出血,甚至危及生命。

一、流行病学

(一)传染源

本病属自然疫源性疾病,广泛存在于多种动物中,包括哺乳动物、爬行动物、节肢动物、软体动物和蠕虫等,其中除鸟类和昆虫外,都可以是传染源,但与人类传播最有关系的是以野鼠、猪、牛和犬为主,并且动物的种类与携带的钩体群型可能有一定的关系。鼠类主要携带黄疸出血群,猪和犬分别携带波摩那群和犬群为主;而钩体的群型与临床症状的严重程度可能有关。迄今尚未证实人与人之间的传播,故人作为传染源的可能性很小。

(二)传播途径

钩体病传播方式为直接接触传播。人类感染除极个别来自实验室感染外,均来自接触受染动物排出到环境中的钩体所致。病鼠将钩体的尿液排出污染田水和土壤,农民赤足下田劳作,钩体即可侵入手足皮肤细微破损处造成感染。在雨季和洪水季节,由猪粪便外溢广泛污染环境,人群接触疫水后,常引起感染流行。其他传播途径包括渔民捕鱼时接触疫水,涉水游泳,矿工及下水道工人作业等。钩体也可以经过胎盘进入胎儿,使胎儿受染并可导致流产。

(三)人群易感性

人群对钩体普遍易感。感染后可获较持久的同型免疫力,但不同型别间无交叉免疫。新人疫区的人易感性高,且易于发展为重型。

(四)流行特征

由于钩体在外界存活需适当温度及湿度,其感染的方式需在特定的条件和环境下发生。使本病的流行具有明显的季节性、地区性、流行性和一定的职业性。在我国,到 2005 年为止已有 31 个省、市、自治区存在本病。世界上大多数国家均有发现,五大洲均有病例报道。亚洲是一个严重的流行区,欧洲也呈高度的地方性流行。钩体病流行以 6~10 月份为主,发病分布呈单峰型。从职业方面看,主要是直接接触疫水的农民、渔民、因玩水被感染的中小学生及少数与感染动物接触的兽医、屠宰场工作者。年龄以青壮年较多,性别以男性为主。本病在我国主要见于洪涝灾害期间,可呈爆发性流行,其次见于收稻谷季节,平时也可见散发病例,此类患者较易误诊。近年来我国各地区的发病率呈稳步下降趋势。此外,钩体在流行中的临床类型亦有明显变化。如在 20 世纪 50～60 年代,流行中的严重类型以黄疸出血型为主,而 70 年代在我国南方各省、韩国、波多黎各等国外有关的钩体流行报道中,则均以严重肺出血型致死的病例最突出。

二、分子生物学

(一)针对钩端螺旋体 DNA 探针技术

早已应用于临床,用黄疸出血群哥本哈根型 Wijnberg 株 DNA 制备探针,可在硝酸纤维素滤膜上检出 2pg 的同源 DNA。且致病性钩体不同血清群 Patoc I 株呈交叉杂交现象。

(二)DNA 基因扩增技术

聚合酶链反应(PCR)的 DNA 扩增技术目前已引入钩体病的诊断领域。目前主要有:

(1)flaB PCR 方法,实验证明,其灵敏度及特异性均较高。因 flaB 基因是存在于致病性钩体的高度保守性序列,故 flaB PCR 可用来鉴别致病性与非致病性钩体。

(2)hapl 基因仅存在于致病性钩体中。这种检测方法也能用于鉴别致病性与非致病性钩体,但实验样本量少,还需进一步实验验证。

(3)选取 G1、G2 和 B64-I、B64-II 两对引物,即采用多重 PCR 进行检测,结果显示此方法大大提高了检测灵敏度,比较适用于临床的早期筛查。

(4)以仅存在于致病钩体中的 Li-pL32 基因为目的基因设计引物,建立了基于 MJ Opticon 荧光检测系统的实时 PCR 检测方法,其与普通 PCR 相比可以进行准确的定量检测,更加灵敏。

三、病因病理

(一)病原

致病性钩体为本病的病原。钩体呈细长丝状,圆柱形,螺旋盘绕细致,有 12～18 个螺旋,规则而紧密,状如未拉开弹簧表带样。钩体的一端或两端弯曲成钩状,使菌体呈 C 或 S 字形。钩体革兰染色阴性。在暗示野显微镜下较易见到发亮的活动螺旋体。电镜下观察到的钩体结构主要为外膜、鞭毛(又称轴丝)和柱形的原生质体(柱形菌体)三部分。钩体是需氧菌,营养要求不高,在常用的柯氏培养基中生长良好。孵育温度 25～30℃。钩体对干燥非常敏感,在干燥环境下数分钟即可死亡,极易被稀盐酸、70%乙醇、漂白粉、来苏儿、石炭酸、肥皂水和 0.5%升汞灭活。钩体对理化因素的免疫力较弱,如紫外线、温热 50～55℃,30 分钟均可被杀灭。

据 1986 年国际微生物学会统计,全世界已发现的钩体共有 23 个血清群,200 个血清型。我国已知有 18 群 70 型。我国北方地区宿主带菌较单纯,常以波摩那型占绝对优势。南方则较为复杂,可有黄疸出血型、犬型、感冒伤寒型、七日热型和波摩那型。钩端螺旋体的型别不同,对人的毒力、致病力也不同。某些致病菌型在体内外,特别在体内可产生钩体代谢产物如内毒素样物质,细胞毒性因子、细胞致病作用物质及溶血素等。

目前研究较多的是以钩体DNA结构特征为依据的遗传学分类方法。这种方法的优点是能深入揭示钩体的遗传本质,因而较传统分类更适于临床。常用的分子学方法有限制性内切酶图谱分析(REA),脉冲场凝胶电泳(PFGE),限制性内切酶片段长度多态性(R肿)分析,随机引物聚合酶链反应(AP.PCR),串联重复序列拷贝数(VNIR)分析和选择性扩增片段长度多态性(FAFLP)分析等。

(二)发病机制

钩体经人体正常或损伤的皮肤,亦可经黏膜进入人体,迅速从淋巴系统和血液到达全身,出现菌血症。再进入各器官、组织、细胞,甚至还可侵入蛛网膜下隙、眼前房等组织。钩体病是全身广泛性疾病,早期主要是感染中毒性微血管功能的改变,其特点是病理形态改变轻微而功能改变较为明显。随着病情的进展钩体及其毒物进一步引起肺、肝、肾、心、横纹肌、淋巴结、中枢神经系统等器官的功能和形态损害,出现肺出血、黄疸、肾衰竭、脑炎等器官损害症状。由于钩体菌型、毒力以及人体反应的不同,钩体病的表现复杂多样,轻重程度不一,临床上往往以某种脏器病变占优势,而出现不同类型。此后特异性免疫反应的出现,在清除血液中的钩体的同时,也可使少数患者出现与超敏反应相关的后发热、眼和神经系统后发症等临床表现。

(三)病理学

一般情况下,毒力较强的黄疸出血型、秋季型、澳洲型等钩体菌型的感染,常引起黄疸、出血和肾衰竭;而伤寒流感型、7日热型,特别是波摩那型等毒力较弱的感染,则常引起钩体病的轻型。然而,病情的轻重可能与人体免疫状态的高低有关。

1.肺

肺部的主要病变为出血,以弥散性出血最为显著。是人体对毒力强、数量多的钩体所引起的全身性强烈反应,有时类似超敏反应。肺弥散性出血的原发部位是毛细血管,开始呈少量点状出血,后逐渐扩大,融合成片或成团块。组织学检查可见到肺组织毛细血管完整,但极度充血、淤血以致溢血(并未见到明显血管破裂现象)。支气管腔和肺泡充满红细胞,部分肺泡内含有气体,偶见少量浆液渗入。肺水肿极少见。肺出血呈弥散性分布,胸膜下多见。超微结构发现大部分肺泡壁毛细血管微结构清晰,可见少量内皮细胞原质呈支状突起;有的线粒体肿胀,变空及嵴突消失。在变性的内皮细胞内有时可见变性的钩体;偶见红细胞从毛细血管内皮细胞间溢出。肺比正常重1～2倍,外观呈紫黑色。切面呈暗红色。切开时流出暗红色或泡沫状血性液体,气管或支气管几乎全为血液充满。

当肺内淤积大量血液时,使血管壁持久缺氧,如果再合并心肺功能障碍,更促进肺弥散性出血发展。

2.肾

钩体病的肾病变主要是肾小管上皮细胞变性,坏死。部分肾小管基底膜破裂,肾小管管腔扩大、管腔内可充满血细胞或透明管型,可使管腔阻塞。对许多钩体病的患者肾活检,均发现有肾间质性肾炎,因而可以认为间质性肾小球肾炎是钩体病的基本病变。电镜下小球内皮细胞无改变,可见免疫复合物和补体沉积在肾小球基底膜上。肾间质呈现水肿,有大单核细胞、淋巴细胞及少数嗜酸性和中性粒细胞浸润。个别病例有小出血灶。多数肾组织内可找到钩体。肾小球病变一般不严重,有时可见囊内出血,上皮细胞浊肿。

3.肝脏

肝组织损伤轻重不一,病程越长,损害越大。病变轻者外观无明显异常,显微镜下可见轻度间质水肿和血管充血,以及散在的灶性坏死。严重病例出现黄疸、出血,甚至肝功能衰竭。镜下可见肝细胞退行性变,脂肪变,坏死,严重的肝细胞排列紊乱;电镜下可见肝窦或微细胆小管的微绒毛肿胀,管腔闭塞。肝细胞线粒体肿胀,嵴突消失。肝细胞呈分离现象,在分离的间隔中可找到钩体。

本病的黄疸可能由于肝脏的炎症、坏死,毛细胆管的阻塞及溶血等多种因素所致。由于上述原因,以及由此引起的凝血功能障碍,故临床可见严重黄疸、出血,甚者造成急性肝功能衰竭。

4.心脏

心肌损害常常是钩体病的重要病变。心包有少数出血点、灶性坏死。间质炎症和水肿。心肌纤维普遍浊肿、部分病例有局灶性心肌坏死及肌纤维溶解。电镜下心肌线粒体肿胀、变空、嵴突消失、肌丝纤维模糊、断裂、润盘消失。心血管的损伤主要表明为全身毛细血管的损伤。

5.其他器官

(1)脑膜及脑实质可出现血管损害和炎性浸润。硬膜下或蛛网膜下常可见到出血,脑动脉炎、脑梗死及脑萎缩。镜下脑及脊髓的白质可见淋巴细胞浸润。

(2)肾上腺病变除出血外,多数病例有皮质类脂质减少或消失。皮质、髓质有灶性或弥散性炎性浸润。

(3)骨骼肌特别是腓肠肌肿胀,横纹消失、出血,并有肌浆空泡、融合,致肌浆仅残留细微粒或肌浆及肌原纤维消失,而仅存肌膜轮廓的溶解性坏死改变。在肌肉间质中可见到出血及钩体。电镜下肌微丝结构清晰、线粒体肿胀。

四、临床分型

因受染者免疫水平的差别以及受染菌株的不同,可直接影响其临床表现。本病的发展过程分为三期:

早期(钩体血症期):以钩体毒血症表现为主。

中期(器官损伤期):以肺出血、黄疸、脑膜炎、呼吸衰竭、心力衰竭等表现为主。

晚期(恢复期或后发症期):多数患者恢复,少数患者表现为后发热、眼葡萄膜炎以及脑动脉闭塞性炎症等症状为主。

五、临床表现

潜伏期2~20天,一般7~12天。

(一)早期(钩体血症期)

多在起病后3天内,本期突出的表现是:

（1）发热：多数患者起病急骤，伴畏寒及寒战。体温短期内可高达 39℃ 左右。常见弛张热，有时也可稽留热，少数间歇热。

（2）头痛较为突出，全身肌痛，尤以腓肠肌或颈肌、腰背肌、大腿肌及胸腹肌等部位常见。

（3）全身乏力，特别是腿软较明显，有时行走困难，不能下床活动。

（4）眼结膜充血，有两个特点，一是无分泌物，疼痛或畏光感；二是充血持续，在退热后仍持续存在。

（5）腓肠肌压痛，双侧偶也可单侧，程度不一。轻者仅感小腿胀，压之轻度痛，重者小腿痛剧烈，不能走路，拒按。

（6）全身表浅淋巴结肿大，发病早期即可出现，多见于腹股沟、腋窝淋巴结。多为黄豆或蚕豆大小，压痛，但无充血发炎，亦不化脓。

本期还可同时出现消化系统症状如恶心，呕吐，纳呆，腹泻；呼吸系统症状如咽痛，咳嗽，咽部充血，扁桃体肿大。部分患者可有肝、脾大，出血倾向。极少数患者有中毒精神症状。

（二）中期（器官损伤期）

在起病后 3～14 天，此期患者经过了早期的感染中毒败血症之后，出现器官损伤表现，如咯血、肺弥散性出血、黄疸、皮肤黏膜广泛出血、蛋白尿、血尿、管型尿和肾功能不全、脑膜脑炎等。

此期的临床表现是划分肺出血型、黄疸出血型、肾型和脑膜炎型等的主要依据。

1.流感伤寒型

多数患者以全身症状为特征。起病急骤，发冷，发热（38～39℃）头痛，眼结膜充血，全身肌痛尤以腓肠肌为显著，并有鼻塞、咽痛、咳嗽等。临床表现类以流行性感冒、上呼吸道感染或伤寒。无黄疸，也无中枢神经系统症状，脑脊液正常，肺无明显病变。是早期钩体血症症状的继续。自然病程 5～10 天。也有少数严重患者，有消化道、皮肤、阴道等处出血；部分严重患者以胃肠道症状为主，如恶心、呕吐、腹泻。可有低血压或休克表现。

2.肺出血型

在钩体血症基础上，出现咳嗽、血痰或咯血，根据胸部 X 线片病变的深度和广度，以及心肺功能表现，临床上可分肺普通出血型与肺弥散性出血型。

（1）普通肺出血型：临床与钩体血症类似，伴有不同程度咯血或血痰，胸部体征不显，X 线片显示轻度肺部病变（肺部纹理增加），如不及时治疗，也可转为肺弥散性出血型。

（2）肺弥散性出血型（肺大出血型）：在钩体侵入人体后，经过潜伏期和短暂的感染早期后的 2～3 天，突然出现面色苍白，以后心率和呼吸增快，心慌，烦躁不安，最后进入循环与呼吸功能衰竭。双肺布满湿啰音，咯血进行性加剧，但也可无咯血。主要为广泛的肺内部溢血，是近年来无黄疸型钩体病引起死亡的常见原因。X 线片显示双肺广泛弥散性点片状软化阴影。患者在临终时大量鲜血从口鼻涌出，直至死亡。如能及时应用青霉素和氢化可的松治疗，多数患者可获转机，3～5 天自觉症状改善，体征亦迅速缓解，肺部病灶多在 2～4 天可完全消散。有研究认为这是由于机体对病原体及其有毒物质的超敏反应。其理由是：①临床上来势猛，恢复也迅速，肺部病灶消失快，没有血管破裂现象。提示大出血为充血、淤血和溢血的严重后果。②激素治疗有特效。③凝血机制正常，没有 DIC 现象，不需要抗凝治疗。

本型尚可分下述三期,但三期并非截然分开。①先兆期:患者面色苍白(个别也可潮红),心慌、烦躁。呼吸、心率进行性加快,肺部逐渐出现啰音,可有血痰或咯血,X线胸片呈纹理增多,散在点片状阴影或小片融合。②出血期:如未及时治疗,可在短期内面色转极度苍白或青灰,口唇发绀,心慌,烦躁加重,呼吸、心率显著加快,第一心音减弱或呈奔马律,双肺湿啰音逐渐增多,咯血不断,X线胸片点片状阴影扩大且大片状融合。③垂危期:若未能有效地控制上述症状,患者可在短期内(1~3小时)病情迅速进展,由烦躁不安转入昏迷。喉有痰鸣,呼吸不整,极度发绀,大口鲜血连续不断地从口鼻涌出(呈泡沫状),心率减慢,最后呼吸停止。

3.黄疸出血型

原称外耳病,多由黄疸出血血清型钩体引起。临床以黄疸出血为主,病死率较高。本型可分为3期,即败血症期、黄疸期和恢复期。于病后3~7天出现黄疸,80%病例伴有不同程度的出血症状,常见有鼻出血、皮肤和黏膜瘀点、瘀斑、咯血、尿血、阴道流血、呕血,严重者消化道出血引起休克而死亡,少数患者在黄疸高峰时同时出现肺大出血,但不知无黄疸型的肺大出血急剧凶险。本型的肝和肾损害是主要的,高胆红素血症,一般总胆红素超过正常5倍以上,而AST很少超过5倍以上。70%~80%的病例累及肾,肾变化轻重不一,轻者为蛋白尿、血尿、少量白细胞及管型。病期10天左右即趋正常。严重者发生肾功能不全、少尿或无尿、酸中毒、尿毒症昏迷,甚至死亡。肾衰竭是黄疸出血型常见的死因,占死亡病例的60%~70%。本型20%~30%的病例尚可出现脑膜刺激症状。

4.肾衰竭型

临床症状以肾损害较突出,表现为蛋白尿、血尿、管型尿、少尿、尿闭,出现不同程度的氮质血症、酸中毒。氮质血症一般在病期第3天开始,7~9天达高峰,3周后恢复正常。本型无黄疸,故易与黄疸出血型的肾衰竭鉴别。严重病例可因肾衰竭而死亡。

5.脑膜脑炎型

在散发型无菌性脑膜炎病例中,钩体病脑膜炎型占5%~13%。临床上以脑炎或脑膜炎症状为特征,剧烈头痛、全身酸痛、呕吐、腓肠肌痛、腹泻、烦躁不安、神志不清、颈项强直和阳性的克氏征等。在免疫期前脑脊液中细胞数可以不高,一般十至几百/mm^3,偶尔可达1000/mm^3;蛋白反应呈弱阳性;糖和氯化物往往正常。临床上类似于无菌性脑膜炎。

(三)恢复期或后发症期

患者热退后各种症状逐渐消退,但也有少数患者退热后经几日到3个月,再次发热,出现症状,称后发症。

1.后发热

在第1次发热消退后1~5天,发热再现,一般在38~38.5℃,半数患者伴有周围血嗜酸粒细胞增高,无论用药与否,发热均在1~3天消退。极个别患者可出现第3次发热(大约起病后18天左右),3~5天自然退清。

2.眼后发症

多见于北方,可能与波摩拿型有关。常发生病后1周至1个月,以葡萄膜炎、虹膜睫状体炎、脉络膜炎为常见,巩膜表层炎、球后视神经炎、下班体混浊等也有发生。该症可能是超敏反应所致。

3.神经系统后发症

(1)反应性脑膜炎:少数患者在后发热同时伴有脑膜炎症状,但脑脊液检查正常,不治也可自愈。

(2)闭塞性脑动脉炎:又称烟雾病,见于钩体波摩那型病例,是钩体病神经系统中最常见和最严重并发症之一。1973年明确由钩体感染引起。发病率占钩体病的$0.57\%\sim6.45\%$。15岁以下儿童占90%,余为青壮年。男女发病率无差别。发病高峰较当地钩体病流行迟1个多季度,即$10\sim12$月份,最长为病后9个月出现症状。表现为偏瘫、失语、多次反复短暂肢体瘫痪。脑血管造影证实颈内动脉床突上段和大脑前中动脉近端有狭窄,多数在基底核有一特异的血管网。尸检脑组织中偶可找到钩体,预后较差。

除上述神经系统后发症外,尚有周围神经受损、脊髓损害的报道。其发病机制可能是钩体直接损害脑血管,或是超敏反应所致。

4.胫前热

极少数患者的两侧胫骨前皮肤于恢复期出现结节样红斑,伴发热,2周左右消退。与免疫反应有关。

六、辅助检查

(一)常规检查与血液生化检查

无黄疸病例的血白细胞总数和中性粒细胞数正常或轻度升高;黄疸病例的白细胞计数大多增高,半数在$10\times10^9\sim20\times10^9/L$,最高达$70\times10^9/L$,少数病例可出现类白血病反应。中性粒细胞增高,多数在$81\%\sim95\%$;出血患者可有贫血、血小板减少,最低达$15\times10^9/L$。尿常规检查中70%的患者有轻度蛋白尿、白细胞、红细胞或管型出现。黄疸病例有胆红素增高,$2/3$的病例低于$342\mu mol/L$以下,最高达$1111\mu mol/L$。一般在病期第$1\sim2$周持续上升,第3周逐渐下降,可持续到1个月以后,血清转氨酶可以升高,但增高的幅度与病情的轻重并不平行,不能以转氨酶增高的幅度作为肝受损的直接指标。50%的病例有肌酸磷酸激酶(CPK)增高(平均值是正常值的5倍)。

(二)特异性检测

1.病原体分离

钩体不易着色,一般显微镜很难观察到,必须采用黑底映光法直接查找钩体。在发病10天内可从血液及脑脊液中分离出钩体。第2周尿中可检出钩体。钩体从体液或组织中分离需要特殊的实验室技术和培养基。

最近用超速离心集菌后直接镜检法、荧光抗体染色法、原血片镀银染色法及甲苯蓝染色等方法直接检查病原体,可达到快速诊断目的,阳性率在50%左右,有助于早期诊断。

动物接种是一种分离病原体的可靠方法,将患者的血液或其他体液接种于动物(幼年豚鼠和金黄地鼠)腹腔内,晚期病例可用尿液接种于动物腹部皮下。接种$3\sim5$天,用暗视野检查腹腔液,亦可在接种$3\sim6$天时取心血检查。动物接种的阳性率较高,但所需时间较长,所需费用大。

2.血清学试验

(1)显微镜凝集试验(MAT):简称显凝试验,有较高的特异性和敏感性,但需不同型别活菌操作,凝集素一般在病后 7～8 天出现,逐渐升高,以超过 1∶400 效价为阳性,可持续数月到数年。间隔 2 周双份血清,效价增高 4 倍以上为阳性。

(2)酶联免疫吸附试验(ELISA):比凝溶试验阳性出现时间更早和更灵敏。发现显微镜凝集试验与 ELISA 的总符合率达 86.2%。近年来,国外已普遍采用钩体 IgM 抗体技术,有高度特异性。

(3)间接红细胞凝集试验:将从钩体菌体中提取的一种抗原成分,将其吸附于人"O"型红细胞表面致敏,遇到同种抗体,即发生红细胞凝集现象,本试验具钩体感染的属特异性而无群或型的特异性,较凝溶试验阳性出现早,操作简便,不需特殊设备,适合基层推广应用。

(4)间接红细胞溶解试验:用钩体抗原物质将新鲜绵羊红细胞致敏,在补体存在的条件下与含有抗体的血清混合时发生溶血,较间接红细胞凝集试验的灵敏性为高。

(5)间接荧光抗体法:此法是将标准钩体菌株做成涂片,然后将检测患者的血清滴在已知菌株的玻片上,经洗涤,如患者血清中具有抗体,抗原抗体结合,再用抗人球蛋白荧光抗体与此复合物结合,发生荧光,即为阳性,此法无型特异法。本法检出抗体时间及阴转时间均较显凝试验抗体为早,具有一定的早期诊断意义。

3.分子生物学检测

(1)钩端螺旋体 DNA 探针技术:早已应用于临床。

(2)DNA 基因扩增技术:聚合酶链反应(PCR)的 DNA 扩增技术目前已引入钩体病的诊断领域。

七、诊断与鉴别诊断

(一)诊断

1.疑似病例

(1)起病前 3 周内在流行地区与疫水或猪、鼠的排泄物及其污染物有接触史。

(2)起病急骤,畏寒,发热,头痛,腰痛,腓肠肌痛,乏力,结膜明显充血但不痛,全身淋巴结肿大。

2.确诊病例

疑似病例具有下列任何一组症状者:

(1)肺出血。

(2)黄疸及皮肤、黏膜、内脏出血。

(3)脑膜脑炎症状。

(4)肾炎症状(腰痛、蛋白尿)。

(5)胃肠道症状及休克。病原学或血清学检验获阳性结果。

(二)鉴别诊断

1.发热

应与其他急性发热性疾病鉴别的有:伤寒、流感、肾综合征出血热、败血症等。除依靠临床特点外、流行病学病史、蛋白尿以及氮质血症的出现,往往对鉴别诊断提供重要的线索。

(1)伤寒:持续高热、相对缓脉、表情淡漠、玫瑰疹、肝脾大,无腓肠肌疼痛,血常规白细胞总数偏低,嗜酸粒细胞明显减少或缺乏,肥大反应阳性等可与流感伤寒型钩体病相鉴别,血或骨髓培养出伤寒杆菌则可明确诊断。

(2)流感:发生于流感流行季节,可有发热、流涕、鼻塞、打喷嚏等症状,但多无腓肠肌疼痛及全身肌痛,且临床经过较为缓和,病程相对局限,除可能出现继发性肺炎外,很少有休克发生,可与流感伤寒型钩体病相鉴别。

(3)肾综合征出血热:除有发热外,可有典型的"三红(颜面、颈部及前胸部皮肤潮红)""三痛(头痛、眼眶痛及腰痛)",渗出出血(眼球结膜及皮肤黏膜充血、水肿及出血),蛋白尿等临床表现以及临床进展"五期经过(发热期、低血压休克期、少尿期、多尿期及恢复期)"可加以鉴别。

(4)败血症:多有持续发热,全身中毒症状明显,细致的临床检查可发现感染病灶。若为革兰阴性菌感染易于发生感染性休克。血常规多显示白细胞总数明显升高,中性粒细胞比例明显增加,可有贫血,血或骨髓培养可发现致病菌等可加以鉴别。

2.黄疸

应与黄疸型肝炎鉴别。肝炎是以食欲缺乏等消化道症状为显著,无眼结合膜充血和腓肠肌压痛、白细胞计数正常或减低、肝功能 ALT、AST 明显异常、CPK 不增高。流行病学史和血清学试验可资鉴别。

3.肾炎

有肾损害而无黄疸的钩体病患者需与肾炎相鉴别。钩体病具有急性传染性热性发病过程,有结合膜充血、肌痛明显,血压多正常,无水肿。

4.肌痛

应与急性风湿热相鉴别。急性风湿热的疼痛多分游走性的关节疼痛,而钩体病的肌痛以腓肠肌为主。

5.出血或咯血

出血可与上消化道出血、血尿、白血病、血小板减少及再生不良性贫血等疾病鉴别,可通过周围血象及骨髓检查、GI 检查等手段与出血性疾病相鉴别。咯血应与肺结核、支气管扩张、肿瘤等疾病鉴别,通过肺部 X 线摄片或 CT 等检查加以区分。

6.脑膜脑炎

脑膜脑炎型钩体病与流行性乙型脑炎都在夏秋季流行,都无疫水接触史,亦无全身酸痛、腓肠肌压痛、结膜充血及淋巴结肿大等。乙型脑炎病情凶险、抽搐、昏迷等脑部症状比钩体病明显,尿常规、肝功能多正常。

八、治疗

(一)对症治疗和支持疗法

早期应卧床休息,给予高热量、维生素 B 和维生素 C 以及容易消化的饮食;并保持水、电解质和酸碱平衡;出血严重者应立即输血并及时应用止血药。肺大出血者,应使患者保持镇静,酌情应用镇静药;肝功能损害者应保肝治疗,避免使用损肝药物。

对各型钩体病均应强调早期发现、早期诊断、早期卧床休息和就地治疗,减少搬运过程中出现的意外情况。

(二)抗菌治疗

为了消灭和抑制体内的病原体,强调早期应用有效的抗生素。如治疗过晚,脏器功能受到损害,治疗作用就会减低。

(1)青霉素应早期使用,有提前退热,缩短病期,防止和减轻黄疸和出血的功效,首次剂量为40万U,以后治疗剂量每日120万～160万U,分3～4次肌内注射,避免发生赫氏反应,儿童剂量酌减或与成人基本相同。疗程7天,或体温正常后2～4天。重症病例剂量加大至每日160万～240万U,分4次肌内注射,合用肾上腺皮质激素。其他抗生素如四环素、庆大霉素、链霉素、红霉素、氯霉素、多西环素、氨苄西林等亦有一定疗效。

(2)近年来国内合成的咪唑酸酯及甲唑醇治疗本病取得满意的效果,两种药物均可口服,不良反应不大。

①咪唑酸酯的剂量成人首次1g,以后每次0.5g,每日4次,待体温恢复正常后2～4天停药。重症患者可增至每日3g,分3次口服,待病情好转后改为每日2g,平均疗程5～7天。约8.1%的病例出现赫氏反应,较青霉素的赫氏反应轻,不需要特殊处理。本品口服后迅速被消化道吸收分布全身,并通过血脑屏障,可作预防用药,主要的副反应为消化道症状、皮疹等。

②甲唑醇的剂量成人首次口服剂量1g,以后每次0.5g,每日3～4次,疗程5～7天或热退后3天停药。本品治愈率达94.31%,无赫氏反应。仅部分患者有头晕、腹痛、肠鸣、偶有皮疹、口干等反应。

赫氏反应多发生于首剂青霉素G注射后30分钟至4小时内,因大量钩体被杀灭后释放毒素所致,其症状为突然寒战、高热、头痛、全身酸痛、心率、呼吸加快,原有的症状加重,并可伴有血压下降、四肢厥冷、休克、体温骤降等,一般持续30分钟至1小时,偶可导致肺弥散性出血,应立即应用氢化可的松200～300mg静脉滴注或地塞米松5～10mg静脉注射,伴用镇静降温、抗休克等治疗。

(三)后发症治疗

一般多采取对症治疗,可取得缓解,重症患者可用肾上腺皮质激素能加速恢复。

1.葡萄膜炎

扩瞳,用1%阿托品溶液滴眼每日数次,如虹膜粘连不能使瞳孔充分扩大,可再用10%去氧肾上腺素液滴眼,1%去氧肾上腺素结膜下注射或用强力扩瞳药(1%阿托品、4%可卡因、0.1%肾上腺素各0.1mL)结膜下注射等;使瞳孔扩大至最大限度,尽量使已形成的虹膜后粘连拉开。扩瞳后每日以1%阿托品点眼1～3次,至痊愈后2周。眼部热敷,每日2～4次,每次20分钟。局部用可的松滴眼或结膜下注射。重症患者可口服肾上腺皮质激素。其他可用1%～2%乙基吗啉滴眼;内服水杨酸钠;对后部的葡萄膜炎可用烟酸、妥拉唑林、山莨菪碱、碳酸氢钠静脉滴注以及维生素B_1、维生素B_2等。治疗均无效时可用免疫抑制药。

2.脑内闭塞性动脉炎

多采取大剂量青霉素、肾上腺皮质激素等。亦可用血管扩张药如烟酸、氢溴酸樟柳碱(AT-3)、氨茶碱、理疗及针灸等疗法。争取尽早治疗,否则可能遗留不同程度后遗症。

九、预后

本病因临床类型不同,病情轻重不一,因而预后有很大的不同。轻型病例或亚临床型病例,预后良好,病死率低;而重症病例如肺大出血、休克、肝肾功能障碍、微循环障碍、中枢神经严重损害等其病死率高。本病的平均死亡率10%左右。如能在起病2天内应用抗生素和对症治疗,则病死率可降至6%以下。无黄疸型钩体病在国内外的病死率最低为1%～2%,有眼和神经系统并发症者有时可长期遗留。

第二节　梅毒

梅毒是由梅毒螺旋体引起的全身性慢性传染病。早期侵犯皮肤黏膜,晚期主要侵犯心血管和神经系统,以及全身其他组织和器官,甚至危及生命。根据感染途径,分为先天梅毒、后天梅毒;根据临床表现,分为潜伏梅毒、显性梅毒;根据病程,分为早期梅毒(感染2年以内)、晚期梅毒(感染2年以上),早期梅毒又分为一期梅毒(感染3个月内)、二期梅毒(感染3个月至2年),三期梅毒即晚期梅毒。

一、病原学

性病性梅毒由密螺旋体属中的致病亚种苍白密螺旋体苍白亚种引起。其他致病性螺旋体还包括苍白密螺旋体地方亚种,引起地方性梅毒。苍白密螺旋体极细亚种和品他密螺旋体分别引起雅司病和品他病。梅毒螺旋体结构复杂,不易着色,由8～14个螺旋构成,人工培养困难,通常需接种于家兔睾丸进行保存和传代。电镜下梅毒螺旋体的最外层为外膜,外膜内是胞质膜,两者之间是鞭毛。梅毒螺旋体属厌氧菌,离开人体生存困难。不耐热,对普通的消毒剂敏感,因此,煮沸、干燥、日光、肥皂水、普通消毒剂均可迅速将其杀灭。但其耐寒,4℃可存活3天,-78℃下数年仍可有传染性。

二、流行病学

梅毒是一个古老的疾病,在世界范围内广泛流行。其发生、发展及流行受自然因素和社会因素双重影响,尤以社会环境因素影响最为显著。据世界卫生组织估计全球每年新发的梅毒病例约1200万,90%发生在发展中国家。在许多发展中国家,先天梅毒是导致死胎、新生儿死亡的主要原因。我国在1949年以后,采取了强有力的综合防控策略,梅毒曾经一度销声匿迹,但近年梅毒的流行再度呈现上升势头。据资料显示,2008年,平均每小时就有1个以上先天梅毒患儿出生,全年累计9480病例。梅毒的防治面临严峻的挑战。同时,梅毒合并HIV感染带来的新问题也日益凸现。

(一)传染源

梅毒患者是本病唯一的传染源,梅毒螺旋体可存在于患者的皮损、血液、精液、乳汁和涎液中。未经治疗的患者在感染后 1～2 年传染性最强,随后病期越长,传染性越小。

(二)传播途径

(1)性接触传播:是梅毒的主要传播途径,约 95% 的患者是通过性接触由皮肤、黏膜微小破损受感染。

(2)垂直传播:梅毒感染的孕妇在妊娠 4 个月后,梅毒螺旋体可通过胎盘及脐静脉由母体传染给胎儿,引起流产、早产、死产或先天梅毒。未经治疗的一期、早期潜伏和晚期潜伏梅毒,梅毒孕妇垂直传播的概率分别为 70%～100%、40%、10%。梅毒螺旋体还可经胎膜感染羊水后,再进入胎儿循环而使胎儿受到感染。

(3)梅毒产妇在分娩、哺乳时可使新生儿受到感染。

(4)通过血液途径可传染梅毒,少数也可通过接吻、接触污染物等途径受到感染。

(三)人群易感性

人群普遍易感。

三、发病机制与病理解剖

梅毒的致病性可能与其表面的黏多糖酶有关。梅毒螺旋体从完整的黏膜和擦伤的皮肤进入人体后,经数小时侵入附近淋巴结,2～3 天经血液循环播散全身。梅毒侵入人体后,经过 2～3 周潜伏期,即发生皮肤损害。

梅毒的发病与机体的免疫应答密切相关,如机体的免疫功能正常,则在梅毒的整个感染过程中以 Th1 应答为主,一方面可诱导炎性细胞因子如 TNF-α、IL-2 等释放,引起炎性病理损伤,另一方面,Th1 应答有利于病原体的清除,可出现早期损害的消退和无症状潜伏期感染。梅毒初期的组织学特征是单核细胞浸润,在感染的第 6 天,即有淋巴细胞浸润,13 天达高峰,随之巨噬细胞出现,病灶中浸润的淋巴细胞以 T 细胞为主,此时,梅毒螺旋体见于硬下疳中的上皮细胞间隙中,以及位于上皮细胞的内陷或吞噬体内,或成纤维细胞、浆细胞、小的毛细血管内皮细胞之间及淋巴管和局部淋巴结中。由于免疫的作用,使梅毒螺旋体迅速地从病灶中消除,在感染的第 24 天后,免疫荧光检测未发现梅毒螺旋体的存在。螺旋体大部分被杀死,进入无症状的潜伏期,未被杀灭的螺旋体仍在机体内繁殖,经 6～8 周,大量螺旋体进入血液循环,向全身播散。引起皮肤黏膜、骨骼、眼等器官及神经系统受损。

梅毒螺旋体在许多组织中可以见到,如皮疹内、淋巴结、眼球的房水和脑脊液中,随着机体免疫应答反应的建立,产生大量的抗体,螺旋体又绝大部分被杀死,再进入潜伏状态,此时称为二期潜伏梅毒。这时临床虽无症状,但残存的螺旋体可有机会再繁殖,当机体免疫力下降时,螺旋体再次进入血液循环,发生二期复发梅毒。在抗生素问世之前,可以经历一次或多次全身或局部的皮肤黏膜复发,且 90% 的复发是在发病后第 1 年中。以后随着机体免疫的消长,病情活动与潜伏交替。当机体免疫力增强时,则使螺旋体变为颗粒形或球形。当免疫力下降时,螺旋体又侵犯体内一些部位而复发,如此不断反复,2 年后有 30%～40% 患者进入晚期梅毒。

上述过程在免疫功能异常的患者,特别是合并人免疫缺陷病毒(HIV)感染者,由于 HIV 感染导致机体免疫功能低下,合并 HIV 感染者梅毒的自然病程也随之改变,常出现皮损愈合延迟、神经梅毒发病率升高和早期神经梅毒治疗失败率增加。

四、临床表现

临床上根据传播途径的不同将梅毒分为后天(获得性)梅毒和先天(胎传)梅毒;按照病程的长短又可分为早期梅毒和晚期梅毒。

(一)获得性梅毒

1.一期梅毒

潜伏期平均3～4周,典型损害为硬下疳,起初在螺旋体侵入部位出现一红色小丘疹或硬结,以后表现为糜烂,形成浅溃疡,质硬,不痛,呈圆形或椭圆形,境界清楚,边缘整齐,呈堤状隆起,周围绕有暗红色浸润,有特征软骨样硬度,基底平坦,无脓液,表面附有类纤维蛋白薄膜,不易除去,稍加挤捏,可有少量浆液性渗出物,含有大量梅毒螺旋体,为重要传染源。硬下疳大多单发,亦可见有2～3个者。以上为典型的硬下疳。但如发生在原有的糜烂,裂伤或已糜烂的疱疹或龟头炎处,则硬下疳即呈现与此种原有损害相同形状,遇有此种情况应进行梅毒螺旋体检查。硬下疳由于性交感染,所以损害多发生在外阴部及性接触部位,男性多在龟头、冠状沟及系带附近,包皮内叶或阴茎、阴茎根部、尿道口或尿道内,后者易被误诊。硬下疳常合并包皮水肿。有的患者可在阴茎背部出现淋巴管炎,呈较硬的线状损害。女性硬下疳多见于大小阴唇、阴蒂、尿道口、阴阜,尤多见于宫颈,易于漏诊。阴部外硬下疳多见于口唇、舌、扁桃体、乳房、眼睑、外耳。近年来,肛门及直肠部硬下疳亦不少见。此种硬下疳常伴有剧烈疼痛,排便困难,易出血。发生于直肠者易误诊为直肠癌。发于阴外部硬下疳常不典型,应进行梅毒螺旋体检查及基因诊断检测。典型硬下疳有下列特点:①损伤常为单个;②软骨样硬度;③不痛;④损伤表面清洁。

硬下疳出现1～2周,附近淋巴结肿大,其特点为不痛,皮表不红肿,不与周围组织粘连,不破溃,称为无痛性淋巴结炎。硬下疳如不治疗,经3～4周可以自愈。经有效治疗后可迅速愈合,遗留浅在性萎缩瘢痕。硬下疳发生2～3周,梅毒血清反应开始呈阳性。一期梅毒除发生硬下疳外,少数患者尚可在大阴唇、包皮或阴囊等处出现硬韧的水肿犹如象皮,称为硬性水肿。如患者同时感染由杜克雷嗜血杆菌引起的软下疳,或由性病淋巴肉芽肿引起溃疡,则称为混合下疳。

一期梅毒的诊断依据:①有不洁性交史,潜伏期3周;②典型症状,如单个无痛的硬下疳,多发生在外生殖器;③实验室检查:PCR检测梅毒螺旋体基因阳性或暗视野显微镜检查,硬下疳处取材查到梅毒螺旋体;梅毒血清试验阳性。此三项检查有一项阳性即可。

2.二期梅毒

是梅毒螺旋体经淋巴结进入血行引起全身广泛性损害。除引起皮肤损害外,尚可侵犯内脏及神经系统。为梅毒的泛发期。自硬下疳消失至二期梅毒疹出现前的时期,称为第二潜伏期。18%～32%的患者一、二期共存。

(1)二期梅毒以皮肤黏膜损害最为常见

①梅毒疹:一般发生在硬下疳消退后3～4周,即感染后9～12周。二期梅毒在发疹前可有流感样综合征(头痛,低热,四肢酸痛),持续3～5天,皮疹出后即消退。二期梅毒的皮肤损

害可分为斑疹、丘疹及脓疱疹，后者已少见。斑疹，又称玫瑰疹(蔷薇疹)，最多见。占二期梅毒70%~80%。斑疹为淡红色，大小不等，直径为0.5~1.0cm人小的圆形或椭圆形红斑，境界较清晰。压之褪色，各个独立，不相融合，对称发生，多先发于躯干，渐次延及四肢，可在数日内满布全身(一般颈、面发生者少)。发于掌跖者，可呈银屑病样鳞屑，基底呈肉红色，压之不褪色，有特征性。大约经数日或2~3周，皮疹颜色由淡红，逐渐变为褐色、褐黄、最后消退。愈后可遗留色素沉着。应用抗梅毒药物治疗后可迅速消退。复发性斑疹通常发生于感染后2~4个月，亦有迟于6个月或1~2年者。皮损较早期发生者大，数目较少，呈局限性聚集排列，境界明显，多发于肢端如下肢、肩胛、前臂及肛周等处，经过时间较长，如不治疗，则消退后可反复再发，经过中可中央消退，边缘发展，形成环(环状玫瑰疹)。梅毒血清反应呈强阳性。PCR检测梅毒螺旋体DNA呈阳性反应。丘疹及斑丘疹，临床亦常见，占二期梅毒的40%左右。发生时间较斑疹稍迟。大丘疹直径为0.5~1cm，半球形浸润丘疹，表面光滑，暗褐色到铜红色，较久皮疹中心吸收，凹陷或出现脱屑，好发于躯干两侧、腹部、四肢屈侧、阴囊、大小阴唇、肛门、腹股沟等处，可有鳞屑，称丘疹鳞屑性梅毒疹或银屑病样梅毒疹，有较大的鳞屑斑片，鳞屑呈白色或不易剥离的痂皮，痂下有表浅糜烂，边缘红色晕带，似银屑病样。小丘疹发生较晚，在感染后1~2年发生，持续时间较长呈圆锥状，为坚实的尖顶小丘疹，褐红，群集或苔藓样。脓疱疹可见于营养不良，体质衰弱者。皮疹大者有脓疱疮样，小者呈痘疮样或痤疮样。患者常伴有发热，全身不适等。

②扁平湿疣：皮损初起时为表面湿润的扁平丘疹，随后扩大或融合成直径1~3cm的扁平斑块，基底宽，周围有暗红色浸润，表面糜烂，有少量渗液，常无自觉症状。扁平湿疣的好发部位通常是肛周、外生殖器、会阴、腹股沟及股内侧等部位。

③黏膜损害：黏膜可单发，亦可与其他梅毒疹并发。常见的损害为黏膜白斑，好发于口腔或生殖器黏膜、肛门黏膜。发于肛门黏膜者，排便时疼痛，甚至可有出血。损害为圆形或椭圆形，境界清楚，表面糜烂，略高于黏膜面的灰白色或乳白色斑片，周围有暗红色浸润，大小如指甲盖或稍大，数目多少不等。可增大或相互融合成花环状或不正形。亦可发展成溃疡，溃疡基底常呈黑色薄膜，不易剥离，剥离后基底不平，且易出血。无自觉症，已形成溃疡者则感疼痛。黏膜白斑表面有大量梅毒螺旋体，传染性强。

④梅毒性脱发：由于毛囊受梅毒性浸润所致，毛发区微细血管阻塞，供血不良引起，约10%二期梅毒患者可出现。表现为梅毒性斑秃或弥散性脱发，常见于颞部、顶部和枕部、眉毛、睫毛、胡须和阴毛亦有脱落现象。秃发局部存在梅毒螺旋体。梅毒性脱发不是永久性脱发，如及时进行治疗，头发可以在6~8周再生，甚至不治疗也可以再生。

(2)其他损害：累及骨骼系统可以起关节炎、骨膜炎、骨髓炎、腱鞘炎及滑囊炎。其中骨膜炎最常见；累及指甲，出现甲沟炎、甲床炎及其他异常改变，累及眼部引起虹膜睫状体炎、视网膜炎；如累及神经系统，常无临床症状，称二期无临床症状神经梅毒。亦可出现梅毒性脑膜炎，脑血管及脑膜血管梅毒，出现头痛及相应的神经系统症状。

二期早发梅毒病程短，易治愈，预后较好，而二期复发梅毒病程较长，疗效及预后均不如早发梅毒。

3.三期梅毒

由于早期梅毒未经抗梅毒治疗或治疗时间不足或治疗不当,最早经过 2 年,最长达 20 年,通常为 3～4 年发生。好发于 40～50 岁。过度饮酒、吸烟,身体衰弱及患者有结核等慢性病者预后不良。

皮肤黏膜损害:皮肤黏膜损害占晚期良性梅毒发生率的 28.4％,多数在感染后 3～10 年发生。主要为结节性梅毒疹和梅毒性树胶肿。

(1)结节性梅毒疹:多发生于感染后 3～4 年,损害好发于头部、肩部、背部及四肢伸侧。直径为 0.3～1.0cm,呈簇状排列的浸润性结节,铜红色,表面光滑或附有薄鳞屑,质硬,患者无自觉症状,结节可变平吸收,留下小的萎缩斑,长期留有深褐色色素沉着。也可发生中心坏死,形成小脓肿,破溃后形成溃疡,形成结节性溃疡性梅毒疹,愈后留下浅瘢痕。瘢痕周围有色素沉着,萎缩处光滑而薄,在边缘可出现新损害。新旧皮疹此起彼伏,迁延数年。

(2)树胶肿:在三期梅毒中多见,约占三期梅毒的 61％,是破坏性最强的皮损,为深达皮之下硬结。初期较小,逐渐增大,坚硬,触之可活动,数目多少不定。开始颜色为正常皮色,随结节增大,颜色逐渐加深至紫红。结节容易坏死,可逐渐软化,破溃,流出树胶样分泌物,可形成特异的圆形、椭圆形、马蹄形溃疡,境界清楚,边缘整齐隆起如堤状,周围有褐红或暗红浸润,触之有硬感。常一端愈合,另一端仍蔓延如蛇行状。自觉症状轻微,如侵入骨及骨膜则感疼痛,以夜间为甚。可出现在全身各处,而以头面及小腿伸侧多见,病程长,由数月至数年或更久,愈后形成瘢痕,瘢痕绕有色素沉着带。树胶肿可侵及骨及软骨,骨损害多见于长管骨炎,可出现骨、骨膜炎。发生在头部者常破坏颅骨,发于上腭及鼻部者,可破坏硬腭及鼻骨,形成鼻部与上腭贯通。发于大血管附近者可侵蚀大血管,发生大出血。

(3)其他损害:三期梅毒可出现眼损害,如虹膜睫状体炎、视网膜炎、角膜炎等。心血管被累时,可发生单纯主动脉炎、主动脉瓣闭锁不全、主动脉瘤及冠状动脉心脏病等。亦可侵犯消化、呼吸及泌尿等系统,但无特异症状,可结合病史做相应有关检查。三期梅毒易侵犯神经系统,除临床上无变化,脑脊液检查有异常改变的无症状神经梅毒外,尚可出现脑膜血管梅毒,脑实质梅毒。三期梅毒也可发生局限性或弥散性脱发、甲沟炎。临床表现与二期梅毒相同。累及黏膜,主要见于口腔、舌等处,可发生结节疹或树胶肿。发于舌者可呈局限性单个树胶肿或弥散性树胶浸润,后者易发展成慢性间质性舌炎,呈深浅不等沟状舌,是一种癌前期病变,应严密观察,并给予足量抗梅毒治疗。有时病变表浅,舌乳头消失,红色光滑。舌损害无自觉症,但吃过热或酸性食物则感疼痛。

(二)先天梅毒

先天梅毒由梅毒孕妇借血行通过胎盘传染于胎儿,故亦称胎传梅毒。通常约在怀孕 4 个月经胎盘传染,胎儿可死亡或流产。2 岁以内为早期先天梅毒,超过 2 岁为晚期先天梅毒,特点是不发生硬下疳,早期病变较后天梅毒为重,晚期较轻,心血管受累少,骨骼,感官系统如眼、鼻受累多见。

1.早期先天梅毒

患儿多为早产儿,营养不良,生活力低下,体重轻,体格瘦小,皮肤苍白松弛,面如老人,常伴有轻微发热。

(1)皮肤黏膜损害:皮疹与后天二期梅毒略同,有斑疹、斑丘疹、丘疹、脓疱疹等。斑疹及斑丘疹发于臀部者常融合为暗红色浸润性斑块,表面可有落屑或略显湿润。在口周围者常呈脂溢性,周围有暗红色晕。发于肛围、外阴及四肢屈侧者常呈湿丘疹和扁平湿疣。脓疱疹多见于掌跖,脓疱如豌豆大小,基底呈暗红或铜红色浸润,破溃后呈糜烂面。湿丘疹、扁平湿疣及已破溃脓疱的糜烂面均有大量梅毒螺旋体。少数患者亦可发生松弛性大疱,亦称为梅毒性天疱疮,疱内有浆液脓性分泌物,基底有暗红色浸润,指甲可发生甲沟炎、甲床炎。亦可见有蛎壳疮或深脓疱疮损害。

(2)梅毒性鼻炎:下鼻甲肿胀,有脓性分泌物及痂皮,可堵塞鼻腔,可使患者呼吸及吮乳困难,为乳儿先天梅毒的特征之一。如继续发展可破坏鼻骨及硬腭,形成鞍鼻及硬腭穿孔。喉头及声带被侵犯,可发生声音嘶哑。

(3)骨损害:骨损伤在早期先天梅毒最常发生,梅毒性指炎造成弥散性梭形肿胀,累及一指或数指,有时伴有溃疡。骨髓炎常见,多发于长骨,其他有骨软骨炎、骨膜炎,疼痛,四肢不能活动,似肢体麻痹,故称梅毒性假瘫。

其他损害:可伴发全身淋巴结炎。稍长的幼儿梅毒皮损与后天复发梅毒类似,皮损大而数目多,常呈簇集状,扁平湿疣多见。黏膜亦可被累,少数病儿可发生树胶肿。内脏损害可见肝脾大,肾被侵可出现蛋白尿、管型、血尿、水肿等。此外,尚可见有睾丸炎及附睾炎,常合并阴囊水肿。眼损害有梅毒性脉络网炎、虹膜睫状体炎、视网膜炎、视神经炎等。神经系统亦可被累,可发生脑软化、脑水肿、癫痫样发作,脑脊髓液可出现病理改变。

2.晚期先天梅毒

一般在5～8岁开始发病,到13～14岁才有多种症状相继出现,晚发症状可于20岁左右才发生。晚期先天性梅毒主要侵犯皮肤、骨骼、牙、眼及神经等。

(1)皮肤黏膜梅毒:树胶肿多见,可引起上腭,鼻中隔穿孔,鞍鼻(鼻深塌陷,鼻头肥大翘起如同马鞍)。鞍鼻患者同时可见双眼间距离增宽,鼻孔外翻。鞍鼻一般在7～8岁出现,15～16岁时明显。

(2)骨梅毒:骨膜炎多见。骨膜炎常累及腔管,并常限于此者,可引起骨前面肥厚隆起呈弓形,故称为佩刀胫(胫骨中部肥厚,向前凸出),关节积水,通常为两膝关节积液,轻度强直,不痛,具有特征性。

(3)眼梅毒:约90%为间质性角膜炎,初起为明显的角膜周围炎,继之为特征性的弥散性角膜混浊,反复发作者可导致永久病变而失明。

(4)神经梅毒:常为无症状神经梅毒,发生者约半数。延至青春期发病者多见,以脑神经损害为主,尤其是听神经、视神经损害。少数出现幼年麻痹性痴呆、幼年脊髓痨等。

(5)标志性损害:①半月形门齿,其特点即恒齿的两个中门齿游离缘狭小,中央呈半月形缺陷,患齿短小,前后径增大,齿角钝圆,齿列不整。②桑葚齿,第一臼齿形体较小,齿尖集中于咬合面中部,形如桑葚,称为桑葚齿。③角膜基质炎,晚期先天梅毒有50%可出现此种病变。多为双侧性,也可先发生于一侧,继而发生于另一侧。经过迟缓,病程较长,抗梅毒疗法难控制其进行,预后难定,患儿年龄较小,且身体健康较好,治疗充分者预后较好,否则可致盲。④神经性耳聋,系迷路被侵犯引起的迷路炎。多见于15岁以下患者,通常多侵两耳,发病突然,经过中时轻时重,可伴有头晕及耳鸣。抗梅毒治疗常不能抑制其发展,终致听力丧失。⑤胸锁关节增厚,胸骨与锁骨连接处发生骨疣所致。角膜间质炎,神经性耳聋以及半月形门齿三种特征如同时出现,称为哈钦森三联征。

先天潜伏梅毒:无临床症状,梅毒血清反应阳性为先天潜伏梅毒。

(三)潜伏梅毒

潜伏梅毒是指已被确诊为梅毒患者,在某一时期,皮肤、黏膜以及任何器官系统和脑脊液检查均无异常发现,物理检查,胸部 X 线均缺乏梅毒临床表现,脑脊液检查正常,而仅梅毒血清反应阳性者,或有明确的梅毒感染史,从未发生任何临床表现者。称潜伏梅毒。既往的梅毒血清试验阴性结果和疾病史或接触史有助于确定潜伏梅毒的持续时间。感染时间 2 年以内为早期潜伏梅毒,2 年以上为晚期潜伏梅毒,另一类则为病期不明确的潜伏梅毒。潜伏梅毒不出现症状是因为机体自身免疫力强,或因治疗而使螺旋体暂时被抑制,在潜伏梅毒期间,梅毒螺旋体仍间歇地出现在血液中,潜伏梅毒的孕妇可感染子宫内的胎儿。亦可因献血感染给受血者。

(四)梅毒合并 HIV 感染

近年来,出现了许多梅毒患者合并 HIV 感染的病例,改变了梅毒的临床病程。因为梅毒患者生殖器溃疡是获得及传播 HIV 感染的重要危险因素;而 HIV 可致脑膜病变,使梅毒螺旋体易穿过血脑屏障而引起神经梅毒。

因 HIV 感染,免疫受损,早期梅毒不出现皮肤损害,关节炎、肝炎和骨炎,实质可能正处于活动性梅毒阶段。由于免疫缺陷梅毒发展很快,可迅速发展到三期梅毒。甚至出现暴发。HIV 感染还可加快梅毒发展成为早期神经梅毒,在神经受累的梅毒病例中,青霉素疗效不佳。在 20 世纪 60 年代和 70 年代,用过青霉素正规治疗后再发生神经梅毒的病例很少见。但近几年来,合并 HIV 感染的梅毒患者发生急性脑膜炎,脑神经异常及脑血管意外。

五、实验室检查

早期梅毒应做梅毒螺旋体暗视野显微镜检查,以硬性下疳或扁平湿疣上的分泌物,在暗视野显微镜下检查出梅毒螺旋体;梅毒血清反应素试验(如 VDRL、USR 或 RPR 试验),必要时再做螺旋体抗原试验(如 FTA-ABS 或 TPHA 试验)。脑脊液检查,以除外神经梅毒,尤其无症状神经梅毒,早期梅毒即可有神经损害,二期梅毒有 35% 的患者脑脊液异常,因此要检查脑脊液。基因诊断检测,PCR 检测梅毒螺旋体 DNA。

六、诊断与鉴别诊断

梅毒的诊断应十分认真仔细、因为它和许多其他疾病的表现有相似之处,表现多样,复杂且病程很长,有很长的时间处于潜伏状态,诊断时必须结合病史,体格检查及实验室检查结果,进行综合分析判断,必要时还需进行追踪随访,家庭调查和试验治疗等辅助方法。

一期梅毒的诊断依据:①有不洁性交史;②典型皮损如硬下疳;③实验室检查:暗视野显微镜下找到梅毒螺旋体;梅毒血清试验阳性;PCR 检测梅毒螺旋体 DNA 阳性。

二期梅毒诊断依据：①有不洁性交史，硬下疳史；②多种皮疹如玫瑰疹、斑丘疹、黏膜损害，虫蚀样脱发，全身不适，淋巴结肿大；③实验室检查：在黏膜损害处取材，暗视野显微镜下找到梅毒螺旋体；梅毒血清试验阳性；PCR检测梅毒螺旋体DNA阳性。

三期梅毒的诊断依据：①有不洁性交，早期梅毒史；②典型症状如结节性梅毒疹、树胶肿、主动脉炎、动脉瓣闭锁不全、主动脉瘤、脊髓痨、麻痹性痴呆；③实验室检查：梅毒血清试验，非螺旋抗原血清试验约66%阳性；螺旋体抗原血清试验阳性。脑脊液检查，白细胞和蛋白量增加，性病研究实验室试验（VDRL）阳性。

先天梅毒诊断依据：①家庭史其母患梅毒；②有典型损害和体征；③实验室检查，从损害、鼻分泌物或胎盘脐带取材查到梅毒螺旋体；④梅毒血清试验阳性；⑤PCR检测梅毒螺旋体DNA阳性。

病程在1年以上，或复发患者、血清梅毒试验持续阳性患者、伴有听力、视力异常的患者均应接受脑脊液检查，了解是否存在神经梅毒。

阴部、肛门有皮损者应与软下疳、生殖器疱疹、尖锐湿疣及性病性淋巴肉芽肿等鉴别，全身皮肤有损害者应与银屑病、玫瑰糠疹、多形性红斑、药疹等鉴别。

七、治疗

（一）常用的驱梅药物

1.青霉素类

首选药物，常用苄星青霉素G、普鲁卡因水剂青霉素G、水剂青霉素G。苄星青霉素不用于心血管梅毒。

2.头孢曲松钠

近年来证实为高效抗梅毒药物，青霉素过敏者可用其为优先替代治疗药物。

3.四环素类和红霉素类

疗效较青霉素差，可作为青霉素过敏者的替代治疗药物。

（二）治疗方案

1.早期梅毒（包括一期、二期梅毒及早期潜伏梅毒）

（1）苄星青霉素G（长效西林）240万U，分两侧臀部肌内注射，每周1次，共2～3次。

（2）普鲁卡因青霉素G80万U/d，肌内注射，连续10～15天，总量800万～1200万U。对青霉素过敏者可选用头孢曲松钠1.0g/d静脉滴注，连续10～14天，或盐酸四环素500mg，4次/d，口服，连服15天。多西环素100mg，2次/d，连服15天。

2.晚期梅毒（包括三期皮肤、黏膜、骨骼梅毒、晚期潜伏梅毒）及二期复发梅毒

（1）苄星青霉素G（长效西林）240万U，分两侧臀部肌内注射，每周1次，共3～4次。

（2）普鲁卡因青霉素G80万U/d，肌内注射，连续20天。对青霉素过敏者可选用头孢曲松钠1.0g/d静脉滴注，连续10～14天，或盐酸四环素500mg，4次/d，口服，连服30天。多西环素100mg，2次/d，连服30天。

3.心血管梅毒

应住院治疗,如有心力衰竭,首先治疗心力衰竭,待心功能代偿时,从小剂量开始注射青霉素,先用水剂青霉素 G,首日 10 万 U,1 次/d,肌内注射。第 2 日 10 万 U,2 次/d,肌内注射,第 3 日 20 万 U,2 次/d,肌内注射。自第 4 日起按如下方案治疗(为避免吉海反应,可在青霉素注射前 1 天口服泼尼松 20mg/次,1 次/d,连续 3 天):普鲁卡因青霉素 G80U/d,肌内注射,连续 15 天为 1 个疗程,共 2 个疗程,疗程间休药 2 周。青霉素过敏者用四环素 500mg,4 次/d,连服 30 天。

4.神经梅毒

应住院治疗,为避免治疗中产生吉海氏反应,在注射青霉素前 1 天口服泼尼松,每次 20mg,1 次/d,连续 3 天。先用水剂青霉素 G,每天 1200 万～2400 万 U/d,静脉点滴,连续 14 天。继之普鲁卡因青霉素 G,每天 240 万 U/d,肌内注射,同时口服丙磺舒每次 0.5g,4 次/d,共 10～14 天。必要时再用苄星青霉素 G,240 万 U,1 次/周,肌内注射,连续 3 周。

5.妊娠梅毒

普鲁卡因青霉素 G,80 万 U/d,肌内注射,连续 10 天。妊娠初 3 个月内,注射 1 个疗程,妊娠末 3 个月注射 1 个疗程。对青霉素过敏者,用红霉素治疗,每次 500mg,4 次/d,早期梅毒连服 15 天,二期复发及晚期梅毒连服 30 天。妊娠初 3 个月与妊娠末 3 个月各进行 1 个疗程(禁用四环素)。但其所生婴儿应用青霉素补治。

6.先天梅毒

(1)早期先天梅毒:2 岁以内脑脊液异常者选用水剂青霉素 G,5 万 U/kg,每日分 2～3 次静脉点滴,共 10～14 天;或普鲁卡因青霉素 G,每日 5 万 U/kg 体重,肌内注射,连续 10～14 天。脑脊液正常者用苄星青霉素 G,5 万 U/kg 体重,一次注射(分两侧臀肌)。如无条件检查脑脊液者,可按脑脊液异常者治疗。

(2)晚期先天梅毒:2 岁以上选用普鲁卡因青霉素 G,每日 5 万 U/kg 体重,肌内注射,连续 10 天为 1 个疗程(不应超过成人剂量);或水剂青霉素 G,5 万 U/kg 体重,每日分 4～6 次静脉点滴,共 10～14 天。先天梅毒对青霉素过敏者可用红霉素治疗,每日 7.5～12.5mg/kg 体重,分 4 次服,连服 30 天。8 岁以下儿童禁用四环素。

（三）注意事项

(1)梅毒治疗应该注意,梅毒诊断必须明确,治疗越早效果越好,剂量必须足够,疗程必须规则。

(2)应对传染源及性伴侣或性接触者同时进行检查和梅毒治疗。

(3)治疗后要定期随访,进行体格检查、血清学检查及影像学检查考核疗效。一般应坚持 3 年。第 1 年每 3 个月复查 1 次,第 2 年每半年复查 1 次,第 3 年年末复查 1 次;神经梅毒要同时每 6 个月 1 次进行脑脊液检查;妊娠梅毒在分娩前应每月复查 1 次;梅毒孕妇所生婴儿,应在出生后第 1、2、3、6 和 12 个月进行随访。

(4)复发患者的治疗应给予剂量加倍的治疗。

(5)防治吉海反应:梅毒患者在接受高效驱梅药物治疗时,由于梅毒螺旋体被迅速杀灭而释放出大量异种蛋白,引起机体发生的急性超敏反应称为吉海氏反应。一般在用药后数小时发生,表现为寒战、发热、头痛、呼吸及心率加快、全身不适以及原发疾病加重,严重时,心血管梅毒患者可发生主动脉破裂。在青霉素治疗前可选使用泼尼松预防吉海氏反应,同时青霉素可从小剂量开始,逐渐增加剂量。

八、预防

首先应加强卫生宣传教育,洁身自好。同时应采取以下预防措施:①对可疑患者均应进行预防检查,做梅毒血清试验,以便早期发现新患者并及时治疗;②发现梅毒患者必须进行隔离治疗,患者的衣物及用品,如:毛巾、衣服、剃刀、餐具、被褥等,要在医务人员指导下进行严格消毒,以杜绝传染源;③追踪患者的性伴侣,包括患者自报及医务人员随访,进行预防检查,追踪观察并进行必要的治疗,未治愈前配偶绝对禁止性生活;④对可疑患梅毒的孕妇,应及时给予预防性治疗,以防止将梅毒感染给胎儿;未婚男女患者,经治愈后才能婚育。

第三节 莱姆病

一、流行病学

(一)传染源

目前已查明 30 余种野生哺乳类动物(鼠、鹿、兔、狐、狼等)、49 种鸟类及多种家畜(狗、牛、马等)可作为本病的贮存宿主。所有的传染源中,小鼠直接参与伯氏疏螺旋体生活周期,而且可以耐受高水平螺旋体血症,是本病的主要贮存宿主和主要传染源。我国以黑线姬鼠的感染率最高。患者仅在感染早期血液中存在伯氏疏螺旋体,故作为本病传染源的意义不大。海鸟和候鸟在远距离的传播上起重要作用。

(二)传播途径

莱姆病主要通过蜱叮咬为媒介在宿主动物与宿主动物及人之间造成传播。动物间亦可通过尿液相互感染,甚至可传给密切接触的人,也可因蜱粪中螺旋体污染皮肤伤口而传播。但人之间是否可通过接触被感染体液而传染尚未证实。患者早期血中存在伯氏疏螺旋体,虽经常规处理并置血库 4℃贮存 48 天,仍有感染性,故有输血传播的可能。无论鼠还是莱姆病患者都可经胎盘传播。

(三)人群易感性

人对本病普遍易感,无年龄及性别差异。人体感染后可表现为临床上的莱姆病或无症状的隐性感染,两者的比例约为 1:1。无论显性或隐性感染,血清均可出现高滴度的特异性 IgM 和 IgG 抗体,当患者痊愈后血清抗体在体内可长期存在,但临床上仍可见重复感染,故认为特异性 IgG 抗体对人体无保护作用。

(四)流行特征

为全球性分布,遍及世界五大洲,但疫区相对集中,呈地方性流行,主要集中在有利于蜱生长繁衍的山区、林区、牧区。目前,世界上已有 70 多个国家报告发现该病,且发病率呈上升趋势,新的疫源地不断被发现。全世界每年发病人数在 30 万人左右。在美国,莱姆病已成为最常见的虫媒传染病。我国于 1985 年在黑龙江省海林县发现本病以来,已有 23 个省、自治区报告伯氏疏螺旋体感染病例。已证实 18 个省、市、自治区(黑龙江、吉林、辽宁、内蒙古、河北、北京、山东、新疆、江苏、安徽、宁夏、湖南、湖北、四川、重庆、贵州、福建、广东)存在本病的自然疫源地。主要流行地区是东北林区、内蒙古林区和西北林区。林区感染率为 5%～10%,平原地区在 5% 以下。全年均可发病,但具有明显的季节性,多发生于温暖季节,6～10 月份呈季节高峰,以 6 月最为明显。这些特征与某些特定的蜱的种类、数量及其活动周期相关。青壮年居多,无明显的性别差异。发病与职业关系密切。室外工作人员患病的危险性较大。

二、分子生物学

伯氏疏螺旋体 DNA 以线形染色体、超螺旋环状质粒和线形质粒 3 种形式存在。其基因组独特之处是仅有 1 个 rRNA 基因操纵子,由单拷贝的 16s 基因和双拷贝的 23s(23sA～23sB)及 5s(5sA～5sB)组成。应用 5sA～23sB 间隔区限制酶谱分析可有效区分不同种的伯氏疏螺旋体。伯氏疏螺旋体含有 100 多种蛋白质,其中所含脂蛋白达 50 种。其中主要成分为外膜蛋白(Osp)A、OspB、OspC、OspD 和 41kD 的鞭毛蛋白。OspA、B、C、D 的基因位于质粒上,而编码鞭毛抗原的基因位于染色体上。OspA 在蜱的体内表达量较高,但随着蜱的叮咬过程,OspA 被来自宿主体内抗体阻断,不能从蜱的中肠向涎腺移行,其表达量逐渐减少,因此 OspA 抗体具有保护作用。OspC 相对于 OspA 具有高度异质性和较强抗原性,能在感染后引起早期免疫反应。鞭毛蛋白具有强免疫原性,是伯氏疏螺旋体感染人体后最早诱导机体特异性免疫反应的菌体结构蛋白。鞭毛蛋白肽链的中央区域,其氨基酸组成及长度在各菌类之间差异很大,决定了各鞭毛蛋白之间复杂的抗原性差异,为种特异性抗原表达位点,可作为莱姆病早期血清学诊断的抗原标志。中国菌株的主要蛋白在不同地区和生物来源的菌株间存在很大的遗传异质性。中国菌株与美国菌株 B31 比较,不论是生化性质,还是基因组成都有差异。中国菌株基因分类显示:至少有 Borrelia Burgdorferi sensu stricto(5.81%),Borrelia garinil(66.28%)和 Borrelia afzelil(23.26%)3 个基因种。基因种与临床表现有密切关系,Borrelia garinii 基因种与神经损伤,Borrelia afzelii 与皮肤损伤呈密切相关。

三、病因病理

(一)病原

莱姆病是由蜱传播的伯氏疏螺旋体引致的自然疫源性疾病。伯氏疏螺旋体是一个单细胞疏松盘绕的左旋螺旋体,有大而稀疏的螺旋 3～10 个以上,两端渐细,螺距为 $1.8～2.4\mu m$,长 $10～40\mu m$,宽 $0.18～0.3\mu m$。革兰染色阴性,姬姆萨染色呈蓝紫色。微嗜氧,属发酵型菌,最适生长温度为 33℃,在 BSK 培养基中生长。从动物标本新分离的菌株一般需 4 周才可在暗视显微镜下查到,镜下可见有数个疏螺旋,呈旋转、扭曲的方式活泼活动,能通过 $0.22\mu m$ 的滤膜。伯氏疏螺旋体细胞结构由表层、外膜、鞭毛和原生质柱四部分构成。

（二）发病机制

莱姆病菌血症期短而且血液中菌量少，但可引起多器官损伤。伯氏疏螺旋体由媒介蜱叮咬时，随涎液进入宿主。经 3～32 天病原体在皮肤中由原发性浸润灶向外周迁移。在淋巴组织（局部淋巴结）中播散，或经血液蔓延到各器官（如中枢神经系统、关节、心脏和肝脾等）或其他部位皮肤。当病原体游走至皮肤表面则引发慢性游走性红斑。螺旋体能与广泛存在于细胞外基质中宿主的整联蛋白受体、玻基结合素、纤溶酶和基质的氨基葡糖多聚糖结合，因此，对皮肤、神经、关节和房室结有特殊的亲和力。病原体在侵入各器官时因发生菌体附着可直接损害人体各器官细胞。螺旋体脂多酯具有内毒素的许多生物学活性，以非特异性激活单核细胞、吞噬细胞、滑膜纤维细胞、B 细胞和补体，并产生多种细胞因子（IL-1、TNFα、IL-6 等）。病原体黏附在细胞外基质蛋白、内皮细胞和神经末梢上，并能诱导产生交叉反应抗体，并能活化与大血管闭塞发生有关的特异性 T 和 B 淋巴细胞，引起脑膜炎、脑炎和心脏受损。几乎所有患者都可检出循环免疫复合物，免疫复合物也可能参与组织损伤形成过程。另外 HLA-2、DR3 及 DR4 均与本病发生有关，故免疫遗传因素可能参与本病形成。

（三）病理解剖

1.皮肤病变

早期为非特异性的组织病理改变，可见受损皮肤血管充血，密集的表皮淋巴细胞浸润，还可见浆细胞、巨噬细胞，偶见嗜酸细胞。生发中心的出现有助于诊断。晚期细胞浸润以浆细胞为主，见于表皮和皮下脂肪。皮肤静脉扩张和内皮增生均较明显。

2.神经系统病变

主要为进行性脑脊髓炎和表现为轴索性脱髓鞘病变。关节病变：可见滑膜绒毛肥大，纤维蛋白沉着，单核细胞浸润等。

四、临床分期

临床症状可分三期。

第一期：局部皮肤损害期。主要表现为皮肤的慢性游走性红斑。初起常见于被蜱叮咬部位出现红斑或丘疹，逐渐扩大，形成环状，平均直径 15cm，中心稍变硬，外周红色边界不清。病变为一处或多处不等。多见于大腿、腹股沟和腋窝等部位。局部可有灼热及痒感。病初常伴有乏力、畏寒发热、头痛、恶心、呕吐、关节和肌肉疼痛等症状，亦可出现脑膜刺激征。局部和全身淋巴结可肿大。偶有脾大、肝炎、咽炎、结膜炎、虹膜炎或睾丸肿胀。皮肤病变一般持续 3～8 周。

第二期：播散感染期。发病后数周或数月，约 15％和 8％的患者分别出现明显的神经系统症状和心脏受累的征象。神经系统可表现为脑膜炎、脑炎、舞蹈病、小脑共济失调、脑神经炎、运动及感觉性神经根炎以及脊髓炎等多种病变。少数病例在出现皮肤病变后 3～10 周发生不同程度的房室传导阻滞、心肌炎、心包炎及左心室功能障碍等心脏损害。心脏损害一般持续仅数周，但可复发。此外，此期常有关节、肌肉及骨髓的游走性疼痛，但通常无关节肿胀。

第三期：持续感染期。感染后数周至 2 年内，约 80％的患者出现程度不等的关节症状如关节疼痛、关节炎或慢性侵蚀性滑膜炎。以膝、肘、髋等大关节多发,小关节周围组织亦可受累。主要症状为关节疼痛及肿胀,膝关节可有少量积液。常反复发作,少数患者大关节的病变可变为慢性,伴有软骨和骨组织的破坏。此期少数患者可有慢性神经系统损害及慢性萎缩性肢端皮炎的表现。

五、临床表现

莱姆病是一种全身性慢性传染病,临床表现多样化,侵犯多系统多器官引起损伤。

(一)局部皮肤损害

1.游走性红斑

是莱姆病最重要和最常见的临床征兆,不同年龄和性别的人感染螺旋体后均可出现红斑。成年患者的游走性红斑时常出现在腿部和脚,而儿童患者中,上半身感染频率比成人高。游走性红斑的部位可出现局部症状,如温和的瘙痒、灼烧或疼痛。典型的游走性皮肤红斑可用于莱姆病的临床诊断,而对于非典型的红斑,则须进一步证实在皮肤损伤处有螺旋体的感染。游走性红斑有时会被误诊为真菌感染。

2.莱姆淋巴细胞瘤

是一个直径最多几厘米,单个的蓝-红色肿包,由皮肤和皮下组织的密集淋巴细胞浸润组成。这种症状极罕见,一般比游走性红斑出现的晚,持续时间长且能自行消退。

3.慢性萎缩性肢端皮炎

是莱姆病晚期的皮肤表现,不能自然消退。它时常出现在手和足的伸肌位点上。主要见于老年妇女。在发病初期很难引起注意,皮肤最终变薄变皱成为紫色,静脉非常明显,皮肤损伤后的愈合能力也被损害。

(二)神经系统症状

莱姆病早期有皮肤受损表现时就可出现轻微的脑膜刺激症状,明显的神经系统症状多在游走性红斑出现后 $2\sim6$ 周出现,表现有头痛、呕吐、眼球痛、颈强直及浆液性脑膜炎等,脑脊液细胞数约为 $100\times10^6/L$,以淋巴细胞为主,蛋白量升高,糖正常或稍低。约 $1/3$ 患者可出现明显的脑炎症状,表现为兴奋性升高、睡眠障碍、谵妄等,脑电图常显示尖波。

半数患者可发生神经炎,面神经损害最为常见、最早出现,表现为面肌不完全麻痹,病损部位麻木或刺痛,但无明显的感觉障碍。此外,还可使动眼神经、视神经、听神经及周围神经受到损害。面神经损害在青少年多可完全恢复,而中、老年则常留后遗症。

(三)循环系统症状

在病后 5 周或更晚,约 8% 患者出现心血管系统症状。急性发病,主要表现为心音低钝、心动过速和房室传导阻滞,严重者可发生完全性房室传导阻滞。听诊闻不到心脏杂音。放射性核素扫描显示左室功能明显不全,偶见心脏肥大。通常持续数日至 6 周,症状缓解、消失。但可反复发作。

(四)关节损害

通常受累的是大关节,如膝、踝和肘关节。表现为关节肿胀、疼痛和活动受限。多数患者表现反复发作的对称性多关节炎。在每次发作时可伴随体温升高和中毒症状等,在受累关节的滑膜中,嗜酸性粒细胞及蛋白含量均升高,并可查出伯氏疏螺旋体。但类风湿因子和抗核抗体为阴性。

六、辅助检查

(一)病原学检查

1.组织学染色

取患者病损皮肤、滑膜、淋巴结及脑脊液等标本,用暗视野显微镜或银染色法检查伯氏疏螺旋体,该法可快速做出病原学诊断,也可取游走性红斑周围皮肤做培养,需1~2个月。但由于患者血液中伯氏疏螺旋体数量少,螺旋体生长缓慢,检出率低。

2.PCR 检测

用此法检测血液及其他标本中的伯氏疏螺旋体 DNA,其敏感水平可达 2×10^{-4} pg。此法可替代莱姆病关节炎患者的培养。皮肤和尿标本的检出率高于脑脊液。

(二)血清学检查

1.免疫荧光(IFA)和 ELISA 法

检测血或脑脊液中的特异性抗体。通常特异性 IgM 抗体多在游走红斑发生后 2~4 周出现,6~8 周达高峰,多于 4~6 个月降至正常水平,特异性 IgG 抗体多在病后 6~8 周开始升高,4~6 个月达高峰,持续至数年以上。

2.免疫印迹法

其敏感度与特异性均优于上述血清学检查方法,适用于用 ELISA 法筛查结果可疑者。蛋白印迹标准:IgM 阳性(21-24KD、39KD、41KD 3 个蛋白带中有 2 个带呈阳性即可判为阳性)。IgG 阳性(18KD、21KD、28KD、30KD、39KD、41KD、45KD、58KD、66KD、93KD 10 个蛋白带中有 5 个带呈阳性即可判为阳性)。

七、诊断及鉴别诊断

(一)诊断

莱姆病的诊断有赖于对流行病学资料、临床表现和实验室检查结果的综合分析。①流行病学资料:近数日至数月曾到过疫区,或有蝉叮咬史。②临床表现:早期皮损(慢性游走性红斑)有诊断价值。晚期出现神经、心脏和关节等受累。③实验室检查:从感染组织或体液分离到伯氏疏螺旋体,或检出特异性抗体。可通过两步血清学诊断方法以提高诊断的特异性:IFA 法或 ELISA 法检出的阳性血清,再经 WB 法确定,如为阳性即可确诊。

(二)鉴别诊断

应与下列疾病鉴别:

1.鼠咬热

有发热、皮疹、多关节炎,并可累及心脏,易与本病混淆。可根据典型的游走性红斑、血培养等鉴别。

2.恙虫病

恙螨叮咬处之皮肤焦痂、溃疡,周围有红晕,并有发热、淋巴结肿大等,鉴别要点为:游走性红斑与焦痂、溃疡不同及血清学检测等。

3.风湿病

可有发热、环形红斑、关节炎及心脏受累等,依据抗溶血性链球菌"O"、C反应蛋白、特异性血清学和病原学检查进行鉴别。

其他尚需与病毒性脑炎、脑膜炎、神经炎及真菌感染的皮肤病相鉴别。

八、治疗

在对症和支持治疗的基础上,应用抗生素抗螺旋体治疗是最主要的治疗措施,且早期应用抗生素治疗最敏感。

(一)病原治疗

早期应用抗生素治疗,既可使典型的游走性红斑迅速消失,也可以预防后期的主要并发症(心肌炎、脑膜炎或复发性关节炎)出现。目前多种抗生素有抗螺旋体活性,包括多西环素、米诺环素、四环素、阿莫西林、头孢曲松、红霉素等。

1.第一期治疗

成人:常采用多西环素 0.1g,每日 2 次口服,或红霉素 0.25g,每日 4 次口服。儿童:首选阿莫西林,每天 50mg/kg,分 4 次口服,或用红霉素或阿奇霉素。疗程均为 10～21 天。治疗中需注意患者发生赫式反应,故抗生素应从小剂量开始应用。

2.第二期治疗

无论是否伴有其他神经系统病变,患者出现脑膜炎就应静脉给予青霉素 G,每天 2000 万 U 以上,分次静点,疗程为 10 天。一般头痛和颈强直在治疗后第 2 天开始缓解,7～10 天消失。

3.第三期治疗

晚期有严重心脏、神经或关节损害者,可应用青霉素,每天 2000 万 U 静脉滴注,可以应用头孢曲松每次 2g,每天 1 次静脉滴注,疗程为 3～4 周。

(二)对症及支持治疗

患者应卧床休息,注意补充足够的液体。对于有发热、皮损部位有疼痛者,可适当应用解热镇痛剂。高热及全身症状严重者,或者抗生素治疗后出现赫氏反应者,可给予糖皮质激素短期治疗,但对有关节损伤者,应避免关节腔内注射。患者伴有心肌炎,出现完全性房室传导阻滞时,可暂时应用起搏器至症状及心律改善。

九、预防

本病为自然疫源性疾病,消灭疫源甚为困难。预防的重点在于个人防护,主要是进入森林、草地等疫区的人员要做好个人防护,防止硬蜱虫叮咬。若被蜱虫叮咬后,可用氯仿或乙醚或煤油、甘油等滴盖蜱体,使其口器退出皮肤再轻轻取下,取下的蜱不要用手捻碎,以防感染。

如蜱的口器残留在皮内,可用针挑出并涂上酒精或碘酒,只要在 24 小时内将其除去,即可防止感染。因为蜱虫叮咬吸血,需持续 24 小时以上才能有效传播螺旋体。在蜱虫叮咬后给予预防性使用抗生素,可以达到预防目的。近年重组表面蛋白莱姆病疫苗对莱姆病流行区人群进行预防注射取得良好效果。

第四节　回归热

回归热是由回归热螺旋体(包柔螺旋体)引起的急性虫媒传染病。根据传播媒介昆虫的不同,又分为虱传(流行性)回归热和蜱传(地方性)回归热。临床特点是阵发性高热伴全身疼痛,肝脾肿大,重症有黄疸和出血倾向,短期热退呈无热间歇,数日后又反复发热,发热期与间歇期交替反复出现,故称回归热。我国流行的主要是虱传回归热。

一、病原学

1869 年 Obermeier 在回归热患者血液中发现回归热螺旋体,1904 年 Ross 等证实蜱传回归热也是由螺旋体感染引起,目前已知引起回归热的螺旋体均属于疏螺旋体属,又名包柔螺旋体属,抗原性各异。

回归热螺旋体是虱传唯一的病原体。而蜱传回归热可由多种不同的疏螺旋体引起,世界范围内报道的至少有 15 种疏螺旋体。常以媒介钝缘蜱属及其分布地域的不同而命名,如北美洲蜱传回归热的主要病原体赫姆斯包柔螺旋体,墨西哥包柔螺旋体,扁虱疏螺旋体又称帕克包柔螺旋体,在以色列回归热由波斯疏螺旋体引起,由软体蜱传播。在我国新疆南、北疆已发现的两种螺旋体分别为波斯螺旋体及拉氏疏螺旋体。中非有杜通疏螺旋体。疏螺旋体的抗原结构容易改变,如在印度曾分离出 9 种血清型的杜通疏螺旋体。随着分子生物学技术开展,目前对疏螺旋体有了进一步了解,如通过扩增鞭毛基因鉴定出疏螺旋体的另外 5 个种,还鉴定出赫姆斯疏螺旋体的 5 个株。

引起回归热的螺旋体长为 $8\sim20\mu m$,宽 $0.3\sim0.5\mu m$,有 $4\sim10$ 个不规则的浅粗螺旋。两端尖锐,可进行弯曲、旋转等螺旋运动,以横断分裂进行繁殖。革兰染色阴性,赖特或吉姆萨染色呈红色或紫红色,在含血液、血清或兔组织碎片的肉汤中进行厌氧培养可生长,可感染小白鼠、豚鼠等温血动物,有的蜱传回归热螺旋体还能在鸡胚内繁殖。引起回归热的螺旋体对热、干燥、多种化学消毒剂及四环素等抗菌药物敏感,耐低温,能在 0℃ 的凝固血块内存活 100 余天。此类螺旋体既含有特异性抗原,又有非特异性抗原。因与其他微生物有部分共同抗原,可引起交叉反应,如可与变形杆菌 OX_k 株发生阳性凝集。螺旋体抗原易产生变异,在同一患者不同发热期中,所分离出的菌株抗原性即有差异。

二、流行病学

最早报道的回归热流行发生在 1739 年的都柏林。19 世纪以来全世界各大洲均有虱传回归热流行,尤以战争、饥荒时期多见。随着人类生活条件的改善和诊疗技术的进步,回归热的大流行已经罕见,但在非洲及我国新疆、山东等个别偏僻地域仍有地方性流行,例如,1993 年在苏丹、埃塞俄比亚等国的难民中有较广泛流行。

1.传染源

患者是虱传回归热唯一的传染源。蜱传回归热主要传染源是啮齿类动物,故蜱传回归热属于自然疫源性疾病,而患者作为蜱传回归热传染源意义不大,作为钝缘蜱的供血动物,鼠类及牛、羊等家畜,狼、蝙蝠等野生动物均可作为传染源及储存宿主。此外,乳突钝缘蜱可将螺旋体经卵传代,且不同个体之间有互相叮咬现象,因此螺旋体可在蜱间垂直和水平传播。东非的杜通螺旋体可寄生于家栖 Moubata 钝缘蜱体内,而使蜱传回归热患者成为传染源。

2.传播途径

(1)虱传回归热:体虱为传播媒介,虱吸患者血液后,经过 4～5 天病原体发育成熟,经消化道进入体腔,而不进入唾腺、卵巢及卵,在体液内可生存 20 余天。此时,体虱咬人并不传染螺旋体,若体虱被压碎,螺旋体由体腔内逸出,即可通过搔抓耳破损的皮肤或黏膜感染人体。

(2)蜱传回归热:钝缘蜱是其传播媒介,蜱叮咬寄生有螺旋体的温血动物后,蜱体内螺旋体可从唾液排出,亦可经卵传代。当感染性蜱叮咬人或动物时,将大量螺旋体传入体内,可致此病。此外,蜱被挤碎后,螺旋体溢出,也可经损伤的皮肤黏膜侵入感染人体。在我国新疆地区蜱传回归热的主要传播媒介为乳突钝缘蜱及特突钝缘蜱。

回归热偶有经输血传染,受血者常在 1 周左右发病。患病孕妇可通过胎盘传染病原体导致胎儿感染。

3.易感人群

人类对这两种回归热均普遍易感。好发于青壮年,病后免疫短暂,虱传回归热可维持 2～6 个月,而蜱传回归热免疫力可维持 1 年左右。可有 2 次以上发病,某些个体感染痊愈后 17～23 天又发生再次感染。两种回归热无交叉免疫性。外来人口因为无免疫力,在进入疫区时,常可发生暴发流行。

4.季节性

虱传回归热发病有明显季节性,多在冬春季,以 3～5 月份为著。蜱传回归热发病以春夏季(4～8 月份)为多。由体虱传染者,其唯一传染源是患者。软蜱传染者则以鼠类为主要传染源,故蜱传回归热属于自然疫源性疾病,常于夏季发生。

病原体分布于患者的血液及内脏中。在间歇期间,由于体内产生免疫球蛋白,使螺旋体凝集以至消灭,症状也消失,但仍有小量病原体潜伏在内脏中,逐渐繁殖可引起复发。复发数次后,产生了足够的免疫力,全部螺旋体被杀灭,症状才不再出现。

三、发病机制及病理生理

回归热的发热和中毒症状由螺旋体血症引起,反复发作及间歇与机体免疫反应和螺旋体体表抗原变异有关。螺旋体侵入皮肤黏膜后进入淋巴及血液循环,可在血液中繁殖,包柔螺旋体可自由通过血管内皮细胞。在无症状的间隔期,螺旋体聚集于肝、脾、骨髓以及中枢神经系统。潜伏期内无症状。免疫系统无法清除眼、脑、脑脊液中的螺旋体,故螺旋体可在这些组织中存在多年。在蜱叮咬处可有红斑、水疱、斑丘疹、硬结等皮损表现。当螺旋体繁殖达到每毫升血液中 $10^6 \sim 10^8$ 个时,引起寒战、高热、头痛等全身中毒症状。此时机体的免疫系统激活,主要是体液免疫,将螺旋体从血液中清除,高热急退,病情进入间歇期。在机体免疫压力下,少数螺旋体发生抗原变异,一般每 $10^3 \sim 10^4$ 个螺旋体会产生一个新的血清型的变异株,潜伏至肝脾等脏器繁殖到一定数量后,再次入血引起毒血症状,由此反复发作呈一定周期性。直至机体产生的特异性抗体能完全清除病原体时,发作才告结束。在发作期间由于剧烈的免疫反应,补体系统及凝血系统可被激活,可引发休克甚至弥散性血管内凝血(DIC),可发生出血性皮疹甚至腔道大出血,部分患者出现重要脏器损害,溶血及肝脏损害出现黄疸及肝功能异常,有的患者甚至出现急性呼吸窘迫综合征(ARDS)。病理变化见于各重要脏器,脾最显著,表现为肿胀、梗死,坏死灶内有巨噬细胞、浆细胞及白细胞浸润,脾髓内单核-巨噬细胞增生,形成小脓肿。肝细胞变性坏死,肾浊肿,肺脑出血,弥散性心肌炎等。在血液、体液和脏器中可发现螺旋体。

四、临床表现

平均潜伏期 1 周,虱传回归热潜伏期 2～14 天,蜱传回归热 4～9 天。在新中国成立前常见虱传回归热,一般骤起畏寒、寒战,继而高热,体温高达 39～41℃,常伴有头晕、头痛,全身酸痛。头痛、颈部僵硬和全身肌肉痛是本病的突出症状。此外,常见咳嗽、呕吐、腹痛、甚至神志不清、谵妄及惊厥。体检可见黄疸、出血性皮疹、鼻出血、结膜及咽部充血等。心肌炎者常有心慌、气急、心率增快,神经系统损害者常有脑膜刺激征。脾脏显著增大,肝也常增大,有压痛。虱传回归热与蜱传回归热的临床表现差异不大,一般蜱传者症状相对较轻。回归热患者常持续高热 3～10 天,约 1 周后,体温会在 24 小时内骤降,继之以一段无热期;热退时可见大汗和衰竭现象,患者常感全身倦怠无力,但毒血症状大多消失,肝脾大亦出现回缩;经过 3～16 天无热期,可再次发作,"回归热"之称故此而得。复发期表现与初发期类似,发热日期常较初次为短,全身毒血症状也相对较轻。有些患者经过几次复发后体内产生足够的特异性抗体即不再发病。

五、并发症

可发生中毒性肝炎患者可出现乏力、食欲下降、黄疸、肝大等肝炎症状,并伴有丙氨酸氨基转移酶(ALT)升高、胆红素升高等肝功能损害表现。支气管肺炎亦为常见并发症,患者可出现咳嗽、咳痰及呼吸困难症状,严重者可出现呼吸窘迫(ARDS)。有的患者可并发肠出血、低血色素性贫血、面神经麻痹、虹膜睫状体炎、视神经萎缩、急性肾炎、心内膜炎及心力衰竭等。要注意的是,同其他螺旋体感染性疾病一样,部分患者在应用抗菌药物治疗过程中,可发生剧烈的赫氏反应,常发生在抗菌治疗后 4 小时内,突然出现严重畏寒、寒战、剧烈头痛、全身肌肉酸痛、体温升高、血压下降,外周血白细胞及血小板减少,不及时救治常危及生命。

六、实验检查

1. 血尿常规检查

白细胞可高可低,多数升高,一般在 $(4\sim20)\times10^9/L$ $(4000\sim20000/mm^3)$,粒细胞偏高,嗜酸性粒细胞减少,血小板降低,但在退热后迅速恢复。蜱传回归热白细胞可正常,常伴血小板减少。尿检查常见蛋白质、管型,偶见红细胞。尿胆素大多增加。

2. 凝血检查

大部分患者凝血及出血时间正常,严重肝损害及 DIC 者常有凝血酶原时间及部分凝血活酶时间延长。

3. 肝肾功能

多数患者有 ALT 升高,肾损害者尿中可出现蛋白、红细胞及管型,甚至尿素氮及肌酐升高。

4. 脑脊液

有颅内螺旋体感染患者,脑脊液压力可增高,浑浊,呈毛玻璃样,波氏试验(＋),糖下降,细胞数增多,多核细胞比例增高。

5. 病原学检查

可取血液、脑脊液或骨髓液行螺旋体检查,发作期检出率相对较高,特别是对高度疑似患者,建议反复血液检查,有条件者可行浓集、增菌及动物接种试验,以提高检出率。暗视野镜检:血液及脑脊液在暗视野显微镜下寻找螺旋体;涂片:厚血片查找病原体,薄血片进一步鉴定;浓集厚染色:静脉血 $4\sim5mL$,3000 转/min 离心 $20\sim30$ 分钟,取沉淀物染色镜检。动物接种:可在小白鼠及豚鼠腹腔注射患者血液 $1\sim3mL$,次日采血查找病原体。

6. 血清学实验

约 10% 的患者可有假阳性梅毒反应,大多数虱传回归热及 30% 蜱传回归热患者可呈现 OX_k 血清反应阳性。此外,蜱传回归热患者与 Lyme 病有交叉免疫反应。

七、诊断及鉴别诊断

主要依据为流行病学资料、临床表现及实验室检查。

流行病学史,如发病的特定季节、流行地区旅居史、体虱和蜱叮咬等流行病学资料,有助于判断分析;根据流行病学史,同时反复发作的寒战、高热等毒血症状、出血性皮疹、肝脾大、黄疸等典型临床表现,应高度怀疑本病。在高度疑似本病时,应涂厚薄血片或取脑脊液、骨髓液涂片,以瑞氏染色检查螺旋体,也可用黑底映光法检查活动螺旋体,若螺旋体阳性即可确诊。血清学反应可提供进一步诊断依据。在回归热缓解期血内查不到螺旋体,但如将患者血液注入小白鼠或豚鼠腹腔,$3\sim5$ 天发病,可从其尾静脉血查见病原体即可明确诊断。

蜱传者的症状比虱传者为轻,在间歇期亦能查出螺旋体。两类回归热临床表现相似,但蜱传回归热多在春末、秋初季节流行和发病,而虱传回归热多在冬春寒冷季节;蜱传回归热多有蜱叮咬病史,确诊需要病原体鉴定。

本病早期临床表现并不典型,应与斑疹伤寒、钩体病、疟疾、伤寒、布鲁菌病、肾综合征出血热、败血症等其他感染性疾病鉴别。

1.斑疹伤寒

以发热头痛最为突出,8～9天体温最高,多于5天出皮疹。立克次体凝集试验≥1∶40阳性,外裴反应OX19≥1∶160,或双份血清效价递增4倍以上有诊断价值。

2.钩端螺旋体病

多发夏秋季,有疫水接触史。高热,常伴有腓肠肌压痛、淋巴结肿大、黄疸、出血等。特异性血清学检测阳性。

3.疟疾

有疫区居住及蚊子叮咬史,临床以寒战-高热-大汗-热退,规则地反复发作为特征,但恶性疟往往的临床表现常不典型,呈不规则发热,脾脏大,临床上易同其他发热疾病相混淆,血液或骨髓中查到疟原虫可资鉴别。

4.伤寒

常有不洁饮食史,缓慢起病,体温阶梯状上升,热程长,多稽留热,可有玫瑰疹,白细胞减少,尤以嗜酸性粒细胞减少为著。肥达反应阳性,血液或骨髓细菌培养阳性可明确诊断。

5.肾综合征出血热

以发热、出血、肾损害为特征,起病早期有类白血病反应,早期出现大量蛋白尿,临床以发热、少尿、低血压、多尿、恢复等五期经过为特点,可查血清相应病毒抗体以资鉴别。

6.败血症

常在原发感染灶基础上,出现寒战、高热,血培养可查见相应细菌。

7.细菌性心内膜炎

该病细菌侵入心内膜,在瓣膜形成赘生物,细菌可反复侵入血流,引起类似周期性寒战高热表现,新出现心脏杂音,及时反复血培养及心脏彩色超声检查有助诊断。

八、治疗

(一)一般对症支持治疗

患者应严格卧床休息,予以高热量流质或半流质饮食,补充足量液体和维持电解质平衡,高热时物理降温,慎用发汗类药物降温,高热骤退时易发生虚脱及循环衰竭,应注意观察,及时处理。毒血症状严重时可给予肾上腺糖皮质激素。有出血倾向时可用全身止血药物。反复发作并全身状况差者,可予以氨基酸、白蛋白等支持,可酌情应用丙种球蛋白。注意保护肝肾功能,并发肺炎、ARDS者予以持续低流量吸氧,严重者呼吸机辅助治疗。有烦躁等神经系统症状时酌情予以镇静药对症处理。对虱传型回归热患者应采取隔离措施,并彻底灭虱,热退后需继续观察15天。

(二)抗菌药物治疗

本病抗菌药物首选四环素族抗菌药物,近年来国内外多用多西环素,首日200mg,后每日100mg,共治疗7～10天,疗效满意而不良反应少见。以往常用四环素,每日2g,分2～3次服用,持续 5 天,然后减半量,疗程 7～10 天。单剂四环素 500mg 或多西环素 100mg 也可获良好疗效。不能口服的患者,可静脉滴注四环素、红霉素、多西环素(100～200mg/d)。氯霉素、链霉素亦可应用,但疗效不及四环素族。7 岁以下儿童及妊娠妇女禁服四环素,可用红霉素 40mg/(kg·d),分 3～4 次口服,连服 10 天,亦有显效。

青霉素亦曾用于本病治疗,对虱传型有效,蜱传型有耐药株且该药不能杀灭脑内螺旋体,且青霉素起效慢、复发率高,目前已少用。青霉素水剂剂量为 3 万 U/(kg·次),每日肌内注射 4 次,连续 4 天以上,总量约 60 万 U/kg 或稍多,或肌内注射普鲁卡因青霉素 G 30 万 U,每日 1 次,连用 10 天。

抗生素应从小量开始,慎防因病原体分解过速而引起赫氏反应,该症多在治疗开始后 2 小时内发生,一般不超过 4 小时,发生率为 54%。该反应是由于螺旋体被杀灭后异性蛋白刺激机体产生大量细胞因子释放引起的,主要表现为发热、溶血和低血压。反应持续时间<4 小时,因此抗菌药物治疗后应观察 12～24 小时。国外报道使用四环素治疗后更易出现。如有发生,可用糖皮质激素、强心及升压药物治疗。

除原来体质虚弱或年龄幼小者外,经过适当治疗一般可缩短病程及防止复发。但严重患儿必须住院观察,特别要避免静脉注药的严重反应。如患儿来院时已属发作晚期,宜先用支持疗法,等待体温下降之后给特异治疗,可以避免严重反应。对高热及黄疸病例,一般在发热末期给特效治疗时,退热更快,此时因体内已渐生抗体,更易退热。退热时出汗过多,应给予补液等对症处理。

九、预防

目前尚无有效的主动免疫方法,预防上主要针对回归热流行病学的几个环节开展。

改善居住卫生条件,灭虱对控制虱传回归热的流行很重要。对虱传回归热患者要严格灭虱,隔离治疗至退热后 15 天(蜱传回归热罕见人群水平传播,因此没有隔离的必要)。灭虱可采用 10%二二三(即 DDT)液体。如发现有体虱,宜速将衣裤换下,沸水中煮 30 分钟,即可将虱和虱卵杀死。对不宜煮沸的衣服,用 10%二二三的滑石粉剂撒于衣裤内面,48 小时可杀死体虱,效力可维持 1 个月左右。或将衣服放入 1%～2%二二三乳剂中浸泡,然后晒干,效力可维持 6 个月。被褥等也应同样处理。这些衣物在穿用前应用热水洗净以避免杀虫剂的毒性作用。敌敌畏(DDV)易使小儿中毒,以不用为好。接触者亦应彻底灭虱,必要时口服多西环素 100mg 预防发病。

在住宅中消灭啮齿类动物、野外宿营时远离动物巢穴,可明显减少蜱传回归热的患病率。应避免居住环境中有松鼠或花狸鼠活动,处理啮齿类动物的尸体时应戴手套。此外,在疫区作业时应注意个人防护,对宿营居住环境定期杀虫灭鼠,防止蜱叮咬,必要时口服多西环素或四环素预防。灭蜱可用 0.5%马拉硫磷或敌敌畏喷洒,灭鼠可用药物毒杀及捕打等方法,2.5%的凯杀灵涂剂或 0.5%的凯杀灵喷剂也有杀蜱作用,还可用 WS-1 型卫生灭蚊涂料涂墙或堵鼠洞杀蜱。

第六章　原虫病

第一节　阿米巴病

一、阿米巴肠病

阿米巴肠病又称阿米巴痢疾,是溶组织内阿米巴寄生于结肠引起的疾病。病变多见于近端结肠和盲肠,典型表现为腹痛、腹泻、果酱样便等症状。本病易复发,易转为慢性,可引起肠外并发症。

(一)病原学

肠阿米巴病是由溶组织内阿米巴寄生结肠导致的肠道传染病。WHO 正式将引起侵入性阿米巴的虫株命名为溶组织内阿米巴,将肠腔共栖的非侵袭性阿米巴虫株命名为迪丝帕内阿米巴。溶组织内阿米巴的生活周期有滋养体和包囊两种形态。

1.滋养体

滋养体分大小型。大滋养体为溶组织内阿米巴致病型,由外质伸出伪足做定向运动。可寄生于组织中吞噬组织和红细胞,具致病力。小滋养体伪足短小运动缓慢,寄生于肠腔中,不吞噬红细胞。小滋养体为大滋养体和包囊中间型,在宿主免疫力强、肠道环境不利其生长时,活动停止进入包囊前期,再团缩形成包囊。大滋养体以二分裂方式在体内繁殖,可随粪便排出体外,或在肠腔内演变为包囊后再排出。滋养体免疫力弱,易被胃酸杀死。

2.包囊

是溶组织内阿米巴的感染型,由肠腔内小滋养体形成。包囊对外界免疫力强,余氯和胃酸不能杀灭,在粪便中存活 2 周以上。耐受寒冷、干燥及常用化学消毒剂。加热至 50℃ 数分钟即可杀灭,在 10% 苯酚液中 30 分钟可被杀死。

(二)流行病学

1.传染源

人是溶组织内阿米巴的主要宿主和贮存宿主。急性期患者因仅排出不耐受外界环境的滋养体,故并非主要传染源。慢性患者、恢复期患者及无症状排包囊者为本病主要传染源。

2.传播途径

主要经粪-口传播。可通过被包囊污染的食物及饮水直接传播,也可通过污染的手、蟑螂、苍蝇造成间接经口传播。

3.人群易感性

人群普遍易感,感染后产生的特异性抗体无保护性,可重复感染。营养不良、免疫低下者发病机会较多,婴儿与儿童发病机会相对较少。

4.流行特征

本病遍及全球,以热带和亚热带地区多发。感染率高低与卫生状况及生活习惯有关,农村高于城市,夏秋季多见。多为散发,偶因水源污染而致暴发流行。

(三)发病机制与病理解剖

1.发病机制

成熟包囊被吞食后到达小肠下段,经消化酶作用后囊膜变薄,虫体脱出寄居于回盲部、结肠等部位以二分裂方式继续繁殖。健康宿主体内小滋养体可变为包囊排出体外从而不致病。但当感染者存在免疫低下等原因导致胃肠功能降低时,小滋养体可发育为大滋养体侵袭肠黏膜。

滋养体黏附于靶细胞,借助伪足的机械运动、酶溶组织作用及毒素综合作用侵入靶细胞,靶细胞溶解后被原虫吞噬降解。溶组织内阿米巴除含有蛋白溶解酶外,还含有可降解宿主蛋白促进虫体黏附侵入的半胱氨酸蛋白酶;促进滋养体吸附的半乳糖特异性黏附素;使细胞裂解的阿米巴穿孔素等。在这多种因素作用下,组织破坏形成小脓肿及潜行溃疡,破坏广泛者可深达肌层。滋养体亦可分泌具有肠毒素样活性物质,使肠蠕动加快、肠痉挛而出现腹痛、腹泻,伴随坏死物质及血液排出。

2.病理解剖

病变主要在盲肠和升结肠,也可累及直肠、乙状结肠、阑尾和回肠末端。典型病变初期为细小散在的浅表糜烂,继而形成较多孤立而色泽较浅的小脓肿,破溃后形成边缘不整、口小底大的烧瓶样溃疡,基底为肌层,腔内充满棕黄色坏死物质,内含溶解的细胞碎片、黏液和滋养体。溃疡自数毫米至3～4cm不等,溃疡间黏膜大多正常。病灶周围炎症一般较轻,当继发细菌感染时黏膜广泛充血水肿。如溃疡不断深入,可累及肌层、浆膜层或血管引发肠穿孔或肠出血。慢性期病变,组织破坏与修复并存,局部肠壁肥厚,可形成瘢痕性狭窄、肠息肉、肉芽肿等病变。

(四)临床表现

潜伏期一般为1～2周。亦可短至数日或长达年余。

1.无症状型(包囊携带者)

无临床症状,多次粪检发现阿米巴包囊。当免疫力低下时可转变为急性阿米巴痢疾。

2.急性阿米巴痢疾

(1)轻型:临床症状较轻,可有下腹不适或隐痛,排稀水便或糊便,每日约3～5次。部分可无腹泻,粪便中能找见滋养体及包囊。

(2)普通型:起病缓,全身中毒症状较轻。典型表现为果酱样黏液血便,有腥臭味,排便每日约3～10次,有右侧腹部压痛,病变累及直肠可有里急后重。多不伴发热,可有食欲减退。粪便镜检可见滋养体。病程持续数日至数周可自行缓解,未治疗或治疗不彻底可复发或转为慢性。

(3)暴发型:少见,多发生在严重感染、营养不良、孕妇或接受激素治疗者。起病急骤,中毒症状重,有高热及剧烈腹痛、腹胀,伴恶心、呕吐及频繁腹泻,排大量黏液血性或血水样便,有奇臭,每日可达数十次,里急后重及腹部压痛明显。有不同程度的脱水与电解质紊乱,可出现休克、肠出血、肠穿孔或腹膜炎等并发症。病死率高。

3.慢性阿米巴痢疾

多为急性期未经彻底治疗所致。可持续存在或反复发作致贫血、乏力、腹胀、排便规律改变或肠道功能紊乱,腹泻便秘可交替出现。查体闻及肠鸣音亢进,可触及增厚结肠,右下腹轻压痛。粪便中可查见滋养体,发作期可查见包囊。

(五)并发症

1.肠道并发症

(1)肠出血:肠道病变广泛或侵袭肠壁血管时可致便血。侵及大血管或肉芽肿时出血量大,少见。

(2)肠穿孔:多见于暴发型或有深溃疡的患者,为最严重并发症。穿孔部位常在盲肠、阑尾和升结肠。X线查见膈下游离气体可确诊。肠内容物进入腹腔可引起局限性或弥散性腹膜炎或腹腔脓肿。慢性穿孔导致肠粘连时可形成局部脓肿或内瘘。

(3)阑尾炎:阿米巴阑尾炎症状与一般阑尾炎相似,为直肠病变蔓延阑尾所致,易发生穿孔。

(4)结肠病变:盲肠、乙状结肠、直肠等部位肠壁慢性炎症增生可导致阿米巴瘤、结肠肉芽肿或纤维性狭窄。肉芽组织过度增生可致肠套叠或肠梗阻,明确诊断依赖于活检。

(5)瘘管:病原体自直肠侵入,可形成直肠、肛周瘘管或直肠、阴道瘘管,管口有粪臭味脓液流出。

2.肠外并发症

阿米巴滋养体可自肠道经血液或淋巴蔓延、播散至肝、肺、胸膜、心包、脑、泌尿生殖道或邻近皮肤,形成炎症、脓肿或溃疡,以阿米巴肝脓肿最常见。

(六)实验室检查

1.血象

外周血白细胞总数和分类多正常。暴发型或普通型伴细菌感染时,白细胞总数和中性粒细胞比例增高。

2.粪便检查

典型粪便为腥臭暗红色果酱样便,含血及脓液,可检出滋养体及包囊。标本送检要及时,因滋养体排出体外半小时后即发生形态改变。粪便生理盐水涂片可见大量红细胞、少量白细胞及夏科-雷登结晶,检出伪足运动及吞噬红细胞的阿米巴滋养体有确诊意义。

3.血清学检查

(1)酶联免疫吸附试验(ELISA)、放射免疫测定(RIA)、间接荧光抗体试验(IFAT)等检测血中抗溶组织内阿米巴滋养体的IgG及IgM抗体。特异性IgG抗体阳性有助于诊断本病,阴性可排除本病;特异性IgM抗体阳性提示近期或现症感染,阴性不能排除感染。

(2)制备单克隆或多克隆抗体检测患者粪便中溶组织内阿米巴滋养体抗原,特异性、灵敏度均好,检测结果阳性可作为明确诊断依据。

4.肠镜检查

约 2/3 有症状的病例中,可见大小不等的散在溃疡,表面覆有黄色脓液,边缘整齐,稍充血,溃疡间黏膜正常。取溃疡边缘部分涂片及活检可查到滋养体。

(七)诊断与鉴别诊断

1.诊断

结合患者流行病学资料及临床表现,如缓慢起病的乏力、腹痛腹泻、排腥臭暗红色果酱样便,伴或不伴发热及里急后重,常可考虑本病。粪便镜检出溶组织内阿米巴滋养体或包囊为确诊重要依据。血清中可检出抗溶组织内阿米巴滋养体抗体,粪便中可检出特异性抗原与 DNA。

2.鉴别诊断

(1)细菌性痢疾:急性菌痢腹痛、发热及毒血症状较重,而急性阿米巴痢疾较轻;压痛部位菌痢多在左下腹,阿米巴痢疾多在右下腹;粪便镜检急性菌痢可有大量白细胞及红细胞,粪培养可有志贺菌生长,血白细胞明显增高。急性阿米巴痢疾排腥臭黏液脓血便,镜检红细胞多、白细胞少,可找到滋养体,伴细菌感染时可有血白细胞增高;肠镜检查急性菌痢可见黏膜弥散性充血、水肿及浅表性溃疡,病变集中在直肠、乙状结肠。急性阿米巴痢疾见溃疡边缘整齐,溃疡间黏膜正常,病变主要集中在盲肠、升结肠。

(2)血吸虫病:有疫水接触史。有发热、尾蚴皮炎、黏液血性腹泻或长期不明原因的腹痛、腹泻、便血、肝脾肿大,血嗜酸性粒细胞增高,粪便中检出血吸虫卵或孵出毛蚴,或经免疫学检测于血中检出血吸虫抗体。

(3)肠结核:有午后低热、盗汗、消瘦等结核症状,粪便多呈黄色稀糊状,腹泻与便秘交替。大多数有原发结核病灶存在,血沉加快,PPD 阳性等。

(4)结直肠癌:直肠癌患者可有腹泻、便中带血及黏液,肛门指检或直肠镜检可发现肿物,活检明确诊断;结肠癌患者可有进行性贫血或排便不畅,或伴不规则发热,结肠镜检结合活检可明确诊断。

(5)慢性非特异性溃疡性结肠炎:临床表现与阿米巴肠病较难区别,但粪便镜检及血清学检查阴性,肠镜检查有助于诊断。

(八)预后

无并发症患者及受到有效病原治疗患者预后良好。暴发型或伴严重肠外并发症者预后差。

(九)治疗

1.一般及对症支持治疗

急性患者应卧床休息,给流质或少渣饮食并加强营养,腹泻严重时可适当补液及纠正水与电解质紊乱。肠道隔离直至症状消失伴粪中连续 3 次检不出滋养体及包囊。

2.病原治疗

(1)硝基咪唑类衍生物:首选。甲硝唑成人 0.4g,每日三次,10 天为一疗程。儿童 35mg/kg,每日三次,10 天一疗程。暴发型患者选择静脉滴注,成人每次 0.5g,8 小时一次,好转后改为 12

小时一次或口服,疗程 10 天;替硝唑,成人 2g/d,晨服,连服 5 天,必要时也可静脉滴注。

(2)二氯尼特(糠酯酰胺):0.5g,每日三次,连服 10 天。对轻型和包囊携带者疗效好,为最有效杀包囊药物。

(3)抗菌药:对于重型患者合并细菌感染时,应加用抗菌药联合治疗。口服巴龙霉素有助于清除肠腔中溶组织内阿米巴包囊。成人 0.5g,每日 2～3 次,7 天一疗程。

3.并发症治疗

肠出血时及时补液或输血,肠穿孔、肛周瘘等应在抗阿米巴药及抗菌药物治疗后尽快手术治疗。

(十)预防

关键是及时发现及治疗患者和无症状排包囊者,养成良好的饮食卫生习惯,消灭苍蝇和蟑螂,加强水源管理,加强粪便管理等。

二、阿米巴肝脓肿

阿米巴肝脓肿是最常见的肠外阿米巴病,南肠壁的溶组织内阿米巴滋养体侵入血流定植于肝引起,导致肝细胞溶解坏死,形成脓肿,也可在没有阿米巴痢疾的患者中出现。男性多于女性,儿童较少。

(一)发病机制与病理解剖

1.发病机制

阿米巴肝脓肿可发生在溶组织内阿米巴感染数月或数年后。寄生在肠壁的阿米巴滋养体可经门静脉、淋巴管或直接蔓延侵入肝脏。若侵入的原虫数量少或机体免疫力强,可将其消灭。若机体免疫力弱,并有肝组织营养障碍、淤血及细菌感染时,存活的原虫在肝内繁殖,引起小静脉炎和静脉周围炎,形成微静脉栓塞,肝组织缺血、坏死,阿米巴滋养体的溶组织作用可使病灶组织坏死、液化,形成微小脓肿并逐渐融合成单个大脓肿。因肝右叶占肝体积的 4/5,且盲肠、升结肠血流大部分进入肝右叶,故 80% 的肝脓肿位于肝右叶,亦可见于左叶或左右叶。肝脓肿向邻近组织穿破可引起各种并发症。

2.病理解剖

肝脓肿中央为大量巧克力酱样坏死物质,含红细胞、白细胞、脂肪、坏死组织及夏科-雷登晶体。脓肿壁薄,壁上附有阿米巴滋养体,但无包囊。脓肿继发感染时,脓液转为黄绿色,有臭味,可分离到细菌,坏死物质易被吸收入血,引起全身中毒症状。

(二)临床表现

1.感染症状

临床表现与脓肿的位置、大小及有无继发细菌感染等有关。起病多缓慢,体温逐渐升高,以弛张热居多,清晨体温较低,黄昏时体温最高,常夜间热退伴盗汗,可持续数月。常伴食欲减退、恶心、呕吐、腹胀、腹泻及体重下降等。继发细菌感染时可出现寒战、高热、严重毒血症。

2.肝大、肝区疼痛

肝大伴叩击痛或挤压痛为重要症状,可为钝痛、胀痛、刺痛、灼痛等,深呼吸及体位变化时加重。当脓肿位于肝顶部时可刺激膈肌,疼痛向右肩部放射,亦可出现反应性胸膜炎或右侧胸腔积液,引起气急、咳嗽、右侧胸痛等症状。脓肿表浅时,可有局限性压痛点、局限性凹陷性水肿或局限性隆起,且有波动感;脓肿位于肝前下缘时,表现为右上腹痛、肌紧张、压痛及反跳痛;脓肿位于肝的中央部位时症状常较轻,靠近肝包膜者常较疼痛,而且较易发生溃破。左叶肝脓肿,疼痛出现早,类似溃疡病穿孔样表现或有中、左上腹部包块。体检可发现肝大,边缘多较钝,有明显的叩击痛。肝脓肿可向邻近器官或组织穿破而并发脓胸、肺脓肿、膈下脓肿、心包积液、肾周脓肿、弥散性或局限性腹膜炎等。

(三)实验室检查

1.血常规

急性期白细胞计数及中性粒细胞增多。慢性期白细胞数大多正常,贫血明显,血沉快。合并细菌感染时,白细胞及中性粒细胞升高。

2.粪便检查

发现溶组织内阿米巴滋养体与包囊。

3.肝脓肿穿刺液检查

脓液常为巧克力色或棕褐色,其中发现阿米巴滋养体或检出其抗原可明确诊断。

4.肝功能检查

ALT 多正常,白蛋白下降,AIP 增高,胆碱酯酶下降。

5.血清学检查

血清溶组织内阿米巴特异性抗体阳性有助于本病的诊断。因 IgG 抗体阳性率高,故 IgG 阴性时一般可排除本病。

6.分子生物学检查

DNA 探针杂交技术、PCR 检测溶组织内阿米巴 DNA,阳性有助于诊断。

7.影像学检查

X 线可见右侧横膈抬高、胸膜反应或胸腔积液。B 超及 CT 有助于脓肿的诊断。

(四)诊断与鉴别诊断

1.诊断

凡临床有发热、右上腹痛、肝肿大及 B 超检查肝区有液性平段或 X 线见右侧膈肌抬高者,再加下述任何一项,即可确诊为阿米巴肝脓肿:①肝脓液中发现溶组织内阿米巴滋养体;②诊断性穿刺抽出巧克力色脓液;③血清特异性抗体阳性;④在脓液中查到溶组织内阿米巴抗原或 DNA 片段;⑤经抗阿米巴治疗痊愈或有显著效果。

2.鉴别诊断

(1)细菌性肝脓肿:表现为寒战、高热、肝区疼痛伴显著毒血症状。肝脓肿为多发性,脓液呈黄白色。外周血白细胞计数及中性粒细胞显著增多,穿刺液细菌培养可确诊。抗生素治疗有效。

(2)原发性肝癌:有慢性肝炎或肝硬化病史,无明显发热,肝大质硬有结节,进行性消瘦,甲胎蛋白升高及影像学检查有助于诊断,肝组织病理检查可确诊。

(3)其他:应与肝棘球蚴病、肝囊肿、肝血管瘤、膈下脓肿、胆囊炎、胆石症、继发性肝癌等鉴别。

（五）预后

与脓肿的大小、位置,患者的体质,治疗的效果及有无并发症有关。早期诊治预后佳。晚期及并发多处穿孔者预后较差。治疗不彻底易复发。

（六）治疗

1.病原治疗

首选甲硝唑,每次 0.4g,每天 3 次,疗程 10 天。必要时可重复治疗。也可选用替硝唑,成人每天 2g,1 次口服,疗程 5 天。对硝基咪唑类无效者可换用氯喹或依米丁(吐根碱),但必须加强监测。继发细菌感染时应加用敏感抗生素。

2.肝穿刺引流

B 超显示肝脓肿直径 3cm 以上、靠近体表者,可行肝穿刺引流,应于抗阿米巴药治疗 2～4 天后进行,并向脓腔内注射抗阿米巴药物效果好。用抗阿米巴药治疗后症状无改善或有局部隆起、疼痛加重,预示有穿破可能,应立即在 B 超定位下行肝穿刺引流。

3.对症与支持治疗

患者应卧床休息,给予高蛋白、高热量饮食,补充维生素,营养不良者应加强支持治疗。

4.外科治疗

肝脓肿穿破引起化脓性腹膜炎者、内科治疗效果欠佳者,可作外科手术引流。同时应加强抗阿米巴药物和抗菌药物的应用。

（七）预防

预防阿米巴肝脓肿以彻底治疗慢性患者及排包囊者和切断传播途径为主。

第二节　疟疾

疟疾是由疟原虫感染引起的寄生虫病。主要由雌性按蚊叮咬传播,临床上以反复发作的间歇性寒战、高热、继之大汗后缓解为特征。

一、病原学

寄生于人类的疟原虫有 4 种,即间日疟原虫、恶性疟原虫、三日疟原虫、卵形疟原虫,分别引起间日疟、恶性疟、三日疟和卵形疟。寄生于猴体内的疟原虫如诺氏疟原虫等也可感染人类,但非常少见。

寄生于人类的疟原虫生活史基本相同,需要人和按蚊两个宿主,包括无性生殖和有性生殖两个阶段。其中无性生殖全部在人体内完成,有性生殖小部分在人体红细胞内发育,大部分在雌性按蚊体内进行。

（一）疟原虫在人体内的发育

1.红细胞外期

寄生于雌性按蚊体内的感染性子孢子在按蚊叮咬人时随其唾液腺分泌物进入人体,经血流进入肝脏,在肝细胞内进行裂体增殖形成裂殖体。裂殖体内含有大量的裂殖子,这些裂殖子胀破肝细胞后释出,一部分被巨噬细胞吞噬,一部分侵入红细胞开始红细胞内期的发育和繁殖。

子孢子在遗传学上具有速发型子孢子和迟发型子孢子两种类型。速发型子孢子在肝细胞内发育迅速,感染后1周左右即能产生大量的裂殖子入血;迟发型子孢子又称休眠子,在肝细胞内不发育,经过不同时期的静止期后被激活,继而发育成为成熟的裂殖体,是间日疟和卵形疟复发的根源。三日疟和恶性疟无迟发型子孢子,故不会复发。

2.红细胞内期

(1)裂体增殖:裂殖子侵入红细胞后发育为早期滋养体,即环状体,经滋养体发育为成熟的裂殖体,裂殖体内含有数个至数十个裂殖子,当被寄生的红细胞破裂时,释放出大量的裂殖子及其代谢产物,引起临床典型疟疾发作。裂殖子再侵入其他红细胞进行新一轮的无性生殖,从而引起临床上的周期性发作。间日疟和卵形疟在红细胞内发育周期约为48小时,三日疟约为72小时,恶性疟很不规则,约为36~48小时。

(2)配子体形成:部分裂殖子在红细胞内经3~6代增殖后发育成雌性配子体和雄性配子体,开始有性生殖的初期发育。配子体在人体内可存活30~60日,随后被吞噬细胞吞噬或退变而消灭,如被雌性按蚊叮咬吸入胃内,则在按蚊体内进行有性生殖。

(二)在按蚊体内的发育

雌、雄配子体在蚊体内发育成雌、雄配子,两者结合后成为合子,发育后成为可以蠕动的动合子,穿过蚊胃壁发育成囊合子,囊合子内有数千个子孢子母细胞,发育后成为具有感染能力的子孢子。子孢子可主动移行至按蚊的唾液腺内,当按蚊叮咬人体时,子孢子进入人体入血,继续进行其无性生殖周期。

二、流行病学

1.传染源

疟疾的传染源为疟疾患者及无症状携带者。

2.传播途径

雌性按蚊为传播媒介,按蚊叮吸血为主要感染途径,亦可经妊娠胎盘传播引起先天性感染或经输入含疟原虫的血液及共用注射器途径感染。

3.易感人群

人群普遍易感。感染后可获得一定程度免疫力,但不持久。各型疟疾间无交叉免疫性。多次感染者发病症状可较轻,初次感染者症状较重。

4.流行特征

疟疾全球分布,以热带和亚热带地区最多。疟疾流行与传播媒介的生态环境密切相关。间日疟流行最广,恶性疟主要流行于热带地区。我国大部分地区有疟疾流行,长江以南发病率高。其中以间日疟最多,恶性疟次之,三日疟和卵形疟较少。已发现抗氯喹恶性疟及间日疟,并在局部地区流行。

三、发病机制与病理解剖

疟原虫在红细胞内时一般不产生症状,当红细胞破裂后裂殖子及代谢产物被释放出来,刺激机体产生免疫反应,导致临床出现寒战、高热继而大汗的典型发作反应。释出的裂殖子除被单核-巨噬细胞吞噬外,其余再次侵入红细胞,继续发育繁殖,从而引起临床症状周期性的发作。患者临床表现与感染疟原虫种类密切相关。恶性疟原虫可感染任何阶段红细胞,且其红细胞内繁殖周期短,故贫血症状及临床表现最重;间日疟及卵形疟原虫仅侵犯较年幼红细胞,红细胞感染率低;三日疟仅感染较衰老红细胞,故贫血及其他临床表现均较轻。恶性疟患者大量红细胞短期内被破坏,可诱发血红蛋白尿,导致肾损伤甚至急性肾衰,称为溶血尿毒综合征或黑热尿。恶性疟原虫在红细胞内繁殖导致红细胞易黏附成团,引起微血管堵塞从而导致组织细胞缺血缺氧而变性甚至坏死,发生在脑为脑型疟,脑型疟是恶性疟严重的临床类型。

四、临床表现

潜伏期恶性疟平均12天,间日疟和卵形疟平均14天,三日疟平均28天,输血所致平均10天。

典型疟疾发作分三期:

1. 寒战期

骤起发冷寒战、面色苍白、口唇发绀,持续约10分钟至1小时,而后体温上升。

2. 发热期

寒战停止而随之高热,体温可达40℃以上,神志清,伴口渴、全身酸痛,呼吸急促,持续2~4小时。

3. 出汗期

大汗淋漓,体温骤降,症状缓解,持续约0.5~1小时。间歇期无不适症状。早期患者间歇期不规则,随发病次数增多逐渐变规则。数次发作后患者可出现贫血,尤以恶性疟为甚。长期不愈或反复感染者,脾肿大明显,可达脐下。

脑型疟是疟疾发作的严重类型,多由恶性疟原虫所致,少数见于间日疟原虫。因大量感染红细胞聚集阻塞脑部微血管,出现剧烈头痛、呕吐、高热,不同程度的意识障碍,脑膜刺激征及病理征阳性。亦可因急性肺水肿致呼吸衰竭,也可伴外周循环衰竭、多器官功能障碍、溶血尿毒综合征。病情凶险,病死率高。

孕妇患疟疾易诱发妊娠高血压综合征,或引起流产、早产或死胎。新生儿可经母体胎盘、分娩而感染疟原虫,引起先天性疟疾,出生后发病。婴幼儿疟疾起病慢,发热不规则,贫血进展快,肝脾肿大显著。病程长,复发率及病死率较高。

再燃是由血液中残存的疟原虫引起,多见于病愈后1~4周,可多次出现,四种疟疾都有再燃可能。复发是由肝脏内迟发型子孢子引起,只见于间日疟及卵形疟,多于病愈后3~6个月发生。

五、实验室检查

1.病原学检查

通过离心浓集血样中的原虫结合荧光染色,镜检确诊。最好于服药前进行本检查避免原虫密度过低影响结果。恶性疟疾在发作开始时,间日疟在发作后数小时至10余小时采血能提高检出率。

2.免疫学检查

镜检诊断费时费力,当原虫密度低时易出现漏诊、误诊,而免疫学检查快速、客观,目前国内应用最多。免疫学检查主要有循环抗体检测和循环抗原检测两种,因为个体差异及抗体持续时间不同的原因,检测抗体在临床上仅起到辅助诊断的作用;而疟原虫的循环抗原检测更能说明受检对象是否有活动感染,常用方法有放射免疫试验、酶联免疫吸附试验及快速免疫色谱测试卡等。

3.分子生物学检查

优点为敏感性高,PCR和核酸探针已应用于疟疾诊断。

六、诊断与鉴别诊断

(一)诊断

1.流行病学资料

有无在疟疾流行区居住或旅游史,新近有无输血史或蚊虫叮咬史。

2.临床表现

具有寒战、高热,继之大汗热退过程,呈规律性间日或三日发作一次,是临床诊断疟疾的有力依据。早期常为不规则发热,反复发作数次后才渐显其规律。反复发作后,多有贫血及脾大。脑型疟发作凶险,出现神志不清、抽搐和昏迷。临床上高度疑似疟疾,但多次未能查见疟原虫,可试用氯喹诊断性治疗,如3日内体温下降,症状消失,停止发作,可诊断为疟疾;如未控制,又非来自疟疾的耐药区,可基本排除疟疾。

3.实验室检查

血涂片是检查疟原虫的标准方法,最常用。取外周血涂厚薄片各一,染色后镜检发现疟原虫是确诊依据。可用免疫学方法检测疟原虫抗原或抗体,亦可用PCR法检测疟原虫DNA。

(二)鉴别诊断

疟疾应首先与败血症、伤寒、钩端螺旋体病、胆道感染、急性血吸虫病和尿路感染等多种发热疾病相鉴别。发病季节、流行地区等资料对鉴别有一定帮助。以上疾病的特殊临床症状以及相关辅助检查也有较大帮助,如能及时做病原学检测,绝大多数病例可获得明确诊断。恶性疟临床表现不规则,易延误诊断。当高度怀疑为脑型疟时,除应与乙型脑炎、病毒性脑炎、中毒性痢疾等鉴别外,应及时做血或骨髓涂片查疟原虫。

七、并发症

(1)疟疾患者可出现溶血尿毒综合征(黑尿热),为恶性疟最严重并发症,病死率高。

（2）三日疟长期未治愈患者可出现肾病综合征，早期抗疟疾治疗可使病变逆转，若未及时治疗转为慢性，易进展为肾功能衰竭。

（3）疟疾尤其是恶性疟，易引起肝损害，出现黄疸、肝功能减退等症状，慢性疟疾反复发作亦可导致肝硬化。

（4）部分患者胸部 X 线检查可有肺炎样改变，可能为疟原虫侵入肺部或感染其他病原微生物所致，经抗疟治疗后可好转。

八、预后

间日疟、卵形疟和三日疟病死率低。恶性疟常有凶险发作，脑型疟若不及时治疗则病死率高，且病后有偏瘫、精神异常、共济失调等多种后遗症。婴幼儿、治疗不及时或耐药者病死率较高。

九、治疗

以消灭疟原虫、控制疟疾发作的治疗为主。

（一）抗疟原虫治疗

1.对氯喹敏感的疟疾发作治疗

（1）氯喹：能杀灭疟原虫红细胞内期裂殖体，口服后肠道吸收迅速且红细胞内浓度高，作用快而强，是控制疟疾症状的首选药物。控制急性发作时，氯喹总治疗剂量为 2.5g，首次 1.0g 顿服（磷酸氯喹每片 0.25g，含基质 0.15g），第 2～3 天每日 1 次，每次 0.75g。儿童首剂 16mg/kg，6～8 小时后和第 2～3 天各服 8mg/kg。

（2）青蒿素及衍生物：作用于疟原虫的膜系结构，损害疟原虫的核膜、线粒体外膜等而起抗疟作用，具有高效、快速、低毒、耐药少的特点。青蒿素片成人首剂口服 1.0g，6～8 小时后服 0.5g，第 2、3 天各服 0.5g，3 天总剂量 2.5g。双氢青蒿素片首剂 120mg，随后第 2、3 天各服 60mg，连用 7 天；或用蒿甲醚针剂，首剂 300mg，肌内注射，第 2、3 天肌内注射 150mg；或用青蒿琥酯，成人首日顿服 100mg，第 2～5 天每日 2 次，每次 50mg，总量为 600mg。

2.耐氯喹疟疾发作的治疗

（1）甲氟喹：其半衰期约 14 天。具较强的杀灭红细胞内裂体增殖疟原虫的作用，对耐氯喹恶性疟有较好疗效。但近年已有耐药株广泛存在的报道。成人顿服 750mg。

（2）咯萘啶：高效低毒，适用于包括脑型疟在内的各种疟疾治疗。口服给药总量为 1.2g，分 3 日服用。首日 0.3g，每日两次；第 2、3 日各 0.3g 顿服。单用本药可有一定复发率，可联合咯萘啶 500mg、磺胺多辛 1.0～1.5g、乙胺嘧啶 50mg 一次顿服，防止复发。

3.凶险型疟疾发作的治疗

对脑型疟及凶险发作者常用蒿甲醚、咯萘啶、奎宁、氯喹注射液静脉滴注。

（1）青蒿琥酯：用青蒿琥酯 600mg 加入 5% 碳酸氢钠 0.6mL，摇匀 2 分钟至完全溶解，再加 5% 葡萄糖水 5.4mL，最终成青蒿琥酯 10mg/mL。按 1.2mg/kg 计算每次用量。首剂缓慢静脉注射后 4、24、48 小时各再注射 1 次，至患者清醒后改为 100mg/d 口服治疗。

（2）氯喹：于敏感株感染治疗。基质 10mg/kg 于 4 小时内静脉滴注，继以 5mg/kg 于 2 小时内滴完。每日总量不超过 25mg/kg。

（3）奎宁：用于耐氯喹株感染。二盐酸奎宁 500mg 置等渗糖水中 4 小时内缓慢静脉滴注。12 小时后可重复使用。清醒后改为口服。

（4）磷酸咯萘啶：3～6mg/kg，用生理盐水或等渗糖水 250～500mL 稀释后静脉滴注，可重复应用。

对于耐药的疟原虫可联合用药治疗，如甲氟喹加周效磺胺、青蒿素加本芬醇、咯萘啶加乙胺嘧啶等。

4.杀灭红细胞内疟原虫配子体和迟发型子孢子的药物

伯氨喹是控制疟疾复发药物中根治效果最好且毒性较低的药物。磷酸伯氨喹每日 1 次，每次基质 22.5mg（每片 13.2mg，基质 7.5mg），连续 8 天。恶性疟疾为防止传播也可服伯喹，顿服 4 片或 1 日 3 片，连续 2～3 日以消灭配子体。可与控制发作的药物同时服用。本药不良反应较大，除引起恶心、呕吐及腹痛外，还可使 G-6PD 缺乏症者发生急性溶血，用药前应常规检测 G-6PD 活性。

目前，疟疾的病原治疗需分别用两类药物。须先用杀红细胞内裂体增殖的疟原虫药物，如青蒿琥酯、咯萘啶或氯喹等，再用杀灭红细胞外期裂子体及休眠子的抗复发药物，伯氨喹。

（二）对症及支持治疗

发作期间应卧床休息，多饮水；体温过高者给予物理降温。发作多次或慢性患者宜给高营养饮食。高热头痛可给止痛剂及物理降温。严重贫血者可少量多次输血。脑型疟应严密监测，及时积极给予脱水及改善颅内循环治疗。重症患者可适当应用肾上腺皮质激素。

十、预防

1.控制传染源

健全疫情报告，根治现症患者及带疟原虫者。

2.切断传播途径

主要是消灭按蚊，防止被按蚊叮咬。消灭按蚊孳生场所及使用杀虫剂。加强个人防护。

3.保护易感人群

药物预防是目前常用的措施。对流行区内近 2 年有疟疾病史者进行抗复发治疗。常用乙胺嘧啶 2 片（基质 50mg）连服 2 日，继之服用伯氨喹 2 片（基质 15mg），连服 8 日以清除疟原虫减少传染源。在非耐氯喹流行区，给予外来人员口服氯喹 0.5g（基质 0.3g），每周 1 次。耐氯喹流行区口服甲氟喹 0.25g 或甲乙胺嘧啶 25mg，每周 1 次。亦可使用疫苗预防保护易感人群。

第三节　黑热病

黑热病又称内脏利什曼病，是由杜氏利什曼原虫通过白蛉传播的慢性传染病。主要临床表现是长期不规则发热、消瘦、肝脾肿大，久病者脾明显增大伴脾功能亢进，全血细胞减少，高球蛋白血症。

一、病原学

利什曼原虫属锥虫科,专性细胞内寄生,可感染人体的利什曼原虫达 20 多种。其中侵犯内脏(单核-吞噬细胞系统)引起黑热病的主要为杜氏利什曼原虫和婴儿利什曼原虫,后者在新大陆(即西半球)也被称为恰氏利什曼原虫。

利什曼原虫生活史分无鞭毛体和前鞭毛体两个阶段,前者为致病期,后者为感染期。无鞭毛体主要寄生在人、犬科动物、啮齿类动物等的单核-吞噬细胞系统内。白蛉叮咬被感染的人或动物时,无鞭毛体被吸入白蛉胃内发育成前鞭毛体,前鞭毛体以二分裂法大量繁殖并向消化道上部移动达白蛉喙部。白蛉再叮咬人或犬时,前鞭毛体进入皮下组织,被巨噬细胞吞噬转化为无鞭毛体,在其内以二分裂法大量繁殖,直至细胞破裂,释出的虫体又被其他巨噬细胞所吞噬而继续繁殖,如此周而复始。

二、流行病学

1.传染源

不同地区传染源可不同。城市平原地区以患者或带虫者为主要传染源,常引起人间流行,称为"人源型"。山丘地区以病犬为主要传染源。自然疫源地以野生动物为主要传染源,主要为犬科野生动物,如狼、豺、狐等,称为"自然疫源型"或"野生动物源型"。

2.传播途径

中华白蛉是我国黑热病的主要传播媒介,通过叮咬传播,偶尔可经破损皮肤和黏膜、胎盘或输血传播。

3.人群易感性

人群普遍易感,病后可获持久免疫力。

4.流行特征

本病为地方性传染病,但分布较广,中国、印度、孟加拉、西亚、地中海地区、东非及拉丁美洲均有病例。我国流行于长江以北多个省市自治区。调查显示,最近 6 年,在新疆、甘肃、内蒙古、陕西、山西和四川等六省呈散发态势,每年新发生的病例数在 400 例左右,其中新疆、甘肃和四川三省新发病例占全国新发病例的 90% 以上。本病发病无明显季节性、农村较城市多发、不同地区发病年龄有所不同。人源型以较大儿童及青壮年发病较多;犬源型及自然疫源型则儿童多,成人少。成人患者男性略多于女性(约 1.5∶1),儿童发病率则无明显性别差异。

三、发病机制与病理解剖

(一)发病机制

鞭毛体进入皮下组织后,前鞭毛体表面膜上的糖蛋白 Gp63 可与巨噬细胞表面的 C3 受体结合,而其表面膜上的另一大分子磷酸酯多糖(LPG)则可激活补体,使 C3bi 沉着在虫体表面,并通过 CR3(C3biR)受体使虫体附着于巨噬细胞表面,而被吞噬,并在其中分裂增殖,随血流至脾、肝、骨髓及淋巴结等器官。寄生的细胞破裂后,利杜体逸出后又被其他巨噬细胞吞噬,如此反复而导致大量巨噬细胞破坏及增生,引起内脏病变。

(二)病理解剖

基本病理变化为巨噬细胞及浆细胞明显增生,主要病变在富有巨噬细胞的脾、肝、骨髓及淋巴结。脾脏常显著增大;脾因血流受阻而显著充血,偶可因小动脉受压而发生脾梗死;脾极度增大时可有脾功能亢进。肝可轻至中度增大,库普弗细胞、肝窦内皮细胞及汇管区巨噬细胞内有大量利杜体;肝细胞可因受压缺血发生脂肪变性;因结缔组织增生导致肝硬化。骨髓显著增生,巨噬细胞内有大量利杜体,中性粒细胞、嗜酸性粒细胞及血小板生成均显著减少。淋巴结轻至中度肿大,其内有含利杜体的巨噬细胞及浆细胞。肺、肾、胰、扁桃体、睾丸、皮肤及皮下组织等亦均可有巨噬细胞增生,由于浆细胞及淋巴细胞增生可形成微小的皮下结节。由于巨噬细胞及浆细胞增生,引起血清球蛋白明显升高,主要是 IgG 型非特异性抗体,无保护性。

脾功能亢进及细胞毒性变态反应所致免疫性溶血,可引起全血细胞减少,白细胞减少一般较早,易引起继发感染,血小板降低后易发生鼻出血和齿龈出血。

四、临床表现

潜伏期长短不一,平均 3~6 个月(10 天至 9 年)。

(一)典型临床表现

1.发热

起病缓慢,症状轻而不典型,长期不规则发热,1/3~1/2 病例呈双峰热型,即 1 日内有 2 次体温升高(升降幅度超过 1℃)。发热持续较久,但全身中毒症状并不明显。

2.脾、肝及淋巴结肿大

脾呈进行性增大,起病后半个月即可触及,质软,以后逐渐增大,半年后可达脐部甚至盆腔,质地变硬,多无触痛,若脾内栓塞或出血,则可引起脾区疼痛和压痛。肝轻度至中度增大,质地软,偶有黄疸和腹水。淋巴结亦为轻至中度增大。

3.贫血及营养不良

病程晚期可出现,有精神萎靡、头发稀疏、心悸、气短、面色苍白、浮肿及皮肤粗糙,皮肤颜色可加深故称之为黑热病(kala-azar 即印度语发热、皮肤黑之意)。亦可因血小板减少而有鼻出血、牙龈出血及皮肤出血点等。

在病程中症状缓解与加重可交替出现,一般病后 1 个月进入缓解期,体温下降,症状减轻,脾缩小,血象好转,持续数周后又可反复发作,病程迁延数月。

(二)特殊临床类型

1.皮肤型黑热病

多数患者有黑热病史,亦可发生在黑热病病程中,少数为无黑热病病史的原发患者。皮损主要是结节、丘疹和红斑,偶见褪色斑,表面光滑,不破溃很少自愈。皮损可见于身体任何部位,但面颈部为多。患者一般情况良好,大多数能照常工作及劳动,病程可长达 10 年之久。

2.淋巴结型黑热病

较少见,婴幼儿发病为主。多无黑热病史,亦可与黑热病同时发生。表现为浅表淋巴结肿大,尤以腹股沟部多见,花生米或蚕豆大小,亦可融合成大块状,较浅亦可移动,局部无红肿热痛。全身情况良好,肝脾多不增大或轻度增大。

五、实验室检查

(一)血常规

全血细胞减少,白细胞数减少最明显,一般为 $(1.5\sim3)\times10^9/L$,主要是中性粒细胞减少甚至可完全消失;嗜酸性粒细胞数亦可减少。常有中度贫血,病程晚期可有严重贫血。血小板数明显降低,一般为 $(40\sim50)\times10^9/L$。血沉多增快。但淋巴结型者血象多正常,嗜酸性粒细胞常增高。皮肤型者白细胞数常增高至 $10\times10^9/L$ 以上,嗜酸性粒细胞数可增高达 15％左右。

(二)血生化检查

球蛋白显著增加,白蛋白减低。并有转氨酶及血胆红素升高。球蛋白试验(包括水试验、醛凝试验等)均呈阳性。

(三)病原学检查

是确诊本病常用的可靠方法之一。

1.涂片检查

骨髓涂片检查利杜体,此法最常用,阳性率 80％～90％。脾穿刺涂片阳性率高达 90％～99％,但有一定危险性而很少采用。淋巴结穿刺涂片阳性率亦可高达 46％～87％,可用于检查治疗复发患者。外周血涂片简便,厚涂片阳性率 60％。

2.原虫培养

如原虫量少涂片检查阴性,可将穿刺物作利什曼原虫培养。7～10 天可得到阳性结果。

3.动物接种法

将无菌穿刺液接种到易感动物,1～2 个月后取肝脾制作印片后置显微镜检查,但此法临床应用价值有限。

(四)血清免疫学检测

1.检测特异性抗体

间接免疫荧光抗体试验(IFA)、ELISA、及间接血凝(IHA)等方法检测特异性抗体,阳性率及特异性均较高。

2.检测特异性抗原

单克隆抗体抗原斑点试验(McAb-AST)及单克隆抗体斑点 ELISA(Dot-ELISA)检测循环抗原,特异性及敏感性高,具有早期诊断意义。

rk39 免疫层析试条法对于诊断发热伴脾肿大的内脏利什曼病患者有较高的敏感性和特异性,但在东非的敏感性明显低于印度。

(五)分子生物学方法

用聚合酶链反应(PCR)及 DNA 探针技术检测利杜体 DNA,敏感性、特异性高,目前尚未普遍推广。

六、并发症

多见于疾病晚期。

1.继发细菌性感染

如并发肺炎、齿龈溃烂、坏疽性口炎等。

2.急性粒细胞缺乏症

外周血象中性粒细胞显著减少,甚至消失,是继发性感染的重要原因。表现为高热、极度衰竭、口咽部溃疡与坏死、局部淋巴结肿大。

七、诊断与鉴别诊断

(一)诊断

1.流行病学资料

流行区居住或逗留史,白蛉活动季节(5～9月)。

2.临床表现

起病缓慢,长期反复不规则发热,全身中毒症状相对较轻,进行性脾脏肿大。晚期有鼻出血、牙龈出血、贫血、白细胞减少及营养不良。

3.实验室检查

①全血细胞减少,白细胞 $1.5～3.0×10^9/L$,甚至中性粒细胞缺乏,贫血,血小板减少;②血生化检查球蛋白显著增高,白蛋白减少,白/球蛋白比值可倒置;③血清特异性抗原抗体检测阳性有助诊断。骨髓、淋巴结或脾、肝组织穿针涂片,找到利杜体或穿刺物培养查见前鞭毛体可确诊。尽早行骨髓涂片检测是避免误诊的关键。

4.治疗性诊断

对高度疑诊而未检出病原体者,可用锑剂试验治疗,若疗效显著有助于本病诊断。

(二)鉴别诊断

本病需与其他长期发热、脾大及白细胞减低的疾病鉴别,如白血病、疟疾、慢性血吸虫病、肝硬化、恶性组织细胞病、结核病、伤寒、布鲁菌病、霍奇金病及再生障碍性贫血等。

八、预后

预后取决于早期诊断和早期治疗及有无并发症。如未予治疗,患者可于2～3年内因并发症而死亡。自采用葡萄糖酸锑钠以来,病死率减少,治愈率达95%以上。少数可复发。

九、治疗

(一)一般治疗

发热期间卧床休息,高蛋白、高热量、富含维生素饮食,维持液体和电解质平衡,预防和治疗继发感染。做好护理,以减少并发症。

（二）病原治疗

1.锑剂

5价锑剂为首选药物,常用葡萄糖酸锑钠,对杜氏利什曼原虫有很强的杀虫作用。疗效迅速而显著。

（1）六日疗法:总剂量成人一般 100mg/kg（90～130mg/kg）,儿童 120～150mg/kg,分 6 天,肌内注射或葡萄糖稀释后静脉缓慢注射。用药后体温可迅速下降,脾脏逐渐缩小,血象恢复正常。病原体消失率 93％～99％。

（2）三周疗法:感染严重或体质衰弱者总剂量成人 150mg/kg,儿童 200mg/kg,平分 6 次,每周 2 次,肌内注射或稀释后静脉注射。疗效与上法相似。

（3）重复治疗:感染严重一个疗程未愈或复发患者,可增加剂量重复治疗,在 6 日疗法剂量基础加大 1/3 量。

本药毒副作用小,少数患者有发热、咳嗽、恶心呕吐、腹痛、腹泻、脾区痛及鼻出血等,一般不影响治疗。如治疗中血白细胞尤其中性粒细胞继续减少,则暂停治疗。有心脏病、肝病者慎用。

如锑剂治疗 3 疗程仍未愈者,称之为"抗锑剂"患者,需要非锑剂治疗。

2.非锑剂

疗效差、疗程长、复发率高,毒副作用也大,故仅适用于锑剂过敏,"抗锑剂"患者或有粒细胞缺乏症者。

（1）戊烷脒:剂量为每次 4mg/kg,配制成 10％溶液肌内注射,每日 1 次,连用 15 日为一疗程,总剂量 60mg/kg。治愈率 30％～60％。

（2）羟脒替:每次用前先用少量蒸馏水溶解。再用 1％普鲁卡因溶液配成 2.5％～5％溶液,缓慢肌内注射。或溶于 25％葡萄糖液内配成 0.2％溶液静脉注射,每日一次,每次剂量为 2～3mg/kg,10 天为一疗程,用 2～3 个疗程,其间间隔 7～10 天。不良反应有血压下降、呼吸急促及虚脱。

治愈标准:①体温正常,症状消失,一般情况改善;②增大的肝脾回缩;③血象恢复正常;④原虫消失;⑤治疗结束随访半年以上无复发。

（三）对症治疗及并发症治疗

预防及治疗继发性感染。严重贫血者需用铁剂及输血,待贫血好转再用锑剂。

（四）脾切除

脾明显肿大伴脾功能亢进,或多种治疗无效者应考虑行脾切除术。脾切除后患者血常规迅速恢复正常,免疫力增强,在此基础上再加用抗病原治疗,以期根治。

十、预 防

应采取综合措施。

1.管理传染源

在流行区白蛉繁殖季节前,应普查及根治患者。山丘地带应及时查出病犬,并捕杀掩埋。

病犬多的地区动员群众不养犬。

2.消灭传播媒介

用敌敌畏、敌百虫、223 或溴氢氯酯进行喷洒灭白蛉。

3.加强个人防护

用细孔纱门纱窗或蚊帐。用邻苯二甲酸二甲酯涂皮肤,以防白蛉叮咬。

第四节　弓形虫病

弓形虫病是由刚地弓形虫引起的动物源性传染病。通过先天性和获得性两种途径传播,人感染后多呈隐性感染,在免疫功能低下的宿主,弓形虫可引起中枢神经系统损害和全身性感染。

一、病原学

弓形虫是专性细胞内寄生的原虫,有三种形态:①滋养体(速殖体),呈卵圆或新月形,滋养体在细胞内的集落,称假囊;②组织包囊(缓殖体),内含缓殖子,组织包囊多存在于脑、心脏和骨骼肌;③卵囊,仅见于终末宿主(猫科动物)的肠上皮细胞内。成熟的卵囊含 2 个孢子囊,每个孢子囊含 4 个子孢子。

弓形虫的生活周期分为肠外阶段和肠内阶段。肠外阶段为无性繁殖,可发生于中间宿主(人和其他哺乳类动物及禽类动物)和终末宿主的有核细胞内。急性感染期滋养体快速繁殖形成假囊;慢性感染期弓形虫形成包囊,在体内可长期存在甚至终生。肠内阶段仅发生于终末宿主的小肠上皮细胞内,先行无性繁殖,产生裂殖体,然后形成配子体进行有性繁殖。雌、雄配子体结合成为合子,发育成卵囊。卵囊随粪便排出体外,经 2～3 天发育形成有感染性的成熟卵囊。

不同发育期弓形虫的免疫力有明显不同。滋养体对温度和一般消毒剂均较敏感;包囊的免疫力较强,4℃可存活 68 天,胃液内可耐受 3 小时,但不耐干燥和高温,56℃,10～15 分钟可杀死包囊;卵囊对酸、碱和常用消毒剂的免疫力很强,但对热的免疫力弱,80℃ 1 分钟即死亡。

二、流行病学

(一)传染源

人和其他哺乳类动物及禽类动物都可成为弓形虫的储存宿主。猫及猫科动物是弓形虫的终末宿主,其粪便中含有大量卵囊,在传播本病上具有重要意义。人作为传染源可经胎盘、输血及器官移植进行传播。

(二)传播途径

1.先天性传播

母体在孕期急性感染后,虫体可经胎盘传给胎儿。孕期前 3 个月胎儿受染率较低,但感染后可导致严重的胎儿先天性弓形虫病,孕期后 3 个月感染常无临床症状,但胎儿受染率可高达 65％。

2.获得性传播

因食入含有卵囊或包囊的食物或水经消化道感染;也可因与猫、狗和兔等密切接触而感染;此外弓形虫可经黏膜或损伤的皮肤侵入而感染;输血或器官移植也可传播弓形虫病。

(三)人群易感性

人类普遍易感。免疫抑制或免疫缺陷的患者易感染。

(四)流行特征

该病呈全球性分布,多为隐性感染或原虫携带者。我国农村感染率高于城镇,成人高于儿童。动物饲养者、屠宰工人、肉类加工厂和兽医等感染率较高。

三、发病机制与病理解剖

弓形虫侵入人体后,滋养体经局部淋巴结或直接进入血流,造成虫血症,进一步侵犯各种组织器官,在组织细胞内迅速分裂增殖,引起宿主细胞破坏,再侵犯邻近细胞,如此反复,引起局部组织细胞坏死,形成坏死病灶和以单核细胞浸润为主的急性炎症反应。在慢性感染期,只有当包囊破裂,机体免疫力低下时,才会出现虫血症,引起上述病变。

弓形虫病变可见于人体任何器官,常见有淋巴结、眼、脑、心、肺、肝和肌肉,其中以淋巴结、眼和脑的病变最具特征性。可发生坏死性视网膜炎、肉芽肿性脉络膜炎、虹膜睫状体炎、白内障和青光眼、局灶性或弥散性脑膜脑炎等。

四、临床表现

多数为无症状的带虫者,仅少数人发病。临床上轻型多为隐性感染,重者可出现多器官功能损害。

(一)先天性弓形虫病

早期孕妇急性感染弓形虫后,其胎儿被感染的可能性为 20％～40％。可引起早产、流产、死胎或先天性弓形虫病。患儿可出现各种先天性畸形,包括小头畸形、脑积水、脊椎裂、无眼、小眼、腭裂等。也可表现为经典的四联症,即脉络膜视网膜炎、精神运动障碍、脑钙化灶和脑积水。

(二)获得性弓形虫病

1.免疫功能正常者

多数患者无症状或有颈淋巴结肿大。约 10％～20％患者有发热,全身不适,肌肉疼痛,咽痛,皮疹,肝、脾肿大,全身淋巴结肿大等。极少数患者出现高热,单侧视网膜脉络膜炎,肺炎,胸腔积液,肝炎,心包炎,心肌炎和脑膜脑炎等。

2.免疫功能缺陷者

先天性和获得性免疫功能缺陷患者(包括艾滋病患者)感染弓形虫的危险性极大,可能出现广泛播散和迅速发生的多器官的致命性感染:①中枢神经系统弓形虫感染可表现为局灶性脑病,弥散性脑病,脊髓病变;②肺部弓型虫病表现为长期发热、咳嗽、呼吸困难等;③眼部弓型虫病表现为视网膜脉络膜炎;④其他少见的弓型虫引起全垂体功能减退、垂体性尿崩症和急性肝功能衰竭等。

五、实验室检查

(一)病原体检查
①取各种体液如脑脊液、痰液、胸腹水、骨髓等涂片,用常规染色法或免疫细胞化学法检测弓形虫滋养体或包囊;②将上述标本接种小鼠或用组织培养法分离弓形虫;③近年来用核酸原位杂交或聚合酶链反应(PCR)检测弓形虫 DNA,可能有助弓形虫感染的诊断。特别对脑弓形虫病和先天性弓形虫病的诊断更有意义;④检测血清或体液中的弓形虫循环抗原(CAg),弓形虫循环抗原阳性可诊断急性感染。

(二)血清学检查
1.检测血清抗虫体表膜抗体

①染色试验(SFDT):是检测弓形虫抗体的首选方法。感染后 1～2 周呈阳性,1～2 个月达高峰,抗体维持时间很长;②直接凝集试验(DAT):是以滋养体检测特异性 IgG,适于孕妇感染的筛选;③间接荧光抗体试验(IFA):检测特异性 IgM、IgG,特异性差。

2.检测血清或体液中的弓形虫循环抗原

常用 ELISA 法,具有较高的特异性,能检出血清中 $0.4\mu g/mL$ 的抗原,是弓形虫急性感染的可靠指标。

六、诊断与鉴别诊断

依据流行病学资料、临床表现、病原学和免疫学检查进行诊断。对先天性畸形或艾滋病患者出现脑炎者,均应考虑本病的可能性,确诊须有病原学或血清学检查阳性。

获得性弓形虫病淋巴结肿大应与传染性单核细胞增多症、淋巴瘤、结核等疾病鉴别;先天性弓形虫脑病应与风疹、疱疹、巨细胞病毒等所致脑病鉴别;视网膜脉络膜炎应与结核、梅毒、麻风等引起的眼病鉴别;脑膜脑炎应与新型隐球菌和结核性脑膜炎等鉴别。

七、预后

取决于受累器官及机体的免疫状态。孕妇感染可致早产、流产或胎儿畸形、死胎。成人多脏器损伤者预后差,尤其是免疫缺陷者死亡率高。

八、治疗

(一)药物类别
抗弓形虫药物主要包括乙胺嘧啶、磺胺嘧啶、复方磺胺甲噁唑、螺旋霉素、克林霉素、阿奇霉素、阿托伐醌等。前两者联用最为常用。磺胺类药物过敏者,可应用乙胺嘧啶联合克林霉素。阿奇霉素和阿托伐醌可能对包囊有效。本病容易复发。

1.乙胺嘧啶

常用成人剂量:首日负荷量 100～200mg,此后每日 25～50mg。妊娠早期禁用。为减少骨髓毒性,需补充亚叶酸。可自乳汁中分泌,可用于哺乳期。

2.磺胺嘧啶

常用成人剂量:1～1.5g,每日 4 次。避免在妊娠 32 周以后应用。可自乳汁中分泌,用药时避免哺乳。除非用于先天性弓形虫病,否则应避免用于 2 个月龄以下新生儿。

3.复方磺胺甲噁唑

可取代磺胺嘧啶。常用成人剂量:每次 2 片,每日 2 次。儿童需减量。

4.克林霉素

常用成人剂量:0.75～2.4g/d,分 3～4 次口服。可自乳汁中分泌,可用于哺乳期。应避免用于早产儿。

5.螺旋霉素

常用成人剂量:2～3g/d,分 4 次口服。可用于妊娠期。

(二)药物选择

1.免疫功能正常者(非孕妇)

多数人可自愈,无需治疗。如内脏病变明显或持续,给予乙胺嘧啶联合磺胺嘧啶。治疗疗程为 2～4 周。

2.孕妇、新生儿和婴儿

孕妇急性感染时应及时治疗,妊娠早期、中期较早时,推荐螺旋霉素;妊娠中期较晚、晚期推荐乙胺嘧啶联合磺胺嘧啶,并补充亚叶酸。胎儿感染时可选用乙胺嘧啶联合磺胺嘧啶。先天感染的新生儿,推荐乙胺嘧啶联合磺胺嘧啶,疗程 1 年。

3.眼病者

治疗前需要完整的眼科检查和评估。推荐乙胺嘧啶,并补充亚叶酸,疗程 4～6 周。若累及黄斑或视神经乳头,可加用糖皮质激素。

4.免疫功能缺陷者

如艾滋病患者发生活动性弓形虫病(通常为脑炎)必须治疗至免疫功能获得改善。

九、预 防

(一)管理传染源

对患病动物进行隔离和治疗。高危妊娠妇女应定期行血清学检查,急性感染者及时治疗。血清弓形虫抗体阳性者不应献血,不宜作为器官移植供者。

(二)切断传播途径

应避免与猫、狗等密切接触,避免处理猫粪,尤其是孕妇。防止猫粪污染食物和水源。避免吃生肉或未煮熟的肉、蛋、奶类食物,避免喝生水。避免食物餐具被生肉等污染,处理生肉后及时清洗器具。饭前洗手。

（三）保护易感人群

高危人群注意做好个人防护。部分艾滋病患者可预防性应用抗弓形虫药物。目前尚无疫苗。

第五节　隐孢子虫病

隐孢子虫病是由隐孢子原虫所引起的人兽共患的寄生虫病。临床以急慢性、水样腹泻为主要症状。儿童感染率明显高于成人。免疫缺陷者易于罹患该病，艾滋病患者多并发此病。Nime 和 Meisel 于 1976 年首先报道隐孢子虫病例，目前 70 多个国家有本病存在，国内 1978 年发现患者。随着艾滋病的发现和流行，大大推动了其研究进展，是目前全球寄生虫学领域研究的热点。

一、病原学

隐孢子虫属球虫亚纲，真球虫目，隐孢子虫科，隐孢子虫属。是一种专性细胞内生长的寄生原虫。在人小肠黏膜上皮表面发育，进行无性生殖和有性生殖，形成囊合子排出体外。隐孢子虫从宿主消化道中排出的阶段是卵囊，呈圆形或卵圆形，大小 $4\sim6\mu m$，内含 4 个子孢子。卵囊有薄壁和厚壁两种类型。厚壁卵囊约占 80%，随宿主粪便排出体外，即具感染性，是传播本病的传染源。病原学检查一般查粪便中排出的卵囊。薄壁型卵囊约占 20%，其子孢子逸出后直接侵入宿主上皮细胞，继续无性生殖，形成宿主自身体内的重复感染。

卵囊对外界免疫力强，在 8℃ 的淡水和海水中可以存活 1 年以上，−20℃ 亦可存活。对热敏感，64℃ 5 分钟；72℃ 10 秒钟可灭活。

二、流行病学

本病广泛分布于 6 大洲，发病季节各地不同，多见于 5~8 月，或气候温和、潮湿的多雨季节。发展中国家人群中的感染率明显高于发达地区。

1.传染源

感染隐孢子虫并能排出卵囊的人和动物是本病传染源。迄今为止，发现引起人畜共患病的隐孢子虫有 8 个种和 3 个基因型，其中人隐孢子虫和微小隐孢子虫与大多数人和哺乳动物的腹泻密切相关。

2.传播途径

主要经过消化道传播，经粪-口、手-口途径食用被卵囊污染的水源或食物而感染，也可通过痰液或飞沫传播。家蝇及其幼虫的体表及消化道均可机械的携带隐孢子虫卵囊，因此，可作为传播媒介。人-人传播也很普遍，经常发生在家庭和日托中心的护理过程中。水源污染可引起暴发流行，1993 年春，由于取自密歇根湖的饮用水遭到污染，有大约 40 万名美国密尔沃基市市民（占城市总人口的 26%）罹患该病。

3.易感人群

免疫功能低下者感染率与发病率高且易反复发生,极难治愈。人群普遍易感,儿童及青少年的感染率明显高于成人。常见于 2 岁以下婴幼儿、动物饲养和屠宰加工场工作者、医务人员、从事食品加工(尤其是水产品加工)、水处理和游泳池管理人员。

4.流行特征

本病呈全球性流行。发达国家人群感染率 0.6%～20%,发展中国家为 4%～25%。艾滋病患者和儿童中的感染率可分别高达 48% 和 17.5%。我国各地的调查结果为 1.4%～13.3%。

三、发病机制

本病确切的发病机制不全清楚。由于虫体的寄生、繁殖,广泛破坏小肠黏膜、绒毛萎缩,从而导致小肠细胞消化功能紊乱。

隐孢子虫主要寄生于小肠上皮细胞的刷状缘,由宿主细胞形成的纳虫空泡内,空肠近端是原虫数最多的部位,严重者可累及整个消化道上皮细胞,以及其他上皮细胞,如呼吸道、胆管和胆囊、胰腺等。虫体寄生的肠黏膜绒毛萎缩、变短变粗或融合脱落,但病变轻者可不明显。隐孢子虫的寄生可破坏肠绒毛的正常功能,引起小肠消化不良和吸收障碍而发生腹泻。体内自身重复感染使肠黏膜表面积缩小、黏膜酶(如乳糖酶等)的减少亦为引起腹泻的原因。

四、临床表现

1.免疫功能正常者的隐孢子虫病

潜伏期一般为 7～10 天(5～28 天)。主要表现为自限性腹泻,5～10 次/d,大便水样或黏液稀便,持续数日自愈,偶可持续 1 月左右。可伴食欲缺乏、恶心、呕吐、上腹部间歇性痛,少数患者可有低热、头痛、全身不适、乏力。体重可轻度下降。血象大多正常。婴幼儿可有脱水、电解质紊乱。偶见反应性关节炎。

2.免疫功能缺损者的隐孢子病

潜伏期难以确定。症状多而重,持续时间长。患者常有霍乱样腹泻,日多达数十次,量多,常有水电解质紊乱及体重下降,甚至呈恶病质。宿主免疫功能下降对原虫的抑制能力降低,原虫突破原寄生部位,发生播散型隐孢子虫病。可引起喉、气管炎、肺炎等呼吸道感染。胆囊感染见于 10% AIDS 伴隐孢子病患者,表现为急性胆囊炎或硬化性胆管炎,患者不一定有腹泻;本病伴胰腺炎、肝炎者亦有所见,从胆汁、胰液或肝活检胆管上皮细胞找到隐孢子虫即可确诊。

五、实验室检查

从粪便、胆汁或痰液等标本中查出隐孢子虫卵囊是可靠而简便的方法。一般用金胺.酚染色法进行筛查,可疑虫体时可用改良抗酸染色法,二者联用效果最理想。必要时可用小肠黏膜活检。诊断目前应用免疫荧光试验(lFA)、酶联免疫吸附试验(ELISA)和单克隆抗体测定,敏感性和特异性均达 100%。PCR 技术检查临床标本和环境水样本中的隐孢子虫。优点是敏感性高,特异性强,能区分基因型。

六、诊断与鉴别诊断

诊断主要依据流行病学史、临床表现和辅助检查,确诊需在粪便或其他标本中找到隐孢子虫卵囊,免疫学及血清学检查有助于诊断。

腹泻患者,持续数天且常用抗生素治疗无效,尤其免疫功能低下者,应当怀疑隐孢子虫感染。应注意与引起腹泻的其他常见病原体相鉴别,包括痢疾杆菌、致病性大肠埃希菌、霍乱弧菌、阿米巴原虫、蓝氏贾第鞭毛虫、轮状病毒等。

七、预后

免疫功能正常者为自限性腹泻,免疫功能低下者,病情迁延且重,难以彻底治愈。

八、治疗

(1)支持和对症治疗:按肠道传染病隔离。保持水电解质、酸碱平衡和适当营养支持。对症治疗可用止泻药,临床常用的抑制肠动力药有苯乙哌定和普鲁卡因。

(2)病原治疗:目前尚无疗效确切的特效药物。巴龙霉素可减轻症状,1.0g 口服,每天 2 次。重症加用阿奇霉素 600mg/d,口服。大蒜素,<1 岁者,20mg,每天 4 次;其他儿童 20~40mg,每天 4 次,首次加倍,6~7 天为一疗程。螺旋霉素对症状改善有一定疗效。

(3)免疫功能低下的隐孢子虫感染者,应加强基础疾病的治疗以提升免疫功能,如 HIV 感染可用抗逆转录病毒治疗重建免疫功能。

九、预防

加强患者与病畜的粪便管理,防止粪便污染食物和饮水。注意个人手卫生,勤洗手,阻断本病经口、鼻途径感染。环境中隐孢子虫污染较为严重,尤其是动物饲养场所。卵囊在外界免疫力强,常用的消毒剂不能将其杀死,10%甲醛溶液,加热 65~70℃ 30 分钟可杀死卵囊。患者用过的肠镜等器材、便盆等,在 3%漂白粉澄清液中浸泡 15 分钟后再予清洗。

第七章　蠕虫病

第一节　日本血吸虫病

一、流行病学

日本血吸虫病是由日本血吸虫引起的一个古老的传染病。祖国医学对本病有非常形象的描述，认识较为深刻，如隋朝元方《诸病源候论》有记载："江南有射工毒虫，夏时在水中，人行水上及以水洗浴。或因大雨潦时，仍逐水便流入人家。或遇道上牛马等迹内即停住。初得此病如伤寒，或似中毒。"首先，此病为病原生物引起；其次，描述了此病的流行季节和传播的途径；最后，也认识了本病的临床表现。另外血吸虫病在我国古代就有流行的直接佐证是20世纪70年代长沙马王堆出土的西汉女尸中发现了血吸虫卵，说明此病在至少也有2000年以上的历史。

日本血吸虫病流行于我国及东南亚，1904年在日本首先发现而得名，我国于1905年在湖南发现流行于我国的血吸虫与日本为同一种属。在我国主要分布于江苏、浙江、安徽、江西、湖北、湖南、广东、广西、福建、四川、云南及上海12个省、市、自治区。根据地形、地貌、钉螺生态分布及流行特点，我国血吸虫病流行区可分为湖沼、水网及山丘三种类型。疫情以湖沼区最为严重，有大面积洲滩，钉螺分布广泛；水网地区主要见于苏浙两省，钉螺随河沟呈网状分布；山丘型地区分布呈状，患者较少而且分散。

1.传染源

血吸虫病系人畜共患寄生虫病，传染源是人和动物保虫宿主。动物保虫宿主主要有牛、猪、犬、羊、马、狗、猫及鼠类。

2.传播途径

血吸虫病的传播必须具备3个条件：带虫卵的粪便入水，钉螺的存在以及人、畜接触疫水。

3.易感人群

人群普遍易感。

二、病理学及发病机制

血吸虫在宿主体内发育的不同阶段如尾蚴、童虫、成虫、虫卵均可对宿主引起病理损害，其机制主要是通过免疫反应介导的。

1.尾蚴性皮炎

尾蚴侵入皮肤后,可引起皮肤的炎症反应,称为尾蚴性皮炎。多发生于重复感染的患者,一般在尾蚴钻入皮肤后数小时至 2～3 天发生,表现为红色小丘疹,奇痒,经数日后可自然消退。镜下见真皮充血、出血及水肿,起初有中性及嗜酸性粒细胞浸润,以后主要为密集的单核细胞浸润。尾蚴性皮炎是一种速发性变态反应(Ⅰ型),也有迟发性变态反应(Ⅳ型)的参与。

2.童虫移行所致的器官病变

童虫移行至肺部时,部分可穿破肺泡壁毛细血管,游出到肺组织中,引起点状出血及白细胞浸润(在感染后 1～2 天)并可有血管炎性改变,但病变一般轻微而短暂。童虫经大循环移行到其他器官时也可引起与肺部病变类似的改变。

童虫所引起的各器官点状出血除与童虫的机械作用有关外,还与其表面存在的补体激活剂能使补体旁路激活,产生趋化因子和免疫黏附剂,吸引肥大细胞和嗜酸性粒细胞,诱导 T、B淋巴细胞活化,引起局部的炎症有关。

宿主感染血吸虫后可产生获得性免疫,对再感染产生不同程度的免疫力。其机制为抗体依赖、细胞介导的细胞毒反应,由 IgE 或 IgG2a 抗体,巨噬细胞、嗜酸性粒细胞等参与。主要作用于表面有抗原表达的幼龄童虫。嗜酸性粒细胞有 IgG 和 IgE 的 Fc 受体,当抗体包被童虫后其 Fc 段与 Fc 受体结合,并使嗜酸性粒细胞黏附在童虫表面且脱颗粒,释出细胞毒性物质,而起杀伤作用。巨噬细胞也是非常重要的效应细胞。

3.成虫引起的病变

血吸虫在门静脉系统内发育成熟为成虫后,其代谢产物可使机体发生贫血、嗜酸性粒细胞增多、脾大、静脉内膜炎及静脉周围炎等。在肝、脾的单核吞噬细胞系统的细胞内,常见有黑褐色血吸虫色素沉着,是成虫吞食红细胞后,在虫体内珠蛋白酶作用下,使血红蛋白分解而形成的一种血红素样色素。活的成虫本身在静脉内不引起宿主反应,其原因是成虫的表膜内含有宿主的抗原,被宿主认为是"自我"组织而逃避了免疫攻击。成虫所产生的代谢物、分泌物、排泄物及更新脱落的表膜,作为循环抗原,可与相应的抗体形成免疫复合物沉积于组织和器官,激活补体引起病变,即Ⅲ型变态反应,也是成虫引起病变的免疫机制之一。成虫死亡后,多在肝内分解,产生毒性,可引起明显的静脉炎和静脉周围炎。死亡虫体周围组织坏死,大量嗜酸性粒细胞浸润,形成嗜酸性肉芽肿(Ⅳ型变态反应)。

4.虫卵引起的病变

虫卵沉着所引起的损害是血吸虫病最主要的病理改变。虫卵除主要沉着于乙状结肠、直肠壁和肝脏外,也常见于回肠末段、阑尾及升结肠等处。肺、脑等其他器官有时也可见到。未成熟的虫卵所引起的病变轻微;含毛蚴的成熟虫卵往往引起虫卵结节形成。按其病变发展过程可分为急性虫卵结节和慢性虫卵结节两种。

(1)急性虫卵结节:肉眼观为灰黄色、粟粒至绿豆大(0.5～4mm)的小结节。镜下见结节中央常有 1～2 个成熟虫卵,也偶可多达 20 个以上。这些成熟虫卵的卵壳上附有放射状嗜酸性的棒状体,也称为 Hoeppli 现象,用免疫荧光法已证实为抗原抗体复合物。虫卵周围是一片无结构的颗粒状坏死物质及大量嗜酸性粒细胞浸润。因其病变类似脓肿,故也称为嗜酸性脓肿。在坏死组织中可混杂多数菱形或多面形屈光性蛋白质晶体,即 Charcot-Leyden 结晶,系嗜酸性粒细胞的嗜酸性颗粒互相融合而成。随后虫卵周围产生肉芽组织层,其中有以嗜酸性粒细胞为主的炎症细胞浸润,还有单核巨噬细胞、淋巴细胞、浆细胞及少量中性粒细胞。随着病程的发展,肉芽组织层逐渐向虫卵结节中央生长,并出现围绕结节呈放射状排列的类上皮细胞层。类上皮细胞层逐渐加宽,嗜酸性粒细胞显著减少,构成晚期急性虫卵结节,这是向慢性虫卵结节发展的过渡阶段。

(2)慢性虫卵结节:急性虫卵结节经 10 余天后,虫卵内毛蚴死亡,坏死物质逐渐被吸收,虫卵破裂或钙化,其周围除类上皮细胞外,还有巨细胞和淋巴细胞,形态上似结核结节,故称为假结核结节,也即形成虫卵肉芽肿。少数虫卵结节一开始即为假结核结节,而不经过急性虫卵结节阶段。最后,假结核结节中的类上皮细胞为纤维母细胞代替,并产生胶原纤维,使结节纤维化,其中央的卵壳碎片及钙化的死卵可长期存留。

虫卵肉芽肿的形成可分为四个阶段:可溶性抗原(SEA)经卵壳上的微孔渗透周围组织被吞噬细胞吞噬后经处理和抗原呈递后致敏迟发性变态反应 T 淋巴细胞;致敏迟发性变态反应 T 淋巴细胞产生一系列淋巴因子包括:巨噬细胞激活因子(MAF)、巨噬细胞游走抑制因子(MIF)、嗜酸性粒细胞刺激促进因子(ESF)、嗜酸性粒细胞趋化因子(ECF)、中性粒细胞趋化因子(NCF)、IL-2 及 IFN 等;各种淋巴因子吸引相应的细胞聚集到抗原刺激的中心部位即虫卵周围,引起一系列的炎症反应,形成虫卵肉芽肿;虫卵内的毛蚴死亡后,逐渐停止释放 SEA,病灶开始愈合。

5.肝纤维化、肝硬化的机制

慢性及晚期血吸虫病最主要的病理变化及影响血吸虫病患者预后最主要的病理是肝脏纤维化及在此基础上的肝硬化。其发病机制复杂,目前认为机体免疫功能的失衡及宿主遗传有关。

(1)细胞免疫:SEA 致敏的 T 淋巴细胞分泌的淋巴因子起重要作用。如 TH2 细胞分泌的 IL-4 不仅可以抑制 TH1 细胞分泌 IFN-γ 的产生(IFN-γ 是纤维化强有力的抑制因子),本身还能通过 TGF-β 促进纤维化的形成。此外 IL-4 还能增加 TH2 细胞的功能促进 IL-5、IL-10、IL-13 等的释放,促进胶原纤维的产生。在这些淋巴因子的作用下,虫卵肉芽肿周围的上皮细胞向纤维细胞转化,分泌胶原纤维。因此 TH1/TH2 细胞功能失衡在血吸虫病肝纤维化的形成起至关重要的作用。

(2)体液免疫:机体针对 SEA 产生的抗体和相应抗原结合形成免疫复合物,激活补体系统,引起虫卵周围一系列炎症反应及淋巴细胞的聚集,也可能是引起肝纤维化的机制之一。

(3)遗传背景:不同的个体感染相同数目的尾蚴可致不同的病理结果,说明遗传因素在起作用。有作者研究发现 IFN-γ 基因的多态性可能起重要作用。其他如 HLA 等位基因也可能与肝纤维化形成有关。

6.血吸虫病引起的主要器官病变

(1)结肠:病变常累及全部结肠,以乙状结肠最为显著。这是因为日本血吸虫成虫多寄生于肠系膜下静脉和痔上静脉的缘故。

早期肉眼观,肠黏膜红肿,呈急性卡他性炎,隐约可见褐色或灰黄色细颗粒状扁平隆起的病灶(虫卵堆积所致),直径 0.5~1cm。病灶中央可发生坏死脱落形成浅表溃疡,其边缘常有充血。虫卵可随坏死组织脱落入肠腔,在粪便中可查见虫卵。镜下,见黏膜及黏膜下层有成堆虫卵堆积,形成急性虫卵结节,尤以黏膜下层为明显。溃疡一般较小且表浅,深达黏膜肌层或黏膜下层,如邻近的小溃疡互相融合,可形成较大溃疡。在肠病变的早期,临床可出现腹痛、腹泻等痢疾样症状。

随着病变的发展形成假结核结节,最后发生纤维化,虫卵也逐渐死亡及钙化。由于虫卵的反复沉着,引起肠黏膜反复发生溃疡和肠壁纤维化,最终导致肠壁增厚变硬,甚至肠腔狭窄和肠梗阻。肠黏膜粗糙不平,萎缩,皱襞消失,除见小溃疡外,还可见多发性小息肉。由于肠壁结缔组织增生,使以后到达肠壁的虫卵难于排入肠腔,故晚期患者粪便中不易查见虫卵,一般需做直肠黏膜压片、活检或皮内试验等来确诊本病。

(2)肝:肉眼观,早期可有轻度肝大,表面及切面可见多个不等的灰白或灰黄色、粟粒或绿豆大小的小结节。镜下,见急性虫卵结节,主要分布在汇管区附近,肝细胞可因此受压萎缩,门静脉分支可有静脉内膜炎改变。也可有变性及小灶性坏死。Kupffer细胞内可见黑褐色血吸虫色素沉着。

慢性病例肝内可见慢性虫卵结节和纤维化。在长期重度感染的病例,肝因严重纤维化而变硬、变小,导致血吸虫性肝硬化。肝表面不平,有浅沟纹构成微隆起的分区,严重者可形成粗大突起的结节。切面上,增生的结缔组织沿门静脉分支呈树枝状分布,故称为干线型或管道型肝硬化。较大门静脉分支管壁增厚,并可有血栓形成(血栓性静脉炎)。由于虫卵结节主要见于汇管区,肝小叶并未遭受严重破坏,故不形成假小叶,与门静脉性肝硬化不同。由于门静脉分支虫卵栓塞、静脉内膜炎、血栓形成和机化,以及门静脉周围纤维组织增生,使肝内门静脉分支阻塞和受压,从而造成门静脉高压。因肝内门静脉的阻塞是窦前性的,故门静脉高压较门脉性肝硬化时更为显著,临床上常出现腹水、巨脾、食管静脉曲张等后果。

(3)脾:早期肿大不明显,主要由于成虫的代谢产物引起的单核巨噬细胞增生所致。晚期主要由门静脉高压引起的脾淤血所致,此时可形成巨脾,重量可达1000g,甚至可达4000g。肉眼观,脾质地坚韧,包膜增厚。切面呈暗红色,脾小梁清楚,脾小体多不明显,常见棕黄色的含铁小结,有时还可见多数梗死灶。镜下,脾窦扩张充血,窦内皮细胞及网状细胞增生,窦壁纤维组织增生而变宽。脾小体萎缩减少,单核巨噬细胞内可见血吸虫色素沉着。陈旧性出血灶伴有铁质及钙盐沉着和纤维组织增生,形成含铁小结。脾内偶见虫卵结节。临床上可出现贫血、白细胞减少和血小板减少等脾功能亢进症状。

(4)肺:在部分急性病例,肺内可出现多数急性虫卵结节,其周围肺泡出现炎性渗出物,X线照片类似肺的粟粒性结核。通常肺的变化甚轻微,一般不导致严重后果。关于肺内虫卵的来源,近年来认为并非成虫寄生在肺内产卵,而主要是通过门-腔静脉之间的交通支而来。在肝内门静脉分支严重阻塞并发门静脉高压的患者,更易发生门-腔静脉交通支的开放。

(5)其他器官:脑的血吸虫病主要见于大脑顶叶,也可累及额叶及枕叶,表现为不同时期的虫卵结节形成和胶质细胞增生。临床上出现脑炎、癫痫发作和疑似脑内肿瘤的占位性症状。关于虫卵进入脑的途径,最大可能是肺部虫卵经肺静脉到左心,而后由动脉血流带入脑内。近年来发现由血吸虫感染引起的血吸虫病肾小球肾炎,肾小球内发现有IgG及补体C3的沉着,故属于Ⅲ型变态反应引起的免疫复合物肾炎。在严重感染的病例中,胰腺、胆囊、心、肾、膀胱及子宫等器官内也可见虫卵沉积,但数量少,组织反应一般不甚明显。

三、临床分期

临床上可分为急性血吸虫病、慢性血吸虫病、晚期血吸虫病及异位血吸虫病。

四、临床表现

从尾蚴侵入至出现临床症状(潜伏期)时间长短不一,80％患者为 30～60 天,平均 40 天。感染重则潜伏期短,感染轻则潜伏期长。血吸虫病临床表现复杂多样,轻重不一。根据患者感染的程度、时间、免疫状态、治疗是否及时等不同,临床表现各异。我国将血吸虫病分以下四型。

(一)急性血吸虫病

发生于夏秋季,以 7～9 月为常见。男性青壮年与儿童居多。患者常有明确疫水接触史,如捕鱼、摸蟹、游泳等,常为初次重度感染。约半数患者在尾蚴侵入部位出现蚤咬样红色皮损,2～3 天内自行消退。

1.发热

患者均有发热。热度高低及期限与感染程度成正比,轻症发热数天,一般 2～3 周,重症可迁延数月。热型以间歇型、弛张型为多见,早晚波动可很大。一般发热前少有寒战。高热时偶有烦躁不安等中毒症状,热退后自觉症状良好。重症可有缓脉,出现消瘦,贫血,营养不良和恶病质,甚至死亡。

2.过敏反应

除皮炎外还可出现荨麻疹,血管神经性水肿,淋巴结肿大,出血性紫癜,支气管哮喘等。血中嗜酸性粒细胞显著增多,对诊断具有重要参考价值。

3.消化系统症状

发热期间,多伴有食欲减退,腹部不适,轻微腹痛、腹泻、呕吐等。腹泻一般每日 3～5 次,个别可达 10 余次,初为稀水便,继则出现脓血、黏液。热退后腹泻次数减少。危重患者可出现高度腹胀、腹水、腹膜刺激征。经治疗退热后 6～8 周,上述症状可显著改善或消失。

4.肝脾肿大

90％以上患者肝大伴压痛,左叶肝大较显著。半数患者轻度脾大。

5.其他

半数以上患者有咳嗽、气喘、胸痛。危重患者咳嗽较重、咯血痰,并有胸闷、气促等。呼吸系统症状多在感染后两周内出现。另外,重症患者可出现神志淡漠、心肌受损、重度贫血、消瘦及恶病质等,亦可迅速发展为肝硬化。

急性血吸虫病病程一般不超过 6 个月,经杀虫治疗后,患者常迅速痊愈。如不治疗,则可发展为慢性甚或晚期血吸虫病。

(二)慢性血吸虫病

在流行区占绝大多数。在急性症状消退而未经治疗或疫区反复轻度感染而获得部分免疫力者,病程半年以上,称慢性血吸虫病。病程可长达 10～20 年甚至更长。临床表现以隐匿型间质性肝炎或慢性血吸虫性结肠炎为主。

1.无症状型

轻度感染者大多无症状,仅粪便检查中发现虫卵,或体检时发现肝大,B超检查可呈网格样改变。

2.有症状型

主要表现为血吸虫性肉芽肿肝病和结肠炎。两者可出现在同一患者身上,亦可仅以一种表现为主。最常见症状为慢性腹泻,黏液脓血便,这些症状时轻时重,时发时愈,病程长者可出现肠梗阻,贫血,消瘦,体力下降等。重者可有内分泌紊乱,性欲减退,女性有月经紊乱,不孕等。早期肝大、表面光滑,质中等硬。随病程延长进入肝硬化阶段,肝脏质硬、表面不平,有结节。脾脏逐渐增大。下腹部可触及大小不等的肿块,系增厚的结肠系膜、大网膜和肿大的淋巴结,因虫卵沉积引起的纤维化粘连缠结所致。

(三)晚期血吸虫病

反复或大量感染血吸虫尾蚴后,未经及时抗病原治疗,发展成肝硬化、门静脉高压,脾显著肿大等相关并发症。病程多在5~15年以上。儿童常有生长发育障碍。根据晚期主要临床表现,又可分为以下四型。同一患者可具有两个或三个型的主要表现。

1.巨脾型

最为常见,占晚期血吸虫病绝大多数。脾脏进行性肿大,下缘可达盆腔,表面光滑,质坚硬,可有压痛,经常伴有脾功能亢进征。肝因硬化逐渐缩小,有时尚可触及。因门脉高压,可发生上消化道出血,易诱发腹水。

2.腹水型

是严重肝硬化的重要标志,约占25%。腹水可长期停留在中等量以下,但多数为进行性加剧.以致腹部极度膨隆,下肢高度水肿,呼吸困难,难以进食,腹壁静脉怒张,脐疝和巨脾。每因上消化道出血,促使肝衰竭,肝性脑病或感染败血症死亡。

3.结肠肉芽肿型

以结肠病变为突出表现。病程3~6年以上,亦有10年者。患者经常腹痛、腹泻、便秘,或腹泻与便秘交替出现,有时水样便、血便、黏液脓血便,有时出现腹胀、肠梗阻。左下腹可触及肿块,有压痛。纤维结肠镜下可见黏膜苍白,增厚,充血水肿,溃疡或息肉,肠狭窄。较易癌变。

4.侏儒型

极少见。为幼年慢性反复感染引起体内各内分泌腺出现不同程度的萎缩,功能减退,以垂体前叶和性腺功能不全最常见。患者除有慢性或晚期血吸虫病的其他表现外,尚有身材矮小,面容苍老,生长发育低于同龄人,性器官与第二性征发育不良,但智力多正常。

(四)异位血吸虫病

见于门脉系统以外的器官或组织的血吸虫虫卵肉芽肿称为异位损害或异位血吸虫病。人体常见的异位损害在肺和脑。

1.肺型血吸虫病

为虫卵沉积引起的肺间质性病变。呼吸道症状大多轻微,且常被全身症状所遮盖,表现为轻度咳嗽与胸部隐痛、痰少,咯血罕见。肺部体征也不明显,有时可闻及干、湿啰音,但重型患者肺部有广泛病变时,胸部 X 线检查可见肺部有弥漫云雾状、点片状、粟粒样浸润阴影,边缘模糊,以位于中下肺野为多,肺部病变经病原学治疗后 3～6 个月内逐渐消失。

2.脑型血吸虫病

临床上可分为急性与慢性两型,均以青壮年患者多见,发病率约 1.7%～4.3%。临床表现酷似脑膜脑炎,常与肺部病变同时发生,出现意识障碍、脑膜刺激征、瘫痪、抽搐、腱反射亢进和锥体束征等。脑脊液嗜酸性粒细胞可增高或有蛋白质与白细胞轻度增多。慢性型的主要症状为癫痫发作,尤以局限性癫痫为多见。颅脑 CT 扫描显示病变常位于顶叶,亦可见于枕叶,为单侧多发性高密度结节阴影。

3.其他

机体其他部位也可发生血吸虫病,如胃、胆囊、肾、睾丸、子宫、心包、甲状腺、皮肤等,实属罕见,临床上出现相应症状。

五、实验室检查

(一)血象

血吸虫病患者在急性期外周血象以嗜酸性粒细胞显著增多为其主要特点。白细胞总数在 $10×10^9/L$ 以上;嗜酸性粒细胞一般占 20%～40%,最多者可高达 90% 以上。嗜酸性粒细胞在慢性血吸虫病患者一般轻度增多,在 20% 以内,而极重型急性血吸虫病患者常不增多,甚至消失。晚期患者常因脾功能亢进引起红细胞、白细胞及血小板减少。

(二)粪便检查

粪便内检查虫卵和孵出毛蚴是确诊血吸虫病的直接依据。一般急性期检出率较高,而慢性和晚期患者的阳性率不高。常用改良加藤厚涂片法或虫卵透明法检查虫卵。

(三)肝功能试验

急性血吸虫病患者血清中球蛋白增高,血清 ALT、AST 轻度增高。晚期患者出现血清白蛋白减少,球蛋白增高,常出现白蛋白与球蛋白比例倒置现象。慢性血吸虫病尤其是无症状患者肝功能试验大多正常。

(四)免疫学检查

免疫学检查方法较多,而且敏感性与特异性较高,采血量微,操作简便。但由于患者血清中抗体在治愈后持续时间很长,不能区别既往感染与现症患者,并有假阳性、假阴性等缺点。近年来采用单克隆抗体检测患者循环抗原的微量法有可能作为诊断和考核疗效的参考。

1.皮内试验

若受试者曾感染过血吸虫,则有相应抗体。此法简便、快速,通常用于现场筛查可疑病例,阳性者需作进一步检查。

2.环卵沉淀试验(COPT)

当成熟虫卵内毛蚴的分泌、排出物质与血吸虫患者血清内相应抗体结合后,在虫卵周围形成特异性沉淀物,当环卵沉淀率大于 3%～5% 时,即为阳性反应。可作为综合查病的方法之一。

3.间接血凝试验(IHA)

将可溶性血吸虫卵抗原吸附于红细胞表面,使其成为致敏红细胞,这种红细胞与患者血清相遇时,由于细胞表面吸附的抗原和特异抗体结合,红细胞被动凝集起来,肉眼可见凝集现象称阳性反应。在流行区,该法可作为过筛或综合查病的方法之一。

4.酶联免疫吸附试验(ELISA)

检测患者血清中的特异性抗体,使之成为抗原-抗体复合物,经与特殊的酶结合后显色。此法有较高的敏感性和特异性,可用作综合查病方法之一。

5.循环抗原酶免疫法(EIA)

从理论上讲,循环抗原的存在表明有活动性感染,血清和尿中循环抗原水平与粪虫卵计数有较好的相关性。本方法敏感、特异、简便、快速,对血吸虫病的诊断、疗效考核都有参考价值。但是,影响循环抗原检测的因素较多,有待研究和解决。

(五)直肠黏膜活检

是血吸虫病原诊断方法之一。通过直肠或乙状结肠镜,自病变处取米粒大小黏膜,置光镜下压片检查有无虫卵。以距肛门8~10cm背侧黏膜处取材阳性率最高。这种方法能检获的虫卵一般大部分是远期变性虫卵。

(六)肝影像学检查

1.B型超声波检查

可判断肝纤维化的程度,肝内纤维化呈网格状。可见肝、脾体积大小改变,门脉血管增粗。

2.CT扫描

晚期血吸虫病患者肝包膜与肝内门静脉区常有钙化现象,CT扫描可显示肝包膜增厚钙化等特异图像。重度肝纤维化可表现为龟背样图像。

六、并发症

1.上消化道出血

为晚期患者重要并发症,发生率10%左右。出血部位多为食管下端和胃底冠状静脉。多由机械损伤、用力过度等而诱发。表现为呕血和黑便。出血量一般较大。

2.肝性脑病

晚期患者并发肝性脑病多为腹水型。多由于大出血、大量放腹水、过度利尿等诱发。

3.感染

由于患者免疫功能减退、低蛋白血症、门静脉高压等,极易并发感染,如病毒性肝炎、伤寒、腹膜炎、沙门菌感染、阑尾炎等。

4.肠道并发症

血吸虫病引起严重结肠病变所致肠腔狭窄,可并发不完全性肠梗阻,以乙状结肠与直肠为多。血吸虫病患者结肠肉芽肿可并发结肠癌。

七、诊断与鉴别诊断

(一)诊断

1.流行病史

有血吸虫疫水接触史是诊断的必要条件,应仔细追问。

2.临床特点

具有急性或慢性、晚期血吸虫病的症状和体征,如发热、皮炎、荨麻疹、腹痛、腹泻、肝脾大等。

3.实验室检查

结合寄生虫学与免疫学检查指标进行诊断。粪便检出活卵或孵出毛蚴即可确诊。一般粪便检查的诊断方法有一定局限性。轻型患者排出虫卵较少,而且间歇出现,需反复多次检查。晚期血吸虫病由于肠壁纤维化,虫卵不易从肠壁中排出,故阳性率低。免疫学方法特异性、敏感性较高,血液循环抗原检测阳性均提示体内有活的成虫寄生。其他血清免疫学检查阳性均表示患者已感染过血吸虫,但应注意假阳性与假阴性。

(二)鉴别诊断

急性血吸虫病可误诊为伤寒、阿米巴肝脓肿、粟粒性结核等。血象中嗜酸性粒细胞显著增多有重要鉴别价值。慢性血吸虫病肝脾肿大型应与无黄疸型病毒性肝炎鉴别,后者食欲减退、乏力,肝区疼痛与肝功能损害均较明显。血吸虫病患者有腹泻、便血、粪便孵化阳性,易与阿米巴痢疾、慢性菌痢鉴别。晚期血吸虫病与门脉性及肝炎后肝硬化的鉴别,前者常有慢性腹泻、便血史,门静脉高压引起巨脾与食管下段静脉曲张较多见,肝功能损害较轻、黄疸、蜘蛛痣与肝掌较少见,但仍需多次病原学检查与免疫学检查才能鉴别。此外,在流行区的癫痫患者均应除外脑血吸虫病的可能。

八、预后

本病预后与感染程度、病程长短、年龄、有无并发症、异位损害及治疗是否及时彻底有明显关系。急性患者经及时有效抗病原治疗多可痊愈。慢性早期患者接受抗病原治疗后绝大多数患者症状消失,体力改善,粪及血清学检查转阴,并可长期保持健康状态。晚期患者虽经抗病原治疗,但肝硬化难以恢复,预后较差。

九、治疗

(一)病原治疗

动物及临床实验证明吡喹酮的毒性小、疗效好、给药方便、适应证广,可用于各期各型血吸虫病患者。

1.原理

吡喹酮对血吸虫各个发育阶段均有不同程度的杀虫效果,特别是杀成虫作用大。对成虫虫体有兴奋、挛缩作用,此种作用有赖于钙离子的参与,同时使虫体皮层呈空泡变性,影响虫体蛋白和糖代谢等。对发育成熟的虫卵有效,含毛蚴的虫卵治疗后呈空泡样变性。对水中尾蚴有强杀伤作用,作用相当于成虫的数百倍。

2.毒副反应

吡喹酮毒性较低,治疗量对人心血管、神经、造血系统及肝肾功能无明显影响,无致畸、致癌变发生。

少数患者出现心脏期前收缩,偶有室上性心动过速、房颤等。神经肌肉反应以头昏、头痛、乏力较常见。消化道反应轻微,可有轻度腹痛与恶心,偶有食欲减退、呕吐等。少数患者可见胸闷、心悸、黄疸。主要不良反应一般于用药后 0.5~1 小时出现,不需处理,数小时内消失。

3.用法和疗效

①急性血吸虫病:总量按 120mg/kg,6 天分次服完,其中 50% 必须在前两天服完,体重超过 60kg 者仍按 60kg 计;②慢性血吸虫病:成人总量按 60mg/kg,2 天内分 4 次服完。儿童体重在 30kg 以内者总量可按 70mg/kg,30kg 以上者与成人相同剂量;③晚期血吸虫病:如患者一般情况较好,肝功能代偿尚佳,总量可按 40~60mg/kg,2 天分次服完。年老、体弱、有其他并发症者可按总量 60mg/kg,3 天内分次服完。感染严重者可按总量 90mg/kg,分 6 天内服完;④预防性服药:在重疫区特定人群进行预防性服药,能有效预防血吸虫感染。青蒿素衍生物蒿甲醚和青蒿琥酯能杀灭 5~21 天的血吸虫童虫。在接触疫水后 15 天口服蒿甲醚,按 6mg/kg,以后每 15 天一次,连服 4~10 次;或者在接触疫水后 7 天口服青蒿琥酯,剂量为 6mg/kg,顿服,以后每 7 天一次,连服 8~15 次。

吡喹酮正规用药治疗后,3~6 个月粪检虫卵阴转率达 85%,虫卵孵化阴转率为 90%~100%。血清免疫诊断转阴时间有时需 1~3 年。

(二)对症治疗

1.急性期血吸虫病

高热、中毒症状严重者给以补液、保证水和电解质平衡,加强营养及全身支持疗法。合并其他寄生虫者应先驱虫治疗,合并伤寒、痢疾、败血症、脑膜炎者均应先抗感染,后用吡喹酮治疗。

2.慢性和晚期血吸虫病

除一般治疗外,应及时治疗并发症,改善体质,加强营养,巨脾、门脉高压、上消化道出血等患者可选择适当时机考虑手术治疗。有侏儒症时可短期、间隙、小量给以性激素和甲状腺素制剂。

十、预防

我国于 2006 年 5 月 1 日实施的《血吸虫病防治条例》,除了联防联控、药物灭螺和积极治疗患者患畜外,还应强调当前我国血吸虫病防治重点是对人、畜粪便的管理。

1.控制传染源

在流行区每年对患者、病畜进行普查普治。

2.切断传播途径

消灭钉螺是预防本病的关键,可采取改变钉螺孳生环境的物理灭螺法(如上埋法等),同时可结合化学灭螺法,采用氯硝柳胺等药物杀灭钉螺。粪便须经无害处理后方可使用。保护水源,改善用水。

3.保护易感人群

严禁在疫水中游泳、戏水。接触疫水时应穿着防护衣裤和使用防尾蚴剂及预防服药等。

第二节 并殖吸虫病

并殖吸虫病又称并殖病、肺吸虫病是由并殖吸虫寄生人体引起。目前世界上报道的并殖吸虫有 50 多种,在中国能致病者可归纳为两个类型,以卫氏并殖吸虫为代表的人兽共患型和斯氏狸殖吸虫为代表的兽主人次型。卫氏并殖吸虫病主要表现为咳嗽、咳铁锈痰、咯血。斯氏狸殖吸虫病主要表现为游走性皮下包块和渗出性胸膜炎。

一、病原学

卫氏并殖吸虫成虫虫体肥厚,背侧稍隆起,腹面扁平。活体红褐色,不停做伸缩运动,体形不断变化,固定后染色虫体在光镜下可见体表面布满小棘,大多为单生型,偶尔可见簇生及混生者。口、腹吸盘大小略同,腹吸盘约在虫体中部。消化器官包括口、咽、食管及两支弯曲的肠道。卵巢与子宫并列于腹吸盘之后,卵巢 6 叶,两个睾丸分支如指状,并列于虫体后 1/3 处。卵巢类型、口、腹吸盘比例、睾丸长度比是并殖吸虫形态鉴别重要特征。虫卵呈椭圆形,卵盖大且常略倾斜。

斯氏狸殖吸虫 1959 年由陈心陶首次报道,是中国独有虫种。成虫虫体窄长,虫体最宽处约在前 1/3 或稍后,大小为 $(3.5\sim6.0)$ mm$\times(11.0\sim18.5)$ mm,宽长之比为 $1:2.4\sim1:3.2$。腹吸盘位于体前约 1/3 处,略大于口吸盘。卵巢位于腹吸盘的后侧,其大小及分支情况与虫龄有密切关系,虫龄高者分支数也多,形如珊瑚。睾丸 2 个,左右并列,分叶数变异较大,长度占体长的 $1/7\sim1/4$,甚至达 1/3。虫卵椭圆形,大多数形状不对称,壳厚薄不均匀,大小平均 $71\mu m\times48\mu m$,在不同地区、宿主等存在一定差异。

二、流行病学

卫氏并殖吸虫有 50 多种,在世界分布较广,在我国也广泛分布,有 28 种。目前除西藏、新疆、内蒙古、清海、宁夏未报道外,其他 23 个省、市、自治区均有本虫存在。据 2003 年对辽宁、吉林、黑龙江、上海、福建、湖北、湖南、广西、重庆 9 个省(市、区)调查,肺吸虫血清抗体阳性率为 1.91%,已确诊的患者 2 万余例,估计全国该病感染人数在 300 万左右。

斯氏狸殖吸虫在国外还未见报道。国内发现于甘肃、山西、陕西、河南、四川、云南、贵州、湖北、湖南、浙江、江西、福建、广西、广东 14 个省自治区。其分布范围曾被看作是由我国青海起向东至山东这条线以南地区。

感染途径主要是因食入含有活囊蚴的溪蟹、蝲蛄而感染(图 7-1)。

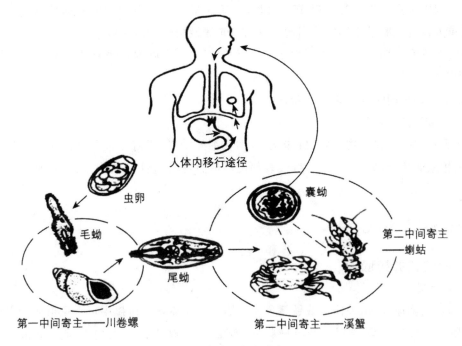

人体内移行途径

虫卵

毛蚴

尾蚴

囊蚴

第二中间寄主
——蝲蛄

第一中间寄主——川卷螺

第二中间寄主——溪蟹

图 7-1　并殖吸虫生活史

三、病理改变

(一)卫氏并殖吸虫

卫氏并殖吸虫的致病主要由童虫、成虫在组织器官中移行,窜扰、定居所引起。病变过程一般可分为急性期和慢性期。

1.急性期

主要由童虫移行所致。脱囊后的后尾蚴穿过肠壁黏膜形成出血性或脓性窦道。虫体进入腹腔可引起浑浊或血性积液,内含大量嗜酸性粒细胞。虫体进入腹壁可致出血性或化脓性肌炎。当侵入肝脏时,在经过处有纤维蛋白附着,肝脏表面呈"虫蚀"样,若虫体从肝脏穿过,则表面呈针点状小孔。肝脏局部有时出现硬变。若虫体在横膈、脾等处穿刺,该处也可形成点状出血、炎症。急性期症状多出现于吃入囊蚴后数天至 1 个月,也有在第 2 天即出现症状者。

急性期表现轻重不一,轻者仅表现为食欲缺乏、乏力、腹痛、腹泻、低热等非特异性症状。重者可有全身过敏反应、高热、腹痛、胸痛、咳嗽、气促、肝大并伴有荨麻疹。血象白细胞数增多,嗜酸细胞升高明显,一般为 20%～40%,高者超过 80%。

2.慢性期

虫体进入肺后引起的病变,其过程大致可分为 3 期。

(1)脓肿期:主要为虫体移行引起组织破坏、出血及继发感染。肉眼可见病变处呈窟穴状或隧道状,内有血液,随之出现炎性渗出,继之病灶四周产生肉芽组织而形成薄膜状囊肿壁。

（2）囊肿期：由于渗出性炎症，大量细胞浸润、聚集、死亡、崩解、液化，脓肿内充满赤褐色果酱样液体。内容物镜下检查可见坏死组织、夏科-莱登结晶和大量虫卵。囊壁因肉芽组织增生而肥厚，肉眼可见边界清楚的结节状虫囊，呈紫色葡萄状。囊肿壁上皮本身就是细支气管上皮，故有人认为囊肿是虫体穴居引起细支气管扩张及炎性增厚所致。

（3）纤维瘢痕期：由于虫体死亡或转移至其他地方，囊肿内容物通过支气管排出或吸收，囊内由肉芽组织充填，纤维化，最后形成瘢痕。

以上3期可同时存在于同一器官中。

（二）斯氏狸殖吸虫

斯氏狸殖吸虫在动物体内，虫体在肺、胸腔等处结囊，发育至成熟并产卵。引起与卫氏并殖吸虫相似的病变，如侵入肝，在肝浅表部位形成急性嗜酸性粒细胞脓肿，有时还能在肝中成囊并产卵。

四、临床表现

（一）卫氏并殖吸虫

1.胸肺型

以咳嗽、胸痛、咳出果酱样或铁锈色血痰等为主要症状。血痰中可查见虫卵。当虫体在胸腔窜扰时，可侵犯胸膜，导致渗出性胸膜炎、胸腔积液、胸膜粘连、心包炎、心包积液等。

2.腹型

虫体穿过肠壁，在腹腔及各脏器间游窜，出现腹痛、腹泻、大便带血等症状。腹痛部位不固定，多为隐痛。也可引起腹部器官广泛炎症、粘连，偶可引致腹膜炎，出现腹水。当虫体侵及肝脏时可致肝损害或肝大。

3.皮下包块型

以游走性皮下包块为主要表现。包块大小不一，表面皮肤正常，肿块触之可动，常呈单个散发，偶可见多个成串。一处包块消失后，间隔一些时日又在附近或其他部位出现。常发部位为腹壁、胸背、头颈等。几乎所有人体表面各处，都有出现肿块的可能。

4.脑脊髓型

虫体移行或定居成囊造成的脑脊髓损害。虫体破坏脑组织，早期为渗出性炎症，后出现水肿，继而形成囊肿。由于虫体游窜，造成多处损伤。病变位置、范围多变，症状很复杂，往往难以用一个病灶解释。患者常出现阵发性剧烈头痛、癔症发作、癫痫、瘫痪。也可表现颅内占位性病变、脑膜炎、视神经受损、蛛网膜下隙出血等症状。若虫体侵犯脊髓则主要表现为脊髓受压、下肢运动或感觉障碍，甚至截瘫等。

5.亚临床型

没有明显器官损害，皮试及血清免疫学检测阳性，嗜酸性粒细胞增加，有时伴肝功能损害。这类患者可能为轻度感染者，也可能是感染早期或虫体已消失的感染者。

6.其他型

因人体几乎所有器官均可受到侵犯，故除上述常见的几种类型外尚有其他受损类型。有的患者则是有多种类型之损害，上述分型只是便于临床处理而已。

（二）斯氏狸殖吸虫

人可能是本虫非正常宿主，在人体内，侵入的虫体大多数仍处于童虫状态，到处游窜，造成某些器官或全身损害，引起幼虫移行症。本虫引起的幼虫移行症可分为两种类型：皮肤型与内脏型。

1.皮肤型幼虫移行症

主要表现为游走性皮下包块或结节，常见于腹部、胸部、腰背部、也可见于四肢、臀部、腹股沟、头颈部、阴囊、腋窝等处。一般在1～3cm，也可大如鸡蛋，可单个或多个。形状呈球形或长条形，边缘不清，皮肤表面正常。包块间有时可扪及条索状纤维块。摘除切开包块可见隧道样虫穴，有时可见童虫，镜检可见嗜酸性粒细胞肉芽肿、坏死渗出物及夏科-莱登结晶等。

2.内脏型幼虫移行症

因侵犯器官不同而出现不同损害及表现。侵犯肺部时一般仅有咳嗽、痰中偶带血丝，痰中亦不易找到虫卵。胸腔积液较为多见，且量也较多，胸腔积液中可见大量嗜酸细胞，近年来也屡有报道斯氏狸殖吸虫进入肺胆并发育成熟产卵。所引起的胸、肺部症状和体征与卫氏并殖引起者基本相似。如侵犯肝，则出现肝痛、肝大、转氨酶升高白球蛋白比例倒置、γ球蛋白升高等表现。如侵犯其他器官，可出现相应的症状和体征。在出现局部症状的同时，往往伴有低热、乏力、食欲下降等全身症状。血象检查嗜酸性粒细胞明显增加，有时可高达80％以上。因本病损害器官不定，且同时有多个器官受损，临床上误诊率相当高，应特别注意与肺结核、结核性胸膜炎、肺炎、肝炎等鉴别。

五、辅助检查

1.病原学检查

（1）查痰液虫卵阳性可确诊为卫氏并殖吸虫病，检出率可高达90％，痰液中发现较多嗜酸性粒细胞及夏科-莱登结晶有助于诊断四川并殖吸虫病。

（2）查粪便虫卵在15％～40％患者粪便中可查到虫卵。

（3）脑脊液及其他体液检查脑型患者的脑脊液压力增高，无色微混或血性，细胞数增加并以嗜酸性粒细胞为主，蛋白质轻度增高，糖和氯化物正常，可找到肺吸虫卵、胸腔积液、腹水和心包积液等多为渗出液，草绿色或红色，有较多嗜酸性粒细胞，偶可见虫卵。

（4）活体组织检查皮下结节或包块活检，可见嗜酸性肉芽肿，有嗜酸性粒细胞及夏科-莱登结晶，亦可检出成虫、蚴虫或虫卵。

2.免疫学检查

对早期感染无血痰患者及腹外型患者有一定的诊断价值。

（1）皮内试验以1：2000的并养吸虫抗原0.1mL的再生前臂内侧皮内注射，15～20分钟看结果，若皮丘直径＞1cm、红晕直径＞2cm，伪足＞1个者为阳性。阳性符合率可高达95％以上。因与其他吸虫有交叉反应，只能作为初筛。皮试阳性只能说明有过吸虫感染，不能诊断为吸虫病。

（2）检测血清抗体用并殖吸虫成虫抗原检测患者血清中的特异性补体结合抗体，当体内有活虫时阳性率可达100％，但与其他吸虫有交叉反应，故不能用于考核疗效。

（3）检测血清中循环抗原单克隆抗体——抗原斑点试验（McAb-AsT）和双抗体夹心（ELISA）法检测血清中并殖吸收虫的循环抗原，敏感性高，特异性强，阳性可率达98％以上，是早期诊断并殖吸虫病的方法，求可作为疗效考核。

3.外周血象

血象改变与病程早晚和病变活动有关，急性期白细胞总数和嗜酸性粒细胞明显增高，并殖吸虫病X线检查。

卫氏并殖吸虫病在肺部的病灶，主要在肺的中、下部，早期呈密度不均，边缘模糊的圆形或椭圆形阴影，病灶多变迁，中期示边缘清楚的单房或多房囊装阴影，晚期有瘢痕形成，呈点状或条索状阴影。常伴胸膜肥厚。四川并殖吸虫病肺部病变较少，以胸腔积液较多见，脑型并殖吸虫病可做头颅X线片，脑血管造影或头颅CT、MRI等。

六、诊断

（1）本病流行区进食不熟的溪蟹或蝲蛄史。

（2）长期咳嗽、咯血、咯棕褐色果酱样痰，部分由低热、盗汗，肺部体征少，合并胸腔积液时有相应体征，斯氏狸殖吸虫并尚可见腹部、胸背部等处的游走性皮下结节或包块。

（3）嗜酸性粒细胞明显增多，痰直接涂片或24小时浓缩法找到肺吸虫卵者可确诊。

（4）X线检查：肺部有边缘模糊的圆形或椭圆形浸润阴影，单房、多房性囊状阴影，肺部阴影时隐时现，变化不定，病变以中、下肺野多见，常伴有少量胸腔积液。

（5）吸虫成虫或肿块做活体组织检查，发现嗜酸性肉芽肿，内有虫卵或肺吸虫幼虫者可确诊。

（6）脑脊髓型吸虫病有神经系统症状及体征，应与囊虫病、脑肿瘤鉴别。做脑脊液补体结合试验，阳性者可助诊断。

（7）大便或痰中找到虫卵、摘除的皮下包块中找到虫体或虫卵即可确诊。

七、鉴别诊断

1.肺结核

肺型并殖吸虫病，有发热、咳嗽、咯血，X线胸片示浸润性病灶，易误诊为肺结核。但结核病全身中毒症状较明显，结核菌素试验阳性，胸片可有空洞，痰找抗酸杆菌有助于鉴别，另外还要与支气管扩张、慢性肺脓肿及肺内肿瘤等鉴别。

2.病毒性肝炎、肝脓肿

腹型并殖吸虫病可有发热、肝大，同时伴有腹泻、纳差、恶心等消化道症状，易误诊为病毒性肝炎、肝脓肿。但并殖吸虫病肝区压痛多不明显。ALT大多正常，外周血嗜酸性粒细胞计数显著升高，经驱虫治疗后症状，体征及肝功能迅速显著改变，有助于诊断。

3.脑部寄生虫病、脑肿瘤

脑脊髓型并殖吸虫病可表现为发热、头痛、颈强直及癫痫、瘫痪等症状，易误诊为脑部寄生虫病、脑肿瘤。及时进行血、脑脊液嗜酸性粒细胞的检查和并殖吸虫病血清学免疫学试验,可明确诊断。

八、治疗

1.病原治疗

(1)吡喹酮:是首选药物,疗效高,不良反应轻。常用剂量和疗程为 25mg/kg,每日 3 次,2～3 天为一个疗程。脑型患者可间隔 7 天后再给予一疗程。

(2)三氯苯哒唑:对并殖吸虫有明显杀虫作用,每次 5mg/kg,1 次/d,3 天为一疗程,疗效与吡喹酮相似,但不良反应轻微。

2.对症支持治疗

镇咳、止血。癫痫发作者可用苯妥英钠。

3.手术治疗

对皮下包块可手术摘除。脑脊髓型有压迫症状,如内科治疗无效者,可手术治疗。

九、预防

1.控制传染源

彻底治疗患者和病猫、病犬。

2.切断传播途径

教育当地群众特别是儿童不要吃生的或不熟的溪蟹和蝲蛄,不喝生水。

3.保护易感者

在流行区广泛开展对本病危害的防治知识宣传,加强猫和犬的管理,加强粪便和水源的管理。

第三节　华支睾吸虫病

华支睾吸虫病俗称肝吸虫病,是由华支睾吸虫,又称肝吸虫寄生在人体肝内中小胆管引起的以肝胆病变为主的一种人畜共患寄生虫病。人类主要因生食或食用未经煮熟的含活囊蚴的淡水鱼或虾而致感染。临床症状轻重悬殊,轻者常无明显症状,一般病例主要表现为疲乏,精神不振,纳差,上腹隐痛,腹泻,肝大等,可并发胆管炎、胆囊炎、胆石症,少数严重者甚至发展至肝硬化、胆管癌。

一、病原学

华支睾吸虫按发育过程可分为虫卵、毛蚴、胞蚴、雷蚴、尾蚴、囊蚴幼虫及成虫 8 个阶段。成虫雌雄同体,虫体背腹扁平,形似葵花子仁,褐红色。虫体较薄半透明,前端较细,后端钝圆,虫体大小为(10～25)mm×(3～5)mm×1.0mm,有口、腹吸盘各一个。在虫体后半部有两个前后排列的分支状睾丸,其上方有卵巢和子宫。华支睾吸虫卵为寄生在人体内蠕虫卵中最小的虫卵,为$(27.3\sim35.1)\mu m\times(11.7\sim19.5)\mu m$,虫卵甚小,壳厚呈棕黄色,上端有小盖,下端有一小结节,内有一成熟毛蚴。

华支睾吸虫成虫寄生在人、猫、犬和猪等动物的肝胆管内,吸附于胆管内壁黏膜,以组织液和黏液中的葡萄糖和蛋白质为食,营有性生殖。虫体发育成熟后产卵,虫卵随胆汁进入肠道,与粪便一起排出体外。如流入小河和池塘,被第一中间宿主淡水螺(沼螺、豆螺等)所吞食,虫卵在螺体内孵化为毛蚴,经胞蚴、雷蚴阶段发育成尾蚴。成熟的尾蚴从螺体逸出后,侵入第二中间宿主淡水鱼(如鲩鱼、麦穗鱼等)或淡水虾体内,在其肌肉中发育成为囊蚴。当人或哺乳动物摄取生或未煮熟的含有囊蚴的鱼或虾后,囊蚴外壳被胃酸及胰蛋白酶消化,在十二指肠内幼虫脱囊逸出,经胆总管进入逆行至肝内胆管或穿过肠壁经腹腔进入肝脏,在肝内的中、小胆管内发育为成虫。从感染囊蚴至成虫成熟排卵需1个月左右。成虫寿命可长达20~30年。

二、流行病学

本病几乎遍及世界各地,但主要分布在东南亚各国,尤多见于中国、日本、朝鲜、印度、菲律宾、泰国、越南、老挝、柬埔寨、马来西亚、新加坡和印度尼西亚等国家。我国24个省市和自治区有本病流行,但各地的感染率及感染程度差异很大,以广东、广西、安徽、黑龙江多见,其次为吉林、海南、四川、江苏等,西北地区感染率低。2005年卫生部全国人体重要寄生虫病现状调查,发现食源性寄生虫病以华支睾吸虫感染最为严重,其感染率比1990年第一次全国调查的结果上升了75%,流行区的感染率达2.4%,平均感染率最高的为广东省,高达5.37%。

(一)传染源

主要是已感染华支睾吸虫的人和哺乳动物,如猫、狗、鼠、猪等。人感染华支睾吸虫后,因虫体寿命很长,可长期经粪便排卵。

(二)传播途径

以各种方式摄入生的或未煮熟的含有华支睾吸虫囊蚴的淡水鱼或虾而感染。感染方式因生活习惯、饮食嗜好而有所不同,但多因进食生的或半生食鱼、虾或食用以不能杀死囊蚴的煮调方法(如酒醉、酱油浸等)所制备的鱼肉所致。如广东、广西等地区的居民有吃"鱼生"和"鱼片粥"的习惯;也有由于食用烤、烧、炒、煎食小型鱼类不熟而感染。此外,用切生鱼肉的刀及砧板切熟食,用盛生鱼的器皿盛食,甚至饮用被囊蚴污染的生水也可受感染。

(三)人群易感性

人对本病普遍易感,无年龄、性别、种族差别。各地感染率高低与生活习惯、饮食嗜好密切相关。

三、发病机制与病理解剖特点

华支睾吸虫主要寄生在人肝内中、小胆管。寄生于人体的虫数一般为十余条至数百条。病变因感染轻重和时间长短而异。如感染虫数少,可无明显病理变化。如感染虫数多,由于成虫的机械刺激及其分泌物和代谢产物的作用,胆管上皮细胞脱落,继而呈腺瘤样增生,胆管壁增厚,管腔变窄,加上虫体本身也可堵塞胆管,使胆汁淤积,甚至引起阻塞性黄疸。由于左肝管较平直,幼虫易于入侵,故肝左叶被华支睾吸虫寄生机会较多,病变亦较重。由于胆汁流通不畅,易导致细菌感染,从而引起胆管炎、胆囊炎。虫卵、死亡的虫体、脱落的胆管上皮、炎性渗出物、细菌等可构成结石的核心,形成胆石症。少数慢性严重感染时,胆管周围淋巴细胞浸润和纤维结缔组织增生,周围的肝实质萎缩,增生的纤维组织向肝小叶间延伸,并分割肝小叶而形成肝硬化。偶尔,成虫可寄生于胰管,引起胰腺炎。此外,国内外资料提示华支睾吸虫与胆管上皮癌和肝细胞癌的发生有一定关系。

四、临床表现

本病一般起病缓慢,潜伏期 1～2 个月。临床表现与感染程度及机体反应有关。

轻度感染者常无症状或仅在食后有上腹部饱胀感、食欲缺乏、轻度腹痛及大便稀烂等上消化道症状。患者易疲劳。

中度感染者通常有不同程度的乏力及较明显的消化道症状,如食欲缺乏、上腹饱胀、轻度腹泻、肝区隐痛,肝大,以左叶为明显,可有压痛和叩击痛。部分患者可伴有不同程度的贫血和营养不良等。

严重感染的患者可呈现急性起病。多见于儿童及初次大量感染的患者。潜伏期短,仅10～26 天。急性期主要是过敏反应和消化道不适:突发寒战及高热,体温可达 39℃以上,弛张热多见;消化道症状明显,如食欲缺乏、腹胀、腹泻及黄疸等,肝大伴有压痛,少数出现脾大;部分患者伴有荨麻疹。数周后急性症状消失而进入慢性期。

大部分患者无急性期症状,经过几年逐渐发展,慢慢出现症状。一般以消化系统的症状为主,表现为疲乏、上腹不适、食欲不佳、厌油腻、腹痛、腹泻、肝区隐痛等。常见的体征有肝大,多在左叶,质软,有轻度压痛,少数可有脾大。严重感染者伴有营养不良或慢性神经衰弱症状如头晕、消瘦、水肿和贫血等,极少数在晚期可发展为肝硬化,出现腹壁静脉曲张、脾大、腹水、黄疸等症状与体征。

儿童和青少年感染华支睾吸虫后,临床表现往往较重,除消化道症状外,常有营养不良、贫血、水肿、肝大等营养不良表现更为常见,极少数患者出现生长发育障碍甚至可致侏儒症。

五、并发症

以胆道感染、胆管炎、胆囊炎和胆石症最常见,占感染者的 21% 左右。肝硬化是本病严重的并发症,发生率约 1.4%。此外,可见到继发细菌性肝脓肿、溃疡病、慢性胃炎、慢性结肠炎、胰管炎及胰腺炎、糖尿病、儿童侏儒症等。本病与胆管上皮癌或原发性肝细胞癌的发生密切相关。

六、实验室及其他辅助检查

(一)血象及肝功能检查

可有嗜酸性粒细胞比例和绝对数增多,以急性期增加最显著,一般在 10%～40%,多数慢性患者呈 5％～10％的轻度增加。红细胞沉降率增快。严重感染者和慢性患者可出现不同程度的贫血,血红蛋白和红细胞减少。肝功能可出现异常,表现为血清 ALT 升高,总蛋白和白蛋白减少,白/球蛋白比例倒置。

(二)病原学检查

粪便中检出虫卵可以确定诊断,一般在感染后 1 个月可在粪便中发现华支睾吸虫卵。粪便直接涂片检查,操作简便,但阳性率低。沉淀集卵法、醛醚法或氢氧化钠消化法阳性率高,并可同时进行虫卵计数。虫卵计数有助于了解感染程度及考查治疗效果。应用十二指肠引流进行引流液离心沉淀检查可提高虫卵检出阳性率,进行胆汁引流时,如见活成虫,也可作为确诊的依据。值得注意的是,华支睾吸虫卵与异形类吸虫卵在形态、大小上极为相似,容易造成误诊,故应根据各自形态的特征加以鉴别。

(三)免疫学检查

1.抗原皮内试验

阳性率在 90％左右,但特异性较差,与血吸虫和并殖吸虫有交叉反应,约有 30％的假阳性率和 5％的假阴性率,临床上常作为普查时初筛感染者的手段。

2.ELISA 法

是临床上最常用的血清免疫学试验,检测患者血清中特异性抗体,阳性率为 85.3％～93.9％,可作为大规模的流行病学调查和辅助诊断方法。

(四)影像学检查

B 超、CT、磁共振和经皮肝胆管造影术(PTC)可以显示胆管及周围病变,但影像学改变多属非特异性,不能作为确诊的依据。

七、诊断与鉴别诊断

(一)诊断依据

1.流行病学资料

在流行区内有进食生的或未经煮熟的淡水鱼或虾的历史。

2.临床表现

慢性消化道功能紊乱症状,肝大,常以左叶大较明显,并伴胆管炎、胆囊炎、胆石症等。

3.实验室检查

嗜酸性粒细胞增多,血清中特异性抗体阳性可作为辅助诊断依据。粪便或胆汁中检出华支睾吸虫卵即可确诊。

(二)鉴别诊断

1.急性病毒性肝炎

以急性发病为特点的华支睾吸虫病应与急性病毒性肝炎相鉴别,急性病毒性肝炎发病急骤,多数有乏力、纳差、肝区痛等肝炎的一般症状,全身症状和消化道症状一般较华支睾吸虫病明显,且肝脏呈弥散性肿大伴压痛,并不以左叶肿大为主,肝功能损害较华支睾吸虫病严重。肝炎病毒血清学标志的检测及粪便虫卵检查有助于诊断。

2.慢性肝炎、肝硬化

以慢性过程起病或伴有脾大、腹水、脾功能亢进的病例应与感染性疾病如慢性血吸虫病、乙、丙型病毒性肝炎、非感染性疾病如慢性胆囊炎、酒精性肝硬化、非酒精性脂肪肝、肝豆状核变性等引起的慢性肝炎及肝硬化进行鉴别。慢性肝炎病情较重,病程迁延,通过详细询问病史,进行肝炎病毒血清学标志、血脂、血清铜的检测,辅以影像学检查、肝穿刺组织病理活检及粪便虫卵检查可帮助诊断。

3.原发性肝癌

病情多迅速恶化,肝区疼痛较显著,肝脏进行性肿大,肝脏表面可触及结节和肿块,血甲胎蛋白增高,肝脏 B 超、核素扫描、CT 及 MRI 有助于诊断。

4.慢性胆囊炎

华支睾吸虫病常为肝胆道感染和胆石症的发病基础,B 超、CT、反复的十二指肠胆汁引流有助于诊断。

5.血吸虫病

轻症慢性患者多无自觉症状或有轻度消化不良症状,体查常可发现轻度肝、脾大。肝大更常见,重症者肝下缘可达脐下。重症病例晚期发展为肝硬化,脾大发生率较高,巨脾症较多,食管胃底静脉曲张破裂出血较多见。平均发病年龄较轻,功能损害较轻。粪便检查得到血吸虫虫卵或孵出毛蚴。

6.肝片吸虫病

临床表现和华支睾吸虫病相似,但病情及梗阻性黄疸较严重,常合并胆道出血。粪便或十二指肠引流中找到肝片吸虫卵可确诊。

7.猫后睾吸虫、异形吸虫病及横川后殖吸虫

感染偶可引起人体感染,临床表现与华支睾吸虫病的临床表现相似,粪便检查发现虫卵可确诊。

8.侏儒症

华支睾吸虫病引起的发育停滞者应与其他原因引起的侏儒鉴别。华支睾吸虫病病儿,全身呈均匀性矮小,并伴有程度不等的水肿、肝大、贫血等症状,但智力发育无明显障碍。X 线骨龄检查大都在正常范围。

八、预后

本病的预后主要与感染的虫数、重复感染情况、有无并发症或并发症及治疗情况等有关。一般患者如不再重复感染,经治疗后可完全治愈。重症已发展至肝硬化者,如能避免重复感染,经积极治疗后肝病病情可明显改善,但若有营养不良、病毒性肝炎、肝结核等夹杂症者,预后较差。华支睾吸虫所致的儿童发育不良或侏儒症者,若在青春期前彻底治疗并避免重复感染,生长发育可明显改善。并发胆管炎、胆囊炎、胆管阻塞者,如及时治疗,预后亦良好。合并胆管上皮癌或原发性肝癌,则预后不良。

九、治疗

轻度或中度感染的患者,一旦找到虫卵,应进行驱虫治疗,常用的药物有:

1.病原治疗

吡喹酮是治疗本病的首选药物。治疗剂量以 25mg/kg,3 次/d,连服 2 天(总剂量 150mg/kg),治后 3 个月虫卵阴转率在 90% 以上。药物的不良反应轻而短暂,个别患者可有心动过缓、期前收缩等,治疗前宜做常规心脏检查(包括心电图),心功能不良者慎用或剂量酌减。

阿苯达唑也有较好的驱虫效果,且不良反应较吡喹酮轻。

2.对症和支持治疗

对重症患者应先给予对症及支持疗法,如增加营养、纠正贫血、利尿消肿等,待全身情况好转后,再进行驱虫治疗。

十、预防

在流行区进行人群的普查普治,粪便应行无害化处理,避免水源、鱼塘受粪便污染。宣传有关的卫生知识,加强饮食卫生的管理,不吃未经煮熟的鱼虾是最重要的预防措施。

第四节　丝虫病

丝虫病是由丝虫寄生在淋巴系统、皮下组织、腹腔、胸腔等处所引起寄生虫病。丝虫病的临床表现在急性期为反复发作的淋巴管炎、淋巴结炎和发热;慢性期为淋巴水肿和象皮肿等。

一、流行病学

丝虫病主要流行于非洲、亚洲、美洲和大洋洲的热带和亚热带广大地区。我国曾流行的丝虫病有斑氏丝虫和马来丝虫所引起。曾在我国山东、河南、江苏、上海、浙江、安徽、湖北、湖南、江西、福建、海南、贵州、四川、广东、广西和重庆 16 个省、市、自治区的 864 个县市发生过丝虫病的流行。经过我国政府和广大防疫人员的努力,已基本上消灭了丝虫病。

丝虫病的传染源为血内含微丝蚴的患者,通过蚊子叮咬而传播,传播斑氏丝虫的主要蚊种有淡色库蚊,致倦库蚊和中华按蚊;传播马来丝虫的主要蚊种有中华按蚊、雷氏按蚊。人群普遍易感,感染后获得的免疫力较低,可反复感染。

二、病因病理

(一)病因

丝虫是丝虫病的病因,感染人的丝虫主要有八种,包括斑氏丝虫、马来丝虫、帝汶丝虫、盘尾丝虫、罗阿罗阿丝虫、链尾丝虫常现丝虫和奥氏丝虫,我国丝虫病的病因为斑氏丝虫和马来丝虫。丝虫成虫呈乳白色，细长，表面光滑，雌雄异体，雌虫较大，平均长 86.1mm（斑氏）和 56.1mm（马来），雄虫较短小，平均长 37.6mm（斑氏）和 24.0mm（马来），尾部向腹面弯曲 2～3 圈。雌雄成虫交配后产生微丝蚴。微丝蚴细长，头端钝圆，尾端尖细，外被鞘膜，平均长 260μm（斑氏）和 220μm（马来）。

丝虫的生活史需经两个发育阶段，即成虫在终宿主人体内的发育、繁殖和幼丝虫在中间宿主（传播媒介）蚊体内的发育。

含感染性幼虫蚊叮人吸血时，感染性幼虫自蚊下唇逸出，由蚊叮伤口侵入人体，进入附近的淋巴管，再移行至大淋巴管内，经两次蜕皮发育至成虫。雌雄成虫交配后，雌虫可产出微丝蚴。微丝蚴随淋巴液经胸导管进入血液循环。

蚊刺吸含微丝蚴的人血时，将微丝蚴吸入蚊胃。微丝蚴脱去鞘膜，穿过胃壁，经体腔进入胸肌，蜕皮 2 次，发育为第三期即感染性幼虫。幼丝虫在蚊体内只发育不繁殖。幼虫在蚊体发育所需时间，斑氏丝虫为 10～14 天，马来丝虫约 7.5 天。

（二）发病机制及病理

对丝虫病的发病机制至今尚未完全阐明，丝虫病的发生与发展取决于多种因素，与宿主的机体反应性、感染的虫种、程度和次数以及虫体的发育阶段、寄居部位和成活情况等因素有关。丝虫的感染期幼虫、成虫和微丝蚴以及其代谢产物都具有抗原性，机体可产生对抗丝虫的特异性抗体。人体感染丝虫后，血清中 IgG 和 IgE 水平均有升高。还可能出现皮肤的迟发型变态反应和巨噬细胞移动抑制现象。这些免疫变态反应引起淋巴管内膜肿胀，内皮细胞增生，随之管壁及周围组织发生炎症细胞浸润，以嗜酸性粒细胞为多，导致淋巴管壁增厚，瓣膜功能受损，管内形成淋巴栓等急性淋巴管炎病变。慢性期则主要是丝虫成虫阻塞淋巴流，引起淋巴管扩张，瓣膜关闭不全，淋巴液淤积，出现凹陷性淋巴液肿。淋巴管壁有炎症细胞浸润、以死亡的成虫和微丝蚴为中心，周期浸润大量炎症细胞、巨噬细胞、浆细胞和嗜酸性粒细胞等而形成丝虫性肉芽肿，加之内皮细胞增生、管腔变窄而导致淋巴管闭塞。阻塞部位远端的淋巴管内压力增高，形成淋巴管曲张甚至破裂，淋巴液流入周围组织。由于阻塞部位不同，可发生进行性象皮肿、睾丸鞘膜积液、乳糜尿等表现。

三、临床表现

潜伏期 4 个月至 18 个月，临床表现轻重不一。在流行区可有 50%～75% 的无症状感染者，有症状者可表现为急性期和慢性期的临床特征。

（一）急性炎症期

1.急性淋巴结炎和淋巴管炎

有反复发作的特点。主要为四肢，特别是下肢，有发热，伴畏寒、头痛、肌肉关节疼痛。受累肢体皮肤可出现自上而下的离心性红线。病变的淋巴结可有红、肿、热、痛的表现。

2.丹毒样皮炎

常继发于淋巴结炎和淋巴管炎，也可单独发生。多在肢体皮肤出现片状红肿伴发热。

3.丝虫热

畏寒发热为主要症状，发热时体温可高达 40℃，伴畏寒，但也可呈低热，热程一般 2～

3天,或1周左右。丝虫热症状可反复发生。

4.精索炎、附睾炎和睾丸炎

见于斑氏丝虫感染,表现主要以发热和局部的肿痛。如阴囊内和大腿内侧的疼痛,睾丸和精索结节性肿块。

5.肺嗜酸性细胞浸润症

主要表现有畏寒、发热、咳嗽、哮喘等。痰中可见嗜酸性粒细胞和夏科-莱登晶体。外周血白细胞总数和嗜酸性粒细胞明显增加。

(二)慢性期

由于淋巴系统阻塞所致。

1.淋巴液肿和象皮肿

斑氏丝虫病淋巴液肿和象皮肿常见于四肢和阴囊,下肢大腿、小腿和足部均可波及,尚可发生于阴茎、阴唇、阴蒂和乳房等部位。马来丝虫病则多局限于下肢膝以下。淋巴液肿局部皮肤紧张,按之凹陷,有坚实感。含蛋白量较高的淋巴液长期潴留于组织内可刺激纤维组织增生而形成象皮肿。象皮肿患部呈肿大畸形,皮肤粗厚,肤色深暗,甚至出现苔藓样变、棘刺和疣状增生,继发感染则形成难愈的溃疡。

2.鞘膜积液、乳糜尿、乳糜腹水

为斑氏丝虫病常见体征。

鞘膜积液多局限于一侧,亦可双侧。阴囊增大,不对称,皮肤紧张、光滑,阴茎内缩。肿物卵圆形,囊样,无压痛,睾丸不易触及。

乳糜尿的尿液呈乳白色,如混有血液,则呈粉红色。乳糜尿常间歇发生,间歇期短仅数日,长至数年,或长期持续不愈。

乳糜腹水呈乳白色,为淋巴液流入腹腔所致,可有腹膜炎症状。

3.淋巴结及淋巴管曲张

淋巴结曲张是指向心淋巴管及淋巴窦扩张,常见于腹股沟和股部。一侧或双侧,触诊时如一海绵包内有硬结的感觉。淋巴管曲张常见于精索、阴囊和大腿内侧。上肢偶见。

此外,丝虫还可引起女性乳房的丝虫结节。偶可引起眼部丝虫病,脾、胸、背、颈、臂等部位的丝虫性肉芽肿,丝虫性心包炎、乳糜胸腔积液、乳糜血痰,以及骨髓内微丝蚴症等。

四、辅助检查

(一)白细胞计数与分类

丝虫病患者有白细胞总数和嗜酸性粒细胞增加,通常以早期明显,嗜酸性细胞分类计数占20%以上。

(二)病原学检查

1.外周血找微丝蚴

可采用鲜血法,厚血膜法,浓集法,微孔膜过滤法等对血样进行处理,在显微镜下找微丝蚴。通常在晚9时至翌晨2时采血检查阳性率高。白天采血检查也可发现微丝蚴,采用乙胺嗪诱导法可提高白天采血的微丝蚴检出率。

2.淋巴液、鞘膜积液、乳糜尿内微丝蚴的检查

淋巴液、鞘膜积液(或其他抽出液):直接涂片或用生理盐水稀释10倍离心后检查沉渣。液体蛋白含量高而呈胶状易凝者,加抗凝剂后检查。乳糜尿或乳糜积液的微丝蚴的检查,可加乙醚使乳糜中脂肪充分溶解,弃去上层脂肪,加水稀释10倍后离心检查。

3.活体组织检查

可取淋巴管、淋巴结或其他病变组织通过病理检查找组织中的成虫或成虫的断面,也可取浆膜腔液,离心后取沉淀抹片后染色找成虫。

(三)血清免疫学检查

(1)间接荧光抗体试验(IFAT)和酶联免疫吸附试验(ELISA)查患者血中的丝虫特异性抗体。检测的特异性和敏感性均在90%左右。抗体检测不能区分既往感染和活动感染,只能用于流行病学调查。

(2)皮内试验:用丝虫抗原注射受试者前臂的皮内,15分钟后观察局部的红肿反应。阳性与血中带微丝蚴阳性的符合率为86.2%~94.1%。但与血吸虫可发生交叉反应。故本方法有筛查和辅助诊断价值。

(3)检测循环抗原:可采用免疫色谱技术、单克隆抗体酶联免疫吸附试验或斑点酶联免疫吸附试验检测血中丝虫抗原敏感性和特异性均在94%以上,可用于丝虫活动性感染的诊断和疗效的评价。

五、诊断及鉴别诊断

根据流行病学,临床特征和实验室检查结果进行诊断。其诊断标准如下:

1.微丝蚴血症

凡在流行季节流行区居住史,并夜间采血检查微丝蚴阳性者。

2.急性丝虫病

(1)疑似病例:有流行季节流行区居住史,并有急性丝虫病临床表现者,如反复发作的非细菌感染性肢体(或阴囊、女性乳房)淋巴结炎/淋巴管炎(或精索炎、睾丸炎、附睾炎),局部疼痛、触痛、肿胀、温热感,或有丹毒样皮炎,症状持续超过3天,伴有发热、头痛、不适等全身症状。

(2)确诊病例:符合疑似病例诊断标准,并在实验室检查发现夜间采血检查微丝蚴阳性或间接荧光抗体试验或酶联免疫吸附试验检测抗体阳性者。

3.慢性丝虫病

(1)疑似病例:有较长期流行区居住史,并有慢性丝虫病临床表现者,如不对称性肢体淋巴水肿、象皮肿、鞘膜积液、乳糜尿以及阴囊或女性乳房肿大(马来丝虫病慢性体征局限于肢体淋巴水肿、象皮肿,且肿胀处限于膝、肘关节远端)。或兼有急性丝虫病的表现。

(2)确诊病例:符合疑似病例,并且下述实验室检查有一项阳性者。

①在尿、淋巴液、鞘膜积液(或其他抽出液)内查见微丝蚴,在淋巴管、淋巴结内查见成虫,或在病理组织切片查见丝虫断面。

②夜间采血检查微丝蚴阳性。

③间接荧光抗体试验或酶联免疫吸附试验检测抗体阳性。

六、治疗

（一）病原治疗

1.乙胺嗪（海群生）

首选药物，能杀灭微丝蚴及成虫，反复治疗才能治愈丝虫病。有严重心肝肾疾病、活动性肺结核、急性传染病者、妊娠期应暂缓治疗。短程疗法为夜间顿服 1.0～1.5g；或晚 6 时服 1.0g，次晨再服 0.5g，适用于马来丝虫病的大规模治疗，严重感染者疗效差。中程疗法为每日 0.6g，分 2～3 次口服，连服 7 日，适用于重度感染者及班氏丝虫病。间歇疗法为 0.5g，每周 1 次，连服 7 周，阴转率高，疗效可靠，不良反应小。

2.左旋咪唑

对微丝蚴有较好疗效，每日 4～5mg/kg，分 2 次口服，共服 5 日。与乙胺嗪合用可加强疗效。

3.呋喃嘧酮

可杀灭成虫与微丝蚴的新药，每日 20mg/kg，分 2～3 次口服，连服 7 日。

（二）对症治疗

淋巴管炎及淋巴结炎可口服强的松，有细菌感染应用抗生素。鞘膜积液可注射硬化剂或行睾丸鞘膜翻转术。乳糜尿发作时应卧床休息，多饮水，低脂肪饮食；反复发作者可用 20％碘化钠或 1％～2％硝酸银作肾盂内冲洗，每次用量 6～10mL；顽固性乳糜尿可手术治疗。象皮肿可采用理疗、绑扎治疗，巨大阴囊、乳房象皮肿可行整形术。

七、预防

流行地区普查普治，全民服用乙胺嗪。消灭蚊虫滋生地，防蚊灭蚊。

第五节　肠绦虫病

肠绦虫病是各种绦虫成虫寄生于人体小肠所引起的一类肠道寄生虫病。常见的有猪带绦虫病和牛带绦虫病。系因进食含有活囊蚴的猪肉或牛肉而感染。

绦虫的外形呈扁平带状，由许多节片构成，成为链体。虫体前细后宽，可分为头节、颈部与链体 3 部分。头节为吸附器官，上有吸盘、沟槽及突盘等附着器以及分泌腺、神经节、感觉末梢和排泄管。吸盘的数量与形态、吸盘间有无顶突与小钩常作为区分虫种的依据。颈部位于头节与链体之间，短而细，不分节。颈部内有生发细胞，为虫体生发部分，由此不断向后芽生，形成节片组成链体。链体由前后相连的节片构成，分为未成熟节片、成熟节片与妊娠节片 3 种，未成熟节片位于虫体前端，其中生殖器官逐节成熟之中，越向后则越成熟；成熟节片位于虫体中段,生殖器官已发育成熟;妊娠节片则位于虫体后段,其中的子宫充满虫卵。子宫分支数量及形状亦是绦虫分类的重要依据之一。虫卵可通过子宫孔排出并与从链体脱落的妊娠节片一起随宿主粪便排出体外。

绦虫均寄生在宿主小肠上部,生活史均需中间宿主。圆叶目绦虫的受精卵在终宿主体内时便已含有发育成熟的六钩蚴。卵中成熟的六钩蚴被中间宿主吞食后在其消化道内孵出并在中间宿主体内发育,此阶段称为中绦期,各种绦虫中绦期的形态结构各不相同,肠绦虫的类型为囊尾蚴(牛带绦虫和猪带绦虫)或似囊尾蚴(短膜壳绦虫和长膜壳绦虫)。囊尾蚴和似囊尾蚴均对终宿主有传染性,当含囊尾蚴或似囊尾蚴的中间宿主组织被终宿主吞食后,其头节即从囊内外伸并吸附在肠壁上,发育为成虫。

古代将牛带绦虫和猪带绦虫统称为"寸白虫"或《白虫》。对于绦虫感染方式,宋代即有"若多食牛肉则生寸白"的记载。在驱虫药物方面,《神农本草经》中就有3种草药可驱"白虫";唐代"千金方"已记载驱"白虫"药方11种;公元752年《外台秘要》更收录了可治"寸白虫"药方24种,其中槟榔、雷丸、石榴根等至今仍在应用并证明确有疗效。

肠绦虫病在国内分布广泛,除在贵州、云南、四川、西藏、广西、内蒙古、山西等省区有地方性流行外,各地都有散发病例存在。我国台湾省新竹县和兰屿岛的山区居民也有地方性流行。肠绦虫病在少数民族地区感染率较高,主要与吃生肉的饮食习惯有关。通过群防群治,卫生宣传教育,戒除吃生肉饮食习惯及应用有效药物(如阿苯达唑、吡喹酮等)驱虫等综合措施后,我国绦虫病感染率已显著下降。

一、牛带绦虫病

牛带绦虫病是由牛带绦虫成虫寄生人体小肠引起的一种肠绦虫病,又称牛肉绦虫病、肥胖带绦虫病。其囊尾蚴由 Wepfer 于 1675 年首次发现,1861 年 Leuckart 将妊娠节片感染牛获得囊尾蚴,1869 年 Oliver 将牛囊尾蚴感染人,从而完成了整个生活史。

(一)病原学

牛带绦虫又名牛肉绦虫、肥胖带绦虫、无钩绦虫。成虫乳白色,长 4～8m,最长可达 25m。虫体前端较细逐渐向后变宽变扁。头节略成方形,直径 1.5～2.0mm,无顶突及小钩,顶端略凹入,常因含色素而呈灰色,有 4 个杯形的吸盘,直径 0.7～0.8mm,位于头节的四角。颈部细长,约为头节长度数倍。链体由 1000 余个节片组成,每一节片均有雌雄生殖器官各一套。妊娠节片约占节片总数 10%,其子宫分支数为 15～30 个,呈分支状分布于节片两侧,排列整齐,内含大量虫卵。妊娠节片可自动从链体脱落,常单节或数节相连随粪便排出,亦可主动从肛门逸出。由于其伸缩蠕动可将虫卵散播在粪便中以及肛门周围甚至衣裤上。逸出的节片常遗留在衣裤或被褥表面而被患者发现。

每一妊娠节片约含虫卵 8 万个,一条牛带绦虫一天可排卵约 72 万个,其中约 50% 在排出时已成熟,约 40% 须在宿主体外经过 2 周后方才发育成熟。粪检发现的虫卵一般卵壳已经脱落,仅为胚膜包被的六钩蚴。圆形或近圆形,直径 36～42μm,黄褐色。胚膜 3～3.8μm,表面有六角的网状纹理。胚膜内侧为幼胚外膜,薄而透明,紧包六钩蚴。牛带绦虫虫卵对外界环境免疫力较强,在−4℃可存活168天,在粪便中亦可存活数十天,通常处理污水的方法也不能完全杀死虫卵。

牛带绦虫以人为其唯一终宿主;中间宿主则有牛科动物、野山羊、野猪、驯鹿、美洲驼、角马、狐、绵羊等。牛带绦虫寄生在人体小肠上部,其虫卵与妊娠节片随粪便排出。牛等动物中间宿主吞食被污染的饲料后,六钩蚴在十二指肠内孵出并借其小钩及穿刺腺溶解黏膜而钻入肠壁,随血流到达身体各部肌肉内,尤其多见于头部咀嚼肌、舌肌、心肌及其他骨骼肌内,经过2~3个月发育为有感染性的囊尾蚴。成熟的牛囊尾蚴呈卵圆形,乳白色半透明囊状,(7~10)mm×(4~6)mm,囊内充满液体,隔囊壁肉眼可见白色小点状头节。当人吞食有感染力的囊尾蚴后,在小肠受胆汁刺激,头节翻出并固着在肠黏膜上,长出节片形成链体,约经3个月发育为成虫。成虫在人体内寿命很长,达30~60年以上。囊尾蚴在牛肉内也可存活3年左右。

人是牛带绦虫的终宿主,但不能成为其中间宿主。牛带绦虫卵如被人吞食后一般认为不能发育与产生牛囊尾蚴病(牛囊虫病),故与猪带绦虫既以人为终宿主(猪肉绦虫病),也可以成为其中间宿主(猪囊虫病)有所不同。

(二)流行病学

牛带绦虫病呈世界性分布,在以吃牛肉,尤其有生食牛肉习惯的地区或民族中可造成流行,一般地区则多为散发病例。

牛带绦虫病在我国分布亦相当广泛,绝大多数省、市、自治区均有人体牛带绦虫病报告,大多数为散发病例,感染率甚低,0.1%~1%。但本病在云南西北部、四川甘孜、贵州东南、西藏昌都、广西大苗山、内蒙古、新疆喀什等兄弟民族地区呈地方性流行,感染率较高,可达5%~70%。

1.传染源

感染牛带绦虫的人是该病的传染源。从粪便中排出虫卵,使牛感染而患牛囊尾蚴病。牛为食草动物,不吞食虫体,仅因吞食污染饲料中虫卵而被感染,故感染多较轻。但如一次吞食节片腐烂后污染饲料的大量虫卵,也可发生严重感染。牛囊尾蚴感染与牛的饲养放牧方式有关。人为牛带绦虫的唯一终末宿主,故流行区人的排便习惯以及粪便污染牛棚、牧场、饲料、水源都可能造成牛囊尾蚴感染。人粪便未经恰当处理施用也可造成环境污染而造成牛的感染。

2.传播途径

人主要是进食生的或未煮熟的含牛囊尾蚴的牛肉感染牛带绦虫。饮食习惯是决定牛带绦虫病感染率最主要因素。回族因宗教信仰不吃猪肉,食用牛肉机会较多,故牛带绦虫病较多。如天津曾报告所见患者中,85%为回族。此外,藏族、苗族、侗族居民有生食牛肉习惯,牛带绦虫病也较常见。

3.易感人群

任何年龄均可患牛带绦虫病。感染牛带绦虫后,人体可产生带虫免疫,不能消除感染,但对再感染有一定的免疫力。最低年龄为10个月,最高年龄为86岁,但以21~40岁青壮年最多,一般男性多于女性。牛带绦虫患者一般为单虫感染,但在流行区多虫感染亦不少见,我国流行区多虫感染大多在50%左右,也有报告高达95.2%者,但非流行区多虫感染仅占17%左右。国内报告虫体最多达30条。人感染牛带绦虫与当地牛的囊尾蚴感染率与感染度有密切关系。

（三）发病机制和病理

牛带绦虫寄生在小肠内,可自空肠下至回肠,吸附在小肠黏膜上,很少产生病理变化。但当寄生虫数较多时,绦虫头节吸盘可压迫并损伤肠黏膜,局部有轻度亚急性炎症反应。当脱落的节片沿着肠壁活动,遇回盲瓣阻挡时,活动增强,引起痉挛而产生腹痛等症状。也可因虫体结团造成部分性肠梗阻。

动物实验证明,牛带绦虫的浸出液可使宿主肠道活动和分泌功能失调,胃液分泌减少,酸度降低。动物可出现腹泻、脓血便、痉挛及呼吸循环障碍。大量注射浸出液可使动物死亡。因此,虫体代谢产物可能对宿主有一定毒性作用。

牛带绦虫无消化器官,但其体节皮层表面有许多微绒毛,具有吸收宿主营养成分的功能。当虫体大量吸取宿主肠道内营养成分,可造成患者饥饿感、贫血及维生素缺乏。由于虫体代谢物作用,患者可有嗜酸性粒细胞增高、荨麻疹、瘙痒和哮喘等变态反应表现。

牛带绦虫感染后,患者血清可出现特异性抗体。动物实验表明,牛带绦虫抗原免疫的小牛可产生对攻击感染的免疫力;抗原免疫母牛产生的初乳也可使哺乳小牛对牛带绦虫具有高度免疫力。

（四）临床表现

潜伏期为从吞食牛囊尾蚴至粪便中出现虫体节片或虫卵,约需 3 个月。症状轻重程度与体内寄生虫数有关。轻者可毫无症状,重者症状明显甚至可因并发症而死亡。

粪便中发现白色节片为最常见的症状并常成为患者就诊时主诉。妊娠节片多于大便时同粪便排出体外,而且常自动地单个或 2～3 个节片相连从肛门爬出,在肛门周围做短时间蠕动,并滑落到会阴或大腿部,患者感到肛门瘙痒不适。几乎 100％患者有此症状。

胃肠道症状中以腹痛最为常见,见于约半数病例。腹痛可在上腹部、脐周或无固定位置,可为钝痛、隐痛、刺痛、咬痛或烧灼感,少数患者可有肠绞痛。此外还可有恶心(15.7％～46％)、呕吐(11％)、腹泻(10％～50％)等。食欲减退或亢进都较常见。头晕、神经过敏、失眠、癫痫样发作与晕厥等神经症状以及过敏性瘙痒症、荨麻疹、结节性痒症也在少数患者中出现。

牛带绦虫病重要的并发症有肠梗阻与急性阑尾炎,多因链体或节片阻塞所致。

（五）实验室检查

1.血象

血象变化甚少,一般无贫血。嗜酸性粒细胞可轻度增多,且多出现于病程早期。

2.虫卵检查

大多数患者粪便中可找到虫卵,但由于牛带绦虫无子宫孔,虫卵不能直接排入肠道,仅在妊娠节片伸缩蠕动或破裂而将虫卵播散到粪便中,故并非每一例患者均可查获虫卵。虫卵检查可采用直接涂片或厚涂片法、沉淀法和漂浮浓集法等,其中 Hein 厚涂片法 3 次检出率可达97％。用棉花拭子法做肛门涂片检查,可检获虫卵。方法简便,阳性率与沉淀法大致相等,可用于普查。粪便或拭子涂片检查发现的绦虫卵,不能鉴别其虫种,因为牛带绦虫与猪带绦虫卵极相似,二者难以区别。

3.妊娠节片检查

牛带绦虫妊娠节片常从链体脱落,随呕吐物或粪便排出体外,故详细询问是否有呕吐或粪便中带节片常是简单而准确的诊断方法。观察妊娠节片子宫分支数目与形状可用于鉴定肠绦虫种类。将混在粪便中的节片挑出并用清水洗净,夹于两载玻片之间,对着光线肉眼即可分辨子宫分支数目与形状。牛带绦虫妊娠节片子宫分支数为15～30个,呈对分支状,猪带绦虫妊娠节片子宫分支为7～13个,呈树枝状。

4.头节检查

驱虫治疗后24小时,留取全部粪便检查头节可帮助考核疗效和鉴别虫种。可将粪便置一大容器中用清水反复漂洗直至粪液澄清,将沉渣转到玻璃容器中衬以黑色背景,仔细查找头节。如遇虫体纠结应小心解开并顺链体向细端寻找。牛带绦虫的头节呈近四方形,较大而无顶突与小钩,猪带绦虫头节呈圆形,较小且具顶突,其上有二排小钩。头节被驱出表明治疗彻底。如有多虫感染可能时应注意链体条数与头节数是否一致。

5.免疫学检查

用虫体匀浆或虫体蛋白质做抗原进行皮内试验、环状沉淀试验、补体结合试验或乳胶凝集试验可检测体内抗体,阳性符合率为73.7%～99.2%。用酶联免疫吸附试验也可检测宿主粪便中特异性抗原,灵敏性可达100%,且具有高度特异性,与蛔虫、微小膜壳绦虫、钩虫和鞭虫无交叉反应。

6.分子生物学检查

DNA-DNA斑点印渍法可用于检测牛带绦虫卵。近年有用聚合酶链反应(PCR)扩增粪便中虫卵或虫体脱落的外被体表物质的微量种特异性DNA序列,以检测人体内牛带绦虫或猪带绦虫成虫,特异性与灵敏性均很高。

(六)诊断

1.流行病学资料

应询问患者民族、宗教信仰,有无生食或半生食牛肉习惯,尤其来自少数民族地区者,可供参考。

2.呕吐或粪便排节片史

呕出或粪便排出节片几乎即可做出诊断,但青年女性患者由于羞怯心理常隐瞒病史。从妊娠节片压片观察子宫分支数目与形态为主要诊断方法之一。

3.粪便与肛门拭子涂片

查到绦虫卵。

4.免疫学与分子生物学检查

亦可协助诊断。

(七)治疗

目前治疗牛带绦虫病的药物较多,而且疗效显著,经驱虫治疗后大多可以痊愈,预后良好。下列药物可供选择。

1.吡喹酮

对牛带绦虫与猪带绦虫均有良好杀虫作用,为目前首选药物。其杀虫机制主要是损伤破坏虫体皮层表面细胞,使虫体表膜对钙离子通透性增高,引起虫体肌肉麻痹与痉挛,颈部表皮损伤,进而破溃死亡。吡喹酮剂量一般空腹一次口服($10～20mg/kg$)即可。有人认为2.5～

5mg/kg 也可获满意疗效。患者驱虫服药前晚宜禁食,次日晨空腹服药并多饮水或服缓泻药,可使麻痹或破坏的虫体迅速从体内排出。吡喹酮不良反应与注意事项可参见血吸虫病。

2.阿苯达唑

本药驱虫效果较好,成人剂量为 800mg/d,连服 3 天,不良反应轻微。

3.甲苯达唑

能抑制牛带绦虫摄取葡萄糖,导致能量不足虫体麻痹。剂量成人和儿童均为 300mg/次,每日 2 次,连服 3 天。甲苯达唑可完整驱出虫体,多数可找到头节,疗效几近 100%。

4.氯硝柳胺(灭绦灵)

能抑制绦虫线粒体的氧化磷酸化作用。口服后不易吸收,肠道中局部药物浓度较高,虫体头节在肠内被消化溶解。剂量成人清晨空腹一次口服 2g,儿童 1g,嚼碎后用小量开水送服。一般不需服泻药。早孕妇女禁忌。

5.南瓜子与槟榔合并治疗

单独使用南瓜子或槟榔驱虫效果均差,而合并使用治疗牛带绦虫病证明二者有协同作用,治愈率达 92.1%～100%,平均为 95.2%。体外试验证明,南瓜子与槟榔对牛带绦虫均有瘫痪作用,但其作用部位不同。南瓜子主要作用于绦虫的中段与后段,使成熟节片变薄、变宽。槟榔则主要作用于绦虫的头节与未成熟节片,即虫体的前段。先服南瓜子使虫体中、后段瘫痪变软,继服槟榔煎剂可使头节失去吸附力,再服硫酸镁促进肠壁蠕动,从而加速已瘫痪成虫排出。具体方案为:

(1)南瓜子仁:取带皮南瓜子 75～120g,炒熟后去壳,得南瓜子仁并研成细末。成人口服南瓜子粉 80g 直接服用;或加少量水煮后再服亦可。儿童酌减。

(2)槟榔:可用切好的槟榔片,剂量 10 岁以下小儿用 30g,妇女与体弱成年男子 50～60g,体格健壮者 80g。将槟榔置 500mL 水中煎煮至 200mL 左右。

早晨先空腹服南瓜子仁粉,过 2 小时后服槟榔煎剂,再过 1/2 小时服 50%硫酸镁 60mL。虫体在服药后最快 15 分钟,最慢 8 小时即可排出,在 1～5 小时排出者约占 73.9%。

本疗法优点是南瓜子和槟榔易于获得,价格低廉,方法简便,不良反应少,疗效很好,无需住院治疗,尤其适合于我国农村普治驱虫时采用。

(八)预防

大力开展卫生宣教,不吃生肉,坚持生熟刀具分开。严格执行肉类检疫,禁止带囊尾蚴的牛肉上市。冷藏牛肉应在−22～−23℃保持 10 天才能保证杀死肉中的囊尾蚴。加强人粪管理,防止人粪污染牧场、饲料及水源。在流行区普查普治患者。经过上述综合措施,牛肉绦虫病将得到控制。

二、猪带绦虫病

猪带绦虫病是由猪带绦虫成虫寄生在人体小肠所引起的一种肠绦虫病,又称猪肉绦虫病、链状带绦虫病。其形态和生活史与牛带绦虫有许多相似之处,但也有一些重要区别。其中,人在猪带绦虫生活史中既是终宿主也是中间宿主。猪带绦虫成虫寄生在人肠道为肠猪带绦虫病,其幼虫寄生在人皮下组织、肌肉、脑等组织器官内则为猪囊尾蚴病（囊虫病）。囊虫病是人重要寄生虫病之一。

（一）病原学

猪带绦虫又称猪肉绦虫、链状带绦虫、有钩绦虫,是我国主要的人体寄生绦虫。成虫较牛带绦虫小,薄而透明,体长 3～5m。头节近圆球状,不含色素,0.6～1mm。头节除有 4 个吸盘外,顶端具顶突,其上有 25～50 个小钩,排成内外 2 圈。颈部纤细。链体节片数较少,约数百个。成熟节片近方形。妊娠节片窄长,子宫分支数较少,7～13 个,呈多分支树枝形状分布。虫卵与牛带绦虫卵难以区别。

猪带绦虫成虫寄生在人小肠内,其妊娠节片从链体脱落,随粪便排出体外。当中间宿主猪吞食粪便中妊娠节片后,虫卵在其十二指肠内受消化液作用破裂,六钩蚴逸出并循肠壁血流或淋巴到达宿主体内各部位。虫体逐渐生长,中间细胞溶解形成空腔并充满液体,约经 10 周发育为成熟囊尾蚴。猪体内的囊尾蚴以肌肉最多,其中以股内侧肌为最多。成熟囊尾蚴呈椭圆形,约 20mm×11mm,乳白色半透明。人误食生的或半生的带囊尾蚴的病猪肉后,在胃内囊尾蚴囊壁被消化,在十二指肠内囊尾蚴头节外翻,固着于小肠壁发育为成虫,2～3 个月粪便中即可发现虫卵。成虫在人体内可存活 25 年左右。

人有时也可因食入被虫卵污染的食物或在驱虫时节片反流到咽部而被吞下造成摄入虫卵。虫卵在人体内亦可发育为囊尾蚴而罹患猪囊尾蚴病,当囊尾蚴寄生在人重要脏器如脑、眼等处则可危及生命或造成严重损害。

（二）流行病学

猪带绦虫病在我国广泛分布,各地均有散发病例,在东北与华东较牛带绦虫病多见,其比例为 8∶1 与 7.1∶1,感染率由不足 1% 到 15.2%。在云南、河南、黑龙江、吉林、广西等省、自治区均有地方性流行。

1.传染源

感染猪带绦虫成虫的人是本病的传染源。在目前我国农村猪仍以分散饲养为主,猪常在圈外活动觅食,故误吞入人粪中猪带绦虫节片或虫卵机会较多。特别在经济落后或边远地区缺乏厕所,人在野外随地大便或以猪圈为厕所,故猪患囊虫病感染率甚高。在这些地区,人患猪带绦虫病亦相应较多。

2.传播途径

人因食用生的或半生的含猪囊尾蚴的猪肉而被感染。在烹炒时未煮熟透,或尝生的肉馅或吃生肉片火锅,或生熟刀具不分等都可食入活囊尾蚴。

3.易感人群

人对猪带绦虫普遍易感,感染猪带绦虫后人体可产生带虫免疫,对宿主再次感染有保护作用。国内患者年龄最小者仅 6 个月,最长者 85 岁,一般以青壮年居多,男性多于女性。

（三）发病机制和病理

猪带绦虫成虫致病情况与牛带绦虫相似,但由于猪带绦虫头节具有小钩,对肠黏膜损伤较重,甚至可穿透肠壁引起腹膜炎。成虫也可移行到肠外造成异位寄生。但人体如患猪囊虫病则常有显著病理改变与免疫反应。

(四)临床表现

猪带绦虫病的症状与牛肉绦虫病相似,一般无明显症状。人肠内寄生虫数一般为 1 条,偶亦可有 2 条或以上,国内报告最多为 19 条。临床症状可有腹痛、恶心、消化不良、腹泻、体重减轻,虫数多时偶可发生肠梗阻。与牛带绦虫病相似,患者多以粪便中发现节片而就诊。

猪带绦虫病的重要性在于患者肠道内成虫有导致囊虫病自体感染的危险。猪肉绦虫患者在肠道逆蠕动或驱虫时,脱落的妊娠节片均有反流入胃的可能,经消化孵出六钩蚴而造成自体感染囊虫病。此种途径比因卫生习惯不良或虫卵污染食物而吞入虫卵更为重要。国外报告囊虫病 450 例中,21.6% 有肠绦虫病史,国内则为 28.6%～67.3%;而猪带绦虫患者有 2.3%～25% 同时并发囊虫病,且感染期愈长,自体感染危险性愈大。特别在皮下型和癫痫型囊虫患者,有肠绦虫病史者各占 48.1% 和 48.6%。因此,对猪带绦虫患者不能因症状不明显而忽视早期彻底治疗。

(五)实验室检查

与牛带绦虫病相同。血象中有时可见嗜酸性粒细胞轻度增高。粪便或肛门拭子检查虫卵阳性率不高且无法区别虫种。从粪便中排出的妊娠节片内的子宫分支形状和数目有助于与牛带绦虫鉴别。酶联免疫吸附试验可检出患者粪中抗原成分;聚合酶链反应(PCR)可扩增粪便中虫卵或虫体的种特异性 DNA,以检测人体内猪带绦虫成虫,亦可帮助诊断。

(六)诊断

大便中有排出绦虫节片史,尤其伴有囊虫皮下结节或有癫痫样发作者均应考虑猪带绦虫病。病史与实验室检查结合可使绝大多数患者诊断明确。因为猪带绦虫病可并发危险的囊虫病,故应与牛带绦虫病认真鉴别。二者节片鉴别要点为:①头节:猪带绦虫较小,圆球形,有顶突及小钩;牛带绦虫较大,近四方形,无顶突及小钩。②成熟节片:猪带绦虫卵巢分 3 叶;牛带绦虫分 2 叶。③妊娠节片:猪带绦虫子宫分支每侧有 7～13 个呈树枝状;牛带绦虫为 15～30 个呈对分支状。

(七)治疗

猪带绦虫病有并发囊虫病的危险,故患者需注意隔离并及早彻底治疗。此外注意个人卫生,便后饭前洗手,以防止自体感染。

驱虫治疗方法与牛肉绦虫病基本相同,且效果较好。吡喹酮 5mg/kg 治疗猪带绦虫病即可获 95% 以上有效率。近年研究发现,吡喹酮治疗猪带绦虫病时,有激发患者并发猪囊虫病出现症状的现象,如癫痫发作、剧烈头痛等。在流行区大规模治疗时,可能有少数猪带绦虫患者并发有脑囊虫病,使用吡喹酮驱绦同时可引起脑囊虫退变死亡破裂,刺激脑组织水肿与炎性反应,导致危险的脑水肿甚至脑疝形成。故在以吡喹酮治疗个别确无囊虫病并发的猪肉绦虫患者时可采用 5～10mg/kg 疗法,但在神经系统猪囊虫病高度流行区,特别在现场大规模治疗时,以采用 2.5mg/kg 小剂量疗法为宜,既可保持驱绦虫的高效,又可避免发生严重不良反应。

驱治猪带绦虫病应防止恶心呕吐,以免妊娠节片反流入胃或十二指肠造成虫卵自体感染导致囊虫病。驱虫前可先服小剂量氯丙嗪 12.5mg,服驱虫药后 2 小时应服泻药 50% 硫酸镁 60mL。并发脑囊虫病的猪肉绦虫患者,驱虫治疗应住院,在严密观察下进行。

（八）预防

1.普查普治

人为猪带绦虫唯一有流行病学意义的终宿主,故彻底治疗患者是控制传染源的有效措施,不仅可使患者得以治愈,而且可减少猪囊虫病发病率。近年国内东北地区推行的"驱绦灭囊"工作已取得很大成绩,猪带绦虫病和猪囊虫病发病率明显下降。

2.加强卫生宣教

教育群众改变不良的生食、半生食猪肉的饮食习惯,严格执行生熟炊具分开,注意个人卫生。加强饮食摊点的卫生检疫,患猪带绦虫病者不得从事饮食行业工作。

3.严格肉类检疫

屠杀生猪必须经国家指定卫生部门检疫后方可进入市场,严禁"米猪肉"上市买卖。猪毛经 NaOH 或 $FeCl_3$ 显色液处理后,其毛根部毛鞘的颜色可由健康猪的白色变为病猪的褐色或棕色,准确率可达81.2%～100%,可推广应用。屠宰后如将猪肉在-12～$-13℃$下冷藏12小时,其中囊尾蚴可完全杀死。

4.改变养猪方法

提倡圈养,不让有接触人粪而感染的机会。国内曾试用猪全囊虫匀浆（Q_{83}抗原）配以弗氏佐剂给猪进行免疫接种,3年总保护率为91.39%;用 Q_{83} 抗原弗氏佐剂一次接种 3mL 可达到100%保护率,安全保护期可达7～8个月。

三、短膜壳绦虫病

短膜壳绦虫病又称微小膜壳绦虫病,其病原体为膜壳科、膜壳属的微小膜壳绦虫。该虫最初于1845年由 Dujardin 在啮齿动物中发现,1851年由 Bilharz 发现人体感染报告,直至1928—1932年才证实该虫的中间宿主（鼠蚤和面粉甲虫）。其生活史既可以在同一宿主体内完成,也可以经过中间宿主完成。该虫是人兽共患的寄生虫,成虫寄生于鼠类和人的小肠引起短膜壳绦虫病。本病呈世界性分布。

（一）病原学

微小膜壳绦虫又称短膜壳绦虫,为小形绦虫,体长为5～80mm,平均为20mm。头节呈球形细小（直径0.13～0.4mm）,顶突上有20～30个小钩,吸盘4个。颈部细长,链体节片100～200个。所有体节宽度均大于长度。成节有3个较大的椭圆形睾丸,成一横线排列。妊娠节片的子宫呈袋形,其内充满虫卵。虫卵椭圆形,大小（48～60）$\mu m \times$（36～48）μm,无色透明,内有一层胚膜,胚膜两极增厚隆起,各发出4～8根极丝为鉴别要点。胚膜内包含一个六钩蚴。

微小膜壳绦虫的发育,既可以不经过中间宿主,也可以经过中间宿主两种不同方式而完成生活史:①直接感染和发育,成虫寄生在鼠类或人的小肠内,脱落的孕节或虫卵随宿主粪便排出体外,这些虫卵即具有感染性,若被另一宿主吞食,虫卵在其小肠内经消化液的作用孵出六钩蚴,并钻入肠绒毛,经4天发育为似囊尾蚴,6天后似囊尾蚴破肠绒毛回到肠腔,以头节吸盘固着在肠壁上,逐渐发育为成虫,成虫寿命仅数周。完成上述生活史在人体内需2～4周,在鼠体内11～16天。②经中间宿主发育,中间宿主已证明有多种蚤类（印鼠客蚤、犬栉首蚤和致痒蚤)的幼虫、多种面粉甲虫和赤拟谷盗等,当虫卵被这些中间宿主吞食后,六钩蚴在其血腔内发育为似囊尾蚴,鼠和人若食入含有似囊尾蚴昆虫的面粉或谷类而感染,并发育为成虫。

人和鼠类短膜壳绦虫形态极为相似,但不易相互感染。有人认为鼠类为另一种称 Hymenolepis fraterna,也有人认为是人类寄生的一种变种,即 H.nanvar.fraterna,但二者在生理特性上不同。

(二)流行病学

短膜壳绦虫病世界上各地均有分布,尤以温带与热带地区为多见。据 Crompton 估计,全球感染人数约达 7500 万。我国分布亦较广泛,全国普查结果,该虫至少分布于 17 个省、市、自治区,全国平均感染率为 0.045%,个别地区如新疆乌鲁木齐、伊宁、喀什三市,感染率分别高达 8.78%、11.38% 和 6.14%。中国台湾省东南部高山族感染率为 8%,宜兰县居民感染率为 5%。

1.传染源

人是微小膜壳绦虫的终宿主和中间宿主,患者是主要传染源,人粪排出的虫卵已有感染性,人群之间可因共同生活而感染。因此本病可在托儿所、集体宿舍或家庭中流行。近来实验证实,人如食入鼠类微小膜壳绦虫的虫卵也能感染,因此,鼠类感染可为人体感染本虫起到一定的保虫宿主的作用。

2.传播途径

主要通过消化道传播,虫卵从粪便排出时即具感染性,被人吞食后在胃和小肠受消化液作用,六钩蚴孵出并钻入肠绒毛内发育成似囊尾蚴,然后进入小肠腔内发育为成虫并产卵。若虫卵在肠腔内停留时间较长,其内六钩蚴又可孵出钻入肠绒毛发育为似囊尾蚴再形成成虫,造成严重的自身感染。此时,人体肠内成虫数目可达数百条甚至千条之多。

3.易感人群

人群普遍易感,儿童患者较多,以 5~10 岁儿童发病率较高,成人较少见,可能与儿童卫生习惯较差有关。男性多于女性。近来研究发现感染后能产生一定程度的免疫力。

(三)发病机制和病理

成虫与幼虫大量感染可引起小肠黏膜机械性与毒性刺激。头节吸盘、小钩、体表的微毛对人肠黏膜有明显损伤;虫体分泌物也可产生毒性作用。在成虫附着的肠黏膜发生坏死、溃疡、细胞溶解以及淋巴细胞与中性粒细胞浸润。幼虫侵入也可以破坏黏膜绒毛,引起小肠吸收与运动功能障碍。本病反复自身感染为常见现象,故可造成严重感染。

微小膜壳绦虫感染,在宿主体内可产生一定的免疫反应。血中嗜酸性粒细胞增多,特异性 IgA、IgG、IgM 均有不同程度上升,肠灌洗液特异性 IgA 和 IgE 也有所增高。动物实验证明,血清特异性 IgG 和 IgE 抗体可被动转移保护性免疫力。此外,保护性免疫力与 T 细胞有关,T 细胞被动转移也能影响免疫力。

(四)临床表现

潜伏期为吞食虫卵至成虫排卵,约为 1 个月。人体感染微小膜壳绦虫数量少时,一般并无明显症状。感染严重,特别是儿童病例,患者常有头晕、头痛、失眠、烦躁易激动、惊厥、腹痛、腹泻、恶心、食欲下降与消瘦乏力等神经系统和消化系统症状。有些患者还有癫痫、视力障碍、平衡失调、眼球震颤等。少数患者可发生眼、鼻、肛门和皮肤瘙痒或荨麻疹等变态反应症状。有

1/4～1/3 患者血中嗜酸性粒细胞轻度增高。

（五）诊断

目前仍依靠从粪便中检查虫卵和妊娠节片确诊。如采用水洗沉淀法或漂浮浓集法反复多次检查，可提高检出率。

（六）治疗

可采用以下药物。

1. 吡喹酮

儿童 15mg/kg，早餐后 1 次顿服，虫卵阴转率可达 93.8%。也可采用 5mg/kg，每日 1 次顿服，以 5～7 天为 1 个疗程。

2. 阿苯达唑

800mg/d，分 2 次口服，连服 3 天。

其他药物如氯硝柳胺（灭绦录）、巴龙霉素现已少用。

（七）预防

彻底治疗患者，托儿所等集体生活单位及家庭应提高个人卫生水平，饭前便后洗手，保持食物、饮水、餐具清洁。由于家鼠是微小膜壳绦虫重要的保虫宿主，故必须积极消灭家鼠。

四、长膜壳绦虫病

长膜壳绦虫病又称缩小膜壳绦虫病，其病原体为膜壳属的缩小膜壳绦虫，该虫又称长膜壳绦虫，是鼠类常见的肠道寄生虫，偶尔寄生于人体。本虫以蚤类、米甲虫、蟑螂等多种节肢动物为中间宿主，人通过吞食上述中间宿主而感染。

（一）病原学

缩小膜壳绦虫的成虫为乳白色、带状，较微小膜壳绦虫长，体长 200～600mm，体节最宽处 2.5～3.8mm，体节数为 800～1000 个，最多达 1362 个。头节圆球形，前端有发育不全中央凹入的顶突，无小钩，有吸盘 4 个。成熟节片含睾丸 3 个，球形，排列无规律。妊娠节片子宫呈囊状，边缘不整齐，子宫内充满虫卵。虫卵圆形或椭圆形，黄褐色，为 $(60～79)\mu m \times (72～86)\mu m$。卵壳较厚，内含六钩蚴。六钩蚴外包有一层胚膜，其两端稍增厚，但无极丝，借此可与微小膜壳绦虫卵相区别。

缩小膜壳绦虫生活史必须经过昆虫的中间宿主。成虫主要寄生在鼠类肠道内，虫卵随粪便排出鼠体，被中间宿主如米甲虫、蟑螂、蚤类等吞食后，六钩蚴通过肠壁进入血腔，经 7～9 天发育为似囊尾蚴。人因误吞食含似囊尾蚴的昆虫而感染。进入人肠道后似囊尾蚴经 1～2 周发育为成虫并排卵。

（二）流行病学

国外人体感染病例散布于南美、澳大利亚、欧洲、北美、亚洲东部、南非等。国内至 1995 年综合文献统计达 100 余例，多为散发，分布在江苏、北京、台湾、福建、上海、浙江、四川、广东、广西、湖南、湖北、安徽、河南、山东、陕西、云南、贵州、江西、新疆、西藏、宁夏、辽宁、河北及海南 24 个省、市、自治区，其中以江苏、河南报道病例最多。据 1998—1992 年全国调查结果全国平均感染率为 0.012%,其中西藏感染率 0.116% 为最高,其次海南为 0.088%。估计全国感染人数为 15 万。

1.传染源

家鼠为本病主要传染源。在患者家中捕获的鼠中本虫感染率有高达 24.5% 者。

2.传播途径

人因食入混有中间宿主多种粮食昆虫的生米、面而感染。

3.易感人群

人群普遍易感,大多数患者散发,儿童感染率较成人高。

(三)临床表现

潜伏期 18～20 天。轻者多无症状或有轻微的消化、神经系统症状,如头痛、失眠、恶心、腹胀、腹痛等。重者多有腹泻、腹痛、食欲缺乏、恶心、头晕等。儿童常有夜惊与磨牙。血象常有不同程度贫血,白细胞总数和嗜酸性粒细胞计数增高。

(四)诊断

依靠从粪便中查找虫卵确诊。偶尔患者可排出节片,借鉴定其妊娠节片子宫形态亦可诊断。从感染大鼠粪中可检测到粪抗原,但尚未用于临床。

(五)治疗

可采用吡喹酮治疗,剂量为 10mg/kg,一次顿服,2 小时后服 50% 硫酸镁 60mL,驱虫效果良好。也可用阿苯达唑,400mg/d,连服 3 天。

(六)预防

重视饮食卫生,不吃未煮熟的谷物。注意粮食保藏,防止粮食害虫孳生。消灭鼠类,杜绝传染源。

第六节 囊尾蚴病

囊尾蚴病亦称囊虫病,是猪带绦虫的囊尾蚴寄生于人体组织器官所致,是较常见的人兽共患疾病。可因异体感染(误食猪带绦虫卵)或自体感染(人体内有猪带绦虫寄生)而发病。囊尾蚴主要寄生在皮下组织、肌肉和眼、脑等部位,以寄生在脑组织者最为严重。

一、流行病学

囊尾蚴病是人与猪互相感染、互相依存的一种人兽共患寄生虫病,人是唯一的终末宿主,而猪和人都可作为其中间宿主,感染其幼虫而成为囊虫病感染者。囊虫病的流行呈世界性分布,在发展中国家广泛流行。全世界约有不少于 2000 万人感染猪囊尾蚴,估计每年因脑囊尾蚴病而死亡的人在 5 万人以上。以拉丁美洲、非洲北部、东南亚为多,东欧与西欧次之。在我国囊尾蚴病分布甚广,有 29 个省、市、自治区流行,其中东北、华北、中原及西北、西南地区是主要的流行区;华东、华南亦有病例。囊尾蚴感染率农村发病率高于城市,男性高于女性,患者以青壮年居多。我国人体囊尾蚴感染率为 $1.14\%\sim3.2\%$,全国有感染者约计 300 万,以散发病例居多。发病与食肉习惯、饮食卫生与个人卫生有密切相关。本病对人与猪均有严重危害,脑囊尾蚴病危害尤甚,以癫痫发作为主,可因颅内压升高或脑部占位性压迫致失明、精神障碍、肢体瘫痪、甚至昏迷或死亡。

1.传染源

猪带绦虫病患者是囊尾蚴病的唯一传染源。患者粪便排出的虫卵对自身与周围人群具有传染性。猪带绦虫寄生在人体小肠内的寿命很长,感染期限越长,发生囊尾蚴病的危险性也越大。

2.传播途径

经口吞食猪带绦虫的虫卵为主要传播途径。人体感染方式有三种:①外源性异体感染,指本人无肠绦虫病,因食用污染绦虫卵的蔬菜、瓜果、水与食物或与猪带绦虫病患者密切接触而感染。②外源性自身感染,患者进食被自己排出的虫卵污染的食物、水等而引起再感染。是患者手指污染本人粪便中虫卵经口感染,与个人卫生习惯有关。③内源性自身感染,猪带绦虫病患者反胃、呕吐时,肠道的逆蠕动使绦虫妊娠节片反流至十二指肠或胃,虫卵受消化液作用,六钩蚴孵出所致。囊尾蚴可布及全身肌肉、皮下组织和脑部。肠猪带绦虫病并发囊尾蚴病占 $2.3\%\sim25\%$。

3.人群易感性

普遍易感,患者以 $21\sim40$ 岁青壮年为主,男女比例 $2:1\sim5:1$。农民居多,近年来儿童和城市居民患病率也有所增加。

二、病原学

猪带绦虫的幼虫(猪囊尾蚴,俗称囊虫)在人体寄生可引起囊尾蚴病,而牛带绦虫的幼虫(牛囊尾蚴)不会引起人体囊尾蚴病。猪带绦虫卵经口感染后在胃和小肠经消化液,尤其胆汁的作用后,卵胚膜内的六钩蚴脱囊孵出,经血液散布于全身。约经 3 周幼虫在组织内发育至 $1\sim6mm$,并出现头节;$9\sim10$ 周时发育成为感染性幼虫,呈圆形或椭圆形乳白色透明囊泡,内含黄色清亮液体与内凹的头节,后者呈白色点状,位于一侧。囊尾蚴大小与形状视其寄生部位而异。位于皮下组织,尤其肌肉内者,生长于肌纤维之间,呈椭圆形,状如胶囊。脑实质内囊尾蚴呈圆形,约黄豆大小。脑室内囊尾蚴亦呈圆形,直径可达 3cm 以上;位于颅底软脑膜或脑室内囊尾蚴生长不受限制,其直径达 $3\sim6cm$,退化后其囊被膜呈袋状扩大,内无头节。由于囊尾蚴不断随脑脊液方向流动,常带蒂与脑膜或脑室相连。

囊尾蚴按其形态与大小可分为三种:纤维素型、葡萄状型与中间型。纤维素型为最常见,因常位于皮下结缔组织而命名,大小为 $5\sim10mm$,圆形或卵圆形,无色透明囊泡,内含清亮液体与白色点状的头节。头节上有四个吸盘与两排小钩为其特征。囊膜分为 3 层,最外层为皮层,系嗜酸性玻璃状薄膜。中间层为细胞核层。内层为实质层,较厚,由细纤维网组成。扫描电镜观察可见囊泡表面呈鹅蛋石样,上有微绒毛与一小孔,头节可从孔道伸出。葡萄状型较大,其直径可达 $4\sim12cm$,为圆形或分叶状囊泡,类似葡萄,肉眼看不到头节为其特征。仅见于人的脑部,未见于其他中间宿主。近年来发现在显微镜检查时常可见头节痕迹。中间型在人脑中发现,体节较大,呈分节状,长出一至数个囊泡,其特征为可见头节,位于囊内或部分从囊壁伸出,故其形态与大小介于纤维素型与葡萄状型之间。在脑囊尾蚴患者中以纤维素型最常见,但在9%～13%尸检者同时有葡萄状型与中间型并存。这三种囊尾蚴的部位、病理变化与临床表现也有所不同,纤维素型常局限于脑实质或蛛网膜下隙。除可引起脑室阻塞产生颅内高压外,位于脑实质静区,囊尾蚴数不多的患者可无症状,或病情较轻。葡萄状型与中间型常位于颅底的危险部位,产生严重进行性炎症反应,引起颅底脑膜炎,因脑膜粘连产生第四脑室孔堵塞,引起颅内高压与脑积水。囊尾蚴的寿命甚长,一般为3～10年,个别可长达20年或以上,检验囊虫死活可采用胆汁孵育法,观察其蠕动力与头节是否伸出。

三、发病机制和病理

猪带绦虫卵经口入胃、十二指肠,在消化液和胆汁的作用下孵出六钩蚴,钻入肠壁,经血循环散布至全身各种组织和器官。幼虫寄生部位多见于皮下组织和肌肉,其次为眼、脑室、脑实质,也可寄生在心脏、肺、腹腔与脊髓。囊尾蚴除在眼、脑室和蛛网膜下隙外都由纤维素包围。

六钩蚴可分泌溶组织酶,在移行中及定植在肌肉等组织发育为成熟囊尾蚴的整个过程中,对宿主都造成严重的组织反应。感染早期中性粒细胞是最先到达炎性部位的效应细胞,并引发了宿主组织的免疫病理反应,导致组织病变,出现水肿。中性粒细胞释放嗜酸粒细胞趋化因子,从而吸引大量的嗜酸粒细胞在囊尾蚴周围聚集。感染19天后,淋巴细胞大量聚集,部分淋巴细胞分化为浆细胞,出现强烈的免疫反应。在感染30天后,巨噬细胞及上皮样细胞开始出现,但炎性细胞仍以嗜酸粒细胞和淋巴细胞浸润为主,在炎性细胞外层开始出现结缔组织增生。随着感染时间的延长,虫体周围出现嗜酸粒细胞和淋巴细胞坏死,同时巨噬细胞和上皮样细胞在虫体周围增生形成结缔组织包裹,嗜酸粒细胞分散在炎性肉芽肿之间。在囊尾蚴定植在肌肉组织时可能向周围组织释放溶解酶,在虫体周围形成一组织溶解区,这些酶与淋巴细胞产生的酶一起加剧宿主炎性反应。

囊尾蚴在侵入宿主器官或组织后,体积逐渐增大,形成了压挤周围组织的作用,而且囊尾蚴在生活过程中不断向宿主排泄代谢产物及释放毒素类物质,使宿主产生不同程度的损害。另外,囊尾蚴在生长发育过程中需要从宿主体内获取一定量的糖、蛋白质、脂肪、维生素及其他一些物质,从而引起宿主营养缺乏,影响机体的正常生长发育。

活幼虫在局部引起典型炎症反应,有中性粒细胞、嗜酸性粒细胞、淋巴细胞、浆细胞浸润,偶可见异物巨细胞浸润;之后纤维囊肿坏死与纤维化,最后虫体死亡、钙化。病变轻重程度因囊尾蚴数量、寄生部位及局部组织反应不同而异,以脑部病变为最严重。脑部病变依病变部位分为大脑型,脑室型,脑膜型,混合型。

1.大脑型

六钩蚴经血循环由脉络丛进入脑部,囊尾蚴可寄生在脑实质、脑室、蛛网膜下隙。半数患者仅1～2个囊尾蚴,部分可多个,多处寄生。寄生在脑实质称大脑型,病变多位于灰质与白质交界处,大的囊尾蚴病变呈占位性病变。

2.脑室型

寄生在脑室内常为单个,游离或带蒂系于脑室壁,在脑室孔处可造成活瓣性阻塞,发生间歇性脑积水。

3.脑膜型

囊尾蚴位于软脑膜下、蛛网膜下隙或颅底为脑膜型。由于周围有空隙,阻力小,虫体较大,最大者似葡萄,称葡萄状囊尾蚴,极易破裂。囊尾蚴寄生部位产生轻度炎症。在脑膜者有脑膜增厚、粘连,类似结核性脑膜炎。粘连重者脑脊液循环吸收障碍,产生交通性脑积水。

4.混合型

部分患者几型可同时存在,即大脑型、脑室型或脑膜型合并存在称混合型。

从光镜、电镜研究结果,证明脑囊尾蚴可分为活动期、退变死亡期、钙化期三个阶段。退变死亡期囊尾蚴纤毛、头节、虫体崩解,并释放异体蛋白。后者引起脑水肿,炎症反应,胶质纤维增生,脑组织软化,甚至形成脑内小脓肿。过去认为脑囊尾蚴的囊液内异体蛋白抗原数量微小,脑组织反应较轻,对人体毒性不大。近来国内研究表明其囊液内异体蛋白抗原可达相当高的水平。脑组织对其崩解后释放的异体蛋白可产生明显的炎症反应。石灰小体是囊尾蚴崩解后形成脓肿的重要依据。只要发现石灰小体即可做出脑囊尾蚴病的诊断。

显微镜检查在活囊尾蚴周围可见少量神经胶质细胞和成纤维细胞;死囊尾蚴周围有中性粒细胞、淋巴细胞与浆细胞,继之发生异物反应和纤维化。

囊尾蚴寄生于皮下、肌肉则产生皮下囊尾蚴结节;寄生于眼常在视网膜、玻璃体、眼前房、眼肌、眼结膜下等,引起病变及功能失常。

四、临床表现

潜伏期自吞食虫卵至囊尾蚴形成约需3个月。囊尾蚴病临床表现多样,其病变程度因囊尾蚴寄生的部位、寄生的数量及宿主反应的不同而有差异。囊尾蚴最常寄生于人体的肌肉、皮下组织、脑和眼,其次为心、舌、口、肝、肺、腹膜、上唇、乳房、子宫、神经鞘、骨等部位。Basu G等报道了一例60岁男性罕见的播散型囊尾蚴病,病变累及了胸腹部软组织、消化系统、脑等。Sobnach S等报道了首例86岁女性咽部囊尾蚴病患者,同时具有活动性的脑囊尾蚴病和皮下组织囊尾蚴病。根据囊尾蚴寄生部位的不同人体囊尾蚴病可分为脑囊尾蚴病、眼囊尾蚴病及皮肌型囊尾蚴病3种,尤其是脑囊尾蚴病在拉丁美洲、亚洲、非洲、大洋洲很常见,并且是世界范围内引起癫痫的重要原因。囊尾蚴病临床表现复杂多样,极易引起误诊,尤其是脑囊尾蚴病可被误诊为脑转移瘤、多发性硬化、结节性硬化、胶质细胞瘤、脑结核瘤等。

1.脑囊尾蚴病

临床症状极为复杂,可全无症状,但也有的可引起猝死。以癫痫发作最常见,占52%~85%。囊尾蚴病是发展中国家患者中引起癫痫发作的最常见原因,脑囊尾蚴病也是有头痛或癫痫病史患者猝死或不明原因死亡的原因之一。通常囊尾蚴病病程缓慢,发病时间以感染后1个月至1年为最多见,最长可达30年。脑囊尾蚴病的三大主要症状是:癫痫发作、颅内压增高和精神症状,囊尾蚴寄生于脑实质、蛛网膜下隙和脑室,均可引起颅内压增高、神经疾患和脑血流障碍,其症状有记忆力减退,视力下降,头痛、头晕,呕吐,神志不清,失语,肢体麻木,局部抽搐,听力障碍,精神障碍,痴呆,偏瘫和失明等,脑囊尾蚴病合并脑炎可使病变加重而致死亡。根据囊尾蚴在脑组织寄生部位及病理变化有如下4型:

(1)皮质型:占脑囊尾蚴病的84%～100%,囊尾蚴多寄生在运动中枢的灰质与白质交界处。如果虫数少又不活动,可无症状。若寄生于运动区,则以癫痫为突出症状,可有局限性或全身性短暂抽搐或癫痫持续状态。癫痫在脑囊尾蚴病中发生率为50%～93.5%,常为就诊时患者的主诉。严重感染者颅内压增高,可出现头痛、恶心、呕吐。长期颅内压增高,脑组织萎缩者可发生头晕、记忆力减退、视力障碍、视物变形、幻觉、精神异常、痴呆等表现。病程达数月至数年不等。

(2)脑室型:以第四脑室为多见。六钩蚴经血循环至脑室脉络丛,并随脑脊液至第四脑室。囊尾蚴阻塞脑室孔,故在早期出现颅内压增高综合征。囊尾蚴悬于室壁,呈活瓣状,患者急转头部可突发眩晕、头痛、呕吐或循环呼吸障碍而猝死,或发生小脑扁桃体疝,这种现象称Bruns征,或体位改变综合征。患者常有颈强直,强迫头位。

(3)蛛网膜下隙型或颅底型:主要病变为囊尾蚴性脑膜炎。常局限在颅底颅后窝。初期有低热,临床上多以亚急性或慢性脑膜炎与蛛网膜粘连所致症状为主,有头痛、呕吐、颈项强直等颅内压增高综合征,以及眩晕、听力减退、耳鸣、共济失调、面神经麻痹等。预后较差。

(4)混合型:以上各型混合存在,如皮质型和脑室型并存,症状最重。另外,偶有囊尾蚴寄生于椎管,压迫脊髓,产生截瘫者。

2.眼囊尾蚴病

占囊尾蚴病的1.8%～15%。囊尾蚴可寄生于眼内、外的任何部位,以玻璃体及视网膜下多见。但绝大多数在眼球深部,玻璃体及视网膜下寄生。通常累及单眼,少数双眼同时有囊尾蚴寄生。寄生于视网膜者可造成视力减退、视网膜剥离、失明;寄生于玻璃体和前房者,患者感觉眼前有黑点或黑影飘动;寄生于外眼部者可见结膜下或睑内包块结节。囊尾蚴眼内寄生常引起虹膜睫状体炎、脉络膜炎、眼压增高和继发性青光眼等。眼底镜、裂隙灯检查可见视网膜下或玻璃体内的囊尾蚴,呈一浅灰色圆形或椭圆形的囊泡,周围有红晕光环,可见虫体蠕动。眼内囊尾蚴存活时,一般患者尚能忍受。但囊尾蚴一旦死亡,虫体的分解物可产生强烈刺激,造成眼内组织变性,导致玻璃体混浊,视网膜脱离,视神经萎缩,并发白内障,继发青光眼、细菌性眼内炎等最终导致眼球萎缩而失明。

3.皮下组织及肌肉囊尾蚴病

囊尾蚴寄生于皮下组织和肌肉,少者一两个,多者千余,呈结节肿块,黄豆大小,圆形或卵圆形,直径0.5～1.5cm,硬度近似软骨有弹性,以头颈部及躯干较多,四肢较少,手足罕见。囊尾蚴结节与皮肤不粘连,无压痛,无炎症反应及色素沉着。常分批出现,并可自行逐渐消失。感染轻时可无症状。寄生数量多时,肌肉内结节可引起肌肉酸痛、无力、肿胀、麻木,个别人外形肌束丰满呈假性肌肥大症等。囊尾蚴死后发生钙化,X线检查可见钙化阴影。

此外,囊尾蚴还可寄生在舌、口腔、声带。若大量囊尾蚴感染者也可见于心、肝、肺、肾和腹腔等,但生前不易诊断,常在尸检时发现。

五、辅助检查

1.常规检查

外周血象可见嗜酸性粒细胞增高。粪中发现节片或虫卵者有诊断意义。脑脊液检查:脑脊液压力增高常在 $1.96\sim3.92kPa(20\sim40cmH_2O)$ 或以上,以 $1.96\sim1.45kPa(20\sim25cmH_2O)$ 为多。细胞数为 $(10\sim100)\times10^6/L$;蛋白质轻度增高,糖、氯化物在正常范围。脑脊液有嗜酸性粒细胞与异常淋巴细胞有参考价值。Wibler 报道 5 例脑囊尾蚴病脑脊液,一般为淋巴细胞增多,伴有异常淋巴细胞,有 2 例嗜酸性粒细胞增多,认为具有特征性。

2.免疫学检查

免疫学检测方法的发展既弥补了病原学、流行病学、影像学诊断等方面的不足,又在囊尾蚴病流行病学调查、治疗效果的评价、诊断和鉴别诊断等方面起着明显的作用,免疫检测指标包括:

(1)抗体检测:循环抗体检测(CAb)是早期的免疫诊断指标,目前主要检测 IgG 和 IgG4。在常用的抗原检测抗体的系统中,囊尾蚴特异性诊断抗原的特性是影响检测结果的关键因素,也是免疫学诊断方法建立的基础。人体感染囊尾蚴后,其囊尾蚴抗原刺激机体 B 淋巴细胞产生抗体,这种抗体持续时间较长,甚至 10 年以上。所以,抗体检测只能证实体内曾有过囊尾蚴感染,不能作为疾病处于早期的依据,亦不能作为判断疗效的指标。

(2)循环抗原检测(CAg):CAg 是虫体分泌物或其代谢产物,其半衰期短,因此 CAg 阳性表明体内有囊尾蚴近期感染或有活虫存在。CAg 的检测具有更高的临床和流行病学价值:CAg 在机体内出现早,容易早期诊断,早诊断早治疗对于提高治愈率非常重要;同时患者经过治疗,体内的虫体逐渐死亡、分解或钙化后,CAg 逐渐降低或消失。因此检测 CAg 还可用于临床治疗效果的考核。用于检测抗原的抗体有抗囊尾蚴的多克隆抗体、单克隆抗体以及双特异功能单克隆抗体。

(3)循环免疫复合物检测:循环免疫复合物(CIC)是存在于血清中抗原抗体结合的产物。多种寄生虫感染机体后,形成的 CIC 可存在于血液和组织液中,故检测 CIC 可作为诊断的参考指标。CIC 的形成有着双重作用,一是被巨噬细胞吞噬破坏而起到免疫保护作用,二是未被免疫清除的 CIC 容易沉积于小血管壁上而产生免疫损伤作用。传统的囊尾蚴抗体检测方法在敏感性和特异性方面都存在不足之处。检测囊尾蚴抗原对早期诊断较抗体意义大,但有些方法检出率不高,其主要原因是抗原抗体结合形成 CIC 后,影响抗原的直接检出。因此,增加检测 CIC 可弥补抗原抗体的不足,尤其对抗原和抗体均为阴性者更为重要。

目前囊尾蚴病免疫学诊断技术的主要方法有酶联免疫吸附试验(ELISA)、斑点酶联免疫吸附试验(Dot-ELISA)、单克隆抗体酶联免疫吸附试验(McAb-ELISA)、酶联免疫电转移印记技术(EITB)、金免疫层析技术(GICA)、金标抗人 IgG4 单抗浸测试验、斑点金免疫渗滤法(DIGFA)及其他一些检测方法。

酶联免疫吸附试验(ELISA)检测尿液标本中的囊尾蚴循环抗原(CAg)的敏感性可达 90.9%,特异性可达 100%。检测脑囊尾蚴病患者血清抗体敏感性为 89%,特异性为 81%,阳性预测值为 79％,阴性预测值为 90％,诊断效率为 85％。

斑点酶联免疫吸附试验(Dot-ELISA)Dot-ELISA 是在 ELISA 的基础上以硝酸纤维素膜(NC)代替聚苯乙烯反应板做载体而建立的一种免疫检测方法。据 BiswasR 报道,使用 Dot-ELISA 法检测脑囊尾蚴患者和对照组人群血清中囊尾蚴抗体的敏感性为 56.25％,特异性为 92％,阳性预测值为 87.09％,阴性预测值为 70.76％。

单克隆抗体酶联免疫吸附试验(McAb-ELISA)检测抗原可测定囊尾蚴病患者体内囊尾蚴的活动情况,有较高的特异性和敏感性。

酶联免疫电转移印记技术(EITB)EITB 把十二烷基硫酸钠-聚丙烯酰胺凝胶电泳(SDS-PAGE)的高分辨率和固相酶反应的高效性有机结合起来,其敏感性和特异性大为提高,是目前诊断囊尾蚴病的最佳方法。其敏感性和特异性分别高达 92.5％和 100％,显著高于 ELISA 法。对检测含多发活囊病变比单一包囊或钙化病变更敏感。

胶体金免疫层析技术(GICA)GICA 是近 10 年发展起来的一项特异性强、敏感性高的免疫学检测技术。敏感性和特异性与 ELISA 相近。

金标抗人 IgG4 单抗浸测试验特异性 IgG4 在机体感染后像 CAg 一样出现早,消失快,检测 IgG4 也具有与检测 CAg 同样的价值。对脑囊尾蚴病的诊断和疗效考核具有较好的应用价值。

3.超声检查

超声检查皮下囊尾蚴结节显示圆形或椭圆形液性暗区,轮廓清晰,囊壁完整光滑,最大者 2.3cm×1.2cm,最小为 0.6cm×0.3cm,平均大小为 1.18cm×0.68cm,囊内可见一强回声光团,位于中央或一侧,最大 0.4cm×0.2cm,最小为 0.09cm×0.09cm,平均为 0.18cm×0.18cm。

4.头颅 CT/MRI 影像学检查

影像学检查是脑囊尾蚴病的首选检查手段,其表现因虫体的状态而不同。

(1)活动期。①脑实质小囊型:CT 表现为脑实质内圆形低密度灶,大小为 5~10mm,病灶周边清楚,病灶内可见一点状高密度影,2~4mm,为囊尾蚴头节,可单发、多发或呈粟粒状,CT 增强扫描头节和囊壁可强化;MRI 表现为长 T_1 长 T_2 小囊状信号。头节表现为一侧囊壁上的点状结构,囊壁和头节呈等 T_1 等 T_2 信号,囊壁光滑,边缘清晰可见,囊周中无水肿,增强扫描囊壁及头节可强化。②脑室型:CT 分不清囊壁与周围脑脊液的界限,但可见囊内的头节多伴有不同程度的脑积水,囊泡可大小不等;MRI 优于 CT,可分清囊壁与周围脑脊液的分界,增强扫描后囊壁可轻度强化。

(2)退变死亡期。①小囊性灶:低密度灶中的点状高密度头节已消失,CT 示囊壁与周围组织界限不清;MRI 表现为虫体周围长 T_1 长 T_2 水肿带,囊壁不规则增厚,头节模糊不清,出现显著的占位效应,增强后可出现多发结节状或环状强化。②大囊型灶:呈圆形或类圆形的低密度灶,20~65mm 囊内无头节囊周无组织水肿,可见占位效应;MRI 表现为长 T_1 T_2 信号。③葡萄状囊丛型:病灶位于基底池,为数个小圆形低密度灶堆集在一起呈葡萄状;MRI 表现为多个大小不等的长 T_1 长 T_2 信号区。④脑炎型:病灶呈形状不规则的低密度影,位于脑灰、白质交界处,沿脑回分布呈"手指状",强化后部分病灶可出现结节状,絮状增强灶;MRI 增强扫描亦可见病灶呈结节状增强。⑤脑内小脓肿型:平扫见脑实质内近皮质区出现形态不整的低密度灶,强化后病灶出现环样增强灶,为 $10\sim15mm$,环壁较薄,一般在低密度灶中出现一个环形增强灶;MRI 扫描可见多发长 T_1 长 T_2 信号区增强扫描可见环状强化。⑥脑梗死型:多与囊性低密度灶或钙化灶同时出现,病灶位于基底节区或顶枕叶;病灶不强化。⑦脑膜-蛛网膜炎型:平扫见左侧环池模糊不清,强化后出现边缘模糊的增强影。⑧脑积水型:交通性和阻塞型的脑积水征。

(3)钙化期:标志为囊尾蚴灶内低密度转为高密度的钙化结节,MRI 呈等或长 T_1 短 T_2 信号,以多发常见。

(4)混合期型:同一患者可有活动期、退变死亡期、钙化期病灶合并存在。

5.活组织检查

皮下结节应常规做活组织检查,病理切片中见到囊腔中含有囊尾蚴头节为特征。

六、诊断和鉴别诊断

(一)诊断

1.流行病学资料

在流行区有食生或半生不熟的猪肉史;粪便中曾发现带状节片及猪带绦虫病者均应详细询问病史和体格检查。

2.临床表现

凡有癫痫发作、颅内压增高及其他神经症状者,特别在流行区应疑及本病,详细查体,有无皮下结节。有皮下结节应做活检证实。流行区内囊尾蚴感染是引起各种精神神经系统症状的重要原因,通过综合全面分析才能做出诊断。

3.实验室检查

外周血象可见嗜酸性粒细胞增高。脑脊液有嗜酸性粒细胞与异常淋巴细胞有参考价值。粪中发现节片或虫卵者有诊断意义。免疫学检查包括酶联免疫吸附试验(ELISA)、斑点酶联免疫吸附试验(Dot-ELISA)、单克隆抗体酶联免疫吸附试验(McAb-ELISA)、酶联免疫电转移印记技术(EITB)、金免疫层析技术(GICA)、金标抗人 IgG4 单抗浸测试验、斑点金免疫渗滤法(DIG-FA)及其他一些检测方法,检测特异性 IgG 抗体或循环抗原具有较高特异性与敏感性,对临床诊断及流行病学调查均有实用价值。但 ELISA 试验存在假阳性与假阴性,并与包虫病有交叉反应。影像学检查包括 X 线、脑室造影、B 超、CT 和 MRI 检查,尤其后两种对脑囊尾蚴病的诊断有重要价值。

(二)鉴别诊断

本病临床类型多,表现复杂,脑囊尾蚴病应与原发性癫痫、结核性脑膜炎、脑血管疾病、病毒性脑炎、蛛网膜下隙出血、神经性头痛等相鉴别。皮下结节者应与皮脂囊肿、多发性神经纤维瘤、风湿结节、肺吸虫病皮下结节等鉴别。眼囊尾蚴病应与眼内肿瘤、异物、葡萄膜炎、视网膜炎等鉴别。

七、预后

预后与囊尾蚴寄生的部位、数量、大小等密切相关,一般囊尾蚴病经过治疗预后较好,仅少数颅内病灶弥漫分布,伴有痴呆、严重精神异常的患者预后差,病原治疗效果差,常发生严重不良反应。

八、治疗

(一)病原治疗

实验与临床研究结果证明吡喹酮和阿苯达唑是抗囊尾蚴的主要药物,适用于活动期与部分退化死亡期的囊尾蚴,临床治疗皮下肌肉型和脑囊尾蚴病均有较好效果;非活动期及部分退变囊尾蚴则无需抗虫治疗。吡喹酮以杀虫作用为主,药效快,疗程短,但不良反应大。阿苯达唑以影响虫体的正常代谢为主,药效缓和,疗程略长,不良反应较小。

1.吡喹酮

吡喹酮为广谱抗蠕虫药,杀虫机制是通过增加细胞膜对钙离子的通透性导致细胞内钙离子减少使虫体挛缩和麻痹。本药有强烈杀囊尾蚴的作用,虫体大量死亡后释放异体蛋白,引起严重过敏反应,尤其脑囊尾蚴病患者的反应更强,甚至发生脑疝,危及生命,故必须住院治疗。其剂量与疗程应根据不同临床类型而异。皮肌型囊尾蚴病的剂量,成人为 600mg/次,3/d,10 天为 1 个疗程。治疗后半个月,皮下结节逐渐缩小,于 1～2 个月消失。病理检查可见结节内囊尾蚴死亡,囊壁变性退化。弥散性多发性皮肤型囊尾蚴病,尤其囊尾蚴性假性肌肥大者,可重复 1～2 个疗程。

脑囊尾蚴病采用吡喹酮的剂量应根据脑内囊尾蚴的部位与数量而不同。颅脑 CT 扫描与 MRI 检查可清楚显示脑组织内囊尾蚴阴影,对指导临床治疗有重要价值。如果脑内虫数少,可采用吡喹酮 10mg/(kg·次),3/d,4 天为 1 个疗程,总剂量为 120mg/kg 体重。如果脑囊尾蚴为多发性,尤其弥散性者伴有皮肤肌肉囊尾蚴病或精神障碍、颅内高压者,尤应特别谨慎,应进行眼底检查有无视盘水肿,并测定颅内压,不宜过早用药。颅内高压者应先用地塞米松和甘露醇静脉滴注,降低颅内压,使其降至正常或接近正常,眼底视盘水肿明显好转时,才可用吡喹酮治疗。常采用小剂量长疗程与多个疗程为宜。剂量为 20mg/(kg·d),3 次分服,9 天为 1 个疗程,总剂量 180mg/kg 体重。间隔 3～4 个月重复 1 个疗程,一般需要 2～3 个疗程。疗效较好,治后半年随访时约 2/3 患者癫痫停止发作,神经症状大多控制或改善。与治疗前 CT 对比,脑内,囊泡绝大多数消失。对皮肤肌肉型患者的效果更好,皮下结节一般 2～3 个月消失。

不良反应:常见有头痛,有时剧烈、恶心、呕吐、发热、意识障碍、癫痫发作,尤其因急性脑水肿、颅内压增高并发脑疝,可危及生命。弥散性皮肌型囊尾蚴病治疗过程中也可产生发热与过敏反应。有时"单纯"皮肌型由于脑内的囊尾蚴死亡后也可引起脑水肿、剧烈头痛等脑部症状,应当密切观察,早期发现,及时对症治疗。

2.阿苯达唑

为广谱抗蠕虫药,其作用机制可能与抑制寄生虫肠壁对糖原的吸收和抑制抗丁烯二酸盐还原酶有关,影响虫体的代谢,使虫体缓慢死亡,因此杀虫作用慢而稍缓和,虽然也有杀虫反应,但对重度感染、年老体弱及不能接受吡喹酮治疗者较宜。对皮肌型、脑与眼囊尾蚴病均有良好疗效。本药可能有致畸作用,孕妇禁用。常用的剂量与疗程为 18mg/(kg·d),分 2 次口服,10 天为 1 个疗程。脑型患者间隔 2～3 个周,重复 1 个疗程,一般需要 2～3 个疗程。治后 4～6 个月皮下结节平均减少 96.5％～99.3％。脑型患者治后随访,临床症状好转或消失者占 84.57％。

不良反应:脑型患者于第 1 个疗程结束后 7～16 天发生头痛(53.7％)、癫痫(13.3％)、低热 (22.7％)、视力障碍(4.8％),给予甘露醇和地塞米松治疗后可以控制,1～2 天恢复。反应较吡喹酮治疗为轻。这可能与囊尾蚴在脑组织内缓慢死亡,引起炎症反应较轻有关。

3.甲氧哒唑

对猪囊尾蚴的实验治疗表明,其疗效明显优于吡喹酮和阿苯达唑,且未见明显的不良反应。可能是治疗囊尾蚴病最有前途的药物,尚待扩大临床验证。

(二)对症治疗

对颅内压增高者,可先给予 20％甘露醇注射液 250mL 静脉滴注,加用地塞米松 5～10mg/次,1/d,连续 3 天,再开始病原治疗。发生癫痫、过敏反应应做相应处理。

(三)手术治疗

眼内囊尾蚴病以手术摘除为宜。如用吡喹酮治疗,虫体杀死后可引起炎症反应,加重视力障碍或失明。脑内囊尾蚴病,尤其是第三与第四脑室内囊尾蚴多为单个亦可采用手术摘除。

囊尾蚴病合并猪带绦虫病患者先及早驱虫,但不宜用吡喹酮。可用槟榔与南瓜子等其他驱绦虫药治疗。

九、预防

猪带绦虫病患者是本病的唯一传染源,故患者的彻底驱虫治疗不但可预防他人感染、避免自身感染,同时也使猪的囊尾蚴病发病率下降,是预防囊尾蚴病的重要手段。

改进猪的饲养方式,提倡圈养,切断人与猪之间传播途径。

加强宣传教育,贯彻预防为主,使群众认识囊尾蚴病的严重危害性与传播途径,养成良好饮食卫生习惯,不吃"米珠肉"与生菜,不喝生水,饭前便后洗手。

第七节 棘球蚴病

棘球蚴病也称包虫病,是棘球绦虫的蚴虫寄生于人体组织引起的人兽共患寄生虫病。目前确认的棘球绦虫有细粒棘球绦虫、泡型棘球绦虫、伏氏棘球绦虫和少节棘球绦虫 4 种,分别引起细粒棘球蚴病、泡型棘球蚴病、伏氏棘球蚴病和少节棘球蚴病。棘球蚴病分布于全球广大牧区,在人和动物之间传播。伏氏棘球蚴病和少节棘球蚴病主要分布于中美洲和南美洲。我国主要是细粒棘球蚴病和泡型棘球蚴病。

一、细粒棘球蚴病

(一)病原学

细粒棘球绦虫属于带科、棘球属,又称包生绦虫,是绦虫中最小的几种之一,虫体长 3～

6mm,由头节、颈节及幼虫、成虫、孕节各 1 节组成。头节有颈突及 4 个吸盘。顶突上有两圈钩。孕节的子宫内充满虫卵。虫卵圆形,棕黄色,有两层胚膜,内有辐射纹。成熟后孕节自宿主肠道排出前或后,其子宫破裂排出虫卵。虫卵与猪、牛带绦虫基本相同,光镜下难鉴别,虫卵对外界抵御力较强,在室温水中存活 7～16 天,干燥环境中存活 11～12 天,在水果、蔬菜中不易被化学消毒剂杀死。幼虫即棘球蚴,圆形囊状体,直径由不足 1～10cm。棘球蚴为单房性囊,由囊壁和囊内容物组成。部分还有子囊和孙囊。

棘球蚴囊壁由外层透明的角质层和内层生发层组成,其外层为宿主组织反应所形成的纤维包膜。囊壁的生发层为具有生殖能力的胚膜组织,生发层的内壁可芽生出许多小突起,并逐渐发育成生发囊,脱落后即为子囊;子囊内可产生几个头节,成为原头蚴;原头蚴从囊壁破入囊液中,称为囊沙;子囊内又可以产生孙囊。囊内同时存在祖孙三代棘球蚴,并充满囊液。棘球蚴的大小受寄生部位组织的影响,一般为 5cm 左右,也可达 15～20cm。在体内可存活数年至20 年。

细粒棘球绦虫的终宿主与中间宿主广泛。在我国其终宿主主要是犬,中间宿主主要是羊、牛猪、及骆驼等偶蹄类。人摄入虫卵也可成为其中间宿主。

细粒棘球绦虫成虫寄生于终宿主犬、狼等食肉动物小肠上段,以顶突上的吸盘和小钩固定于肠绒毛基部隐窝内,虫卵或孕节随粪便排出。当中间宿主吞食了虫卵和孕节后,六钩蚴在其肠道内孵出,钻入肠壁,经血循环到达肝、肺等脏器,经过 3～5 个月发育成棘球蚴。棘球蚴被犬、狼等终宿主吞食后,囊中的头节在犬小肠内经 3～10 周发育为成虫,每个原头蚴都可发育为成虫,成虫的寿命大多为 5～6 个月。人可作为细粒棘球绦虫的中间宿主。细粒棘球绦虫卵随犬粪排出体外,污染皮毛,牧场、蔬菜、水源等,人误食虫卵后,六钩蚴经肠壁随血液循环侵入组织,引起急性炎症,若幼虫未被杀死,逐渐发育成棘球蚴,周围以纤维外囊与宿主组织分隔。

(二)流行病学

1.传染源

主要是感染细粒棘球绦虫的犬,虫卵对温度耐受性好,适合于牧区传播,其次是狼、狐等。

2.传播途径

人与犬密切接触,虫卵污染手经口感染,犬粪中虫卵污染蔬菜、水源,尤其人畜共饮同一水源也可感染。牧区犬羊集居,羊皮、毛被污染,与羊接触也可致间接感染。干旱多风地区,虫卵随风飘扬吸入也有感染的可能性。

3.易感性

人群普遍易感。牧区感染率较高,多在儿童期感染,至青壮年发病。患者以牧民或农民为多为多,少数民族较汉族为多。

4.流行情况

本病呈世界性分布,尤以澳大利亚、阿根廷、法国、土耳其、意大利等畜牧业为主的国家多见。发展中国家流行强度较高,我国流行在西北、华北、东北及西南广大牧区,以新疆、青海、西藏、宁夏、内蒙古、甘肃及四川等省区多见,河北及东北各省也有散发病例报道。

(三)发病机制与病理解剖

虫卵吞入后在肝脏形成棘球蚴囊,少数经肝静脉和淋巴液到达肺、心、脑、肾等器官。棘球蚴致病主要是机械性压迫,其次是棘球蚴囊破坏引起异蛋白过敏反应。棘球蚴体积逐渐增大压迫周围组织和细胞,影响其功能或压迫邻近器官产生相应症状。棘球蚴生长非常缓慢,因此从感染到出现症状常需10年或以上。

囊性占位压迫临近组织器官引起病变。肝棘球蚴逐渐长大时,肝内胆小管受压迫,可被包入外囊中;有时胆小管因压迫坏死破入囊腔,使子囊与囊液呈黄色,并继发细菌感染。肺棘球蚴可破入支气管,角皮层旋转收缩使内面向外翻出,偶使生发层与头节及囊液一起咳出,易并发感染;破入细支气管,因空气进入内外囊之间即可呈新月状气带。大量囊液及头节破入体腔可引起过敏性休克与继发性棘球蚴囊肿。

宿主感染棘球蚴后可以产生特异性免疫应答,并可产生一定的免疫保护力。这种免疫效应对已经寄生的包虫囊不起作用,但可控制后来的感染。其效应机制是作用于六钩蚴表面组分的抗体介导下的补体依赖性溶解作用。

(四)临床表现

潜伏期为10~20年。大多数原发型感染的患者,是单发囊肿,但是20%~40%的个体是多发囊肿或者涉及多器官病变。肝脏是最常累及的器官(>65%),其次是肺(>25%),而脾、肾、心脏、骨骼和中枢神经系统较少发生。临床表现与寄生部位、囊肿大小及并发症有关。

1.肝棘球蚴病

最常见,多位于肝右叶接近肝表面。

(1)症状:包虫囊压迫邻近组织或牵拉器官引起患者肝区不适,隐痛及胀痛,饱胀或坠胀,食欲下降,肝包虫囊较大时导致膈抬高,活动受限,可出现呼吸困难。肝门附近棘球蚴可压迫胆管出现梗阻性黄疸,也可压迫门静脉引起门静脉高压症。

(2)体征:查体时可触及右上腹或者上腹部无痛性囊性肿块,表面光滑,质地坚韧,可扪及波动感,部分患者叩诊时可感到子囊互相撞击引起的囊壁震动感,即为"包虫震颤征",由于腹水的产生,移动性浊音阳性。包虫囊向腹腔延伸时,形成腹腔巨大包块。肝大,存在触痛和叩击痛。

(3)并发症:由于外伤或者穿刺造成囊肿破裂,囊液外溢,可引起剧烈的过敏反应,如荨麻疹,血管神经性水肿,严重时可发生过敏性休克。囊肿破裂后,囊液中的原头节播散种植,附着在脏器表面、肠系膜、网膜等处继续生长,甚至还可引起粘连性肠梗阻、肠穿孔、腹内脓肿等,此外还可播散至胸腔产生多发性继发棘球蚴,引起播散性继发性包虫囊肿。

棘球蚴囊破裂后,可引起继发感染。肝脏的感染多有胆道侵入,亦可由外伤或穿刺造成,患者肝区疼痛,肝大,压痛。血白细胞升高,表现与肝脓肿和膈下脓肿相似。进入腹腔后可导致急性弥散性腹膜炎。

囊肿压迫门静脉时可发生门脉高压症,压迫胆总管可引起胆道梗阻等。

2.肺棘球蚴病

以右下、中叶肺多见,常无自觉症状,而在查体或照胸片时发现,可有胸部隐痛及咳嗽,与支气管相通时可咳大量液体,并带粉皮样囊壁及囊砂,痰液中可找到头节。继发感染时症状类似肺脓肿,可有高热、胸痛、咳浓痰,偶因大量囊液溢出后堵塞气管而导致窒息。囊肿若穿破入胸膜腔。则形成液气胸,感染发生时形成脓胸。个别患者还可出现皮疹,发热,支气管痉挛和过敏性休克。

3.脑棘球蚴病

发病率低,多见儿童,大脑顶叶和额叶发生较多,多为单发,常伴有肝与肺棘球蚴病。表现与颅内占位性病变类似,为头痛、视盘水肿等颅内高压症状,可有癫痫发作。随着脑内囊肿增大病情逐渐加重。易被误诊为颅内肿瘤。

4.其他部位棘球蚴病

肾脏、脾、心肌心包等偶尔寄生棘球蚴,出现相应症状。骨髓腔,眼球,泌尿生殖系等部位发生包虫病较少见,发生后可出现压迫刺激症状和过敏反应等表现。

(五)实验室检查

1.一般检查

白细胞计数多正常。嗜酸性粒细胞可轻度增高。继发感染时白细胞及中心粒细胞比例增高。

2.免疫学检查

(1)皮内试验:卡尼松皮内试验操作简便,快速,阳性率96%以上,可作为初筛试验。但应注意与猪囊尾蚴、结核病有部分交叉反应性。

(2)血清抗体检测:常用的方法有间接血凝试验(IHA)及酶联免疫吸附试验(ELISA),有较好的敏感性和特异性,但与囊尾蚴病有交叉反应。

(3)血清循环抗原(CAg)检测:在早期诊断和疗效观察方面具有重要的价值,但是阳性率不高。

(4)其他:对流免疫电泳,琼脂扩散等方法,亦有重要参考价值。

3.影像学检查

(1)腹部超声检查已成为对包虫病最广泛使用的成像技术,可以检测到囊肿的数量,部位,直径及囊内容物的变化。检查时可见边缘明确的囊状液性暗区,其内可见散在光点或小光圈。

(2)CT:CT扫描对肝、肺、脑、肾棘球蚴病有重要意义,它可以对囊肿定位,大小测量和计数。

(3)腹部X线平片见囊壁的圆形钙化阴影及骨X线上囊性阴影有助于诊断,X线透视对肺包虫病有重要的诊断价值。

(4)磁共振:MRI和CT相比对囊肿壁的显示更加清楚,此外,还可以清楚的显示解剖学定位。

(六)诊断

早期临床表现不明显,往往不易发现,在诊断时应结合以下几点综合考虑:

1.流行病学史

患者的职业,种族特点,牧区或者流行病区长期居住史及与犬类接触史具有重要的参考价值。

2.临床表现

患者具有肝脏、肺脏等脏器的占位病变的表现。

3.实验室检查

血常规中嗜酸性粒细胞增多,皮内试验,间接血凝试验及酶联免疫吸附试验阳性均支持包虫病的诊断。早期诊断可发现血清循环抗原阳性。

4.其他检查

影像学检查发现囊性病变,如肺棘球蚴病破入支气管,咳出粉皮样膜状物质,显微镜下查见头节或小钩即可确诊。

(七)鉴别诊断

本病可分别与多囊肝、肝囊肿、肝脓肿、肺脓肿、肺结核病、脑囊尾蚴病、肺转移癌及脑转移癌等相鉴别。

(八)预后

本病预后多较好。棘球蚴破裂发生休克者预后较差。

(九)治疗

目前,包虫病的治疗仍以手术摘除为主,辅以药物化疗,今年来 PAIR 疗法逐渐开展,有代替手术的趋势。

1.手术治疗

目前外科手术切除棘球蚴是根治本病的主要方法,手术方法以内囊穿刺摘除术最常用。适用于部分包虫囊突出于肝表面而没有并发症的患者。术中先以 0.1% 西替溴铵杀原头蚴,手术时将内囊剥离完整取出,严禁囊液外溢。手术前后 2 周服阿苯达唑以减少术中并发症及术后复发。肺包虫病可做肺叶切除。但常要配合药物治疗。外科手术一直是包虫病的首选,但是应注意术后的复发。

2.经皮穿刺抽吸注射再抽吸疗法(PAIR)

治疗前服用阿苯达唑,在超声下定位穿刺,抽出部分囊液做检查,然后注入 95% 乙醇,再抽液检查,如有存活的原头蚴,再注射乙醇,直至连续 3 次阴性为止。该法复发率和并发症都低于外科手术。但是棘球蚴与胆管相连通时为该疗法的禁忌证。

3.药物治疗

手术禁忌证或术后复发且无法再行手术治疗者,或者患者体质过弱无法手术者,采用药物治疗。常用阿苯达唑,每次剂量 6.0～7.5mg/kg 或 0.4g,2/d,连服 4 周为 1 个疗程,必要时可延长 6～10 个疗程。对早期肝囊型包虫病的有效率超过 80%,不良反应少而轻,偶可导致可逆性白细胞减少及一过性 ALT 升高。本品有致畸作用,孕妇禁用。

阿苯达唑乳剂对肝囊型包虫病患者的临床疗效优于阿苯达唑片剂。每天口服阿苯达唑乳剂 12.5mg/kg 后可出现较高的血药浓度,达 0.62～4.71mg/L。剂量按每日 12.5mg/kg,连续服药 3 个月为 1 疗程。必要时可延长服药时间 6 个月～2 年。有效率为 86%,治愈率为 52%,复发率为 8%。

4.对症治疗

肝、肺、脑、肾棘球蚴病出现相应器官损害时,酌情治疗,维护器官功能;继发感染时抗菌治疗;过敏反应时对症处理等。

（十）预防

1.控制感染源

流行区的犬进行普查普治,广泛宣传养犬的危害性。可用吡唑喹酮驱除犬的细粒棘球蚴绦虫。

2.加强健康知识宣传

普及包虫病知识,提高全民的防病意识,使广大群众知道避免或者减少与犬密切接触,注意饮食和个人防护。

3.加强屠宰场管理

病畜内脏要深埋,防止被犬吞食,避免犬粪中虫卵污染水源。

二、泡型棘球蚴病

泡型棘球蚴病是由泡状棘球蚴所引起的一种寄生虫病,又称多房棘球蚴病,比较少见。泡型棘球蚴病与囊型棘球蚴病从生物学、流行病学、病理学和临床表现等方面均有显著不同。

（一）病原学

泡型棘球绦虫的成虫与细粒棘球绦虫相似,但虫体较短。泡球蚴呈球形,为聚集成群的小囊泡,大小形状不一。囊壁分为内层的生发膜与外层的匀质层,生发膜富含细胞,增生活跃,产生胚芽与原头节。匀质层内无细胞,不含角蛋白,与细粒棘球蚴角质层不同。囊腔内含黏稠胶质样液体,生发层以芽生方式繁殖,浸润破坏靶器官。

（二）流行病学

1.传染源

依各流行区的终宿主而异。在北美阿拉斯加、俄罗斯西伯利亚以及我国宁夏,以红狐为主;四川甘孜州主要是野狗,其感染率高达24.4%。

2.传播途径

泡型棘球蚴病的传播途径分为直接与间接两种感染方式。

(1)直接感染:通过接触狐或野狗,或剥狐的皮毛,摄入虫卵而感染,狩猎人员易受感染。

(2)间接感染:虫卵污染土壤、植物、蔬菜、水源等,人通过以上媒介,误食后感染。

3.人群易感性

男女比率不一,一般男多于女。发病时平均年龄不一。国外以老年者为多。四川甘孜州以40岁左右农牧民为多。少数民族较汉族多。

（三）发病机制与病理解剖

本病原发病变位于肝脏,泡型棘球蚴呈浸润性增殖,并可通过血液或淋巴等途径播散至肺、脑等器官产生继发性转移性病变。肝脏病理变化可分为巨块型、结节型、假囊型与混合型。肝脏病变常为多发性、大小不一(1~17cm)。泡型棘球蚴由无数小囊泡组成,囊泡间有纤维组织间隔,呈蜂窝状。不易与肝癌鉴别。

泡型棘球蚴增殖有内殖性和外殖性芽生两种,可侵犯邻近的肝内组织如肝门、胆总管、门静脉与其邻近组织如腹膜后淋巴结等。

（四）临床表现

泡型棘球蚴病病程长，一般在 20 年或以上，具隐袭进行性特点。

1.肝泡型棘球蚴病

根据临床表现可分为以下几型。

（1）单纯肝肿大型：肝右叶顶部为好发部位，以上腹隐痛或肿块为主，患者有乏力、消瘦、腹胀等全身症状。

（2）梗阻性黄疸型：泡球蚴病变累及肝门，压迫胆总管引起梗阻性黄疸。常伴有皮肤瘙痒、食欲减退、腹水、脾大和门静脉高压征象。

（3）巨肝结节型又称为类肝癌型：表现为上腹部肿块，局部隆起。肝左右叶均极度肿大，质硬，表面可有多个大小不等结节，常可因肝功能衰竭而死亡。

2.肺泡型棘球蚴病

肺部病变可由肝右叶病变侵蚀横膈后至肺，或经血循环引起。临床症状以小量咯血为主。少数可并发胸腔积液。

3.脑泡型棘球蚴病

主要临床症状为局限性癫痫或偏瘫，表现为颅内占位性病变。脑型患者均伴有明显肝与肺泡型棘球蚴病。

（五）并发症及后遗症

泡型棘球蚴病可并发门静脉高压征象，少数患者并发胸腔积液。

（六）实验室检查

1.常规检查

白细胞计数多正常，嗜酸性粒细胞增高，血红蛋白轻至巾度降低。血沉增快，约 30％患者 ALT、AKP 升高，晚期白蛋白与球蛋白比例倒置。

2.免疫学检查

皮内试验大多阳性。IHA、ELISA 检测泡型棘球蚴抗原 Em2 抗原以及 EmL8 抗原检测血中抗体试验，其特异性与敏感性均较高，交叉反应少，可用于鉴别泡型与囊型棘球蚴病。

3.影像学检查

肝超声、计算机断层扫描（CT）或腹部 X 线检查是诊断泡型棘球蚴病的重要手段。

（七）诊断与鉴别诊断

1.诊断

在流行区内与狗、狐等有密切接触史，发现肝肾或颅内有占位病变者应高度怀疑，需进一步行相关检查。影像学检查发现界限不清的实质性病变、血清免疫学试验阳性有助诊断。

2.鉴别诊断

本病应注意与原发性肝癌、结节性肝硬化、肺结核、肺癌、脑肿瘤、细粒棘球蚴等鉴别。

（八）预后

预后较好，但易复发。

（九）治疗

1.手术治疗

泡型棘球蚴病过去多采取手术切除治疗，但大多数患者就诊时，已是晚期，失去手术机会，即使进行肝部分或半叶切除,复发率也较高。

2.药物治疗

阿苯达唑治疗泡状棘球蚴病的效果优于甲苯达唑。其剂量为每日 20mg/kg,分 2 次口服。疗程视肝脏病变范围大小而定,多为 3～5 年或更长。但需注意肝功异常和白细胞减少、皮疹、蛋白尿等不良反应。

(十)预防

加强疫区人群的宣传教育。教育流行区居民避免与犬和狐密切接触。剥制狐皮时做好个人防护。

第八章 肝病

第一节 甲型病毒性肝炎

甲型肝炎是经由肠道传播的甲型肝炎病毒（HAV）感染引起的一种急性自限性肝脏炎症性疾病。发病以儿童和青少年为主，临床特征为食欲下降、恶心呕吐、疲乏无力、肝大及肝功能异常。部分病例有发热并出现黄疸，无症状感染较为常见。本病呈世界性分布，虽然发病率在近十年内呈下降趋势，但随着旅游业的发展，交通运输的便利，甲型肝炎的发病呈现出多样化特点，如易感年龄的增加，有临床表现者增加，发达国家潜在流行的概率增加等。我国仍然是甲型肝炎高发区，其发病在各型肝炎中仍占重要地位。

早在 17、18 世纪欧洲就有肝炎暴发流行的记载，直到 1940 年第二次世界大战期间，流行病学工作者根据肝炎的特征将当时部队中流行的肝炎分为"感染性肝炎"（甲型肝炎）和"血清性肝炎"（乙型肝炎），其中甲型肝炎怀疑由一种可被滤过的病毒类因子所引起。1969 年学者们成功地将这种可能的病毒因子传播给小狨猴，继之发现黑猩猩亦为易感动物。1973 年，Feinstone 用免疫电镜发现感染恢复期患者的粪便中有直径 27nm 病毒样颗粒，命名为甲型肝炎病毒抗原（HAAg）。该发现为随后血清学检测的问世、动物模型的建立、HAV 体外细胞培养以及 HAV 的基因测序和克隆等奠定了坚实的基础。

一、病毒学

1.甲型肝炎病毒（HAV）

HAV 属于微小核糖核酸病毒科，早期将其归类于肠道病毒 72 型，后来对其核苷酸和氨基酸序列分析发现它与肠道病毒之间相差甚大，因此归类于肠道病毒 72 型不合适。为了将HAV 归类，新创了一个嗜肝病毒属，HAV 是目前为止这个属中唯一的病毒。

HAV 是一种无囊膜，由 60 个拷贝结构蛋白组成的二十面体立体对称的球形颗粒，直径为 $27\sim28$nm 大小，内含一条单股正链线性 RNA 基因组。沉降系数为 $33\sim35$S，在氯化铯中的漂浮密度为 $1.33\sim1.34$g/cm^2，超离心时沉降系数为 $156\sim160$S，分子量为 $2.2\times10^6\sim2.8\times10^6$。HAV 存在于患者的粪便、血清、胆汁及肝细胞质内。在体外免疫力甚强，低温下能长期存活，耐受 pH=3 的酸性环境，耐乙醚（4℃ 12 小时仍稳定），耐热（56℃ 30 分钟不能灭活），在60℃时存活 1 小时，但在 85℃时 1 分钟即可灭活。遇甲醛溶液（1：4000,37℃ 72 小时）、3%甲醛溶液、3%漂白粉、5%次氯酸钠处理 5 分钟，或紫外线照射皆可灭活。

HAV 的致病性主要是对人和几种高等灵长类动物,猕猴的人工感染成功率达 30%～100%。野外捕获的黑猩猩血中甲肝病毒抗体(抗-HAV)阳性率高达 90%,故动物实验需用饲养中出生的黑猩猩。从患者或感染动物中分离的野生型 HAV,可在多种细胞中生长繁殖,包括原代猕猴肝细胞、猴胚肾细胞、人肝癌细胞、人胚二倍体或纤维细胞、人羊膜细胞、Vero 细胞及非洲绿猴肾细胞等。HAV 在多数细胞中的生长繁殖过程较长,一般需要 2～4 周病毒量才达最高值。细胞培养的 HAV 一般无细胞致病作用。HAV 在体外培养成功为 HAV 的检测、病毒抗原的制备及甲肝疫苗的研制,提供了良好的条件。

2.HAV 的基因结构及其功能

HAV 基因组含有 7478 个核苷酸,由 3 个部分组成即 5′末端非编码区(5′-NTR),一个长的开放读码框(ORF)及 3′末端非编码区(3′-NTR)。

ORF 含 6681 个核苷酸,编码一个 2227 个氨基酸组成的多聚蛋白,经蛋白酶裂解后,产生 3 个大的多聚肽片段,即 P1、P2 和 P3。P1 区编码结构蛋白 VP1、VP2、VP3 及 VP4。VP1～VP4 组成 HAV 颗粒的衣壳蛋白,其中 VP1 是最大的衣壳蛋白,可能与 VP3 一起构成 HAV 免疫决定簇的抗原位点。VP2 和 VP4 可能衍生于共同的前体 VP0。VP2 有一个丝氨酸残基,VP0 经蛋白酶裂解为 VP2 和 VP4,推测该裂解发生于 RNA 衣壳包装期间,是小核糖核酸病毒成熟过程的最终步骤。P2、P3 区编码与病毒复制有关的非结构蛋白 2A、2B、2C、3A、3B、3C 和 3D 蛋白。2A 参与病毒分子形态形成,2B 和 2C 参与病毒的复制,2C 还是一个多功能蛋白,具有螺旋酶及 NTP 酶的活性,另外 2C 和 2BC 可与胞内膜和 RNA 结合。3A 含有一个跨膜区域,可以锚定 3B 及相关的下游蛋白。3B 又叫基因连接蛋白(VPg),作为病毒 RNA 合成的肽类引物共价结合到基因组的 5′末端。$3C^{pro}$ 是唯一由病毒编码的半胱氨酸蛋白酶,对多聚蛋白进行多处裂解。$3D^{pol}$ 是 RNA 依赖的 RNA 多聚酶。与其他微小 RNA 病毒一样,多聚蛋白裂解的中间体有着与成熟产物不同的功能,如 3ABC 是一个稳定的中间体,可与 5′NTR 结合调节病毒的翻译,而成熟的 $3C^{pro}$ 无此活性。

5′非编码区(5′-NTR)有 734 个核苷酸,是最保守的区域,由高度有序的二级结构组成六个区,Ⅰ区(nt1～nt41)是一个发夹结构,Ⅱ区(nt42～nt98)在两个假结后连接一个嘧啶富集区(pY1,nt96.148),Ⅲ区(nt99～nt323)是一个迂回结构,而Ⅳ区(nt324～nt586)是一个较长的迂回结构,其顶端有一个三叶分叉结构,底部是一个螺旋结构,中央部位是核酸酶作用位点,主要是 557～566 位点,而对应的位点 338～347 则未被酶裂解,说明内部三维结构在其中起了重要作用。Ⅴ区(nt587～nt706)含有几个长螺旋结构及一个分支迂回结构,在 640～660 位点处形成一个假结,有单链或双链特异的核酸酶作用于此。Ⅵ区是从Ⅴ区 U-706 到 AUC 之间的连接区,其后是高度保守的寡嘧啶序列连接于 13 个碱基的起始密码子。5′-NTR 区复杂结构组成了内核糖体进入位点(IRES),可通过共价与 VPg 结合,对翻译启动起调节作用。

由于微小 RNA 病毒没有原核细胞内 $5′m^7G$ 帽状结构,因此其翻译不同于原核细胞 mRNA 翻译模式(即核糖体扫描加工方式或帽依赖方式),而是以非帽依赖方式启动。IRES 可直接将细胞内 40S 核糖体亚单位结合到病毒 RNA,而启动病毒的翻译。微小 RNA 病毒在运行非帽依赖性翻译的同时,对细胞本身 mRNA p220 帽结合蛋白进行裂解,阻断了帽依赖方式,因而提高病毒本身翻译效率,但 HAV 则不能阻断帽依赖方式翻译,由于 HAV 的 5′-NTR

在 ORF 之前含有多个 AUG 启动子,这样就弥补了 HAV 之不足,使其翻译效率与其他微小 RNA 病毒相似。

IRES 可与大量的宿主蛋白结合如多聚胞苷结合蛋白-2(PCBP2),3-磷酸甘油醛脱氢酶(GAPDH),多聚嘧啶序列结合蛋白(PTB)和翻译启动因子 eIF4GI,但具体作用有待进一步研究。

3′末端非编码区(3′NTR)紧接于 ORF 之后,长度为 63 个核苷酸。含有一个多聚 A 结构。多聚 A 对翻译的启动起调节作用,同时也是负链 RNA 复制的起始处。由于 RNA 复制和翻译不能同时受多聚 A 调控,这种调控转换可能与多聚 A 结合蛋白(PABP)裂解有关。PABP 与 3′-NTR 的多聚 A 结合,而翻译因子(TF)与 5′-NTR 结合,若 PABP 与 TF 连接就形成一个"蛋白桥",将病毒 RNA 连成环状,加速了翻译进程。翻译后产物中含有 3Cpro 蛋白酶,会反过来对 PABP 进行裂解,裂解的产物仍然连接在多聚 A 上,但不能与 TF 结合,通过与 3′末端 PTB 等联系形成复制复合物,促进 RNA 负链的合成。

3.HAV 的生活周期

HAV 生活周期从与细胞表面受体接触开始,这个受体可能是一个非特异血清蛋白,非洲绿猴肾细胞表面的一种糖蛋白叫 HAVcr-1,又称 TIM-1,可视为 HAV 受体,用单抗阻断 HAVcr-1 可预防 HAV 感染其他易感细胞;TIM-1 表达在肝细胞及淋巴细胞上。另一个可能的受体是唾液酸糖蛋白。进入细胞后,HAV 去包壳,细胞核糖体结合到病毒 RNA 上并形成多聚体,在此 HAV 翻译成一个大的多聚蛋白,经蛋白酶裂解成结构蛋白和与病毒复制有关的非结构蛋白。非结构蛋白与细胞蛋白和 RNA 母链在一个有膜的囊体内结合形成复制酶复合物,并在囊内进行 RNA 复制,正链 RNA 经酶复合物复制出互补的负链 RNA 形成一个含正链和负链的中间体,其中负链 RNA 作为模板复制出正链 RNA,用于蛋白质的翻译和成熟病毒颗粒的装配,最后在细胞质膜上衣壳蛋白组装包含正链 RNA 的病毒颗粒,并被释放出宿主细胞。HAV 颗粒有可能会感染邻近的肝细胞,也可能经液泡释放出胆小管,然后在胆酸作用下从液泡中释放出来。

HAV 在组织培养中有一个明显的特征是:在对细胞不致死的浓度范围内,HAV 能免疫 25 种对其他病毒的繁殖有抑制作用的抗病毒药物,如 guanidine、amantine、thodamine、methyl、guercitin(3-MQ),这一特点说明 HAV 的繁殖与其他已知的小核糖核酸病毒之间有本质区别,同时也说明了对甲型肝炎特异性预防和治疗的可能性。

4.HAV 基因型及亚型

世界各地分离到的 HAV 毒株,其核苷酸序列的同源性在 90% 以上,不同株间核苷酸序列的变异占 1%~10%。5′非编码区核苷酸序列最为固定,是最保守的基因组分。株间核苷酸序列一致性达 96%~99%。HM-175、LA 和 MBB 三个不同株的核苷酸序列测定,其一致性分别为 92%(MBB 比 LA)、92%(HM-175 比 LA)和 95%(HM-175 比 MBB)。从西半球患者分离的 2 个已适应细胞培养的毒株,具有最大的核苷酸序列的一致性。而两个野生株灰质炎病毒 3 型(Leon 株和 231.27 株)整个基因组核苷酸序列同源性为 80.7%;5′非编码区核苷酸序列同源性为 84.7%;当与不同血清型灰质炎病毒比较时,发现其核苷酸序列同源性仅有 70%。故此 HAV 株间核苷酸序列同源性明显高于灰质炎病毒株间或型间核苷酸序列同源性。

HAV经体外传代培养后,核苷酸序列仅有少量的变异。

但VP1和2A区变异相对较大,据报道在VP1和2A连接区基因序列有15%~25%的差异。HAV分为7个基因型(Ⅰ、Ⅱ、Ⅲ、Ⅳ、Ⅴ、Ⅵ、Ⅶ),感染人类的有Ⅰ、Ⅱ、Ⅲ和Ⅶ,而以Ⅰ型为主,占80%以上;Ⅳ、Ⅴ和Ⅵ型主要感染猿猴类,引起类似人甲型肝炎的表现。根据基因序列间的差异(7.5%),Ⅰ、Ⅱ、Ⅲ型又进一步分为ⅠA、ⅠB、ⅡA、ⅡB、ⅢA、ⅢB亚型。人类HAV基因型分布主要有两种模式,即以一种基因型为主的地方性分布和以多种基因型同时存在的非地方性分布。第一种模式见于美国,研究发现16株中有15株为ⅠA型,且13株存在于同一地区。在HAV高度流行区如印度、中南美洲和南美洲,也存在地方性流行株,并呈周期性流行。在这些地区,人群感染平均年龄较早,发病多为婴儿,亚临床型多见。我国属于HAV高流行区,中国疾病控制和预防中心病毒疾控所曾对我国2003—2008年9个不同地区的HAV株进行基因序列分析,发现这些毒株均为Ⅰ型,其中ⅠA型占98.8%,而ⅠB型只占1.2%。基因型及亚型分析的实际意义有待进一步研究。在所有的HAV株中,HM175和CR326最为重要,它们已用于制作疫苗。HM175是1978年在澳大利亚一次小型暴发流行中患者粪便中提取的,CR326是从感染HAV的哥斯达黎加患者中获得的。这两株病毒的核苷酸及氨基酸序列有95%的同源性。

5.HAV抗原位点

尽管核苷酸序列在各基因型间存在差异,但人HAV的抗原结构在各株型间具有高度的保守性。目前仍认为HAV只有单一的抗原特异性,即一个血清型。病毒交叉研究发现,不同地理分布的HAV株间有差异。而且临床研究也表明,免疫球蛋白能预防世界各地的HAV感染,同时亦未发现与其他肝炎病毒之间有交叉免疫反应。

对HAV蛋白VP1同灰质炎病毒VP1表面结构进行比较,发现HAV有一个抗原位点邻近VP1氨基端,其相应的合成肽含12个氨基酸,用此合成肽对豚鼠和家兔进行免疫,可以诱导动物产生抗HAV中和抗体。

采用杂交瘤技术在小鼠体内生成抗HAV中和性单克隆抗体(McAb)。两组McAb均能与人体恢复期血清多克隆抗体竞争结合HAV。这两组抗体对应于病毒体的两个不同部位,并发现HAV的中和部位主要在VP1上,不同McAb识别的表位可能都位于病毒体单个的决定簇中和抗原部位,将病毒裂解并用SDS-PAGE使病毒各种蛋白分离后,发现Fab段主要结合在VP1上,说明HAV中和位点主要定位于VP1。HAV单一中和位点对甲肝疫苗的研制具有重要意义。鉴于HAV在细胞培养中生长的滴度较低,所以灭活疫苗生产费用昂贵。如HAV有单一的中和位点,则可采用中和位点相应的合成肽或相应于中和位点的重组DNA抗体,生产病毒抗原以研制合成肽疫苗或抗独特型疫苗。随着HAV分子生物研究的发展,人们将可能采用基因工程方法获得更多的减毒HAV,这将是今后疫苗制备的发展方向。

二、流行病学

1.传染源

主要传染源是急性期甲型肝炎患者和隐性感染者。在急性患者中不典型的无黄疸型肝炎患者和儿童患者尤为重要。甲型肝炎的传染期主要在潜伏期的后期及发病后的一周内,此时患者粪便中排出 HAV 量最多。隐性感染也是一个重要的传染源。甲肝患者病毒血症最早始于黄疸出现前 25 天,持续至黄疸出现为止,在此期间患者血液有传染性。亦有接触黑猩猩后发生甲型肝炎的报道。传统的观点认为 HAV 无慢性长期带病毒者,但 1983 年 Frosner 报道,在北极寒带地区,如阿拉斯加及格陵兰的流行区,有的患者 23 年甚至长达 26 年粪便中的 HAV 才消失。

HAV 在人群中的传播方式可能与水痘病毒一样,经历潜伏期转为短暂的活动期。曾经感染过 HAV 但无抗体存在的人,再次被感染会重新出现粪便排毒,从而增加了 HAV 在人群中的感染比例,再次被感染现象可能是地方性流行的原因。

2.传播途径

甲型肝炎系粪-口途径传播,可通过食物、饮水及人与人密切接触而传染。日常生活的密切接触多为散发性发病,食物和饮水传播往往呈暴发流行。我国华东沿海地区常因生食或半生食水产品(如蛤蜊、牡蛎、毛蚶)引起流行。尽管性传播的作用不太清楚,但男性同性恋之间感染 HAV 的概率增加,可能与肛交有关。静脉注射毒品者也是高危人群,这不是由污染针头注射引起,与不良卫生习惯有关。母婴传播及输血引起的 HAV 感染较为罕见,但偶有报道。

3.易感性和免疫力

人类对 HAV 普遍易感,在甲型肝炎流行地区,绝大多数成人血清中都有抗 HAV 抗体,故婴儿在出生后 6 个月内,由于血清中含有来自母体的抗 HAV 抗体可以防止 HAV 感染。6 月龄后血抗 HAV 抗体逐渐消失而成为易感者。患过或感染过甲型肝炎的人,可获得比较持久的免疫力,以防止 HAV 再感染,但无交叉免疫力,不能防止其他类型肝炎病毒的侵袭。

4.流行特点

甲型肝炎呈全球性分布,在许多热带和亚热带地区常呈地方性流行,农村多于城市。在集体单位中,如学校、兵营、工地、托儿机构、监狱等人群密度高、居住拥挤的场所发病率较高。在温带地区的一些国家,甲型肝炎的流行有周期性,每隔 5～10 年有一次流行或 6～7 年出现一次流行高峰。原因是在一次流行后,人群的免疫力普遍提高,再经过一段时期,易感性逐渐增加,又出现另一次流行。

本病无严格季节性,一般以晚秋早冬发病较多。北半球国家以 2～4 月、11～12 月为发病高峰,南半球如澳大利亚及新西兰以夏季为发病高峰。战争、灾荒常促发本病流行,第二次世界大战中美军、德军均有甲型肝炎流行的报道。在我国甲型肝炎的流行仍是一个重要的公共卫生问题,国内曾发生多起甲型肝炎的暴发流行,1988 年春季上海甲型肝炎暴发流行发病数达 31 万余人,平均罹患率为 4082.6/10 万,是有记录以来最大的一次流行。这次流行的特点是:流行主要在 12 个市区,病情波及面广,11% 的家庭有 2 个或 2 个以上的人同时发病;流行时间持续较长,自 1 月中旬始至 3 月中旬,3 月下旬明显减少,以 1 月下旬至 2 月中旬为高峰,持续近 20 天左右,高峰期间每日发病数达 1 万以上。发病年龄以青壮年为主,20～39 岁占病例总数的 83.5%。由于旅游业的快速发展及现代交通的便利,导致甲型肝炎从卫生条件差的落后地区向卫生条件好的发达地区转移的潜在危险性明显增加,2003 年美国宾夕法尼亚州的一次甲型肝炎暴发流行就是一例。当时的一个餐馆从邻国墨西哥购进一批污染了 HAV 的洋葱,导致至少 7653 人感染,这是近年来在发达国家发生的最大的一次 HAV 暴发流行。

目前在急性病毒型肝炎中,甲型肝炎占 30%～50%。世界卫生组织资料显示,高度流行区是在卫生条件差、个人卫生习惯不良的发展中国家,10 岁前儿童感染的可能性达 90%。大部分感染发生在年幼的儿童,但发病有症状者比例不高。因为年长的儿童及成人一般都有免疫力。暴发的可能性罕见,如非洲、南美洲部分国家、中东、东南亚及拉丁美洲国家,我国也是高度流行区。中度流行区多在经济转型的国家及卫生条件差异较大的地区,年幼儿童多无感染。事实上,这种经济及卫生条件的差异常会导致高发病率,因为感染常发生在年龄偏大的群体,以致发生暴发流行,如欧洲南部及东部、某些中东部国家。低流行区是在发达国家,卫生条件及个人卫生习惯良好的地区。疾病常发生在青少年及成人,高危人群有静脉药瘾者、男性同性恋者、到高度流行区旅行者及某些封闭的社区,如西欧、北欧、美国、澳大利亚、日本、新西兰及加拿大等。

三、发病机制

当 HAV 经口摄入后,通过肠道黏膜吸收进入血流,随血流进入其靶器官内,在肝细胞及 Kupffer 细胞内繁殖,在肝外其他地方如肠道内也发现有复制。在非洲狨猴的动物模型中发现,静脉注射 HAV 后第一周血清转氨酶升高不明显,而在第三周时达到最高值,此时血清中抗 HAV 转为阳性,提示第一周转氨酶升高与病毒复制有关,而第三周则是免疫反应所引起。因此目前认为,甲型肝炎的发病机制主要以免疫介导为主,而由病毒直接杀伤肝细胞引起病变的证据不明显。

1.免疫反应作用

HAV 感染后,动物或人体肝穿超薄切片电镜观察结果显示,与 HAV 在体外组织培养中所见形态学改变相一致,HAV 可引起持续感染而不出现细胞裂解,血液出现循环免疫复合物和补体水平下降现象,因此推想 HAV 诱导的免疫反应在甲型肝炎发病中起重要作用。在患者和动物实验中都观察到,HAV 感染后可出现早期和晚期两次肝功能异常,与丙氨酸氨基转移酶(ALT)升高相同的时期内,血清中和抗体活性升高,而且 HAV 感染黑猩猩后,黑猩猩肝组织所产生的特征性病变是明显的汇管区炎性细胞浸润伴汇管区周围肝实质坏死性炎症,汇管区周围肝细胞被炎性细胞浸润,以淋巴细胞为主,故多认为肝细胞损害与免疫病理有关。免疫反应机制包括细胞免疫和体液免疫两方面的作用。

(1)细胞免疫:甲型肝炎特征的肝细胞损伤主要与细胞免疫反应有关,包括特异性 T 细胞免疫反应及非特异性先天性免疫反应。Vallbrancht 等对患者外周血淋巴细胞功能的研究表明,急性甲型肝炎患者外周血淋巴细胞特异性杀伤 HAV 感染的自身皮肤成纤维细胞的细胞毒活性升高,并且在黄疸出现后 2～3 周时,细胞毒活性达高峰。从 2 例发病数周的甲肝患者肝活检获取的淋巴细胞克隆,检测出以 CD8+ T 细胞为主,并证明其具有特异性杀伤 HAV 感染肝细胞的功能,这种特异性 T 细胞介导的针对 HAV 感染肝细胞的免疫应答,很可能与急性甲型肝炎的肝损伤有关。HAV 抗原与肝细胞表面宿主组织相容性抗原形成复合物,CD8+ T 细胞识别这种复合物,并攻击破坏 HAV 感染的肝细胞,从而引进免疫病理变化。

由于外周血抗 HAV CD8[+] T 细胞水平在症状出现后 2～3 周才达高峰,因此认为先天性免疫系统的细胞在早期疾病中发挥了更为重要的作用,如自然杀伤淋巴细胞(NK 细胞)。研究显示,NK 细胞表面有 TIM-1(HAV 受体分子)表达,原代 NK 细胞能杀伤 HAV 感染的肝癌细胞株,但不能杀伤未感染的细胞;用 TIM-1 单克隆抗体处理 NK 细胞和 HAV 感染的肝癌细胞可阻断 NK 细胞的杀伤作用;HAV 感染可诱导 NK 细胞产生多种细胞因子如 IL-4、IFN-γ 及颗粒酶 B,后者被认为参与了 HAV 感染细胞的杀伤效应,但这种效应也可被抗 TIM-1 抗体所阻断。总之,HAV 感染细胞通过 TIM-1 分子激活 NK 细胞,后者一方面直接杀伤感染细胞,另一方面又产生大量的细胞因子而间接放大了这种杀伤效应。NK 细胞还可阻止 HAV 感染后慢性炎症的发生,这可能与 NK 细胞诱导的 Treg 细胞有关,具体机制有待进一步研究。

有研究发现,急性 HAV 感染患者在出现黄疸后,外周血淋巴细胞与皮肤成纤维细胞均能产生干扰素,γ-干扰素可能是由 HAV 特异性细胞毒性 T 细胞所产生,可能有助于诱导增强肝细胞表面 HLA-1 决定簇的表达。这种增强肝细胞 HLA 表达的作用,可能是促进 T 细胞所介导的清除 HAV 感染细胞的关键。

(2)体液免疫:HAV 急性感染动物在疾病早期及恢复期血清中同时存在病毒中和抗体,血清抗 HAV IgM 和 HAV IgG 均有中和 HAV 的作用。其保护作用表现在急性感染后多年抗 HAV IgG 仍维持较高水平。Margolis 等检测了 9 例黑猩猩 HAV 感染期间血清中的免疫复合物,其中 8 例为阳性,免疫复合物中的抗体主要是 IgM,IgM 型免疫复合物通常在转氨酶升高前出现,且与抗 HAV IgM 的存在相关。在 8 只黑猩猩中 6 只体内 C3 补体浓度明显下降,下降最明显时与免疫复合物介导的反应有关。但用免疫组化方法未发现肝细胞表面免疫复合物沉淀。故复合物是否引起肝内炎症尚未明了,其可能对肝外表现如皮疹、关节炎等发生起一定作用。

(3)病毒的免疫逃逸:HAV 的病毒因子在后天性免疫出现前于体内存在数周,说明 HAV 可能有逃避先天性免疫的能力。有研究表明,HAV 的 3ABC 中间体可破坏线粒体抗病毒信号蛋白(MAVS)。MAVS 是重要的信号衔接蛋白,连接着视黄酸可诱导基因 I (RIG-1),而 RIG-1 是 PRR 之一,能识别病毒 dsRNA 并激活下游信号分子干扰素调节因子 3(IRF-3)和核因子 κB(NF-κB),并从胞质中转移到核内,从而诱导 IFN 的产生。因此,HAV3ABC 可通过破坏 MAVS 来降低体内干扰素的产生。

2.病毒直接作用

HAV 经口进入消化道黏膜后,可能先在肠道中繁殖,经过短暂的病毒血症,然后在肝细胞内增殖,HAV 在肝内复制的同时,亦进入血循环引起低浓度的病毒血症。病毒血症一般持续 7～10 天。在黑猩猩感染 HAV 早期,用免疫荧光法可在 5%～10% 的肝细胞质中检测到病毒颗粒存在。静脉接种猕猴,其大部分肝细胞中含有病毒抗原,电镜显示在肝细胞质中有病毒颗粒存在。粪便排毒前可在肝脏中发现抗原,并在整个酶活性升高期间持续存在。感染后期,抗原仅局限于少数肝细胞和 Kupffer 细胞中。研究结果表明 HAV 主要在肝细胞内增殖。但这种增殖是否会引起肝细胞的变性坏死或功能改变需要进一步研究。

HAV 从肝内分泌到肠道经粪便排出体外,传统观点认为是肝细胞将 HAV 分泌到胆汁所致,但最近对肝细胞极性研究发现,肝细胞可能先将 HAV 分泌到血液中,被肠道细胞吸收后,再直接分泌到粪便中,因为肝细胞的顶面朝向胆管,基底面朝向肝窦,HAV 进入细胞和分泌都是经过肝基底面,而不是经过顶面,因此不大可能经肝细胞直接分泌到胆汁;在感染肠道细胞时,由于存在多聚免疫球蛋白受体及 IgA,通过穿胞运输,HAV 可从血管面进入肠道细胞,从肠腔面分泌到粪便中。

关于甲型肝炎的发病机制目前认为,早期可能是由于 HAV 的增殖作用、先天性免疫反应(主要是 NK 细胞反应及病毒特异性 CD8$^+$ 毒性 T 细胞的特异性杀伤作用)共同导致肝细胞损伤。γ-干扰素的产生诱导 HLA 抗原表达,也是早期肝细胞受损原因之一。晚期则主要是免疫病理作用,即肝组织中浸润的 CD8$^+$T 细胞的特异性杀伤作用及 γ-干扰素对肝细胞膜 HLA 抗原的表达和调控而致肝细胞受损。

影响甲型肝炎病情的因素目前并不十分明确。病毒亚型与病情的关系不明确,感染的病毒量大可缩短病毒感染的潜伏期,并加重病情;感染的年龄在临床上是一个重要的参考指标,年龄愈大,病情就会愈重;合并其他肝炎病毒感染可致病情复杂化。据报道,TIM-1 的多态性与 HAV 感染的病情有一定关系。

四、病理与临床表现

甲型肝炎潜伏期最短 15 天,最长 45 天,平均 30 天。人类感染 HAV 后大多为隐性感染。临床上可为无症状或进展为不同程度的急性肝炎,很少有慢性肝炎发生,几乎无 HAV 携带者存在。急性肝炎根据有无黄疸又分为急性黄疸型肝炎和急性无黄疸型肝炎。急性重症肝炎的发生率较低。但两种变异型甲型肝炎即胆汁淤积性甲型肝炎和复发性甲型肝炎不容忽视。

1.急性甲型肝炎

(1)病理:急性甲型肝炎早期最常见的肝细胞病变为气球样变,肝细胞高度肿胀,形似气球样,胞质染色变浅,胞核浓缩。其次为肝细胞嗜酸性变,胞体缩小,胞质嗜酸性染色增强,最后胞核染色消失,成为红染的圆形小体,即嗜酸性小体,再次为肝细胞胞核空泡变性,继续发展为核溶解,最后为肝细胞灶性坏死与再生。汇管区可见炎性细胞浸润,主要为大单核细胞与淋巴细胞,肝血窦壁 Kupffer 细胞增生。病变在黄疸消退 1～2 个月才恢复。无黄疸型肝炎病变与黄疸型相似,仅程度较轻。

(2)临床表现:人类感染 HAV 后大多为隐性感染,仅少数有典型症状。根据临床症状轻重不同,急性甲型肝炎可分为:急性黄疸型与急性无黄疸型。

①急性黄疸型甲型肝炎:临床过程可分为黄疸前期、黄疸期和恢复期三个阶段,一般总病程约 2～4 个月。

黄疸前期患者经过潜伏期后,开始出现临床症状,但尚未出现黄疸,即黄疸前期。此时患者大多急性起病,有畏寒发热、全身乏力、肌肉酸痛、食欲缺乏、恶心呕吐、腹痛、腹泻及腹胀。约半数以上患者以胃肠道症状为主要表现。少数患者有头痛、发热、咽喉炎、支气管炎等呼吸道的一些非特异症状。尚有少数患者并无明显黄疸前期症状而进入黄疸期。此期短者 2～3 天,长者 2～3 周,平均 5～7 天。初次感染时症状的出现与年龄有关。儿童,特别是两岁以下感染 HAV 后很少出现明显的肝炎症状,而成年人症状明显。

在黄疸前期部分患者已有肝区压痛及触痛,少数病例可出现皮疹,尿胆红素阳性,白细胞总数正常或略低,分类淋巴细胞增高,可见异常淋巴细胞,肝功能检查 ALT 升高,抗 HAVIgM 阳性。

黄疸前期过后即转入黄疸期,此期各种典型症状和体征先后出现,发热减退后尿色逐渐加深,似浓茶样。随着尿色加深,患者相继出现巩膜黄染,黏膜黄染常发生于皮肤黄染之前,以软腭黏膜黄染发生较早,继之皮肤逐渐变黄,约于 1～2 周内达高峰,此时可有短期大便颜色变浅,皮肤瘙痒、心动过缓等胆汁淤积的表现。约在 2～3 周内恢复正常。65％的患者肝大至肋缘下 1～3cm,有充实感,有压痛及叩击痛。部分病例有轻度脾大。慢性肝炎特征性表现如蜘蛛痣极少出现,但可一过性存在。整个黄疸期持续 2～6 周,也有短者 2 天,长至 95 天或更长。黄疸消退时患者症状减轻,食欲及精神好转。

恢复期黄疸消退而临床症状减轻以至消失。食欲增加,体力恢复,肝脾大逐渐恢复即为恢复期。此期持续时间 2 周至 4 个月不等,平均 1 个月左右。90％以上的患者在起病后半年内完全恢复。

②急性无黄疸型甲型肝炎:为临床最常见的类型,在流行病学上此型尤为重要。在甲型肝炎流行区无黄疸型肝炎比黄疸型更为多见,占急性肝炎病例的 90％以上。从临床经过及病理变化的程度看,无黄疸型肝炎可以认为是急性甲型肝炎的一种轻型,其临床症状较轻,整个病程不出现黄疸,仅表现为乏力、食欲减退、腹胀和肝区疼痛等症状,少数病例有发热、恶心、腹泻等症状。临床表现类似急性黄疸型肝炎的黄疸前期。体征以肝大为主,脾大少见。相当多的一部分病例症状不明显而仅有体征和肝功能改变,在普查时才被发现。一般在 3 个月之内恢复正常。由于其发生率远高于黄疸型,因此成为更重要的传染源。

2.急性重症肝炎(又称暴发性肝炎)

重症肝炎的发生率极低,大约 1‰。病死率小于 0.5％。50 岁以上的患者病死率略高,约 1.8％。临床特征为急性起病,短期内出现意识障碍、出血、黄疸及肝脏缩小。由于肝细胞急性大量坏死导致急性肝功能衰竭及各种并发症。

(1)病理:主要特征为大量肝细胞坏死融合成片,病变多自肝小叶中央开始,向四周扩延,溶解坏死的肝细胞迅速消除,仅残留网状纤维支架,残余肝细胞淤胆呈黄色,肝脏体积缩小,故名急性黄色肝萎缩。镜下可见两种病理组织学改变:①急性水肿型:以严重的弥散性肝细胞迅速肿胀为主,胞膜明显,胞质淡染或近似透明,细胞相互挤压成多边形,类似植物细胞;小叶结构紊乱,内有多数大小不等的坏死灶,肿胀的肝细胞间有明显毛细胆管淤胆。②急性坏死性重症型:有广泛的肝细胞坏死,该处肝细胞消失,遗留网状支架,肝窦充血,有中性粒细胞、单核细胞、淋巴细胞及大量吞噬细胞浸润,部分残存的网状结构中可见小胆管淤胆。

(2)临床表现:急性重症肝炎发病早期临床表现与急性黄疸型相似,但病情进展迅速,患者极度乏力,消化道症状严重,黄疸进行性加深,伴有严重神经精神症状,病死率高。1981 年我院统计 155 例重症肝炎中,急性重症型 31 例,死亡 24 例,病死率为 85％。由于起病类似急性肝炎,在病情急剧发展中出现一系列重症肝炎的表现,故当急性甲型肝炎患者,出现以下征象时,应考虑重型的诊断。①明显的全身中毒症状,随着黄疸进行性加深,患者极度乏力,精神萎靡、嗜睡或失眠、性格改变、精神异常、计算及定向力障碍、扑翼性震颤、意识障碍。②严重消化道症状，食欲明显减退，甚至厌食、频繁恶心、呃逆呕吐，高度腹胀、鼓肠。③黄疸进行性加深，数日内血清胆红素升高达 $171\mu mol/L$ 以上，而血清 ALT 下降甚至正常，出现胆酶分离现象。亦有少数患者，病情进展迅速，黄疸尚不明显便出现意识障碍。④肝脏或肝浊音区进行性缩小，并在发病几天内迅速出现腹水。肝脏 CT 或 B 超检查提示有肝萎缩。⑤有明显出血倾向（皮肤瘀点瘀斑、呕血、便血），凝血酶原时间明显延长。⑥血清前清蛋白、胆固醇、胆碱酯酶活力及 C3 明显降低。

（3）并发症：急性重症肝炎常见并发症有肝性脑病、脑水肿、低血糖、水电解质酸碱平衡紊乱、内毒素血症、出血、感染、肝肾综合征等。

3.淤胆型肝炎

淤胆型甲型肝炎以持续性黄疸和瘙痒为特征，伴有胆红素显著升高，发病率低，易被误诊为肝外胆道阻塞或慢性胆汁淤积性肝病。尽管症状和异常的生化变化可持续数月乃至一年，但最终都会完全治愈。肝活检通常不是常规选项，但一旦获得肝组织，可发现中央胆管胆汁淤积和典型的门脉区炎症。

4.复发型肝炎

复发性甲型肝炎可发生于 $5\%\sim10\%$ 的急性甲型肝炎患者，表现在生化指标明显恢复正常后的数周及数月内，患者再度出现无症状性转氨酶升高。但有一部分患者，在复发期也出现症状和黄疸。复发期间粪便中可再次检出 HAV。这种异型肝炎也是最终完全恢复而不留下后遗症。

5.其他

其他并发症更为稀少，个别报道 HAV 感染与格林巴利综合征、急性胰腺炎、胆囊炎、再生障碍性贫血、肾衰竭、脑炎及噬血吞噬细胞综合征有关。偶有报道急性甲型肝炎之后出现自身免疫性肝炎。

五、诊断与鉴别诊断

1.诊断

（1）流行病学：①发病前曾与确诊甲型肝炎患者有过密切接触史，如共同进餐或生活；②曾在甲型肝炎暴发流行地区逗留，并饮用污染的水或食物；③发病前 $2\sim6$ 周内曾吃过生的或半生不熟的蛤蜊、牡蛎、毛蚶等被 HAV 污染的水产品；④在有甲型肝炎流行的集体单位工作或生活者。

（2）临床诊断：急性起病，有畏冷发热的前驱症状后出现无其他原因可解释的食欲减退、厌油、乏力、肝大、黄疸等前述各型肝炎所具有的表现。

（3）实验室诊断：起病初即出现血清转氨酶升高，ALT 在发病第一周内升达高峰，是发生肝炎的最早信号。若同时血清胆红素在 $17.1\mu mol/L$ 以下，拟诊为急性无黄疸型肝炎。若同时血清胆红素超过 $17.1\mu mol/L$ 以上者，可拟诊为急性黄疸型肝炎。

①特异性病原学及免疫学检查：a.检测 HAV 或 HAV 抗原，取发病前 2 周及发病后 8～

10天内患者的粪便,采用免疫电镜技术检测HAV或HAV抗原颗粒,阳性可作为急性感染的证据。此方法因设备和技术条件要求高,尚不能作为常规应用。b.用免疫荧光、免疫电镜或放射免疫法检测患者肝组织内的HAV或HAV抗原,阳性者表明为HAV急性感染,此方法亦仅用于某些特殊的研究。c.分子杂交技术:利用核酸探针检查粪便或感染细胞中HAV RNA。如HAV cDNA亚基因转录子的cDNA分子杂交法和Shiel报道的用ssRNA探针检测HAV。用此法检测出的病毒血症平均存在时间为95天(36～391天),在症状出现前30天就出现。d.病毒分离:用组织培养或动物接种方法检测患者粪便中的HAV,分离HAV技术已成功,但由于实验动物猕猴价格昂贵,尚不能应用于临床。

特异性抗体及血清学检查:a.血清抗HAV IgM在发病早期即明显增高,其特异性高,持续时间短,急性甲型肝炎起病后12周内血清抗HAV IgM阳性可作为急性HAV感染的标志。此项检查已被公认为甲型肝炎病原标志的最可靠依据。可采用放射免疫法(RIA)或酶联免疫吸附试验(ELISA)、免疫荧光法(IFA)及免疫电镜等技术检测。b.采用RIA/ELISA或固相放射免疫法检测血清抗HAV IgG。抗HAV IgG是保护性抗体,在病后1个月左右可自血清中检出,2～3个月后达高峰,以后缓慢下降,持续多年甚至终生。单份血清抗HAV IgG阳性,表明机体有免疫力,适用于流行病学调查。双份血清(相隔2～3个月)抗HAV IgG滴度增高4倍以上有诊断意义,但不能作为早期诊断。③检测患者粪便中HAV特异性IgA。感染HAV后粪便中特异性IgA可持续4～6个月左右,故用ELISA测定患者血清特异性IgA可代替血清抗HAV检测来诊断甲型肝炎。

目前有学者发明一种联合ELISA-RT-PCR法用于检测粪便中HAV和HEV。该法是将特异性探针结合到RT-PCR产物上,再通过ELISA进行检测,该法灵敏度高,可检出0.1ng/μl的病毒量;特异性强,与其他病毒如肠道病毒,轮状病毒等之间无交叉反应性,可望于不久的将来应用于临床。

②血清酶学检查:以ALT为最常用。此酶在肝细胞质内含量最丰富,肝细胞损伤时即释出细胞外,因此是一种非特异性肝损害指标。当其他引起肝损害的原因被排除后,ALT比正常值升高2倍以上时,结合临床表现和血清免疫学检查才有诊断意义。急性肝炎在黄疸出现前3周,ALT即升高,通常在几百个单位,但也有超过1000～2000单位,有时成为肝损害的唯一表现。ALT升高先于胆红素升高,后者将会持续上升到ALT下降。重型肝炎患者若黄疸迅速加深而ALT反而下降,表明肝细胞大量坏死。AST意义与ALT相同,但特异性较ALT为低。血清碱性磷酸酶(ALP)的显著升高有利于肝外梗阻性黄疸的鉴别诊断,在急性甲型肝炎时一般正常或轻度升高。

③血清蛋白的检测:肝损害时合成血清清蛋白的功能下降,导致血清清蛋白浓度下降。急性甲型肝炎时清蛋白下降不多见。

④血清和尿胆色素检测:急性肝炎早期尿中尿胆原增加,黄疸期尿胆红素及尿胆原无增加,淤胆型肝炎时尿胆红素强阳性而尿胆原可阴性。黄疸型肝炎时血清结合和非结合胆红素均升高。血清胆红素升高常与肝细胞坏死程度相关。

⑤凝血酶原时间检测:凝血酶原主要由肝脏合成,肝病时凝血酶原时间长短与肝损害程度成正比。凝血酶原活动度<40%或凝血酶原时间比正常对照延长一倍以上时提示肝损害严

重。但在急性甲型肝炎时很少异常。

⑥血常规检查：急性肝炎初期白细胞总数正常或略高，一般不超过 $10 \times 10^9 / L$，黄疸期白细胞总数减少，分类淋巴细胞及大单核细胞升高，可见异型淋巴细胞。有报道认为，血小板数量多少与急性肝炎的严重程度呈正相关。

⑦尿常规检查：深度黄疸或发热患者，尿中除胆红素阳性外，还可出现蛋白质、红、白细胞或管型。

⑧肝活体组织检查（肝活检）：急性肝炎患者不是首选及常规检查项目。急性甲型肝炎的组织学变化与其他急性病毒性肝炎一样即肝细胞的气球样变、凝固性坏死、局灶性坏死、单核细胞在门管区广泛浸润及 Kupffer 细胞增生。

⑨超声检查：B 型超声检查能动态地观察肝脾的大小、形态、包膜情况、实质回声结构、血管分布及其走向等，对监测重症肝炎病情发展、估计预后有重要意义。

2.鉴别诊断

(1)中毒性及药物性肝炎：误食毒蕈或四氯化碳、黄磷、氯仿、利福平、异烟肼、对氨基水杨酸、保泰松、吲哚美辛、甲基多巴、氟烷、四环素等均可致大块或亚大块肝坏死，其临床表现与重症肝炎相似。主要依据：①病前服用毒物或药物史；②有不同程度的肝功能改变，但一般没有重症肝炎严重；③无黄疸前期的肝炎症状而有某种原发病史；④常伴有心、脑、肾等脏器损害。

(2)妊娠急性脂肪肝：患者多为初产妇，发生于妊娠后期出现深度黄疸、出血、肝肾综合征、昏迷等。病情发展迅速，与急性重症肝炎相似。以下几点有助于鉴别：①起病多有急腹痛；②黄疸深度、肝脏进行性缩小的程度均没有急性重型肝炎严重；③常出现严重低血糖，某些病例可出现低蛋白血症；④尿中胆红素始终阴性；⑤超声波呈典型的脂肪波形；⑥病理呈严重的脂肪变性，无肝坏死改变。

(3)重症黄疸出血型钩体病：有疫水接触史，急性起病，畏寒高热，伴头痛、腰痛、腓肠肌疼痛、眼结膜充血、局部淋巴结肿痛。4～8 日后体温下降出现黄疸加深、出血和肾功能损害。肾损害出现较早。钩体病一般无中毒性鼓肠、腹水、肝脏缩小。实验室检查白细胞增加，血沉增快、病原体检查及凝溶试验阳性可助鉴别。

六、治疗

甲型肝炎一般为自限性，多可完全康复。以一般治疗及对症支持治疗为主，急性期应进行隔离，症状明显及有黄疸者应卧床休息，恢复期可逐渐增加活动量。但要避免过劳。给予清淡易消化食物，适当补充维生素，热量不足者应静脉补充葡萄糖。避免饮酒和应用损害肝脏药物。辅以药物对症及恢复肝功能，药物不宜太多，以免加重肝脏负担。

七、预防

1.切断传播途径

甲肝病毒是经过粪-口途径传播，切断传播途径是根本的预防措施。尽量做到①饮水安全：保护水源，饮水消毒，不饮生水；②粪便管理：进行无害化处理，避免粪便污染环境和水源；

③污水处理：进行无害化处理，避免污水灌溉；④搞好饮食卫生：加强食品卫生监督，做好餐饮人员的卫生管理，特别强调禁食不熟的水产品（如毛蚶、牡蛎等）；⑤消灭苍蝇、蟑螂；⑥加强卫生宣教，提高个人卫生素养。

2.特异性预防

(1)被动免疫：我国目前市售的免疫球蛋白均含有甲型肝炎的特异性抗体，注射后可以产生对 HAV 的短期保护作用。暴露前预防已经很少应用，短期到 HAV 高流行区旅行者可以考虑注射，肌内注射免疫球蛋白可以提供大约 3 个月的保护作用。暴露后预防主要应用于甲型肝炎患者的密切生活接触和性接触者，以及有甲型肝炎新发病例的托幼机构和学校的儿童，在 HAV 暴露后 2 周内肌内注射免疫球蛋白，能够保护 85% 的人群免受 HAV 感染，注射越早越好。剂量：学龄前儿童 1mL，学龄儿童 2mL，成人 3mL。

(2)主动免疫：接种甲肝疫苗是预防甲型肝炎的安全、有效措施，包括减毒活疫苗和灭活疫苗。我国 1992 年成功研究出 H_2 减毒株 HAV 活疫苗和 LA-1 减毒株 HAV 活疫苗，1995 年获准上市，接种者粪便中无明显 HAV 排出或明显低于野毒株感染，疫苗遗传性稳定，价格便宜，疫苗保护力达 99.1%～100%。灭活疫苗是将 HAV 疫苗株进行甲醛灭活制成，无"返祖"可能，但价格较贵，99% 的成人和儿童接种后 1 个月可产生抗-HAV，免疫力持续可达 20 年。目前已有灭活 HAV 疫苗与乙肝疫苗的混合疫苗应用于临床。甲肝疫苗的接种对象主要是 2 岁以下儿童，我国已将甲肝疫苗列为国家计划免疫接种疫苗。

第二节　乙型病毒性肝炎

乙型肝炎病毒（HBV）感染是一个全球性的公共卫生问题。据估计：全球超过 20 亿人曾感染 HBV，4 亿人呈慢性感染状态。我国是 HBV 高流行区，既往认为感染率约为 10%，随着乙肝疫苗纳入全民计划免疫程序，HBV 感染率已出现明显下降。2006 年全国乙型肝炎流行病学调查结果表明，我国 1～59 岁一般人群 HBsAg 携带率为 7.18%，5 岁以下儿童的 HBsAg 携带率仅为 0.96%。据此推算，我国现有的慢性 HBV 感染者约 9300 万人，其中慢性乙型肝炎（CHB）患者约 2000 万例。慢性 HBV 感染可进展为肝硬化、失代偿性肝病及原发性肝癌（HCC）；全球范围内，每年因 HBV 所致死亡的人数约为 50 万。现在，安全有效的疫苗接种和以干扰素 α(IFN-α)、核苷(酸)类似物为代表的抗病毒药物的广泛应用，已使得乙型肝炎成为一种可防可治的疾病。

一、病原学

HBV 属于嗜肝病毒家族，该家族还包括：鸭乙型肝炎病毒（DHBV），地松鼠肝炎病毒（GSHV）和土拨鼠肝炎病毒（WHV）。乙型肝炎病毒颗粒（又叫 Dane 颗粒）直径 42nm，由包膜蛋白（HBsAg）包裹含 DNA 基因组的核衣壳。HBV 的免疫力较强，但 65℃10 小时、煮沸 10 分钟或高压蒸气均可灭活。环氧乙烷、戊二醛、过氧乙酸和碘伏对 HBV 也有较好的灭活效果。

二、流行病学

(一)传染源

传染源主要是急、慢性患者和无症状慢性 HBV 携带者。急性患者在潜伏期末及急性期有传染性。慢性患者和病毒携带者作为传染源的意义最大,其传染性与体液中 HBV DNA 含量成正比关系。

(二)传播途径

主要通过血清及日常密切接触而传播。血液传播途径除输血及血制品外,还有注射、刺伤、共用牙刷、剃刀、外科器械等方式,经微量血液也可传播。由于患者唾液、精液、初乳、汗液、血性分泌物均可检出 HBsAg,故密切的生活接触可能是重要传播途径。另一种重要传播方式是母-婴传播(垂直传播)。生于 HBsAg/HBeAg 阳性母亲的婴儿,HBV 感染率高达 95%,大部分在分娩过程中感染,约 10% 可能系宫内感染。

(三)易感人群

易感人群为抗 HBs 阴性者。婴幼儿是获得 HBV 感染的最危险时期。新生儿通常不具有来自母体的先天性抗 HBs,因而普遍易感。高危人群包括 HBsAg 阳性母亲的新生儿、HBsAg 阳性者的家属、反复输血及血制品者(如血友病患者)、血液透析患者、多个性伴侣者、静脉药瘾者、接触血液的医务工作者等。感染后或疫苗接种后出现抗 HBs 者有免疫力。

本病广泛分布于世界各地,一般呈散发,无明显季节性。发展中国家发病率较高。

三、分子生物学

1.HBV 病毒颗粒及其基因组结构

HBV 代表一组嗜肝 DNA 病毒的原型。从 HBV 受染者血清中纯化的 HBV 组分,电镜检查呈现三种颗粒:①直径约为 42nm 并由双层外壳包裹的完整 HBV 颗粒,即 Dane 颗粒;②直径约为 22nm 的圆形颗粒,血清含量约为 Dane 颗粒的 $10^3\sim10^6$ 倍;③直径约为 22nm,但长度不等的管形颗粒。Dane 颗粒由 HBV 表面蛋白(HBs)构成的外壳包裹内层核衣壳,后者含有 HBV 基因组及 DNA 多聚酶(DNAP)等与病毒复制有关的组分。Dane 颗粒是具有感染性的 HBV 颗粒。圆形颗粒和管形颗粒主要由 HBs 及受染者体内相关的脂质构成,这些亚病毒颗粒因为不合有病毒核酸组分而不具感染性。

HBV 基因组由一松弛环状,部分呈双链结构、长度约为 3200 碱基对(bp)的小 DNA 分子构成。长链又称负链,代表完整的核苷酸序列,其长度恒定。短链又称正链,其 5′ 端起始序列固定,3′ 端核酸序列长度可变。正链约为负链全长的 50%~80%。基因组的环状结构由两条链 5′ 端的碱基配对来维持。不同来源的 HBV 基因组其核苷酸序列长度有所变异。

HBV 核苷酸序列分析提示该基因组含有四个主要的基因编码区(ORF),即外壳蛋白(PreS/S)基因、核心蛋白(前 C/C)基因、DNA 多聚酶(DNAP)基因以及 X 蛋白(X)基因。

以 HBV adw 亚型为例,PreS/S 基因起始于第 2856 位核苷酸(nt),止于 835nt,全长约 1179nt。该基因 5′ 端含有彼此间隔不等的三个起始密码子,借此编码三种具有相同羧基端和不同氨基端,且分子量各异的 HBV 外壳蛋白多肽,亦即通常所称的 PreS$_1$、PreS$_2$ 及 HBs。大 HBs(LHBs)由 SORF5′端第一个起始密码子翻译而成,为含 PreS$_1$、PreS$_2$ 区及 HBs 的多肽。中 HBs(MHBs)由 SORF 第二个起始密码子翻译而成,为含 PreS$_2$ 及 HBs 的多肽。小 HBs(SHBs)由 SORF 第三个起始密码子翻译而成,因而仅含 HBs 多肽。

前 C/C 基因起于 1818nt,止于 2458nt,为一全长 642nt 的 ORF,主要编码 HBV 核心蛋白。该基因的 5′端含有彼此相间约 28 个氨基酸残基的两个起始密码子。这一段相间的核苷酸序列亦称之为 PreC 区。从 CORF5′端第一个起始密码子编译的多肽含前 C 区序列,分子量约为 25kD,故称之为 P25。由第二个起始密码子编译的多肽不含前 C 序列,分子量约 21kD,故称之为 P21。

P 基因起于 2309nt,止于 1623nt,全长 2514nt,为 HBV 基因组中最大的 ORF。P 基因与其他三个基因相互重叠。这种重叠不仅提高了 HBV 基因组内有限的核苷酸序列的利用效率,同时也显示该基因组结构的复杂性。P 基因主要编码病毒的 DNAP,并参与病毒的复制、装配与成熟过程。

X 基因起于 1376nt,止于 1838nt,全长 462nt,为 HBV 基因组中最小的 ORF。X 基因编码一分子量约为 16.5kD 的 X 蛋白。近年的研究提示,X 蛋白对 HBV 的生命周期并非必不可少,但其对许多病毒基因和细胞基因的表达有着重要的调控作用。

2.HBV 病毒蛋白的分子结构与功能

(1)HBVPreS/S 基因产物:HBV 受染者血中的各种 HBs 均由受染的肝细胞产生和分泌。一般而言,HBV 受染者体内的病毒外壳蛋白 98%～99%存在于圆形颗粒中,1%～2%存在于管形颗粒,仅不足 0.2%存在于 Dane 颗粒,低滴度的 HBV 携带者病毒外壳蛋白通常形成圆形颗粒而非管形颗粒。下面分别将这三种 SORF 产物进行更详细的讨论。

①SHBs:SHBs 即通常所称的 HBsAg,共含有 226 个氨基酸残基,SHBs 系制备乙肝疫苗的主要成分,疫苗的免疫效果可由抗 HBs 的滴度判断。

②MHBs:业已证实,MHBs 的 PreS$_2$ 区可与人或黑猩猩的聚合清蛋白(PHSA)结合。由于 PHSA 也可与人肝细胞结合,提示 HBV 可通过其 PreS$_2$ 区与 PHSA 的结合而产生与肝细胞的黏附。基于这些结果,有学者曾提出 MHBs 的 PreS$_2$ 区可能介导 HBV 的感染。

③LHBs:LHBs 主要存在于 Dane 颗粒及管形颗粒表面,其 PreS$_1$ 区可覆盖 PreS$_2$ 区而位于这些颗粒的表面。位于 LHBs 分子内的 PreS$_2$ 区不含糖基分子。

(2)HBV 前 C/C 基因产物:如前所述,CORF 含有两个起始密码子,位于 PreC 的起始密码子可编码长约 167 个氨基酸残基的多肽,称为 P25。位于 C 区的第 2 个起始密码子可编码含 138 个氨基酸残基的多肽称为 P21。这两种多肽携带有不同的抗原决定簇,血清学可加以区别。P21 存在于 HBV 核心颗粒,亦即通常所称的核心抗原(HBcAg);P25 经加工、修饰后被分泌至患者血中,此即通常所称的 e 抗原(HBeAg)。

①Pre C 区与 HBeAg:临床研究证实,HBeAg 阴性、抗-HBe 阳性的慢性乙型肝炎以及急性重型乙型肝炎患者,其体内 HBV 的 Pre C 区常发生伴有终止密码子产生的突变。接受干扰素治疗的患者也可发生上述突变。这类患者体内病毒复制活跃,肝穿标本可见 HBV/cAg 呈胞核型及胞膜型表达,临床过程呈慢性活动性或重症型经过,但常因 HBeAg 阴性而被忽视,

因而临床医师必须予以注意。

②核心蛋白的免疫原性：机体对 HBcAg 的免疫应答对决定 HBV 感染的预后起着重要作用，HBcAg 的 T 细胞免疫应答似乎取决于抗原分子上许多散在的决定簇及宿主肝细胞的主要组织相容性复合体。HBcAg 和 HBeAg 的 T 细胞应答具有很强的交叉反应。有效的抗 HBc 应答有赖于辅助性 T 细胞(T_H)的功能。如前所述，Pre C 区突变可改变宿主的免疫应答，从而影响 HBV 感染的临床过程。

(3)HBV P 基因产物：P 基因为 HBV 基因组中最大的 ORF，且与其他基因相互重叠。P 基因产物即 DNAP，实际上是一具有多种功能的酶分子。DNAP 羧基端区域含有多聚酶及 RNaseH 活性，因而代表 HBV 的反转录酶。DNAP 的氨基端区域含有一 DNA 末端蛋白，推测其以共价键形式结合于 HBV DNA 负链的 5′端，启动转录过程。目前认为，DNAP 分子内高度保留的 YMDD 氨基酸基本序列为 HBV DNAP 的反转录酶活性必不可少的区域。

(4)HBV X 基因产物：电子计算机序列分析显示，HBVX 基因编码的 X 蛋白为一细胞内可溶性蛋白，分子量约为 16.5kD。

①Px 的基因调控功能：近几年对 X 蛋白研究的最大进展是发现其对许多病毒基因与细胞基因表达的调控作用。X 蛋白对 HBV 自身的增强子成分也呈现正相调控作用，提示 X 蛋白为 HBV 基因表达所必需，但并非为 HBV 生命周期所必不可少的。X 蛋白基因调控发生在转录水平，这种由蛋白质控制基因转录的过程被称之为反式激活作用。目前已知，X 蛋白的靶序列主要包括增强子和启动子序列。X 蛋白可与多种转录调节蛋白，如 AP-1、AP-2、AP-3、CRE 及 Oct-1 等结合，但其作用机制尚不十分清楚。

②X 蛋白与肝细胞癌：X 蛋白广泛的基因调控作用引起许多学者对 X 蛋白与肝细胞癌之间的关系的兴趣。事实上，X 基因常常存在于肿瘤细胞内整合的 HBV 序列中。而且这种整合的 X 基因仍保留有调节基因的反式激活功能。将表达 X 蛋白的细胞接种于小鼠可诱发肿瘤的形成。虽然有理由推测 X 蛋白可能通过刺激控制细胞生长的基因的表达而诱发生长和癌变，其致癌性及其机制尚有待更多的实验资料加以验证。

3.HBV 的复制周期

HBV 通过自身有效的繁殖来对抗机体的免疫应答，维持慢性感染。HBV 的生命周期可人为地分为如下 4 个环节：HBV 黏附、入侵肝细胞、病毒的转录及复制、新生的 HBV 完整颗粒的装配与释放。

(1)HBV 黏附以及入侵肝细胞：由于缺乏能被 HBV 自然感染的人肝细胞系，目前对 HBV 感染的起始过程所知甚少。HBV 与肝细胞膜表面的受体结合后，通过去外壳蛋白过程将其基因组及有关组分转入细胞质。HBV 进入肝细胞后，释放其核衣壳。病毒的 DNA 聚合酶可能进一步将 HBV 基因组引入肝细胞核内，为病毒的复制做好准备。

(2)HBV 的转录与调控：随着分子生物学技术的广泛应用，目前对 HBV 的转录及其调控机制有了深入的了解。

①HBV 转录体：HBV 感染肝细胞后可产生 4 种不同的基因或亚基因组转录体。它们是以负链 DNA 为模板，经宿主的 RNA 多聚酶转录以及转录后修饰而成。

从乙肝患者肝组织和体外转染细胞分离的 RNA 可检出两种主要的 HBV 转录体，即

3.5kb和2.1/2.4kb RNA。3.5kb RNA 包括一组 5′端起始部位各异的混合的转录体，即核心蛋白、DNAP 和作为前基因组的 mRNA。前基因组 RNA 可作为 IIBV 反转录的模板参与 HBV DNA 的复制过程。2.4kb 转录体载有 LHBs 的编码信息，其含量较少，有时不易检出。2.1kb mRNA 编码 MHBs 和 SHBs，S_1 图谱分析显示其含有 2～3 种 5′端起始部位不同的转录体。

除上述两种主要的转录体外，体外转染细胞系尚可检出一种约 0.7～0.8kb 的 HBV mRNA。依其分子量的特点，这种 mRNA 被认为是 X 基因的转录体。有报道，在 HBV 感染的肝组织证实存在有拼接型 HBV 转录体，其在 HBV 转录和蛋白编码中的作用尚不清楚。

②HBV 启动子序列：迄今 HBV 基因组中已发现 5 个启动子序列，即 $PreS_1$、$PreS_2$、Precore、core 以及 X 启动子。前 S1 启动子位于 SORF 第一个起始密码子的上游，HBV 基因组第 2826～2306 位核苷酸之间的序列。前 S2 启动子序列位于 HBV 基因组第 3194～3173 位核苷酸序列，亦即 SORF 第二个起始密码子的上游。前 S_1 启动子控制 LHBs（即 2.4kb mRNA）的转录；前 S_2 启动子则控制 MHBs（即 2.1kb mRNA）的转录。前 S_2 启动子具有很高的活性，并决定病毒蛋白在受染肝细胞中的特异性表达。

CORF5′端上游的前 C 基因启动子与 C 基因启动子序列有部分重叠，控制核心蛋白和前基因组 RNA 的转录，后者为 HBV 反转录的模板，是病毒复制的关键产物。

X 基因启动子（Xp）位于 X ORF 5′端上游，推测其控制 0.8kb X mRNA 的合成。Xp 与增强子因子Ⅰ呈部分重叠，后者可能参与 Xp 的调控。在增强子Ⅱ的影响下，Xp 的活性主要在肝细胞中才能有效表达。

③HBV 增强子序列：EnhⅠ位于 S ORF 3′端和 X ORF 5′端之间，Xp 稍上游处与 Xp 部分重叠。有报道认为 EnhⅠ可能特异地增强 HBV 基因在肝细胞的表达，因而与 HBV 的嗜肝特性有关。另有报道的结果似乎不支持上述设想。

继 EnhⅠ后又有学者发现了 EnhⅡ，其位于 C 启动子附近。EnhⅡ除了可增强与其毗邻的 C ORF 转录外，它也可通过作用于 SORF 启动子调节 S ORF 的转录。不过，研究表明 EnhⅡ的主要功能是调节 HBV 前基因组在肝脏中的特异表达。

（3）HBV 的复制：HBV 的复制包括如下 4 个主要步骤：共价闭合环状 DNA（cccDNA）分子形成、前基因组 RNA 的合成与装配、HBV DNA 负链形成及 HBV DNA 正链合成。

①cccDNA 形成：不对称的 HBV DNA 双链在受染肝细胞核内转变成 cccDNA。cccDNA 是目前可以检出的唯一的 HBV 复制中间体，cccDNA 可作为模板合成前基因组 RNA 和 mRNA。

cccDNA 的形成过程包括将残缺的正链延长为与负链等长的链；从正链和负链的 5′端去掉 RNA 引物和末端蛋白以及两条链 5′端和 3′端的连接。体外培养的肝细胞内蓄积的 cccDNA 系以 RNA 为模板而合成，而且主要由细胞内不断产生而不是由于重复感染。

②前基因组合成：HBV 感染时正链与负链 DNA 在体内的蓄积量并非相等，提示病毒 DNA 的复制不可能遵循双链 DNA 的半保留复制机制，而且负链的合成并非依赖于正链 DNA。

HBV 感染发生后，松弛的环状 DNA 转变为 cccDNA，后者指导病毒 mRNA 及前基因组 RNA 的合成。前基因组随后被组装至核心颗粒，并在此以反转录的方式合成负链 DNA.然后是正链 DNA。这一过程的最终产物是松弛环状的病毒体 DNA。如前面讨论的,HBV DNAP 可能是指导上述反转录过程的多聚酶。HBV 基因组的合成标志为直接重复体,即 DR1 和 DR2,正链和负链的合成均起始于该部位。

③负链 DNA 合成:业已证实前基因组 RNA3′端靠近 DR1 的部位为负链 DNA 合成的起始部位,因而负链 DNA 的合成以 RNA 模板 3′端为其起点,并持续至其 5′端(注意:负链 DNA 自身合成过程则是沿 5′→3′方向)。随着负链 DNA 合成进行,RNA 模板被与病毒反转录过程有关的 RHaseH 样活性物质所降解。

④正链 DNA 合成:目前已知正链的合成以负链为模板,正链的合成以一长约 17～18 个核苷酸的 RNA 寡聚体为引物。RNA 引物来自前基因组 5′端,包括 DR_1 区。DR_1 与 DR_2 区的同源性促成 RNA 引物与正链合成的起始部位结合。前基因组 RNA5′端部位决定了 RNA 引物 5′端黏附于正链 DNA 的位置。由上面的讨论可知,前基因组具有作为负链 DNA 合成模板及正链 DNA 合成引物双重功能。嗜肝 DNA 病毒正链的合成于负链的 30%～50%处终止,形成 HBV 特殊的部分双链结构。

DR,区构成病毒复制的中心部位,其为前基因组 RNA 及负链 DNA 合成的起始部位。DR_1 区编码合成正链的 RNA 引物,同时也作为前 C 区基因产物的编码区。此外,DR_1 区可能还参与调节前基因组 RNA 装配。

(4)病毒的装配与释放:含新合成的 HBV 基因组的病毒核衣壳必须经病毒外壳蛋白包装完整的病毒颗粒后才能从感染的肝细胞中释放。研究表明,亚病毒颗粒的装配发生在胞质内高尔基体及内浆网之间的区域。此过程包括一系列复杂的蛋白翻译后的修饰及构型改变。最终成熟而完整的 HBV 颗粒以囊泡转输的方式从肝细胞中释出,从而完成一个完整的 HBV 生命周期。

受染肝细胞胞质内病毒复制复合体的成熟过程可能遵循两条不同的途径。其一是成熟病毒颗粒的分泌;其二是 cccDNA 在受染肝细胞中的自我放大。这种方式使得病毒能在受染肝细胞中以 cccDNA 形式长期、稳定的存在。

4.HBV 核苷酸序列的变异、HBV 基因组分型及其临床意义

(1)HBV 变异:HBV 的反转录酶和其他转录酶一样缺乏校正阅读功能。因此,HBV 的变异率较其他 DNA 病毒高十倍以上。预估的 HBV 突变率为每个循环 1 个核苷酸/1 万个碱基对。许多核苷酸序列的突变不导致病毒蛋白功能的改变,故称为无意义突变。另一方面,由于 HBV 的 4 个亚基因相互重叠,所以某位核苷酸序列的突变可以影响两种以上病毒蛋白的功能。

HBV 基因突变可涉及任何一个功能基因,多数的突变其临床意义尚待证实。这里仅列举几种具有肯定临床意义的 HBV 基因突变作进一步的讨论。

前 S 的变异:前 S_1 变异可改变病毒颗粒及其编码蛋白的形态大小,但只要前 S_1/AA21～47 区段完好(此段含与肝细胞膜结合位点),变异病毒仍能侵入肝细胞。前 S_2 启动子区与 T 细胞、B 细胞识别位点丧失可影响宿主对病毒的清除。前 S_2 缺失使 ATG 起始密码子变异,这类变异使大/中/主蛋白之间比例不平衡,导致大蛋白在肝细胞内滞留,从而使病变进展。

S 区变异:此种变异可导致:①隐匿性 HBV 感染,表现为血清 HBsAg 阴性,但仍有低水

平 HBV 复制，血清 HBV DNA 常＜10^4 拷贝/mL；②乙肝免疫失败，在乙肝疫苗受者或免疫球蛋白（HBIG）治疗的肝移植病例中发现免疫逃逸变异株，多显示"a"决定簇的变异，致使发生 HBV 再感染。感染"a"决定簇免疫逃逸病毒的婴儿常有较重的临床过程；③HBsAg 与抗-HBs 共存，一旦"a"决定簇变异，变异株可逃避未变异株诱生的抗-HBs 的中和作用，而与抗-HBs 共存；④HBV 亚型的转换，S 区第 122 位如果是赖氨酸则为 d 亚型，如为精氨酸则为 y 亚型；第 160 位如果是赖氨酸则为 w 亚型，如为精氨酸则为 r 亚型。编码赖氨酸和精氨酸的密码子分别为 AAA 和 ACA，仅一个碱基的改变即可引起亚型的改变。

前 C/C 区变异：前 C 区最常见的变异为 G1896A 点突变，使 TGG 变成终止密码 TAG，因而不能形成 P25 蛋白，不表达 HBeAg。在临床上表现为 HBeAg 阴性慢性乙型肝炎。此类肝炎患者临床经过较重，但也有学者认为病变未加重。

基本核心启动子（BCP）区最常见的变异是 A1762T/G1764A 联合点变异，这种突变选择性地抑制了前 C mRNA 的转录，从而降低了 HBeAg 的合成。

C 基因区相当保守。在病变活动的慢性乙型肝炎时也可发生变异，此区变异可影响核壳的稳定性、患者的抗病毒免疫应答减弱，从而使感染持续。

X 区变异：有人发现此区点突变可抑制 X 蛋白的转录和增强子Ⅱ的作用使 HBV DNA 复制下降，从而使血清中 HBV 标志物全部阴性，但如果以 X 区引物作 PCR 仍阳性。此类患者易误诊为其他病因的肝炎。

P 区变异：P 基因变异主要见于 POURT（反转录酶）基因片段。目前已上市的口服核苷（酸）类似物的抗病毒作用靶点均位于 P 基因的反转录酶区，因此该基因区的变异与耐药变异株的形成，及 HBV 药物的长期有效性有关。为方便读者，我们将有关的讨论集中在慢性乙型肝炎治疗部分。

（2）HBV 基因分型

①血清亚型：HBV 的血清亚型由外膜主蛋白上的一些残基决定。"a"是 HBV 的一个共同抗原决定簇，另外根据 S 区 122 位氨基酸不同分为 d 和 y 亚型；又根据 S 区 160 位氨基酸不同分为 w 和 r 亚型。由此组成 HBsAg 的 4 个主要亚型：adw、adr、ayw 和 ayr。然后又可根据 w 的不同及 q 的有无细分为 9 个亚型：ayw1、ayw2、ayw3、ayw4、adw2、adw4、ayradrq＋和 adrq－。各亚型的地理分布不同，在我国长江以北以 adr 占优势，长江以南 adr、adw 混存。在新疆、西藏自治区本地民族中 ayw 占优势。不同亚型的临床意义尚不很清楚。

②基因型：根据 HBV 全基因序列差异≥8％或 S 区基因序列差异≥4％，目前 HBV 分为 A～H 8 个基因型。各基因型又可分为不同基因亚型。A 基因型可进一步分为 A1（Aa）、A2（Ae）、A3（Ac）亚型；B 基因型分为 B1（Bj）、B2（Ba）、B3、B4 和 B5 亚型；C 基因分为C1（Cs）、C2（Ce）、C3、C4 和 C5 亚型；D 基因型分为 D1、D2、D3 和 D4 亚型；F 基因型分为 F1 和 F2 亚型等。关于 HBV 基因型的临床意义，从近年文献报道可归纳如下：a.不同基因型的 HBV 感染者免疫应答不一致。b.对干扰素的治疗应答不一致，如 A 基因型患者对于扰素治疗的应答率优于 D 基因型，B 基因型优于 C 基因型，A 和 D 基因型又高于 B 和 C 基因型。基因型是否影响核苷（酸）类似物的疗效尚未确定。c.感染不同基因型的患者的疾病进展不同。大量研究资料表明，C 基因型 HBV 感染者的 HBV DNA 滴度和 HBeAg 阳性率均显著高于 B 基因型。C 基因型与疾病的进展、肝硬化和肝癌的发生关系更为密切。

四、发病机制

HBV 进入人体造成组织损害的机制尚未完全阐明。HBV 由皮肤、黏膜进入人体内,可到达肝、胆、胰、肾、骨髓等脏器,主要在肝内繁殖复制,但对肝细胞无明显的损伤作用。这从一些 HBV 携带者的肝脏病理学检查无病理改变可以得到证明。只有人体对侵入的 HBV 发生免疫反应才出现肝脏病变。细胞免疫、体液免疫及可能出现的自身免疫相互关联参与才能引起疾病。不同的临床疾病类型以不同的免疫反应为主。

1.急性肝炎

HBV 在体内引起病变的类型取决于宿主的免疫应答,急性肝炎的免疫功能正常,HBV 在肝细胞内复制,在肝细胞膜上表现为特异性抗原。HBsAg 与 HBcAg 可能是主要的靶抗原。靶抗原与致敏的 T 淋巴细胞结合,通过淋巴活素杀死肝细胞。同时,特异性体液免疫应答产生抗体(如抗-HBs)释放入血中和病毒,将病毒清除,感染停止,疾病痊愈。

2.慢性肝炎

慢性肝炎的病变主要由细胞免疫异常所致。细胞免疫的效应是 3 种淋巴细胞,即自然杀伤细胞(NK)、细胞毒性 T 细胞(TC)及抗体依赖淋巴细胞。免疫效应所攻击的靶抗原为肝细胞膜上的抗原,如 HBsAg、HBcAg、肝特异性脂蛋白(LSP)及肝膜抗原(LMAg)等。

(1)NK 细胞为不经致敏具有杀伤能力的细胞。NK 细胞的活性在慢性活动性肝炎及 HBsAg 携带者中均有增加。故认为其为肝损伤的发病机制中的重要细胞。

(2)TC 细胞致敏后对有抗原表达的肝细胞具有细胞毒性作用而致肝细胞溶解破坏。肝细胞膜表面有 HBcAg 表达时可为 TC 细胞损伤,如无 HBcAg 靶抗原表达则不能被 TC 细胞损伤。如 HBcAg 只在细胞核内,则不受 T 淋巴细胞的攻击,病变轻微。肝细胞损伤还有其他的因素,如靶细胞的特征、免疫调控功能改变等。

(3)抗体依赖细胞介导的细胞毒性作用(ADCC):肝细胞膜上有两种抗原,一为肝特异性脂蛋白(LSP),目前在血清中已可测出。抗 LSP 在 HBsAg 阳性及阴性的肝炎患者血清中均可测到。肝细胞膜上另一种抗原为肝膜抗原(LMAg)在患者血清中可以测定抗肝膜抗体(LMA)。主要见于自身免疫性慢性活动性肝炎,但亦可见于 HBV 所致慢性活动性肝炎。抗 LSP 等自身抗体可以介导抗体依赖性细胞毒作用(ADCC)成为肝细胞损伤的原因。

免疫调控细胞即辅助性 T 细胞(Th)与抑制性 T 细胞(Ts),其功能是调控免疫反应,其功能低下或亢进均引起免疫紊乱。根据多数学者检测的结果,在肝炎急性期及慢性肝炎活动期存在着抑制性 T 细胞功能低下或缺陷。慢性肝炎稳定期多无变化。

慢性 HBV 感染患者血清免疫球蛋白水平多为正常,说明 B 细胞功能正常。HBV 在体内激发多种抗体,抗原抗体发生免疫反应形成免疫复合物引起肝细胞损伤,清除病毒。抗原抗体的量不平衡决定病变程度。免疫反应低下者所产生的抗-HBs 不足以清除体内的 HBV,病毒大量复制,持续不断地导致肝细胞病变,即形成慢性肝炎。如宿主为免疫耐受状态,大量病毒复制,主要表达为 HBsAg,不引起宿主的免疫反应,肝细胞不受累,即为慢性 HBsAg 携带状态。

有学者提出病毒通过 3 方面的机制得以在宿主体内持续存在:①通过逃避宿主的免疫监视,细胞表面 HLA-ABC 表达少或抗-HBc 滴度高掩盖了 HBcAg 在肝细胞膜上的表达,T 淋巴细胞不能识别并接触病毒抗原;②淋巴细胞或巨噬细胞本身感染了病毒,产生了可溶性抑制因子,不能发挥免疫反应去清除病毒。同时也抑制了干扰素的产生;③病毒自身在复制过程中发生突变,产生有缺陷的变异株不被通常的免疫机制清除。

3.重型肝炎

宿主的免疫反应亢进,产生抗-HBs 过早过多,与 HBsAg 形成过多的复合物,导致局部过敏坏死反应(Arthus 反应),肝细胞大块或亚大块坏死。或过多的 HBsAg-抗-HBs 复合物在肝窦内沉积,造成微循环障碍,导致缺血坏死,波及全肝。除强烈的体液免疫反应外也发生相应强烈的细胞免疫反应。T 细胞介导细胞毒作用也发挥效应,促进肝细胞坏死,引起急性或亚急性重型肝炎。

内毒素的作用在重型肝炎的发展上也起一定作用。正常情况下肠道细菌所产生的内毒素运送至肝脏后由肝脏清除。肝受损时不能有效清除内毒素,内毒素进入体循环,引起血管通透性增加,血小板激活因子(PAF)增加,能促进 DIC 形成。同时,内毒素刺激单核/巨噬细胞系统,使后者分泌两种因子。一为 PAF,一为肿瘤坏死因子(TNF),TNF 又引起一系列介质如白细胞介素 1、白细胞介素 6,白三烯及 PAF 的分泌。白三烯收缩平滑肌和增加血管通透性的作用比组胺强 100 倍,从而引起各器官强烈的血管反应,可导致多器官衰竭。

近年来发现丁型肝炎病毒感染与乙型重型肝炎的发病也有密切关系。重型肝炎血清中丁型肝炎病毒标志物>30%阳性,而普通型肝炎则<5%阳性。

五、病理学特征及临床表现

病毒性肝炎的病变主要在肝脏,累及全肝。肝细胞的变性坏死为原发性病变。

1.急性乙型病毒性肝炎(B)

临床上分黄疸型及无黄疸型。基本病变相同,病变程度有轻重不同,85%可恢复正常,约10%~15%可转变为慢性肝炎,1%可转变为急性重型肝炎。

病变高峰时肝细胞的形态变化为肝细胞水肿变性、点状坏死、嗜酸性变性、嗜酸性小体形成,气球样细胞变性,肝小叶内和汇管区出现以淋巴细胞为主的炎性细胞浸润。Kupffer 细胞增生活跃并游离成巨噬细胞。汇管区的炎性细胞浸润可伸向邻近肝小叶,有碎片坏死但不破坏肝小叶界板,故小叶轮廓清楚。肝内淤胆,毛细胆管扩张并可含小胆栓,肝细胞亦可有胆色素颗粒沉着。急性病毒性肝炎后期肝细胞肿胀,肝索排列紊乱,含有胆色素颗粒的 Kupffer 细胞以及汇管区的淋巴细胞浸润等可继续存在达数月之久。

临床上,急性黄疸型肝炎总病程约 2~4 个月,可分为 3 期。

黄疸前期持续 5~7 天,大多数患者起病缓慢,可有发热、乏力、食欲缺乏或恶心、呕吐等消化道症状。有些患者出现荨麻疹、关节痛或上呼吸道症状。尿色发黄。肝区胀痛,肝轻度肿大。肝功能检查 ALT 升高。

黄疸期持续 2~6 周,约 1~3 周内黄疸达到高峰。患者巩膜皮肤黄染,尿色更深。此时发热消退,乏力、胃肠道症状逐渐好转。肝大有压痛及叩击痛,少数患者脾轻度肿大。肝功能检查血清胆红素含量升高,ALT 显著升高。

恢复期持续 1~2 个月,黄疸渐退,食欲恢复,体力逐渐恢复,肝功能恢复正常。

急性无黄疸型肝炎病程多在 3 个月内,除无黄疸外,其他临床表现与黄疸型相似。无黄疸型发病率远高于黄疸型,通常起病较缓慢,症状较轻,主要表现为全身乏力、食欲下降、恶心、腹胀、肝区痛,肝大、有轻压痛及叩痛等。恢复较快,有些病例无明显症状,易被忽视。

2.慢性乙型病毒性肝炎(CHB)

病程超过半年,由急性乙型肝炎迁延不愈而发展成慢性肝炎,或因乙型肝炎起病隐袭,待临床发现疾病时已成慢性。

病理变化轻重多样化,慢性肝炎多非全小叶性病变,小叶内有不同程度的肝细胞变性、坏死、汇管区及汇管区周围炎症较明显,主要病变除炎症坏死外还有不同程度的纤维化。

(1)轻度慢性肝炎:肝细胞气球样变性,有点状坏死、灶状坏死或出现凋亡小体,汇管区有炎性细胞浸润或可见碎屑坏死。肝小叶结构完整,轮廓清楚,不见肝细胞结节形成,不发展成肝硬化。

临床上症状、体征轻微或缺如,肝功能正常或轻度异常,ALT 和 AST 轻度升高,蛋白质代谢正常,血清胆红素可有轻度升高(≤34.2μmol/L)。

(2)中度慢性肝炎:肝细胞有中度碎屑坏死,汇管区炎症明显,小叶内炎症明显,肝内坏死灶融合或伴有少数桥接坏死,有纤维间隔形成,小叶结构大部分保存完整。

临床上症状体征都比轻度慢性肝炎重,有较明显的乏力、厌食、腹胀,中等度黄疸,肝脾大,肝区触痛。实验室检查 ALT 及 AST 明显升高(>正常 3 倍),血胆红素定量 34.4~85.5μmol/L,蛋白质代谢不正常,白/球比例降低(<1.4~1.0),凝血酶原活动度降低(<71%~60%)。

(3)重度慢性肝炎:汇管区严重炎症性变化,桥接坏死累及多个小叶,小叶结构紊乱,小叶间的界板呈锯齿状,肝小叶被瓜分成假小叶,形成早期肝硬化的病理特征。

临床上有明显的肝炎症状。乏力、纳差、腹胀、黄疸更明显。有肝病面容、蜘蛛痣、肝掌、脾大。实验室检查 ALT 及 AST 持续或明显升高(>正常 3 倍),血胆红素升高(>85.5μmol/L),蛋白质代谢异常,白/球比例降低(≤1.0),凝血酶原活动度降低(60%~40%)。B 型超声波检查可发现门静脉增宽(≥14mm),脾静脉增宽(>8mm)及脾脏肿大等门静脉高压现象。

3.重症乙型病毒性型肝炎

分急性、亚急性及慢性重型三类。

(1)急性重型肝炎:又称暴发型病毒性肝炎,病死率极高。致病原因多为 HBV 感染。由于强烈的免疫反应,导致肝细胞广泛坏死,肝脏萎缩,表面光滑。早期死亡者的肝脏未见明显的胆色素积聚。切面见各个肝小叶中央区塌陷,色深红,称为红色肝萎缩。大多数重型肝炎尸检时呈所谓急性黄色肝萎缩,肝显著缩小,胆色素沉积呈黄色,重量可减到 600~800g.异常柔软,被膜皱缩,边薄。显微镜下见肝小叶内肝实质细胞大都溶解坏死,病灶内肝细胞消失,可见到一些核已消失的肝细胞质或残屑,在这些碎屑之间散布着较多的炎性细胞,包括组织细胞、淋巴细胞及少数中性粒细胞。肝窦充血,Kupffer 细胞增生肿大,游离并吞噬破碎物质和色素颗粒,遗留有网状纤维支架。黄疸超过 10 日者小叶周边的细胆管往往增生,且有淤胆。

急性重型肝炎的临床特点是在起病2周以内出现肝性脑病,且凝血酶原活动度低于40%。昏迷往往与黄疸同时发生,极少数病例可先于黄疸发生。有许多致昏迷因素(如氨、短链脂肪酸等)及促进昏迷的因素(如低血糖、缺氧等)导致昏迷、脑水肿、脑疝而死亡。全病程不超过3周。

(2)亚急性重型肝炎:亦称亚急性肝坏死。起病类似急性黄疸型肝炎,病情经过较急性重型肝炎缓慢,此型病理改变肝实质坏死范围较小(亚广泛坏死),坏死区有单核细胞浸润,炎症病变弥散。除肝小叶有较广泛的坏死外,同时兼有明显的肝细胞再生现象,这是与急性重型肝炎病变的主要区别点。肉眼观察肝体积普遍缩小。表面皱缩塌陷,部分隆起较硬,粗大结节状即肝细胞再生区域。显微镜下在塌陷区多数肝细胞坏死,网状纤维支架萎缩,肝小叶轮廓缩小,汇管区炎性细胞浸润,新生的小胆管内淤胆。此型肝炎病变多样化(坏死、萎缩、再生、早期肝硬化等),主要是病变不同期发展所致。

临床上多于起病15天至24周出现病情逐渐加重,黄疸迅速加深,血清胆红素每日上升≥17.1μmol/L或大于正常值10倍,极度疲乏、恶心、呕吐不能进食,腹胀,可出现腹水,同时凝血酶原时间明显延长,凝血酶原活动度低于40%。易并发自发性腹膜炎、肝性脑病、肝肾综合征或大出血而致死亡。部分患者经积极治疗可好转,但以后易发展为坏死后性肝硬化。

(3)慢性重型肝炎:亦称慢性肝炎亚急性肝坏死,是在慢性肝炎或肝硬化的基础上发生的亚急性肝坏死。病理改变除亚急性重型肝炎的变化外尚有慢性肝炎或肝硬化的典型表现。本型患者临床表现与亚急性重型肝炎相似,预后更差,病死率极高。

4.淤胆型肝炎(胆汁淤积型乙型病毒性肝炎)

即以往称的毛细胆管炎型肝炎,主要表现为肝内"阻塞性"黄疸。病变主要位于小叶中心部,毛细胆管内有胆栓。肝细胞病变较轻,可见肝细胞大小不等,呈多染性,很少看到肝细胞坏死及嗜酸性小体。汇管区有炎性细胞浸润。其病变程度与黄疸的深度不平行。临床上黄疸持续时间较长,为胆汁淤积性黄疸。皮肤瘙痒,大便颜色变浅或灰白。中毒病状较轻。实验室检查血胆固醇升高,血胆红素升高以结合胆红素为主要成分。蛋白质代谢基本正常,碱性磷酸酶升高,ALT轻到中度升高,病程虽长,预后良好。

六、自然病程

1.乙型病毒性肝炎的4个时期

根据临床病程、乙肝病毒的血清学、病毒复制及血清转氨酶的水平,慢性HBV感染的自然病程一般可人为地划分为4个阶段,即免疫耐受期、免疫清除期、非活动或低(非)复制期和再活动期。

(1)免疫耐受期:其特点是HBV复制活跃,血清HBsAg和HBeAg阳性,HBV DNA载量高(常常>2×10^6IU/mL,相当于10^7拷贝/mL),但血清ALT水平正常或轻度升高,肝组织学无明显异常并可维持数年甚至数十年,或轻度炎症坏死、无或仅有缓慢肝纤维化的进展。

(2)免疫清除期(即HBeAg阳性慢性乙型肝炎):患者免疫耐受消失进入免疫活跃阶段,表现为血清HBV DNA下降(常常>2000IU/mL,相当于10^4拷贝/mL),伴有ALT持续或间歇升高,肝组织学中度或严重炎症坏死、肝纤维化可快速进展,部分患者可发展为肝硬化和肝衰竭。

(3)非活动或低(非)复制期:表现为 HBeAg 阴性、抗-HBe 阳性,HBV DNA 持续低于最低检测限,ALT/AST 水平正常,肝组织学无炎症或仅有轻度炎症,这一阶段也称为非活动性 HBsAg 携带状态,是 HBV 感染获得免疫控制的结果。大部分此期患者发生肝硬化和 HCC 的风险大大减少,在一些持续 HBV DNA 转阴数年的患者,自发性 HBsAg 血清学转换率为每年 1%～3%。

(4)再活动期(即 HBeAg 阴性慢性乙型肝炎):部分处于非活动期的患者可能出现 1 次或数次的肝炎发作,多数表现为 HBeAg 阴性,抗-HBe 阳性[部分是由于前 C 区和(或)C 基因基本核心区启动子变异导致 HBeAg 表达水平低下或不表达],HBV DNA 活动性复制、ALT 持续或反复异常,成为 HBeAg 阴性慢性乙型肝炎,这些患者可进展为肝纤维化、肝硬化、失代偿期肝硬化和 HCC。也有部分患者可出现自发性 HBsAg 消失(伴或不伴抗-HBs)和 HBV DNA 降低或检测不到,因而预后常良好。少部分此期患者可恢复到 HBeAg 阳性状态(特别是在免疫抑制状态如接受化学治疗时)。

2.与慢性乙型病毒性肝炎进展相关的因素

HBV 感染期的自然病程是复杂和多变的,同时受到很多因素的影响,包括感染的年龄、病毒因素(HBV 基因型、病毒变异和病毒复制的水平)、宿主因素(性别、年龄和免疫状态)和其他外源性因素,如同时感染其他嗜肝病毒和嗜酒等。临床上 HBV 感染包括从症状不明显的肝炎到急性有症状的肝炎,甚至急性重症肝炎,从非活动性 HBsAg 携带状态到慢性肝炎、肝硬化等各种状况,大约 15%～40%的慢性 HBV 感染者会发展为肝硬化和晚期肝病。

HBV 感染时的年龄是影响慢性化的最主要因素。感染的年龄越轻,慢性化的可能性越高。在围产期和婴幼儿时期感染 HBV 者中,分别有 90%和 25%～30%将发展成慢性感染,而 5 岁以后感染者仅有5%～10%发展为慢性,一般无免疫耐受期。在 6 岁以前感染 HBV 的人群,约 25%在成年时发展成肝硬化和 HCC,但有少部分与 HBV 感染相关的 HCC 患者无肝硬化证据。死亡率与肝硬化和肝细胞癌的发生发展有关。慢性乙型肝炎、代偿期和失代偿期肝硬化的 5 年病死率分别为 0～2%、14%～20%和70%～86%。

肝细胞病变主要取决于机体的免疫应答,尤其是细胞免疫应答。免疫应答既可清除病毒,亦可导致肝细胞损伤,甚至诱导病毒变异。机体免疫反应不同,导致临床表现各异。当机体处于免疫耐受状态,不发生免疫应答,多成为无症状携带者;当机体免疫功能正常时,多表现为急性肝炎,成年感染 HBV 者常属于这种情况,大部分患者可彻底清除病毒;在机体免疫功能低下、不完全免疫耐受、自身免疫反应产生、HBV 基因突变逃避免疫清除等情况下,可导致慢性肝炎;当机体处于超敏反应,大量抗原-抗体复合物产生并激活补体系统,以及在 TNF、白细胞介素-1(IL-1)、IL-6、内毒素等参与下,导致大片肝细胞坏死,发生重型肝炎。

血清 HBV DNA 含量的变化与大部分慢性乙型肝炎的急性发作有着密切的关系,乙型肝炎病毒的复制启动和激发的机体免疫反应,导致肝细胞损伤。

乙型肝炎慢性化的发生机制尚未充分明了,有证据表明,免疫耐受是关键因素之一。由于 HBeAg 是一种可溶性抗原,HBeAg 的大量产生可能导致免疫耐受。免疫抑制亦与慢性化有明显关系。慢性化还可能与遗传因素有关。

3.慢性乙型病毒性肝炎与肝硬化及肝癌

慢性乙型肝炎患者中,肝硬化失代偿的年发生率约为 3%,5 年累计发生率约为 16%。发展为肝硬化的患者一般大于 30 岁,通常伴有炎症活动和病毒再激活,往往有早期肝功能失代偿的表现,乙肝病毒前 C 区和 C 区变异相当常见,其特点尚待进一步认识。

慢性 HBV 感染者的肝硬化发生率与感染状态有关。免疫耐受期患者只有很轻或无肝纤维化进展,而免疫清除期是肝硬化的高发时期。肝硬化的累计发生率与持续高病毒载量呈正相关,HBV DNA 是独立于 HBeAg 和 ALT 以外能够独立预测肝硬化发生的危险因素。发生肝硬化的高危因素还包括嗜酒、合并丙型肝炎病毒(HCV)、丁型肝炎病毒(HDV)或人类免疫缺陷病毒(HIV)感染等。

HBV 与原发性肝细胞癌(HCC)的关系密切。其发生机制现在认为首先由于 HBV 在肝细胞内与人体染色体整合,这是癌变的启动因素。整合后的肝细胞易受到一系列的刺激而发生转化。HBV 的 X 蛋白和截断的前 S2/S 多肽作为增强子可反式激活各种细胞促进因子,后者在各种生长因子的共同作用下,促进已整合的肝细胞转化。此外,某些原癌基因如 N-ras 基因可被激活,某些抑癌基因如 P53 基因可能产生突变,均可促进癌变的发生。

非肝硬化患者较少发生 HCC。肝硬化患者中 HCC 的年发生率为 3%~6%。HBeAg 阳性和(或)HBV DNA>2000IU/mL(相当于 10^4 拷贝/mL)是肝硬化和 HCC 发生的显著危险因素。大样本研究结果显示,年龄大、男性、ALT 水平高也是肝硬化和 HCC 发生的危险因素,HCC 家族史也是相关因素,但在同样的遗传背景下,HBV 病毒载量更为重要。

七、HBV 标志物的检测及其意义

1.乙型肝炎表面抗原(HBsAg)

HBV 感染后 2~6 个月出现,相当于临床潜伏期,ALT 升高前 2~8 周。出现于肝细胞质、血液及其他体液(胆汁、唾液、乳汁、汗液、鼻涕、泪水、精液、阴道分泌物)。急性自限性肝炎 6 个月内可消失。慢性肝炎或慢性携带者可持续存在。HBsAg 有抗原性无传染性。HBsAg 是病毒的外壳物质(表面蛋白)并不是完整的病毒颗粒,血清 HBsAg 阴性而 HBV DNA 阳性可能有 3 种情况:①HBsAg 滴度低或正在消失,用现行通用的 ELISA 方法测不出;②可能为不同亚型感染;③S 基因变异,以致血中出现有缺陷的 HBsAg,用常规方法测不出。故检查乙肝病毒感染时,只测 HBsAg 是不够的。

2.抗-HBs

出现在血清中,在急性 HBV 感染后期或 HBsAg 消失之后,经过一段时间的窗口期出现抗-HBs,表示为 HBV 感染的恢复期。一般而言,抗-HBs 可数年保留在血中。正常情况 HBsAg 与抗-HBs 不同时在血中出现。人体在感染期虽持续产生抗-HBs,因有过多的 HBsAg 与之形成 HBsAg-抗-HBs 复合物,抗 HBs 不易被测出来,只有 HBsAg 消失后才能测出。抗-HBs 为保护性抗体,能免疫同型病毒的侵入,但如抗-HBs 滴度低,侵入病毒的量过大时,仍可发生感染。不同亚型病毒亦可感染。乙肝疫苗注射后血中可出现抗-HBs。

3.HBeAg

HBeAg 的出现迟于 HBsAg,消失早于 HBsAg,急性自限性感染在血中存在的时间不超过10周。在慢性感染及病毒携带者可持续存在。HBeAg 阳性多与病毒高复制相关,但 HBV 前 C 区基因突变时,可发生 HBeAg 阴性的慢性乙型肝炎,病毒感染可能更重。单独 HBeAg 阳性时必须除外类风湿因子所致的假阳性。

4.抗-HBe

抗-HBe 出现在 HBeAg 消失的血清,此时血 HBV DNA 及 DNA 多聚酶多数已转阴性。HBsAg 未消失就出现抗-HBe,也早于抗-HBs。HBeAg 消失而抗-HBe 产生称为血清转换。抗-HBe 转阳后,病毒复制多处于静止状态,传染性降低。长期抗-HBe 阳性者并不代表病毒复制停止或无传染性,研究显示20%~50%仍可检测到 HBV DNA。少数病例抗-HBe 阳性,始终未出现过 HBeAg,是因 HBV 基因存在变异,无法分泌 HBeAg。虽然血清无 HBeAg,但病毒仍在复制,可出现疾病加剧现象。有人观察到从 HBeAg 向抗-HBe 转换过程中,临床上有两种不同的过程,一种为隐性转换。一种为急性发作伴有 ALT 升高,肝组织坏死甚至有桥接坏死。后者属 HBV 清除的免疫反应。

HBeAg 转换为抗-HBe 的时间长短不一,急性自限性感染一般在10周内转换。慢性感染者可多年不变,少数抗-HBe 阳性 HBV DNA 也阳性的患者,HBeAg 又可能重新阳性。

5.抗-HBc IgM

出现在 HBV 感染早期的血清中,稍后于 HBsAg,为急性感染期指标,在发病第1周即可出现,持续时间差异较大,多数在6个月内消失。慢性活动性肝炎患者可多年持续存在,但滴度低。

6.抗-HBc IgG

HBsAg 与 HBeAg 出现后才在血清中出现。抗-HBc IgG 在血清中可长期存在,高滴度的抗-HBc IgG 表示现症感染,常与 HBsAg 并存;低滴度的抗-HBc IgG 表示过去感染,常与抗-HBs 并存。

7.HBcAg

Dane 颗粒的核心结构存在于细胞核。通常在血中不易检测,要用去垢剂处理才能分离出 HBcAg,然后用放免法测定在血清中的含量。HBcAg 阳性表示 HBV 处于复制状态,有传染性。

8.乙肝病毒脱氧核糖核酸(HBV DNA)血清

HBV DNA 阳性及含量反映病毒复制,代表传染性的强弱,是 HBV 感染最直接、特异且灵敏的指标。急性 HBV 感染时,潜伏期即可阳性,于感染后第8周达高峰,至血清转氨酶升高时,90%以上已被清除。慢性 HBV 感染者,HBV DNA 可长期阳性,斑点杂交法检测 HBV DNA 特异性高但灵敏度较低,PCR 法的应用大大提高了灵敏度,现广泛用于治疗过程中疗效评估。

八、治疗

慢性乙型病毒性肝炎的治疗原则以充足的休息、营养为主,辅以适当的药物,避免饮酒、过度劳累和使用肝脏药物。根据患者具体情况采用综合性治疗方案,包括合理的休息和营养、心理辅导、改善和恢复肝功能、调节机体免疫、抗病毒、抗纤维化等治疗。

慢性乙型肝炎治疗的总体目标是:最大限度地长期抑制 HBV 复制,以减轻肝细胞炎性坏死及肝纤维化,延缓和减少肝脏失代偿、肝硬化、HCC 及其并发症的发生,从而改善生活质量和延长存活时间。

慢性乙型肝炎治疗主要包括抗病毒、免疫调节、抗炎和抗氧化、抗纤维化和对症治疗,其中抗病毒治疗是关键,只要有适应证,且条件允许,就应进行规范的抗病毒治疗。

目前应用的抗 HBV 的药物主要有普通干扰素或聚乙二醇化干扰素和核苷(酸)类似物两类。世界主要的肝病协会,包括美国肝病协会(AASLD),欧洲肝病协会(EASL),及亚太肝病协会(APASL)均已发表其慢性乙型肝炎防治指南。中华医学会肝病学分会、中华医学会感染病学分会也于 2011 年初更新其慢性乙型肝炎防治指南。

抗病毒治疗的一般适应证包括:① HBeAg 阳性者,HBV DNA$\geqslant 10^5$ 拷贝/mL(相当于 20000IU/mL);HBeAg 阴性者,HBV DNA$\geqslant 10^4$ 拷贝/mL(相当于 2000IU/mL);② ALT$\geqslant 2$ ×正常值的上限(ULN);如用 IFN 治疗,ALT 应$\leqslant 10 \times$ULN,血清总胆红素应$< 2 \times$ULN;③ ALT$< 2 \times$ULN,但肝组织学显示 Knodell 组织学活性指数(HAI)$\geqslant 4$,或炎性坏死程度$\geqslant$二级(G2),或纤维化分级$\geqslant$二级(S2)。需要指出的是这些已发表的指南在 HBV DNA 和 ALT 标准上可能有所不同。

对持续 HBV DNA 阳性、达不到上述治疗标准,但有以下情形之一者,亦应考虑给予抗病毒治疗:①对 ALT 大于 ULN 且年龄> 40 岁者,也应考虑抗病毒治疗。②对 ALT 持续正常但年龄较大者(> 40 岁),应密切随访,最好进行肝组织活检;如果肝组织学显示 Knodell HAI$\geqslant 4$,或炎性坏死$\geqslant$G2,或纤维化$\geqslant$S2,应积极给予抗病毒治疗。③动态观察发现有疾病进展的证据(如脾脏增大)者,建议行肝组织学检查,必要时给予抗病毒治疗。

在开始治疗前应排除由药物、酒精或其他因素所致的 ALT 升高,也应排除应用降酶药物后 ALT 暂时性正常。在一些特殊病例如肝硬化或服用联苯结构衍生物类药物者,其 AST 水平可高于 ALT,此时可将 AST 水平作为主要指标。

1.干扰素 α(IFN-α)治疗

普通 IFN-α 为最早用于抗 HBV 的药物,于 1994 年被美国 FDA 批准使用,该药半衰期短,具有直接抗病毒、抗增殖及免疫调节活性。聚乙二醇化干扰素 α(Peg IFN-α)通过延长半衰期,增强疗效,只需每周给药一次,Peg IFN-α 于 2005 年批准用于 CHB 的治疗。我国已批准普通 IFN-α(2a,2b 和 1b)和聚乙二醇化干扰素 α(2a 和 2b)用于治疗慢性乙型肝炎。研究表明,普通 IFN 治疗慢性乙型肝炎患者,HBeAg 血清学转换率、HBsAg 消失率、肝硬化发生率、HCC 发生率均优于未经 IFN 治疗者。

国际多中心随机对照临床试验结果显示,Peg IFN-α-2a 或 Peg IFN=α-2b 在治疗 HBeAg 阳性或阴性的慢性乙型肝炎中,HBV DNA 抑制率、HBeAg 血清学转换率、HBsAg 消失率及持久应答率均可达到较高的水平,其对 HBV 的抑制更持久,疗效较普通 IFN-α 高。在有抗病毒指征的患者中,对年龄较轻的患者(包括青少年患者)、近年内希望生育的患者、期望短时间内完成治疗的患者和机体免疫清除反应较强的患者(如病毒载量较低、ALT 水平较高、肝脏炎症程度较重),应首先考虑追求更高的目标,优先推荐选择持续应答率较高的干扰素治疗,对有条件者可优先推荐选择 Peg IFN-α。

有下列因素者常可取得较好的疗效:①治疗前 ALT 水平较高;②HBV DNA<2×10⁸ 拷贝/mL(相当于 4×10⁷IU/mL);③女性;④病程短;⑤非母婴传播;⑥肝组织炎性坏死较重,纤维化程度轻;⑦对治疗的依从性好;⑧无 HCV、HDV 或 HIV 合并感染;⑨HBV 基因 A 型;⑩治疗12周或 24 周时,血清 HBV DNA 不能检出,其中治疗前 ALT、HBV DNA 水平和 HBV 基因型,是预测疗效的重要因素。在 Peg IFN-α-2a 治疗过程中,定量检测 HBsAg 水平或 HBeAg 水平对治疗应答有较好的预测价值。

在用干扰素进行治疗的过程中,应密切注意患者血清学的监测和随访。治疗前应检查:①生物化学指标,包括 ALT、AST、胆红素、清蛋白及肾功能;②血常规、尿常规、血糖及甲状腺功能;③病毒学标志物,包括 HBsAg、HBeAg、抗-HBe 和 HBV DNA 的基线状态或水平;④对于中年以上患者,应作心电图检查和测血压;⑤排除自身免疫性疾病;⑥尿人绒毛膜促性腺激素检测以排除妊娠。

治疗过程中应检查:①血常规:开始治疗后的第 1 个月,应每 1~2 周检测 1 次血常规,以后每个月检测 1 次,直至治疗结束;②生物化学指标:包括 ALT 和 AST 等,治疗开始后每月检测 1 次,连续 3 次,以后随病情改善可每 3 个月检测 1 次;③病毒学标志物:治疗开始后每 3 个月检测 1 次 HBsAg、HBeAg、抗-HBe 和 HBV DNA;④其他:每 3 个月检测 1 次甲状腺功能、血糖和尿常规等指标;如治疗前就已存在甲状腺功能异常或已患糖尿病者,应先用药物控制甲状腺功能异常或糖尿病,然后再开始 IFN 治疗,同时应每月检查甲状腺功能和血糖水平;⑤应定期评估精神状态;对出现明显抑郁症和有自杀倾向的患者,应立即停药并密切监护。

IFN 的不良反应及其处理:①最为普遍的是流感样症候群:表现为发热、寒战、头痛、肌肉酸痛和乏力等,可在睡前注射 IFN-α,或在注射 IFN 的同时服用解热镇痛药。②骨髓抑制,一过性外周血细胞减少:主要表现为外周血白细胞(中性粒细胞)和血小板减少。如中性粒细胞绝对计数≤0.75×10⁹/L 和(或)血小板<50×10⁹/L,应降低 IFN-α 剂量;1~2 周后复查,如恢复,则逐渐增加至原量。如中性粒细胞绝对计数≤0.5×10⁹/L 和(或)血小板<30×10⁹/L,则应停药。对中性粒细胞明显降低者,可试用粒细胞集落刺激因子(G-CSF)或粒细胞巨噬细胞集落刺激因子(GM-CSF)治疗。③精神异常:可表现为抑郁、妄想、重度焦虑等精神疾病症状。对症状严重者,应及时停用 IFN-α,必要时会同神经精神科医师进一步诊治。④自身免疫性疾病:一些患者可出现自身抗体,仅少部分患者出现甲状腺疾病(甲状腺功能减退或亢进)、糖尿病、血小板减少、银屑病、白斑、类风湿关节炎和系统性红斑狼疮样综合征等,严重者应停药。⑤失眠、轻度皮疹、脱发:根据具体情况可不用停药。出现少见的不良反应如癫痫、肾病综合征、间质性肺炎和心律失常等时,应停药观察。

IFN 治疗的绝对禁忌证包括:妊娠、精神病史(如严重抑郁症)、未能控制的癫痫、未戒掉的嗜酒或吸毒者、未经控制的自身免疫性疾病、失代偿期肝硬化、有症状的心脏病。IFN 治疗的相对禁忌证包括:甲状腺疾病、视网膜病、银屑病、既往抑郁症史,未控制的糖尿病、高血压,治疗前中性粒细胞计数<1.0×10⁹/L 和(或)血小板计数<50×10⁹/L,总胆红素>51μmol/L(特别是以结合胆红素为主者)。

2.核苷(酸)类药物治疗

核苷(酸)类似物抗 HBV 作用的主要机制之一就是抑制 HBV DNA 聚合酶的活性。具有高效、低毒、使用方便等优点,在临床应用范围广泛。但是核苷类似物不能消除肝细胞内的 HBV cccDNA,不能根除 HBV 感染,因此停药后可复发。

目前在美国和欧洲已批准上市用于治疗 CHB 的核苷(酸)类似物有 5 种,即拉米夫定(LAM)、阿德福韦酯(ADV)、恩替卡韦(ETV)、替比夫定(LdT)和替诺福韦酯(TDF),TDF 尚未获得我国国家食品药品监督管理局(SFDA)的批准,预计 1~2 年后也会在我国上市。其他正在进行临床或临床前期研究的核苷(酸)类似物还有恩曲他滨(FTC)、克拉夫定等。其中,克拉夫定已在韩国完成Ⅲ期临床研究后上市,但由于其在临床应用中可引起肌肉损害,前景不甚明了。

核苷(酸)类药物大致可分为两类:即核苷类似物和核苷酸类似物,前者包括拉米夫定、恩替卡韦、替比夫定,后者包括阿德福韦酯、替诺福韦酯。也可根据化学结构不同将这些药物归为 3 类:①左旋核苷类:拉米夫定是原型,其衍生物替比夫定,也属于胞嘧啶核苷类似物;②无环磷酸盐类:阿德福韦酯是原型,还包括其衍生物替诺福韦酯等;③环戊烷类:恩替卡韦是原型,属于鸟嘌呤核苷类。结构相似的药物可能有相同或相近的耐药基因突变位点,存在一定程度的交叉耐药性;结构不同的药物可能无交叉耐药或耐药基因突变位点相差较远。

(1)拉米夫定(LAM):LAM 是 2′-3′-双脱氧-3′-硫代胞嘧啶核苷的异构体。其有活性的三磷酸盐(3TC-TP)掺入延伸中的 DNA 链可导致 DNA 合成的提前终止,从而抑制 HBV DNA 的合成。1998 年美国食品及药品管理局批准拉米夫定为治疗乙型肝炎的药物。国内外随机对照临床试验结果表明,每日 1 次口服 100mg 拉米夫定可明显抑制 HBV DNA 水平;HBeAg 血清学转换率随治疗时间延长而提高。随机双盲临床试验结果表明,慢性乙型肝炎伴明显肝纤维化和代偿期肝硬化患者经拉米夫定治疗 3 年可延缓疾病进展、降低肝功能失代偿及 HCC 的发生率。失代偿期肝硬化患者经拉米夫定治疗后也能改善肝功能,延长生存期。国外研究结果显示,拉米夫定治疗儿童慢性乙型肝炎的疗效与成人相似,安全性良好。我国临床研究也显示了相似的临床疗效和安全性。拉米夫定不良反应发生率低,安全性类似安慰剂。

随着治疗时间的延长,病毒耐药突变的发生率增高(第 1、2、3、4 年分别为 14%、38%、49%和 66%)。长期服用拉米夫定的乙肝患者可诱发体内 HBV DNA 多聚酶 C 区发生 YMDD 突变。这种 YMDD 突变可产生 HBV 对拉米夫定的耐药性,显著降低拉米夫定的疗效。临床上,YMDD 突变发生后,患者的病情可加重,出现停药前转氨酶(ALT)的反跳及 HBV DNA 转为阳性。用药时需考虑其影响。我国 CHB 防治指南(2010 年版)建议对于接受 LAM 治疗的患者,一旦检出基因型耐药或 HBV DNA 开始升高时就加用 ADV 联合治疗,2009 年欧洲肝脏病学会乙肝防治指南(EASL 指南)对 LAM 耐药建议加用 TDF(如果没有 TDF,加用 ADV)。由于核苷(酸)类似物之间存在交叉耐药,LAM 引发的 YMDD 变异病毒株对上述所有左旋核苷类的敏感度均明显降低,因此,LAM 耐药患者应避免选用左旋核苷类药物如 LdT。研究结果还提示,拉米夫定治疗失败患者使用恩替卡韦每日 1.0mg 亦能抑制 HBV DNA、改善生物化学指标,但疗效较初治者降低,且病毒学突破发生率明显增高,从第 1 年到第 5 年 ETV 治疗 LAM 失效患者累计基因型耐药发生率分别为 6%、15%、36%、46%和

51%。因此,我国最新指南及欧美指南均不推荐 ETV 作为 LAM 失效患者的挽救治疗。

(2)阿德福韦酯(ADV):ADV 是一种腺嘌呤核苷单磷酸类似物,既可抑制反转录酶也可抑制 DNA 聚合酶的活性,也可掺入 HBV DNA 而导致其合成终止。2002 年被美国 FDA 批准用于 CHB 的治疗,2005 年在我国上市。该药起效较慢,抗 HBV DNA 活性较低,易发生变异,长期使用可发生肾损害。

国内外随机双盲临床试验结果表明,HBeAg 阳性慢性乙型肝炎患者和 HBeAg 阴性患者口服阿德福韦酯可明显抑制 HBV DNA 复制、促进 ALT 复常、改善肝组织炎性坏死和纤维化。随着治疗时间延长,病毒耐药突变的发生率增高,肾脏损害发生率增高。阿德福韦酯联合拉米夫定,对于拉米夫定耐药的慢性乙型肝炎能有效抑制 HBV DNA、促进 ALT 复常,且联合用药者对阿德福韦酯的耐药发生率更低。多项研究结果显示,对发生拉米夫定耐药的代偿期和失代偿期肝硬化患者,联合阿德福韦酯治疗均有效。对拉米夫定耐药患者目前不推荐直接单用阿德福韦酯。近年有研究显示,拉米夫定耐药患者单用阿德福韦酯较加用阿德福韦酯者发生阿德福韦酯耐药率高。对于儿童患者阿德福韦酯的疗效和安全性尚不确定。

与拉米夫定相比,阿德福韦酯的耐药率较低,约有 30% 的初始抗病毒治疗患者会出现原发性无应答。随着治疗时间的延长,其耐药率也是逐年升高的(第 1、2、3、4、5 年分别为 0%、3%、11%、18% 和 29%)。虽然体外和临床研究证实拉米夫定和恩替卡韦对阿德福韦酯耐药患者仍然具有较好的疗效,但是拉米夫定耐药患者对阿德福韦酯的耐药率较初始抗病毒治疗患者是增加的。

2009 年 EASL 指南对 ADV 耐药者建议换用 TDF,或加用另一种没有交叉耐药的药物。我国 2010 版《指南》对于 ADV 耐药者,建议可加 LAM、LdT 或 ETV 联合治疗。亦可考虑改用或加用 IFN 类联合治疗。

三期临床试验证实 10mg/d 的阿德福韦酯具有良好的耐受性,与安慰剂相比没有明显的不良反应。但是使用阿德福韦酯治疗 4~5 年的代偿性肝病、等待肾移植的患者和肝移植患者,分别有 3%、6%、47% 会出现肾脏毒性,因此在阿德福韦酯治疗过程中每 3 个月复查肌酐是很有必要的。

(3)恩替卡韦(ETV):ETV 是 2′-脱氧鸟嘌呤核苷的碳环类似物,可在三个不同的环节抑制 HBV 复制:HBV DNA 聚合酶的启动阶段,以 HBV 前基因组 RNA 为模板合成 HBV DNA 负链的反转录阶段,以及 HBV DNA 正链的合成阶段。体外研究显示恩替卡韦是较拉米夫定和阿德福韦酯更强效的抗乙肝病毒药物,被国外指南推荐为一线药物。一项随机双盲对照临床试验结果表明,对于 HBeAg 阳性慢性乙型肝炎患者,恩替卡韦治疗 48 周时 HBV DNA 下降,ALT 复常者,有肝组织学改善者均优于接受拉米夫定治疗者;但两组 HBeAg 血清学转换率相似。长期随访研究结果表明,对达到病毒学应答者,继续治疗可保持较高的持续 HBV DNA 抑制效果。

未曾使用过核苷类药物患者应用恩替卡韦抗病毒治疗的耐药发生率较低,初步研究显示,恩替卡韦治疗 5 年时其耐药率仍然维持在 1.2%,而在拉米夫定难治患者则可达到 51%。体外研究显示,恩替卡韦耐药可使用阿德福韦酯和替诺福韦酯治疗。

临床试验显示,恩替卡韦与拉米夫定相比具有相似的安全性。在动物实验中 3~40 倍人体剂量的恩替卡韦会导致肺癌、脑肿瘤、肝癌的发生率增高,然而在人体研究中未发现肝癌和其他肿瘤的发生率增高,其安全性需要进一步的临床研究证实。失代偿性肝病患者是否可以使用恩替卡韦目前还有争议。

(4)替比夫定(LdT):LdT 是 L-脱氧胸腺嘧啶核苷的缩写,是一种 L-核苷类似物,有强大的抗 HBV 活性。2006 年美国 FDA 批准该药用于治疗 CHB,2007 年在我国上市,现已在临床上广泛应用。一项为期 2 年的全球多中心临床试验结果表明,HBeAg 阳性患者治疗 52 周时,替比夫定组 HBV DNA 下降至 PCR 法检测水平以下者,ALT 复常率、耐药发生率、肝组织学应答率优于拉米夫定治疗组,但其 HBeAg 血清学转换率(22.5%)与后者相似。HBeAg 阴性患者治疗 52 周时,其 HBV DNA 抑制率、ALT 复常率及耐药发生率亦优于拉米夫定组。治疗 2 年时,其总体疗效(除 HBeAg 消失及血清学转换率外)和耐药发生率亦优于拉米夫定组。基线 HBV DNA<109 拷贝/mL 及 ALT≥2×ULN 的 HBeAg 阳性患者,或 HBV DNA<10^7 拷贝/mL 的 HBeAg 阴性患者,经替比夫定治疗 24 周时如达到 HBV DNA<300 拷贝/mL,治疗到 1 年及 2 年时有更好的疗效和较低的耐药发生率。

Ⅲ期临床研究发现,治疗 1 年和 2 年的基因耐药发生率在 HBeAg 阳性患者中分别为 4.4% 和 21.6%,在 HBeAg 阴性患者中分别为 2.7% 和 8.6%。由于 LdT 耐药位点 rtM204 I 与 LAM 相同,不适合用于 IAM 变异患者。EASL 指南(2009 年版)对 LdT 耐药建议加用 TDF(如果没有 TDF,加用 ADV)。我国指南(2010 年版)也建议加用 ADV 联合治疗。

LdT 的总体不良事件发生率和 LAM 相似,但治疗 52 周和 104 周时发生 3~4 级肌酸激酶(CK)升高者分别为 7.5% 和 12.9%,明显高于拉米夫定组的 3.1% 和 4.1%,使用 LdT 后导致 CK 升高这一现象也增加了临床医师的担忧。2008 年美国 FDA 网站报道,应用 LdT 联合 Peg IFN-α-2a 治疗的 HBV 感染者中有 17% 的患者出现外周神经病变,提示 LdT 还可以引起以外周神经病变为首要症状的线粒体毒副作用,因此应用 LdT 的患者应系统检查肌肉骨骼,定期检测 CK 水平,且避免和 Peg IFN-α 联合应用。

(5)替诺福韦酯(TDF):替诺福韦酯与阿德福韦酯结构相似,是无环的核苷酸类 HBV 聚合酶和人类免疫缺陷病毒(HIV)反转录酶的抑制剂,在体外有极好的抗 HIV 和 HBV 的双重活性,化学结构与 ADV 相似,体外试验显示 TDF 与 ADV 是等效的。由于 TDF 的肾毒性似乎比 ADV 小,因此批准使用的治疗剂量为 300mg/d,远远高于 ADV 的 10mg/d,这可能是 TDF 在临床上抗病毒效应更强的原因。TDF 于 2001 年首次在美国上市,临床主要用于治疗 HIV 感染,2008 年被批准用于 CHB 的治疗。TDF 目前被认为是治疗 CHB 的一线药物之一。本药在我国尚未被批准上市。

TDF 是近年来研究较热的新型抗 HBV 的核苷酸类似物,在 HBV 感染的相关慢性肝病中显示出很强的抗 HBV 效果及较少的不良反应,是目前较理想的现有核苷(酸)类似物治疗过程中出现耐药变异的挽救用药,随着 TDF 不断推向临床,将使更多患者获益。在一项随机双盲对照临床试验中,TDF 或 ADV 治疗 48 周时 HBeAg 阳性患者,HBV DNA<400 拷贝/mL 者分别为 76% 和 13%,ALT 复常率分别为 68% 和 54%;HBeAg 阴性 CHB48 周时 HBV DNA<400 拷贝/mL 者分别为 93% 和 63%;该研究结果显示其抑制 HBV 的作用优于 ADV。持续应用 TDF 治疗 3 年时,72% 的 HBeAg 阳性患者和 87% 的 HBeAg 阴性患者血清 HBV DNA

＜400 拷贝/mL,亦未发现耐药变异。最近的报道证实,持续应用 TDF 治疗 5 年,未发现与 TDF 有关的耐药突变。

还有研究报道 TDF 在体外可以抑制野生型的 HBV 和 LAM 耐药突变 HBV 的复制,并且在 HBV 联合 HIV 感染的患者中可以抑制 LAM 耐药的 HBV。与 ADV 相比,TDF 对 HBV 野生株、LAM 耐药株、ADV 耐药株均有较好的抑制作用,给 LAM 或 ADV 耐药的患者提供了一个重要选择。在 HIV/HBV 合并感染的患者中以及体外试验均显示了 rtA194T 氨基酸替换与替诺福韦耐药相关。体外研究中显示 TDF 和 FTC 联用有一定的协同作用,与 LAM、ETV、LDT 联用也有一定的累加效应。

核苷(酸)类药物治疗的相关指标及临床随访:基线检测:①生物化学指标:主要有 ALT、AST、胆红素和清蛋白等;②病毒学标志物:主要有 HBV DNA 和 HBeAg、抗-HBe;③根据病情需要,检测血常规、血清肌酐和 CK 等。如条件允许,治疗前后最好行肝组织病理学检查。

治疗过程中相关指标定期监测:①生化学指标:治疗开始后每个月 1 次,连续 3 次,以后随病情改善可每 3 个月 1 次;②病毒学标志物:主要包括 HBV DNA 和 HBeAg、抗-HBe,一般治疗开始后 1～3 个月检测 1 次,以后每 3～6 个月检测 1 次;③根据病情需要,定期检测血常规、血清肌酐和 CK 等指标。

预测疗效和优化治疗:有研究结果表明,除基线因素外,早期病毒学应答情况可预测其长期疗效和耐药发生率。国外据此提出了核苷(酸)类药物治疗慢性乙型肝炎的路线图概念,强调治疗早期病毒学应答的重要性,并提倡根据 HBV DNA 监测结果给予优化治疗。但是,各个药物的最佳监测时间点和判断界值可能有所不同。而且,对于应答不充分者,采用何种治疗策略和方法更有效,尚需前瞻性临床研究来验证。

核苷(酸)类药物耐药性的预防:目前已上市的口服核苷(酸)类似物的抗病毒作用靶点均位于 P 基因的反转录酶区,药物可有效抑制病毒的复制,同时也可诱发 P 基因区的突变及耐药变异株的形成。由核苷(酸)类似物诱发的耐药变异株的出现影响了药物的长期有效性。因此,HBV 耐药性的形成是核苷(酸)类药物治疗慢性乙型肝炎时应注意的重要议题。耐药性的发生与所选用的药物、疗程及其他因素有关。

已报道的突变位点很多,归纳为以下几类:①rtM204V/I 变异:与左旋核苷(酸)类似物(如 LAM、LdT 和克拉夫定等)耐药相关,突变位点在 HBVRT 区 YMDD 基序的 204 位,变异类型多为 rtM204V/I。此种变异可使 HBV 对拉米夫定的敏感性降低 1000 倍以上。在此基础上若伴随 rtI169T、rtS2021、rtM250V 位点置换,可引起对恩替卡韦的耐药。拉米夫定耐药时常伴有 rtL180M、rtV173L 和 rtL801/V 等位点的变异。②rtN236T 变异:可使 HBV 对阿德福韦酯的敏感性下降。阿德福韦酯耐药时还可伴有 rtI233V、rtA181V/T 等位点的变异。③交叉耐药:如出现 rtA181T/V 变异,可引起阿德福韦酯耐药,也会使拉米夫定的敏感性降低。④多重耐药:如 rtL180M、rtM204V、rtN236T 等多个位点变异同时出现于同株病毒的基因组中,则该病毒对多种药物耐药。随着核苷类似物的广泛应用,这种情况应引起高度重视。

应用同一种药物,可出现多个变异位点,这些位点可分为两类:主要位点和代偿性位点。主要变异位点出现使病毒对药物的敏感性下降,同时也可能降低病毒的复制能力。代偿性变异位点的出现能够重建病毒的复制能力。例如 204 位点是拉米夫定耐药的主要位点,单一

rtM204V/I变异的毒株其复制能力仅为野毒株的37%左右,如伴随rtL180M变异后,复制能力增加,为野毒株的67%,若再伴有rtV173L的变异,则病毒的复制能力强于野毒株。

遵循如下原则可帮助减少核苷(酸)类药物耐药性的形成:①严格掌握治疗适应证,对于肝脏炎症病变轻微、难以取得持续应答的患者,尤其是年轻患者,治疗适应证不确切时,不用核苷(酸)类药物治疗。②如治疗适应证确切,应选用抗病毒作用强和耐药发生率低的核苷(酸)类药物治疗。③如必须应用联合治疗时,宜选用强效低耐药的药物,或尽早采用无交叉耐药位点的核苷(酸)类药物联合治疗。④核苷(酸)类药治疗开始后应定期随访,定期检测血清HBV DNA,一旦发现耐药,尽早给予救援治疗。

与核苷(酸)类药物治疗相关的少见、罕见不良反应的预防和处理核苷(酸)类药物总体安全性和耐受性良好,但在临床应用中确有少见、罕见严重不良反应的发生,如肾功能不全、肌炎、横纹肌溶解、乳酸酸中毒等,应引起关注。建议治疗前仔细询问相关病史,以减少风险。对治疗中出现血清肌酐、CK或乳酸脱氢酶明显升高,并伴相应临床表现如全身情况变差、明显肌痛、肌无力等症状的患者,应密切观察:一旦确诊为尿毒症、肌炎、横纹肌溶解或乳酸酸中毒等,应及时停药或改用其他药物,并给予积极的相应治疗干预。

在使用IFN和NA治疗的过程中,均应该密切关注患者治疗依从性问题,包括用药剂量、使用方法、是否有漏用药物或自行停药等情况,确保患者已经了解随意停药可能导致的风险,提高患者依从性。

3.慢性乙型病毒性肝炎的治疗方案及停药标准

(1)HBeAg阳性慢性乙型肝炎患者:普通IFN-α3~5MU,每周3次或隔日1次,皮下注射,一般疗程为6个月。如有应答为提高疗效亦可延长疗程至1年或更长。可根据患者的应答和耐受情况适当调整剂量及疗程;如治疗6个月仍无应答,可改用或联合其他抗病毒药物。

Peg IFN-α-2a 180μg,每周1次,皮下注射,疗程1年。具体剂量和疗程可根据患者的应答及耐受性等因素进行调整。

Peg IFN-α-2b 1.0~1.5μg/kg,每周1次,皮下注射,疗程1年。具体剂量和疗程可根据患者的应答及耐受性等因素进行调整。

拉米夫定100mg,每日1次口服。在达到HBV DNA低于检测下限、ALT复常、HBeAg血清学转换后,再巩固至少1年(经过至少2次复查,每次间隔6个月)仍保持不变、且总疗程至少已达2年者,可考虑停药,但延长疗程可减少复发。

阿德福韦酯10mg,每日1次口服。在达到HBV DNA低于检测下限、ALT复常、HBeAg血清学转换后,再巩固至少1年(经过至少2次复查,每次间隔6个月)仍保持不变、且总疗程至少已达2年者,可考虑停药,但延长疗程可减少复发。

恩替卡韦0.5mg,每日1次口服。在达到HBV DNA低于检测下限、ALT复常、HBeAg血清学转换后,再巩固至少1年(经过至少2次复查,每次间隔6个月)仍保持不变、且总疗程至少已达2年者,可考虑停药,但延长疗程可减少复发。

替比夫定600mg,每日1次口服。在达到HBV DNA低于检测下限、ALT复常、HBeAg血清学转换后,再巩固至少1年(经过至少2次复查,每次间隔6个月)仍保持不变、且总疗程至少已达2年者,可考虑停药,但延长疗程可减少复发。

（2）HBeAg 阴性慢性乙型肝炎患者：此类患者复发率高，疗程宜长。最好选用 IFN 类或耐药发生率低的核苷（酸）类药物治疗。

普通 IFN-α3～5MU，每周 3 次或隔日 1 次，皮下注射，一般疗程至少 1 年。如有应答为提高疗效亦可延长疗程。可根据患者的应答和耐受情况适当调整剂量及疗程；如治疗 1 年仍无应答，可改用或联合其他抗病毒药物。

Peg IFN-α-2a 180μg，每周 1 次，皮下注射，疗程至少 1 年。具体剂量和疗程可根据患者的应答及耐受性等因素进行调整。

拉米夫定、阿德福韦酯、恩替卡韦和替比夫定，剂量用法同 HBeAg 阳性慢性乙型肝炎患者，但疗程应更长。在达到 HBV DNA 低于检测下限、ALT 正常后，至少再巩固 1 年半（经过至少 3 次复查，每次间隔 6 个月）。复查仍保持不变、且总疗程至少已达到 2 年半者，可考虑停药。由于停药后复发率较高，建议适当延长疗程，尤其乙型肝炎肝硬化患者。

4.特殊类型患者的抗病毒治疗

（1）慢性 HBV 携带者和非活动性 HBsAg 携带者：慢性 HBV 携带者暂时不需抗病毒治疗；但应每 3～6 个月进行生物化学、病毒学、AFP 和影像学检查，若符合抗病毒治疗适应证，可用 IFN-α 或核苷（酸）类药物治疗。对年龄＞40 岁，特别是男性或有 HCC 家族史者，即使 ALT 正常或轻度升高，也强烈建议做肝组织学检查以确定其是否需要抗病毒治疗。

非活动性 HBsAg 携带者一般不需抗病毒治疗，但应每 6 个月进行 1 次生物化学、HBV DNA、AFP 及肝脏超声显像检查。

（2）代偿期乙型肝炎肝硬化患者：治疗指征为：不论 ALT 是否升高，HBeAg 阳性者 HBV DNA≥10^4 拷贝/mL，HBeAg 阴性者 HBV DNA≥10^3 拷贝/mL；对于 HBV DNA 可检测到但未达到上述水平者，如有疾病活动或进展的证据，且无其他原因可解释，在知情同意的情况下，亦可开始抗病毒治疗。治疗目标是延缓或降低肝功能失代偿和 HCC 的发生，因需要较长期治疗，最好选用耐药发生率低的核苷（酸）类药物治疗，其停药标准尚不明确。

因 IFN 有导致肝功能失代偿等并发症的可能，使用时应十分慎重。如认为有必要，宜从小剂量开始，根据患者的耐受情况逐渐增加到预定的治疗剂量。

（3）失代偿期乙型肝炎肝硬化患者：对于失代偿期肝硬化患者，只要能检出血清 HBV DNA，不论 ALT 或 AST 是否升高，建议在知情同意的基础上，及时应用核苷（酸）类药物抗病毒治疗，以改善肝功能并延缓或减少肝移植的需求。因需要长期治疗，最好选用耐药发生率低的核苷（酸）类药物治疗，不能随意停药，一旦发生耐药变异，应及时加用其他已批准的能治疗耐药变异的核苷（酸）类药物。IFN 治疗可导致肝衰竭，因此，对失代偿期肝硬化患者属禁忌药物。

（4）应用化学治疗和免疫抑制剂治疗的患者：对于因其他疾病而接受化学治疗、免疫抑制剂治疗的患者，应常规筛查 HBsAg；若为阳性，即使 HBV DNA 阴性和 ALT 正常，也应在治疗前 1 周开始服用拉米夫定或其他核苷（酸）类药物。

对 HBsAg 阴性、抗-HBc 阳性患者，在给予长期或大剂量免疫抑制剂或细胞毒药物（特别是针对 B 或 T 淋巴细胞单克隆抗体）治疗时，应密切监测 HBV DNA 和 HBsAg，若出现阳转则应及时抗病毒治疗。

在化学治疗和免疫抑制剂治疗停止后,应根据患者病情决定停药时间。对于基线 HBV DNA<2000IU/mL 的患者,在完成化学治疗或免疫抑制剂治疗后,应当继续治疗 6 个月。在基线 HBV DNA 水平较高(>2000IU/mL)的患者,停药标准与免疫功能正常慢性乙型肝炎患者相同。对于预期疗程≤12 个月的患者,可以选用拉米夫定或替比夫定。对于预期疗程更长的患者,应优先选用恩替卡韦或阿德福韦酯。核苷(酸)类药物停用后可出现复发,甚至病情恶化,应予以高度重视。IFN 有骨髓抑制作用,应当避免选用。

(5)HBV 和 HCV 合并感染患者的治疗:对此类患者应先确定是哪种病毒占优势,然后决定如何治疗。如患者 HBV DNA≥10^4 拷贝/mL,而 HCV RNA 检测不到,则应先治疗 HBV 感染。对 HBV DNA 水平高且可检测到 HCV RNA 者,应先用标准剂量 Peg IFN 和利巴韦林治疗 3 个月,如 HBV DNA 无应答或升高,则加用拉米夫定或恩替卡韦或阿德福韦酯治疗。对于可以检测到 HCV RNA,而 HBV DNA 检测不到者,先用标准剂量 Peg IFN 和利巴韦林进行治疗,每 3～6 个月复查,注意 HCV RNA 和 HBV DNA 的水平,一旦 HCV 得到控制,HBV DNA 的复制活性,即血清 HBV DNA 含量可能出现反弹,此时要加用抗乙肝病毒药物。

(6)HBV 和 HIV 合并感染患者的治疗:对于符合慢性乙型肝炎抗病毒治疗标准的患者应当治疗。对一过性或轻微 ALT 升高(1～2 倍 ULN)的患者,应当考虑肝组织活检。对于未进行高效抗反转录病毒治疗(HAART)和近期不需要进行 HAART 的患者(CD4$^+$ T 淋巴细胞>500/μl),应选用无抗 HIV 活性的药物进行抗 HBV 治疗,例如 Peg IFN-α 或阿德福韦酯。

对于需同时进行抗 HBV 和抗 HIV 治疗的患者,应优先选用拉米夫定加替诺福韦酯,或恩替卡韦加替诺福韦酯。对于正在接受有效 HAART 的患者,若 HAART 方案中无抗 HBV 药物,则可选用 Peg IFN-α 或阿德福韦酯治疗。对于拉米夫定耐药患者,应当加用替诺福韦酯或阿德福韦酯治疗。当需要改变 HAART 方案时,除非患者已经获得 HBeAg 血清学转换、并完成了足够的巩固治疗时间,不应当在无有效药物替代前就中断抗 HBV 的有效药。

(7)乙型肝炎导致的肝衰竭:由于大部分急性乙型肝炎呈自限性经过,因此不需要常规抗病毒治疗。但对部分重度或迁延、有重症倾向者,应该给予抗病毒治疗。HBV 感染所致的肝衰竭,包括急性、亚急性、慢加急性和慢性肝衰竭,只要 HBV DNA 可检出,均应使用核苷(酸)类药物抗病毒治疗。IFN 可诱导肝衰竭,加重其进程,故禁止使用。

(8)乙型肝炎导致的原发性 HCC:初步研究结果显示,HCC 肝切除术时的 HBV DNA 水平是预测术后复发的独立危险因素之一,且抗病毒治疗可显著延长 HCC 患者的生存期,因此,对 HBV DNA 阳性的非终末期 HCC 患者建议应用核苷(酸)类药物抗病毒治疗。

(9)肝移植患者:对于拟接受肝移植手术的 HBV 相关疾病患者,如 HBV DNA 可检测到,最好于肝移植术前 1～3 个月开始,并长期服用拉米夫定,每日口服 100mg;术中无肝期给予 HBIG;术后长期使用拉米夫定和小剂量 HBIG(第 1 周每日 800IU,以后每周 800IU 至每月应用 800IU),并根据抗.HBs 水平调整 HBIG 剂量和用药间隔(一般抗-HBs 谷值浓度应大于 100～150IU/L,术后半年内最好大于 500IU/L),但理想的疗程有待进一步确定。对于发生拉米夫定耐药者,可选用其他已批准的能治疗耐药变异的核苷(酸)类药物。另外,对于低复发风险者(如肝移植术前 HBV DNA 阴性且移植后 2 年内 HBV 未复发者),可考虑停用 HBIG,只采用拉米夫定加阿德福韦酯联合预防。

(10)妊娠相关情况处理:育龄期女性慢性乙型肝炎患者,若有治疗适应证,未妊娠者可应用 IFN 或核苷(酸)类药物治疗,并且在治疗期间应采取可靠措施避孕。在口服抗病毒药物治疗过程中发生妊娠的患者,若应用的是拉米夫定或其他妊娠 B 级药物(替比夫定或替诺福韦酯),在充分告知风险、权衡利弊、患者签署知情同意书的情况下,可继续治疗。妊娠中出现乙型肝炎者,视病情程度决定是否给予抗病毒治疗,在充分告知风险、权衡利弊,患者签署知情同意书的情况下,可以使用拉米夫定、替比夫定或替诺福韦酯治疗。

慢性乙型肝炎妊娠的患者,尤其 HBeAg 阳性者,在血清 HBV DNA 很高时(HBV DNA $>10^6$ 拷贝/mL),HBV 垂直传播的风险增加。初步研究结果显示,这类患者如在妊娠的第三期开始服用拉米夫定或替比夫定,似乎是安全的。这类抗病毒治疗结合新生儿乙型肝炎疫苗及乙型肝炎免疫球蛋白接种,可进一步降低 HBV 垂直传播的风险。

(11)儿童患者:对于 12 岁以上(体重≥35kg)的慢性乙型肝炎患儿,其应用普通 IFN-α 治疗的适应证、疗效及安全性与成人相似,剂量为 $3\sim6MU/m^2$,最大剂量不超过 $10MU/m^2$。在知情同意的基础上,也可按成人的剂量和疗程用拉米夫定或阿德福韦酯治疗。

5.慢性乙型病毒性肝炎治疗的随访及疗效的评估

(1)慢性乙型病毒性肝炎治疗的随访:治疗结束后,不论有无治疗应答,停药后半年内至少每 2 个月检测 1 次 ALT、AST、血清胆红素、HBV 血清学标志物和 HBV DNA,以后每 3～6 个月检测 1 次,至少随访 12 个月。随访中如有病情变化,应缩短随访间隔。

对于持续 ALT 正常且 HBV DNA 阴性者,建议至少每 6 个月进行 HBV DNA、ALT、AFP 和超声显像检查。对于 ALT 正常但 HBV DNA 阳性者,建议每 3 个月检测 1 次 HBV DNA 和 ALT,每 6 个月进行 AFP 和超声显像检查;必要时应做肝组织学检查。

对于慢性乙型肝炎、肝硬化患者,特别是 HCC 高危患者(>40 岁、男性、嗜酒、肝功能不全或已有 AFP 增高者),应每 3～6 个月检测 AFP 和腹部超声显像(必要时做 CT 或 MRI 显像检查),以早期发现 HCC。对肝硬化患者还应每 1～2 年进行胃镜检查或上消化道 X 线造影,以观察有无食管胃底静脉曲张及其进展情况。

(2)慢性乙型病毒性肝炎疗效的评估:乙型病毒性肝炎在治疗的过程中和停药后,根据以下指征来判断患者的应答,调整患者的后续治疗方案。

①病毒学应答:指血清 HBV DNA 检测不到(PCR 法)或低于检测下限(完全病毒学应答),或较基线下降≥2×log10IU/mL(部分病毒学应答)。

②血清学应答:指血清 HBeAg 低于检测下限或 HBeAg 血清学转换,或 HBsAg 低于检测下限或 HBsAg 血清学转换。

③生物化学应答:指血清 ALT 和 AST 恢复正常。

④组织学应答:指肝脏组织学炎性坏死或纤维化程度改善达到某一规定值。

⑤原发性治疗失败:在依从性良好的情况下,用核苷(酸)类药物治疗 6 个月时 HBV DNA 下降小于 2×log10IU/mL。

⑥病毒学突破:在未更改治疗方案的情况下,HBV DNA 水平比治疗中最低点上升 1 个 log 值,或一度低于检测下限后又转为阳性,可有或无 ALT 升高。

⑦生物化学突破:常发生在病毒学突破后,表现为 ALT 和(或)AST 复常后,在未更改治

疗方案的情况下再度升高,但应排除由其他因素引起的 ALT 和 AST 升高。

⑧维持应答:在抗病毒治疗期间 HBV DNA 检测不到(PCR 法)或低于检测下限,或 ALT 正常。

⑨治疗结束时应答:治疗结束时的病毒学、血清学、生物化学或组织学应答。

⑩持续应答:治疗结束后随访 6 个月或 12 个月以上,疗效维持不变,无复发。

⑪复发:治疗结束时出现病毒学应答,但停药后 HBV DNA 重新升高或阳转,伴有 ALT 和 AST 升高,但应排除由其他因素引起的 ALT 和 AST 升高。

⑫耐药:在抗病毒治疗过程中,检测到和 HBV 耐药相关的基因突变,称为基因型耐药。体外实验显示,抗病毒药物敏感性降低并与基因耐药相关,称为表型耐药。针对一种抗病毒药物出现的耐药突变对另外一种或几种抗病毒药物也出现耐药,称为交叉耐药。

6.调节免疫功能的治疗

免疫调节治疗有望成为治疗慢性乙型肝炎的重要手段,但目前尚缺乏疗效确切的乙型肝炎特异性免疫疗法。胸腺素-α_1,可增强机体非特异性免疫功能,对于有抗病毒适应证,但不能耐受或不愿接受 IFN 或核苷(酸)类药物治疗的患者,如有条件,可用胸腺素-α_1 1.6mg,每周 2 次,皮下注射,疗程 6 个月。胸腺素-α_1,联合其他抗 HBV 药物的疗效尚需大样本随机对照临床研究验证。

7.中医药制剂治疗及抗纤维化治疗

虽然研究报道许多中医药制剂对于抑制 HBV DNA,改善肝功能,降低黄疸,改善纤维化方面有一定效果,但这些疗效尚需设计严谨、执行严格的大样本随机对照临床研究予以证实。

已有研究报道,长期接受核苷(酸)类药物抗病毒治疗的慢性乙型肝炎患者,在取得长期有效的抑制 HBV DNA 复制后,肝组织病理学可见纤维化程度减轻,甚至肝硬化的逆转。因此,在慢性乙型肝炎患者,早期有效的抗病毒治疗是抗纤维化治疗的最佳办法。

8.乙型肝炎治疗的展望

随着我们对乙肝发病机制的认识加深,以及对于抗 HBV 药物的发掘,对于乙肝的治疗方法与疗效在过去的十年里取得了巨大的进展。干扰素作为首先应用的抗 HBV 药物使我们至少治愈了一些乙肝患者。核苷(酸)类似物具有经济、方便、安全及有效等多种优点,使更多的患者能接受抗 HBV 治疗。然而,开发更有效而耐药性及不良反应均很少的新型抗 HBV 药物或疗法仍有待解决。鉴于用联合药物治疗艾滋病及丙型病毒性肝炎的经验,联合药物治疗乙型肝炎似乎是改善疗效的根本途径之一。HBV 为反转录 DNA 病毒,其转录体 HBV cccDNA 半衰期长,对许多药物有一定的免疫力。另外,HBV 突变率高,容易产生耐药突变。HBV 的这些病毒学特点也支持联合药物治疗。目前对 HBV 感染的联合治疗的研究仍然有限。有报道干扰素与拉米夫定联用并未增加乙型肝炎治疗效果。但最近的报道提示联合用药有可能改善疗效。显然,正确的结论有待更进一步的临床研究。

国际上对治疗丙型肝炎的药物开发进展十分迅速,而对乙型肝炎的研究进展缓慢,未来 5～10 年慢性乙型肝炎的治疗将主要依赖已上市的这些抗病毒药物,包括对现在药物的联合方案及治疗优化,国内外在治疗乙肝的策略上有以下几个发展趋势:

(1)联合治疗:针对不同靶点的抗 HBV 药物联合治疗。如干扰素和拉米夫定联合治疗,可以采取序贯、交替应用等形式,减少病毒耐药的发生,降低费用,提高疗效,值得深入研究。此外,抗病毒药与免疫调节剂联合应用,具有很好的前景,目前免疫调节剂或免疫增强剂尚有待开发。

(2)抗病毒药物的肝脏靶向治疗:将能够特异性被肝脏摄取的物质与抗病毒药物结合(螯合剂),使最小剂量的药物在肝脏达到治疗浓度,减少药物用量,降低全身反应及费用。

(3)治疗性疫苗:治疗性疫苗被认为是抗病毒治疗的一个重要方向,已有研究者进行了探索。研究较多的是抗原抗体复合物、DNA 疫苗和多肽疫苗,在动物实验中均显示能够改善细胞和体液免疫应答,但人体研究结果值得关注。

九、预防

1.乙型肝炎疫苗预防

主要对象是新生儿,其次为婴幼儿和高危人群(如医务人员、经常接触血液的人员、托幼机构工作人员、器官移植患者、经常接受输血或血液制品者、免疫功能低下者、易发生外伤者、HBsAg 阳性者的家庭成员、男性同性恋或有多个性伴侣和静脉内注射毒品者等)。通常采用 0、1、6 个月 3 针免疫程序,即接种第 1 针疫苗后,间隔 1 及 6 个月注射第 2 及第 3 针疫苗。新生儿应在出生后 24 小时内尽早接种,对 HBsAg 阳性母亲的新生儿还应注射乙型肝炎免疫球蛋白(HBIG)。

2.传播途径预防

大力推广安全注射(包括针刺的针具),对牙科器械、内镜等医疗器具应严格消毒。医务人员应按照医院感染管理中标准预防的原则,在接触患者的血液、体液及分泌物时,均应戴手套,严格防止医源性传播。服务行业中的理发、刮脸、修脚、穿刺和文身等用具也应严格消毒。注意个人卫生,不共用剃须刀和牙具等用品。进行正确的性教育,若性伴侣为 HBsAg 阳性者,应接种乙型肝炎疫苗;对有多个性伴侣者应定期检查,加强管理,性交时应用安全套。对 HBsAg 阳性的孕妇,应避免羊膜腔穿刺,并缩短分娩时间,保证胎盘的完整性,尽量减少新生儿暴露于母血的机会。

3.意外暴露后 HBV 预防

在意外接触 HBV 感染者的血液和体液后,可按照以下方法处理。

(1)血清学检测:应立即检测 HBV DNA、HBsAg、抗-HBs、HBeAg、抗-HBe、ALT 和 AST,并在 3 个月和 6 个月内复查。

(2)主动和被动免疫:如已接种过乙型肝炎疫苗,且已知抗-HBs>10mU/mL 者,可不进行特殊处理。如未接种过乙型肝炎疫苗,或虽接种过乙型肝炎疫苗,但抗-HBs<10mU/mL 或抗-HBs 水平不详,应立即注射 HBIC 200~400U,并同时在不同部位接种一针乙型肝炎疫苗($20\mu g$),于 1 个月和 6 个月后分别接种第 2 针和第 3 针乙型肝炎疫苗(各 $20\mu g$)。

4.对患者和携带者的管理

各级医务人员诊断急性或慢性乙型肝炎患者时,应按照中华人民共和国传染病防治法,及时向当地疾病预防控制中心(CDC)报告,并应注明是急性乙型肝炎或慢性乙型肝炎。建议对患者的家庭成员及其他密切接触者进行血清 HBsAg、抗-HBc 和抗-HBs 检侧，并对其中的易感者(该 3 种标志物均阴性者)接种乙型肝炎疫苗。

对急性或慢性乙型肝炎患者，可根据其病情，确定是否住院或在家治疗。患者用过的医疗器械及用具(如采血针、针灸针、手术器械、划痕针、探针、各种内镜及口腔科钻头等)应严格消毒，尤其应加强对带血污染物的消毒处理。对慢性 HBV 携带者及 HBsAg 携带者，除不能献血及国家规定的工种外，可照常工作和学习，但要加强随访。乙型肝炎患者和携带者的传染性高低，主要取决于血液中 HBV DNA 水平，而与血清 ALT、AST 或胆红素水平无关。

第三节　丙型病毒性肝炎

1989 年发现的丙型肝炎病毒(HCV)为一正链 RNA 病毒，1991 年国际病毒命名委员会将其归为黄病毒科丙型肝炎病毒属，易变异，目前可分为 6 个基因型及不同亚型，按照国际通行的方法，以阿拉伯数字表示 HCV 基因型，以小写的英文字母表示基因亚型(如 1a、2b、3c 等)。基因 1 型呈全球性分布，占所有 HCV 感染的 70% 以上。HCV 感染宿主后，经一定时期，在感染者体内形成以一个优势株为主的相关突变株病毒群，称为准种。

一、生物特性与分子生物学

1.病毒颗粒特征

HCV 病毒体呈球形，直径为 55～65nm，为单股正链 RNA 病毒，在核心蛋白和核酸组成的核衣壳外包绕含脂质的囊膜，囊膜上有刺突。HCV 最，低沉降系数为 140S，在蔗糖中浮密度为 1.15g/mL，氯化铯中浮密度为 1.29～1.3g/mL。目前 HCV 仅有 Huh7、Huh7.5、Huh7.5.1 三种体外细胞培养系统，黑猩猩可感染 HCV，但症状较轻。HCV 对氯仿等有机溶剂敏感，用 10%～20% 氯仿、1：1000 甲醛溶液，37℃ 96 小时、60℃ 10 小时、100℃ 5 分钟，高压蒸汽和甲醛熏蒸等均能使其灭活。

2.HCV 病毒分子结构

HCV 基因组是一单股正链 RNA，其外有来自宿主的脂质外膜，在脂质外膜内嵌有病毒胞膜基因编码的 E1 和 E2 糖蛋白，外膜围绕着核衣壳蛋白和单股、正链 RNA 基因组。HCV 基因组链长约为 9600 个核苷酸(nt)。HCV 与瘟病毒和黄病毒的基因组成有相似的结构，在分类学上与瘟病毒和黄病毒同属黄病毒科。1991 年将 HCV 列入黄病毒科丙肝病毒属。HCV 基因组可分为 5′末端、3′末端及位于两个末端之间的病毒编码开读框架(ORF)三部分。

5′非编码区(UTR)约有 341 个核苷酸，形成数个小的末端茎-环样结构，含一个短的直接重复序列。该区在病毒进化中最为稳定，极少发生变异，不同的病毒分离株在该区的同源性最高，是诊断 HCV 合成特异性引物的最佳选择部位。但后来研究发现该区内含有 3～4 个终止密码，形成几个小的 ORF，这些小的 ORF 编码的多肽最长为 28 个氨基酸，均以甲硫氨酸开头，尚不清楚是否先在核糖体翻译这些小肽后再翻译大的病毒多肽。该区的功能目前还不十分清楚,由于5′非编码区有非常复杂的二级RNA结构和一些茎-环样结构,去除这些区域可使HCV RNA的体外表达效率提高。采用无细胞体外翻译体系(兔网织红细胞裂解物)研究HCV RNA的翻译和复制,提示5′末端内部存在核糖体进入位点(IRES),而缺失实验表明几乎全长的5′-UTR(nt29~nt332)对IRES的正常功能是必要的。最近有报告显示5′-UTR的第三个茎环结构(核苷酸131~253)可与肝细胞中的两种蛋白(120kD、87kD)结合,这两种蛋白对HCV在肝脏内复制和翻译具有抑制作用,由此推测,HCV在感染者体内的低滴度状态可能与该肝细胞因子的抑制有关,其在病毒复制过程中有重要的负调节作用。

3′末端由3部分组成。编码区第一个终止密码子之后是30~40个核苷酸的非编码变异序列,在不同的基因型间有所不同。然后是poly(U)或poly(A)结构,长20~200个核苷酸不等(不同的分离株间差异很大)。第三部分为最后面的98个核苷酸组成的高保守序列,称为3′-X结构。

5′端与3′末端之间,由9100个核苷酸组成一个大而连续的开读框架,编码3010或3000个氨基酸组成的一个巨大病毒多肽。从病毒编码框架5′端到3′端,编码不同蛋白质的基因依次为:核衣壳蛋白基因、包膜蛋白基因及非结构蛋白1~5基因。

3.病毒多聚蛋白的结构

由病毒基因组中部单链大的ORF编码的大病毒多聚蛋白前体经过加工处理至少形成10个多肽。分为结构蛋白与非结构蛋白两大部分。结构蛋白由一个核蛋白(C)或称核衣壳蛋白和两个胞膜蛋白(E1和E2)组成。

(1)核心蛋白(C蛋白):核心蛋白编码区位于HCV RNA基因组的342~914nt,C蛋白位于整个多聚蛋白的N末端,是病毒衣壳的组成部分,可以通过与病毒RNA的结合来调节HCV基因组的翻译,并通过与糖蛋白作用组装出完整的HCV病毒颗粒。多聚蛋白N末端191个氨基酸为核心蛋白(P21),一般认为是由宿主信号肽酶将其从多聚蛋白上切割下来。核心蛋白的N末端富含碱性氨基酸且高度保守,这和它的重要功能是相一致的。通常情况下,C蛋白是磷酸化的,主要结合在细胞膜上,可以与Ⅱ型载脂蛋白结合,说明C蛋白是一种脂质结合蛋白。近年研究发现,C蛋白可以与细胞质内信号转导通路分子相互作用,从而调节特定基因的表达。如C蛋白在白介素-6和干扰素-γ不同刺激因子的作用下会对信号转导分子JAK-STAT的表达分别产生上调和下调的作用;C蛋白还可以参与对细胞凋亡的调控,如可以抑制c-myc诱导产生的细胞凋亡。除了这些功能,C蛋白还可以与很多细胞内源蛋白因子相互作用来反式调控一系列的生理、病理过程如细胞的信号转导、脂类代谢以及癌的发生等。

(2)F蛋白:近年来发现,核衣壳蛋白基因序列中存在一个重叠的序列编码F蛋白。F蛋白是由于核心编码区的核糖体读码框在11位密码子处作-2/+1移位所产生,由核心蛋白序列AUG密码子翻译起始后移框合成。F蛋白是很不稳定的蛋白,合成后迅速降解,半衰期约为8~10分钟。其存在的生物学意义尚不明确。

(3)外膜蛋白:E1和E2分别为30kD和70kD大小,是广泛糖基化蛋白。E1和E2通过非共价键形成异源性二聚体,共同组成HCV病毒粒子的包膜,其与病毒吸附和进入靶细胞过程有重要关系。E1蛋白有192个氨基酸,含5~6个N-糖基化位点,属于Ⅰ型内源性糖基化蛋白。E1通过N末端与C蛋白结合,也可与NS2蛋白相互作用,在病毒生命周期中起着重要作用。E2蛋白的末端氨基酸具有高度可变性,位于多聚蛋白氨基酸384~410的多变区称为高变区1(HVR1),相当于E2的氨基酸1~27。多聚蛋白氨基酸474~480为高变区2(HVR2),HVR2的进化似乎与HAV1的进化无相关性,其意义尚不明确。大量研究资料指出:E2蛋白构成病毒外壳的一部分,特别是HVR1位于病毒颗粒的表面,带有中和表位。高变区在各分离株、基因型以及各个体准种之间往往出现明显差异。并可观察到,在慢性感染过程中对该区所产生的特异性抗体出现改变,提示HVR1是免疫原,HCV通过形成变异逃脱宿主的免疫攻击,人血清中的特异性抗体不能再识别新形成的变异株,从而相应的变异株则成为慢性感染新的优势病毒株。HVR1可吸附于哺乳动物细胞表面的CD81,参与病毒入胞;并可诱导机体产生中和抗体,但由于其高度变异性使其难以用于疫苗的研制。

(4)p7蛋白:p7蛋白是从E2蛋白上切割下来的一段含有63个氨基酸的多肽,其在结构上有两个跨膜结构域。P7蛋白在细胞体内表达后整合于内质网膜上,形成六聚体的阳离子通道,对HCV病毒颗粒的释放有一定的促进作用。有研究发现,P7蛋白对HCV核心颗粒组装和E1/E2包膜蛋白的组装,以及核心蛋白和包膜蛋白两者之间的结合起着重要的调节作用。

(5)非结构蛋白:有NS2、NS3、NS4a和NS4b以及NS5a和NS5b,为非结构基因所编码的蛋白。NS2蛋白推测属半胱氨酸蛋白酶,其功能是裂解NS2~NS3;NS3至少编码具有3种活性的蛋白:丝氨酸蛋白酶、核苷酸三磷酸酶和解链酶。NS3可能与HCV感染后的肝癌发生有关。NS4a系一分子量很小的蛋白(8kD),可促进多聚蛋白的加工处理,是NS3蛋白酶的重要辅助因子,在HCV的复制中发挥重要作用;NS4b分子量较大(27kD),它和NS3以及NS4a一起,为NS5a的高度磷酸化所必需,该蛋白是否还有其他功能迄今还不清楚;NS5a高度磷酸化,据推测存在干扰素敏感决定区(ISDR,氨基酸2209~2248),来自日本的报道认为,HCV1b基因型ISDR部位的氨基酸变异状况,对患者干扰素治疗的应答起着决定性作用,该区存在4个以上氨基酸变异时则对干扰素敏感。但此结果未得到欧洲的研究支持。NS5a可与载脂蛋白相互作用参与感染后脂肪肝的发病,还可与细胞内多种蛋白相关作用,影响细胞内的信号通路。NS5b含有一由甘氨酸、天门冬氨酸组成的序列基元,这是RNA-依赖RNA聚合酶(RdRp)的特征,其编码产物是HCV复制的核心酶,同时也成为设计抗HCV药物时考虑的重要靶蛋白。

4.HCV的复制

首先HCV与细胞表面受体结合,感染细胞主要是肝细胞,接着病毒进入细胞;病毒脱去外壳,暴露出正链RNA基因组,正链RNA随即被翻译成一大分子多聚蛋白,多聚蛋白再裂解成结构蛋白和对病毒复制至关重要的非结构蛋白。正链RNA同时也被用于产生负链RNA,负链RNA与非结构蛋白相结合,形成胞质内复制复合体,产生另外的正链RNA。核蛋白、E1、E2以及在一定程度上NS2的加工是由宿主细胞蛋白酶所介导。核蛋白从多聚蛋白裂解出后形成核衣壳,正链RNA被包装到核衣壳蛋白内,并为外膜和脂质所包裹。一般病毒复制过程还包括外膜蛋白被转运到细胞表面,当病毒从细胞内芽生出来时,病毒颗粒获得外膜蛋白和细胞的脂质作为它的外衣。病毒颗粒从细胞释放后感染邻近的肝细胞或进入血液循环,再感染新的宿主。

HCV与CD81的结合是HCV接触感染肝细胞的关键步骤,CD81是细胞表面蛋白,其分子有四个环,两个在细胞外,另两个在细胞内,细胞外环分子序列在人类与黑猩猩高度保守,其结构与其他哺乳种系动物不同。资料表明 CD81 可与 HCV 外膜蛋白 E2 特异结合,介导病毒入胞,提示 CD81 是 HCV 的受体之一。最近发现除 CD81 外,LDL 受体(LDL-R)、B 族 I 型清道夫受体(SR-BI)、C 型凝聚素 DC-SICN 和 L-SIGN、细胞间紧密连接蛋白 claudin-1 和 occludin 等分子都与 HCV 入胞有关。

近年随着脂筏研究的开展,证明 HCV 复制发生在细胞的脂筏内,依据是从细胞内得到的含有复制复合体的膜结构能耐受 1% NP40 处理,并且含有小窝蛋白。脂筏是质膜上富含胆固醇和鞘磷脂的微结构域。由于鞘磷脂具有较长的饱和脂肪酸链,分子间的作用力较强,所以这些区域结构致密,就像一个蛋白质停泊的平台,与膜的信号转导、蛋白质分选均有密切的关系。

5.HCV 感染研究模型

在发现 HCV 后 20 多年内,国内外学者对 HCV 体外复制子系统、HCV 假病毒系统、HCV 感染细胞模型和动物模型等的建立进行了不懈的努力,为 HCV 病原学、发病机制、治疗等方面的研究提供了基础。

(1)HCV 体外复制子模型:1999 年首次用 Huh-7 细胞系和 1 例慢性丙肝患者体内 HCV cDNA 共同序列 con1 的克隆,建立了选择性双顺反子亚基因组 HCV 复制子模型。该复制子的建立显示 HCV 中结构蛋白对 HCV 复制不是必需的。在此基础上通过改进,构建了 Huh7.5 和 Huh7.5.1 细胞株。这些复制子模型已广泛用于 HCV 的研究,并取得了巨大成果。

(2)HCV 体外感染模型:2004 年 Takaji Wakita 等从一例日本暴发性肝衰竭患者体内分离出基因 2a 型 HCV 克隆,命名为 HFH-1,通过该克隆构建的亚基因或全基因复制子模型,无须适应性突变即可在 Huh-7 或其他细胞系(HepG2、IMY-9、Hela 和 293 细胞)中高效的支持 HCV 复制,且能产生具有生物活性的病毒颗粒,能感染新的 Huh-7 细胞。这使得体外研究 HCV 的生命周期成为可能。以后在 Huh7.5 和 Huh7.5.1 细胞中,HFH-1 复制效率更高。感染性 HCV 细胞培养模型(HCVcc)的建立为研究 HCV 的生命周期,筛选抗 HCV 药物提供了良好的平台。

(3)HCV 感染小动物模型:人和黑猩猩是 HCV 感染的自然宿主。HCV 感染的黑猩猩动物模型已建立,在 HCV 接种后 2 天,肝内即可检测出 HCV RNA。此后 1~2 天 HCV RNA 在血清中出现,而在接种后 3~8 个月才产生抗-HCV,这对于 HCV 感染的临床观察具有一定的参考意义。由于黑猩猩来源有限,价格昂贵,难以普遍应用。

近年来对 HCV 的其他动物模型进行了广泛的研究。自然动物主要有树駒、小绢猴和猕猴。小鼠模型主要有人-鼠嵌合肝模型、HCV 三聚体小鼠、转基因小鼠和质粒转染鼠模型。虽然目前 HCV 感染的动物模型取得不少进展,但没有一种模型能满足各种研究的需要。

6.HCV 的准种与基因型

HCV 是具有高度变异率的不均一病毒,复制过程所依赖的 RNA 多聚酶是易于错配的 RdRp。与许多其他 RNA 病毒一样,其缺乏修正机制,因此往往出现较多的错配,表现出高度的变异率。多次复制和变异导致产生多种不同变异株,各分离株之间 HCV 存在着不同程度的差异,形成 HCV 株的不均一性。根据各分离株的序列分析,按各株之间差异程度可分为各种准种或称准株和不同的基因型以及多种亚型。

(1)准种：是同一受感染个体内有多种不同 HCV 株共存的现象。与 HIV 感染相似,HCV 受感染者体内存在着以一株为主的多株感染,称为准种。准种之间的核苷酸差异甚小,仅为 1% 或 2% 的核苷酸不均一性。准种的出现不能单纯理解为多株同时或相继感染,而是复制过程中受到免疫压力,病毒通过变异逃避机体免疫监督和清除的结果。HCV 的母婴传播研究显示:一个多株感染的母亲可将某一优势株传播给婴儿,但是经过演化后在婴儿体内出现的病毒优势株并不是母体当时最为常见的病毒株。

有研究认为,准种导致 ALT 升高有所差异,一些资料提示 HCV 准种多样性较显著,与肝脏疾病的严重性有关,考虑这可能是肝脏内导致细胞毒性 T-淋巴细胞袭击目标增加的结果,但此机制尚待证实。

准种对于 α-干扰素治疗的应答也似有差异,干扰素治疗后随着病毒复制降低,同时也使病毒株的不均一性减少。然而也可见到干扰素治疗后,某些 HCV 准种却变成了优势毒株,这些优势株对干扰素治疗应答甚差。

(2)基因型:丙型肝炎病毒在复制过程中,核苷酸替换频率相对较高,每年每位点为 $10^{-3} \sim 10^{-2}$ 之间,这些复制的错配每年每个位点产生 10 到 100 个核苷酸替换变异株。核苷酸替换变异株能否形成可持续存在的变异株,则因替换的部位而异。HCV 基因组不同的区域其遗传保守性不相同,高保守区是编码具有关键功能的区域,例如编码聚合酶和其他非结构蛋白、核蛋白、5′端非编码区和内核糖体进入位点等是具有特殊功能的区域,核苷酸在这些区域出现替换,可以导致具有预定功能区域结构上的改变。如果这些区域出现核苷酸替换,很少能继续存在下去。而基因组的其他区域包括高变区,则对于核苷酸替换比较耐受。因此,这些区域也是确定核苷酸序列细微变异的最佳部位。

病毒 RNA 聚合酶引起高频率核苷酸随机替换和错配,经过长时期缓慢的遗传演化,导致 HCV 形成高度不均一性病毒,各分离株之间仅有 70% 的均一性。因此,HCV 的基因遗传性、分子和亲缘性是基因分型依据的基础。

最初,由于不同学者在分型时所选用的基因部位和采用的分型方法不同,命名也各异,很难在不同的研究之间进行比较。为此,1994 年全球从事这方面研究的 46 名专家联名倡议,统一使用 Simmonds 提出的分型命名系统。根据 HCV 分离株核苷酸序列同源性分类,序列间同源性较大者称作基因型,其核苷酸同源性为 55%～72%(平均 64.5%);同一基因型内不同序列间称基因亚型,亚型之间核苷酸同源性为 75%～86%(平均 80%)。HCV 共分 6 个基因型,分别以阿拉伯数字 1、2、3 等表示;各亚型用英文字母 a、b、c 等表示。

HCV 基因型的地理分布:世界各地区 HCV 的基因型别有一定的差异,在美国主要是 1型,其中 1a 和 1b 大致相等,另外 10% 的 HCV 感染为 2 型,6% 为 3 型;欧洲的基因型分布与北美相似以 1 型为主,尤以 1b 型多见;斯堪的纳维亚地区 50% 的 HCV 感染是 3 型病毒感染;3 型也见于远东(特别是泰国)、巴基斯坦、印度部分地区和澳大利亚;4 型主要见于中东地区;5 型常见于南非;6 型常见于中国香港。综合我国有关基因分型的资料提示:我国的 HCV 基因分型与日本类似,以 1b 和 2a 为主,其他基因型少见。但我国不同地区基因型亦有明显不同,在南方城市 1b 型占 90% 以上,从南到北基因 2a 型逐渐增多。

HCV 基因分型的意义:其临床意义在于其与干扰素治疗的应答和疗程密切相关,详细情况将在本节治疗部分介绍。HCV 基因分型也可用于追踪传播来源,但 HCV 的基因型别是否影响丙型肝炎的自然史和临床表现,仍有争议。有研究发现,1b 型 HCV 分离株多见于较严重肝病,发展成肝硬化者比 1a、2a、2b 感染者更为多见。而有研究认为 HCV 感染的病情严重性取决于多种因素:例如病毒的血清水平、感染时间、性别、年龄、是否合并饮酒以及 HBV 感染等,而与 HCV 基因型关系不明显。

二、流行状况与传播方式

本病呈世界性分布。据报道全球 HCV 的感染率平均为 3%(0.1%~5%),估计全球约有 1.7 亿 HCV 携带者,其中约 400 万在美国,500 万在西欧,东欧的发病率似高于西欧。在工业化国家 20% 的急性肝炎、70% 的慢性肝炎、40% 的终末期肝硬化以及 60% 的肝细胞性肝癌均系 HCV 感染所致,30% 的肝脏移植患者是 HCV 感染的后果。每年新增的有症状感染估计为 1~3 例/100000,实际感染患者数显然高于此数字,因为多数是无症状感染。90% 以上输血后肝炎和 25% 以上急性散发性肝炎为丙型肝炎。

根据 1992 年至 1994 年间进行的全国血清流行病学调查结果,我国普通人群丙型肝炎抗体的阳性率为 3.2%,超过 3%,属于高流行区。据此估计 HCV 感染者为 4 千万。20 世纪 90 年代,为阐明丙型肝炎在我国的流行状况、分布特征以及在肝病中所占地位,我们曾对来自我国不同地区的 2016 份肝病患者血清进行了血清流行病学调查。其结果如下:

血清学检测显示抗-HCV 的检出率为 12.25%,HBsAg 为 74.55%,HAV IgM 为 29.31%。提示我国肝病中 HBV 感染占首位,其次为 HAV 感染和 HCV 感染。247 例 HCV 感染的年龄分布表明 HCV 的检出率随年龄的增加而增高,HCV 感染性别无显著差异。各型肝病患者中 HCV 感染状况:急性肝炎为 8.24%,慢性迁延性肝炎为 8.87%,慢性活动性肝炎为17.78%,慢性重型肝炎(慢加急性肝衰竭)为 15.63%,肝硬,化为 23.78%,肝细胞性肝癌为 20%。这表明随着疾病的加重,抗-HCV 的检出率也逐渐增高。

比较不同地区的 HCV 感染率,结果提示 HCV 的感染状况有较大的差异。总体而言,不论急性还是慢性丙型肝炎,北方地区均高于南方地区。

近年发达国家 HCV 的感染率有所降低,这是因为:①通过筛查献血员,输血和血液制品的传播显著降低;②由于对医疗器械病毒传播的重视,HCV 通过注射的传播率显著降低,静脉药瘾共用注射器仍是主要的传播方式,在一些国家因为实施注射器交换计划使其传播率明显降低。

1.输血及血制品传播

HCV 主要经血液或血液制品传播。输血后丙肝病毒的感染率与献血员的 HCV 携带状态有关。美国与日本的献血员抗-HCV 检出率为 1.2%~1.4%.意大利为 0.9%,法国为 0.7%,德国为 0.4%,英国为 0.3%~0.7%。我国各地区的调查结果不一,用 PCR 检查血清 HCV RNA 的结果表明,职业供血员 HCV RNA 的检出率为 27%(17/74),而义务献血员仅是 1.85%(1/54)。职业性供血员的阳性率显著高于义务献血者。

我国曾报道一次丙型肝炎的暴发流行,因单采血浆回输红细胞过程中,血液交叉污染引起丙型肝炎病毒的传播,献血浆员15000人,约2600人发病(17.4%)。此外,在山东、安徽及湖北等地也陆续发现采浆献血员抗-HCV阳性率显著高于一般献血员。我国已停止单采血浆和禁止有偿献血,使通过输血途经传播HCV的概率大为降低。但由于窗口期的存在,目前还不能完全杜绝输血导致丙型肝炎的发生。

HCV经血液制品传播也屡见不鲜,1975—1978年英国371名接受第Ⅷ因子治疗者,发生了72例(19.4%)临床型丙型肝炎。1978/1979年在当时的东德曾发生一次大的丙型肝炎暴发流行,其起因是使用HCV污染的抗-D免疫球蛋白预防Rh因子不相容性,共有2867名妇女接受这种抗-D免疫球蛋白的注射,约90%的妇女在4个月内ALT升高,49%出现症状,22%发生急性肝炎伴有黄疸,仅101人未出现感染的表现,追究污染的来源是因为用一HCV感染妇女的红细胞免疫献血员,制备抗-D免疫球蛋白所致。我国也曾报告一起因输入美国进口的Ⅷ因子而引起的丙型肝炎暴发,10名血友病患者输入该Ⅷ因子后,其中9名(90%)发生丙型肝炎。此外,因输入纤维蛋白原而发生丙型肝炎者也有报道。

经常暴露血液者,如血友病患者、妇产科、外科医师、手术者、胸外手术体外循环患者、肾移植血液透析患者及肿瘤患者、输入大量库血或多次输血均极易感染丙型肝炎。例如,西班牙与英国的血友病患者,因多次接受血液与血液制品,抗-HCV的检出率为64%与85%。我们发现反复输血的血友病患者的抗-HCV阳性率达83.3%。应用未曾筛查HCV的献血员的血液制品,如免疫球蛋白、Ⅷ因子以及血浆,是HCV感染的重要危险因素。近年由于应用敏感的多抗原抗-HCV检测试剂筛查后,使输血后感染的发生率显著减低,据报道每次输血后感染的危险性已经降低到0.01%~0.9%。自从采取灭活病毒措施后,在一些发达国家血液制品已不再是HCV感染问题的来源。

2.注射、器官移植、透析和其他有创途径传播

静脉毒瘾共用注射器是HCV感染的高危因素,在美国和澳大利亚静脉药瘾是HCV感染的主要来源,HCV感染率随着药瘾时间的延长而增高,注射5年后感染HCV者达50%~90%。在德国40%、西班牙70%、英国81%的静脉药瘾者抗HCV阳性。据对云南昆明441名药瘾者的分析,抗HCV阳性率为60.54%。

应用HCV感染供体的器官移植和骨髓移植也是HCV感染的重要来源。肾移植患者的丙型肝炎发病率较高。一项前瞻性研究调查了405名肾移植患者,肝炎发病率为10.4%(42/405),其中64%(27/42)为丙型肝炎。

血液透析(HD)患者因为反复透析和输血是HCV感染的高危人群,血液透析者的HCV感染率为41%~81.2%,其中移植后再透析者为56.52%。与HCV感染相关的HD因素包括:HD次数,HD每增加100次,感染HCV的危险增加6.1%;透析机共用及消毒;透析机复用;不规范操作;患者自身因素,营养不良和免疫受损者对HCV易感性增高。此外,文身、穿耳环、消毒不严格的牙科治疗也可导致HCV感染。近年因内镜操作引起的HCV感染引起了重视。

HCV与HBV以及HIV相似,可以通过极少量感染性液体从一个体传播给另一个体,从而引起严重疾病。在医疗手术操作中由于被污染的、锐利的手术器械刺破手套,或针刺伤手

指,可经皮感染。我们曾对两所医院 1213 名医务人员进行了抗-HCV 检测,发现其 HCV 感染率甚低,仅为 0.33％。医务人员感染造成的医源性感染比较少见,值得注意的是文献已有诸如心脏外科、麻醉科及妇科医师将 HCV 传播给患者的数起事件报道。

3.性接触传播

性接触途径传播 HCV 已得到证实,但是与乙型肝炎相比较,发生的频率较低。性行为中的血液污染可增加 HCV 感染风险。欧美的报道表明,伴有慢性 HCV 感染者的异性配偶的感染率较低(0～6.3％),但最近有亚洲的报道发现其感染率较高(7.3％～27％)。抗-HCV 阳性率较高是否有其他因素存在,例如静脉药瘾,尚不清楚。在异性性活动中有研究认为 HCV 感染与首次性交时间、性伴数、其他性传播疾病史和是否用安全套有关。有报告认为妓女 HCV 感染往往与外伤、药瘾以及其他性传播疾病有关。男性传播给女性比女性传播给男性更为容易。根据 330 例到性病防治所检查的性乱者分析,血清抗-HCV 阳性率为 4.9％,其中患性病者阳性率为 6.7％。为探讨 HCV 在家庭内传播的可能性,对 16 例(男性 7 例,女性 9 例)输血后肝炎患者的唾液、精液、阴道分泌物作 HCV RNA 检测,并对其子女作 HCV 感染状况调查。结果表明:HCV 感染患者的精液、唾液和阴道分泌物的 HCV RNA 检出率分别为 57.1％(4/7)、31.2％(5/16)和 22.22％(2/9)。家庭成员中 2 例配偶感染 HCV,16 个家庭中无一子女蒙受感染。提示 HCV 感染在家庭内有可能通过性活动在夫妻之间传播,虽然在唾液内可检出 HCVR-NA,但其传播的概率甚低,与 HBV 感染者的家庭聚集性相比较,HCV 感染的家庭聚集性远低于 HBV 感染。

4.母婴传播

母婴传播的概率各报道结果不尽相同。由于对母婴传播定义不同,不能进行直接比较。母婴传播严格定义包括:①在大于 18 个月龄的婴儿体内可检测到抗-HCV 阳性;②在 3～6 个月龄婴儿体内检测到 HCV RNA;③在一个婴儿体内至少 2 次随机检测 HCV RNA 阳性;④婴儿体内 ALT 增高;⑤或在母亲和婴儿体内检测到同样的基因型。

Resti 等报道了意大利 403 名抗 HCV 阳性孕妇的多中心观察,其所生的 403 个婴儿平均随访 28 个月。所有的新生儿出生时抗-HCV 均阳性,但是全部 HCV RNA 阴性的婴儿在 20 个月内抗-HCV 均转为阴性,这些婴儿的母亲 HCV RNA 均为阴性。403 名孕妇中 275 名 HCV RNA 阳性,她们所生婴儿中有 13 人(5％)获得 HCV 感染,呈 HCV RNA 阳性。综合不同的报道,抗 HCV 阳性母亲将 HCV 传播给新生儿的危险性为 2％左右,若母亲在分娩时 HCV RNA 阳性,则传播的危险性升高至 4％～7％。母亲体内病毒含量高,婴儿感染的概率亦随之增加。合并 HIV 感染以及体内高 HCV RNA 载量是造成围产期感染的危险因素。垂直传播在儿童 10～15 岁之前很少出现 HCV 感染相关症状和体征。近 20％的儿童可清除病毒,50％为慢性无症状感染,30％表现为伴有 ALT 升高的慢性感染。丙型肝炎的母婴传播可发生于宫内、产程和哺乳期,可能以宫内感染为主,而宫内感染主要是胎盘传播,羊水传播的可能性很小。婴儿在 1 个月时抗-HCV 和 HCV RNA 几乎全部阳性,但 HCV RNA 和抗-HCV 的阳性率随婴儿年龄的增加而递减;4 例引产胎儿的观察结果证实:HCV RNA 和抗-HCV 阳性孕妇引产婴儿心脏血 HCV RNA 和抗-HCV 均阳性,1 例在胎肝内证实 HCV RNA。

5.生活密切接触传播

散发的 HCV 感染者中有 40％无明确的输血和血制品、注射史,称社区获得性感染,其中大部分由生活密切接触传播。

三、发病机制

丙型肝炎的特征是易慢性化,约 60％～85％将发展为慢性感染,慢性丙型肝炎的自然病程也有非常大的差异,常以 ALT 和 AST 水平的显著波动为特征,起病轻微,缓慢进展,常常在十年或数十年后才出现明显症状,进一步发展成肝硬化和肝细胞性肝癌。由于缺乏稳定的体外细胞培养系统和适当的小动物作为研究模型,使研究受到限制,HCV 感染造成肝细胞损害的机制以及为何 HCV 感染易于慢性化目前仍不清楚。

1.HCV 引起肝损害的机制

目前普遍认为,HCV 引起肝细胞受损主要是由免疫介导的,但病毒的直接损害也起一定作用。

(1)免疫介导性损伤:是 HCV 发病的主要因素。有较多的证据提示 HCV 感染的肝脏损伤是免疫反应介导的:①受 HCV 感染的肝细胞数量少,而肝组织炎症反应明显,两者形成反差;②HCV 感染的典型组织学表现是肝脏的淋巴细胞浸润,而并不是被感染细胞出现病变;③从丙型肝炎患者肝脏中分离出 HCV 特异性 T 细胞克隆。免疫组化证明,丙型肝炎肝实质坏死区主要为 CD8$^+$淋巴细胞浸润,免疫电镜观察到 CD8$^+$细胞与肝细胞直接接触;④HCV 结构蛋白转基因小鼠未观察到这些小鼠的肝脏出现损伤。因此,认为是宿主对病毒的免疫应答导致肝细胞损伤。

丙型肝炎的发病可能还与自身免疫反应有关。除抗体依赖性细胞介导的细胞毒反应外,还发现部分患者血清抗肝肾微粒体抗体等自身抗体阳性。

(2)病毒直接作用:Kagawa 等研究发现,丙型肝炎患者血清 HCV RNA 含量和 HCV 抗原的出现与血清 ALT 水平呈正相关,经干扰素治疗后,随着 HCV RNA 含量的减少,ALT 水平逐渐降低。因此认为 HCV 的复制伴随肝细胞的损伤可能是 HCV 直接对肝细胞作用的结果。丙型肝炎患者肝组织病理学表现也支持这一观点。急性丙型肝炎肝组织病变部位有显著的嗜酸性变和较多的嗜酸小体形成,而炎性细胞数目较少且常在肝窦聚集,提示存在 HCV 对感染细胞的直接破坏。

2.慢性化机制

病毒的变异特别是准种的形成,逃脱机体免疫系统的清除是病毒感染持续存在的主要原因之一。近年发现急性自限性 HCV 感染的特征具有明显的多克隆、多特异性 CD4$^+$MHCⅡ类分子和 CD8$^+$MHCⅠ类分子限制性 T 细胞反应。HCV 感染的缓解与产生高水平 γ-干扰素的 Th1 细胞因子模式占优势有关。

慢性 HCV 感染的特征是外周血中 MHCⅠ类分子和 MHCⅡ分子限制性 T 细胞反应较弱,可能抗病毒免疫反应在病毒高速合成时,在数量上不足以控制感染。除诱导外周血 T 细胞耐受和消耗外,HCV 还可能通过以下方式逃避机体的免疫清除:减少机体免疫系统发现

HCV 的机会;减少病毒抗原的表达;干扰抗原的呈递;降低抗病毒细胞因子效率;增加 HCV 感染细胞对 CTL 所介导杀伤的免疫力以及突变等逃避机体的免疫监控。

HCV 的体液免疫对宿主的保护作用、在丙型肝炎发病机制和 HCV 感染自然病程中的作用均不十分清楚。抗-HCV 抗体似乎不能保护机体免受 HCV 再感染,这些抗体可能与 HCV 感染相关的自身免疫现象以及丙型肝炎的肝外症状如肾小球肾炎、关节炎有关。

3.HCV 的致癌机制

HCV 导致 HCC 的机制尚不清楚,因为 HCV 复制不经过反转录成 DNA 的阶段,并不能与宿主的基因组相整合,因而致癌机制可能与 HBV 不相同。由于 HCV 所致 HCC 90% 伴有肝硬化,对 HCV 感染回顾性分析发现 HCV 感染到 HCC 出现一般需要 20～30 年,并且绝大多数伴有肝硬化现象。因此现在认为,长期持续慢性炎症引起的肝纤维化和免疫介导的细胞死亡引起的肝再生可能是发展为 HCC 的因素。但亦有少数无肝硬化的 HCV 感染者发生肝癌。HCV 蛋白质的直接作用尚待确定,有研究证实 HCV 非结构蛋白 NS3 具有丝氨酸蛋白酶及 RNA 解旋酶活性,且 NS3 具有转化小鼠 NIH 3T3 细胞的能力,转化的细胞移植入裸鼠体内可形成纤维肉瘤。多项研究显示,NS5A 能作用于中心粒和纺锤体,引起延迟分裂和错误分裂,导致染色体畸变。核心蛋白和 HBx 一样,能使宿主细胞免疫氧化损伤,使 HCV 感染的细胞逃脱免疫损伤,也使癌变细胞得以存活。然而,大部分研究采用人工模型,仅能提供潜在机制的线索,需在更多的相关模型中确定。此外,确定 HCV 蛋白质和患者受感染的肝细胞非常困难。由于这些原因,目前关于 HCV 直接致癌作用的实验数据非常少,需要进一步实验来阐明这些问题。

四、临床表现

1.潜伏期

本病潜伏期约为 3～26 周,平均 7.4 周。我国由单采血浆回输红细胞引起的一次丙型肝炎病毒感染,潜伏期为 35～82 天,平均(53.4±16.5)天。另一次由输入美国进口的Ⅷ因子所引起的丙型肝炎,潜伏期为 7～33 天,平均 19 天。

2.临床类型

(1)急性丙型肝炎:一般较乙型肝炎为轻,多为临床无症状型。HCV 感染后 1～2 周内即可检测出 HCV RNA,平均 50 天(15～150 天)出现血清 ALT 升高,表明已出现肝脏损伤。仅 25%～35% 的患者出现乏力、纳差、恶心和右季肋部,疼痛,少数伴低热,轻度肝大,部分患者可有脾大。黄疸发生率很低,仅 5% 左右。无症状的隐匿性感染多见。急性丙型肝炎主要的肝功能异常为 ALT 升高,但峰值一般低于急性乙型肝炎。ALT 升高曲线分三种类型:单相型、双相型和平台型。单相型可能是一种急性自限性感染,很少慢性化;双相型临床表现较重,慢性化率也较高;平台型 ALT 升高持续时间较长。在患者出现症状时,仅 50%～70% 患者血清中可检出抗-HCV,感染后 3 个月血清中抗-HCV 检出率达 90%。

(2)无症状 HCV 携带者:血清学检查抗-HCV 及 HCV RNA 阳性,但是反复检测 ALT 均在正常之内,其表现与 HBV 携带者类似,称为 HCV 无症状携带者。无症状携带状态较多见于免疫缺陷患者。无症状抗 HCV 阳性献血员的肝活检表明,至少31%为慢性活动性肝炎,9%已有间隔纤维化病变。

(3)慢性丙型肝炎(CHC):约85%的急性丙型肝炎发展成为慢性肝炎,慢性肝炎的发展经过因个体而异,但与其感染方式有关,输血后丙型肝炎的组织学活动性改变较静脉药瘾者更为显著。

有回顾性研究分析慢性丙型肝炎18年的病情经过,认为输血后肝炎的病死率并不高于对照组人群。而另一前瞻性研究认为,虽然 CHC 多数并无特殊的临床表现,但却是一种缓慢进展性疾病,一般经过十余年方才显示出临床表现,逐渐发展成肝硬化。但亦有报道慢性肝炎在4年内已经发展成肝硬化,慢性丙型肝炎伴有肝硬化的患者进展成肝细胞性肝癌的概率较高,其从慢性肝炎到肝细胞性肝癌的间期约为20~30年,相对甚短。

(4)特殊临床类型:虽然一般丙型肝炎起病经过较轻,但亦可见急性丙型肝炎暴发型与亚急性型经过,或慢性迟发性肝功能衰竭等严重表现。HCV 单独感染极少引起急性和亚急性肝衰竭,HCV 相关的急性和亚急性肝衰竭主要见于重叠感染 HBV 或 HIV、过量饮酒、应用肝毒性药物等情况。HCV 感染所致的肝衰竭与其他嗜肝病毒引起的肝衰竭临床表现并无不同,可表现为急性、亚急性和慢性过程。但有研究表明,在乙肝所致急性重症肝炎时,由于宿主的免疫应答增强,HBV 的复制被抑制,而在丙型肝炎急性重症肝炎时,在出现昏迷时仍可见持续性 HCV 复制,这提示丙型急性重症肝炎与乙型肝炎不同,HCV 仍处于高度复制状态。

另一特殊表现类型是胆汁淤积性经过,病情进行性进展,并出现肝脏功能衰竭。与乙型肝炎相类似,这种类型主要见于肝脏移植患者。

3.病毒血症与感染类型

通过对输血后 HCV 感染者的系列血清标本进行抗-HCV 的检查及 HCV RNA 研究,发现 HCV 感染的病毒血症有3种类型:

(1)急性感染的短暂病毒血症:主要见于急性自限性丙型肝炎。应用 PCR 法可在 ALT 升高之前检出 HCV RNA,但病毒血症持续时间较短,仅数天或数月。而抗-HCV 往往要在 ALT 升高后数天或数月才能检出。

(2)慢性感染的持续病毒血症:HCV RNA 可在急性期、ALT 升高之前检出,并且持续存在。

(3)慢性感染的间歇病毒血症:表现在感染早期出现病毒血症,其后病毒血症消失数月,几年以后,重新出现病毒血症。重新出现的病毒血症与急性阶段出现病毒血症相似,一般在 ALT 出现升高之前,提示肝内病毒活动性复制。

4.HCV 与 HBV 重叠感染

由于 HCV 的传播途径与 HBV 相似,因此 HCV 与 HBV 的重叠感染是我国一特殊问题。HCV 感染有时发生在 HBV 感染的基础上,有时为同时感染。国际上报道慢性 HBV 感染者约10%~15%发生 HCV 共感染,主要发生于静脉药瘾者。我国一项关于静脉药瘾者 HBV 和 HCV 共感染调查,219例静脉药瘾者中有171例发生 HBV/HCV 共感染(78.1%),而对照人群仅6.7%(6/90)。大学生体检中 HBsAg 和抗 HCV 共阳性者仅0.48%。

我们发现66例轻症慢性乙肝病毒感染中,3例抗-HCV 阳性(4.55%),而61例重症乙型肝炎(2例亚急性重症肝炎,59例慢性重症肝炎)中22例抗-HCV阳性(36.07%)。HBV/HCV重叠感染的重症肝炎与单纯HBV感染的重症肝炎,两组的胆红素、AST/ALT及病死率比较,有明显的差异。说明重叠感染组的肝细胞坏死远较单纯HBV感染的重症肝炎严重,死亡率前者为77.27%,高于后者(51.28%)。国外也有类似报道,认为在重症肝炎中有较高的抗-HCV检出率。表明HCV的重叠感染可加剧肝脏损害。重症乙型肝炎患者对HCV易感性高的原因,推测除与输血治疗有关外,可能由于本身严重的肝脏病变,使机体不能有效地限制HCV复制,而出现大量HCV的活跃复制。

5.HCV感染与肝细胞性肝癌

回顾性随访研究发现,从HCV感染发展成肝细胞肝癌平均约30年。有报告黑猩猩感染HCV后7年发展成肝细胞肝癌。慢性HCV感染者约有20%～30%在20～30年内发生肝硬化,而发生肝硬化后每年有1%～4%的机会发生肝癌。但各国肝细胞肝癌的抗-HCV检出率不一。美国及西欧的原发性肝细胞癌(HCC)患者中45%～69%与丙肝病毒感染有关。在日本,HCV与肝癌的关系比HBV更重要。我国台湾在原发性肝癌患者中,抗-HCV的阳性率为19%～23.5%;大陆报告为8.0%。HCV和HBV同时存在具有协同致癌作用的可能性。

对于丙肝患者的肝癌预测因子目前所知有限。台湾REVEAL-HCV研究对925名抗HCV阳性且在5年内未发生肝癌和死亡的案例进行长期追踪,分析显示基线HCV RNA阴性(<25IU/mL)、病毒低浓度、高浓度患者,10年内肝癌的累计发生率分别是1.1%、6.4%和14.7%。基因1型和非1型,肝癌的累计发生率分别为12.6%和4.5%。基线ALT≤15IU/L、>15IU/L但<45IU/L、≥45IU/L患者的肝癌累计发生率分别为13.8%、4.2%和1.7%。

6.HCV感染与酒精性肝硬化

临床发现酒精性肝硬化抗-HCV检出率较高,按瑞士的报告为8%(9/107),西班牙为47%(7/15)。比较组织学改变与血清学检测结果,发现有HCV抗体者,组织学常见有病毒所致慢性肝脏病变。慢性HCV感染合并嗜酒肝脏病变常较严重和较快进展成肝硬化,形成肝癌的概率也更高。研究发现HCV感染者每日嗜酒量与HCV的复制水平呈正相关,表明乙醇可促进HCV复制,导致更严重的肝脏病变。乙醇也可能影响干扰素的疗效,嗜酒者HCV RNA的清除率往往很低,因此对HCV感染者应积极告诫患者戒酒,特别是在抗病毒治疗过程中。

7.HCV感染与自身免疫性肝炎

据报道在自身免疫性肝炎中抗-HCV的检出率为40%～80%。此结果有两种可能:在自身免疫性肝炎中确实有较高的抗-HCV假阳性反应,或者自身免疫性肝炎可能与HCV感染有关。现已明确HCV可诱导产生自身抗体,且存在HCV相关性自身免疫性肝病和肝外自身免疫状态。一项前瞻性研究表明,36%的慢性HCV感染者伴有冷凝球蛋白血症,70%类风湿因子阳性,41%伴有抗组织抗体(如ANA、SMA、LKM和抗甲状腺抗体),49%伴唾液腺病变,5%发生扁平苔藓。

早在1990年,Mishiro等发现HCV可诱导针对宿主抗原的抗体(抗-GOR),并提出自身免疫性肝炎可能与HCV感染有关。慢性丙肝与2型自身免疫性肝炎的关系近年来引起重视。LKM-1抗体的靶分子为细胞色素P450 2D6。LKM-1抗体阳性患者有很高的HCV检出率,意大利报道为88%,德国和法国为55%。

8.HCV感染与脂肪肝

关于HCV感染与肝脏脂肪变性之间的关系,近年来积累了丰富的临床和实验室资料,业已证实,HCV是引起肝脏脂肪变性的重要因素。

肝脏脂肪变性是CHC的一个显著的病理学特征。Castera等对558例CHC患者进行分析,发现54%的患者合并脂肪肝,重度占10%,是肝纤维化的独立相关因素。Rubbia-Brandt等对254例CHC患者的肝脏脂肪变性进行分析,43%(109/254)的患者有显著的肝脏脂肪变性;在HCV基因3型感染的患者中合并脂肪肝的比率显著升高,且重度脂肪肝比例较高;CHC患者合并脂肪变与酒精摄入量、HCV基因3型等显著相关,但与人体重指数是否有关报道不一。Hwang等对106例中国血统的CHC患者进行分析,发现52%的患者合并脂肪肝,合并脂肪肝组甘油三酯和γ-谷氨酰转肽酶水平显著高于不合并脂肪肝组,而且肝纤维化发生率也显著升高。Adinolf等的研究结果表明,在HCV RNA水平高的患者中,肝脏脂肪变性的比率显著升高。表达HCV多聚蛋白或HCV结构蛋白的转基因的C57BL/6小鼠模型中研究也发现,随着时间的推移,小鼠出现了时间相关性的肝脏脂肪变,而且雄性转基因小鼠的肝脏脂肪变更为显著。应用HCV结构基因建立的转染细胞系,也发现了细胞中存在着脂肪滴,HCV实验感染的黑猩猩也发生了肝脏脂肪变。HCV结构和非结构蛋白转基因小鼠发生脂肪变的病理学特征,与临床上见到的肝脏脂肪变的性质和特点基本相同。

HCV慢性感染引发脂肪肝的作用机制复杂,大致可以总结为如下几方面:引发胰岛素免疫;引起脂代谢异常;影响代谢过程中的各种相关因素,如代谢途径中相关酶类、调节代谢途径中相关激素、与胰岛素受体结合及作用的过程等。最终,在这些因素的相互作用下,HCV慢性感染导致肝脏脂肪变性。而胰岛素免疫可能是此类代谢性疾病发病机制的中心环节。

9.HCV感染的肝外表现

现已明确HCV不仅引起肝脏病变,而且可能因为诱导自身免疫反应或形成免疫复合物,与一些感染的肝外表现有关。HCV感染的肝外表现既可出现在急性肝炎期,也可出现在慢性期。根据肝外表现与HCV感染的相关程度,可将HCV的肝外表现分为三类。

特发性冷凝球蛋白血症的特征是血管炎、关节炎、Raynaud综合征和紫癜,偶尔可见神经病变和肾小球性肾炎,过去的研究认为,本病可能与乙型肝炎病毒感染有关,但并未得到证实。近年流行病学和血清学研究表明,冷凝球蛋白血症与HCV感染有密切关系,患者的血清中不仅有较高的抗-HCV检出率,有报道HCV RNA病毒血症达90%,并且可在患者的皮肤和肝脏内用免疫组织化学方法检出HCV抗原,应用干扰素治疗也显示出一定的效果。冷凝球蛋白血症血管炎往往需应用激素和血浆置换治疗。

迟发性卟啉症的特征是细胞中尿卟啉脱羧酶活性低下或缺乏,临床表现为皮肤损害,特点为皮肤脆性增加、青肿和水疱形成,可出现出血、色素沉着、多毛症和形成硬化性囊肿,常伴有肝脏损伤。有报道发现其抗-HCV检出率达62%~82%,HCV RNA检出率高达66%~100%,认为本病与HCV感染有关。目前认为HCV可能是具有迟发性卟啉症遗传素质者的一个诱发因素,其发病可能还有其他因素参与。

膜增生性肾小球性肾炎与HBV感染的关系早已明确,近年研究在肾组织活检中免疫组织化学检查发现 HCV 的核心抗原,提示膜增生性肾炎与 HCV 有一定的关系。有人用大剂量的干扰素进行治疗,结果尿蛋白下降、HCV RNA 阴转、肾组织活检显示肾脏病变好转。

五、HCV 感染的特异性检测

常用的丙型肝炎病毒感染特异性检测方法有检测血清抗 HCV 抗体的酶联免疫吸附试验(ELISA)、重组免疫印迹试验(RIBA)及检测肝和血清中 HCV RNA 反转录聚合酶链反应(RT-PCR)和基因分型等。

1.ELISA 检测血清抗-HCV

利用各种 HCV 重组蛋白作为抗原检测血清中的抗-HCV 抗体。现主要采用第三代酶免疫试验试剂(EIA-3),除含有核心和 NS3 区蛋白作为包被抗原外,还额外加上 HCV 基因组 NS5 区编码蛋白作为包被抗原。特别适合用于筛查献血员,感染至血清学转换的间期7～8周。应用 ELISA 检测血清中抗-HCV 的主要问题是:不能区分是急性或慢性感染,是新近的感染还是过去的感染,而且也不适宜评价治疗的效果。所检出的是 IgG 抗体,仅是 HCV 感染的指标,抗-HCV IgG 并不是保护性抗体。急性感染的患者用目前的试剂检测,72%的病例抗-HCV 阳性,约 13%的患者 6～9 个月才可测到抗体,2%的病例在 9 个月以后仍然不能检出抗体。由于 ELISA 试剂因素,特别是在 ALT 正常的献血员往往出现假阳性反应,有时有必要作验证实验排除其中的假阳性反应。

理论上抗-HCV IgM 的检测有其独特的意义,在自限性病例中,抗-HCV IgM 消失,而在慢性化病例仍阳性。提示抗-HCV IgM 可作为演变为慢性的指标,对指导抗病毒治疗似有一定的价值。但是,抗-HCV IgM 的检测未能广泛应用于临床,这是因为:①虽然 HCV-IgM 有利于急性感染的诊断,但是并不能作为急性感染的指标,因为 IgM 不仅存在于急性期患者,而且慢性 HCV 感染者也有较高的检出率(达 71%～90%);②理论上 IgM 出现早于 IgG 抗体,但是实际上急性输血后肝炎往往两者同时出现。为提高 IgM 抗体的检出率往往需要用葡萄球菌 A 预先吸附 IgG 抗体后,再作 IgM 抗体检测;③IgM 抗体的检出与患病的时间、ALT 水平以及组织病变的活动度之间也未见相关关系。因此,IgM 抗体的检测仍是一个待研究的问题。

2.重组免疫印迹试验(RIBA)

它又称验证试验,以确认标本 ELISA 阳性的特异性,特别是那些无明显危险因素的阳性反应者,例如 ALT 正常者、自愿献血者以及自身免疫疾病患者、高丙球血症患者和长期冻存的血清标本,建立了条带免疫印迹法试验或称重组免疫印迹试验。用 HCV 5-1-1、C-100 抗原、C-22 与 C-33 等抗原检测相应抗体,出现针对 4 种抗原中任何 2 种抗原反应者为阳性。此方法操作较繁琐,价格昂贵,现已被 HCV RNA 检测所代替。

3.血清内 HCV RNA 定性检测

HCV 在血清中的含量极低,一般方法不能检出。目前,已建立反转录-巢式 PCR 法检查 HCV RNA。所用引物均根据 HCV 基因 5′端保守区域设计,先用一套外引物进行首次 PCR,然后在第一次 PCR 基础上,再用一套内引物,对第一次 PCR 产物进一步放大扩增,扩增产物的大小为两个内引物之间的 DNA 片段,扩增产物再作电泳观察结果。本法灵敏度高,可测到低于黑猩猩最小感染剂量(CID/mL)10 倍的血清病毒含量。

必须注意,PCR 是一极其敏感的检测方法,很易出现假阳性或假阴性结果。欧洲 86 个试验室曾对一批参比血清进行了检测,其结果是 16% 试验室的结果较好,29% 的试验室漏诊弱阳性标本,55% 的试验室出现假阳性或假阴性结果。说明引物设计、标本处理、试验室内污染、操作方法等均可影响实验的结果。因此,对于 HCV RNA 的检测有必要标准化,包括引物设计,操作规范,试验条件的标准化等。

4.血清内 HCV RNA 定量检测

由于病毒血症血清负荷与感染性、传播的危险性、婴儿感染,以及评价抗病毒治疗的效果存在着一定的关系,因此临床上常需要对 HCV RNA 进行定量检测,目前定量检测方法主要有两种。一是 RT-PCR 定量法,是根据 HCV RNA 与一合成内定量标准(IQS)共同扩增,IQS 与病毒序列的差异仅是插入一特异性探针,以一对具有生物素化的 5′-UTR 引物扩增,扩增产物作系列稀释,在微孔板上对 HCV RNA 和 IQS-探针杂交,此外还有其他类似的方法。PCR 法定量具有高度敏感性,但较繁琐和费时。另一定量方法称为 bDNA 信号扩增技术,方法较简便,重复较好,但是其敏感性却低于 RT-PCR 定量法。RT-PCR 技术的灵敏度一般为 500~1000Eq/mL,而第二代 bDNA 技术的灵敏度为 200000Eq/mL。因此,有 10%~30% 经 RT-PCR 检出 HCV RNA 阳性的慢性患者其 bDNA 检测为阴性。

5.HCV 的基因分型

目前有多种方法可用于 HCV 的基因分型,主要有:①PCR 产物直接测序;②反向杂交(如线性探针分析);③型特异性 PCR;④PCR 扩增后限制性片段长度多态性(RFLP);⑤实时定量 PCR 扩增后熔合曲线;⑥型特异性抗体;⑦质谱仪分析限制性片段质量多态性。5′ 非翻译区(UTR)高度保守,又足以区分亚型,与 NS5B 分型结果高度一致,但不能有效区分亚太区高流行的 6a-1 和 1/Ib 型。核心区测序分析可有助于鉴别 6a-1 型。如不能有效鉴定 6a-1 型,则影响 1/Ib 型接受干扰素(IFN)治疗的持续病毒学应答(SVR)预测。

6.HCV 感染的自然史

自然史研究存在一些无法克服的不利因素。难以确定获得感染的时间,原发感染往往无症状,而疾病进展缓慢。自然史数据因研究方法不同而异,比如是前瞻性还是回顾性研究。不同研究人群所得出的结论也不同,如肝病门诊患者、献血者、社会调查、输血后感染等。

HCV 感染临床经过的特征是多数患者为隐匿性起病,一般病情经过缓慢。急性 HCV 感染:①20%~30% 患者有症状;②暴发性肝衰竭非常罕见;③暴露后约 2~8 周的时间出现 ALT 升高;④暴露后约 1~2 周血清中可检测到 HCV RNA;⑤ALT 升高和出现临床症状之前 HCV RNA 可达峰值;⑥20%~50% 患者可以自发清除病毒;⑦有症状和女性患者更易清除病毒;⑧大多数病毒的清除在最初 12 周内;⑨50%~85% 的慢性化率。

约 15% 的 HCV 感染者自然恢复,多数急性感染患者发展成慢性,疾病的进展缓慢,从急性肝炎发展到终末期肝病平均约≥20 年。具有生化改变的慢性感染者多数组织学显示轻度至中度坏死性炎症病变和轻度纤维化,约 20%~30% 的患者发展为慢性进展性肝病,最终导致肝硬化和肝细胞癌。HCV 感染 10 年以内往往表现为病情似乎较轻,感染 20 年后肝硬化和肝癌发生率显著上升。

很多因素在 HCV 感染发展成肝硬化中起着重要作用：①感染时的年龄，老龄人获得感染疾病进展往往较迅速，感染在年轻人的进展较缓慢；②所有的研究均指出嗜酒是慢性丙型肝炎发展成肝硬化的重要协同因素；③协同 HIV 感染；④协同 HBV 肝炎；⑤其他：如感染持续时间、性别、免疫抑制情况（如合并 HIV 感染或器官移植）、肥胖和胰岛素免疫、合并有其他病毒感染、ALT 升高以及遗传因素等都与肝病的进展相关。虽然 ALT 升高提示活动性肝损伤，但正常的 ALT 水平亦不能排除显著的肝脏疾病；基线肝脏病理变化水平如炎症活动度及纤维化分级是进展为肝硬化的预测指标；一旦进展为肝硬化，HCC 的年发生率约为 $1\%\sim4\%$。基线甲胎蛋白（AFP）升高者发生率更高。此结果说明在已经形成或疑似肝硬化的患者有必要经常作超声波和 AFP 检查，监测肝细胞性肝癌的发生。

HCV 感染自然史的共识：①急性感染患者应监测自发的病毒清除，有症状者及女性更易清除病毒；②慢性 HCV 感染者血清 ALT 升高提示肝脏损害进展，ALT 正常也不能排除显著的肝脏损害，纤维化指数（Metavir 指数＞2 或 Ishak 指数＞3）提示进展性肝脏损害；③慢性 HCV 感染中，酒精摄入和胰岛素免疫在疾病进展中的作用已得到广泛认同，推荐酒精的摄入量应该低于世界卫生组织酒精性肝病指南中的数值，建议通过运动和饮食控制达到理想体重指数（BMI）来控制糖尿病和胰岛素免疫；④HCV 感染者失代偿肝硬化年发生率 $3\%\sim4\%$，HCC 年发生率 $1.4\%\sim6.9\%$。代偿期肝硬化患者 10 年生存率是 80%，失代偿肝硬化患者 10 年生存率锐减至 25% 左右。HCC 是慢性 HCV 感染常见的危及生命的并发症，对肝硬化患者应该进行常规的监测以早期发现 HCC；⑤IFN 治疗对于防止 HCV 相关性肝硬化发生有益。在获得 SVR 的患者中，失代偿肝硬化的 5 年发生率是 1%。获得生化应答的患者，失代偿的 5 年发生率是 9.1%。

7.丙型肝炎的肝脏组织病理及免疫病理改变

丙型肝炎的肝组织学改变与其他病毒所引起的肝脏病变相似，难以区别，但是丙型肝炎的组织学改变有其特点。例如：肝细胞明显嗜伊红变、肝窦单核细胞浸润、Kupffer 细胞活化、肝细胞内脂肪聚集、汇管区淋巴细胞聚集和胆小管损伤。这些特征并不是特异性的，也可见于其他类型病毒性肝炎，其区别仅是量与程度的差异而已。

(1)急性丙型肝炎：肝活检组织病理改变常见：①肝实质肝细胞内可见大脂肪滴；②肝窦壁细胞明显活化，Kupffer 细胞增生，肝窦内可见淋巴细胞，有时还有浆细胞、嗜酸性粒细胞和中性粒细胞；③肝细胞质内见不规则嗜伊红变及嗜伊红小体；④肝细胞形成气球样变，胞质疏松，肝细胞膜界限分明，似中毒性肝细胞损害改变。汇管区病变一般较急性甲型与乙型肝炎轻，但个体间差异较大，轻者仅见淋巴细胞浸润为主，重者可见大量滤泡状淋巴细胞聚集，重症也可见片状坏死与桥接坏死，以及小胆管损伤。反复急性发作的丙型肝炎患者，连续肝活检证实其中约 $10\%\sim15\%$ 伴有肝硬化病变。

(2)慢性丙型肝炎

①汇管区病变：汇管区见不同程度的淋巴细胞、浆细胞浸润，可出现类淋巴细胞聚集和滤泡伴有生发中心形成。这种病变虽不是丙型肝炎的特异性改变，但却是丙型肝炎的典型病变。免疫组织化学研究显示，生发中心内含有活化的 B 细胞，为滤泡树突细胞网络所包绕，其外围

见 B 细胞带、大量的 T 细胞和少量巨噬细胞、浆细胞、嗜酸性粒细胞以及中性粒细胞。

②肝炎相关胆管损伤:病变的特征是汇管区胆管上皮细胞肿胀,形成空泡、核排列不规则和假复层形成,基底膜可出现断裂,有时可见淋巴细胞侵入,这些侵入细胞为 CD4+ 或 CD8+ T 细胞,偶尔见浆细胞或中性粒细胞浸润。胆管病变可见于各种肝炎,但是在丙型肝炎比较多见,约 25% 的慢性丙型肝炎病例可见这种病变。

③碎屑坏死:在肝脏实质和汇管区结缔组织界面肝细胞破坏,伴有淋巴细胞浸润称为碎屑坏死。其特征是界板不规则,汇管区炎症通过界板扩张到汇管区周围肝脏实质,炎性细胞围绕并侵犯损伤肝细胞,出现单个细胞坏死,嗜伊红或气球样变性。可出现肝细胞凋亡,形成凋亡小体。较大的凋亡小体含有细胞核片段,被称为嗜伊红小体,这些嗜伊红小体游离在肝窦内,最后被 Kupffer 细胞吞噬和消化,上述病理改变与其他病毒所引起的肝脏病变相同。

④小叶内病变:与其他原因引起的肝脏病变相似,在小叶内见坏死性炎症改变,呈多灶性分布("斑点状"),主要由凋亡细胞构成。可见不同大小散在分布的凋亡小体、淋巴细胞和浆细胞在病灶内聚集以及吞噬清除凋亡细胞和其他残骸的肥大的 Kupffer 细胞。除细胞坏死外,可见肝细胞气球样变;严重者第 3 区带见肝细胞脱落,中心至中心或中心至汇管区桥接坏死和不同程度的淤胆现象;或多小叶坏死伴有基质萎陷,脂肪变性一般为大空泡性细胞内脂肪聚集,呈轻度、中度或重度改变,在活检中占 30%~70%(平均约 50%)。

(3)肝脏组织内病毒抗原的检出:不论是用酶免疫法还是用免疫荧光法均能成功地在组织内显示病毒抗原的定位。研究证实血清 HCV RNA 阳性的患者,约 75% 以上组织中可以检出 HCV 抗原。272 份不同肝病肝脏组织,用免疫组织化学酶免疫法以 NS3 单克隆抗体和多克隆抗-HCV 抗体检测肝脏内 HCV 抗原,结果分别为 19 例(7.54%)及 25 例(9.92%)检出 NS3 和 HCV 抗原表达。HCV 抗原阳性颗粒主要定位于肝细胞质内,多表现为胞质均质型分布,部分肝细胞肝癌的组织中见阳性物质绕核周分布或呈包涵体状。除少数组织中阳性细胞较多呈弥散性分布外,大多数组织中的阳性细胞较少,呈散在或簇状分布于肝脏小叶内。阳性细胞周围多数无坏死灶和炎性浸润,但是病毒抗原也可见于坏死灶残余肝细胞,或见于再生肝细胞和浸润的单个核细胞之中,以及汇管区胆小管上皮细胞内见病毒抗原表达。肝内 HCV 抗原阳性细胞可正常或呈不同程度的变性。但是从总体上看来 HCV 抗原表达与肝脏损伤以及病变严重性并无相关关系。HCV 是否具有直接致肝细胞病变作用,还是肝脏损伤系免疫性损伤是一尚待研讨的问题。

(4)HCV 抗原在外周血单个核细胞(PBMC)内检出:HCV 可以感染 PBMC,单个核细胞内检出病毒抗原和 HCV RNA 正、负链。说明 HCV 存在于外周血细胞的细胞质内,并且可能在其中复制。HCV 感染 PBMC 是否可以影响其功能,不利于 HCV 的清除,使疾病慢性化仍不清楚。临床观察发现:干扰素治疗 HCV 感染后,部分患者外周血清中已经不能检出 HCV RNA,但在 PBMC 中仍然可以检出 HCV RNA,外周血细胞成为 HCV 隐藏的场所,推测这可能是干扰素治疗后疾病复发的一个因素。

(5)HCV 抗原在其他肝外组织中检出:除 PBMC、唾液腺、精液外,有报道在其他肝外组织内,例如淋巴结、骨髓细胞、脾细胞、胰腺、肾脏、肾上腺和甲状腺内检出 HCV 抗原和 HCV RNA,并证实存在 HCV RNA 负链。但是在这些组织内 HCV 抗原的分布甚少,感染细胞未见明显病变。HCV 的肝外感染以及肝外复制场所的意义尚待进一步研究。

六、治疗

丙型肝炎的治疗除一般治疗外,应用有效的抗病毒治疗清除病毒,对阻断疾病的进展,防止 HCV 感染相关并发症和死亡具有重要意义。大量研究已经证实,抗病毒治疗能降低 HCV 患者相关疾病如肝硬化、肝癌的发生率和死亡率。丙型肝炎的抗病毒治疗经历了 3 个阶段,第一阶段为常规 α-干扰素单药治疗,第二阶段为常规干扰素联合利巴韦林治疗,第三阶段为聚乙二醇干扰素(Peg IFN)联合利巴韦林治疗。总体 SVR 从最初的 24% 左右到现在的 69% 左右。最近两种 NS3 丝氨酸蛋白酶抑制剂的上市可能预示丙型肝炎治疗进入了第 4 阶段。但 Peg IFN-α 联合利巴韦林目前仍是我国最有效的标准治疗方案(SOC)。

1.抗病毒治疗药物

(1)干扰素 α:包括普通干扰素 α 和 PegIFN-α,有关知识见慢性乙型肝炎治疗部分。为提高干扰素的疗效,近年通过改变干扰素的结构,开展了新型干扰素的研究。新型干扰素主要有:

①新型组合干扰素(CIFN):重组甲硫氨酸组合干扰素 1 或称 Infergen(CIFN)是由 166 个氨基酸组成的新型非天然 Ⅰ 型干扰素,其分子量为 19.5kD,根据已知 11 种 α 干扰素亚型的氨基酸序列,筛选各序列等位点上出现频率最高的氨基酸,构建成合成重组互补 DNA,转染给大肠杆菌的表达产物。这种非天然重组组合干扰素与等当量成分的天然 α-2a 和 α-2b 干扰素比较,体外可增强自然杀伤细胞活性、抗病毒活性、抗增殖作用以及基因诱导活性,这可能与 CIFN 和 Ⅰ 型干扰素受体的亲和力较强有关。

早期的临床研究证实,9μg 组与 α-2b3 百万单位组比较无显著差异。但是,天然干扰素或用 9μg 后复发者,用 CIFN15μg 再治疗可获得较好效果;初次治疗无应答者,再用 15μg 治疗,虽可取得一定的效果,但是逊于复发组的再治疗。此外,CIFN 对于高病毒负荷组和 1b 型病例均有较好的疗效。CIFN 的不良反应与天然干扰素相似,15μg 患者也能很好耐受。根据国内多中心的研究表明,CIFN15μg 组不论生化和病毒的应答均显著高于 α-2a 干扰素 3 百万单位组。CIFN 的疗效虽优于普通干扰素,但低于长效干扰素,现应用已不广泛。

②清蛋白干扰素:清蛋白干扰素 α-2b(Alb IFN-α-2b)是通过直接的基因融合产生,并且由多肽分子重组构成。在这种多肽分子中,治疗蛋白的氨基酸系列后面紧跟着清蛋白的氨基酸系列。Alb IFN-α-2b 的半衰期较 PegIFN 更长,能每两周注射一次。在对初治患者所进行的 2 期临床研究中,清蛋白干扰素 α-2b 联合利巴韦林治疗后的 SVR 率与 Peg IFN 联合利巴韦林治疗后所引起的 SVR 率相当,但前者的剂量只有后者的一半。在对 IFN 无应答者中,清蛋白干扰素 α-2b 的 SVR 总的发生率为 17.4%,而对 Peg IFN 联合利巴韦林无应答的基因型 1 患者的 SVR 率为 10.7%。但清蛋白干扰素治疗组中因不良事件导致停药的事件较 Peg IFN 组增多,已停止临床试验。

③干扰素 ω:Novozheov 等报告了干扰素 ω 单独给药或联合利巴韦林治疗基因 1 型慢性丙型肝炎的安全性、耐受性及抗病毒疗效(Ⅱ期研究)。研究中,102 例受试者随机分组,单用干扰素 ω 治疗组有 21/35 例(60.0%)获得早期病毒学应答(EVR),联合治疗组有 56/67 例

（83.6％）获得 EVR。结果提示，干扰素 ω 耐受性较好，共有 4 例严重不良事件报告，最常见的导致减少剂量的事件为贫血和中性粒细胞减少。

（2）利巴韦林（RBV）：又名病毒唑、三氮唑核苷等，是广谱强效的抗病毒药物，目前广泛应用于病毒性疾病的防治。RBV 增强干扰素抗 HCV 的机制尚不清楚，单独应用 RBV 对 HCV 几乎没有作用。国内人体生物利用度研究资料表明，RBV 颗粒口服后吸收迅速，在 60～90 分钟内血药浓度可达到峰值。RBV 进入体内后，经磷酸化生成具有活性的代谢产物-RBV 单磷酸。消除半衰期约为 24 小时。RBV 能滞留于红细胞内。主要由肾脏排泄，仅有少量随粪便排出。

（3）NS3/4A 丝氨酸蛋白酶（NS3/4A SP）抑制剂：NS3/4A SP 抑制剂根据其作用位点，可分为 2 类：可逆共价结合抑制剂和非共价结合抑制剂。NS3/4A SP 可逆共价结合抑制剂是基于 NS3/4A SP 的底物设计的抑制剂。其抑制原理是利用不易被切割的底物类似物来竞争 NS3/4A SP 的反应中心，从而降低 NS3/4A SP 的活性，抑制病毒的复制。这类药物现在研究比较成熟的有 Vertex 公司的特拉普韦和 Merck 公司的宝赛普韦。

①特拉普韦（TVR）：TVR 是一种口服的拟肽类抑制剂，其主要作用于 HCV 1 型。该药联合 Peg IFN-α-2a 和 RBV（P/R）治疗 HCV 基因 1 型感染的初治及再治患者 3 项Ⅲ期临床研究结果已发表。与原有标准的 P/R 治疗方案（SOC）相比，加用 TVR（750mg 每日 3 次）的三联疗法，可将初治患者 SVR 疗效从 44％提高至 69％～75％。TVR 已于 2011 年 5 月获美国 FDA 批准上市。推荐的治疗方案为，先用 TVR 联合 P/R SOC 的三联治疗 12 周，再根据既往治疗史及患者对 12 周三联治疗的反应（即 RCT，应答指导的治疗），再继续使用 P/R SOC 12～36 周，所以全疗程为 24～48 周。TVR 的主要不良反应有瘙痒、皮疹和贫血。

②宝赛普韦（BOC）：为 2011 年 5 月美国 FDA 批准上市的另一种直接抗 HCV 药物，也主要用于 HCV 1 型治疗。与原有标准的 P/R 治疗方案（SOC）相比，加用 BOC（800mg 每日 3 次）的三联疗法，可将初治患者的 SVR 从 38％提高至 63％～66％。对既往 SOC 方案治疗无应答者三联疗法亦可获得 23％～33％的 SVR。与 TVR 不同的是，应用 BOC 与 P/R SOC 三联疗法的推荐治疗方案为：先用四周的 P/R SOC 导入期治疗，再于第五周加 BOC，依既往治疗史及患者对治疗的反应，进行 24～44 周的三联治疗。部分患者完成所需的三联治疗后尚需 12 周的 P/R 治疗。所以，依据既往治疗史及患者对治疗的反应，BOC 三联治疗的全疗程为 28～48 周。对参与上述研究的亚裔患者的进一步分析提示，亚裔患者对 BOC 三联治疗反应也高于对 P/R SOC 的 SVR 率。BOC 治疗出现贫血等不良反应的比例比 SOC 标准治疗要高。

TVR 和 BOC 单独使用数周即可检测到耐药变异，因此不宜单独使用，只能与 SOC 方案联合使用于：①提高 SVR 率；②SOC 难以获得 SVR 的难治性患者；③在对标准治疗耐受性较差患者中，加用蛋白酶抑制剂可减低干扰素或 RBV 剂量，提高耐受性；④既往抗 HCV 治疗无应答或复发患者。对于 IFN-α 或 RBV 有禁忌证患者的治疗尚有待更多的直接抗病毒药（DAA）上市。

NS3/4A SP 抑制剂正在进行Ⅰ期或Ⅱ期临床试验的有 TMC435350、R7227/ITMN-191、MK-7009、BI201335、Narlaprevir、BMS-650032 和 PHX1766。

（4）其他直接抗病毒药物：主要有 NS5B 多聚酶抑制剂、NS5A 抑制剂、亲环素抑制剂、

HCV受体拮抗剂、水飞蓟宾衍生物、thiazolide等。以NS5B核酸多聚酶抑制剂研究较多,并有多种药物显示较好的应用前景。

①NS5B多聚酶抑制剂:包括核苷类NS5B多聚酶抑制剂和非核苷类NS5B多聚酶抑制剂。前者较有前景的有Valopicitable、R1626、R7128、IDX184、MK-0628,其中R7128已进入Ⅱ期临床试验。后者有Filibuvir、B1207127、MK-3281、VCH759、VCH916、VCH222、ANA598、GS-9190和ABT-333等,其中Filibuvir、B1207127已进入Ⅱ期临床试验。

②NS5A蛋白抑制剂:NS5A蛋白存在干扰素敏感决定区,且研究表明NS5A对HCV的复制有调节作用。BMS-790052是第一个在研的NS5A蛋白抑制剂,初步研究表明,该药能迅速降低HCV RNA载量,已进入Ⅱ期临床试验。

③IRES抑制剂:可抑制HCV多聚蛋白的翻译,现已知的IRES抑制剂包括反义寡核苷酸、小干扰RNA和核酶等。目前这类制剂临床试验结果均不太理想。

(5)作用于宿主靶位的抗HCV药物:这类药物包括病毒入侵抑制剂如抗CD81抗体、靶向作用于宿主代谢药物如亲环素B抑制剂Debio-25以及作用于核受体的药物如PPAR受体的药物柚皮素等。

(6)胸腺素-α:是由28个氨基酸构成的肽类免疫调节剂,能在体内和体外修饰免疫应答,增强细胞免疫。有关胸腺素-α治疗丙型肝炎的研究很早就有开展,但各报道的病例数均较少,且缺乏高质量的随机对照研究。有限的研究表明,单一用于丙型肝炎,疗效并不理想。胸腺素-α与干扰素α联合治疗比单用干扰素α能获得更高的ALT复常率和HCV RNA阴转率。对SOC方案治疗失败者加用胸腺素可获得一定的疗效。这种免疫调节剂与干扰素联合治疗似有一定的益处,但是也应注意到在诱导不良反应方面可能出现协同效应。

2.抗病毒治疗的疗效评估指标

大量临床研究表明,有效的抗病毒治疗可改善患者长期生存率。因此,抗病毒治疗的长期目标为减少HCV感染相关的肝硬化、肝衰竭与肝细胞癌发生率,降低HCV相关病死率,改善患者生活质量。但由于HCV感染患者病情进展缓慢,很难以长期目标来评价抗病毒疗效,因此疗效评价多采用短期的临床指标,包括病毒学应答、生化学应答与肝组织学应答指标。其中病毒学应答指标中的持续病毒学应答是当前评判疗效的最主要指标。

3.抗病毒治疗的适应证与禁忌证

需要说明的是,患者血清ALT水平不应作为是否进行抗病毒治疗的参考指标。另外,部分患者虽然肝脏组织学病变较轻,但随着年龄的增加,其对于抗病毒治疗的耐受性会逐渐降低;慢性HCV感染除导致肝脏疾病外,还可增加患者脂肪肝和糖尿病发病风险;且肝组织学病变轻微的患者进行抗病毒治疗同样能取得理想的疗效,对这部分患者也应该进行抗病毒治疗。急性丙型肝炎因慢性化率高,现在一般认为也应进行抗病毒治疗。

4.初治患者抗病毒治疗方案

基因型是影响CHC患者抗病毒治疗应答的最重要因素。

多项大型临床研究均表明,Peg IFN联合RBV的方案疗效优于普通IFN联合RBV方案。而且Peg IFN仅需每周注射一次,方便患者用药并有利于增加患者依从性。目前Peg IFN联合RBV的方案被认为是丙型肝炎抗病毒治疗的"标准方案"。在条件允许的条件下,应推荐患者采用 Peg IFN 联合 RBV 的方案治疗,尤其是对于基因 1 型和(或)高 HCV RNA 载量的患者。

急性丙型肝炎患者应该接受干扰素为基础的抗病毒治疗。但治疗可推迟到急性起病后的 8~12 周进行,以观察有无自发性恢复。对急性丙型肝炎单用普通干扰素治疗往往也可取得较好的疗效,但聚乙二醇干扰素疗效更好,使用更方便。其最佳疗程尚待确定,但是至少应治疗 12 周,也可考虑治疗 24 周。对于加用或者不用 RBV 目前尚无一致意见,因此应根据个案情况来决定。

5.抗病毒治疗的疗效预测因素与方案调整

(1)与疗效相关的因素:影响疗效的因素很多,可分为病毒因素、宿主因素和药物因素。

①病毒因素:主要是病毒基因型和病毒载量,也是研究最多的疗效影响因素。基因 1 型,特别是 1b 型对干扰素的应答较差。McHutchison 等观察了 RBV 与 α-2b 干扰素联合和单独干扰素治疗初次接受治疗的基因 1 型和 2、3 型 HCV 感染者的结果,结果表明有明显的差异,经过 6 个月联合治疗的 2 型和 3 型患者,几乎 70% 获得持续性应答效果,而在 1 型患者仅有 30% 获得持续性应答。对于联合 Peg IFN 和 RBV 的标准治疗方案(SOC),基因型同样是最强的疗效预测指标之一。对 1 型患者,SOC 方案治疗 48 周,其 SVR 为 40%~54%,2 型或 3 型患者治疗 24 周即可获得 65%~82% 的 SVR。最近的一项研究表明 2 型患者的 SVR 稍高于 3 型患者(74% 对 69%)。

治疗前病毒载量是预示干扰素疗效的另一重要因素,较低者(小于 $2×10^6$ 拷贝/mL)疗效好,其持续应答率也高,可达到 62%。

除上述两病毒因素外,HCV 准种和干扰素敏感决定区也与抗病毒疗效相关。

②宿主因素:下列宿主因素有利于取得 SVR:a.年龄<40 岁;b.女性;c.感染 HCV 时间短;d.肝脏纤维化程度轻;e.对治疗的依从性好;f.无明显肥胖者;g.无合并 HBV 及 HIV 感染者。

近来发现 IL-28B 基因上游序列的多态性与患者对 Peg IFN+RBV 方案应答相关。IL-28B 又名 IFN-λ3,目前已公布的三项全基因组关联分析表明,IL-28B 基因多态性与基因 1 型慢性丙型肝炎对 SOC 的应答密切相关。IL-28B rs1297860 有 3 个等位基因表型,C/C、C/T、T/T。其中 C/C 型者应答较好,分析表明该指标是比病毒载量、肝纤维化程度更强的 SVR 独立预测因素。因中国汉族 HCV 感染者 93.4% 为 C/C 型,故疗效优于欧美人群。研究还发现 C/C 型患者在急性感染时自发清除病毒的概率也明显高于 C/T 和 T/T 型者。甚至有专家建议应根据 IL-28B 基因型将 1 型 HCV 分为两群:①高应答型,可采用与基因 2 或 3 型相同的治疗方案;②低应答型,可能需联合直接抗病毒药治疗。

近来研究发现,血清瘦素、胰岛素免疫是慢性丙型肝炎抗病毒治疗获得 SVR 的独立预测因子;IFN 联合 RBV 在 ALT 正常或升高的患者中疗效相似,故基线 ALT 水平与 SVR 关系不明显。肝脏及血清铁蛋白水平也对疗效有一定影响,水平高者疗效差。

干扰素抗体:干扰素抗体分中和抗体和结合抗体。前者可以与干扰素的生物活性位点结合,从而使干扰素失去作用;后者不影响干扰素活性。影响干扰素抗体产生的因素除与宿主的免疫状态有关外,也与干扰素的种类、剂量、疗程有关。

③药物因素:干扰素的种类和剂量与疗效相关,Peg IFN 疗效优于普通干扰素,而 Peg

IFN-α-2a 与 α-2b 之间的疗效并无明显差别。干扰素的剂量与疗效密切相关,剂量不足将影响最终 SVR 概率。RBV 剂量也影响 SVR,一般要求至少维持 80% 的标准剂量。

(2)个体化治疗方案:每一个患者的情况不同,治疗方案也有所不同,如对于基因 1 型、高 HCV RNA 载量和(或)高体重的患者应更加倾向于推荐 Peg IFN 联合 RBV 治疗;在经验丰富的专业医师指导下,与患者充分沟通,并在患者可耐受的情况下,部分患者应当根据患者治疗过程中病毒应答情况与耐受情况在标准疗程的基础上延长患者疗程、调整 RBV 和(或)IFN 的剂量。

根据患者治疗过程中病毒学应答情况来预测患者的疗效并相应调整治疗方案,即所谓的应答指导治疗(RGT),成为抗病毒治疗的研究热点。目前对 SVR 预测价值最高的病毒学应答预测指标为 RVR 和 EVR(包括 cEVR 与 pEVR)。

有研究表明,IFN 抗 HCV 治疗的前 4 周可分为两个时相,治疗的 24～48 小时为快速时相,此阶段 IFN 阻断病毒产生和释放、清除血液中病毒,并且疗效呈剂量依赖性;第 2～28 天为第二时相,此阶段由 IFN 促进机体免疫系统发挥作用,清除病毒感染细胞。因此,治疗 4 周后 HCV RNA 阴转在一定程度上可反映机体具有较强的清除 HCV 感染能力,这也奠定了以 RVR 预测患者最终 SVR 的理论基础。同时这也提示在患者初始治疗时应尽可能采用足量的 IFN 联合 RBV 进行治疗。临床研究证实,RVR 对于患者 SVR 具有强预测作用,且其预测意义不受患者 HCV 基因型影响。在基因 1 型获得 RVR 的患者中,最终有 89% 患者获得 SVR;在基因 2 与 3 型患者中,70%～95% 患者达到 SVR;在基因 4 型患者中,86% 患者达到 SVR。基于 RVR 对于 SVR 的预测价值,有研究建议将基因 1 与 4 型获得 RVR 的患者疗程缩短为 24 周,或将基因 2 与 3 型患者的疗程缩短为 16～18 周。但考虑到相关研究结果尚存在争议,且尚无基于我国患者人群的研究数据,因此建议,除非患者不能耐受标准疗程的治疗,应慎重缩短获得 RVR 患者的治疗疗程。

EVR 的预测价值在于,未达到 EVR 患者仅有极小概率获得 SVR。有研究表明未达到 EVR 的基因 1 型患者仅有 3% 达到 SVR。因此,基因 1 型患者,如治疗 12 周 HCV RNA 下降 <2log10 IU/mL(拷贝/mL),应与患者充分沟通进一步的治疗方案,终止治疗或调整治疗,即在经验丰富的医师指导下,在患者知情同意并可耐受的情况下,延长治疗疗程、调整 RBV 和(或)IFN 的剂量。其中对于未达到 cEVR 并于治疗 24 周前实现 HCV RNA 阴转的患者,多项研究均表明此类患者延长 24 周疗程可显著提高 SVR 率。因此,治疗 12 周与 24 周期间实现 HCV RNA 阴转的基因 1 与 4 型患者,可考虑延长疗程至 72 周;而基因 2 与 3 型患者可延长疗程至 48 周。

6.特殊患者人群的治疗

(1)治疗无应答或复发患者的再治疗:慢性丙型肝炎复发是指治疗结束时 HCV RNA 低于检测下限(50IU/mL),但在停药后 24 周随访期内 HCV RNA 复阳(即达到 ETVR 却未获 SVR)。HCV 抗病毒治疗无应答或复发患者,确定再治疗方案前应首先充分了解既往抗病毒治疗情况,分析导致无应答或复发的可能原因,包括所应用药物的类型、剂量、给药途径、疗程及治疗期间的病毒应答情况;同时要了解患者的治疗依从情况;患者是否嗜酒和静脉吸毒等。

初次单用普通 IFN-α 治疗后复发或无应答的患者,可采用 Peg IFN 或普通 IFN-α 联合

RBV 的参考方案再次治疗；初次应用普通 IFN 联合 RBV 无应答或复发的患者，可使用 Peg IFN 联合 RBV 的参考方案进行治疗。采用 Peg IFN 联合 RBV 的标准方案治疗无应答的患者再次应用相同方案治疗，仅有＜5％患者可获得 SVR，此类患者更换 IFN 种类是否有效仍无统一意见。

Peg IFN 联合 RBV 的标准方案治疗后复发的患者，重复以前治疗方案，仍可获得一定 SVR(38％)，再治疗是将疗程延长至 72 周，SVR 率可明显提高(58％)。认真分析复发原因，尽量避免引起复发的因素，对预防再次复发至关重要。因此，此类患者应当在更换治疗方案后按照病毒学应答情况进行个体化治疗。

(2)丙型肝炎肝硬化患者的抗病毒治疗：有效的抗病毒治疗可降低肝硬化患者相关并发症发生率、延长患者生存时间并改善患者生活质量。因此，虽然此类患者抗病毒治疗的 SVR 率低于肝组织学无肝硬化患者，但仍应对符合治疗指征的患者进行抗病毒治疗。

丙型肝炎肝硬化患者抗病毒治疗指征主要根据肝功能情况进行区分：Child-Pugh 评分＜7 或终末期肝病模型评分(MELD)＜18 者强烈推荐治疗，Child-Pugh 评分为 8～11 或 MELD 评分为 18～25 应当选择病例治疗，而 Child-Pugh 评分＞11 或 MELD 评分＞25 不推荐治疗。需要明确的是，患者肝功能评分处于动态变化过程。评分差的患者经过治疗后可得到一定程度的改善。因此，对当时未达到评分的患者可先积极改善肝功能治疗，再进行抗病毒治疗。

由于肝硬化患者常伴有外周血白细胞计数或血小板计数下降，因此在治疗初始，往往不能接受足量的抗病毒治疗剂量。对于此类患者，可考虑在密切观察的情况下逐渐加量，达到临床能耐受的抗病毒治疗剂量，以尽可能完成治疗疗程。

(3)肝移植后丙型肝炎复发的抗病毒治疗：肝移植前未进行有效抗病毒治疗的 CHC 患者，移植后丙型肝炎 5 年复发率为 90％，因再感染者 5 年内移植肝发生肝硬化的比率为 25％～30％。对此，最有效的预防手段是在移植前通过抗病毒治疗将血液中的 HCV RNA 降至最低。肝移植前未能有效抗 HCV 治疗的患者，在肝移植后应密切观察，如出现 HCV RNA 阳性，伴有不能以其他原因解释的 ALT 持续升高或肝活检显示移植肝出现显著纤维化，应考虑抗病毒治疗。但由于肝移植后患者多同时应用高剂量的免疫抑制剂，全血或部分血细胞水平下降以及存在肾功能损伤等问题，仅有 40％～60％患者可耐受抗病毒治疗。另外，抗病毒治疗还可增加移植排斥反应的风险。因此，此类患者抗病毒治疗应在有丰富经验的肝移植医师与肝病学医师的共同监督下进行。患者抗病毒治疗方案应选择 Peg IFN，再根据患者耐受情况选择加用或不加用 RBV。治疗剂量应当从小剂量开始，无严重不良反应时逐渐增加剂量；即便如此，应密切监测并及时处理抗病毒治疗的不良反应；密切关注患者是否存在移植排斥反应的迹象，一旦发现应及时停药。

(4)CHC 合并肾脏疾病患者的治疗：所有慢性肾病等待肾脏替代疗法(包括血液透析或者肾移植)的患者都应该进行 HCV 筛选以便于管理与治疗。CHC 合并肾脏疾病患者的治疗主要包括两种情况：①HCV 感染引起的肾脏损害，最常见的是冷球蛋白血症相关性肾小球肾炎；②CHC 合并慢性肾脏疾病患者的抗病毒治疗。

HCV 感染继发的冷球蛋白血症唯一有效的治疗即为抗病毒治疗，有效的抗病毒治疗可使冷球蛋白血症消失，肾脏损害也可有效缓解，因此该类患者存在抗病毒治疗的必要性。但由于

IFN 本身有可能加重患者肾脏内血管炎病变，并导致肾功能恶化；因此目前此类患者的治疗指征为存在明显的冷球蛋白血症症状、轻到中度蛋白尿并且肾功能损害进展缓慢的患者。治疗方案选择 IFN 联合 RBV 治疗，自小剂量开始，无严重不良反应时逐渐增加剂量，并密切关注患者肾功能改变。具有冷球蛋白血症以及严重蛋白尿、快速进展肾病表现，或者冷球蛋白血症急性复发的患者，可以应用利妥昔单抗（美罗华）、环磷酰胺联合甲泼尼龙，或者血浆置换治疗，在急性过程缓解后可以继续以干扰素为基础的治疗。

CHC 合并肾脏疾病患者的抗病毒治疗至少需要注意 3 点：①抗病毒治疗初始时应详细评估导致慢性肾脏损害的基础疾病，如原发性高血压、糖尿病等是否已得到控制，并明确是否存在治疗禁忌证；②由于 IFN（包括普通 IFN 与 Peg IFN）和 RBV 均经过肾脏代谢，应根据患者肾小球滤过率（GFR）情况决定患者是否可以治疗以及治疗剂量的调整；③慢性肾病患者一般情况往往较差，存在不同程度的肾性贫血，且现有研究表明，相当比率的患者不能完成疗程，治疗后复发率较高，在开始治疗前应与患者充分沟通，并密切监测不良反应。

CHC 合并肾脏疾病患者的抗病毒治疗药物选择方案与疗程可参考一般 CHC 患者。患者治疗应在经验丰富的肝病医师指导下进行，对于 GFR<60mL/(min·1.73m^2) 的患者，需从小剂量开始应用，逐渐加量。需血液透析的患者，开始抗病毒治疗应更加谨慎，需要与经验丰富的肾脏病医师密切配合，根据患者血液透析的类型与频率来调整治疗方案。

慢性 HCV 感染以及严重肾病而未进行血液透析的患者，可采用减量的聚乙二醇干扰素（α-2a 每周 135μg；α-2b 每周 1μg/kg）以及 RBV（每天 200～800mg）治疗，并严密监测不良反应；正在透析的 HCV 感染者的治疗，可以考虑普通干扰素（α-2a 或者 2b）3MU 每周 3 次或减量的聚乙二醇干扰素（2a 每周 135μg 或 2b 每周 1μg/kg）。RBV 在减量的情况下可以与干扰素联合应用，并密切观察贫血及其他不良反应。对慢性 HCV 感染但已行肾脏移植的患者不推荐治疗，除非出现了淤胆性肝炎。

（5）儿童和老年丙型肝炎的治疗：有关儿童慢性丙型肝炎的治疗经验尚不充分。初步临床研究结果显示，IFN-α 单一治疗的 SVR 率似高于成人，对药物的耐受性也较好。65 岁或 70 岁以上的老年患者原则上也应进行抗病毒治疗，但一般对治疗的耐受性较差。

（6）嗜酒及吸毒者：慢性酒精中毒及吸毒可能促进 HCV 复制，加剧肝损害，从而加速发展为肝硬化甚至 HCC 的进程。由于嗜酒及吸毒患者对于抗病毒治疗的依从性、耐受性和 SVR 率均较低，因此，治疗丙型肝炎必须同时戒酒及戒毒。

（7）合并 HBV 或 HIV 感染者：合并 HBV 感染会加速慢性丙型肝炎向肝硬化或 HCC 的进展。对于 HCV RNA 阳性/HBV DNA 阴性者，先给予抗 HCV 治疗；对于两种病毒均呈活动性复制者，建议首先以 IFN-α 加 RBV 清除 HCV，对于治疗后 HBVDNA 仍持续阳性者可再给予抗 HBV 治疗。对此类患者的治疗尚需进行深入研究，以确定最佳治疗方案。

在 HIV 高流行地区，HIV 和 HCV 混合感染常见，据估计，全世界有 HIV/HCV 混合感染者 4 百万～5 百万。合并 HIV 感染也可加速慢性丙型肝炎的进展，抗 HCV 治疗主要取决于患者的 CD4$^+$ 细胞计数和肝组织的纤维化分期。免疫功能正常、尚无即刻进行高活性抗反转录病毒治疗（HAART）指征者，应首先治疗 HCV 感染；正在接受 HAART 治疗、肝纤维化呈 S2 或 S3 的患者，需同时给予抗 HCV 治疗；但要特别注意观察 RBV 与抗 HIV 核苷类似物相互作用的可能性,包括乳酸中毒等。对于严重免疫抑制者($CD4^+$阳性淋巴细胞$<2\times10^8/L$),应首先给予抗 HIV 治疗,待免疫功能重建后,再考虑抗 HCV 治疗。但 $CD4^+$ 细胞恢复到什么水平开始抗病毒治疗并无一致意见。混合感染者抗 HCV 疗效与 $CD4^+$ 计数有关,高者疗效好。

7.抗病毒治疗常见的不良反应及处理

有关干扰素的不良反应和处理见乙肝部分。

RBV 的不良反应和处理:IFN 联合 RBV 抗病毒治疗中约有 1/3 患者出现不同程度的贫血,主要原因为 RBV 引起的红细胞破坏增加。最近报道,ITPA 基因的变异可显著影响 RBV 所致贫血,ITPA 基因变异导致肌苷三磷酸激酶缺陷,从而免疫由 RBV 治疗丙型肝炎(HCV)引起的溶血性贫血发生。rs1127354 的 CC 型和 rs7270101 的 AA 型较易发生 RBV 相关贫血。贫血常于用药 1~3 周后出现。当血红蛋白下降到 85~100g/L 时,需减少 RBV 剂量,当低于 85g/L 时则需要停用 RBV。RBV 用量对患者能否获得 SVR 具有重要意义,应尽可能保证患者足量完成疗程。血红蛋白的减低可使用促红细胞生成素治疗,特别是对曾进行治疗但因停止 RBV 使用而失败者。在对症治疗无效的情况下才考虑降低 RBV 剂量,每次减量可以 200mg/d 的幅度递减。要避免过早和过度减量,从而将药物减量对抗病毒疗效的影响降至最低。

8.丙型肝炎的其他治疗

(1)一般治疗:丙型肝炎的一般治疗,肝纤维化和肝硬化的治疗,癌变后的治疗与其他病因所引起的相应改变的治疗无特殊之处。肝外表现的治疗也应以抗病毒治疗为主(前面已有叙述),同时根据相应的损害和临床表现进行相应的内科治疗。在此均不赘述。

(2)肝脏移植:肝脏移植的适应证是致命性肝硬化和肝硬化基础上的肝细胞性肝癌,伴有肝硬化的患者出现合并症,如反复出现腹水、Child-PughC 肝硬化、难以控制的消化道出血、严重脑病以及细菌性腹膜炎等,若不作肝脏移植其预期生存期只有 1~2 年。肝硬化基础上的肝细胞性肝癌,如果只有 1~2 个 3cm 大的结节,无肝外扩散,也应考虑肝脏移植治疗。肝脏移植后 HCV 再感染非常见,在 3 年后约 50% 的患者出现移植器官感染或伴轻度病变,45% 有慢性肝炎,只有 5% 的患者发展成严重病变,HCV-相关肝硬化 5 年存活率约为 10%。

肝脏移植的 5 年和 10 年存活率为 70% 以及 60%,这是可以与其他非恶性肝病移植患者相媲美的。但是,应告知患者 HCV 复发的危险性和其移植前可能出现的后果。

七、预防

HCV 感染的最终控制将取决于疫苗预防。HCV 克隆及复制子的成功,为疫苗研制提供了可能性,未来的丙型肝炎疫苗可包括各种不同重组的 HCV 毒株,或根据各地流行的 HCV 毒株来构建丙型肝炎疫苗。但目前尚无有效疫苗预防丙型肝炎。

预防丙型肝炎的重点之一是对献血员的管理,加强消毒隔离制度,防止医源性传播。应当严格执行《中华人民共和国献血法》,推行无偿献血。通过检测血清抗-HCV、丙氨酸氨基转移酶(ALT),严格筛选献血员,杜绝卖血以及非法采血。发展 HCV 抗原检测方法,提高窗口期感染者的检出率。

对静脉吸毒者进行心理咨询和安全教育,劝其戒毒,HCV感染者应停止吸毒。继续吸毒者,应避免重复使用或共享注射器、针头、水、棉球或其他器械;使用新的酒精棉签进行注射部位消毒;把用过的针头、注射器放置在安全、防穿透的容器内。

推行安全注射,尽量采用一次性注射器,严禁共享注射器。对牙科、耳鼻喉、内镜等医疗器具应严格消毒。医务人员接触患者血液及体液时应戴手套。一旦受伤应进行流水冲洗,仔细挤压伤口并进行消毒。美国CDC报告,经皮肤感染丙型肝炎患者血液者,于暴露后立即注射丙种免疫球蛋白(0.06mL/kg)可能有预防作用,但仍存在争议。避免共用剃须刀及牙具等,理发用具、穿刺和文身等用具应严格消毒。

HCV感染者应被告知性传播概率较低,不必因感染本身而改变性生活方式,对于已建立长期稳定性关系者不需采取防护措施,但其他情况应在性交时使用安全套。对有性乱史者应定期检查,加强管理。

对HCV RNA阳性的孕妇,应避免羊膜腔穿刺,尽量缩短分娩时间,保证胎盘的完整性,减少新生儿暴露于母血的机会。对青少年应进行正确的性教育。

存在HCV感染高危因素的所有人群均应进行HCV感染筛查,相关人群包括:①凡是近期或者曾经有毒品注射史的人群,包括仅注射过1次且不认为成瘾者;②人类免疫缺陷病毒(HIV)感染者;③1998年以前曾输注过凝血因子等血液制品者的患者、接受输血或器官移植者;④曾经进行过血液透析者;⑤不明原因氨基转移酶水平升高者;⑥HCV感染的母亲生育的孩子;⑦医疗机构、急救机构和公共安全工作者,如有HCV阳性血液的针刺或者黏膜暴露。

八、预后

丙型肝炎的预后与病毒的载量及基因型、患者IL28B基因的单核苷酸多态性等密切相关,急性丙型肝炎抗病毒效果好,90%以上患者可获得完全应答而痊愈;慢性丙型肝炎病情相对较乙型肝炎为轻,经标准抗病毒方案治疗,大部分中国患者有机会清除病毒获得痊愈;仅小部分患者感染HCV 10～30年后可出现肝硬化或肝癌。

第四节　丁型病毒性肝炎

丁型肝炎病毒(HDV)对感染HBV的患者可导致肝炎,其自身不能致病,其致病能力需要HBV协助。HDV感染分为2种形式:HDV和HBV同时感染(或称混合感染);重叠感染,即已感染HBV的人群感染HDV。混合感染导致急性肝炎,其发展为慢性肝炎的危险性与单独感染HBV机会相似,但是急性乙型＋丁型肝炎可导致重型肝炎,HBV/HDV联合感染发生急性重型肝炎暴发性肝炎的危险程度是嗜肝病毒诱导急性重型肝炎中最高的。HDV重叠感染中90%发展为慢性肝炎,慢性病毒性肝炎中,慢性丁型肝炎表现最重,病情进展最快,治疗最困难,目前长程应用大剂量干扰素是丁型肝炎唯一的治疗选择。

一、流行病学与预防控制

HDV 感染分布于全世界，但有地区差异，各地感染率高低悬殊较大，与 HBV 的感染率也不成正比。根据 HDV 感染率在 HBsAg 携带者和慢性 HBV 感染患者中的高低，分为 4 种不同的流行区。

意大利南部、地中海地区、亚马逊河流域、中东阿拉伯国家属高度流行地区，HBsAg 携带者中抗-HDV 阳性率为 20%～30%，而 HBsAg 阳性的慢性肝病患者中抗-HDV 阳性率为 30%～90%。巴尔干半岛、西非、中非、前苏联的欧洲部分也呈地方性流行。罗马尼亚和前苏联的 HBsAg 阳性肝病患者，HDV 感染率分别为 95% 和 80%。北欧、北美和澳大利亚等属于 HDV 低流行区，HDV 感染仅限于高危人群，如静脉内滥用毒品者、同性恋者及血友病患者，抗-HDV 阳性率仅为 1%～5%。在 HBV 高流行区的亚洲国家，过去认为 HDV 感染较少见，但最近亦有报道：日本东部临海的港口地区特别是广岛，HBsAg 阳性者中 HDV 感染达 5%。从全球估计，HBsAg 阳性携带者中，不低于 5% 伴有这种缺陷病毒。HBsAg 阳性携带者约 2 亿人，从 HBsAg 阳性人数计算，估计全球有 1000 万 HDV 感染者。

我国是 HBV 感染流行高发区，HDV 感染在各地的流行状况及其在慢性肝病中的地位，是历年来所注目的问题。1984 年许健音报告北方 HBsAg 阳性患者血清中抗-HDV 的检出率为 2%(5/224)。同年郝连杰等在来自武汉地区的 111 例 HBsAg 阳性肝组织中，应用直接酶免疫法发现 10 例 HDAg 阳性(8.9%)。有人检测 353 例肝病患者肝组织标本，北方地区患者肝内 HDAg 阳性率 0.94%，明显低于西南地区的患者(7.86%)。检测 228 份血清标本，北方地区患者抗-HDV 阳性率(2.83%)也明显低于西南地区患者(16.3%)。1986 年 Roggendorf 与买凯等在国内 12 个地区对 1502 例 HBsAg 阳性携带者进行抗-HDV 检查，总检出率为 1.8%，并认为 HDV 感染主要集中于新疆、西藏等少数民族地区。施惠萍等对北京、四川等地的 HDV 感染进行调查，从整体看，我国 HDV 感染北方地区偏低，南方偏高，且有地方性高流行区。

为明确 HDV 感染在我国的存在状况，1987 年张永源先后在意大利巴维亚及都灵，对我国的 67 例和 79 例 HBsAg 阳性慢性携带者肝组织进行免疫组化检查 HDAg，发现检出率分别为 8.95% 和 7.6%，证实 HDV 感染在我国乙型肝炎所致的慢性肝病中确实存在。此后，同济医科大学临床免疫研究室应用 Rizzeto 教授所提供的特异性抗-HDV 血清，对来自湖北、广东、江苏、山东、河北、甘肃、陕西、四川、云南、辽宁、吉林等 17 个省，2346 份肝组织进行了肝内 HDAg 检查。血清或肝组织 HBsAg 阳性者 1764 例(75.19%)，HDAg 阳性 167 例，HDAg 仅在 HBsAg 阳性者检出，检出率为 5.26%～19.7%，平均为 9.74%。由于各地区所检测的肝组织数量有差异，为便于比较，将 17 个省合并为中南、西南、西北、华东、华北及东北六大地区，各地区 HDAg 检出率为 6.73%～11.63%，经统计学处理，各地区的检出率并无显著差异。

各型乙型肝炎感染者中，慢性活动性肝炎和重型肝炎的 HDV 感染率明显高于无症状 HBsAg 携带者。北京应用国产 HDV 酶联免疫试剂(EIA)，对 392 例 HBsAg 阳性肝炎和无症状携带者血清进行了抗-HDV、抗-HDV IgM 及 HDAg 测定，HDV 总阳性率为 10.7%

(42/392),其中以重型肝炎 HDV 标志检出率最高,达 27.8%,依次为慢性肝病(15.5%)和急性乙型肝炎(5.3%)。139 例 HBsAg 无症状携带者中,无 1 例 HDV 标志阳性。台湾亦为 HBV 感染的高发地区,陈定信等报告,台湾无症状 HBsAg 携带者中未检出血清内抗-HDV 和肝内 HDAg,但在慢性活动性肝炎和急性重型肝炎中阳性率分别为 7.1%和28.3%。

从整体看我国的 HDV 感染呈北方地区偏低,南方偏高,各型乙型肝炎感染者中,慢性活动性肝炎和重型肝炎的 HDV 感染率明显高于无症状慢性 HBsAg 携带者。

(一)传染源

主要是急性、慢性丁型肝炎患者和 HDV 携带者。

(二)传播途径

丁型肝炎的传播途径与乙型肝炎相似,在丁型肝炎地方性高流行区主要是通过血液和密切生活接触的途径传播。

1.血液传播

输入含有病毒的血液、血制品和通过注射、针刺等途径是丁型肝炎最重要的传播途径。在血液制品中,混合血浆制品如Ⅷ等引起 HDV 感染的危险性最大。据报道 HBsAg 阳性的血友病患者,其抗-HDV 阳性率高达 27%~100%。此外,免疫血清球蛋白(ISG)传播 HDV 的可能性也不能忽视。在 1970 年以前生产的 ISG 中,75%以上可检出抗-HDV,筛选 HBsAg 后,1972 年的产品下降到 45%,在 1981 年、1982 年的批号产品中抗-HDV 的检出率仍有 38%。

2.密切生活接触传播

在某些地方性高流行区,密切生活接触中,暴露于有传染性的体液如血液、精液和阴道分泌物等,HDV 经破损的皮肤或黏膜侵入机体,导致 HDV 感染。

3.其他传播途径

围生期垂直传播在乙型肝炎中较突出,而在 HDV 的传播途径中较少见,母婴传播 HDV 仅见于 HBeAg 阳性和抗-HDV 阳性母亲所生的婴儿。肾透析和肾移植病房,由于经常接触血液,也易造成 HDV 传播。在西方国家,静脉药瘾、同性恋以及混乱的性生活都是传播 HDV 的方式之一,美国洛杉矶报道 126 例丁型肝炎,65.9%为静脉药瘾者,11.9%为男性同性恋者,9.5%二者兼有。

(三)易感人群

HDV 感染分两种类型。

(1)HDV/HBV 同时感染,感染对象是正常人群或未受 HBV 感染的人群。

(2)HDV/HBV 重叠感染,感染对象是已受 HBV 感染的人群,包括无症状慢性 HBsAg 携带者和乙型肝炎患者,他们体内含有 HBV 和 HBsAg,一旦感染 HDV,极有利于 HDV 的复制,所以这类人群对 HDV 的易感性更强。

由于 HDV 与 HBV 感染密切相关,因此,HDV 的预防应先着重于预防 HBV 感染。乙型肝炎疫苗的广泛接种及筛查 HBsAg 阳性的血液有利于减少 HDV 的感染率。

二、生物学及分子生物学

丁型肝炎病毒颗粒为一球形大颗粒,大约 36nm,病毒颗粒由外壳和核衣壳结构构成。其外壳系协同感染的乙型肝炎病毒提供的表面蛋白（HBsAg）。核衣壳是一粗糙的球形结构，直径约 19nm，内含有 60 个拷贝 HDV 抗原（HDAg）多肽和长约 1750 个碱基对 RNA（HDV RNA）。病毒颗粒在感染性血清中的浓度约为每毫升 $10^9 \sim 10^{10}$ 颗粒。在 CsCI 密度梯中的浮密度为 1.25g/mL。HDV 对各种灭活剂敏感，如用甲醛溶液灭活乙肝疫苗，也可使 HDV 丧失感染性，但 HDV 比较能耐干热，对脂溶剂如氯仿也较敏感。

1.病毒结构

（1）HDV 外壳：由乙肝病毒的表面蛋白构成，其中 94％为 HBsAg（P24/P27），1％为前 S1（P39/P42），5％为前 S2 蛋白（P33/P36），其组成与乙肝 22nm 小圆颗粒相似。除 HBV 作为辅助病毒，为 HDV 提供外壳外，其他嗜肝病毒如土拨鼠肝炎病毒（WHV）和鸭肝炎病毒（DHBV）也可以用其表面蛋白为 HDV 提供外壳。嗜肝病毒为 HDV 提供外壳的意义，过去认为 HDV 的复制必须依赖于 HBV 感染的存在，故称为缺陷病毒。现已知 HBV 所提供的外壳组成中，含有较多的前 S2 成分，前 S2 能结合人多聚清蛋白，对 HDV 吸附在肝细胞膜上，侵入肝细胞可能有重要作用。最近 Kuo 等用克隆化的 HDV 序列转染培养的细胞，将 HDV 基因组的三聚体插入真核表达载体中，当培养细胞受到感染后，不仅出现 HDV 序列的 DNA 指导合成，而且出现 RNA 指导合成，基因及反义基因 RNAs 均来自 RNA 模板。该研究结果表明，HDV RNA 指导的 RNA 合成不一定需要嗜肝 DNA 病毒为 HDV 提供外壳，但是它在 HDV 侵入肝细胞、包装、成熟释放和再感染等环节中，在 HDV 复制周期中的确切作用，仍是一个待研究的问题。

（2）丁型肝炎病毒抗原（HDAg）：应用去污剂处理后，去掉 HDV 的外壳，暴露出 HDV 的特异性抗原（HDAg）。它是 HDV 的核蛋白，具有较好的抗原特异性，是 HDV 特异性诊断的基础。1980 年 Rizzetto 报告 HDV 的分子量为 6800 道尔顿，应用免疫转印分析证实，HDAg 由分子量为 25kD 和 29kD（或称 P27^d 和 P29^d）两种蛋白构成。从 HDV 感染的肝脏中提取 HDV RNA，利用兔网织裂解细胞系统进行 HDV RNA 翻译，可以得到 24kD 和 27kD 两种蛋白，这两种蛋白与从 HDV 颗粒中获得的两种多肽，在电泳时迁移率相同，均能被抗-HD 识别，故支持这两种多肽为 HDV 基因组所编码，而非宿主或 HBV 基因产物。

HDAg 耐热，煮沸 20 分钟后，抗原性不完全丢失，HDAg 在下列试剂中性能稳定：2mmol/L EDTA 钠盐、0.5％脱氧胆酸盐、0.5％吐温 80、乙醚、0.2％ pH2.4 甘氨酸-盐酸缓冲液、10％ DNA 酶 I 或 1％ RNA 酶 A。HDAg 在下列试剂中失去部分活性：0.1％胰蛋白酶（丢失 34％）、3mmol/L 盐酸胍（40％）、5mmol/L 硫氰化钠（43％）、0.1％胰凝乳蛋白酶（69％）、1％二氯醋酸（92％）和链蛋白酶（96％）。

HDAg 为 HDV 基因组编码的唯一蛋白，有两种大小，其一为 195 个氨基酸长（S-HDAg），当第 1015 位核苷酸由 T 突变为 C 时，可编码 214 个氨基酸多肽（L-HDAg）。HDAg 与 HDV RNA 形成所谓核心结构。HDAg 除了参与装配病毒颗粒外，并对病毒的复制过程发挥不同作用。小分子量 HDAg 可促进病毒的复制，而大分子量 HDAg 可抑制 HDV RNA 的复制，这种调节作用对于 HDV 的生存非常必要，如果 HDV RNA 的复制只有正面调节，势必导致 HDV RNA 的过度聚集，而破坏病毒所依赖的宿主细胞。另外，大分子量 HDAg 也参与 HDV 病毒颗粒的包装。HDAg 有以下特征：

①HDAg 存在于病毒颗粒中,也存在于感染的肝细胞核中。推测有一种非常类似糖皮质蛋白受体结合样物质,促使 HDAg 向肝细胞核转移。

②根据预测的氨基酸序列,195 个氨基酸长的 HDAg 呈碱性。在 pH6～9 时,带有 12 个正电荷。这种正电荷与 HDAg 和 HDV RNA 相结合有关。利用重组蛋白进行研究,发现 HDAg 与 HDV RNA 结合区域位于该蛋白的中间部位,该区域含有亮氨酸拉链样结构,也是各个 HDV 分离株中最为稳定的区域。HDAg 与 HDV RNA 结合,除了装配病毒颗粒外,还与病毒复制过程有关。实验发现 HDAg 不能与其他 RNA 结合,这种与 HDV RNA 结合的特异性可能与 HDV RNA 的二级结构有关。

③体内合成的 HDAg 有一处或多处丝氨酸磷酸化。

④根据对 HDAg 氨基酸序列预测,HDAg 氨基酸序列存在两个较独特的区域,每个区域由连续的 7 个蛋氨酸组成,称为蛋氨酸拉链样序列。一般认为这种结构有助于蛋白质与蛋白质之间的相互作用,即像拉链那样,可以把两种蛋白质结合在一起。这种拉链样结构位于 HDAg 的氨基端,并可能使 HDAg 多肽具有小螺旋样结构特征,从而该区域可位于结构蛋白的表面。因此,一个 HDAg 可能与另一个 HDAg 分子形成同源二聚体,也可与其他蛋白质形成异源二聚体。

(3)HDV 的基因组:HDV RNA 为一单股共价闭合环状负链 RNA,约含有 1679 个核苷酸,具有明显的二级结构。

1986 年 Dennistan 等用 HDV RNA 为模板获得 166 个碱基对的互补 DNA(cDNA)片段,率先将 HDV cDNA 克隆成功。以后 Wang 等又获得 7 个 cDNA 克隆,分别称为 δ1、δ2、δ3b、δ4、δ7a、δ6、δ115,它们的核苷酸数目分别为 567、250、829、1123、474、1378 和 1362。通过比较分析核苷酸序列,证明 HDV RNA 为一含有 1679 个核苷酸的环状分子。在完全变性化的条件下,用电镜可观察到几乎相同比例的环状和线状分子,它们的核苷酸数目分别为 1715 和 1748。而用序列分析和凝胶电泳鉴定 HDV RNA 则分别为 1678 和 1700,其长度比任何动物的 RNA 病毒都短小。HDV RNA 序列的一个明显的特点是鸟嘌呤(G)和胞嘧啶(C)含量高达 60%,且其内部许多区域具有互补性,因而在 70% RNA 分子之间存在自我碱基配对,形成具有多个杆状结构的二级结构,从而达到高度的稳定性。HDV 患者感染的肝脏中可检出 3 种 HDV RNA,约 300000 拷贝基因组 RNA,50000 拷贝反义基因组 RNA 和 600 拷贝 mRNA。mRNA 转录子仅带有编码病毒蛋白 HDAg 的信息。血清中检出的病毒 RNA 链,被认为是基因组的单键、呈明显负极性的 RNA。基因组和反义基因组两者有核酶的特征,具有进行自我-断开和自我-连接的能力。

编码 HDAg 的开放阅读框位于反义基因组 RNA 链上,除编码 HDAg 的开放阅读框外还有一些开放阅读框能编码 100 多个氨基酸,定位于基因组和反义基因组链。然而,这些开放阅读框架的起始和终末密码位点不同,推测多肽大小各分离株各不相同。因此,来自活体的依据认为其无功能性作用。

(4)HDV RNA 的复制:HDV 复制的机制尚不明了。由于 HDV 不具有反转录的作用,因此不能够以 RNA 为模板,转录成 DNA 的复制中间体进行复制。由于从感染的肝脏中分离得到的 HDV RNA 有多种形态,有线状、环状,某些比基因组更长,而且在肝组织内还存在互补基因组 RNA。因此人们推测 HDV 的复制不同于已知的动物病毒,可能与植物类病毒相似,可能是通过双滚动周期模式复制其 RNA。以 RNA 为模板进行 RNA 指导下的 RNA 合成,其复制所用的酶为宿主的 RNA 聚合酶Ⅱ。复制中产生 3 种 RNA:基因组 RNA,反义基因组 RNA 以及充当翻译 HDAg 的 mRNA,编码大小两种 HDAg。通过滚动周期复制所形成的 HDV RNA 多聚体,可在自我断开位点切开而形成单聚体;再通过自我连接位点连接,成为环状 HDV RNA。

2.类似植物病毒

鉴于 HDV RNA 短小,具有单键、环状结构、负链特征,HDV 感染肝组织内存在互补 RNA,以及需要辅助病毒提供外壳等特点,这都与动物病毒不同,而与植物病毒有许多相似之处。类病毒为微小的具有感染性的 RNA 分子,可引起一些植物疾病,由单键 RNA 构成(含 300~400 个核苷酸),形成共价结合闭锁环状分子。在自然情况下,由于广泛的分子内碱基配对,形成稳定的双键杆状结构。类病毒亦无外膜,但不需要辅助病毒的帮助,也不编码多肽。协生病毒具有类病毒样结构,但为外膜所包裹,是某些植物病毒双基因组的主要结构。卫星病毒例如卢塞恩一过性条纹病毒与 HDV RNA 有较多的相似性,卫星病毒不仅具有类病毒一样的结构,而且也是一种缺陷分子,其复制依赖于一种不相关的辅助病毒的帮助。与 HDV 相同,辅助病毒二重感染卫星病毒可使病情加重,同时也可使其辅助病毒的复制受到抑制。HDV 除与卫星病毒非常相似外,HDV RNA 与类病毒样病原体之间在结构上,也有一些同源性的序列片段。HDV RNA 的复制方式也可能与类病毒相似,类病毒通过内源性复制酶活性以卷环式机制进行复制。若 HDV 的复制确以此种方式进行,尚待进一步探讨活性复制酶的来源。有关 HDV 类似植物病毒的生物学意义目前尚不清楚。

3.病毒的变异和基因分型

不同 HDV 分离株之间,遗传变异甚大,在有的株与株之间相互同源性仅在 60%~70% 之间,变异最大的区域位于非 HDAg 编码区,如从第一个核苷酸到第 300 核苷酸之间,变异往往超过 20%。各株之间同源性最好的区域是位于自我断开和自我连接位点周围的核苷酸。

至少有 8 种 HDV 基因型已被确定。HDV 基因 1 型是最常见的基因型,分布在全世界,尤其在欧洲、中东、北美和北非。相比之下,基因 2 型见于远东,基因 3 型只见于南美洲北部。基因 4~8 型主要见于非洲患者,例如加蓬的妊娠妇女。在非洲 HDV 基因 4~8 型感染与 HBV A~E 基因型感染有关。HDV 基因 1 型与疾病的轻重有关,而基因 2 型与轻度疾病病程有关。

4.动物模型

HDV 是一种缺陷 RNA 病毒,它的感染需要嗜肝病毒的协助。现已证明,嗜肝病毒家族中,除 HBV 外,土拨鼠肝炎病毒(WHV)及鸭乙型肝炎病毒(DHBV),也能为 HDV 提供外壳蛋白支持 HDV 感染。因此,黑猩猩、土拨鼠及北京鸭 HDV 试验性感染模型,对研究 HDV 的生物特征及 HDV 感染的自然史等具有重要的价值。

(1)黑猩猩的实验性感染:黑猩猩对 HBV 易感,因而首选作为 HDV 实验性感染动物。黑猩猩 HDV 感染的研究证实:①抗-HBs 与抗-HBc 阳性动物对 HDV(与 HBV 感染)具有免疫力,动物对接种不引起任何反应,说明对 HBV 具有免疫力的动物亦对 HDV 感染不敏感;②以

HDV 和 HBV 同时感染不具有任何 HBV 标志的黑猩猩,可在接种后 1~8 周从血清中检出 HBsAg,肝组织内可检出 HBcAg。在第 4 周后,肝脏组织内可见 HDAg,第 7 周血清出现 HDAg。血清出现 HBsAg 后第 4 周,转氨酶活性升高,且呈双峰样经过。第 7 周后,血清中出现抗-HBs,第 9 周相继出现抗-HBs 及抗-HD。动物所表现的肝脏炎症改变常为自限性经过;③若黑猩猩已有 HBV 感染,为慢性 HBsAg 携带状态时,在接种后 3 周,HBsAg 携带的动物肝内出现 HDAg,第 4 周后血清中出现 HDAg。第 9 周出现抗-HD。多次接种 HDV 可见发病潜伏期进行性缩短。重叠感染者病情较严重,迁延性经过,形成慢性肝炎。肝脏病变进行性发展,动物可在数月或数年内死亡。

（2）土拨鼠的实验性感染:土拨鼠为野生草食性动物,1978 年 Summers 等发现土拨鼠携带与人类 HBV 相似的肝炎病毒,称为土拨鼠肝炎病毒(WHV)。WHV 与 HBV 相似,有一表面蛋白外壳(WHsAg),实验证实土拨鼠也可支持 HDV 的复制;为研究 HDV 感染提供了一个经济而有用的动物模型。以 HDV 接种到 WHsAg 携带的土拨鼠,可在接种后 1~5 周的血清中出现 HDAg,第 2~8 周达到高峰。用免疫组化的方法在肝细胞核及细胞质内证实有 HDAg 存在,肝组织在接种后 3~8 周出现典型的肝炎病变。

（3）北京鸭实验性感染:鸭乙型肝炎病毒(DHBV)的形态、DNA 结构和 DNA 聚合酶等与 HBV 相似。Ponzetto 等将含有未经稀释的鸭乙肝病毒血清接种到受精鸭卵巢中,使子代鸭感染鸭乙型肝炎,在 2.5~6 个月鸭龄时接种 HDV 阳性血清,然后采血检查 HDAg 和 HDV RNA。结果表明,接种 HDV 1~2 周后,有短暂的病毒血症,并可查出 HDV RNA。这一实验说明 DHBV 也可支持 HDV 的复制。但抗-HD 的滴度低,肝脏无明显的组织学改变,不形成慢性 HDV 感染。

（4）树鼩实验性感染:国内李奇芬等以 HBV/HDV 协同感染树鼩,证实协同感染后血清中出现 ALT 升高,HBsAg、HDAg、抗-HD 阳性,并见短暂的 HDV 病毒血症,肝脏出现组织学病变,且可检出 HDAg,提示树鼩有可能建立 HBV/HDV 协同感染模型,值得进一步研究。

三、发病机制

目前所知关于 HDV 感染的发病机制是有限的。临床观察发现丁型肝炎主要是免疫介导的疾病过程。然而,特殊的临床病例提示 HDV 感染可出现细胞病变。例如,南美北部严重丁型肝炎的暴发与肝脏疾病罕见的组织学特征有关,该特征能代表细胞病变的病毒本质。这些急性重症肝炎病例大部分是 HDV 基因 3 型引起的。

关于 HDV 的细胞免疫应答已有几项研究,这些研究指出,宿主 T 细胞应答的数量和质量可能与感染控制的程度有关。2006 年我们发现 HDV 感染患者细胞毒性 $CD4^+$ T 细胞水平高于 HBV 或 HCV 感染者。值得注意的是,一般情况下肝脏中 $CD4^+$ T 细胞水平高于外周血,且随年龄增长而累积,这一特点可能是年龄较大的患者丁型肝炎进展更快的一种解释。

总的来说,至少在 HDV 基因 1 型和 2 型感染患者中,丁型肝炎主要是一种免疫介导疾病。因此,抗病毒治疗的目标应该是增强抗-HDV 免疫及减少病毒血症而使感染得到长期控制。有趣的是,HIDIT-1 试验报道,最早的证据是 HDV 感染者 HDV 特异性 T 细胞应答的质量能预测 Peg IFN-α-2a 治疗的效果。需要注意的是,2009 年发表的另一项研究显示,HDV 可通过阻断 Tyk2 激活而干扰 IFN-α 信号通路,从而阻止 STAT1 和 STAT2 的活化及易位到细胞核,从而降低抗病毒治疗疗效。

多种肝炎病毒的同时感染与病毒复制交互抑制的不同模式有关。HDV 经常抑制 HBV 复制。70%～90% 丁型肝炎患者乙型肝炎早期抗原(HBeAg)阴性,且血清 HBV DNA 低水平。早期共转染实验显示 delta 蛋白能减少 3.5kb HBV RNA 和 2.1kb HBV RNA 的细胞内水平。这一现象可能的解释是 HDV p24 和 HDV p27 蛋白抑制 HBV 增强子 pⅡE1 和 pⅡE2,并抑制 HBV 复制。另外,Williams 等发现 HDV p27 可反式激活 IFN-α 诱导的 Mxl 基因(也称为 MxA),从而抑制 HBV 复制。

尽管 HDV 对 HBV 有影响,但仍有 15%～30% 丁型肝炎患者 HBeAg 和(或)HBV DNA 阳性。然而,对 HBeAg 阳性的丁型肝炎患者的病程没有很好的研究。重要的是,在 HDV 同时感染的情况下,甚至 HBeAg 阳性患者可能出现 HBV DNA 阴性。另一方面,HBV 前核心终止密码子能在丁型肝炎患者中产生。因此,HBeAg 阴性患者能有显著的 HBV DNA 水平,并需要对乙型肝炎行抗病毒治疗。HBV 病毒血症水平是 HBV 单一感染者疾病进展的一个最重要的预测指标。同样地,HBV 和 HDV 同时感染者应该监测 HBV 病毒血症且必要时进行治疗,HBV 病毒血症也能促进丁型肝炎患者向临床终,点的发展。

三分之一以上的丁型肝炎欧洲患者与 HCV 同时感染。在这种情况下,需要重点指出在三重感染患者中,HDV 不仅能抑制 HBV 复制还能抑制 HCV 复制。在 HBV 和 HDV 重叠感染者中慢性 HCV 感染甚至能被清除。少于五分之一的抗-HCV 抗体阳性,HBsAg 阳性和抗-HDV 抗体阳性患者 HCV RNA 阳性。然而,抗-HCV 抗体阳性和 HCV RNA 阴性患者真正从 HCV 感染恢复的数量,或在病毒同时感染的情况下 HCV 复制是否正好被抑制是不清楚的。病毒优势能随时间而改变,因此三重肝炎病毒感染的患者应该密切随访,且应考虑对主导病毒进行治疗。

四、特异性检测

HDV 感染的检测对于确定 HDV 感染为现在感染,还是既往感染,区别 HDV 与 HBV 同时感染还是重叠感染,估计预后等均具有重要的意义。但 HDV 感染的检测当前还存在一些问题:①HDV 感染的抗体应答较差,而且多变。急性丁型肝炎仅出现低水平的抗-HD,甚至常在急性病变开始后数周才出现抗体应答;②可用于检测血清中丁型肝炎抗原及抗体的试剂还很不普及,亦不够稳定;③许多敏感的检测方法,技术上很复杂,目前仅限于研究单位应用。

1.丁型肝炎病毒抗原的检测

肝组织内的 HDAg 检测由 Rizzetto 于 1977 年首先进行,他用 HDV 感染患者的高滴度抗-HD 血清作直接免疫荧光或免疫酶法检出肝组织内存在 HDAg。迄今仍认为肝内抗原检测是"金标准检测方法"。肝内 HDAg 可用免疫荧光染色在肝冰冻切片上检出,也可用直接免疫酶法在甲醛溶液固定的石蜡包埋组织切片上,用常规方法在光镜下检出。HDAg 可见于细胞核内,也可见于胞质内。本方法较简便,不仅可以明确病因及了解病理改变;而且对估计预后,指导治疗有重要的价值。由于免疫酶染色的抗体来自受感染患者的血清,虽然容易获得,但并不理想,难以标准化,且具有感染性,现已有人研制抗-HD 的单克隆抗体及人工合成 HD-Ag,用以免疫家兔,获得抗-HD 化学多肽,可望用于 HDV 抗原的检测。

在受感染者的血清中,也可用酶免疫试验(EIA)、放射免疫试验(RIA)以及 Westem 印迹技术检测;美国最近一项研究表明:在急性 HDV-HBV 同时感染的病例,RIA 法仅能在 26% 的患者中检出 HDAg。与之相反,爱尔兰 Shattock 等报道,用 EIA 检测,发现 100% 的患者有 HDV 抗原血症。西班牙的研究报告,89% 的急性丁型肝炎患者在发病的第 2 周可检出 HDAg。出现这种差异的原因可能是所用的检测方法敏感性不同,也可能与标本采集的时间有关。由于 HDAg 在血中出现早,而且仅持续 1～2 周。因此,多数临床疑诊为急性丁型肝炎的患者检测时已为时过晚,不能检出 HDAg。

慢性丁型肝炎病毒感染的患者中,用 RIA 或 EIA 很少能检出 HDAg,推测可能是因为血清中的 HDAg 与抗-HD 形成了免疫复合物,因而用这些方法不能检出。Western 印迹法可以解决这个问题,因为用本法可通过蔗糖将血清中的病毒颗粒与抗-HD 分离开来。Western 印迹分析在变性后进行聚丙烯酰胺凝胶电泳,可使标本中剩余的抗体与抗原离解。用 Westem 印迹法可见到 HDAg 呈分子量大小为 24kD 及 26kD 的 2 种抗原特异性蛋白。Buti 等认为这是一种敏感而有用的检测 HDAg 的方法。然而,本方法技术上较困难,而且费时,又需用核素,从而限制了它的推广应用。

2.丁型肝炎病毒抗体的检测

血清中检测丁型肝炎病毒抗体是一种非常有用的诊断方法,抗-HD 可用 RIA 和 EIA 法检测,现已有商品试剂盒供应,一般检测 IgG 和 IgM 抗体(总抗-HD)。

急性丁型肝炎感染 3～8 周时约 90% 可检出现抗-HD,一般为低滴度(<1/100),但在急性期后仍持续存在。由于抗-HD 的出现在时间和程度上往往有差异。因此,若疑为急性 HDV 感染,必须在数周内作多次重复检测。最近已建立了检测 IgM 型抗-HD 的方法,本法有助于诊断急性 HDV 感染。在急性 HBV/HDV 同时感染时,约 93% 的病例出现一过性 IgM 型抗-HD 阳性。如果同时有总抗-HD 滴度的升高,更可证实诊断。丁型肝炎重叠感染时,HDV 的抗体应答更为可靠且稳定。早期很容易检出高滴度的 IgM 和总抗-HD(>1/1000000)。抗HD 滴度超过 1/1000 即可认为具有诊断价值。但对免疫缺陷患者,抗-HD 检测并不可靠。如果血清出现持续性高滴度的抗-HD,即可确诊为慢性丁型肝炎感染。

3.丁型肝炎病毒 RNA 的检测

在血清中能通过分子杂交或 RT-PCR 的方法检测 HDV RNA。杂交检测有大约 10^4 ～ 10^6 基因组/mL 的检出下限。这个技术已经被更敏感的 RTPCR 代替,它的检出限为 10 基因组/mL。在肝脏标本中,HDV RNA 能通过原位杂交进行检测。然而,这一方法不常规使用,因为非常难做且耗时间。现在新的自动化检测方法使动态随访治疗期间感染患者血清中的病毒 RNA 成为可能。

五、临床表现

HDV 感染有两种类型,HDV 与 HBV 同时感染和在慢性 HBV 感染的基础上再感染

HDV,称为重叠感染。

1.HBV 与 HDV 同时感染

多数 HBV/HDV 同时感染的 HDV 复制现象并不显著(HDAg 仅一过性在肝内检出,而在血清中不能检出)。这些病例肝脏的病变轻微,血清中常一过性检出 HBsAg,仅见血清抗-HDIgM 阳性反应,呈一过性、自限性经过,故 HDV 感染常被漏诊。急性 HBV 和 HDV 同时感染导致 90%以上患者病毒完全清除,但由于 HBV 复制活跃,HDV 的复制表现可非常明显,在一段较长的时间内血液及肝脏中均可检出 HDAg,这类患者常为重症或急性重症肝炎。HDV 只在少数慢性 HBsAg 携带者和 HDV 重叠感染中自发清除。HD 抗原血症的出现一般与肝脏损伤程度有关,提示有严重的肝脏炎症。同时感染大多可自行缓解,不发展为慢性,这类急性肝炎很难与 HBV 单独感染相区别,常见转氨酶升高为双相性经过,这可能是 HBV 与 HDV 相继感染的表现。根据黑猩猩实验感染的研究,HBV/HDV 同时感染的潜伏期为 4～20 周。这类急性肝炎常见于输血、用血液制品后及静脉药瘾者。HBV 和 HDV 同时感染患者的组织病理学比单独 HBV 感染患者的更严重,这在黑猩猩实验中也已证实。在世界不同地区已出现一些急性丁型肝炎的暴发。然而,幸运的是,由于 HBV 疫苗接种计划的实施,过去二十年急性丁型肝炎在西方国家已相当罕见。

2.慢性 HBV 携带者重叠感染 HDV

慢性 HBV 携带者重叠感染 HDV 较 HBV/HDV 同时感染更为常见。HDV 重叠感染可呈无症状经过,由于已有 HBV 感染,常见 HDV 明显的复制,其肝炎症状较同时感染为重,表现为慢性肝炎急性发作或恶化形成慢性 HDV 感染,或甚至成为急性重症肝炎。在重叠感染时,血清及肝脏中可检出 HDAg,抗-HD IgM 与 IgG 阳性反应。无症状性 HBV 携带者重叠感染 HDV,如果过去未曾检查过乙肝指标,常会误诊为急性乙型肝炎。但血清学检查抗-HD IgM 与 IgG 阳性,而抗-HBcIgM 阴性或抗-HBc IgG 阳性,说明是慢性 HBV 携带者与 HDV 的重叠感染。HBV 携带者 HDV 重叠感染过去往往被误认为由于休息、饮食及药物治疗不当所致肝炎恶化,而实际上是因为 HDV 重叠感染所致。

3.HDV 与暴发性乙肝

急性暴发性乙肝伴有 HDV 感染(由于 HBV/HDV 同时感染或 HBV 携带者 HDV 重叠感染所致)的发病率与形成因素尚不完全清楚。在 HDV 高发地区,据报告 HBV/HDV 同时感染形成急性重症肝炎的概率较高。例如在意大利为 30%(25/82),在洛杉矶的静脉药瘾者达 41%(14/34)。而在 HDV 感染低发区,如美国与爱尔兰,HDV 感染在乙型肝炎所致急性重症肝炎中并不占重要地位,百分率极低。

4.慢性 HDV 感染

HBV 携带者重叠 HDV 感染,虽也可自限或缓解,但多数形成慢性肝炎,病情出现进行性发展。例如意大利报告 24 例 HBsAg 携带者重叠 HDV 感染中,20 例发展为慢性活动性肝炎。过去认为 HBsAg 携带者重叠感染 HDV 应用 RIA 在血清中不易检出 HDAg,这可能是因为血清中的抗原与抗-HD 形成了免疫复合物而不能检出。但应用免疫转印技术却可证实有持续性抗原血症存在。在慢性肝炎也可应用 HDV cDNA 探针作杂交,在血清中检出 HDV RNA。在慢性 HDV 感染的肝脏内常可检出 HDAg 及 HDV RNA。区别持续性 HDV 感染与既往 HDV 感染可作血清抗-HD IgM 和抗-HD IgG 检查。但应注意,慢性 HDV 感染时抗-HD IgG 常为高滴度阳性反应,可与既往感染相鉴别。如抗-HD IgM 与抗-HD IgG 两者在 HBV 携带者均为高滴度阳性反应时,提示为进行性慢性 HDV 感染。慢性 HBV 感染者为 HDV 最主要的宿主,是 HDV 感染的重要来源。

一些研究表明,慢性 HDV 感染导致的肝病比单独慢性 HBV 感染更加严重,且与纤维化进展加速、肝细胞癌风险增加和早期肝硬化失代偿有关。在土耳其东南部,几乎一半的肝硬化和肝细胞癌系 HDV 感染所致。一项意大利丁型肝炎患者随访 28 年的研究表明,25% 肝硬化患者发展为肝细胞癌,肝衰竭是 59% 患者死亡的原因。这些数据与来自台湾的一项研究一致,该研究报道,基因 1 型的 HDV 感染者的累计存活率低,15 年后只有 50% 患者存活。HDV 和 HIV 同时感染患者,HDV 感染也与发展为肝硬化风险的增加有关。一个西班牙研究小组发现,HIV、HBV、HCV 和 HDV 同时感染的患者有 66% 发展为肝硬化,但 HBV、HCV 和 HIV 同时感染的患者只有 6%。

5.HDV 与慢性肝病

慢性 HDV 感染多有活跃的肝脏病变。例如意大利报告 HBsAg 携带者 32% 的 CAH、52% 的肝硬化肝内均可检出 HDAg。另一报告在伴有 CAH 与肝硬化的 HBsAg 阳性儿童中,几乎全部伴有 HDV 感染,说明 HDV 感染是发展成慢性肝病的一个重要因素。但在美国,仅在静脉药瘾者的慢性肝病中有特别高的 HDV 检出率。伴慢性 HDV 感染的肝病患者,多数有明显症状,但明显严重的肝病也可见于无症状携带者。一组无症状但肝功能异常的 HBsAg 携带者的肝活检表明,61% 抗-HD 阳性者病理改变为 CAH 或肝硬化,或两者并存。因此,建议对抗-HD 阳性的无症状 HBsAg 携带者,作肝活检检查以确定慢性肝脏病变的性质。

6.HDV 感染的临床经过特征

根据 111 例慢性 HBV 患者肝组织中发现 10 例 HDAg 阳性的回顾性分析,其临床特点如下

(1)反复发作:10 例患者中有 9 例有反复肝炎发作的病史,病程分别为 2~8 年。在此期间,肝功能反复异常,肝炎症状不能缓解。其中有的患者在 2 年内因 ALT 升高、黄疸而住院 5~6 次。

(2)急性肝炎样表现:10 例患者中有 1 例为 HBsAg 无症状携带者,肝功能和临床表现无异常,突然出现发热、恶心、呕吐及 ALT 升高等急性肝炎样表现。

(3)病情重:HDAg 阳性患者病情多较严重。其中 5 例有肝硬化(2 例死于肝功能衰竭,有 2 例反复出现食管静脉曲张破裂出血、便血及腹水等肝功能失代偿现象,并转外科行门腔静脉分流术治疗);另 4 例有明显炎症,仅 1 例炎症较轻。本组病例的临床经过特征说明:乙肝重叠感染 HDV 者,临床表现多为病情反复发作,迁延不愈,病情呈进行性,发展为肝硬化、肝功能衰竭或食管静脉曲张破裂出血,有的病例出现急性肝炎症状,如果过去乙肝病史不明,往往误诊为急性肝炎。因此,临床上对慢性乙肝患者突然急性发作或反复发作,病情进行性进展者,应考虑重叠 HDV 感染的可能,应及时检查血清中的抗-HD IgM 或肝组织内的 HDAg,以明确诊断。

六、肝脏病理改变与免疫病理

1.HDV 感染的肝脏病理改变

Verme 曾观察 HBsAg 携带者伴有慢性 HDV 感染、急性 HDV 感染发展为慢性的系列肝活检的组织病理学改变。认为 HDV 感染者的肝脏组织学改变,与其他类型病毒所引起的肝炎并无明显的组织学差异。在慢性肝炎患者的肝活检标本中,见汇管区及其周围炎症及碎屑样坏死等明显炎症病变,且常伴有肝硬化。肝小叶内见明显的单个核细胞浸润,肝细胞嗜酸性变及嗜酸性小体形成;肝细胞内有时可见微小滴状脂肪变。HDV 感染者的肝活检标本常见灶性、融合性与桥接坏死。肝细胞内 HDAg 在急性肝炎较少,而随着肝脏病变的慢性化而增加,在其晚期肝硬化时,HDV 抗原表达常较低。

我们曾对肝组织内不同病毒复制状态的慢性肝病组织学变化进行比较,其中肝组织内存在两种病毒复制(HDAg$^+$/HBcAg$^+$)33 例,仅有 HDV 复制者(HDAg$^+$/HBcAg$^-$)33 例,仅有 HBV 复制者(HDAg$^-$/HBcAg$^+$)25 例。同样亦发现,HDAg 阳性与 HDAg 阴性者的病理表现基本一致,各病变指标并无质的差异,而仅是量的不同。

2.HDAg 在肝组织内表达的形式

应用抗-HD 血清作直接酶免疫或直接免疫荧光检查,可显示肝组织内的 HDV 抗原表达。HDAg 在肝细胞核内表现为均匀分布的细颗粒,在胞质中的表达可为局限于胞质内里包涵体状,或弥散性分布在胞质内。在 144 份 HDAg 阳性标本中,53 份为单纯胞核型,82 份为单纯胞质型,9 份为混合型(既有胞核型也有胞质型)。

HDAg 阳性细胞在肝组织内的分布形式多为散在分布,HDAg 阳性肝细胞散在于阴性肝细胞之间,或成簇分布,较少为弥漫分布。

Kojima 曾对肝细胞内 HDAg 进行免疫电镜研究。证实 HDAg 主要定位于肝细胞核内,也可见于肝细胞质内。肝细胞核的染色体区可检出 HDAg,表现为弥散性或片状分布。HDAg 表现为不规则的颗粒样结构,直径 20～30nm。这些 HDAg 阳性颗粒表现为单个颗粒分布,或成簇状分布。在肝细胞质内 HDAg 见于细胞质基质内,也可见游离的或与内质网膜相连接的核糖体中,在核糖体内显示阳性的 HDAg 免疫染色。提示核糖体可能是 HAD RNA 翻译 HDAg 的场所。HDAg 再从核糖体进入胞质的基质中,而后再聚集在细胞核内。细胞质与核内抗原代表着 HDAg 扩散的不同阶段。

3.HDAg 在不同类型 HBsAg 阳性肝病肝组织内的检出率

HDAg 在肝组织内的检出率不仅与不同地区的感染率有关,而且也与不同类型肝病有关。虽然有报告认为 HDAg 在无症状携带者、急性肝炎、慢性肝炎、重症肝炎及肝硬化均可检出,但一般认为以慢性肝炎、重症肝炎和肝硬化的检出率较高。

根据对 2346 例不同病理类型肝病肝组织内 HDAg 直接酶免疫染色检查的结果分析,HDAg 在急性肝炎中的检出率最低,为 3.28%;慢性肝病次之(8.60%～10.59%),肝炎后肝硬化高达 14.32%。此外,HDAg 的检出率与临床病情有一定的关系,如在一组临床诊断为无症状 HBsAg 携带者中,均未检出 HDAg,而另一组 50 例 HBsAg 阳性重症肝炎的肝组织中,

HDAg 的检出率却高达 16%。

以上结果表明:HDV 重叠感染与肝病的活动性和慢性化有关。HDV 感染对部分患者肝硬化的发病以及重症肝炎的形成起着不可忽视的作用。

4.HDAg 表达与肝脏病变的关系

表达胞质型 HDAg 的肝细胞形态可为正常,也可为明显萎缩的肝细胞。HDAg 可见于疏松改变或气球样变性的肝细胞,或者坏死区残留的肝细胞内。胞核型 HDAg 阳性肝细胞形态大多为光镜下正常的肝细胞,偶尔也可见少数核型 HDAg 表达的肝细胞呈高度疏松化。Kojima 在免疫电镜下见到存在 HDAg 的肝细胞,特别是胞质内有 HDAg 的肝细胞与无HDAg 的肝细胞相比,有较严重的变性改变。这些改变包括内质网扩大、核糖体与内质网膜分解和线粒体异常等改变。在浆膜型 HBsAg 与 HBcAg 表达部位常有淋巴细胞浸润现象,但在 HDAg 阳性肝细胞周围则常不见淋巴细胞浸润。

上述观察结果表明,HDAg 表达的肝细胞多有变性改变,其周围很少见到炎性细胞浸润,间接地支持 HDV 可通过直接致细胞毒作用而造成肝细胞损伤。但是必须注意到,乙肝合并丁肝病毒感染的肝脏病变是复杂的,有的 HDAg 阳性肝细胞并无变性改变;HDAg 阳性肝细胞周围也有时出现如 Kojima 所见的炎性细胞浸润,肝细胞病变与 HDV 感染的细胞数之间并无平行关系。这些现象可能是同时存在着 HBV 感染以及机体免疫状态共同相互作用的结果,不能肯定病变是 HDV 直接的细胞毒性作用,还是免疫及炎症改变,或者两者共同作用导致肝脏损伤的结果。

5.HDV 感染与肝细胞癌

HDV 感染与肝癌之间的关系尚不清楚。过去认为在肝癌中,肝内 HDAg 或血清中抗-HD 的检出率很低,甚至有人认为并发 HDV 感染者多在发展成肝癌以前已死亡。以往有动物实验表明,携带 WHV 的土拨鼠在重叠感染 HDV 之后 2 年,10 只中有 7 只发生了肝癌。Hadziyannis 曾随访一组 HDV 感染患者 3.6 年,33% 好转,另 33% 无改变,8% 明显恶化,25%出现肝硬化或肝细胞肝癌,并估计约 10% 的 HDV 感染可发展成为肝细胞肝癌。在我们所观察的 104 例肝癌肝组织中,HBsAg 的检出率为 75%,其中检出 HDAg 者 10 例(12.82%),均为胞质型。8 例 HDAg 在癌周肝细胞中,另 2 例有少数 HDAg 阳性肝细胞为癌前细胞,在典型的癌细胞内未发现 HDAg。

我国是肝癌的高发区,已证实癌周肝组织内 HBsAg 和 HBcAg 的检出率分别为 76% 和30%,在癌组织内的检出率分别为 14% 和 6%,表明肝癌与 HBV 感染有密切的关系。HDV感染在肝癌发病中的意义尚不清楚,推测 HDV 在癌变中由于引起肝细胞坏死、炎症及肝硬化可能对致癌起着促进作用。

6.HDV 感染与 HBV 复制的关系

HDV 与 HBV 复制的关系目前认识尚不一致,多数认为 HDV 感染对 HBV 的复制有抑制作用。血清学研究表明:重叠 HDV 感染的慢性 HBV 感染者,血清中 HBsAg、HBeAg、HBV DNA 及 HBV 聚合酶等指标的滴度降低。但 Genesca 认为,有 HBV/HDV 同时感染者与单独 HBV 感染者的血清中 HBVDNA 并无差异。我们在 167 例 HDV 抗原阳性的标本中,同时检出了 86 份 HBcAg 阳性。通过双染色发现,HDAg 与 HBcAg 定位于不同的肝细胞内,在同一肝细胞内偶见 HDAg 与 HBcAg 同时存在。提示 HDV 对 HBV 复制的抑制并不完全，HBV 与 HDV 也可在同一肝细胞内复制。此两者的协同感染在致病中的生物学意义，尚待进行深入研究。

七、诊断

HBsAg 阳性者至少应该检测一次抗-HDV IgG 抗体。没有证据提示在缺乏抗-HDV 抗体时能直接检测到 HDV RNA，因为 HDV 感染者都会产生抗-HDV 抗体。据我们所知，缺乏抗-HDV 抗体的免疫低下患者，存在 HDV 病毒血症的病例仍然没有报道。然而，抗-HDV 抗体存在不一定表明活动性丁型肝炎，HDV 感染恢复 HDV RNA 可以消失。长期如此，感染恢复后抗-HDV 抗体可以消失。但是，抗-HDV 抗体也能持续很多年，甚至经历 HBsAg 血清学转换或肝移植。

HDV 感染应该以检测到血清 HDV RNA 来证实。如果血清 HDV RNA 阳性，应该评估肝脏疾病的分级和分期，监测肝细胞癌并考虑抗病毒治疗。可以进行 HDV RNA 定量检测。然而，没有证据表明血清 HDV RNA 水平与任何临床标志物活性或肝脏疾病阶段有关，同样与 HCV 感染无关。这说明 HDV RNA 定量只对抗病毒治疗有用。多项研究正在评估关于根据 HDV RNA 下降水平决定抗病毒治疗的停药规则。Erhardt 等提出对 Peg IFN-α-2b 治疗 24 周后血清 HDV RNA 水平下降少于 3 个 log 的患者继续治疗没有意义。Yurdaydin 等认为使用常规重组 IFN-α 获得 SVR 的 HDV 感染患者与不能清除 HDV 感染的患者相比，通常在治疗开始的 3~6 个月内血清 HDV RNA 水平下降。

20 世纪 80 年代和 20 世纪 90 年代活动性丁型肝炎的诊断依赖于抗-HDV 抗体 IgM 检测。抗-HDV 抗体 IgM 检测现在可能仍然有用，尤其是对 HDV RNA 检测为阴性的患者。由于 HDV 基因组的变异和 HDV RNA 检测标准化的缺乏，HDV RNA 检测可能产生假阴性的结果，或在疾病波动下 HDV RNA 水平检测可能低于检出限。在这些病例中，HDV RNA 应该重复检测，如果条件允许应进行抗-HDV IgM 抗体检测。

丁型肝炎只发生在与 HBV 同时感染或重叠感染情况下，要保证 HBV 感染一定成立，包括 HBV DNA 定量和 HBeAg、抗-HBe 抗体检测。同样地，必须检测抗-HCV 抗体和抗-HIV 抗体。以我们的经验，检测出抗-HDV 抗体阳性的患者中有三分之一以上抗-HCV 抗体也检测出阳性，这一发现与其他研究小组是一致的。病毒性肝炎患者诊断应当包括肝病分级和分期，因为丁型肝炎能快速进展且疾病本身严重。由于治疗方案的选择有限，故开始评估 IFN 治疗的风险和益处时应该考虑肝纤维化的程度。针对丙型肝炎和乙型肝炎，纤维化的非侵袭性血清学标志和弹性扫描已被广泛地研究。然而，对丁型肝炎有用的信息非常有限。肝病分期定量评估，如 AST 与血小板比率指数（APRI）或 AST 与 ALT 比值，在有或无纤维化或肝硬化的丁型肝炎患者之间显著不同。目前，尚无有关 HDV 感染者瞬时弹性扫描方面的研究，因此肝活检仍是 HDV 感染诊断的关键。

总而言之，确立诊断的第一步是检测抗-HDV 抗体，然后通过肝脏中 HDAg 免疫组织化学染色或血清 HDV RNA 检测明确诊断。如果 HDV 感染被确诊，下一步是评估肝脏分级和分期以明确患者接受 IFN 治疗是否有益。

八、治疗

实验与临床观察均已证明，HDV 感染是乙型肝炎慢性化及进行性发展的重要因素。HDV 感染在我国 HBV 患者的并发率已初步确定为 6%～10%。我国 HBsAg 携带率高达 10%～15%，尽管 HDV 感染率相对较低，但可累及成千上万的 HBsAg 携带者及慢性 HBV 感染患者。HDV 感染在 HBsAg 携带人群中的传播可造成病情的进展、加重及恶化等严重后果。因此，HDV 的防治在肝炎的防治中具有重要意义。

丁型肝炎是病毒性肝炎中唯一没有确定治疗方法的。然而，一些治疗策略可以采用。对于 HDV 感染的监测应被强制执行。不同病毒占主导地位的形式与不同的临床转归有关，且需要采取不同的治疗策略。然而，随着时间的推移病毒水平不一定稳定，因此，患者随访期间需要进行合适的治疗。

(1)类固醇、左旋咪唑、利巴韦林、胸腺素等已多次试用，但均未获得显著疗效。

(2)核苷及核苷类似物：一些用于 HBV 感染治疗的核苷及核苷类似物对 HDV 是无效的。泛昔洛韦在 20 世纪 90 年代临床用于乙型肝炎的治疗，但土耳其研究表明其对 HDV 无显著抗病毒活性。同样地，试验中拉米夫定对丁型肝炎的治疗也是无效的。单独利巴韦林或与 IFN 联合也不能增加 HDV RNA 清除率。然而，一项 HIV、HBV 和 HDV 同时感染者的长期观察研究发现，抗反转录病毒包括替诺福韦治疗显示了出有希望的结果。该研究中抗反转录病毒治疗持续 6 年，在这期间作者观察到血清 HDV RNA 水平平均值下降，从 7log10 降到 5.8log10，16 位患者有 3 位 HDV RNA 变成阴性。丁型肝炎患者对 HBV 聚合酶抑制剂延长治疗或许有效，可能归因于血清 HBsAg 水平下降。该数据需要在以后的三重感染者治疗试验中加以证实。

克来夫定是乙型肝炎治疗发展中的一种核苷类似物，已被指出在土拨鼠中可抑制 HDV 病毒血症。然而，没有克拉夫定对丁型肝炎患者治疗有用的数据。此外，2009 年证实以线粒体 DNA 缺失为特征的严重肌病与克拉夫定治疗慢性乙型肝炎有关。因此，这种化合物的进一步临床发展尚不确定。

如果 HBV 聚合酶抑制剂用于丁型肝炎的治疗，则必须考虑变异的选择，包括 HBV 聚合酶抑制剂的耐药和 HBsAg 结构可能发生的变化，还有 HBV 聚合酶和 HBsAg 重叠的开放阅读框。尤其是 HBV 感染用拉米夫定治疗期间经常出现 rtM204V HBV 聚合酶变异，它与编码在 s195 和 s196 位置上的 HBV 小包膜蛋白的基因改变有关。HDV 通过 HBV 包膜蛋白壳体化。Vieether 等证明，拉米夫定诱导的 sW196L 或 sW196S HBsAg 变异抑制 HDV 颗粒的分泌。一个法国小组也证实上述结果，并指出 sW196S HBsAg 变异导致 HDV 颗粒装配受损。这些研究的临床结局不清，因为 HDV 颗粒不分泌的意思是细胞将由 HDV 抗原填充，这可能会引起细胞病变。这些数据表明，如果 HBsAg 变异被诱导，HDV 的致病性可能改变，丁型肝炎则应该避免不必要的核苷或核苷类似物治疗。

(3)重组 IFN-α：自 20 世纪 80 年代中期以来 IFN-α 用于丁型肝炎的治疗。随后大量试验研究 HDV 感染者 IFN-α 不同的治疗持续时间和剂量。然而，由于试验之间终点不同，故数据难以比较。随着时间的推移,仅少数研究对 HDV RNA 的血清水平进行了检测。

意大利一项随机研究发现,使用高剂量 IFN-α 是重要的,因为这种治疗与丁型肝炎患者获得长期有效的结局有关。一些试验已经延长了 IFN-α 治疗,从 HDV RNA 清除的方面来说似乎治疗 2 年优于较短的治疗持续时间。来自国立卫生研究所的一个病例报道,IFN-α 治疗 12 年最终导致 HDV 感染和 HBsAg 都消失。然而,IFN-α 高剂量和延长治疗只有少数患者能耐受,因此对大多数患者来说治疗的选择仍非常有限。

(4)Peg IFN-α:2006 年的 3 个小规模试验,评价了 Peg IFN-α 用于丁型肝炎的治疗效果,这些研究观察使用 Peg IFN-α-2b 治疗 48 周或 72 周。法国 Castelnau 等的研究包括 14 名完成 1 年治疗的患者,发现 6 名患者(43%)获得 SVR(定义为治疗结束后 6 个月未检测到血清 HDV RNA)。值得注意的是,接着 Andreas Erhardt 和同事的研究发现,12 名患者采用相似的治疗方案,但只有 2 名患者获得 SVR。这项研究中治疗的前 6 个月期间 HDV RNA 血清水平下降似乎能预测 SVR。规模最大的研究包括 38 名接受 Peg IFN-α-2b 治疗 72 周的患者,有 22 名还在前 48 周接受利巴韦林治疗。有 8 名患者(21%)在治疗结束后 24 周 HDV RNA 阴性。重要的是,利巴韦林没有明显效果,这与更早更小规模的试验一致,无法证明利巴韦林的抗-HDV 活性。

HIDIT-1 试验包括 90 名来自德国、土耳其和希腊的患者。患者随机分配到接受每周 180μg Peg IFN-α-2a 加每天 10mg 阿德福韦酯,每周 180μg Peg IFN-α-2a 加每天安慰剂,或每天 10mg 阿德福韦酯三组中,且均治疗 48 周。两个 Peg IFN-α-2a 组显示经过 48 周治疗,血清 HDV RNA 水平平均值比单用阿德福韦酯组显著下降。治疗后,HDV RNA 在接受包括 Peg IFN-α-2a 治疗的患者中未被检出。Peg IFN-α-2a 联合阿德福韦酯组显示,经过 48 周治疗,血清 HBsAg 水平下降 1.1log10 IU/mL。这些数据与来自希腊的报道一致,同时还发现接受 IFN-α 长期治疗的丁型肝炎患者血清 HBsAg 水平显著下降。

(5)肝移植:肝移植是丁型肝炎肝硬化末期患者治疗的唯一选择。由于在被动免疫接种抗-HBsAg 抗体和给予 HBV 聚合酶抑制剂的大多数人中,肝移植后 HBV 再感染可被预防,HDV 再感染在移植后不会发生。因此,丁型肝炎患者移植后的效果很好,5 年存活率显著高于因慢性肝衰竭等其他原因而行肝移植的患者。值得注意的是,肝移植后 HDV RNA 从血中快速消失,并与血清 HBsAg 水平同步下降。

总的来说,HIDIT-1 试验说明:首先,超过 40% 患者 PegIFN-α-2a 对 HDV 有显著的抗病毒疗效,25% 患者在治疗 48 周后获得 SVR。其次,阿德福韦酯在 HDV RNA 血清水平下降方面很少有效,但对 HBV 复制水平显著的患者可以考虑使用。第三,Peg IFN-α-2a 加阿德福韦酯联合治疗对血清 HBV DNA 水平或血清 HDV RNA 水平的下降没有作用。最后,为使 HDV 感染者 HBsAg 血清水平下降,PegIFN 加核苷类似物联合治疗优于任何一种单药治疗。

九、预防

业已肯定,乙肝疫苗不但可预防 HBV 的感染,对 HBV 免疫者亦不再感染 HDV,故也可预防 HDV 的感染。但在 HBsAg 携带者或 HBsAg 慢性肝炎,如何预防 HDV 重叠感染仍是一个问题。Papper 设想未来的 HDV 疫苗不仅可预防 HBsAg 携带者的 HDV 重叠感染,亦可防止 HDV 重叠感染所出现的严重后果,如严重慢性肝炎与急性重症肝炎。因而 HDV 疫苗的研制仍然是一个不容忽视的问题。

HDV 病毒的传播方式与途径和 HBV 相同,预防 HBV 传播的措施,均适用于 HDV,特别是控制医源性感染(如注射、输血、血液制品、针刺、化验采血等),对防止 HBV 及 HDV 的传播具有重要的意义。

第五节 其他病毒性肝炎

一、戊型病毒性肝炎

戊型肝炎是一种经粪-口途径传播的自限性急性病毒性肝炎,过去称肠道传播的非甲非乙型肝炎,其病原体为戊型肝炎病毒(HEV)。印度次大陆、亚洲和非洲等发展中国家都曾发生过戊型肝炎的暴发流行。戊型肝炎具有流行频繁,流行时发生的病例多,青壮年发病率高和孕妇感染者预后差等特点。

(一)病毒学

戊型肝炎的病原体是戊型肝炎病毒(HEV)。1983 年采用免疫电镜在患者粪便中观察到 HEV,1989 年通过分子克隆技术获得 HEV cDNA,2005 年国际病毒学分类委员会(ICTV)将其单独归类为戊型肝炎病毒属。现认为 HEV 是 0L 病毒亚组的成员。HEV 为二十面对称体圆球形颗粒,无包膜,直径 27～34nm。HEV 基因组为单股正链 RNA,全长 7.2～7.6kb,含 3 个 ORF,ORF-1 编码非结构蛋白,ORF-2 编码壳核蛋白,ORF-3 与 ORF-2 部分重叠,可能编码部分壳核蛋白。人类疾病相关的 HEV 分为 4 个基因型(HEV 1～4),但仅有 1 个血清型。HEV-1 是发展中国家戊型肝炎暴发流行及散发流行的主要病因,HEV-2 仅在南美洲和非洲少数国家中有报道,而发达国家的本土戊型肝炎病例主要由 HEV-3 或 HEV-4 导致。迄今在我国戊型肝炎患者中仅发现 HEV-1 和 HEV-4。HEV 不稳定,对高盐、氯化铯和氯仿敏感,在 4℃条件下易裂解,反复冻融和在蔗糖溶液、缓冲液中可结成团块而导致活性下降。在碱性环境中较稳定,加热至 56℃持续 1 小时或用乙醚处理 5 分钟均不能破坏 HEV 的抗原性。

HEV 的复制过程尚不清楚,其结构基因可能以亚基因转录体形式表达。对从 HEV 缅甸株中分离的 RNA 进行 Northem 转印分析,证实存在两种多核苷化的亚基因病毒 mRNA(2.0kb 和3.7kb)。ORF2 和 ORF3 的表达可能包括移码或内部翻译及抗原表达。

(二)流行病学

1.传染源

戊型肝炎的传染源包括戊型肝炎临床感染者、亚临床感染者以及感染 HEV 的动物。人是 HEV-1、HEV-2 的唯一自然宿主和传染源,猪是 HEV-3、HEV-4 的主要动物传染源。传染源的作用主要体现在排泄物对水源、食物的污染上。目前已公认戊型肝炎是一种人畜共患病。

2.传播途径

戊型肝炎的传播途径主要是粪-口传播,主要通过饮用被污染的水和食用被污染的食物而感染,食用不当烹煮的动物组织或内脏也可能导致食源性戊型肝炎。此外,输血和人畜交叉感染也是重要的传播途径。戊型肝炎的人-人直接传播率较低,密切接触者中的二代传播发生率不高。

3.易感人群

任何年龄组均可感染 HEV,但儿童、青少年以亚临床感染为主,而戊型肝炎临床病例主要见于青壮年和中老年人。人感染 HEV 后能产生一定的免疫力,持续时间尚不清楚。

4.流行特征

戊型肝炎的流行特征与病毒的基因型有关。HEV-1 和 HEV-2 所致的戊型肝炎多见于冬春季节,易在雨季或洪水后暴发流行,病例以 15～20 岁的青壮年为主;HEV-3 和 HEV-4 所致的戊型肝炎以散发为主,全年均可发生,冬春季稍多,病例以 40 岁以上的中老年人为主。

(三)发病机制与病理改变

发病机制尚不清楚,可能与甲型肝炎相似。细胞免疫是引起肝细胞损伤的主要原因。HEV 经消化道侵入人体后,在肝脏复制,从潜伏期后半段开始,HEV 开始在胆汁中出现,随粪便排出体外,并持续至起病后 1 周左右。同时病毒进入血流导致病毒血症。戊型肝炎的病理特征主要是肝细胞的弥散性水样变性,常可见到较明显的毛细胆管淤胆及胆栓形成。

(四)诊断和临床分型

1.戊型肝炎的诊断

戊型肝炎潜伏期 2～9 周,平均约 40 天。应根据流行病学史、临床症状和体征及实验室检查结果,并结合患者具体情况及动态变化进行综合分析,做出诊断。

(1)流行病学史:若患者有接触戊型肝炎患者,食用烹煮不当的猪内脏,饮用或频繁接触未经适当处理的沟河水,密切接触生猪,在外不洁饮食,近期输血或频繁透析治疗等明确的危险因素,则有助于戊型肝炎的诊断。但由于我国为戊型肝炎高流行区,HEV 感染在全国各地均较常见,即使没有上述这些危险因素,也不能排除戊型肝炎。

(2)临床症状和体征:近期内出现的、持续几天以上但无其他原因可解释的症状,如乏力、纳差(食欲缺乏)、恶心、呕吐、上腹不适、肝区疼痛、腹胀、腹泻等。部分患者可有肝脏轻度肿大、触痛和叩击痛,尿色逐渐加深。体检可见肝脏肿大并有压痛、肝区叩击痛、巩膜黄染等。一般比甲型肝炎病程更长、病情更重。

(3)实验室检查:①肝功能指标:短期内突然出现 ALT 和 AST 升高。ALT 的升高较慢性肝炎更为明显,通常不低于 2.5 倍的正常值上限。与甲型肝炎相比,戊型肝炎患者的血清胆红素往往更高,凝血时间往往更长。②病原学指标:HEV 急性感染的诊断指标包括抗-HEV IgM 阳性;抗-HEV IgG 阳转或含量有 4 倍及以上升高;血清和(或)粪便 HEV RNA 阳性。一般情况下这 3 项指标的任何一项阳性都可作为 HEV 急性感染的临床诊断依据,如同时有 2 项指标阳性则可确诊。抗-HEV IgM 阳性:戊型肝炎临床症状出现时绝大部分已可检出 IgM 抗体,并且在 3 个月内快速消退,但少数患者在 6 个月后仍可检出较低水平的 IgM 抗体。因此,当抗-HEV IgM 水平较低时(检测值低于试剂盒临界值的 2 倍),还应结合抗-HEV IgG 水平及其动态变化、HEV RNA 检测结果、患者自身所处的免疫功能状态等进行综合判断;抗-HEV IgG 阳转或含量有 4 倍及以上升高,这一指标需定量检测双份血清,不利于早期诊断。由于 HEV 感染的潜伏期相对较长,在患者就诊时 IgG 抗体常已阳转并达到较高水平,限制了这一指标的诊断实用性。血清和(或)粪便 HEV RNA 阳性:HEV RNA 的检出是 HEV 现症感染的直接证据。但考虑到目前 HEV RNA 的检测主要采用 RT PCR 的方法,易因操作不当或环境条件不佳而造成假阳性。因此在 HEV RNA 阳性时,还需结合血清抗-HEV IgM、抗-HEV IgG 水平或动态变化等进行综合判断。在戊型肝炎临床症状开始的 1~2 周内,70%~80% 的患者的粪便、血清中可检出 HEV RNA,随后阳性率显著下降。由于 HEV 感染的潜伏期相对较长,20%~30% 的患者在发病时体内 HEV 已基本被清除,因此 HEV RNA 阴性并不能排除 HEV 急性感染。

在一般临床实践和研究中,抗-HEV IgG 的检测结果因试剂和方法的不同会有较大差异,而且单份血清 IgG 检测阳性难以区分急性感染和既往感染,因此除非能比较双份血清的动态变化,一般不宜作为 HEV 急性感染的诊断依据。国内外依赖于构象性抗原研制的抗-HEV IgM 检测试剂已较成熟,抗-HEV IgM 已成为临床上最主要的 HEV 急性感染诊断指标,IgM 抗体阳性且 IgG 抗体阳性一般即可诊断;若 IgM 抗体阴性而患者处于发病早期则需进行动态观察;在个别情况下 IgM 抗体阳性但 IgG 抗体阴性,也需进行动态观察。

2.戊型肝炎的临床分型

感染 HEV 后,可表现为临床型和亚临床型。临床型可表现为急性黄疸型肝炎、急性无黄疸型肝炎、淤胆型肝炎和肝衰竭,基本上均表现为急性自限性,一般不会发展成慢性肝炎。最近国外有报道发现肝脏移植患者感染 HEV 后部分可转为慢性,长期免疫抑制治疗的患者感染 HEV 后也可以呈现病程迁延或反复发作的倾向,并可能在较长时间携带病毒。

戊型肝炎的临床经过与甲型肝炎相似,但肝衰竭的发生率较高,病死率为 1%~4%,孕妇感染后的病死率可高达 20%。

(1)急性黄疸型肝炎:符合戊型肝炎的临床表现、生化改变及病原学指标,且患者在病程中出现尿黄和(或)皮肤巩膜黄染,血清总胆红素水平超过正常值上限的 2 倍。

(2)急性无黄疸型肝炎:符合戊型肝炎的临床表现、生化改变及病原学指标,但患者在病程中未出现黄疸,血清总胆红素水平未超过正常值上限的 2 倍。

(3)淤胆型肝炎:表现为较长期(3 周以上)肝内阻塞性黄疸如皮肤瘙痒、粪便颜色变浅、肝脏肿大和梗阻性黄疸(化验结果以直接胆红素升高为主,血清碱性磷酸酶、5′核苷酸酶和 γ-谷氨酰转移酶增高,三酰甘油和胆固醇增高)。肝脏影像学检查肝内外胆管无扩张。

(4)肝衰竭

①急性肝衰竭:起病 14 天内出现极度乏力,消化道症状明显,黄疸急剧加深(每日上升幅度>17μmol/L),肝浊音界进行性缩小,迅速出现 Ⅱ 度以上(按 Ⅳ 度划分)肝性脑病,PTA<40% 并排除其他原因者。

②亚急性肝衰竭:起病 15 天至 26 周内出现极度乏力,消化道症状明显,血清总胆红素高于正常值上限的 10 倍以上,PTA<40%,中晚期患者常出现腹水和(或)肝性脑病。

（5）亚临床型感染：与其他嗜肝病毒一样，HEV 感染后可能不发病，而仅仅引发一个特异性免疫过程。

（6）几种特殊类型的戊型肝炎

①妊娠合并戊型肝炎：孕妇感染 HEV 后，病情较为严重，尤其是妊娠中晚期孕妇感染 HEV，病死率可高达 20%。孕妇感染 HEV 后易发展成肝衰竭，也易致早产、死胎、产后大出血，加重病情。

②老年戊型肝炎：临床症状重，持续时间长，淤胆型肝炎及肝衰竭的发生率较青壮年明显增高，且黄疸深，皮肤瘙痒多见，容易出现合并症和并发症，治疗效果差。

③重叠感染的戊型肝炎：在我国，多见于慢性乙型肝炎患者重叠感染 HEV，也可见慢性丙型肝炎患者重叠感染 HEV。重叠感染后，可使原来肝脏病变加重，肝衰竭的发生率及病死率均明显增高。

④慢性肝病合并戊型肝炎：酒精性肝硬化、药物性肝炎及其他原因不明慢性肝病合并戊型肝炎，可使原来肝脏病变加重，肝衰竭的发生率及病死率均较未合并戊型肝炎的慢性肝病高。

（五）治疗原则

戊型肝炎尚无特异的治疗药物及方法，治疗原则是根据患者的病情轻重、临床类型、合并症及组织学损害区别对待。

1.一般处理

戊型肝炎急性期患者应卧床休息，进食高蛋白质、低脂肪、高维生素类食物，摄取碳水化合物要适量，不可过多，以避免发生脂肪肝。患者不宜饮用含有乙醇的饮料。

2.普通型肝炎的治疗

戊型肝炎为自限性疾病，一般无需抗病毒治疗，可酌情应用一些保肝药物，但应避免滥用。患者有明显食欲缺乏、频繁呕吐并有黄疸时，可静脉滴注 10%～20% 葡萄糖液及维生素 C 等。急性黄疸型肝炎在祖国医学中多属阳黄，其中热重者可用茵陈蒿汤、栀子柏皮汤加减；湿重者可用茵陈胃苓汤加减。

3.肝衰竭的治疗

采用综合性治疗，同时加强护理，密切观察病情变化。应加强支持疗法，维持水和电解质及能量平衡，补给白蛋白和（或）其他血制品，使用抑制炎性坏死及促肝细胞再生的药物。改善肝脏微循环，降低内毒素血症，预防和治疗各种并发症（如肝性脑病、大出血、肾功能不全、继发感染、脑水肿、电解质紊乱、腹水及低血糖等）。合并肝衰竭患者应在早期采用人工肝支持系统治疗，晚期肝衰竭患者可在人工肝支持系统治疗基础上行肝移植手术。

4.淤胆型肝炎的治疗

可根据情况应用肾上腺皮质激素、苯巴比妥、腺苷蛋氨酸等药物，严重淤胆经常规治疗无效者可考虑行人工肝支持系统治疗。

5.特殊情况下戊型肝炎的处理

妊娠特别是晚期妊娠合并戊型肝炎、老年戊型肝炎、慢性肝病合并戊型肝炎、乙型肝炎或丙型肝炎重叠感染 HEV 者，有较高的肝衰竭发生率和病死率，在临床治疗中应对这类患者高度重视，监测、护理和治疗措施应强于普通戊型肝炎患者。若病情出现恶化，应及时按肝衰竭处理。妊娠特别是晚期妊娠合并戊型肝炎患者消化道症状重,产后大出血多见,必要时中止妊娠。国外已有器官移植患者感染 HEV 后出现慢性化的个别报道,对这类患者是否需要抗病毒治疗和抗病毒治疗能否改善患者预后目前尚缺乏循证医学依据。

(六)预防

预防本病的重点是切断粪-口传播途径。因此要加强水源和粪便管理,改善供水条件,搞好环境卫生和个人卫生。对于戊型肝炎患者应适当隔离。饲养场、屠宰场要加强猪粪便等排泄物的处理,防止其污染水源及周围环境。加工猪肉食品时要做到生熟厨具分开使用,避免加工好的猪肉受到污染。

目前我国生物制药原始创新取得重大突破,已研制的"重组戊型肝炎疫苗(大肠埃希菌)"已获得国家一类新药证书和生产文号,成为世界上第 1 个用于预防戊型肝炎的疫苗。

二、乙型病毒性肝炎

很多病毒均可致肝脏发炎,但我们通常所说的病毒性肝炎是指由甲型肝炎病毒(HAV)、乙型肝炎病毒(HBV)、丙型肝炎病毒(HCV)、丁型肝炎病毒(HDV)、戊型肝炎病毒(HEV)分别引发的甲型肝炎、乙型肝炎、丙型肝炎、丁型肝炎和戊型肝炎。除上述五型外,还有部分肝炎患者的病原学不清楚,成为科学家寻找新的肝炎病毒的热点研究领域,近年发现的己型肝炎病毒(HFV)、庚型肝炎病毒(HGV)、输血传播病毒(TTV)也有了相应资料报道。

1993 年在东京召开的第八届国际病毒性肝炎及肝病学术会上正式提出了己型肝炎病毒(HFV)的存在,但该病毒至今尚未分离成功。1991 年 Dienstag 等提出既往静脉内滥用毒品及血友病患者多次输血后发生的非甲非乙肝炎在除外丙型肝炎后就可能是 HFV 感染所致。1992 年 Hibbs 则认为部分与肝炎相关的再生障碍性贫血以及急性重型肝炎的病因,既不是甲型肝炎、乙型肝炎及丁型肝炎病毒,也不是丙型肝炎和戊型肝炎病毒,而很可能是己型肝炎病毒。1993 年 Azar 认为在急性散发性肝炎中即使采用敏感性、特异性强的聚合酶链反应(PCR)等方法筛查病毒病原,但仍无法查明与已知 5 种肝炎病毒有任何关联的病原存在。1994 年 Rasenack 报告在除外巨细胞病毒(CMV)和 EB 病毒(EBV)感染的情况下,输血后肝炎中丙肝病毒感染占 40%,乙肝病毒感染占 14%,而仍有 46% 的患者无法确定其病原体。同年西班牙报告 320 例急性散发性肝炎经血清学和分子生物学检查发现其中 64 例(20%)的患者血清中,甲型至戊型 5 种肝炎病毒感染标志均为阴性。1994—1995 年国内外也分别报告排除甲型至戊型肝炎病毒和巨细胞病毒、EB 病毒 7 种感染情况下,考虑为 HFV 感染造成的己型病毒性肝炎的临床病例。如 Wong 等报告 648 例急性散发性肝炎的病原分类中,甲肝病毒占 72%、乙肝病毒占 10%、丙肝病毒占 1.4%、丁肝病毒占 0.4%、戊肝病毒占 8.8%,7.1% 的患者尚无法确定其病原而被诊断可能是己型肝炎病例。

1994 年,法国学者 Deka 等对法国散发性肠道传播的新型肝炎(非甲非戊型急性肝炎)做了深入研究,他们用患者的粪便提取物感染恒河猴,使其发生了肝炎。在患者的粪便、肝脏中以及感染动物的粪便里提取出了同一种病毒,并称其为己型肝炎病毒。认为其病原体是一类双链 DNA 病毒,基因全长 20kb,病毒颗粒 27~37nm,命名为己型肝炎病毒。1995 年,印度学者又报道在印度发生的水源暴发性流行的非甲非戊型肝炎,与上述 HFV 感染相似,二者是否为同一病毒引起未能最后肯定。

己型病毒性肝炎的病原尚未确定和公认。甚至曾认为己型肝炎病毒是乙型肝炎病毒的一个属型，因此，己型肝炎不存在。但一般认为，HFV 的分离未获成功，目前缺乏特异诊断方法。经血液传播，潜伏期较丙型肝炎长，平均 61 天，有明显亚临床感染，病情及慢性化程度较丙型肝炎轻。在排除 HCV、HEV、CMV、EBV 感染的情况下，方可考虑 HFV 感染。甚至有人认为由于缺乏特异性诊断方法，需要排除甲型至庚型 6 种肝炎病毒及巨细胞病毒（CMV）、EB 病毒感染的情况下，方可考虑己型病毒性肝炎的诊断。

目前，对己型肝炎的具体传播途径还没有一致公认的看法。一般认为粪-口途径和血液传播的可能性都存在。按照以切断传播途径为主的综合防治措施考虑，如处理疫点，隔离患者，严格控制可能的传染源。生活中要加强饮食卫生，严防粪便对生活用水的污染，采用对甲型至庚型肝炎同样的消毒方法，加强对餐饮、幼托保育行业的管理。对服务行业的公用茶具、食具、面巾应进行消毒处理。

对己型肝炎的控制应力争做到早发现、早诊断、早隔离、早报告、早治疗，并及早处理好疫点，防止播散。

对己型肝炎既要加强切断粪-口途径，又要加强切断经血液和注射传播途径进行预防，对献血员的严格检测，加强对血液及其血液制品的生产、供销管理，加强理发、刮脸、修脚用具及牙科器材消毒管理，提倡采用一次性注射器，一人一针一管，对实验室检验采血针、手术器械、划痕针、探针、内窥镜、针灸针均应实行一人一用一消毒，严防医源性感染。

教育全民增强体质，提高抗病力，养成人人讲卫生的习惯，饭前便后用流水洗净双手，不喝生水，不生食水产品，不吃不洁及过期食品。切实做好易感人群的自身防护工作，阻断母婴传播途径。

己型病毒性肝炎的治疗主要根据其临床表现类型，采用抗病毒治疗、中西医结合方法对症和综合治疗。

关于 HFV 的资料较少，需在临床及科研过程中不断积累。

三、庚型病毒性肝炎

（一）病原学

HGV 为单股正链有包膜的 RNA 病毒，基因组全长约 9.4kb，有一个大的开放的读码框架（ORF）编码约 2900 个氨基酸的多聚前体蛋白。其基因组 ORF 的两侧分别为 5′端非编码区（5′-NCR）和 3′端非编码区（3′-NCR）。从基因组的 5′端开始的结构基因依次编码核心蛋白（C 区）、包膜蛋白（E1、E2）区，3′端的非结构基因区编码非结构蛋白。其中 NS3 区编码病毒超 II 组解旋酶、锌蛋白酶和丝氨酸蛋白酶，NS5 编码 RNA 依赖的 RNA 聚合酶（RdRp）。由于该病毒迄今仍不能在细胞上进行体外培养，因此，有关病毒的形态特征和理化特性尚不了解。

（二）临床学

1.发病机理

1996 年，Linnen 等在 Science 杂志上发表论文，肯定了 HGV 与肝炎的相关性。但随后又有学者怀疑 HGV 的致病性，HGV 对肝细胞没有嗜性，且在肝细胞中的滴度较低，HGV 的复制部位至今不明确。HGV 与 HCV、HBV 合并感染并不加重病情。早期得出的致病性的结论主要是将流行病学上的相关性(如传播途径的相关性)与病原学因子混为一谈。HGV 可通过输血及其他血源性途径传播,与 HBV、HCV 共感染率高。但在健康献血员体内 E2 抗体出现率为 10% 以上,难以解释 HGV 仅通过血源性传播。即使单独感染 HGV,其 ALT 水平轻微升高或正常,病理学检测也未见肝细胞明显损害,因此,国际上一些学者相继认为 HGV 并不致病。由于国内外研究者对于 HGV 的研究对象、研究方法不同,出现不同的结果和结论,中国预防医学科学院病毒研究所肝炎室通过追踪单纯 HGV 感染患者的临床症状、体征、血清转氨酶的改变、肝组织的病理、免疫组化和电镜观察,证明单纯 HGV 感染引起的急慢性肝炎临床症状较轻,血清 ALT 呈轻度或中度增高,可以出现黄疸,临床经过一般在一个月左右。肝组织病理可见肝细胞坏死和肝纤维化,免疫组化证明胞浆内有 HGV NS5 抗原表达。这些结果初步表明 HGV 可能与肝病相关,它不仅可在肝内复制与表达,而且可以引起临床型肝炎。

HGV、HCV 同属黄病毒科,但它们的免疫学特性至今仍不清楚。与 HCV 蛋白相比,HGV 蛋白免疫原性更弱,免疫表位更少,且相应抗体出现的时间也很不相同。同一个体 HGV RNA 和 E2 抗体很少同时出现,两者同时出现概率为 2.2%,HGV 抗 E2 抗体能够清除 HGV 病毒,病毒不经治疗自发地产生 E2 抗体,而 HCV 感染者抗体对病毒的清除不起作用。HGV 与 HCV 这种差别可用 E2 区变异来解释。一般来说,包膜蛋白能有效激起机体产生中和抗体。但是,对于同属黄病毒科的 HCV 却不是这样,尽管所有 HCV 感染者产生了体液反应,但抗体不足以中和病毒,并且对异株病毒甚至同株病毒没有保护作用。HCV E2 变异达到 45%,使 HCV 产生免疫逃避,而在 HGV E2 不存在 HVR,因此,机体产生的抗体对病毒具有清除作用。HGV RNA 和抗 E2 抗体在同一个体同时出现的可能原因如下:①表示机体刚开始出现抗体,但没有完全清除病毒的窗口期,这需要观察 HGV RNA 和抗 E2 抗体的动力学规律。②抗体滴度低,病毒的清除需要较高的抗体滴度。③在 1 个个体原先存在 HGV RNA 或抗 E2 抗体,输血后供血者体内存在 HGV RNA 或抗 E2 抗体,如血友病患者。④存在免疫抑制。HGV 包膜上存在包膜蛋白,但用构象依赖性 E2 特异性单克隆抗体不能使来自 HGV RNA 血清产生免疫沉淀反应,病毒颗粒表位被掩盖。也可能病毒颗粒与 Ig 或脂蛋白相关,使一些表位不能显现。

目前,研究人员主要是通过测定负链 RNA 和肝或血浆 RNA 比例以及观察病毒血症动力学变化,并将这些结果与 HCV 相比较来推测 GBV-C/HGV 的复制器官。HCV 与 GBV-C/HGV 都是正链 RNA 病毒,在感染细胞的胞浆内复制。负链 RNA 分子作为新的正链 RNA 或基因组 RNA 的模板,是病毒复制的中间产物。Mellor 等利用半定量 PCR 和链特异性 PCR 方法,研究了 HCV 和 GBV-C/HGV 在肝脏和外周血单个核细胞(PBMCs)中的复制情况,发现肝脏标本中正负链 HCV RNA 水平很高,分别为 $(3\sim11)\times10^6$ 拷贝/10^6 细胞和 $(3.7\times4.2)\times10^3$ 拷贝/10^6 细胞。而正链 GBV-C/HGV RNA 水平较低,最多只有 7.3×10^3 拷贝/10^6 细胞,未检出负链。研究人员还分离出了 PBMCs 的各个亚类,发现正负链 HGV/HCV RNA 水平都很低,提示肝脏和 PBMCs 均不是 GBV-C/HGV 的复制场所,肝内检出的少量正链 RNA 可能是血浆污染所致。倘若 GBV-C/HGV 在肝内复制,其复制水平及肝/血浆 RNA 比例应该与已知的 HCV 类似。Pessoa 的研究显示,肝脏 HGV RNA 水平远远低于 HCV RNA,其肝脏/血浆 RNA 比仅为 0.3,而 HCV 却达 129,这提示两种病毒的复制互不影响。除了肝脏和血浆外,研究人员还尝试在其他部位检测 HGV。Laskus 等在 4 例 AIDS 患者的血清、肝脏、脾脏、骨髓、淋巴结、胰腺、甲状腺、肾上腺、肾脏、肺、肌肉、皮肤和脊髓等 12 种不同组织中检出了 HGV RNA,其中 3 人的骨髓样本、2 人的脾脏样本和 1 人的肝脏样本中检出了 HGV 负链 RNA。由此推测 HGV 的主要复制部位不在肝脏。

虽然多数实验支持 HGV RNA 不在肝脏复制,但也有人持相反观点。Madejon 等在 7 份慢性肝炎患者的肝脏标本中检测到了正链 HGV RNA,且正链 RNA 的数量是负链 RNA 的 5~25 倍,这与 HCV 类似,而血清和 PBMCs 中只检出了正链 RNA,未发现负链 RNA,提示 HGV 的复制部位在肝脏,而不在 PBMCs。

2.临床特征

HGV 相关性肝炎,一般临床症状较轻,黄疸少见,丙氨酸转氨酶(ALT)均值较丙型肝炎(HC)患者低,约有一半 HGV 感染者 ALT 正常,另一半可发展成临床型肝炎,因其与 HC 及乙型肝炎(HB)具有共同的感染途径,故可与 HCV 和或 HBV 联合感染。庚型肝炎临床特点常表现为急性肝炎特点,也可在暴发型肝炎中流行,其表现缺乏明显特异性,有一般病毒性肝炎的症状和体征,例如食欲缺乏、恶心、右上腹部不适、疼痛、黄疸、肝大、肝区压痛等。确诊主要依靠实验室检查,目前检测方法包括排除法、非特异性检查法、抗-HGV 检测及 HGV-RNA 检测等,后二者的检测最为准确。一般来说,庚型肝炎病例大部分呈急性过程,经休息、护肝治疗可获痊愈,只有少部分可能发展成为慢性肝炎。至于是否可以进一步发展成为肝硬化、肝癌,目前尚不很明确。以反转录-聚合酶联反应(RT-PCR)方法来评价病毒血症的变化,发现至少有 5 种 HGV 阳性模式:

(1)一过性病毒血症,病毒很快被机体免疫反应所清除,临床上呈急性肝炎或亚临床经过。

(2)连续 9 年血清中均含有中到高滴度的 HGV,且病毒的滴度并不随着时间而波动。

(3)病毒持续处于低滴度状态。

(4)间隙性病毒血症。

(5)偶尔发现病毒血症,病毒滴度波动甚大。

表明 HGV 可在机体内持续存在,易演变为慢性持续感染状态,临床上表现为慢性肝炎或无症状病毒携带者。

各地对 HCV 的研究多为分子生物学与流行病学研究与分析,在其临床病理特征和病毒定位方面报道较少。法国 Bralet MP 分析 105 例慢性 HCV 感染的肝活检标本,其中 17 例同时感染 HGV,把 HCV 单独感染组与 HCV、HGV 共同感染组进行组织学比较,发现在肝炎活动、肝纤维化、肝硬化程度等方面两组间无统计学差异。为建立动物感染模型,BukhiJ 等以 HGV 阳性血浆(含 $1×10^7$~$1×10^8$ HCV 基因组),静脉注入 2 只黑猩猩体内,随访 75 个月,接种 16 周后血清 HGV 滴度达 $1×10^6$~$1×10^7$,结果 2 只黑猩猩均未出现肝炎,每周测定 ALT 均正常,肝组织学未见炎症改变。但我国许家璋等从 1100 例各型肝炎中检出 HGV RNA(RT-PCR)阳性病例 75 例,其中单独 HGV 感染者 23 例(30.7%),重叠 HAV、HBV、HCV 或 HEV 感染者 52 例(69.3%)。并着重开展庚型肝炎临床和病理研究,对临床和病理确诊的 22 例庚型肝炎做了系统观察,结果提示:HGV 感染的临床模式有 6 种,以重叠 HBV、

HCV、HAV 或 HEV 感染为主,占 63.6%(14/22),又以重叠 HBV 或 HCV 居多,在重叠 HBV 感染时应警惕发生重型肝炎的可能。单独 HGV 感染者临床少见。其中单独 HGV 感染者 8 例临床病理特征是:临床症状轻,多为亚临床型。体征少,慢性化程度高。血清 ALT 和 AST 呈轻度或中度升高。肝组织损伤较轻,多为灶性坏死和轻度碎屑样坏死,汇管区有不同程度淋巴细胞浸润。电镜下见肝细胞线粒体肿胀、肝糖原颗粒聚积、肝纤维组织增生早但程度轻。HGV 在肝组织内呈散在分布,为胞浆型。证实了 HGV 属嗜肝病毒,免疫损伤可能参与了庚型肝炎的肝损伤机制,HGV 具有致病性。诸多用免疫组化及原位杂交等技术对肝组织学研究,也证实 HGV 在慢性肝炎、重症肝炎等各类肝炎的发病中起一定作用。但有人在胰腺组织中检出 HGV N55Ag,认为 HGV 确实存在肝外感染,可能为一泛嗜性病毒。目前我国学者已成功地建立了中国恒河猴 HGV 感染的动物模型,初步证实恒河猴对 HGV 敏感。其研究结果显示,无论是小剂量 HGV 阳性血清多次攻击,还是大剂量一次攻击,实验动物在受攻击后第 30 天血清 ALT、AST 轻度升高,且可持续异常 9 个月之久,感染后第 30 天、第 90 天血清中均可检出 HGV RNA,序列分析证实为 HGV cDNA。提示,HGV 是一种嗜肝病毒,具有致病性,感染后可导致血清学和组织学系列变化,虽组织学损伤轻,但慢性化程度高。HG 动物模型的建立,为进一步研究 HGV 的致病性,HGV 感染时对肝组织的进行性损伤过程以及 HG 的发生、发展等临床经过及防治的规律提供了良好的研究基础。

3.诊断

依据流行病学资料,临床症状体征和实验室检查综合判断。必要时则须进行肝穿刺,对肝组织做病理组织学检查及免疫组化或分子杂交法做病原学检查。

(1)流行病学资料:GBV-C/HGV 的传播主要通过输血和注射途径,亦可经拔牙及其他非肠道感染所致。在献血员中,GBV-C/HGV 感染率较高,有时可能高于 HCV。对有上述行为者视为高危人群。

(2)症状、体征

①HGV 感染的亚临床状态。如同 HBV、HCV 感染一样,HCV 的感染也可以只表现为健康携带状态,没有任何的临床的、生化的和组织学的异常表现。

②急性庚型肝炎。急性庚型肝炎一般临床症状较轻,黄疸发生率较丙型肝炎少见,血清 ALT 平均值较丙型肝炎低,少数病例可发展为暴发型庚型肝炎。

③慢性庚型肝炎。发展成慢性庚型肝炎的比率较丙型肝炎少见,约 20% 感染了 HGV 的多次受血者转为慢性肝炎。慢性庚型肝炎表现为持续性或反复间断性 ALT 异常超过半年以上,多数患者的血清谷草转氨酶(AST 或 GOT)大于正常值,碱性磷酸酶(AKP 或 ALP)高于正常值,部分慢性庚型肝炎病程长期迁延不断可发展至肝硬化甚至肝癌。

④庚型肝炎的肝外表现。HGV 感染后,除可引起肝脏症状外,尚可诱发再生障碍性贫血。因此,在再生障碍性贫血的鉴别诊断中,应考虑把庚型肝炎列为常规范畴。

(3)肝功能检测

①色素代谢功能检查:a.血清总胆红素(TB)。黄疸型肝炎时血 TB>17.1μmol/L,血清直接和间接胆红素均升高,但前者升高幅度高于后者。b.尿三胆。急性肝炎早期尿中尿胆原增加,黄疸期尿胆红素及尿胆原均增加,淤胆型肝炎时尿胆红素强阳性而尿胆原可阴性。

②血清酶的检测：a.血清谷丙转氨酶（ALT 或 GPT）。此酶在肝细胞浆内含量最丰富，肝细胞损伤时即释出细胞外，因此，是非特异性肝损害的指标。急性病毒性肝炎在黄疸出现前 3 周 ALT 即开始升高，直至黄疸消退后 2～4 周恢复正常。慢性肝炎病情活动进展时 ALT 亦升高。重型肝炎时由于大量肝细胞坏死，ALT 随黄疸迅速加深反而下降，出现胆一酶分离现象。b.谷草转氨酶（AST 或 GOT）。在 ALT 升高的同时 AST 也升高。AST 有两种同工酶，一为 ASTs，存在于胞质。一为 ASTm，存在于线粒体。肝病早期或肝病较轻微时仅有 ASTs 释入血流，故数量较少。病变持续及较严重时，肝细胞破坏，ASTs 和 ASTm 均释入血流，因而 AST 的量增加，便 AST/ALT 的比值发生改变。c.γ谷酰转肽酶（γ-GT）。是胆管梗阻的灵敏指标，但在急性肝炎时也大都升高，阳性率达 100%（黄疸型）及 95.3%（无黄疸型），慢性肝炎 96.7%，阻塞性黄疸和肝癌则均 100% 升高。如无黄疸或黄疸指数极轻微，γ-GT 增高非常明显时，则提示肝脏内有局限性梗阻现象，应考虑是否胆石、肝癌、肉芽肿等阻塞局部胆管的可能。d.碱性磷酸酶（AKP 或 ALP）与 γ-GT 意义相似。

③蛋白代谢功能检测：肝脏损害时，由于血清蛋白发生质与量改变，可产生血清胶体稳定性试验的异常反应，常用于麝香草酚浊度试验（TTT）。慢性肝炎及肝硬化时，血清白蛋白（A）往往明显降低，而丙种球蛋白（G）则升高，形成 A/G 比值倒置现象。亦可采用血清蛋白电泳或各种免疫球蛋白的定量检测，慢性肝炎或肝硬化时 γ-球蛋白增高。

④其他检测：a.血凝血酶原时间（PT）。PT 明显延长时常表示肝损害严重，有发展为重型肝炎倾向。凝血酶原活动度（PTA）：用患者测出的 PT 秒数，与正常人测出的 PT 秒数减去常数 8.7 对比，即可求得其 PTA。PTA＝[（正常人 PT 秒数－8.7）÷（患者 PT 秒数－8.7）]×100%。b.血氨测定。氨是一种有害物质，正常人血液内有游离氨存在，其来源主要是蛋白质代谢和肾脏本身形成，称"内源性氨"。消化道出血后，由于微生物产生的氨基氧化酶作用产生氨，以及经口摄入含氨物质称"外源性氨"。在正常情况下肝脏均能处理，使有毒的氨转变成其他物质如尿素排出体外，从而达到解毒的目的。当肝脏严重损害时，合成尿素的功能发生障碍，或者因门-体侧支循环使肠道吸收的氨，不经肝脏解毒而直接进入体循环，此时血氨升高。

（4）GBV-C/HGV 感染的标记物检测

①用间接 EIA 法检测 HGV IgG 特异性抗体：根据抗原抗体间特异性结合的原理，将人工合成的多肽抗原（如 NS3 及 NS5A、NS5B 区段等）包被于固相载体，待检血清中的 HGV IgG 与之反应后，再用酶标抗人 IgG 检测抗体。当加入相应底物后，酶使底物氧化，使无色底物变为有色，用酶标仪测定 OD 值来确定抗 HGV IgG 的有无及含量。检测 GBV IgG 在流行病学调查中具有重要意义，初步研究表明我国 HGV 感染率较高，是输血后肝炎的一个重要病因。HGV 抗体在感染后 21 天才能产生，但在 HGV 慢性感染者中仅 21% 的患者有 HGV 抗体。目前 EIA 检测 HGV IgG 抗体方法的敏感性和特异性仍有很大缺陷，抗体的检测只能用来回顾性诊断和对庚型肝炎病毒感染的流行病学调查。对现症庚型肝炎病毒感染诊断的意义不大。

②应用巢式基因扩增检测 HGV-RNA。血清中的 HGV 颗粒经异硫氰酸胍一步法裂解提取 HGV-RNA 模板，反转录成 cDNA，再采用从多株 HGV 的 5'NTR 中找出共同序列设计的内、外两对引物进行两轮 PCR 扩增。产物经电泳后以溴化乙啶染色，在紫外线灯下阳性条带

可发橙黄色的荧光,与标准分子条带对比进行结果判断。RT-PCR 检测 HGV/GBV-C 核酸,是目前可靠的病原学诊断方法,可检出 HGV 无症状感染者,可用于献血员的筛检和肝炎患者分型诊断。

③肝细胞内 HGV-RNA:临床符合急性肝炎,血清或肝内 HGV-RNA 阳性,无其他型肝炎病毒急性感染标志,即可诊断为急性庚型肝炎。临床符合慢性肝炎,血清或肝内 HGV-RNA 阳性,或血清抗 HGV 阳性和血清或肝内 HGV-RNA 阳性,除外其他型肝炎,即可诊断为慢性庚型肝炎。

4.检验方法

(1)应用 EIA 间接法检测抗 HGV IgG:根据抗原抗体间特异性结合的原理,将人工合成的多肽抗原(如 NS3 及 NS5A、NS5B 区段等)包被于固相载体,待检血清中的 HGV IgG 与之反应后,再用酶标抗人 IgG 检测抗体。当加入相应底物后,酶使底物氧化,使无色底物为有色,用酶标仪测定 OD 值来确定抗 HGV IgG 的有无及含量。

①材料

a.聚乙烯微孔反应板:48 孔或 96 孔。

b.可变微量加样器:20μL 和 100μL 各 1 支。

c.基因工程表达或人工合成的多肽抗原(NS3,NS53、NS3/4)用于包被。

d.抗-HGV IgG 阴性和阳性对照血清。

e.HRP-羊抗人 IgG。

f.包被液:0.5mol/L pH 9.5～9.6 的碳酸盐缓冲液(碳酸钠 15.9g,碳酸氢钠 29.3g,加水至 1000mL)10 倍稀释后使用。

g.洗液:0.01mol/L pH 7.2～7.4PBS(内含 0.85％氯化钠,0.05％ Tween20)。

h.稀释液:0.01mol/L pH 7.2～7.4PBS,用于稀释血清和标记抗体。

i.底物液用前新配制:底物 TMB,加基质液 10mL(磷酸盐 18.4g,枸橼酸钠 5.1g,溶于 1000mL 去离子水中,pH 5.0,4℃(保存备用)。待用时溶化后加 3％过氧化氢 50μL 混合均匀后立即使用。

j.终止液:2mol/L H_2SO_4。

②试验步骤

a.将多肽抗原用包被液稀释成最适浓度(方阵滴定选择,一般 1～100μg/mL),包被微孔反应板的微孔,每孔 100μL,4℃过夜。

b.用 PBS 洗 3 次,每次 3 分钟,拍干。

c.每孔各加入 100μL 用稀释液适当稀释(用阳性与阴性血清作方阵滴定选取,一般 1∶10～1∶100稀释)后的待检血清和阴阳性对照(阴性对照 3 孔,阳性对照 2 孔),37℃ 1 小时。

d.负压下用 PBS 洗板 4 次,抽干。

e.加酶标羊抗 IgG,每孔 100μL,37℃ 1 小时,洗 4 次,每次拍干。

f.每次加入 100μL 新鲜配制的底物溶液,放室温暗处显色 15～30 分钟,当阳性对照显色后,每孔加入 1 滴(50μL)2mol/L 硫酸终止反应。

③结果判断:测定 450nm 的 OD 值,以标本吸光度值大于等于临界值为阳性,反之为

阴性。

④意义:HGV/CBV 是最近发现的一种新型肝炎病毒,初步研究表明我国 HGV 感染率较高,是输血后肝炎的一个重要病因。HGV 抗体在感染后 21 天才能产生,在 HGV 慢性感染者中仅 21% 的患者有 HGV 抗体。目前 EIA 检测 HGV IgG 抗体方法的敏感性和特异性仍有很大缺陷,抗体的检测只能用来回顾性诊断和对庚型肝炎病毒感染的流行病学调查,对现症庚型肝炎病毒感染诊断的意义不大。

(2)应用巢式基因扩增检测 HGV-RNA:血清中的 HGV 颗粒经异硫氰酸胍一步法裂解提取 HGV-RNA 模板,反转录成 cDNA,再采用从多株 HGV 的 5′NTR 中找出共同序列设计的内外两对引物进行两轮 PCR 扩增。产物经电泳后以溴化乙啶染色,在紫外线灯下阳性条带可发橙黄色的荧光,与标准分子条带对比进行结果判断。

①材料

a.样品裂解液(8mol/L 异硫氰酸胍,42mol/L 枸橼酸钠,0.83% 十二烷基肌氨酸,0.2mmol/L β-巯基乙醇)－20℃保存。

b.2mol/L 醋酸钠 pH 4.0。

c.水饱和酚。

d.氯仿/异戊醇(49∶1)。

e.无水乙醇及 70% 乙醇。

f.含 RNasin(1U/μL)的 DEPC 双蒸水。

g.反转录反应混合液(5mmol/L KCl,10mmol/L tris-HCl pH 8.3,1.5momL/L MgCl$_2$,0.1g/L 明胶 0.2mmol/L dNTPs,25pmol 外引物,AMV 反转录酶 1.5U),反应体系 20μL。

h.第 1 次 PCR 反应混合液(50mmol/L KCl,10mmol/L Tris-HCl pH 8.3,1.5mmol/L MgCl$_2$,0.1g/L 明胶,0.2mmol/L dNTPs,25pmol 的一对外引物,2UTaq-DNA 聚合酶),反应体系 50μL。

i.第 2 次 PCR 反应混合液成分与第 1 次 PCR 相同,所不同的是引物为 50pmol 的 1 对内引物。

j.加样缓冲液(2.5g/L 溴酚蓝,400g/L 蔗糖水溶液)。

k.10mg/mL 溴乙啶。

l.PCR 扩增仪。

②试验步骤

a.50μL 血清加 80μL 样品裂解液,65℃ 40 分钟。

b.加 2mol/L 醋酸钠缓冲液(pH 值 4.0)70μL,水饱和酚 200μL,氯仿:异戊醇(49∶1)50μL,上下颠倒混匀,1400r/min,离心 6 分钟。

c.吸取上清液至另一新的 Eppendorf 管。

d.加入 2 倍体积无水乙醇,充分混匀-20℃过夜。

e.14000r/min,离心 15 分钟,吸去上清液,加入 70% 乙醇至 Eppendorf 管 2/3 处,混匀,洗涤沉淀 14000r/min,离心 15 分钟,吸去上清液。

f.加入反转录反应混合液 20μL,42℃ 30 分钟。

g.取 $10\mu L$,反转录反应产物,加 $40\mu L$ 第 1 次 PCR 反应混合液,液状石蜡封盖。第 1 次 PCR 循环:94℃变性 4 分钟后,94℃ 60 秒,55℃ 90 秒,72℃ 120 秒。30 个循环。

h.取 $5\mu L$ 第 1 次 PCR 扩增产物与 $45\mu L$ 第 2 次 PCR 反应混合液于另一新的 Eppendorf 管。液状石蜡封顶。循环温度与时间:94℃ 60 秒,55℃ 90 秒,72℃ 120 秒。30 个循环。

i.取 $8\mu L$ 第 2 次 PCR 扩增产物与 $1.5\mu L$ 加样缓冲液混合后电泳,待溴酚蓝泳动至适当位置时停止电泳。

j.电泳完毕,将电泳凝胶板浸于含 $0.5\mu L$ 溴乙啶的溶液中染色 15 分钟。

③结果判断:紫外灯下观察,见到特定分子量大小的橙黄色条带为阳性。电泳时将产物与 DNA 分子量标志物一同电泳,观察阳性条带的分子量大小。

④意义:RT-nPCR 检测 HGV/CBV-C 核酸是目前唯一较可靠的病原学诊断方法。我国 HGV 感染率较高,HGV 主要经血和肠道外途径传播,特别是 HGV 的无症状感染造成的隐性感染源,给控制其传播带来很大的困难。敏感、特异的检测方法,用于筛选供血员和肝炎患者的分型诊断,对控制 HGV 在国内的传播具有十分重要的意义。

(三)流行病学

1.传播方式

HGV 的传播与 HBV 和 HCV 相似,即主要经血和肠道外途径传播。目前发现有:输血或血制品,静脉吸毒,使用污染注射器,母婴传播,文身,医源性传播即接触血源的医护人员,慢性乙型肝炎患者中同性恋者。

在上述传播途径中以前两者为主。但 Alter 等分析了 268 例急性肝炎患者,其中有 6 例单纯 HGV 感染,仅 1 人有静脉吸毒史,1 人有输血史,提示 HGV 的传播途径很复杂,感染 HGV 的危险因素应进一步探讨。

2.流行情况和造成的危害

流行病学调查结果表明,GBV-C/HGV 广泛分布于世界各地。目前,美国、澳大利亚、南美及法国等欧洲国家和非洲部分国家等 40 多个国家或地区均有 HGV 感染的报道。中国预防医学科学院病毒所肝炎室应用 HGV-NS3 基因重组抗原、NS5a 和 C 区合成肽抗原检测我国不同省市一般人群中 HCV 抗体,结果表明,我国各省市均有 HGV 感染存在,但不同地区 HGV 流行率不同。抗-HGV 抗体阳性率在 5% 以下的有内蒙、浙江、河南、辽宁、甘肃、四川六省(自治区),抗-HGV 阳性率在 20% 以上的有新疆、河南和宁夏 3 省(自治区),其中抗-HGV 最低的是内蒙(2.78%),最高的是宁夏(33.7%),21 省(自治区)的平均阳性率为 11.92%,表明 HGV 感染在我国普遍存在。

近年来的研究显示,HGV 在献血员及其他高危人群中感染率较高,应用 RT-PCR 检测 HGV/GBV-CRNA,发现献血员中 HGV/GBV-C 的携带率为 1%～4.2%,ALT 异常(ALT> 45IU)的献血员比 ALT 正常者高。虽然献血员 HGV 病毒血症的发生率比 HCV 至少高出 5 倍,但约 1/3 的患者可在 3 年内将病毒清除,提示 HGV 的暴露人数大大高于实际检测到的人数。HGV/GBV-C 经血传播,它感染的高危人群是静脉吸毒者、血液透析者、输血和使用血制品者,其 HGV/GBV-C 检出率高于一般人群 20～30 倍,静脉吸毒者中 HGV/GBV-C 的流行率为 30%～44%。Sehulte-Frohlinde 等用抗 E2 和/或 HGV RNA 作为过去或现在感染

HGV 的标志物,发现血液透析患者中 HGV 的感染率 34.7%。Alter 等随访了 8 名输血后急性 HGV 感染的患者,其中 3 人 3 年内 HGV 阴转,其余 5 人病毒血症持续 4~6 年,多数人未出现肝脏病变。

HGV 感染的一个最大特点就是与 HBV、HCV、HDV 重叠或合并感染多见。Nakatsuji 等采用 RT-PCR 技术检测 81 例慢性乙型肝炎患者中 HGV RNA 检出 4 例,阳性率为 4.9%。21 例急性乙型肝炎患者中 3 例阳性,阳性率为 14.3%。105 例慢性丙型肝炎患者中检出 14 例,阳性率为 13.3%。53 例急性丙型肝炎患者中检出 7 例,阳性率为 13.2%,其中 5 例 (71.4%) 为输血后肝炎。Linnen 等对欧洲 72 例慢性乙型肝炎患者进行 HGV 检测,7 例阳性,阳性率为 18.75%。Hadziyannis 等用 EIA 法检测了 100 例反复输血者的 GBV-C 抗体,并进一步进行 GBV RNA 检测,结果 GBV-C 慢性感染率为 19%。这 19 例阳性者中 7 例 (36.8%) 抗-HCV 也为阳性。中国预防医学科学院病毒研究所肝炎室应用 RT-PCR 和 EIA 方法分别对我国不同临床型肝炎患者和 21 省市一般人群中 HGV 感染状况进行了调查,结果表明我国不同临床型肝炎患者中 HGV RNA 的阳性率在急性肝炎、慢性肝炎和肝硬化中分别为 11.5%、28.0% 和 16.0%。在非甲—非戊型肝炎患者中 HGV RNA 的阳性率为 30.3%,表明 HGV 占我国不明原因肝炎的 1/3 左右。另外,HGV 与 HDV 的共同感染尤为多见,在 36.7% 的丁型肝炎中可检出 HGV RNA。这说明 HGV 与 HBV、HCV、HDV 有共同的传播途径和易感染因素。

(四)预防控制

庚型肝炎是血液传染疾病的一种,因此,预防措施和其他血源性传染病与乙型肝炎相似。

(1)小心清洁伤口及包扎妥当。

(2)处理被血液或体液污染的地方或用具时,都应戴上胶手套,用 1 份漂白水加 4 份水消毒带有病毒的物件。

(3)不要与人共用剃刀、牙刷、指甲钳等容易令皮肤受损的器具,也不要与人共用针筒、针头注射毒品。

(4)避免文身、针灸或文眉、脱痣等手术,如有需要,尽量使用"用后即弃"的器具,或确保仪器彻底消毒。

(5)减少性伴侣的数目,采取安全性行为和正确使用安全套。

迄今,对 HGV 基因结构、分子生物学特点、分子流行病学特点和人群分布特点了解较多,但对其复制、转录及翻译机制、HGV 形态学、HGV 致病性及病理学特点、血清学诊断及其临床和流行病学意义、感染的自然史和与其他病毒的交互作用关系的了解还不完全清楚,更没有特异的预防和治疗方法。尽管对其致肝病的作用争议颇大,但作为一个感染人类的新病毒因子,对其相关的基础研究还是应该大力开展。

四、TT 病毒家族

1997 年日本学者 Nishizawa 等以 5 名输血后非甲至庚型肝炎患者作为研究对象,用代表性差异分析(RDA)法从血清中克隆出新的病毒,并以第一位患者姓名的缩写字母命名为 TT

病毒(TTV)。尽管 TTV 也暗指病毒性肝炎输血传播病毒(TTV),但输血并非其传播的唯一形式。TTV 家族包括了原浆型 TTV、SANBAN、TUS01、TJN01、YONBAN、TTV 样微小病毒(TLMV)。

1.病原学

TTV 是一种单链无包膜环状 DNA 病毒,其基因组全长 3.9kb。在基因组序列、编码的蛋白和生物物理性质上与圆环病毒科非常接近,但在大小、核酸及氨基酸水平上有差异,目前 TTV 还未被精确分类,也有学者将其归类于微小病毒科。病毒基因组分为约 1.2kb 的非翻译区和 2.6kb 的翻译区,非翻译区中含有一个 GC 丰富区,能形成茎环特征性二级结构,可能与病毒复制有关。翻译区包含两个开放阅读框架(ORF),ORF-1 位于该基因组的 589～2898 位核苷酸,编码 770 个氨基酸;ORF-2 位于 107～712 位核苷酸,编码 202 个氨基酸。ORF-1N 端为富含精氨酸的高亲水区。ORF-1 和 ORF-2 可能分别编码衣壳蛋白和非结构蛋白,且部分 ORF 相互重叠。TTV 虽为 DNA 病毒,但变异率很高。目前已报道的变异株包括 SANBAN、TUS01、TJN01、YONBAN、TLMV 等。由于目前尚无统一的分型方法,TTV 基因型难以定论。目前一致的意见是 TTV 的基因型和 TTV 是否存在高变区,都应该在比较不同地区 TTV 全基因组序列后,方可得出合理的结论。

2.流行病学特性

继日本之后,中国、英国、德国、泰国、巴西、新西兰、中非也先后发现了 TTV 的存在。TTV 在人群中的分布极为广泛,据各国对不同人群 TTV 感染的流行病学调查,一般人群的 TTVDNA 阳性率多在 10% 以上。TTV 主要经血液传播,暴露于血液的人群(如职业供血员、静脉药瘾者、血液透析和输血患者等)TTV DNA 阳性率明显高于一般人群。TTV 的性传播可能不起主要作用。TTV 不仅可以通过输血、血液制品传播,而且还可以通过母婴垂直传播。母乳也可能是婴儿 TTV 的传播途径。TTV 的传播不仅限于输血和母婴传播,日常生活接触极有可能是 TTV 传播的重要途径,是造成人群高比例携带的原因。粪便中检出 TTV DNA 提示肠道传播可能也是 TTV 传播的途径之一。

3.临床特征和致病性

TTV 的感染率虽然不低,但其致病性却不强。总的来讲,绝大多数 TTV 感染者都表现为无症状的携带者,无明显的肝炎生化改变,肝穿活检亦无明显病理变化。在少数有谷丙转氨酶(ALT)升高的病例中,TTV 也常被较快清除而表现为急性的或一过性的感染。但也有资料显示,TTV 感染与暴发型肝炎、肝炎后肝硬化、ALT 长期波动的慢性肝炎等有一定的关系。对有明显肝炎症状的 TTV 感染者,应积极进行保肝治疗,注意营养和休息,禁酒,避免使用对肝脏有损害的药物。TTV 感染后能否引起肝脏炎症反应,存在较大的争议,但目前倾向于认为 TTV 不具致病性。

4.实验诊断

目前,TTV 的检测方法主要是 PCR,也有人探索利用斑点杂交的方法对其进行检测。在 TTV 的检测中 PCR 方法与斑点杂交方法相比较,PCR 方法的灵敏性远高于斑点杂交法,但是斑点杂交法的特异性要优于 PCR,把两者结合起来不失为一种理想的方法。采用免疫沉淀法可检测血清中的抗-TTV,但由于该技术较为复杂,且易出现实验误差,不宜用于大规模筛检。最近,国内已有一些公司建立了抗,TTV酶联免疫法,具有灵敏度好、特异性强、操作简便等优点。

5.治疗

TTV感染尚无特效药物治疗,曾有人应用干扰素治疗丙肝合并TTV感染的患者。也有应用泛昔洛韦治疗TTV感染的患者。抗病毒药物对TTV的作用机制如何,是否类同抗乙肝病毒,也值得进一步研究。

五、SEN病毒

1999年6月,意大利Diasorin研究中心的Primi研究小组宣布发现了一种新型病毒,其基因组序列与已知的任何一种病毒的同源性小于50%,他们认为这种病毒极有可能引起急性和慢性肝炎,并可能是80%的输血相关的非甲至非戊型肝炎的主要致病因子。由于这种病毒最初是在一个名字首拼为SEN的人类免疫缺陷病毒(HIV)感染患者血液中发现的,故命名为SEN病毒(SENV)。

1.病原学特点

SENV是一组无包膜、单链、环状DNA病毒,属圆环病毒科。血清中SENV的CsCl浮密度为1.33~1.35g/mL,病毒颗粒直径大约为30nm。根据其基因组的差异,可分为SENV A~H 8种亚型,各亚型间基因序列差异在15%~50%之间。病毒基因组全长依不同的病毒株而异,约3.2~3.8kb。整个基因组结构和TTV类似,有3个开放阅读框架(ORF),其中ORF-1与ORF-2交错重叠,ORF-3位于ORF-1的3'末端。在ORF-1的N末端有一个富含精氨酸/赖氨酸区域,此区域在大多数SENV中高度保守。虽然结构上与TTV类似,但其核苷酸及氨基酸序列与TTV原型相比同源性分别小于55%和37%。

2.流行病学特点

在献血者中SENV的感染率为13%,在接受过输血的人群中超过70%。SENV-D和SENV-H在供血者中感染率很低(低于1%),而在与输血相关的非甲至非戊型肝炎患者中感染率超过50%,这表明SENV-D和SENV-H可能与输血相关的非甲至非戊型肝炎的发生有关。SENV主要通过输血及血液制品的输注来传播,静脉吸毒、共用注射器传播也是SENV的重要传播方式。其他传播方式,包括血液透析、血浆置换、肝脏移植、粪,口途径和母婴垂直传播等,目前均有报道。

3.临床特点和致病性

SENV有可能引起急性或慢性肝炎,尤其是在慢性非甲至非戊型肝炎患者中,SENV的检出率很高(68%),但大多数SENV阳性者并不发病。SENV可长期存在于感染者体内,在31名感染者中,45%体内SENV可持续存在1年以上,13%可持续存在12年。对10名非甲至非戊型肝炎患者进行病毒血症发生与ALT水平变化相关性的研究表明,SENV感染发生于ALT升高之前或在ALT升高的同时。

SENV 可与其他病毒联合感染,在 HCV 感染者中,SENV 检出率可达 11%;在 HBV 感染者中可达 20%,而在 HIV 感染者和静脉吸毒的人群中 SENV 的阳性率超过 21.5%。SENV 与 HCV 合并感染的患者其 ALT 水平并不比 HCV 单独感染者的 ALT 水平高,这表明联合感染并不加重丙型肝炎患者的病情。目前已发现 SENV-D 株和 SENV-H 株与输血相关的非甲至非戊型肝炎的发生有某些关联,但要证明 SENV 是输血后非甲至非戊型肝炎的致病因子还需要进一步的证据。

对肝细胞癌患者作 SENV 检测,发现 SENV 单独导致肝癌的可能性不大。然而调查儿童 SENV 感染状况时却发现 SENV-D 型在急性重症肝炎患者中感染率高达 60%,因此认为 SENV-D 亚型可能是导致急性重症肝炎的危险因素之一。

4.实验诊断

目前针对 SENV 的 ORF-1 序列已建立了检测病毒基因组的 PCR 方法。所用引物对从 A~I 的每种 SENV 变异株特异,也就是说一对引物不能通过单一的 PCR 反应检测出所有的 SENV 变异株。

虽然目前已明了 SENV 基因组的完整序列,但尚未确定免疫决定簇。因此,至今还没有血清学方法来检测病毒抗原或抗病毒抗体。

5.治疗

应用 α-干扰素对慢性丙型肝炎患者重叠 SENV 感染进行治疗,发现 SENV 对 α-干扰素治疗敏感,16 例患者中有 15 例出现 SENVDNA 水平下降,其中 11 例(69%)表现为持续下降。联合利巴韦林用药,发现 HCV 和 SENV-D 对高剂量治疗都很敏感,但 SENV 影响 HCV 对药物应答尚存争议。

通过 HBV DNA 对拉米夫定的应答发现,SENV 感染组与无感染组之间存在显著性差异,表明慢性乙型病毒性肝炎患者在治疗过程中重叠 SENV 感染可能会使 HBV DNA 对拉米夫定的应答率下降。

六、第三种经肠道传播的病毒性肝炎

目前已知两种主要经肠道传播的肝炎病毒是 HAV 和 HEV。Arankalle 等对 1955 年至 1993 年印度 17 次经水源性传播的肝炎流行进行回顾性研究发现:46% 的安达曼岛流行的肝炎患者为 15 岁以下的青少年,而戊型肝炎患者多为成年人;安达曼岛流行的肝炎和历次经水源性传播的肝炎患者均排除甲肝和戊肝。另一项研究也发现:23% 的流行性肝炎患者和 44% 的散发性急性肝炎患者 HAV 和 HEV 感染标志阴性,同时也排除了其他已知肝炎病毒的感染。以上证据表明很有可能存在第三种经肠道传播的病毒性肝炎,但尚需病原学、血清学、分子生物学的进一步研究和证实。

七、肠道病毒(Coxsackie 病毒与 Echo 病毒)

肠道病毒所致的肝脏炎症很少见,仅占各种病毒所致肝脏炎症的 1.8%,儿童较成人多见。临床表现多样,A 型与 B 类 Coxsackie 病毒可引起疱疹性咽峡炎、无菌性脑膜炎;手-足-口腔病、流行性肌痛症、呼吸道感染、心包炎、心肌炎以及少见的脑炎。Echo 病毒可引起发热、出疹、脑膜炎、腹泻及呼吸道感染等。Coxsackie 病毒的各类型与 Echo 病毒各型均可引起肝脏炎症。个别报道认为儿童的 Reye 综合征与 B2 型 Coxsackie 病毒有关。

病原体为 RNA 病毒,存在于世界各地。由于肠道病毒在人类肠道内繁殖,主要通过粪-口途径或飞沫传播。肠道病毒也可从健康人的粪便中排出。从患者的洗咽液、粪便、肛拭子以及活检标本中可分离出病原体。抗体检测可用中和试验和补体结合反应。病后可出现特异性抗体。

潜伏期:Coxsackie 病毒 3～5 天,Echo 病毒 1～3 天。

临床生化改变:血象见白细胞减少,ALT 升高到 300U/L,个别病例可达 1000U/L,一般为无黄疸型肝炎。

肝脏组织学:为伴有嗜酸性变、单个细胞坏死的非特异性炎症改变。

目前尚不能用疫苗预防,治疗仅为对症处理。

八、风疹病毒

风疹病毒一般在少年与成人中不引起肝脏损伤。但有在成人慢性活动性肝炎和急性肝炎中检出高滴度风疹抗体的报道。宫内感染风疹病毒的新生儿,可出现肝脾大,多有黄疸。组织学检查可见有淤胆及汇管区偏心性浸润。小叶内胆管中可见部分变性-阻塞性改变。据认为,宫内风疹病毒感染与胆道闭塞之间有一定的因果关系。

风疹病毒为一典型的披膜病毒,全球性分布。通过飞沫或直接接触感染。潜伏期为 16～18 天。从尿和咽拭子中可检出病原体。作血凝抑制试验或补体结合试验可检出抗体以及 IgM 型抗体。治疗以对症处理为主。

九、麻疹病毒

虽然有关麻疹的并发症有大量的报道,但很少涉及肝脏损害。临床表现主要为发热性全身性症状和出疹,少见出现黄疸。但是亚临床性肝脏受累似并不少见。在一次麻疹小流行中,17 名少年中有 14 名 ALT 升高,高者达到 500U/L,多无黄疸。成人麻疹肝脏受累者亦有报道。除典型的临床症状外,多为无黄疸及无症状经过的肝炎,伴有 ALT 升高达 250U/L。

麻疹病毒属副黏病毒科,全球性分布,通过飞沫在人群中传播。潜伏期 10 天后出现前驱症状,感染后 14～15 天开始发疹。从咽拭子及尿中可分离出病原体。应用补体结合反应、血凝抑制试验(滴度升高 4 倍)可检出抗体。酶免疫试验可鉴别 IgM 与 IgM 抗体。可作疫苗接种自动免疫。

十、腺病毒

已知腺病毒有 39 个血清型。腺病毒感染最常见的疾病,表现为呼吸道感染、角膜结膜炎、胃肠道伴有肠系膜淋巴结炎。少见的并发症是脑膜脑炎和因肠系膜淋巴结肿大所致的回盲部肠套叠。

腺病毒作为病原性感染的致病因子,对肝脏的致病作用有不同的见解。有人认为,在散发性肝炎患者的血液及粪便中曾多次分离出腺病毒(多为血清型 2 和 5)。但另一方面认为腺病毒感染后可在扁桃体与其他腺样组织内,以隐性感染的形式多年持续存在。在肝炎患者中散在地检出腺病毒可能是偶然的,或者也可能是潜伏病毒的再活化现象。只有在非常罕见的情况下,在免疫严重受抑制的患者中,出现致命性播散性感染或伴有急性重症肝炎,电镜下在肝脏内可证实腺病毒。

腺病毒为双链 DNA 病毒,分布于各地。通过飞沫经呼吸道传播,也可经粪-口途径感染。潜伏期为5~10 天。电镜检查或接种到恰当的细胞培养基中可检出病毒。用补体结合试验与血凝抑制试验或中和试验可检出抗体。预防措施可采用 4 和 7 型减弱病毒株作预防接种。

十一、单纯性疱疹病毒(HSV)

单纯性疱疹病毒感染可分为宫内胎儿获得感染和出生后获得以及成人型感染。初次单纯性疱疹主要见于青少年。少年的感染率为 50%,中年成人几乎 100% 已获感染。初次感染一般为亚临床经过。严重初次感染亦可见于新生儿,新生儿单纯型疱疹发病频率为 1:30000。由于防御感染的机制不成熟,病死率很高,常伴有弥散性器官受累及的全身性病毒感染。脑与肝脏实质坏死常导致预后不良。出生后获得的或成人的单纯性疱疹感染,主要症状如初次感染症状,如疱疹性湿疹、齿龈口腔炎,也可出现复发性临床表现,如口唇疱疹、外阴阴道炎、外生殖器疱疹及角膜结合膜炎等。这些单纯性疱疹病有时出现全身性症状,伴有发热和局部淋巴结肿大。单独出现的 HSV 脑炎甚为罕见。

在感染后,病毒沿感觉或自主神经纤维向其相应的神经节转运。在神经节内形成潜伏的持续性感染,疾病的复发可以通过在神经节内的病毒基因组再活化而形成。强烈的日照、发热性感染(特别是肺炎双球菌性肺炎)、免疫抑制(继发性细胞免疫缺陷)、手术、创伤、体液及精神因素等,均可作为诱发因素引起病毒的再活化。相同病毒引起的二次感染很少见。

成年人全身性 HSV 感染很少见,一般仅见于消耗性疾病和免疫抑制状态。全身性 HSV 感染常伴有严重致命性肝脏受累,例如获得性免疫缺陷综合征。从 1969 年起,已报道了约 25 例 HSV 所致的肝炎,其中仅 2 例存活。发热、白细胞减少及 ALT 显著升高(达 900U/L)为最常见的表现。胆红素可轻度或中度升高(达 $100\mu mol/L$)。严重凝血障碍伴有弥散性血管内凝血、中枢神经受累、肾上腺坏死及溃烂性黏膜病变,是常见而突出的病原体泛嗜性表现。组织学可见肝脏有灶性或大块、广泛实质坏死伴有成片出血,有时可见细胞核内嗜酸性包涵体。

轻症及无并发症经过的初次或复发性感染,是否也有肝脏累及尚不清楚。很可能存在轻微的疱疹性肝炎仅表现血清 ALT 升高。

单纯性疱疹病毒为全球分布,Ⅰ型(颜面区)与Ⅱ型(生殖器区)不同,全身性 HSV 感染多为Ⅰ型所致。有人认为,宫颈癌与生殖器疱疹之间可能有因果联系。人与人之间的传播方式为接触和飞沫传播。潜伏期约 3~7 天。应用电镜或细胞培养,可从新鲜发疹的穿刺液中检出病原体。用补体结合反应、中和试验、酶免疫试验、免疫荧光等多种方法可检出抗体。仅在严重复发性感染时,可见已有的抗体滴度明显升高。检出 IgM 抗体更具有特异性。

近年已有多种作用于病毒 DNA 合成的抗代谢药,用于 HSV 感染的治疗。例如无环鸟苷、碘苷及腺嘌呤阿糖胞苷,为核苷酸类似化合物,作用于被病毒感染的细胞。其他药物如干扰素亦可联合应用。

十二、水痘-带状疱疹病毒(VZV)

水痘-带状疱疹病毒初次感染,可引起水痘和成人的内源性复发性带状疱疹。围产期带状疱疹病毒感染,可引起新生儿致命性弥散性感染。

VZV 的感染率很高,到青春期几乎已全部受过感染。初次 VZV 感染常见轻症无黄疸型肝炎伴 ALT 升高。有并发症经过者,例如伴有水痘肺炎和水痘脑炎者,常有明显的肝实质细胞损伤和 ALT 升高至 1000U/L 以上。在特殊情况下(消耗性疾病、免疫抑制状态、艾滋病或糖尿病),成人可反复出现内源性带状疱疹,其伴随的肝脏炎症常很难与药物中毒性损伤或不典型经过的经典型肝炎相鉴别。成人水痘感染可见有轻度无黄疸"肝炎综合征",伴有 ALT 升高。组织学改变为肉芽肿样肝脏炎症。

有报告认为 Reye 综合征与水痘感染有关。临床表现严重,常呈致命经过,伴有脑病与急性肝功能衰竭。B 型流感病毒为最常见的病原体,其中 20% 与水痘-带状疱疹有关。Reye 综合征主要见于儿童,仅 4% 的患者大于 16 岁。典型的光镜改变为肝细胞微小滴性脂肪变,而肝细胞坏死、淤胆或炎症改变一般缺如。电镜下见特征性改变主要位于线粒体内,表现为肿胀、基质疏松、颗粒减少,内、外膜显示不规则及断裂。由于尿素循环障碍出现高血氨症。多无黄疸,ALT 常升高 3 倍以上,为肝细胞受损的表现。值得注意的是虽然有明显的线粒体损害,但麸胺-脱氢酶活性轻度升高。这可能是这种酶的活性被一种低分子抑制因子所阻断而致。在婴儿可出现严重的低血糖、脑组织水肿,临床表现为木僵甚至昏迷。

水痘.带状疱疹病毒属疱疹病毒,全球性分布,主要通过空气微滴感染,潜伏期 11~15 天。通过电镜检查或二倍体灵长类动物细胞培养检出病毒。抗体可通过补体结合反应或免疫荧光检出,或作酶免疫试验区分 VZV IgG 和 VZV IgM 抗体。被动免疫可用水痘,带状疱疹免疫球蛋白。高危患者也可作自动免疫接种。治疗措施同单纯性疱疹病毒。

十三、Epstein-Barr 病毒(EB 病毒)

EB 病毒所导致的传染性单核细胞增多症,是儿童常见的疾病,一般并无症状。青少年的感染率达 70%,其差异与社会经济状况有关。EB 病毒进入鼻咽部后,主要侵犯有 EBV 受体的 B 淋巴细胞。在疾病的早期,血清中不典型淋巴细胞是 EB 病毒感染的 B 淋巴母细胞,稍后出现反应性 T 淋巴母细胞。EB 病毒感染所致的传染性单核细胞增多症,是一种有强烈淋巴网状组织反应的传染病,突出的临床表现为伴有淋巴结肿大的发热性咽峡炎。发热为稽留热或间歇热,持续 1~3 周。伴有污秽覆盖物的扁桃体炎,在鉴别诊断时常误认为是链球菌性咽峡炎。颈部淋巴结肿大尤为明显,但也可能触及腋下及腹股沟肿大的淋巴结。多形性皮疹(斑丘疹,荨麻疹、出血点)相对少见。患传染性单核细胞增多症患者常有(约 70%)用氨苄西林后出现麻疹样皮疹的反应倾向。约 75% 的患者伴有脾脏肿大,肝脏有不同程度的受累,17% 可见肝大及黄疸,约 98% 的患者伴有 ALT 浓度升高的肝脏炎症改变。血象中白细胞总数在

$10\times10^9\sim15\times10^9/L$。典型改变是单核细胞的绝对数或高至 $4500/\mu l$ 以上,血液涂片中 $40\%\sim70\%$ 的白细胞为单核细胞和不典型淋巴细胞。后者大小不一,胞质呈嗜碱性,有空泡,核大小、形态及部位亦不相同(不典型淋巴细胞也可见于风疹、麻疹、腮腺炎、巨细胞病毒、出血热病毒感染以及弓形虫病)。半数的患者有明显的血小板减少症,但贫血极少见。一般肝脏受累程度较轻,但个别病例也可出现严重肝脏炎症及大量肝细胞坏死。ALT 比 AST 升高更明显,但很少超过 150U/L。具有特征性和对鉴别诊断有价值的是,有明显的血清糖酵解酶活性升高(如 LDH)。此外还常见与淤胆有关的 γ-GT 和 AIP 升高,在发病后 2~4 周酶的活性最高。

组织学检查显示,肝脏以淋巴细胞和多形核细胞浸润为主。在疾病 10~30 天时,出现突出的汇管区、窦内及灶性,小叶内不同程度的单个核细胞浸润。开始时有较多的淋巴母细胞样细胞,难以与白血病鉴别,稍后主要为小淋巴细胞而难以与淋巴瘤相鉴别。常见 Kupffer 细胞有丝分裂。也可见单个细胞坏死,但多数并无明显的肝实质细胞损害。虽血清学检查有明显的 γ-GT 和 AIP 升高,但多无淤胆现象。在发病第 10~30 天,肝细胞出现有丝分裂和双核,提示肝实质细胞再生活跃。约 60 天后,汇管区浸润和 Kupffer 细胞活跃现象有明显缓解,但往往也可见到迁延性经过。

EB 病毒是一种致癌性病毒,与非洲 Burkitt 淋巴瘤及鼻咽癌有关。传播方式是经口或唾液感染,入侵门户为鼻咽部。潜伏期 4~14 天,但亦可持续数周或数月。

在洗咽液、扁桃体及淋巴组织中可分离出病原体,血清学检查可出现嗜异性抗体,即血清与单核细胞反应并引起凝集现象(Paul-Bunnell 反应或称 Hauganatzin 反应)。查出嗜异抗体对传染性单核细胞增多症具有诊断意义,在成人发病的第 1 周约 70%,第 3 周约 80%~85% 的患者可查出阳性反应,假阳性反应极少见。特异性检查是检测针对病毒衣壳抗原(VCA)的 IgM 和 IgG 抗体。

鉴别诊断应与链球菌咽扁桃体炎、白喉、文森咽峡炎、粒细胞缺乏症及其他病毒所致的咽峡炎区别。血象改变应考虑到白血病,肝功能障碍应排除"经典"型病毒性肝炎。

传染性单核细胞增多症的并发症为脑膜脑炎、脊髓炎、脑神经麻痹及 Guillian-Barre 综合征;间质性肺炎、心肌炎和细菌重叠感染较少见。一旦出现神经系统并发症其病死率高达 8%,10% 的患者有后遗症。世界文献已有 20 例脾破裂的报告,主要发生于第 2~3 周。

传染性单核细胞增多症预后良好,约 2~3 周后 60%~70qo 的患者疾病得到缓解,黄疸持续数周的患者恢复较缓慢。致命性经过的肝细胞坏死非常罕见。

治疗限于对症措施。伴细菌性重叠感染者可用抗生素(注意避免氨苄西林的反应)。有并发症者,如明显的溶血性贫血、血小板减少性紫癜、中枢神经受累可加用肾上腺皮质激素治疗。目前尚不能预防接种。

十四、巨细胞病毒(CMV)

巨细胞病毒是一种疱疹病毒,为全球分布。CMV 感染与人群的社会经济状况有关。在发展中的国家感染率达 100%,而在西欧与美国为 60%。约 3% 的妊娠妇女排出病毒,新生儿中约 1% 被感染,其中5%~15%出现临床症状。

CMV 感染分为宫内感染和出生后获得性感染。宫内和围产期感染一般为亚临床性,宫内感染后很少出现严重的全身性疾病。导致胎儿的疾病伴有多种临床症状，除早产外，主要为肝脾大，有的伴有黄疸，血小板减少有些可伴有紫癜，以及中枢神经症状等。组织学检查可发现在肝脏内有轻度脂肪变至多灶性肝坏死，伴有继发性炎症反应。有时可见坏死的钙化，常有胆管炎和门脉区纤维化。也可见到巨细胞性肝脏炎症，伴有门脉高压（宫内型）的胆管闭塞或纤维化较为少见。典型者可见特别大的肝细胞内细胞核增大，核内可见一大嗜酸性包涵体，内含有病毒 DNA，其周围有透亮晕环（亦称为猫头鹰眼睛）。

出生后获得的感染症状多较轻，常不能被发现。有症状者伴有长期持续发热，偶有淋巴结肿大，肝功能障碍和单核细胞增多。病毒在淋巴细胞内的持续存在，可反复再活化。感染的再活化主要与宿主、病毒的关系改变有关。例如妊娠、恶性肿瘤、血液透析及免疫抑制治疗（尤其是器官移植）都可使病毒活化。CMV 所致的单核细胞增多症，可在自发性 CMV 感染或在输入新鲜血液后发生。在大量经血传播之后，约在 10%～27% 的患者中出现伴有 CMV-血清转换的单核细胞增多症。此时常可证实伴有无黄疸型肝炎。

CMV 传播方式在分娩前经胎盘或经生殖道上行感染，产后型感染来自密切地接触污物，其他传播方式为输血及器官移植传播。

CMV 感染潜伏期不清，一般认为 3～5 周。CMV 感染的临床表现多样，大多数是亚临床感染，无明显临床症状。一般显性感染患者的症状无特异性，间歇高热和咽炎，交替出现长期低热、弛张热或间歇高热，每次发热持续 2～3 周。患者常主诉肌痛、上腹痛以及头痛。有时可见颈淋巴结肿大和肝脾大。白细胞总数在 $2.9×10^9$～$22×10^9$/L 之间波动，常有淋巴细胞相对增多（巨细胞-单核细胞增多症）。常有血小板减少，约 50% 的 CMV 感染有肝炎伴随。胆红素水平可正常，但也有升高的报道。

血清酶活性高峰出现在第 12 个疾病日，ALT 升至 250U/L，但凝血因子、胆碱酯酶活性及清蛋白仍正常，ALP 和 γ-GT 常升高。与经典性肝炎特殊的区别在于 CMV 肝炎出现血清铁水平下降。肝脏组织学检查多见轻度非特异性肝炎，伴有单个核细胞炎症反应及少量实质性坏死。也可检出多灶性坏死区，为炎性细胞浸润所环绕，常有明显的淤胆伴随，也可见到伴有多核巨大细胞的肉芽肿。肝脏的组织病理改变与典型的病毒性肝炎极为相似。因巨细胞病毒仅在约 20% 的患者中检出，故必须作血清学检查才能确诊。

CMV 感染的诊断主要依赖实验室检查证实病毒、病毒的成分以及血清学检查 CMV 抗体滴度升高。

1.检测病毒抗原或核酸

作免疫荧光或酶免疫法直接检查感染细胞和组织内的早期病毒抗原，临床检查外周血液嗜中性白细胞内的病毒抗原，是一证实病毒血症的敏感方法；常用的单克隆抗体是针对 CMV 基质蛋白 pp65 的抗体。也可应用病毒早期表达蛋白的部分基因组作 PCR，直接检测病毒 RNA，此方法过于敏感，但仍是有用的诊断方法。以标记的克隆病毒核酸作为探针，原位杂交法检测标本内的病毒 DNA 或 RNA，可用于组织样品的检测。目前 PCR 已逐渐进入临床检验，敏感性和特异性均较高，可作快速诊断。采用两对不同的引物，扩增不同目的 DNA 片段，可避免一对引物扩增所引起的假阴性反应。

2.病毒培养

用尿液、血液、咽拭子或宫颈拭子接种于成纤维细胞,作病毒培养,时间需 1～4 周,培养 48 小时后用单抗做细胞学检查,有助于早期确诊。但应注意在妇女宫颈和男性同性恋者精液内检出 CMV,很可能是病毒携带者,而不是感染者。

3.血清学检查

间接免疫荧光、抗-补体免疫荧光、间接血凝法或酶联免疫法等可检测血清中的抗体,但需作双份血清,抗体滴度升高 4 倍,方可确立诊断。IgM 抗体检查虽然有一定的意义,但在急性感染可不出现阳性(假阴性),或在同性恋者出现持续性 IgM 抗体升高(假阳性反应)。

4.肝活检组织病理检查

组织学表现为轻度非特异性肝炎,伴有单个核细胞炎症反应和轻度肝实质坏死,也可表现为由炎症浸润围绕的多灶性坏死,伴有多核巨细胞,约 20% 的病例可在胆管上皮细胞、肝细胞或 Kupffer 细胞内检出典型的细胞核内包涵体,偶尔也可见到非干酪性肉芽肿,并可同时应用单克隆抗体检查肝组织内的病毒抗原。学者报道曾对 140 例各型肝病的肝组织作 CMV 抗原检测,结果 16 例检出 CMV 抗原(10.7%)。肝组织内 CMV 抗原有三种表型,即胞核型、胞质型和混合型。抗原阳性肝细胞散在分布,16 例 CMV 阳性肝细胞仅 3 例可见部分肝细胞肿胀变性,阳性肝细胞的周围无明显炎性细胞浸润,与坏死肝细胞之间无明显毗邻关系,其中仅一例见 CMV 包涵体。16 例 CMV 阳性肝组织中 9 例为 CMV/HBV 二重感染,2 例为 CMV-血吸虫二重感染,1 例为 CMV/HBV/HDV 三重感染。此外,在 20 例肝细胞癌组织内发现 1 例 CMV 抗原阳性。说明 CMV 感染在慢性肝病中较常见,多为隐性感染,与其他肝炎病毒可同时存在,免疫受损时可能再活化,导致严重后果。

CMV 感染罕见的并发症为肺炎、心肌病、心包炎、溶血性贫血、神经根炎、脑炎、脉络膜视网膜炎及 Cuillian-Barre 综合征等等。

CMV 感染的预后一般良好。在婴儿及成人常为不显性经过。但在免疫受损者如艾滋病时,常为致命性全身性感染,预后不良。

治疗主要为对症治疗,抗病毒药如更昔洛韦为核苷类药,对各种疱疹病毒有抑制复制的作用。药物摄入细胞内以后,被细胞本身的激酶磷酸化为有活性的物质——3-磷酸-DHPG,可抑制 DNA 合成所必需的 DNA 多聚酶。但必须长期用药,停药后常出现复发,不良反应为白细胞减少和 ALT 升高。另一种抗病毒药物膦甲酸钠是一种非竞争性 CMV DNA 聚合酶抑制剂,并能抑制 HIV-1 反转录酶的活性,常用于不能耐受更昔洛韦或用更昔洛韦无效的 CMV 感染,已获准用于 HIV 感染合并巨细胞病毒视网膜炎患者,剂量 60mg/kg,每日 3 次,共 3 周,继以 90mg/(kg·d)维持。不良反应主要为肾毒性、电解质紊乱、胃肠不适、恶心、头痛、乏力、贫血等。其他抗病毒药物如干扰素,敏感性较差。

目前尚不能预防接种。其他预防措施可应用巨细胞病毒高免疫血清,主要应用于血清学阴性移植患者和血清学阴性新生儿输血前。其他的预防措施是恰当地筛选献血员。

十五、黄热病毒

流行病学分为城市黄热病与热带丛林黄热病,两型的病因和临床表现相同。城市黄热病是一种流行于人类的病毒性疾病,由埃及黑斑蚊叮咬受感染者后传播给敏感者。而热带丛林黄热病是一种灵长类动物感染的地方性疾病,可以经多种蚊虫传播。黄热病目前仅见于非洲及南美。1983 年曾有 778 例报告,其中 530(68%)例死亡。亚洲尚未见有黄热病的报告。

临床见不显性感染至典型经过,病例呈不同程度的疾病表现。患者首先为病毒血症前期,伴有发热和全身症状如头痛、腰背痛。在一个短暂的缓解期之后,为中毒性器官损害期,出现黄疸、发热、肾及肝功能衰竭、出血倾向和胃肠道出血。在 6～7 天后因肾衰竭、肝功能衰竭或低血容量休克而死亡。肝脏组织学表现为轻度非特异性肝炎至肝细胞结构因嗜酸性和脂肪变而明显解离,炎症反应非常少见。

黄热病毒属 RNA、披膜病毒科黄病毒属。如同其他披膜病毒一样,通过昆虫传播(虫媒病毒),其潜伏期 3～7 天。在疾病早期可以直接分离出病原体,但并无实用价值,补体结合试验和血凝抑制试验是最有效的抗体检查方法。受感染者应严格隔离,感染后可获得终身免疫。治疗仅限于对症,维持体液及电解质平衡。

黄热病最有效的预防是疫苗接种。黄热病疫苗为减毒活疫苗,系根据世界卫生组织推荐采用的疫苗病毒株 17D 制备而成。国际旅行者黄热病疫苗的接种,只能在被认可的黄热病疫苗接种站进行。

十六、登革病毒

登革病毒地方性流行于南亚、东南亚及东亚沿海地区、太平洋岛屿、新几内亚和加勒比海地区。疾病表现为突然体温升高、剧烈肌痛、皮疹和淋巴结肿大,有时体温呈双相性。严重类型即登革出血热,主要侵犯 15 岁以下儿童,临床表现为低血压虚脱倾向、发疹、皮肤黏膜出血、腹痛和肝大,病死率达 10%。登革休克综合征常为致命性。肝脏组织学检查可见非特异性改变伴有嗜酸性坏死,汇管区淋巴细胞浸润,细胞核内包涵体很罕见。

登革病毒属披膜病毒属,黄病毒类病毒,经埃及黑斑蚊及其他蚊虫传播。治疗为对症处理,出血热型可加用肾上腺皮质激素。目前尚不能作预防接种,预防措施仅限于防蚊灭蚊。

第六节　病毒性肝炎的中医诊治

一、病因及病机

本病外因为感受外邪疫毒(简称"邪毒"),内因为禀赋不足、饮食所伤、劳倦过度及情志不畅等导致正气受损(概括"正虚")。内外因("正虚"与"邪毒")相互作用的态势与结果决定着病毒性肝炎的发生发展和病机转换:正胜邪退,邪衰正强,则疾病趋向好转和痊愈;邪盛正弱,正虚邪进,则疾病趋向严重和恶化;正强邪不退,邪盛正不虚,则正邪交织,常见重证险证;正容邪居,邪避正除,则疾病缠绵难愈,反复无常,变证丛生。常见黄疸、胁痛、积聚、鼓胀诸病证。

（一）黄疸证候的病因病机

1.黄疸证候的阴阳演变规律

明确的"阴黄""阳黄"之说，始见元代罗天益的《卫生宝鉴·发黄》，其将阳黄描述为"身热，不大便，发黄者……"；将"阴黄"描述为"皮肤凉又烦热，欲卧水中，喘呕，脉沉细迟无力而发黄者……"。张景岳提出"阴黄""阳黄"的辨证要点："凡病黄疸，而绝无阳证阳脉者，便是阴黄"。提示临床上只要能排除"阳黄"，便能诊断为"阴黄"。换言之，临床上，按"阳黄"论治的黄疸未见减轻或自愈，就应该考虑"阴黄"的可能。叶天士认为"黄疸，目黄，溺黄之谓。病从湿得之，有阴有阳，在脏在腑。阳黄之谓，湿从火化，瘀热在里，胆热液泄，与胃之浊气共并，上不得越，下不得泄，熏蒸遏郁，浸于肝则身目俱黄，热流膀胱，溺色为之变赤，黄如橘子色，阳主明，治在胃；阴黄之作，湿从寒化，脾阳不能化热，胆液为浊所阻，渍于脾，浸淫肌肉，溢于皮肤，色如熏黄，阴主晦，治在脾"（《临证指南医案》）。近现代医家认为"阳黄"向"阴黄"转化主要由于治疗失当（寒凉泻下太过）或因正气的渐衰所致。仲润生认为："阴黄的病因固由于寒湿，引起寒湿之因，虽由外感、内伤、误治等所治，但其本乃由于脾肾阳虚。因为只有脾肾阳气不足，才会因阳虚生内寒，阳虚湿不化，使寒湿交阻，久羁不化。"

在长期中西医结合防治病毒性肝炎的医疗实践和研究中，广大学者与临床工作者基本达成共识：认为病毒性肝炎黄疸证候基本符合"阳黄""阴黄"和虚实转化的演变规律。即"阳黄"多实，具有邪气逐渐增加，而正气不衰的病机特点。"阴黄"多虚，多由邪气（湿、热、瘀、毒）逐渐耗伤正气，或素体正气不足，湿邪外侵内困，"湿从阴化"，病机特点是"本虚标实"。"阳黄"渐退，正胜邪衰，病情减轻自愈。在多种因素的共同影响下，"阳黄"与"阴黄"可相互转化，"阳黄"向"阴黄"转化（因实致虚），病情常加重恶化。"阴黄"向"阳黄"转化，若正气渐复、邪气渐退，病情有减轻自愈的趋势。"阳黄"有湿、热、瘀、毒等不同，"阴黄"有阴虚、阳虚之差异。湿、热、瘀、毒既是肝损伤坏死的结果，又是导致进一步肝损伤坏死的原因。因此，清除湿、热、瘀、毒是治疗病毒性肝炎的关键环节之一。"阴黄"之虚证的本质是肝损伤与肝再生失衡，最终导致肝组织结构破坏、功能受损。"阴黄"发病之初，多由"脾气受困"向"脾阳不足"发展。病情进一步进展，由于"肝肾同源"，肝病日久入肾，常出现"肝肾精虚""肝肾阴虚""脾肾阳虚"之证。在"阳黄""阴黄"相互转化的中间阶段，正邪相争，虚实夹杂，此时"阳黄"与"阴黄"难以截然划分，增加辨证论治的难度，由于阴阳难辨，真假难分，虚实夹杂，会导致"假阳黄""假阴黄"的辨证误差。临床更为多见的是"本虚标实"的"阴阳间黄"证，"本虚"以脾肾阳虚、肝肾精虚、肝肾阴虚为主，"标实"以寒湿、湿热、瘀毒多见。寒湿困脾，伤及脾肾之阳，当以甘露消毒丹加减治之；脾肾阳虚，湿热内蕴，当以茵陈术附汤加减温养脾肾、清热祛湿治之；肝肾阴虚，湿热瘀结，以地五养肝汤加减补肾化瘀退黄疗之；肝肾阴虚，湿热夹杂，当以六味地黄汤、左归丸加减养阴清热祛湿兼顾之。

2.阴黄演变规律

病毒性肝炎阴黄证的辨证要点是：面目皮肤晦暗苍黄，尿黄色暗，神疲形衰，舌质瘀暗。黑之较浅为"晦暗"，黑之较深则"面如烟熏"。黑为"肾色"，五藏之精皆藏而不露，肾又主藏，故"肾之黑色"不外露为正常。只有当肝肾之精血亏损至一定程度，失去封藏功能则"肾之黑色"和"肝之苍色"外露于面及肌肤而现"晦暗苍黄"之色（慢性肝病面容的典型表现之一），故面及肌肤晦暗苍黄是病毒性肝炎阴黄证的辨证要点之一。

肾虚有肾精亏虚与肾阳虚衰之分,故"阴黄"有"阳虚黄疸"与"精虚黄疸"之别,"阴黄"之"阳虚黄疸"以"虚浮"的晦暗发黄为特点,典型的重证"黑如烟熏";"阴黄"之"精虚黄疸"以"精虚"的苍黑发黄为特点,典型的重证"黑如死肝"。由于"精虚"与"阳虚"相互联系,相互转化,临床"精虚阳亏"并存的阴黄证更为多见。张景岳认为:精虚的辨证要点是"形质毁坏"。病毒性肝炎的肝有严重的损伤坏死,当属"形质毁坏",故"肝肾精血亏虚"是病毒性肝炎的关键病机之一。病毒性肝炎黄疸病证除"日久入肾"外,"重亦入肾",皆因当病毒性肝炎病情严重,进展迅速时,"形质毁坏"很快和显著形成所致。又由于慢性病毒性肝炎病程较长,"肝肾精虚"是其基础病证,故"阴黄"以"肾虚黄疸"多见。过去我们认为病毒性肝炎黄疸证的"阳黄"远多于"阴黄",这主要是我们对"阴黄"之"精虚与湿热瘀结发黄"的病机特点认识不足所致。

3.阴黄证演变的生物学基础

肝损伤致肝"形质毁坏"(肝肾精虚)是病毒性肝炎的关键病机,而肝再生是肝损伤的修复机制,故病毒性肝炎黄疸虚证(多见于阴黄或阴阳间黄)的本质是肝损伤/肝再生失衡导致肝组织结构破坏和功能受损。有研究表明,暴发性肝衰竭患者的不良预后不是肝细胞增殖不足,而是肝细胞过度且无用的增殖反应破坏了肝维持其一定水平特异性基因表达的能力,妨碍残存的肝细胞发挥其功能。对暴发性肝衰竭的动物及人类的肝标本进行评估后发现,由于 c-Met(HGF 受体)表达降低,针对 HGF(促肝细胞生长因子)的敏感性降低。结合有大量有丝分裂原及增殖活跃肝细胞的存在,提示暴发性肝衰竭患者死亡的原因是肝功能不全,而非肝细胞增殖不足本身。因此。对于暴发性肝衰竭的治疗应着眼于保存尚存的肝特异性功能,在防止过度无用的肝细胞增殖的同时,保持适当地肝再生数量和速度,直到产生足够量的肝组织团块,而不是片面强调促进肝细胞再生。针对贯穿病毒性肝炎病程始终"肝肾精虚"的基础病证,有学者提出采用"补肾生髓成肝"新的治疗法则防治病毒性肝炎,通过一系列深入地研究,发现"补肾生髓成肝"至少可通过影响"下丘脑-垂体-肝轴""神经-内分泌-免疫-肝再生调控网络""骨髓干细胞转化肝细胞""EMT/MET"等多种途径和机制调控肝损伤/肝再生失衡,有利于病毒性肝炎肝组织结构的修复和功能恢复,可在一定程度上提高中医/中西医结合治疗病毒性肝炎的临床疗效。"补肾生髓成肝"影响 MSG-肝再生-大鼠再生肝基因表达谱的分析结果表明,实验动物再生肝组织差异表达基因有 292 条,其中上调表达 20 条,下调表达多达 272 条。表明"补肾生髓成肝"调控肝再生治疗慢性肝病的作用机制除了促进肝再生的作用外,更重要的是抑制过亢表达的肝再生调控因子,使紊乱的肝再生过程恢复正常。采用移植雄性骨髓的雌性小鼠模型,研究体现"补肾生髓成肝"治疗法则的左归丸对移植雄性骨髓的雌性小鼠肝再生相关基因信号通路的影响,结果发现,在所检测的基因中,治疗组相对于对照组小鼠的差异表达基因有 1147 条,已知功能基因有 533 条,其中上调基因 264 条、下调基因 269 条。其中 209 条基因涉及 70 种生物化学通路,如神经活性配体受体反应、MAPK 信号通路、Wnt 信号通路、细胞因子—细胞因子受体反应、嘌呤代谢、Jak-STAT 信号通路、Cadherin 介导的细胞黏附、酪氨酸代谢、凋亡、Toll 样受体信号通路、氧化磷酸化过程、三酰甘油代谢、TGF-β 信号通路。在差异表达基因涉及的代谢信号通路中与肝再生相关的信号通路主要有 Wnt 信号通路、MAPK 信号通路、TGF-β 信号通路、Jak-STAT 信号通路、凋亡、Toll 样受体信号通路等,这些通路中 Wntl、EGF、FGF2、FGF16、MAPKK1、E2F、CSF3、Myd88、sFRPl、sFRP5、CSF2 受体、CNTF 受体、Caspase12 等基因表达上调，MAPK9、Racl、GSK3、Wnt10a、IL-12a、蛋白激酶Cγ、Akt2、ActivinA 受体等基因表达下调。提示"补肾生髓成肝"调控肝再生的作用机制可能在于调节肝再生相关信号通路中的基因表达。

综上所述，病毒性肝炎的黄疸证候在符合阳黄、阴黄的演变规律的同时，亦遵循虚实转化的演变规律。湿、热、瘀、毒是其实邪，脾肾阳虚、肝肾精虚、肝肾阴虚是其本虚。阳黄多实，阴黄多虚或阴阳间黄多虚实夹杂。其演变规律可从实邪伤正，由实转虚或实中间虚；亦可因虚致实或虚中夹实。阴黄的治疗除要认识脾肾阳虚的病机外，更应注重肝肾精虚、肝肾阴虚的病机，方能进一步提高临床疗效。

(二)胁痛、积聚、臌胀的病因病机

胁痛、积聚及臌胀的原发病因仍为"邪毒"，继发病因主要指内生之邪（邪毒转化及气血阴阳失调产生的多种病理产物）。胁痛主要责之于肝胆，且与脾、胃、肾相关，病机转化较为复杂，既可由实转虚，又可由虚转实，甚或虚中夹实；既可气滞及血，又可血瘀阻气，但不外乎病在气，或病在血，或气血同病，其基本病机是肝失疏泄，肝络阻滞，肝失涵养。积聚的发生主要关系到肝脾两脏，气滞、血瘀、痰结是形成积聚的主要病理变化，其中聚证以气机阻滞为主，积证则气滞、血瘀、痰结三者均有，而以血瘀为主。臌胀的病机重点为肝脾肾三脏功能失调，气滞、瘀血、水饮互结于腹，其特点为本虚标实。初、中期多见肝郁脾虚，中后期常累及于肾，常见瘀血阻络，脾肾阳虚，肝肾阴虚，气血水互结，晚期水湿之邪，郁久化热，内扰心神，引动肝风，卒生神昏、出血等危象。

(三)"髓失生肝"的病因病机

"髓失生肝"是国内学者在继承中医"生机学说"的基础上，创新"肝主生发"肝藏象理论提出新的病因病机认识，有利于提高中医药防治肝病的能力和临床疗效。中医学"生机学说"认为，维持人体健康和促进疾病康复必须依赖人体"生机"。"生机"主要包括人体自身存在的发生发育和再生修复机制，对于维持人体的健康和促进疾病康复最为关键。维护"生机"是中医药学防治疾病的根本理念，即中医药学承认、尊重、基于和利用人体的"生机"而防治疾病。"肝主生发"新的中医理论认识是"生机学说"的继承与创新，其内容是"生机学说"的重要体现和诠释。肝脏是以肝为中心联系相关结构和功能的网络系统（主体在肝脏而不限于肝）。"肝主生发"是指肝具有独特的发生发育和再生修复能力，其发生发育和再生修复能力在直接或间接受全身脏腑组织调控的同时，又直接或间接影响全身脏腑组织的发生发育和再生修复。肝再生在所有脏器组织再生中最为奇特、惊人、复杂和精细，是"肝主生发"功能的重要生物学基础。在肝病发生发展中，肝再生是重要而关键的病理生理学基础，维持正常的肝再生是修复肝损伤的必然机制，肝再生失调与肝衰竭、肝硬化和肝癌的发生发展密不可分。

在病毒性肝炎的发生发展过程中，肝再生与肝损伤在体内外多种因素的作用下保持动态平衡，是维持肝功能正常和影响预后的关键机制。遗憾的是，在病理状态下，这种再生反应常常被干扰，或者难于发生，或者以一种无序的或不完全的方式再生。肝再生异常是病毒性肝炎向肝衰竭、肝硬化、肝癌发生发展的启动因素和促进因素。在病毒性肝炎的病程进展中，"髓生肝"是其重要的再生修复机制，"髓失生肝"是其异常肝再生的病因病机，"补肾生髓成肝"可通

过调节"髓生肝"/"髓失生肝"失衡(促进"髓生肝",抑制"髓失生肝")而延缓、阻止、甚或逆转病毒性肝炎的病程进展。

二、中医治疗

自国家科技部"六五"重大医学攻关项目开始,国家连续投入大量的科研经费研究中医药抗肝炎病毒的作用及机制,长期大量的实验及临床研究结果虽证明中医药对肝炎病毒具有一定直接或间接的抑制作用,但目前认为,中医药对肝炎病毒的直接抑制作用不及现在的西药抗病毒药。中医药治疗病毒性肝炎的优势在于通过改善某些宿主因素(调节免疫、减轻肝损伤、调控肝再生等)延缓、阻止甚或逆转其病程进展。鉴于目前西医抗肝炎病毒治疗亦非达到"根治"的临床效果,目前主张综合发挥西药抗病毒,中医药影响宿主因素的各自优势,采用中西医结合的防治策略以提高病毒性肝炎的临床疗效。

调控肝再生是治疗病毒性肝炎的新作用靶点和机制,中医药调控肝再生防治病毒性肝炎的基础与临床应用研究是新的研究领域,如何发挥中医药多靶点、多环节、多途径、多时限地调控肝再生过程防治病毒性肝炎的优势和特点,正在形成新的研究热点。肝再生机制研究近些年来进展较快,但仍然缺乏可靠的调控肝再生的具体方法。"补肾生髓成肝"通过调控肝再生治疗肝病为提高临床疗效提供了若干有效的技术方法。

(一)辨证论治

本病初起多实,治以祛邪为主,中后期虚实夹杂,病机多变,在祛邪的同时,须时时顾护正气。适当休息、情志调养及食疗等有利于疾病的康复。临床根据病程的不同发展阶段,抓住主证(黄疸、胁痛、积聚、臌胀等)进行辨证论治。

黄疸应辨阳黄、阴黄与急黄。阳黄常由湿热所致,起病急,病程短,黄色鲜明如橘色,口干发热,小便短赤,大便秘结,舌苔黄腻,脉弦数,多数患者预后良好。阴黄常由寒湿所致,起病缓,病程长,黄色晦暗如烟熏,脘闷腹胀,畏寒神疲,口淡不渴,舌淡白,苔白腻,脉濡缓或沉迟,一般病情缠绵,不易速愈。急黄常为湿热夹毒,郁而化火所致,起病急骤,病势凶险,变化多端,黄疸迅速加深,身黄如金,神昏谵语,烦躁抽搐,腹部膨隆,或吐血、出血、便血,或尿少、尿闭,或满腹疼痛拒按,舌质红绛,苔焦黑或灰黑,或黄厚腻,脉弦滑数或沉细数,预后多不良。治黄疸当祛邪以消除病源,通过清热、解毒、利湿、活血、温化,给邪以出路。由于湿邪壅滞于中、下二焦,故湿邪的去路在于通利小便,祛湿利小便是治疗黄疸的重要方法。湿为阴邪,其性黏腻重浊,可耗伤脏腑阳气,损其功能;热为阳邪,其性燥烈,可耗灼脏腑阴液,伤其形质。所以,热重治疗时应注意清热护阴,否则利湿太过会重伤阴液,使热更甚。湿重,应注意化湿护阳,否则苦寒太过会损其阳气,脾阳不运,外湿未除,内湿渐生。

胁痛应辨虚实气血,胁肋疼痛剧烈而拒按属实证,疼痛隐隐,久久不解而喜按者属虚证,气滞以胀痛为主,且游走不定,痛无定处,时轻时重,症状的轻重每与情绪变化有关,腹部膨隆,脐突反光,叩之如鼓。血瘀以刺痛为主,且痛处固定不移,疼痛持续不已,局部拒按,入夜尤甚,腹胀大,内有癥积疼痛,外有赤丝血缕。气滞常疏肝理气,血瘀宜化瘀通络。

1.黄疸

(1)肝胆湿热(阳黄)

主症:身目俱黄,黄色鲜明。发热口渴,心中懊恼,口干而苦,恶心欲吐,腹满胁痛,大便秘结或呈灰白色,小便短黄。舌红,苔黄腻,脉弦数。

治法:清热利湿,佐以泄下。

方药:茵陈蒿汤加减。茵陈蒿、栀子、大黄三药相合,共奏清利降泄之功。酌加升麻、连翘、大青叶、虎杖、田基黄、车前子、猪苓、泽泻。若皮肤瘙痒,大便灰白者,重用赤芍、甘草,或再加苦参、白鲜皮。热盛者加板蓝根、蒲公英、败酱草;黄疸重者加金钱草、郁金、虎杖;若恶心呕吐者,加竹茹、黄连;若脘腹胀闷者,加枳实、厚朴。

(2)湿热中阻(阳黄)

主症:身目俱黄,黄色晦滞。头重身困,胸脘痞满,恶心纳少,腹胀,大便溏垢。苔腻微黄,脉弦滑或濡缓。

治法:利湿化浊,佐以清热。

方药:茵陈四苓散加减。方用茵陈蒿、猪苓、茯苓、泽泻、炒白术。湿重于热,湿遏热伏,阻滞气机,应加调气药如木香、枳壳、厚朴之品。若湿困脾胃,便溏尿少,口中甜者,可加厚朴、苍术;纳呆或无食欲者再加炒麦芽、鸡内金。若湿热兼表证,可用麻黄连翘赤小豆汤化裁治疗;若湿热并重,可用甘露消毒丹加减治疗。黄疸消退缓慢或加深可加桃仁、红花、泽兰、丹参等;身痒加秦艽、地肤子。

(3)热毒炽盛(急黄)

主症:发病急骤,黄疸迅速加深,色黄如金,疲乏无力,脘腹胀满,大便秘结,小便黄赤。伴有高热烦渴,神昏谵语,或见出血、便血,肌肤瘀斑。舌质红绛,苔黄而燥,脉弦滑数。

治法:清热解毒,凉营开窍。

方药:犀角散加减。犀角(水牛角代之)、黄连、栀子、升麻、茵陈蒿、生地黄、玄参、石斛、牡丹皮。热毒炽盛,乘其未陷昏迷,急以通涤胃肠热毒为要务,不可犹豫,宜加大清热解毒药如金银花、连翘、土茯苓、蒲公英、大青叶、黄连、黄柏、生大黄剂量,或用五味消毒饮(金银花、野菊花、蒲公英、紫花地丁、紫背天葵,重用大黄)。如已出现躁扰不宁或伴出血倾向,需加清营凉血解毒药,如神犀丹之类,以防内陷心包,出现昏迷。如热入营血,心神昏乱,肝风内动,法宜清热凉血,开窍息风,急用"温病三宝";躁扰不宁,抽搐者用紫雪丹;热邪内陷心包,谵语或昏愦不语者用至宝丹;湿热蒙蔽心神,时清时昧用安宫牛黄丸。

(4)寒湿化热

主症:病程较长,身目俱黄,黄色晦暗。纳少脘闷,或腹胀便溏,神疲畏寒,口淡不渴。舌质淡,苔白腻,脉濡缓或沉迟。

治法:温中化湿,健脾和胃。

方药:甘露消毒丹加减。滑石、绵茵陈、淡黄芩、石菖蒲、川贝母、木通、藿香、连翘、薄荷、白豆蔻、甘草。热重于湿者,黄芩、连翘加量,再加大青叶;湿重于热者,滑石、藿香加量,再加羌活、苍术;头身困痛者,加羌活;口苦者,加黄连;口渴者,加石斛。

（5）脾肾阳虚（阴黄）

主症：面及身如熏黄，身冷，小便白利，舌质淡苔白，脉沉细。

治法：温养脾肾，除湿退黄。

方药：茵陈术附汤加减。茵陈蒿、附子、白术、干姜、炙甘草、茯苓、泽泻。若腹胀、苔厚者，去白术、甘草，加苍术、厚朴；若皮肤瘙痒者，加秦艽、地肤子。

（6）精虚瘀黄（阴黄）

主症：面目皮肤晦暗苍黄，尿黄色暗，神疲形衰，舌质瘀暗，或绛红，脉细，或细数。

治法：补肾养肝，化瘀退黄。

方药：地五养肝汤加减。地黄、五味子、茵陈、姜黄、生甘草。面色晦暗、舌质暗红者，选加山药 15g，枸杞子 15g，山茱萸 15g，川牛膝 10g，菟丝子 10g，龟甲胶 10g，鹿角胶 10g，茯苓 30g，牡丹皮 10g，泽泻 10g；腹胀者，加槟榔 10g，大腹皮 10g；纳食不佳者，选加神曲 10g，党参 15g，白术 10g；恶心呕吐者，加姜半夏 15g，竹茹 15g；腹泻便溏者，加干姜 10g，黄连 6g，黄芩 10g；鼻出血、齿出血或者皮肤瘀斑者，加牡丹皮 10g，茜草 15g；舌苔黄厚腻者，去地黄，或熟地黄改生地黄，或生熟地各 25g，加大黄 6g，栀子 10g。

2.胁痛

（1）肝郁气滞

主症：两侧胁肋胀痛，走窜不定，甚则连及肩背，且情志激惹则痛剧，胸闷，善太息而伴有纳呆.得嗳气稍舒，脘腹胀满，舌苔薄白，脉弦。

治法：疏肝理气。

方药：柴胡疏肝散。柴胡、香附、枳壳、陈皮、川芎、白芍、甘草。若气滞及血，胁痛甚者酌加郁金、玄胡、桃仁、丹参、青皮；若兼见心急烦躁、口干口苦、尿黄便干、舌红苔黄，脉弦数等气郁化火之证，酌加清肝之品，药用栀子、黄连、黄芩、胆草等；若胁痛、肠鸣、腹泻者，为肝气横逆，脾运失健之征，酌加健脾止泻的白术、茯苓、泽泻、苡米；若伴有恶心、呕吐是为肝胃不和，胃失和降，酌加和胃止呕之半夏、陈皮、藿香、生姜等。

（2）肝郁脾虚

主症：两胁胀痛，腹胀午后为甚，肢困乏力，食欲缺乏，大便稀溏。舌淡或暗红，苔薄白，脉沉弦。

治法：疏肝解郁，健脾和中。

方药：逍遥散合四君子汤加减。柴胡、当归、白芍、党参、白术、茯苓、甘草、薄荷。胁痛甚加玄胡、郁金；腹胀甚加陈皮、青皮、砂仁；纳差加炒鸡内金、焦三仙。肝胃不和合二陈汤加减。

（3）瘀血阻络

主症：胁肋刺痛，痛处固定而拒按，入夜更甚，或面色晦暗，舌质紫暗，脉沉弦。

治法：活血化瘀，通络止痛。

方药：血府逐瘀汤合失笑散。桃仁、红花、当归、生地黄、川芎、赤芍、柴胡、桔梗、枳壳、牛膝、生蒲黄、五灵脂。胁痛甚加玄胡、郁金、生牡蛎；若黄疸加茵陈蒿、金钱草、栀了；出血加白茅根、大小蓟、三七粉；胁下痞块者加鳖甲、生牡蛎、夏枯草。

（4）阴虚血瘀

主症：胁肋隐痛，绵绵不已，遇劳加重，口干咽燥，心中烦热，两目干涩，头晕目眩，舌红少苔，脉弦细数。

治法：滋阴柔肝，养血通络。

方药：六味地黄汤合一贯煎加减化裁。熟地黄、山药、山茱萸、枸杞子、沙参、麦冬，当归、鳖甲、生牡蛎、墨旱莲、桑葚子、玄胡、郁金。若两目干涩、视物昏花可加草决明、女贞子；头晕目眩甚者可加黄精、钩藤、天麻、菊花；心中烦热、口苦甚者可加栀子、牡丹皮、夜交藤、远志。

（二）中成药

目前临床常用的治疗急、慢性病毒性肝炎的中成药（国家准字号药品）多达 100 多种。在实验研究的基础上，一般均经临床验证后方在临床推广应用，部分药物具有较高级别的循证医学证据。临床实践证明，根据中医辨证结果恰当选用中医成方成药能在一定程度上提高临床疗效。西医观察指标亦可作为选用中成药的参考，如保肝降酶可选用五味子及其复方制剂（联苯双酯、五酯胶囊、百赛诺、利肝隆颗粒等）、甘草提取物制剂（甘利欣、甘草甜素、甘草酸二铵胶囊、复方甘草甜素等）、垂盆草、齐墩果酸制剂，等等。消炎退黄可选用茵陈蒿及其复方制剂（藏茵陈胶囊、茵栀黄软胶囊、复方五仁醇胶囊、甘露消毒丸、金酸萍颗粒等）。抗病毒可选用苦参素制剂（包括口服、肌内注射、静脉注射等多种制剂）。抗肝纤维化可选用丹参及其复方制剂、水飞蓟制剂、葫芦素制剂。免疫调节可选用猪苓多糖、香菇多糖、虫草制剂（百令胶囊、金水宝等）。调节肝再生可选用体现"补肾生髓成肝"法则的复方制剂（左归丸、六味地黄丸、杞菊地黄丸等）。

（三）针灸治疗

急性黄疸型肝炎和有肝内胆汁瘀积的患者，针刺太冲、足三里等穴，有利于黄疸的消退。每日 1 次，15 天为 1 个疗程。脾肾亏损，寒湿内盛，采用隔姜艾灸胆俞、三焦俞、肝俞、肾俞等穴，有利于病情缓解和康复。

第七节　肝硬化

肝硬化是临床常见的慢性进行性肝病，由一种或多种病因长期或反复作用形成的弥漫性肝损害。病理组织学上有广泛的肝细胞坏死、残存肝细胞结节性再生、结缔组织增生与纤维隔形成，导致肝小叶结构破坏和假小叶形成，肝脏逐渐变形、变硬而发展为肝硬化。临床上以肝功能损害和门脉高压症为主要表现，并有多系统受累，晚期常出现上消化道出血、肝性脑病、继发性感染等并发症。

一、病因

1.病毒性肝炎

慢性 HBV、HCV 或 HBV 重叠 HDV 感染均可能发展到肝硬化，其中慢性 HBV 感染是我国肝硬化的主要病因,HCV 导致的肝硬化近年来呈上升趋势。病毒性肝炎发展到肝硬化的病程长短不一,少则数月,多则数十年。据统计,慢性 IIBV 感染患者肝硬化的年发病率约为2.1%,5 年累计发生率为 8%～20%。持续病毒高载量是 HBV 患者发生肝硬化的主要危险因素;而反复或持续的免疫清除、男性、年龄＞40 岁、嗜酒,合并 HCV、HDV、HIV 感染均与肝硬化发生相关。慢性 HCV 患者感染 20 年后肝硬化的发生率为 2%～30%。感染 HCV 时,年龄＞40 岁、男性、嗜酒、肥胖、胰岛素免疫、合并 HIV 或其他肝损伤因素(如非酒精性脂肪肝、肝脏高铁载量、血吸虫感染、肝毒性药物和环境污染所致的有毒物质)是慢性 HCV 感染进展至肝硬化的危险因素。甲型和戊型肝炎一般不引起肝硬化。

2.酒精性肝病

是欧美国家最常见的肝硬化原因,近年来我国的发病率也有所增加。欧美资料显示,酗酒(每天摄入乙醇量＞80g)5 年以上的患者有 10% 出现肝硬化。乙醇导致肝硬化的机制与其对肝细胞的直接毒性作用及其氧化产物(乙醛)的间接毒性作用、继发的免疫损伤、微循环障碍及营养不良、代谢异常均相关。酒精也可加速 HBV 和 HCV 相关肝硬化的进展。

3.非酒精性脂肪性肝炎(NASH)

它是非酒精性脂肪性肝病发展到肝硬化的必经阶段。据统计,非酒精性脂肪性肝炎患者10～15 年内肝硬化发生率高达 15%～25%。年龄＞50 岁、肥胖(内脏性肥胖)、高血压、2 型糖尿病、丙氨酸氨基转移酶(ALT)升高和天门冬氨酸氨基转移酶(AST)/ALT＞1、血小板减少等是 NASH 相关肝硬化的危险因素。

4.自身免疫性疾病

自身免疫性肝炎(AIH)、原发性胆汁性胆管炎(PBC)、原发性硬化性胆管炎(PSC)等免疫性疾病可最终发展成肝硬化。此外,系统性红斑狼疮等全身自身免疫性疾病在肝脏的损害也可表现为肝硬化。

5.遗传代谢性疾病

很多遗传代谢性疾病,如肝豆状核变性、血色病、半乳糖血症、α_1-抗胰蛋白酶缺乏症、糖原贮积症、酪氨酸血症等均可导致肝硬化。在我国以肝豆状核变性及血色病较为常见,分别为先天性铜代谢异常及铁代谢异常导致铜及含铁血黄素沉积在肝脏或其他脏器引起的疾病,其临床表现及诊疗原则分别参见本篇第十四章。

6.其他

长期服用或接触双醋酚酊、甲基多巴、四环素、异烟肼、磷、砷、四氯化碳等化学毒物或药物导致的中毒性或药物性肝炎;Budd-Chiari 综合征、慢性充血性心力衰竭、慢性缩窄性心包炎以及肝窦阻塞综合征等引起的淤血性肝损伤;各种原发性和继发性因素导致的长期慢性肝内外胆管梗阻、胆汁淤积及长期营养不良等原因均可引起肝硬化。血吸虫卵沉积在汇管区可刺激结缔组织增生,引起肝脏纤维化,并出现门静脉高压等症状,既往也曾将血吸虫作为肝硬化的常见原因,称为不完全分隔性肝硬化;但由于血吸虫病一般不持续引起肝细胞损伤,不形成完整的假小叶,故目前认为该病虽然具有肝硬化相关的症状,但尚不是真正的肝硬化,将其称为血吸虫性肝病更为恰当。此外,尚有 5%～10% 的肝硬化患者由于病史不详、组织病理辨认困难、缺乏特异性诊断标准等原因无法明确病因,被称为隐源性肝硬化。

二、病理

肝硬化的肝脏大体病理表现与病因和严重程度相关。一般情况下早期肿大，晚期则明显缩小，质地变硬、重量变轻，表面呈现高低不平的结节状。显微镜下可观察到弥散性肝细胞变性坏死、肝细胞再生和结节形成以及纤维组织增生和间隔形成。大量肝细胞坏死后形成的纤维间隔将肝实质分为大小不等、圆形或类圆形的肝细胞团，称为假小叶。假小叶形成是肝硬化的基本病理特点，也是确定肝硬化病理诊断的主要依据。

根据病理形态，可将肝硬化分为大结节性、小结节性和混合结节性。大结节性肝硬化较为常见，乙型和丙型肝炎病毒所致肝硬化多为此类。该类肝硬化结节粗大且大小不匀，长径＞3mm，较大的可达数厘米；纤维间隔较宽，分布不均；大结节内可包含正常肝小叶。小结节性肝硬化多见于酒精性和淤血性肝损害，结节大小相仿，长径＜3mm；结节失去正常肝小叶结构，被纤维间隔包绕；纤维间隔较窄而均匀。混合结节性则是上述两种病理形态的混合。

肝硬化时，脾脏、肾脏、胃肠道、性腺等也可出现相应的病理改变。脾脏常出现淤血、肿大，镜下可见脾窦扩张、脾髓增生、动静脉扩张迂曲，脾窦内网状细胞增生并可见吞噬红细胞。胃肠道黏膜淤血、水肿而增厚，消化性溃疡发病率明显升高。胃黏膜血管扩张充血形成门静脉高压性胃病；食管、胃底、直肠静脉扩张迂曲，形成侧支循环，压力高时可破裂出血。

三、发病机制与病理生理

各种病因引起的肝实质细胞炎症、变性、坏死，正常肝小叶结构被破坏是肝硬化的始动因素。慢性炎症坏死过程中肝星状细胞(HSC)激活，细胞外基质(ECM)沉积与降解失衡，导致肝纤维化是肝硬化发生发展最重要的病理生理基础。

正常肝细胞成分与非细胞成分呈高度有秩序的排列，而且细胞与细胞、细胞与基质间极其精密地联系在一起，传递细胞内外信息、调控细胞表型等，共同构建了肝脏的强大功能。肝细胞损伤后，各种细胞因子和炎症介质释放增加，转化生长因子(TGF)-β、TGF-α、胰岛素样生长因子(IGF)1/2、血小板衍生生长因子(PDGF)、表皮生长因子(EGF)、成纤维细胞生长因子(FGF)、白介素(IL)-10、IL-6、干扰素(IFN)α/β/γ等刺激HSC活化，导致胶原合成增加、降解减少，引起ECM沉积和纤维组织增生。有研究表明，除HSC外，肝细胞、胆管上皮细胞等在肝损伤时可通过上皮细胞间质转型(EMT)转化为肌成纤维样细胞(MFs)，也是ECM的来源之一。

继发于肝细胞损伤坏死的肝细胞再生和纤维增生进一步导致血管新生、血栓形成，加重肝脏血液循环障碍和肝细胞损伤，形成恶性循环并最终导致肝硬化。作为机体合成、代谢、解毒的重要脏器，肝脏对生命功能的维持具有重要意义。肝硬化时肝脏的合成和代谢功能显著下降，白蛋白和凝血因子合成、胆色素代谢、激素灭活、解毒功能下降；同时可出现门静脉高压，导致腹水、内分泌和血液系统失调等病理生理改变。

四、临床表现

多数肝硬化患者起病隐匿、病程发展缓慢,可潜伏 3～10 年以上,症状与慢性肝炎无明显分界线。根据临床表现可将肝硬化分为代偿期和失代偿期,但两者之间的界限常不清楚。

(一)代偿期

代偿期肝硬化症状较轻、缺乏特异性,可表现为轻度乏力、消瘦、食欲缺乏、腹胀、厌油、上腹不适、右上腹隐痛等;多呈间歇性,因过劳或伴发病而诱发,适当治疗或休息可缓解。部分患者体格检查可触及质地较硬的肝脏,边缘较钝,表面尚平滑;肝功能正常或轻度异常。少部分患者甚至可无症状,仅仅在体检或因其他疾病进行手术时偶然发现。

(二)失代偿期

该期症状明显加重,患者主要表现为门静脉高压、肝细胞功能减退所致的两大症候群,同时可有全身各系统症状,并出现多种并发症。临床上失代偿期如何判断存在不同的标准,过去曾以是否出现腹水作为判断失代偿的标志,而近年的文献多以 Child-Pugh 分级 B 级或 C 级作为标准(具体评分及分级标准见本章诊断部分)。鉴于部分肝功能很差的患者也不出现腹水;而 Child-Pugh 评分和分级侧重于反映患者的肝功能状况,对门静脉高压评价较少;部分患者尽管仅以出血等门静脉高压表现为主,预后仍然较差,故失代偿期的判断标准应兼顾肝功能和门静脉高压状况。失代偿期肝硬化的诊断应满足以下条件之一:①Child-Pugh 分级 B 级或 C 级;②出现食管胃曲张静脉破裂出血、腹水、肝性脑病、肝肾综合征、肝肺综合征等严重并发症中至少一种。

1.肝功能减退的临床表现

(1)全身症状:可出现消瘦乏力、营养不良、精神食欲缺乏、皮肤干枯粗糙,面色灰暗黝黑,部分患者伴有口角炎、多发性神经炎、不规则低热。

(2)消化道症状:表现为食欲缺乏、畏食、恶心、呕吐、腹胀、腹泻等,进食脂餐后症状更为明显。

(3)黄疸:除胆汁淤积性肝硬化外,严重黄疸常提示预后不良。

(4)出血倾向及贫血:可出现鼻出血、齿龈出血、胃肠黏膜弥漫出血、皮肤紫癜、贫血等症状。

(5)内分泌失调:肝硬化失代偿期,肝脏诸多激素和大分子物质合成和灭活异常,出现相应内分泌失调表现。以雌/雄激素比例失衡最为常见,表现为雌激素增加、雄激素减少,女性患者可出现月经失调,男性可有性欲减退、睾丸萎缩、毛发脱落及乳房发育等。此外,蜘蛛痣和毛细血管扩张、肝掌等也与雌激素增加有关。醛固酮、加压素等灭活减少可导致水钠潴留,诱发水肿并参与腹水形成。继发性肾上腺素皮质功能减退可导致皮肤,尤其是面部和其他暴露部位皮肤色素沉着。

(6)肝脏:失代偿期肝硬化时患者肝脏常缩小,呈结节状,胆汁淤积或淤血性肝硬化可表现为肝大。

2.门静脉高压的临床表现

(1)脾肿大、脾功能亢进。

(2)侧支循环建立与开放:常见的侧支循环可形成于食管下端胃底部、肝脏周围、前腹壁脐周、直肠下端肛周、腹膜后等部位,其中以食管胃静脉曲张较为常见。食管胃底曲张静脉破裂导致的出血是门静脉高压症患者的重要死亡原因之一。十二指肠、小肠和结肠静脉曲张虽然较为少见,但也可出现曲张静脉破裂出血,例如:由门静脉系的直肠上静脉和下腔静脉系的直肠中、下静脉吻合而成的痔静脉破裂可导致便血。腹壁及脐周静脉曲张可出现静脉鸣、海蛇头征。

(3)腹水:表现为腹胀、不适、消化不良、腹围增大。腹水出现前很多患者便有腹腔胀气,出现腹水后腹胀症状明显加重,大量腹水时尚可因腹内压力增大导致呼吸困难、气急和端坐呼吸。体格检查可发现腹部膨隆、脐疝、移动性浊音阳性等。部分患者还可出现肝性胸腔积液,右侧胸腔积液多见,双侧次之,单纯左侧胸腔积液较少。胸腔积液常呈漏出液,形成机制与腹水一致,多见于晚期肝硬化伴低蛋白血症和大量腹水者,可能与胸腔负压和横膈解剖异常有关。

(4)门静脉高压性胃病(PHG):是门静脉高压患者发生的胃黏膜的特殊病变,组织学上表现为胃黏膜和黏膜下层细血管、毛细血管明显扩张、扭曲而没有明显炎症改变,内镜下表现为各种类型的充血性红斑和糜烂,伴或不伴出血。

3.并发症

肝硬化并发症很多,患者常常因并发症死亡,常见并发症包括肝性脑病、消化道出血、感染、肝肾综合征、肝肺综合征、原发性肝癌、门静脉血栓形成等。

五、辅助检查

1.常规、生化及免疫检查

反映肝脏功能的生化检查指标主要包括血清胆红素、白蛋白、前白蛋白、凝血酶原时间、胆固醇等。

(1)胆红素:通常指总胆红素,包括结合胆红素和非结合胆红素,反映肝脏对胆红素的清除能力。其中,非结合胆红素又称间接胆红素,主要由肝、脾、骨髓等处的单核·吞噬细胞系统吞噬衰老和异常的红细胞分解血红蛋白产生,难溶于水,不能由肾脏排出,在血液中与血浆白蛋白结合。结合胆红素又称直接胆红素,是非结合胆红素被肝细胞摄取后,在肝细胞内质网内通过微粒体 UDP-葡萄糖醛酸基转移酶的作用与葡萄糖醛酸结合产生。结合胆红素可溶于水,通常和胆汁酸盐一起,被分泌入毛细胆管,进入胆道,随胆汁排泄;当结合胆红素升高时,一部分也能从肾脏排出。结合胆红素进入肠内后,还原为粪胆元,大部分随粪便排出,小部分(约10%)可被肠黏膜吸收经门静脉再次进入肝脏,这一过程就是肠肝循环。肝细胞对于胆红素的摄取、结合、排泄过程中各个环节出现障碍均可导致胆红素升高。高胆红素血症是肝细胞受损坏死的重要指标,肝硬化患者胆红素升高通常为肝细胞性,反映肝细胞处理胆红素的能力降低;除非结合胆红素外,由于胆汁淤积,结合胆红素亦可升高。值得注意的是,由于肝脏清除胆红素的能力具有较强的储备,故胆红素不能作为评价肝硬化患者肝功能异常的敏感指标,很多肝硬化患者即便进入了失代偿期,胆红素也无明显升高;除胆汁淤积导致的肝硬化外,肝硬化患者一旦出现胆红素升高,通常提示预后不良。

(2)反映肝脏合成能力的指标:白蛋白、前白蛋白、PT、胆固醇等指标主要反映肝脏合成功能。白蛋白是血浆含量最多的蛋白质,半衰期约为 20 天,每天约 4% 被降解。肝脏是白蛋白唯一的合成部位。肝硬化患者发生低白蛋白血症的原因除肝脏合成能力不足外,尚与低蛋白摄入和总容量增加导致的稀释有关。白蛋白半衰期长,某一时间点的血清白蛋白水平反映此时其合成与降解的速度及其分布容量,易受饮食、输注蛋白、感染、降解、肠道及肾脏丢失等多种因素影响。前白蛋白在肝脏合成,半衰期仅 2 天,受机体其他因素影响更小,较白蛋白能更好地反映短期内肝脏蛋白合成功能。PT 反映血浆中凝血因子 Ⅰ、Ⅱ、Ⅴ、Ⅶ、Ⅹ 活性,由于上述凝血因子多在肝脏合成,因此 PT 延长反映肝脏贮备能力减退。由于 PT 检测依赖于不同的试剂,可能导致结果差异,故对结果的评价需参照正常对照。PT 延长与肝硬化患者肝细胞受损程度成正相关,且注射维生素 K 难以纠正。一般代偿期非活动性肝硬化患者,PT 不超过正常对照 3 秒,若超过 4～6 秒,提示肝实质损伤明显。除 PT 外,凝血酶原活动度(PTA)和国际标准化比率(INR)等在肝脏疾病中也有所应用。不过肝硬化患者普遍存在促凝和抗凝失衡,PT、PTA、INR 等传统指标仅仅检测体外的凝血状况,并不能准确反映体内凝血功能,也无法反映抗凝和促凝的失衡,不能很好预测肝硬化患者的出血风险,近期有研究认为血栓弹力图能动态分析自凝血启动至纤维蛋白溶解的全过程,更敏感、准确、全面地评估肝硬化患者抗凝和促凝的状态。但也有研究认为,血栓弹力图异常不能精确地预测肝硬化患者出血、血栓形成或肝移植/死亡风险,其临床应用的价值仍需进一步探讨。肝脏是胆固醇合成和代谢的主要脏器,失代偿期肝硬化患者血清胆固醇水平可降低,胆固醇酯降低尤为明显。

(3)转氨酶:主要指 ALT 和 AST。ALT 广泛存在于组织细胞内,尤以肝脏含量最高,主要存在于肝细胞的细胞质中,其肝内浓度是血清中浓度的 3000 倍。AST 在肝脏的分布仅次于心肌,存在于肝细胞的细胞质和线粒体,而以线粒体为主,线粒体型 AST 活性占肝脏 AST 总活性的 80% 左右。ALT 及 AST 均是反映肝损伤的敏感指标。一般情况下,ALT 反映肝损害的灵敏度高于 AST,AST/ALT 比值升高常常提示酒精性肝病或肝细胞损伤加重和(或)累及线粒体。肝硬化时 ALT、AST 可升高。但值得注意的是,ALT 及 AST 的特异性较差,易受骨骼肌、心脏、肾脏等其他组织器官病变影响;且 ALT 及 AST 的水平高低与肝损害的严重程度并不一定平行,不代表肝脏贮备功能,与肝硬化的程度无关。

(4)γ-谷氨酰转肽酶与碱性磷酸酶:碱性磷酸酶(ALP)主要来源于肝脏和骨骼,也可来源于胎盘、肠道或肾脏。ALP 有 6 种同工酶,其中 1、2、6 来源于肝脏,主要存在于肝细胞血窦侧和胆小管膜上。当肝脏受到损伤或者障碍时产生 ALP 增加,经淋巴道和肝窦进入血液;同时由于胆道梗阻及胆汁淤积时,胆汁排泄障碍,可导致 ALP 反流入血。因此,ALP 是反映胆汁淤积的敏感指标。排除正常妊娠和生长期等生理因素以及骨骼疾病,血清 ALP 升高常提示肝胆疾病。其中,ALP 明显升高(超过 4 倍正常值上限)提示胆汁淤积相关疾病,血清 ALP 活性轻度升高也可见于其他肝脏疾病,此时,需要结合 γ-谷氨酰转肽酶(GGT)、Bil 等指标综合判断。GGT 分布在多种组织中,包括肾、胰、肝、脾、心、脑及生精管等。不过,肾脏来源的 GGT

在肾损害时通过尿液排泄,故血清GGT升高多数来源于肝胆胰。GGT在肝脏主要存在于肝细胞微粒体、肝细胞膜胆小管面和胆管上皮中,也是反映胆汁淤积的敏感指标。此外,药物性肝损害、酒精性肝病、非酒精性脂肪性肝病(NAFLD)、慢性阻塞性肺疾病、肾功能不全、急性心肌梗死时,GGT也可升高。由于GGT在骨病时并不升高,和ALP联合对于判断肝胆疾病具有重要价值。ALP和GGT均显著升高,强烈提示胆汁淤积。

(5)其他:肝硬化还可出现胆汁酸、球蛋白升高、白/球比降低或倒置、贫血、三系减少等异常。尿常规检测可出现尿胆原升高、尿胆红素阳性,合并乙肝相关性肾炎时尿蛋白亦可能阳性。此外,其他生化及免疫检查有助于肝硬化病因的判断。如肝炎病毒标志物的检测有助于明确乙肝、丙肝所致肝硬化的诊断;抗核抗体、抗线粒体抗体及其分型、抗平滑肌抗体等自身免疫指标对于自身免疫性肝病诊断有重要价值;血清游离铜、铜蓝蛋白、血清铁、铁蛋白、转铁蛋白等的检测有助于排除肝豆状核变性、血色病等遗传代谢性疾病。甲胎蛋白检测有助于鉴别是否合并肝癌。

2.定量肝功能试验

常用定量肝功能试验包括吲哚菁绿(ICG)清除试验、利多卡因代谢物生成试验、氨基比林呼吸试验(ABT)、安替比林清除试验、半乳糖廓清试验、色氨酸耐量试验、咖啡因清除试验等。基本原理为利用肝脏对于不同物质的摄取、代谢和排泄作用,检测不同物质摄入后的代谢和潴留,评价肝功能。由于不同定量肝功能试验基于不同的代谢途径,其优劣性难以比较。其中,ICG清除试验在国内应用较广。ICG是一种红外感光染料,静脉注射后,由肝脏选择性摄取,经胆汁排泄。ICG在体内无代谢分解和生物转化,无肝肠循环,也不被肾脏等其他脏器排泄,其排泄速度取决于肝脏血流量、功能肝细胞数量及体积、胆汁排泄通畅程度,因而能较好地反映肝脏功能。ICG注射15分钟后滞留率的正常参考值范围为$7.86\%\pm4.34\%$,肝硬化患者显著升高,失代偿期患者升高更加明显。有研究表明,代偿期肝硬化在其他肝功能指标出现异常前,ICG清除试验可能已出现异常,因而ICG清除试验具有灵敏、无创、可实时动态监测的优势。目前,ICG清除试验主要用于肝病的初筛、外科手术及介入治疗前的评估。氨基比林在体内的代谢几乎完全在肝脏完成,进入体内后由肝脏微粒体氧化酶系统去甲基释放出甲醛,再氧化为甲酸,生成CO_2由呼出气排出。氨基比林呼吸试验通过口服^{13}C或^{14}C标记的氨基比林,2小时后测定呼出气中的^{13}C或^{14}C量反映肝脏代谢功能。肝硬化患者呼出气中^{13}C或^{14}C量明显降低。半乳糖廓清试验利用半乳糖经由半乳糖激酶在肝内磷酸化代谢的原理,通过静脉或口服半乳糖,测定肝脏对于半乳糖的清除反映肝脏功能。该试验有一次性静脉注射半乳糖、持续静脉注入半乳糖、口服半乳糖及呼气试验等方法。其中半乳糖呼气试验与氨基比林呼吸试验的检测方法类似,两者评价肝脏功能均具有敏感、准确、便捷的优势,但均依赖于核素,对仪器设备有一定要求。

3.肝纤维化血清标志物

常用的肝纤维化血清标志物包括Ⅲ型前胶原氨基端肽(PⅢNP,PⅢP)、Ⅳ型胶原、透明质酸(HA)、层粘连蛋白(LN)、组织金属蛋白酶抑制剂(TIMPs)、脯氨酰羟化酶(PH)等,多为胶原成分或胶原合成及代谢过程的关键酶或中间产物。上述指标单独检测存在敏感性或特异性不高的缺陷,联合检测不同纤维化血清指标或其他血清学指标有助于判断肝纤维化程度及评估抗纤维化疗效。联合检测的血清标志物模型较多,包括 Fibroindex、APRI、FIB4、Hepascore、Fi-broTest、HCV 相关肝硬化判别函数、FibroStage 等,其中以 APRI 和 FIB-4 简单易行,临床研究应用较多。APRI 的计算公式为:APRI＝AST/ULN(正常值上限)÷PLT(10^9/L)×100;APRI＜0.5 时,可排除肝硬化;＞2.0 时,应怀疑肝硬化。FIB4＝(年龄×AST)÷(PLT×$ALT^{1/2}$);对于乙肝患者,FIB4＞1.98 应考虑肝硬化。与其他联合检测的血清标志物模型类似,APRI 和 FIB-4 敏感度和特异度仍欠佳,且其判断肝纤维化、肝硬化的界值受肝病病因影响。

4.肝静脉压力梯度测定

门静脉高压是肝硬化的重要表现,了解门静脉压力对于评估肝硬化患者预后至关重要。由于直接测定门静脉压力较为困难,临床上常采用肝静脉压力梯度(HVPG)间接反映门静脉压力。HVPG 是指经颈静脉插管测定肝静脉楔压与肝静脉自由压的差值,正常值范围为 3～5mmHg,HVPG＞5mmHg 提示存在门静脉高压症。HVPG≥10mmHg 提示肝硬化代偿期患者发生静脉曲张、失代偿事件和肝癌风险升高,肝癌切除术后失代偿事件的风险也升高;HVPG＞12mmHg 是发生静脉曲张出血的高危因素;HVPG＞16mmHg 提示肝硬化门静脉高压患者的死亡风险增加;HVPG＞20mmHg 提示肝硬化急性静脉曲张出血患者的止血治疗失败率和死亡风险均升高。

5.影像学检查

常用影像学检查包括超声波、CT、MRI、放射性核素检查、上消化道钡餐等。超声、CT、MRI 等检查可显示脏器大小、包膜及形态改变,判断有无腹水、门静脉扩张。增强 CT 及 MRI 扫描对肝癌的诊断鉴别具有重要价值,MRI 弥散加权成像已成为肝硬化基础上小肝癌诊断的重要手段。

CT 和/或 MR 检查常见的肝硬化表现包括体积改变(早期增大、晚期缩小),左右叶比例失常(右叶缩小、左叶及尾状叶增大),包膜呈波浪状或锯齿状,肝裂增宽,肝脏密度不均匀,门静脉增宽,侧支循环扩张。典型的 CT 影像学表现不仅可诊断肝硬化,基于 CT 和/或 MR 测量的肝左叶体积指数(即最大上下径、最大前后径和左右径相乘的值)、实际/预期肝体积比、脾脏指数等指标与肝纤维化程度、Child-Pugh 分级、HVPG 也有一定的相关性。CT/MRI 在肝硬化血流动力学及肝脏储备功能评估方面的价值近年来引起重视。Iranmanesh 建立了基于 CT 检查简单指标的 HVPG 测量数学模型:HVPG(mmHg)＝17.37－4.91×In 肝脾体积比(有肝周腹水时＋3.8);多层螺旋 CT 门静脉成像能良好显示食管胃静脉曲张,有研究提示利用多层螺旋 CT 门静脉成像进行分级,无创预测曲张静脉出血风险的准确性与内镜相当。肝脏 CT 灌注成像、能谱 CT、$MRI-T_1-rho$ 序列成像、MRI 弥散加权成像、扩张张量成像、波谱成像、磁化传递波谱成像等新型 CT/MRI 成像技术在肝纤维化和肝硬化早期诊断、肝硬化程度评估、肝脏储备功能评价方面均显示了良好的前景。然而,上述多数技术开展时间尚短,研究例数不多,技术操作具备一定难度,其临床广泛应用的价值尚待进一步确认。

肝脏瞬时弹性测定(TE)、声脉冲辐射成像(ARFI)和实时剪切波弹性成像(RT-SWE)均是建立在超声诊断基础上的非侵袭性肝纤维化检测方法。其中,TE 相对成熟,它通过测定肝脏瞬时弹性图谱获取弹性测量值(LSM)反映肝实质硬度,从而定量评估肝脏纤维化程度。

LSM<7.3kPa 排除进展性肝纤维化,LSM>7.3kPa 诊断显著肝纤维化,LSM≥9.3kPa 诊断进展性肝纤维化,LSM≥14.6kPa 可诊断肝硬化,LSM<9.3kPa 可排除肝硬化。TE 检测的优势为操作简便、重复性好,能够较准确地识别轻度肝纤维化或早期肝硬化;但 TE 测定值受肝脏炎症坏死、胆汁淤积、脂肪沉积及大血管改变等多种因素影响,且在肥胖、肋间隙狭小、腹水患者中检测失败率较高。ARFI 通过检测剪切波波速了解肝脏硬度;RT-SWE 则将传统超声与实时可视化剪切波成像结合,能够在二维图像的基础上进行弹性成像,并可在肝脏区域内进行肝脏杨氏模量值测定,反映肝脏的绝对硬度。与 TE 相比,ARFI 和 RT-SWE 具有操作简便快捷,不受腹水、肋间隙、肥胖等影响,成功率较高,减少操作偏倚等优点,但目前应用尚不多,其诊断肝纤维化及肝硬化的临界值仍需进一步探讨。磁共振弹性成像(MRE)是基于 MRI 的定量测量组织弹性剪切力的动态弹力成像方法。最新研究表明 MRE 测定的肝脏剪切硬度与肝纤维化程度密切相关,并可间接反映肝静脉压力梯度,在肝纤维化无创诊断方面具有一定前景。但该法昂贵、耗时,目前临床应用仍受到限制。

除上述影像学检查外,上消化道钡餐检查有助于了解有无食管胃底静脉曲张及曲张的程度。^{99m}Tc 核素扫描除显示肝各叶大小外,还可间接评定门静脉高压和门体分流情况,对肝硬化和门静脉高压的判断有辅助价值。

6.肝活检及腹腔镜检查

肝活检是确诊肝硬化的"金标准",可进行病理、电镜、组化、酶学免疫组化、病毒学及金属酶含量分析等。并非所有肝硬化患者都需进行肝活检,当肝硬化诊断或其病因不明确时才需考虑进行。腹腔镜检查能够较直观地展现肝脏表观形态的改变,如肝脏边缘变钝,表面出现大小不等结节,脾脏增大,膈肌、圆韧带、镰状韧带和腹膜上的血管增多等。此外,腹腔镜直视下取肝组织活检可提高肝活检的准确率和安全性。

7.内镜检查

主要用于明确有无门静脉高压性胃病、食管胃底静脉曲张、曲张的程度以及有无出血倾向。我国目前推荐对代偿期肝硬化且首次内镜检查未发现静脉曲张、肝脏功能稳定的患者,每2 年复查 1 次上消化道内镜;肝病逐渐进展者,失代偿期肝硬化及已有轻度静脉曲张者,应每 1年复查上消化道内镜。

六、诊断与鉴别诊断

肝硬化的诊断依赖于肝损伤的病因及病史,肝功能损害及门静脉高压的症状、体征及实验室检查依据,可依据以下流程诊断肝硬化。

确认肝硬化的诊断后,还必须明确病因、肝功能状况及并发症。目前临床一般采用 Child-Pugh 或 MELD 评分方法评判肝功能。1954 年 Child 首先提出利用血清胆红素、白蛋白、腹水、一般状况、营养进行肝功能分级的概念。在此基础上,Child-Turcotte 于 1964 年提出Child-Turcotte 分级,以血清胆红素、血浆白蛋白、腹水、肝性脑病和营养为指标评估肝功能状况。然而,其中营养的评估缺乏客观指标,难以量化;白蛋白、腹水及营养状况具有一定的相关性,有重复评价之嫌;不同病因导致的肝硬化临床表现和预后差异很大,Child-Turcotte 分级并未针对不同病因予以考虑。因此,1973 年,Pugh 改良了 Child-Turcotte 分级标准,以 PT 延长代替营养状况,对肝性脑病程度予以分期,并充分考虑了 PBC 对胆红素的影响,采用综合评分方法建立了新的 Child-Turcotte-Pugh 评分及分级标准,简称 Child-Pugh 标准,在临床广泛引用。

MELD 评分系统是以肌酐、INR、TBil 结合肝硬化病因来评价慢性肝病患者肝功能储备及预后的评分系统,最初于 2000 年由 Malinchoc 等建立。其计算公式为 $R = 3.78 \times In[TBil(mg/dL)] + 11.2 \times In[INR] + 9.57 \times In[Cr(mg/dL)] + 6.43$(病因:肝汁性或酒精性 0,其他 1);R 值越高,其风险越大,生存率越低。MELD 能有效预测非肝移植患者肝病 3 个月、6 个月、1 年的死亡率,预测终末期肝病患者经颈静脉肝内门-体分流术(TIPS)后患者的死亡率,评估移植前患者等待供肝期间的死亡率及肝移植术后的死亡率。因此,目前美国及中国的器官分配网络均将其作为确定肝移植器官分配优先权的标准。MELD 评分 15～40 的患者是肝移植的良好适应证;＜15 的患者可不考虑肝移植。由于 MELD 评分系统并不考虑肝性脑病、出血等严重并发症对预后的影响,其中使用的血清肌酐、胆红素、INR 等指标,容易受非肝病因素的影响,仍有一定不足。近年来在 MELD 评分基础上建立了动态 MELD(δMELD)、MELD-Na、iMELD 等评分系统,均在临床有一定应用。

依据门静脉高压及肝功能减退的表现,失代偿期肝硬化的临床诊断通常并不困难。代偿期肝硬化则往往症状体征不典型,容易忽略,诊断有一定难度。以下几点可能有助于早期发现代偿期肝硬化:①对病毒性肝炎、长期饮酒、长期营养不良、慢性肠道感染的患者,应每年随访,必要时进行肝活检;②对于不明原因肝大者,特别是肝脏表面不光滑者,应采用多种影像学方法及早检出肝硬化和肝癌,必要时可采用腹腔镜及肝活组织检查等明确诊断。

早期肝硬化常表现为肝脏肿大,此时应注意与慢性肝炎、原发性肝癌,尤其肝硬化合并肝癌等鉴别,必要时可进行肝活检。脾肿大是肝硬化门静脉高压的重要表现,部分患者可能仅因脾功能亢进、贫血或血小板减少等就诊,此时需注意与慢性肝炎、慢性疟疾、血吸虫病、特发性血小板减少性紫癜、慢性溶血性贫血、白血病、淋巴瘤、恶性组织细胞病等导致的脾肿大鉴别。此外,出现腹水和消化道出血等并发症时,应注意与导致腹水和出血的其他疾病鉴别。

七、一般内科治疗

(一)一般疗法

1.休息

处于代偿期的患者,可适当减少活动,并可酌情参加一些轻体力工作,但应注意劳逸结合,以不感到疲劳为度;而对于失代偿期的患者,应停止工作,休息乃至基本卧床休息。因有研究者提出直立体位可激活潴留系统并影响肾血流灌注,推测卧床休息对肝硬化腹水患者有一定益处,另外卧床休息可减轻肝脏负担,故传统上推荐卧床休息。但尚无对照试验证实卧床休息在治疗中的有效性。

2.保持乐观情绪

精神处于消沉或紧张状态,可使机体的免疫功能降低,对保持病情稳定不利;相反,精神向上,情绪乐观,则可调动和增强机体的免疫功能,有利于肝硬化的病情稳定。

3.避免使用对肝脏有损害的药物

肝硬化合并其他疾病(如感染等),必须应用某些对肝脏有损害的药物时,一定要掌握以下原则:选用对肝脏毒性最低的药物;剂量要小,疗程要短;对肝功能进行监视,如发现有明显损害要立即停药。

4.积极治疗对肝脏有影响的并发症

影响肝脏的并发症,对肝硬化保持病情稳定和肝功能恢复不利。如各种心脏病引起的心衰,可造成肝淤血,从而损害肝脏导致加重肝硬化的病理改变,故应及时纠正心衰;再如,寄生虫感染、药物中毒、营养不良和胆系感染等,均可引起肝损害,应分别给予相应的治疗,以尽可能消除加重肝硬化的各种因素。

(二)饮食营养疗法

肝硬化的基本治疗是支持疗法,故饮食营养疗法在肝硬化治疗中具有重要意义。这是因为部分肝硬化患者常有营养缺乏,原因是:①因食欲减退,食物摄入不足;②失代偿期患者,因胃肠水肿或消化酶分泌减少,对食物的消化吸收不良;③因肝功能障碍,肝脏不能将储存或吸收来的营养成分,进行正常的代谢;④因肝组织损害,肝脏需要更多的营养成分进行修补,肝对营养成分的需要量增大;⑤因大量利尿和排放腹水,而使蛋白质丢失。营养缺乏导致机体免疫力下降,易继发感染,还可表现为难以纠正的低蛋白血症、腹水、水和电解质及酸碱平衡紊乱,严重者有肝性脑病及肝肾综合征危险。另外,不恰当的饮食亦会加重病情。

正确而又合理的饮食营养疗法,可改善肝脏的代谢功能,提供各脏器组织的营养需要;促进损伤肝细胞的修复和再生;增强解毒作用,减少毒性物质生成,并促进其分解和排出;增强机体免疫功能,提高免疫力;尚有促进肝内营养素的储存、转运和调节作用,可防治肝硬化继发的营养缺乏症和营养缺乏所致的肝损害。

肝硬化患者的饮食营养,应保证充分的热量和高维生素。没有并发症的肝硬化患者的饮食热量为126～168kJ(30～40kcal)/(kg·d),蛋白质1～1.5g/(kg·d)。营养不良者摄入热量为168～210kJ(40～50kcal)/(kg·d),蛋白质1～1.8g/(kg·d)。营养成分占总热量的比例,应是蛋白质和碳水化合物各占40%,脂肪占20%。严禁饮酒,食管静脉曲张者应禁食坚硬粗糙食物。一般通过进食的方式补充,如有补充不足或进食困难时,可采用胃肠外营养补充。具体实施过程中要掌握以下原则。

1.关于蛋白质

病情稳定者,应供给含丰富蛋白质,尤其是含高生物效价蛋白质的食品,如牛乳或乳制品(蒸发乳、脱脂乳及奶粉等)、豆制品、蛋类、鱼或瘦肉等。动物蛋白含有较多蛋氨酸,后者可补充甲基,有抗脂肪肝作用,且可提高多种食物的生物效价,应优先供给。病情严重者,含蛋氨酸、甘氨酸、丝氨酸、苏氨酸、组氨酸、赖氨酸、谷氨酸、门冬氨酸等的食物,在体内产氨较多,故不宜多用,以免诱发肝性昏迷。肝性昏迷者,应严格限制蛋白质的摄入,以减少血氨来源;对有肝性昏迷倾向者,应禁用含芳香氨基酸(如苯丙氨酸、酪氨酸、色氨酸等)的食物,以免诱发肝性昏迷。对肝性昏迷或有肝性昏迷倾向者,应给予含支链氨基酸(包括亮氨酸、异亮氨酸、缬氨酸)的蛋白制剂,因后者可纠正氨基酸的平衡失调,减少进入血脑屏障的芳香族氨基酸,有利于肝性昏迷的意识恢复,且对必须限制蛋白质饮食的患者,可维持正氮平衡,还可促进蛋白质的合成代谢,对肝细胞的再生有益。

2.关于碳水化合物

应给予高糖饮食,因糖类能使肝糖原增加,可促使肝细胞再生,还可防止毒素对肝细胞的损害。如果患者不能多食高糖食物,可口服甜食品如果子露、甜果汁、糖藕粉、果酱和蜂蜜等,最好给葡萄糖。在肝硬化时,供给葡萄糖比葡萄糖替代糖(D-果糖、山梨醇)为好,因后者转变为葡萄糖时受限制,且可代谢为乳酸盐,发生低血糖及乳酸中毒。此外,替代糖还易导致能量丰富的磷酸盐消耗增高,从而使尿酸形成增多,致发生高尿酸血症。肝硬化患者,若糖耐量降低、血糖升高,而有肝原性糖尿病时,则应禁用或限制食用含糖食物。

3.关于脂肪

脂肪供给以适量为宜。因补充过多,在肝内蓄积可形成脂肪浸润,妨碍肝糖原合成,降低肝脏代谢功能;但补充过少,食物乏味,影响食欲,且妨碍脂溶性维生素的吸收。脂肪每日摄入量以不超过 50g 为宜。

4.关于维生素

摄取维生素含量丰富的食物,可促进病变肝细胞恢复。肝硬化患者,由于机体的新陈代谢增加,同时在治疗中常输入大量的葡萄糖液,随着糖代谢增高,相应对维生素 B_1 的需要量也增加,故易引起维生素 B_1 缺乏,减少机体能量的供应。肝功能障碍时,肝脏不能顺利地将维生素原或维生素转变为代谢活性型,使维生素利用率降低。维生素 C 能促进肝细胞再生及肝糖原合成,并能增强肝脏解毒能力。故肝硬化患者应从食物中补充大量的多种维生素(维生素 A、B 族、维生素 C、维生素 E、维生素 K 等)。维生素 C 每日应供给 $100\sim200mg$。

(三)保肝药物的应用

保肝药包括改善肝脏功能、促进肝细胞再生、增强肝脏解毒功能。肝硬化时,盲目采用过多药物,有可能增加肝脏的负担,对肝脏的修复反而不利,故应防止滥用,合理选择和应用保肝药。

1.解毒类保肝药

(1)还原型谷胱甘肽型:谷胱甘肽参与体内三羧酸循环及糖代谢,使人体获得高能量,是细胞内重要的调节代谢物质。该药上的巯基与过氧化物和自由基结合,以对抗氧化剂对巯基的破坏,保护细胞膜中含巯基的蛋白质和酶不被破坏,维持细胞生物功能具有重要作用。其还具有整合解毒作用,把机体内有害的毒物排出体外,保护肝细胞免受损害。

(2)硫普罗宁:本药通过提供巯基来活化超氧化物歧化酶,从而增强肝脏对抗各种损害的能力。本药可使肝细胞线粒体中的 ATP 酶活性降低,ATP 含量升高,从而改善肝功能。本药通过酰胺酶水解,生成的甘氨酸系脂肪族氨基酸,带有一碳单位,主要参与嘌呤类核苷酸的合成,故具有促进肝细胞再生的作用。本药的巯基可与自由基可逆性结合成二硫化物,为一种自由基清除剂。

2.促肝细胞再生药物

(1)多烯磷脂酰胆碱:本药以完整的分子与肝细胞细胞膜及细胞器膜相结合,对已破坏的肝细胞膜进行生理性修复;使肝细胞膜的流动性增加,让受损失的肝功能和酶活力恢复到正常状态;调节肝脏的能量平衡;促进肝细胞的再生及将中性脂肪和胆固醇转化成容易代谢的形式;重组成细胞骨架,抑制肝细胞凋亡,抑制肝星状细胞活化,减少氧化应激与脂质过氧化和降低炎症反应等多个方面保护肝脏。此外,这些磷脂分子尚可分泌入胆汁,具有稳定胆汁的作用。

(2)促肝细胞生长素:该药能明显刺激新生肝细胞的 DNA 合成,促进损伤的肝细胞线粒体、粗面内质网恢复,促进肝细胞再生,加速肝细胞的修复,恢复肝功能,改善肝巨噬细胞的吞噬功能,防止来自肠道的进一步损害,抑制肿瘤坏死因子(TNF)活性和 Na^+、K^+-ATP 酶活性抑制因子活性,从而促进肝坏死后的修复,同时具有降转氨酶血清胆红素和缩短凝血酶原时间。

3.促进能量代谢类药物

(1)维生素类:主要是水溶性维生素类,包括维生素 C,复合维生素 B。维生素 C 具有还原性,能减轻肝细胞的脂肪变性,促进肝细胞再生和肝糖原合成,而复合维生素 B 则参与糖、脂肪和蛋白质在机体的代谢。脂溶性维生素剂量大时反而会加重肝脏负担,一般不使用。

(2)辅酶类:辅酶 A 能激发三羧酸循环,促进糖、脂肪和蛋白质的代谢;而辅酶 Q10 可使肝脏组织超氧化歧化酶的活性升高,增强肝脏组织对自由基的清除能力从而起到保护肝脏的作用。

(3)门冬氨酸鸟氨酸:该药主要成分为 L-鸟氨酸-L-天冬氨酸。鸟氨酸与血液循环中有毒的氨结合,将后者转化为对人体无毒的物质。本药通过加速鸟氨酸循环来加强肝脏细胞的解毒功能,能在数小时内迅速降低过高的血氨,纠正氨基酸的失代偿,改善脑部症状及功能,天门冬氨酸能参与肝细胞内核酸的合成,有利于修复被损伤的肝细胞。此外,由于天冬氨酸对肝细胞内三羧酸循环代谢过程的间接促进作用,促进了肝细胞内的能量生成,使得被损伤的肝细胞的各项功能得以迅速恢复。

4.中草药及其提取物

(1)水飞蓟素:该药主要含有水飞蓟宾、水飞蓟停、异水飞蓟宾、水飞蓟宁。其具有清除自由基、抑制 $5'$-脂氧酶、抗脂质过氧化、保护肝细胞膜、促进受损肝细胞合成 DNA 及结构蛋白、免疫调节和抗肝纤维化等药理作用,其中以水飞蓟宾的含量最高,活性也最强。水飞蓟宾具有很强的抗氧化作用,能对抗脂质过氧化,增强谷胱甘肽的活性,清除肝细胞内的活性氧自由基,稳定肝细胞膜,保护肝细胞。此外,水飞蓟宾还可抑制肝星状细胞的活性和转化生长因子、肿瘤坏死因子等细胞因子的表达而具有抗炎、抗纤维化作用。

(2)甘草酸类制剂:该类药物临床常用的有甘草酸单铵、复方甘草酸苷、甘草酸二铵、甘草酸二铵脂质配位体及异甘草酸镁。甘草酸类药物具有较强的抗炎、保护肝细胞及改善肝功能的作用,多种肝毒剂所致肝损伤有预防治疗作用。有肾上腺皮质激素样作用,但无明显皮质激素样不良反应。其主要是通过控制炎症因子和免疫性因子而发挥抗肝损害作用。常见的不良反应有低钾、水钠潴留、水肿,故对于严重低钾、高钠血症、高血压、充血性心力衰竭、肾衰竭者应禁用,妊娠妇女和新生儿慎用。

八、肝硬化腹水的治疗

肝硬化腹水多出现在肝硬化失代偿期,需要多方面综合治疗,包括休息、治疗原发病、控制水和钠盐的摄入量、合理应用利尿剂、纠正低蛋白血症,大量腹水还可以通过穿刺放液、腹水回收及外科治疗。

肝硬化腹水患者较其他肝病并发症风险高,包括顽固性腹水、SBP、低钠血症或肝肾综合征(HRS)。欧洲指南将仅有腹水而无上述并发症的腹水定义为非复杂性腹水,并根据国际腹水协会(IAC)定量标准将其分为 3 级。

(一)一线治疗

目前尚无 1 级或少量腹水自然史方面的资料,也不清楚 1 级或少量腹水患者发展为 2 或 3 级腹水有多快。2 级或中量腹水患者可在门诊治疗,而不需要住院,除非他们有其他肝硬化并发症。大部分患者肾钠排泄并无严重受损,但钠的排泄相对低于钠的摄入。治疗目标是,拮抗肾钠潴留,以达到负钠平衡。这可通过减少钠摄入和服用利尿剂增加肾钠排泄来进行。虽然采取直立体位激活钠潴留系统和轻微损害肾灌注,但不建议被迫卧床休息,因为还没有临床试验评估,是否如此做能改善腹水药物治疗的临床疗效。

1.饮食控制

肝硬化腹水治疗的主要目的是使患者处于负钠平衡状态。10%~20%的腹水患者对单独饮食控制钠盐有应答,其余大部分患者对利尿剂有应答。因此,限制钠盐(2g/d 亦即 88mmol/d)是腹水的首选治疗方式。更严格的饮食钠盐含量减少并不必要,而且由于其可能削弱营养状况甚至有潜在的危害。尿钠排出量相对较高(>78mmol/d)和仅有少量或中等量腹水患者可能对限钠有应答。没有资料支持在既往无腹水的患者中预防性限钠。患者体重变化和尿钠测定可反映治疗效果。24 小时尿钠测定可以评估钠潴留程度,监测利尿剂治疗的应答,间接评估患者饮食钠控制的依从性。以每天体重减轻 0.5kg 左右最为合适。若血清钠水平不低于130mmol/L,则无须限制水分的摄入,因为限制水分摄入并不能加快利尿,仅在稀释性低钠血症患者应限制液体的摄入。

2.利尿剂

证据显示,肝硬化腹水患者肾钠潴留主要是由于近端和远端肾小管钠重吸收增加,而不是钠负荷滤出减少,近端肾小管钠重吸收增加的介质尚未完全阐明,而沿远端肾小管钠重吸收增加主要与醛固酮增加有关。因此,在腹水治疗中醛固酮拮抗剂较袢利尿剂更为有效,是首选的利尿剂。对于少量腹水且基础尿钠排出量较高的患者,推荐只需使用安体舒通(螺内酯)——一种利尿剂治疗即可,起始剂量为 100mg/d,如无应答,每 7 天(每次 100mg)逐步增加直至最大剂量 400mg/d。在集合管起利尿作用的阿米洛利疗效较醛固酮拮抗剂差,仅用于那些醛固酮拮抗剂治疗有严重不良反应的患者。

螺内酯的半衰期长起效慢,且可能会造成高钾血症,而呋塞米是一种强效袢利尿剂,单独应用易导致低钾血症,所以现在推荐螺内酯与呋塞米联合使用,尤其是对于大量腹水的患者。一般以螺内酯(100mg/d,最大量为 400mg/d,每次增加 100mg)与呋塞米(40mg/d,最大量为

160mg/d,每次增加 40mg)合用。每 3～5 天根据需要增加剂量,但两者的剂量比例需维持在 5：2,有利于维持正常血钾水平。伴有肾实质性病变的患者(如糖尿病肾病或 IgA 肾病)易发生高钾血症而需适当减少螺内酯的剂量。

利尿治疗中腹水的每天最大吸收量不超过 1L。在有四肢水肿时,每日体重减轻没有限制,但水肿消退后,每日体重减轻的最大值应在 0.5kg 左右,否则利尿治疗将使有效血容量降低。利尿治疗中应定期监测血清电解质和肾功能,尿电解质的监测有助于利尿剂治疗方案的调整。一旦腹水消退,利尿剂的应用应逐渐减至最低有效剂量。当肝性脑病、血清钠＜120mmol/L 或血清肌酐＞2.0mg/dL(180μmol/L)应暂停利尿剂并考虑二线治疗方案。非甾体类抗炎药可影响利尿剂疗效,促进肾衰竭的发生和引发胃肠道出血,应避免使用。

以下介绍几种临床上常用的利尿药物。

(1)螺内酯:适用于醛固酮过量分泌产生的水肿,故为肝硬化腹水患者的首选利尿剂。该药物可竞争性地结合远端肾小管上醛固酮受体,从而增加水的排泄、保留钾离子和氢离子。半衰期为 24 小时,肝硬化者更长,因此可以 1 天 1 次给药,达到峰值效应大约需要 3 天。禁忌证:对该药物过敏、无尿、肾衰竭、高钾血症。与抗凝药物联用可降低效应,与钾或保钾药物联用可增加其毒副作用。在男性可导致乳房发育和阳痿。

(2)呋塞米:通过干扰氯离子结合的协同转运系统而增加水的排泄,并抑制钠和氯在髓襻升支和远端肾小管的重吸收。剂量个体化,6～8 小时重复给药,直至达到理想的利尿效果。禁忌证:对该药物过敏、肝性脑病、无尿、严重的电解质紊乱。联用二甲双胍则可降低呋塞米的血药浓度;另外,呋塞米可干扰降糖药物的作用、拮抗筒箭毒碱的肌肉松弛作用;与氨基糖甙类同时给药可增加耳毒性。

(3)氨苯喋啶和阿米洛利:作用部位和作用机制相似,均在远曲小管及集合管皮质段抑制 Na^+-H^+ 和 Na^+-K^+ 交换,并非通过拮抗醛固酮而起作用。口服后 4～8 小时作用达高峰,可持续 24～48 小时。

(4)美托拉宗:通过抑制远端肾小管钠的重吸收而增加钠、水、钾以及氢的排出,适于治疗充血性心力衰竭时的水肿。其利尿作用在肾功能减退时亦不减弱。

使用利尿剂治疗的并发症可能有:肾衰竭,肝性脑病,电解质紊乱,男性乳房发育和肌肉痉挛有关。利尿剂诱导的肾衰竭最为常见,这是由于血管内容量损耗所致,通常是过度利尿治疗导致的结果。利尿治疗被认为是肝性脑病诱发因素之一,然而作用机制尚不清楚。单独使用襻利尿剂治疗可发生低钾血症。醛固酮拮抗剂或其他保钾利尿剂治疗可出现高钾血症,特别是在有肾损害的患者。低钠血症是利尿剂治疗另一种常见的并发症,常见的慢性低钠血症很少有严重危害,快速纠正低钠血症可能更有害,现在认为患者血清钠降低至小于 120～125mmol/L 时应暂时停止利尿剂。随醛固酮拮抗剂的使用,常见男性乳房发育。利尿剂还可引起肌肉痉挛,如痉挛严重,应减少或停用利尿剂,输注白蛋白可缓解症状。在利尿剂治疗第 1 周期间,很大一部分患者出现利尿剂诱导的并发症,在此期间应经常监测血肌酐、钠、钾浓度。不需要常规检测尿钠,除非是无应答者,则其尿钠可对利尿剂治疗有应答的钠提供评估。

肝硬化患者静脉给予呋塞米可能会导致肾小球滤过率下降,应尽量避免。临床上给予呋塞米 80mg 静脉推注,以区分肝硬化腹水患者是否对利尿剂治疗敏感。一般来说,8 小时尿钠

<50mmol 为利尿剂免疫,而>50mmol 为利尿剂敏感。对前一类患者应尽快选择其他治疗方法。

3.利水剂

加压素-V2-受体拮抗剂或 Kappa-阿片样受体拮抗剂能选择性地增加尿的水分排泄,而不改变钠的排泄,特别适用于有水潴留且伴有低钠血症的患者。GerbesAL 等和 Wong 等的研究证实了该类药物治疗肝硬化腹水患者的有效性和安全性。这些患者尿量增加,而尿渗透压呈剂量依赖性降低,即游离水的清除增加。此外研究发现,治疗期间安慰剂组患者体重增加,而低剂量 V2-受体拮抗剂组的患者体重稳定不变,高剂量组体重则下降。目前该类药物正在进行Ⅱ期/Ⅲ期临床试验,不久即可应用于临床治疗。

另外,血管收缩剂可纠正肝硬化时外周血管的扩张状态,将来可能成为腹水的治疗选择。奥曲肽、八肽加压素和米多君已用于临床研究,远期疗效则有待进一步证实。

(二)二线治疗

对于上述饮食控制及药物治疗无明显效果的患者,可以考虑二线治疗方案,尤其是针对 3 级大量腹水的患者。

1.腹腔穿刺放液和静脉补充白蛋白

腹腔穿刺放液是快速缓解大量腹水的一种安全有效的方法,可迅速缓解张力性腹水患者的气急和腹胀症状。3 级腹水患者首选腹腔穿刺大量放液(LVP)治疗。在 3 级腹水患者当中:①LVP 联合白蛋白输注较利尿剂更为有效,且显著缩短住院时间;②LVP+白蛋白较利尿剂更为安全,在大多数研究中,与那些利尿剂治疗患者比较,LVP 治疗患者低钠血症,肾损害,肝性脑病发生率低;③就再入院或生存率而言,两种治疗方法之间并无差异;④LVP 操作过程安全,局部并发症如出血、肠穿孔风险极低。

大量放腹水主要的并发症为感染、出血和血流动力学不稳定等。但是长期应用发现,即使凝血功能障碍,大量腹腔穿刺放液仍是安全的。大量放腹水与循环功能障碍有关,其特征为有效血容量减少,称为腹腔穿刺术后循环功能障碍(PPCD),而预防循环功能障碍最有效的方法是应用白蛋白。亦可用右旋糖酐 70 替代白蛋白,但效果较差,因为其半衰期(数天)较白蛋白(数周)短,且具有一定的抗凝作用。1985 年有学者证实在补充白蛋白的情况下,对利尿剂耐药的张力性腹水患者,每次放腹水 4~6L 是安全的,患者的电解质、血清肌酐改变明显减少。如果穿刺放液>6L,建议给予静脉输注白蛋白,每放液 1L 输注白蛋白 6~8g。2004 年一项研究调查了 500 余例肝硬化患者,人均腹水放液量为(8.7±2.8)L,其中大部分患者的血小板少于 50×10^9/L,超过四分之一的患者凝血酶原时间明显延长,但是无一例患者出现严重的并发症或出血。腹水的钠含量约为 130mmol/L,因此一次穿刺放液 6L 可去除 780mmol/L 钠离子。而腹水患者每日摄入 88mmol/L 的钠,从非泌尿系排泄的钠大约为 10mmol/d,因此如果剔除尿钠排泄的因素,每日潴留约 78mmol 的钠,那么穿刺放液 6L 腹水可去除 10 日潴留钠(天数=780mmol/78mmol)。

LVP 应联合白蛋白输注一起治疗(每放液 1L 腹水输注白蛋白 8g),以预防 LVP 后循环功能障碍。LVP>5L 的患者,不推荐使用除白蛋白之外的其他血浆扩容剂,这是因为它们不能有效的预防腹腔穿刺术后循环功能障碍。LVP<5L 的患者,腹腔穿刺术后循环功能障碍发

生风险较低,然而,一般认为,由于关注到替代血浆扩容剂的使用问题,这些患者仍应予以白蛋白治疗。LVP后,患者应接受最低剂量的利尿剂治疗,以预防腹水重新积聚。

2.自身腹水浓缩静脉回输

腹水中的蛋白成分基本上与血浆相似,因此利用半透膜的有限通透性,将腹水浓缩或超滤,保留分子量>6000的蛋白成分。通常可将腹水浓缩至原先的20%～50%,钠盐被大量清除。自身静脉回输后,每次可补给患者自身白蛋白20～60g;并增加有效血容量和减轻肾压迫,肾血流量明显改善,尿量增加,对利尿剂的敏感性也增加;且可消除钠盐潴留和去除其他低分子毒性物质,而对血浆电解质无明显影响。

该方法的不良反应和并发症可有发热、寒战、感染和上消化道出血等。但只要术前腹腔或肠道内应用抗生素,适当降低门脉压力,是可以预防的。但有必要与放腹水-补充白蛋白方法作比较,进一步评价其费用-效益。

3.自体腹水浓缩腹腔回输

采用腹腔对腹腔的超滤浓缩方法,在有效滤出水分、尿素氮及内毒素的同时,能充分保留蛋白,补充C_3和巨噬细胞,操作简便,安全可靠,不丢失内源性蛋白质,增加剩余腹水的调理素活性,并可避免静脉回输的不良反应和并发症,可用于对自身腹水浓缩静脉回输不适应的难治性腹水患者。

4.经颈静脉肝内门体分流术(TIPS)

TIPS是一种门脉高压减压术,类似于侧-侧门体分流术,能明显增加肾钠排泌。几项前瞻性随机对照研究比较了反复腹腔穿刺放液与TIPS的疗效。这四个临床试验的结果明确提示TIPS控制腹水有显著的效果。但是该法远期疗效不佳,术后3个月支架堵塞发生率很高。在美国国立卫生研究院协作会议上,该法被列为"不确定疗法"。因此目前,在出现难治性腹水的Child-Pugh A级和B级患者中,TIPS仅作为等候肝移植术的过渡疗法。

5.腹腔颈静脉腹水分流(PVS)

腹腔-静脉分流术只在不愿或不能进行反复放腹水治疗的患者中使用。腹膜-静脉分流还可使部分肝肾综合征患者得到改善。从皮下插入一单向阀门的导管(第一代的LeVeen管或第二代的Denver管),连接腹腔与上腔静脉,使腹水从压力较高的腹腔进入压力很低的上腔静脉。1974年美国LeVeen等首先用带特殊小腔的细管行PVS治疗顽固性腹水。应用装有特殊压力感受器单向阀门或瓣膜的硅胶管,一端置入腹腔内游离于腹水中,另一端沿腹壁、胸壁皮下插入颈外静脉,到达近右心房处的上腔静脉。这一装置主要依靠呼吸运动发挥作用,吸气时腹压升高,而胸腔内上腔静脉压力降低,当腹腔流体静力压大于中心静脉压$3cmH_2O$($1cmH_2O=0.098kPa$)时,瓣膜开启,腹水进入上腔静脉;无压力梯度时则瓣膜关闭,不发生逆流。术后心搏出量、肾血流量、肾小球滤过率、尿量以及尿钠排泌均增加,并可降低血浆肾素活性和血浆醛固酮浓度,如配合利尿剂使用则效果更好。主要缺点是分流管阻塞率较高,第一年阻塞率可达50%,且可导致腹腔感染、弥散性血管内凝血(DIC)以及诱发食管静脉破裂出血和心力衰竭。另外,颈静脉的使用和肠粘连的发生使其后的TIPS和肝移植难度增加,且尚无证据表明该法能改善腹水患者的生存率。因此,近年来该法逐渐弃用。Denver管放置的适应证为:①经严格内科处理或外科手术降低门脉压力后仍然无效的肝硬化腹水,且不宜行TIPS以及肝移植术的患者;②不宜做外科分流手术的难治性腹水以及癌性腹水的腹腔减压。

6.肝移植术

腹水的出现常提示肝硬化进入晚期甚至终末期,且肝移植患者 1 年存活率可达 85%,因此对难治性腹水患者,肝移植术是较理想的治疗方法。在发达国家和地区,肝移植术已列为临床常规手术。

7.顽固性腹水治疗

顽固性腹水占肝硬化腹水的 5%～10%,其定义为对限制钠摄入和大剂量利尿剂治疗不敏感,或药物治疗后 4 周内再次复发的腹水。根据利尿剂治疗失败的特征,顽固性腹水分为利尿剂免疫性腹水(对限钠和大剂量利尿剂治疗 1 周无效)和利尿剂难治性腹水(利尿剂导致的并发症限制了利尿剂有效量的应用,从而使腹水难以控制)。患者极其痛苦,且易出现肝肾综合征、肝性脑病、自发性腹膜炎、败血症、内毒素血症等各种并发症,预后极差,病死率高,为肝硬化治疗中的难点。

许多诱发因素促进难治性腹水的发生,包括:①前列腺素抑制剂,如非甾体类消炎药的应用会减少肝硬化腹水患者尿钠的排泄,产生氮质血症,从而可能使这类患者从利尿剂敏感转为顽固性。因此,建议尽量避免合并用药。②近期有上腹部手术史。

顽固性腹水的治疗如下。

(1)反复腹腔穿刺放液联合白蛋白输注:大量证据显示,反复 LVP 是治疗顽固性腹水的一种安全有效的方法。近年来,新腹腔穿刺设备(如大口径、多孔的腹穿针)的广泛应用,不仅提高腹腔穿刺大量排液的速度,而且降低了操作的难度和风险。腹腔穿刺大量排液会造成机体大量白蛋白的丢失,从而加重营养不良及感染的概率。输注白蛋白可预防 LVP 相关的循环功能障碍。指南推荐 LVP＋白蛋白(每放液 lL 腹水输 8g 白蛋白)是顽固性腹水的一线治疗方法。

(2)利尿剂治疗:对于有利尿剂相关并发症(如肝性脑病、肾损害、电解质紊乱等)的患者应长期停用利尿剂,其余患者如在利尿治疗下尿钠排泄大于 30mmol/d 时.可继续使用利尿剂。

(3)经颈静脉肝内门体分流(TIPS):需要说明的是,TIPS 虽然可以解除患者的症状,但是以加速肝衰竭和肝性脑病为代价的。需频繁 LVP 或那些腹腔穿刺术无效(如有包裹性腹水)的患者,可考虑 TIPS。TIPS 后腹水的消退较慢,多数患者需要持续应用利尿剂和限盐。TIPS 通常可将利尿剂免疫者转变为利尿剂敏感者,所以 TIPS 术后应调整利尿剂的用量。TIPS 不推荐用于严重肝衰竭(血清胆红素＞5mg/dL,INR＞2 或 Child-Pugh 评分＞11,当前肝性脑病≥2 级或长期肝性脑病),伴随活动性感染,进行性肾衰竭或严重心肺疾病的患者。

(4)腹水超滤浓缩回输:顽固性腹水如果单纯腹穿排放腹水,会丢失大量的自身蛋白。腹水回输技术作为治疗顽固性腹水的方法之一,可以解决这个问题。腹水回输包括直接回输和腹水超滤浓缩回输两种。前者现已逐渐弃用。腹水浓缩回输的基本原理是:大量抽取腹水后,采用超滤或透析等方法,将大量小分子和中分子等有害物质滤出,而腹水中的蛋白、补体等有用成分通过外周静脉回输给患者,同时遵循清除腹水和扩容两大原则,可以增加有效血容量,提高血浆渗透压,增加肾脏灌注,使机体排水排钠增加,从而减少腹水的生成。有文献报道,同位素示踪实验证实回输腹腔的白蛋白,部分可重吸收入血而提高血浆渗透压。与静脉回输相比,在疗效上相近,但安全性更高,可避免静脉回输的不良反应。有研究报道:腹水超滤浓缩回输术加小剂量血浆应用,对治疗肝硬化顽固性腹水,疗效有累加作用。腹水超浓缩回输能迅速减轻患者痛苦,纠正低蛋白血症,并且未导致电解质紊乱、肝性脑病等不良反应,因此不失为一有效的治疗顽固性腹水的方法。

(5)肝移植:肝移植被认为是唯一能改善生存率、治疗肝肾综合征最合适的治疗方法。对于顽固性腹水患者,一旦患者对于常规药物的治疗无应答,21%的患者将在8~10个月内死亡,肝移植考虑作为此类患者的最终治疗手段。目前,肝移植3年和5年生存率超过80%。肝移植是目前治疗难治性腹水的最根本措施,但由于肝源缺乏、免疫排斥反应、价格高等因素,导致其临床开展仍处于瓶颈期。

(6)其他药物治疗

①特利加压素:特利加压素是一种血管加压素类似物,通过选择性结合内脏血管的平滑肌细胞上的血管加压1型受体而发挥收缩平滑肌血管的作用,通过内脏和肝门脉系统血流的再分布,特利加压素有效增加了肾脏血流,被广泛应用于治疗肝硬化患者血管性出血和肝肾综合征。特利加压素能通过收缩内脏血管,降低门静脉压力,减少肝门脉血流,减少脾脏及肠系膜血流,减少腹水的形成;还能通过血管收缩后内脏血流重新分布,使得肾脏灌注增加,使 RAAS 系统及交感神经系统失活,使血浆中醛固酮、肾素等血管活性物质的浓度降低,增加肾脏水、钠的排泄而降低腹水量。因此,特利加压素能有效针对腹水产生的多个重要环节,减少腹水的形成。2011 年,一项多中心试验评估了特利加压素在顽固性腹水中的作用。研究包括了 2 例肝硬化顽固性腹水的患者,结果提示联合特利加压素和白蛋白比联合白蛋白和腹腔穿刺放液能更有效控制腹水。

②Vaptans 类药物:Vaptans 类药物的使用给顽固性腹腔积液利尿治疗带来了新的希望。Vaptans 类药物为抗利尿激素拮抗剂,具有无溶质水利尿作用,只排水,不排电解质,可显著增加尿量、纠正高血容量性低钠血症,对肾功能、尿钠、循环功能与肾素-血管紧张素-醛固酮系统活性没有显著影响,最常见的不良反应是口渴。目前已经研制的 Vaptans 类药物有:V_2 受体拮抗剂:tolvaptan(托伐普坦)、satavaptan(萨特普坦)、mozavaptan(莫扎伐普坦)、lixivaptan(利伐普坦)等。其中托伐普坦已被美国 FDA 批准用于治疗与肝硬化腹腔积液、心功能衰竭和抗利尿激素分泌异常综合征(SIADH)相关的高容量或等容量性低钠血症(血清 $Na^+ <$ 125mmol/L)。在低钠血症患者治疗过程中,临床观察到 Vaptans 能缓解腹水的严重程度。短期研究表明,使用萨特普坦后肝硬化患者的腹水明显消退。然而,2012 年,Wong 等报道了包括 1200 例患者的 3 项随机双盲对照试验的结果。在肝硬化腹水患者中,随访 48 周内,萨特普坦不能促进腹水的消退。在同时接受腹腔穿刺放液的患者中,萨特普坦增加了病死率。研究结果提示虽然萨特普坦矫正了肝硬化患者的低钠血症,但它对腹水缺乏有效的治疗作用。因此,Vaptan 类药物在治疗肝硬化低钠血症过程中的长期有效性和安全性还需要进一步研究。

③米多君:在肝硬化腹水中,有效循环血容量不足,肾血液量减少,肾小球滤过率下降,肾小管重吸收钠增加,是形成顽固性腹水的主要原因。利尿剂一直是腹水治疗的主要用药,用于减少钠重吸收而排水利尿,不能从根本上增加肾脏血流灌注量和肾小球滤过率。

目前,使用血管收缩药纠正内脏血管过度扩张成为肝硬化腹水治疗的一个热点,Singh 等研究证明米多君对顽固性腹水治疗有一定疗效。盐酸米多君是一种前体药物,口服给药后转化为其活性代谢产物脱甘氨酸米多君,脱甘氨酸米多君选择性与外周血管肾上腺 α_1 受体结合,引起小动脉、小静脉收缩,回心血量增加和外周阻力升高。同时还能减少腹水患者抗利尿激素以及亚硝酸盐活性,改善患者循环。另有研究表明,盐酸米多君能显著降低血浆肾素活性,增加肾小球滤过率,有着明显改善全身血管阻力的可能,在利钠利尿方面发挥着一定的作用。盐酸米多君口服给药后呈线性药动力学特征,生物利用度高,安全性、耐受性好。盐酸米多君及其代谢产物在 24 小时内几乎完全在尿中被排泄,40%~60%的活性代谢产物可被排泄,2%~5%未经改变的盐酸米多君及其残余部分以药理学上无活性的形式被排泄。长期口服不仅能改善全身血流动力学并能更好地控制腹水,而且没有患者出现的肾功能或肝功能不全的负面影响。由此表明,盐酸米多君联合常规药物治疗肝硬化顽固性腹水对控制腹水的疗效联合治疗优于单用常规治疗,用对顽固性腹水患者将是一个较好的治疗选择。

④奥曲肽:奥曲肽是人工合成的天然生长抑素八肽衍生物,其药理作用与生长抑素相似,但作用持续时间更长;据报道,奥曲肽可减少门静脉主干血流量,降低门静脉压力。其机制为奥曲肽作用于内脏血管平滑肌,通过开放钙通道使 Ca^{2+} 内流而引起血管的收缩;通过抑制胰高血糖素、降钙素基因相关肽等内源性具有扩张血管作用物质的释放;降低内脏血管对扩血管物质的敏感性,使门静脉血流流速和血流量降低,从而使门静脉压力下降,减少腹水的形成。还可能通过作用于肾单位集合管及球旁器的生长抑素受体而直接抑制肾素释放,抑制肾素-血管紧张素-醛固酮系统,使得血管阻力下降,血浆醛固酮降低,进一步减少腹水的形成。

(7)抗感染:顽固性腹水往往与自发性细菌性腹膜炎相伴而至,对于此类患者需要先寻找到病菌,然后进行积极的抗感染治疗,控制感染则可控制腹水。喹诺酮类抗菌药仍是预防自发性细菌性腹膜炎的首选,应用利福昔明可明显减少自发性细菌性腹膜炎 5 年的复发率。

九、肝硬化时水、电解质和酸碱失衡的治疗

(一)肝硬化时水电失衡与治疗

1.水代谢障碍

肝功能障碍时有水的排泄失调。肝病时抗利尿激素(ADH)分泌增加,此可能不是对细胞外液渗透性改变的一种反应,所谓"非渗透性 ADH 刺激",因为肝病时尤其是肝硬化时由于内脏淤血、低蛋白血症及总的周围阻力降低,由于有效血浆容量减少,导致容量压力感受器的刺激减少以及 ADH 释放增加。ADH 分泌增加,同时肝脏的降解减少,使自由水在肾集合管反弥散增加,自由水清除障碍,致使水在体内潴留。

肝硬化时有效循环血流量减少,肾血流减少,使肾小球滤过率降低,尿钠排泄减少,使水分相应地被保留。这可能是由于低肾流率及肾小管近端氯化钠重吸水增加,致使 Henle 远曲袢滤过减少所致。当肾小管尿排率相当低时,即使体循环中 ADH 缺乏,也可能有远端肾小管潴留水,此时尽量与毛细血管间隙渗透压相等,但也有肾小管流出减少或滤过液重吸收增加,这种现象称为肝硬化时非 ADH 调节的水回渗作用。排水障碍,引起水、钠潴留,导致腹水和水

肿发生。

2.钠代谢障碍

钠是细胞外液的主要阳离子,成人体内的总量约 100g,约 1/2 分布在细胞外液,35%～40%存在于骨骼,其余的分布于细胞内液。正常人每 100g 肝组织含钠 6～12mmol。血浆中 91%的碱基为钠,与弱酸组成各种缓冲体系,维持体内的酸碱平衡。

肝硬化时主要引起血清钠降低,低钠血症的类型以稀释性低钠血症为多见。

(1)稀释性低钠血症:肝病时稀释性低钠血症常见,血钠明显降低,但总体钠中度增加。临床上主要有水中毒的临床表现,而水中毒的症状主要取决于低渗的进展速度。

慢性稀释性低钠血症患者,即使血钠低至 125mmol/L(低于 135mmol/L 为低血钠)临床症状可不明显,若血钠下降速度很快,于几十分钟或数小时内降至 130mmol/L,则常可有临床症状,如头晕、头胀、头痛、厌食、肌肉抽动、恶心、呕吐等;重度急性水中毒,由于脑水肿,颅内压急剧增加,可有脑水肿的各种表现。可有剧烈头痛、呕吐、定向障碍、嗜睡、惊厥、神志不清,甚至昏迷死亡;腱反射减弱或消失,出现病理反射或有视神经盘水肿;血压正常或增高,静脉充盈、呼吸增快。尿量多少不一,比重低,尿钠及尿氯往往增加。血液稀释,红细胞计数、血红蛋白及红细胞压积均下降,平均红细胞体积增大,血浆蛋白低,血尿素氮一般正常。

轻度及中度水过多的治疗主要是严格限制水分摄入,进干食,使水代谢呈负平衡。重症水过多的患者,特别当出现精神神经症状,如昏迷、惊厥时需迅速纠正低渗状态。常用 3%～5%氯化钠溶液,可迅速提高细胞外液渗透压,使细胞内液外移,减轻细胞水肿。一般剂量为 5～10mL/kg 体重,先给 100ml(2～3mL/kg体重)于 1 小时内缓慢静脉滴注,或用公式计算:

$$需补钠量(mmol)=(142-血钠测定值)×体重×0.6$$

开始给需补充量的 1/3 或 1/2,不要急于在 12～24 小时内使血钠恢复正常。在滴注过程中,严密观察精神状态、血压、脉搏、心肺功能、尿量及血钠情况,以调节剂量与滴速。对老年或有心肾功能不全患者应慎用。滴注完毕观察 1～1.5 小时,如病情需要可再把余下的 1/2～1/3量,分次补给。如有血容量过多,出现心肺功能不全时,可用呋塞米(速尿)20～40mg,加入 10%～50%葡萄糖液 20～40mL,缓慢静脉注射,以迅速排水。有 ADH 分泌过多时需用 25%山梨醇或 20%甘露醇 250mL 静脉加速滴注。对急性危重病例可试用透析疗法将多余的水分排出。惊厥时用 5%氯化钙或 10%葡萄糖酸钙 10～20mL,静脉缓慢注射,也可用水合氯醛灌肠。

对低血钠患者用高钠治疗,用氯化钠 10～15g/d,不但可纠正低钠低渗状态,还可用于治疗腹水。有学者用高钠(10～15g/d)治疗 8 例低钠血症患者,应用 7～14 天,结果全部治疗病例血清钠水平增高而尿量增加,平均每日尿量 2200mL,腹围平均缩小 4.2cm。研究认为通过高钠治疗,纠正低钠血症,扩充血容量减少低血容量而导致的 ADH 分泌,恢复肾小管的利尿反应,达到治疗腹水的目的。

(2)真性低钠血症:临床上呈低渗性失水和低钠的症状。轻度失水时可无症状,也无口渴感为其特征。中度失水时患者烦躁不安、神志不集中、软弱无力、坐位或立位血压下降,可出现体位性低血压。血压低、脉压小、静脉塌陷。因钠丢失、低渗,易有恶心、呕吐、四肢麻木、无力、挛痛,以腓肠肌明显。重症失水时皮肤弹性减低、卧位时血压下降以至休克,可伴有氮质血症以至发生急性肾衰竭,尿少以至无尿,体力及智力减退,可出现神志淡漠、昏厥、木僵,以至发生昏迷。

低血钠的表现与血钠下降的程度和速度有关。轻度缺钠(血钠125mmol/L)时,表现视力模糊、恶心、唾液增多、软弱无力、表情淡漠、食欲减退。中度低血钠症(110~120mmol/L)时,可有肌肉痛性痉挛、肌阵挛、头痛、运动失调、腱反射减退或亢进、视力模糊。严重低血钠(<110mmol/L)时,则有定向力丧失、躁动、嗜睡、痉挛及昏迷等。发病缓慢者症状不明显,多有软弱无力、食欲减退、恶心呕吐、肌肉痉挛、头痛、嗜睡。实验室检查尿比重高、尿钠低、尿氯低或缺如。血钠低、尿素氮升高、血液浓缩、血浆蛋白和血钾增高、二氧化碳结合力降低。

治疗主要以补充高渗液为主,可用生理盐水1000mL加10%葡萄糖液250mL及5%碳酸氢钠100mL静脉滴注。如有明显缺钠性低钠血症(Na^+<120mmol/L),为了防止补充水分过多,在肾功能允许条件下,可小心静脉缓慢滴注3%~5%氯化钠溶液。补钠量可按以下公式计算:

$$补钠量(mmol)=(142-所测血钠值)\times 体重\times 0.2$$

1g氯化钠含Na^+17mmol,根据补钠量,算出所需氯化钠量,再换算为含Na^+溶液,如生理盐水、高渗盐水等。

以上液体的Na^+、Cl^-比值与血浆相近,但HCO_3^-含量则较血浆为高,因此,适合于失水伴有酸中毒患者,补液后如尿量增多至30~40mL/h,应补钾,可在1000mL液体中加入10%氯化钾30~40mL,每日给3~4g。补液过程中宜密切注意患者血压、脉搏、呼吸、皮肤弹性、尿量、血与尿实验室检查结果,作为衡量疗效的指标,同时有酸碱平衡失调者应给予纠正。

(3)无症状性低血钠:其发生是与体内钠的分布异常有关。肝功能障碍时,体内高能磷酸键减少,钠泵作用减弱,细胞内的钠不能主动运转到细胞外,钾不易进入细胞内乃使细胞外液钠减少。见于肝病晚期,并非由利尿剂或放腹水所致,提示有严重肝功能障碍。患者多有腹水、水肿及水排泄障碍,且水比钠潴留更为显著。

本型治疗棘手,预后不良。限制水、钠摄入可有一定的治疗作用。对利尿剂多不敏感。氨茶碱有短暂增加肾血流和肾小球滤过率,减少近端肾小管的重吸收作用。

(4)高钠血症:当血清钠浓度高于150mmol/L时称为高钠血症(高钠高渗综合征),临床上较少见。见于:①水摄入减少,一日不饮水,丢失水约1200mL,约为体重的2%。②水的丢失多于钠的丢失。见于高热、吐泻、消化道引流或瘘、应用大量渗透性利尿剂等。③钠排泄障碍。如肝肾综合征少尿,接受高渗氯化钠、碳酸氢钠治疗。

治疗主要是纠正总体钠过多与高渗性失水。单纯脱水时,应迅速纠正病因,补充无钠溶液,可用5%葡萄糖液静脉滴注。缺水量的估计:

$$缺水量=0.6\times 体重(kg)(1-\frac{140mmol/L}{测得血钠\ mmol/L})$$

液体选择以等渗葡萄糖液为首选,或用生理盐水与5%葡萄糖液按1/4:3/4的比例配方静脉滴注,补液不宜过快过量,以免引起等张性脑水肿。当水丢失多于钠丧失(丢失2/3液是纯水,1/3是等张液)时引起低张液体丧失,开始治疗用生理盐水,或适当给予血浆和其他血容量扩张剂,待循环衰竭纠正后,再给予低张盐水(0.45%盐水,即1/2的5%葡萄糖+1/2的生理盐水)。对盐中毒型患者,由于细胞外液扩张而细胞内液容量丢失,使细胞内水外移,可引起急性肺水肿。可用速尿治疗,同时应及时补水,以免加剧高渗。补液量可按公式计算:

$$过剩盐量=0.6×体重(kg)×(测得血钠\ mmol/L-140mmol/L)$$

$$缺水量=过剩盐量÷140$$

$$=0.6×体重(kg)×(\frac{测得血钠\ mmol/L}{140mmol/L}-1)$$

3.钾代谢障碍

肝病时钾代谢紊乱主要为低钾血症。据报道,重症肝病时体内钾贮备明显降低,低血钾发生率为3.4%～51.82%。

(1)肝硬化时低钾血症:钾缺乏的临床表现不仅取决于血钾降低的程度,更重要的是缺钾发生的速度和期限。低钾血症时一方面细胞外液 H^+ 增多(细胞内酸中毒),促进肾小管上皮细胞增加氨的合成;另一方面肾静脉对氨的逆回扩散增加,致使血氨增高,可诱发肝性脑病。当血清钾低于 2.5mmol/L 以下时出现肌无力,甚至软瘫,以四肢近端肌肉为多见。少数病例有持物费力、腿沉、眼睑下垂。重者有呼吸肌及膈肌无力,引起呼吸困难,输尿管及膀胱运动功能麻痹,发生尿少或尿闭。可有弥散性肌病伴有纤维萎缩及肌球蛋白尿。心肌受累可发生心力衰竭和心律失常。

钾不足时,Na^+ 和 H^+ 转入细胞内,肾小管细胞排出 H^+ 增加,Na^+ 与 H^+ 交换加强,增加了重碳酸盐(HCO_3^-)的重吸收,引起低钾性代谢性碱中毒。因此,补充钾不仅可纠正低钾血症,同时也可纠正代谢性碱中毒。此外,尚可有口苦、食欲减退、腹胀等胃肠道症状,尿浓缩功能不足,常有多饮、多尿,HCO_3^- 重吸收增加。低钾还影响肝糖原的合成和贮存,低钾时尿前列腺素排出增多。

(2)低血钾的治疗:首先应去除致病因素,积极治疗肝病。尽可能恢复患者日常饮食,进食各种蔬菜、水果、肉类、鱼类、豆类等,以增加钾盐的摄入。

补钾治疗前应首先改善肾脏功能。一般当尿量为 30～40mL/h 维持 6 小时以上时,或尿量在 500mL/d 以上时方可补钾。缺钾量的估计,除根据血钾测定外,尚需结合临床表现加以判断。通常血清钾每降低 1mmol/L,相当于体内失钾约 100～200mmol。当血钾低于 3mmol/L 时,血钾丧失 200～400mmol。

轻度缺钾,以口服钾盐为方便、完全。首次 10%氯化钾 20mL,30～60mL/d,分次服。10%氯化钾用果汁或牛奶稀释,可减少胃肠道反应。较严重病例或不能口服者,给静脉补充氯化钾。一般以 10%氯化钾15～30mL 加入 10%或 5%葡萄糖液 1000mL 中静脉滴注,通常每日补充 3～6g(40～80mmol)。并有酸中毒或不伴低氯血症者,可给 31.5%的谷氨酸钾 20mL 加入 5%葡萄糖液中,静脉缓慢滴注。低血钾伴有缺镁者可用氯化镁或硫酸镁治疗,剂量为 1mmol/kg(1g 硫酸镁=42mmol Mg^{2+}),加入葡萄糖液中静脉缓慢滴注,4 小时以上滴完。

应当提出,钾进入细胞内较为缓慢,一般需补钾 4～6 天,严重者 10～20 天才能使细胞内缺钾得到纠正。对难治性低钾血症应注意无合并酸中毒、低镁血症。纠正酸中毒及补充镁后低钾血症可迅速纠正。并发低血钙时应补给钙剂。纠正酸中毒脱水后或应用碱性药物如碳酸氢钠、乳酸钠,使细胞外钾进入细胞内,或由于稀释的原因可加重缺钾,治疗中应特别注意。对细胞内失钾较久、肾衰竭多尿期、严重腹泻、滴注葡萄糖等使钾大量进入细胞内等情况,可增加氯化钾的治疗用量,每日可给 8~12g。

4.锌代谢障碍

锌是人体最重要的微量元素之一,有 200 多种代谢酶的活性需要锌的存在。锌的日需量成人为 15mg/d。人血清锌正常值为 7.65~22.95μmol/L。

锌缺乏的治疗包括:

(1)去除病因和诱因:肝病本身或继发因素,如营养不良、吸收不良等常可导致缺锌。因此,治疗时除积极治疗原发病外,尚需排除导致缺锌的各种因素。如为低蛋白血症或吸收不良所致者给予补充蛋白质。应当改善肠道功能,增加消化吸收能力,以增加食物锌的吸收。给予含锌多的食物,如肝、各种肉类、奶、鱼、面食、大豆及其制品等。人奶内的锌易于吸收,且锌的活性大。有些因素可影响锌的吸收,如发热、感染、完全胃肠外营养、胰腺功能不足、饮酒等。因此,应当及时去除上述因素,如感染时及时应用抗生素,饮酒者戒酒。

(2)锌剂治疗

①制剂、剂量、用法:有关锌剂的治疗剂量,目前各家意见不一。根据口服锌的试验,服纯锌 25mg,2 小时后血清锌最高值增至 19.9μmol/L,4 小时后血清锌降低,认为以每 6 小时给药一次为合理。一般认为每日 120mg 已能满足治疗需要。常用的制剂有:a.硫酸锌:每 100mg 含元素锌 22.75mg,常用 150mg/d,口服。重症患者 600mg/d,口服。一般以不超过 200mg/d 为宜。也可采用每日 200mg,连服 4 天、停 10 天的间歇疗法,效果良好。或用 10%硫酸锌,每周 3 次,每次 10mL 顿服。b.醋酸锌:30mg/d,口服,亦可肌内注射。对高氯血症或肝性脑病患者用醋酸锌 200mg,3 次/d,口服。有报告收到满意疗效。c.不能口服者,可静脉用 10~20mg 离子锌(相当于 4.4%硫酸锌 1~2mL)加入 1000mL 生理盐水中静脉缓滴,每日 1 次,2 周为1 个疗程。在治疗过程中应定期测定血清锌浓度,观察药物反应,及时了解有无不良反应发生,提高治疗的安全性。

大剂量锌剂治疗有一定的毒性,以小剂量应用为宜。为了减少锌剂对胃肠黏膜的刺激和腐蚀作用,可选用胶囊丸剂,或饭后服,或与肉食品同时服。食物可影响锌的吸收,故宜以两餐间服用为好。用锌剂治疗超过半年者,应定期检查血象,了解有无缺铁性贫血和其他不良反应发生。

②不良反应:口服锌剂毒性不大。口服大剂量可溶性锌盐对消化道黏膜有腐蚀作用,可引起黏膜溃疡及出血,表现为胃痛、胸骨后疼痛、流涎、喉头水肿、恶心、呕吐等。更大剂量可引起剧烈腹痛、便血、脉速、血压下降,甚至发生胃穿孔。锌有刺激前列腺增生作用,引起前列腺的肥大增生。长期口服锌剂可引起缺铁性贫血。

(3)治疗肝性脑病:肝性脑病病例用锌剂治疗,可使血锌和尿素氮值上升,使脑病明显改善。用醋酸锌 200mg,3 次/d,口服,连用 7 天,据报道疗效显著。但长期用锌剂治疗能否改善肝性脑病,以及使用多少醋酸锌才能保证正常血浆锌水平等,有待今后进一步研究。

5.硒代谢障碍

硒是动物体内必需的微量元素,是重要的营养物质之一。硒广泛分布于土壤中,因此,食物硒的含量很大程度取决于土壤的硒的浓度和可利用性。从肠道吸收的硒进入血浆后,大部

分与 α 或 β 球蛋白结合,一小部分与血浆极低密度和低密度脂蛋白结合,且脂蛋白有能力将硒运到组织,其余与一种尚未鉴定的血浆蛋白结合,结合部位在蛋白质的巯基上。

肝病缺硒后,肝细胞的 GSH-PX 活性降低、肝代谢功能紊乱,对过氧化物的清除能力降低,引起肝细胞膜脂质过氧化损害,膜功能破坏,导致肝细胞退行性变和坏死,肝功能减退恶化,进一步促进肝纤维化,使原有的肝病加重。由于肝脏代谢和解毒功能的减低,可导致出血或肝性脑病发生。其次表现肌肉不适、肌强直、肌无力、肌萎缩为特征。缺硒后脂质过氧化反应增加,可引起心肌纤维坏死、心肌广泛出血,可突然发生急性心力衰竭而死亡。少数缺硒病例,也可导致慢性心肌病。冠心病死亡率增加,心肌梗死发生率增高。可有溶血性贫血。

治疗包括:①治疗原发病,消除诱发因素:由饮食来源缺乏所致者,应增加含硒高的食物,如谷物、肉类、鱼、家禽、海产品、圆葱等。对长期(20 天以上)胃肠外营养患者,成人应每日静脉补充硒 $40\sim150\mu g$,严重硒缺乏患者每日静脉用硒 $200\sim900\mu g$,应用 7 周。低蛋白血症患者应给予补充人体白蛋白。②硒补充:肝病和肌病时用亚硒酸钠 $150\sim750\mu g/d$,同时用维生素 E $5\sim10mg$,维生素 C $300\sim600mg/d$。治疗肌无力、肌萎缩有显著改善,肌张力增加,脑电图恢复正常。骨骼肌受累时用硒甲硫氨酸 $100\mu g/d$ 静脉点滴,治疗 7 天。溶血性贫血时用亚硒酸钠 $3\mu g/(kg\cdot d)$,静脉点滴,同时给予补充铁剂。缺硒所致大骨节病时用 0.1% 亚硒酸钠溶液,剂量:小于 5 岁为 0.5mL/d;6~10 岁为 1mL/d;小于 11 岁为 2mL/d;3~6 个月为 1 个疗程。同时口服维生素 E 能减少亚硒酸盐迅速变为不溶性硒。

硒治疗不良反应较多,可有皮肤黏膜炎症溃疡,使用较大剂量时可有头痛、头晕、倦怠乏力,口内、呼吸和汗液中有蒜臭味、恶心、呕吐、食欲减退、腹泻等。也可引起肝大、肝功能异常、心动过缓和低血压。严重者尚有脱发、脱指甲、疲劳、忧郁等。

6.铜代谢障碍

铜是人体必需微量元素之一。成人体内含铜 $1.26\sim1.89mmol(80\sim120mg)$,其中肝内含量最高为0.13mmol,其次依次为脑、心、肾。铜是许多酶的成分,包括细胞色素 C 氧化酶、超氧化物歧化酶、酪氨酸酶、单胺氧化酶、抗坏血酸氧化酶、赖氨酰氧化酶、多巴胺 β-羟化酶、铁氧化酶(铜蓝蛋白)、尿酸酶等,直接参与组织细胞的酶化过程。其中最重要的是线粒体的细胞色素 C 氧化酶,铜缺乏时此酶活性丧失可导致线粒体水肿和破坏,如见于胰腺泡细胞、肠上皮细胞和肝细胞。细胞质超氧化物歧化酶是一种铜锌酶,有细胞保护作用。铜蓝蛋白是一个特殊的含铜糖蛋白,由肝细胞合成,除与铁代谢有关外,对血浆游离残基起到清扫作用,氧化儿茶酚胺,5-羟色胺。肝病时引起铜代谢紊乱,主要是血铜增高。正常成人血清铜含量,男性为 $10.99\sim21.98\mu mol/L(70\sim140mg/dL)$,女性为 $12.56\sim24.34\mu mol/L(80\sim155mg/dL)$。

高铜血症治疗:

(1)促进铜盐排泄

①二巯基丙磺酸钠(DMPS):5% DMPS 2.5mg 肌内或静脉注射,2 次/d。

②二巯基丁二钠(DMSA):1~2g DMSA 溶于 10% 葡萄糖液 40mL 内静脉缓注,1~4 次/d,每月或半个月注射 10~12 天。

③硫酸锌或葡萄糖酸锌:一般用 5% 硫酸锌 2~4mL,3 次/d,饭后服。不良反应有恶心、呕吐、食欲减退、口唇发麻或烧灼感等。也可用葡萄糖酸锌 60mg,3 次/d,饭后服。

④藻酸双酯钠(PSS)：每次 0.1g，3 次/d，口服，有一定疗效。

⑤联合用药：a.病情进展快的急性型或晚期重症患者，首选 DMSA，配合尿排铜最高的青霉胺治疗；b.青霉胺治疗病情缓解后，为了减少青霉胺的不良作用，应改用口服硫酸锌治疗；c.硫酸锌与青霉胺并用时，两者口服的时间至少应相隔 2 小时，以防止青霉胺与锌离子在肠道内结合，降低疗效。

(2)减少胃肠吸收铜：①硫化钾：每次 20mg，3 次/d，口服；②硫酸锌：每次 200mg，3 次/d，口服。

(3)食物中铜的摄入：①减少摄入含铜多的食物：豌豆、青豆、蚕豆、黄豆、扁豆、玉米、坚果类、蕈类、乌贼、鱿鱼、动物内脏(猪肝、猪腰、牛肝)、各种贝类、螺类、蟹类、虾类、猪肉、羊肉等应禁食或尽量少食。②可食用含铜量较低的食物：精白米面、萝卜、藕、白菜、瘦猪肉、瘦鸡、芹菜、奶等。

(二)肝硬化时酸碱平衡失调与治疗

肝脏的功能改变对体内酸碱平衡有很大的影响，首先肝脏内进行乳酸代谢以维持酸碱平衡；其次肝病的程度常与酸碱内稳失衡的程度成正比，即从酸碱平衡失调可以预测肝病的预后。在肝病的治疗不当时，也可造成酸碱内稳失衡。同时肝病患者的酸碱内稳失衡可以与某些致肝肾功能损害并存，所以检测体内的血气分析和酸碱内稳平衡对估计病情和指导治疗有重要意义。

1.肝硬化时乳酸酸中毒

肝脏是乳酸代谢的主要器官，乳酸酸中毒的发生机制主要是糖原异生降低以及同时并发的低血糖和/或低血压。此外，合并感染、休克、糖尿病、肾衰竭、通气过度，使用果糖、山梨醇治疗均可导致乳酸酸中毒发生。

乳酸酸中毒的常见临床表现和其他代谢性酸中毒相似，可以出现血压降低、呼吸深而快、心悸、恶心、呕吐、腹痛、嗜睡、神经错乱、木僵，逐渐转入昏迷，可危及生命。轻症或早期病例仅有轻度气急，无神志障碍现象，病程经过可几小时至数周。

治疗主要是治疗原发肝病，根据不同病因进行有效治疗。对乳酸酸中毒本身的治疗包括三方面：①阻断乳酸产生的来源；②纠正酸中毒；③用药物或透析方法消除体内积存的乳酸。

由于肝脏在 pH＝7 时只产生乳酸而不消除乳酸，故要求于 2～6 小时内使血浆达到接近正常范围。常用碱性药物治疗，宜选用碳酸氢钠，乳酸酸中毒时对碱性药物有"免疫"性，其产生原因可能为：①由于乳酸中毒时继续不断产生氢离子；②肝脏在 pH＜7 时只产生乳酸不消除乳酸；③其他形式的代谢性酸中毒时细胞内呈碱中毒，而乳酸酸中毒时细胞内外往往均呈酸中毒，尤其是 pH＜7 时，故补充的重碳酸氢钠约有 1/3～1/4 进入细胞内进行缓冲作用，因此需用量大。用量常超过实际计算量的数倍。为了治疗安全，早期治疗时给等渗碳酸氢盐，因高渗碳酸氢盐对有循环衰竭患者，可促使氧离曲线不适当的偏移，进一步加重组织缺氧。

大量补充重碳酸盐，可能引起钠负荷过多，因此对肝硬化腹水患者、老年人及有心、肺功能不全患者，可进行血液或腹膜透析，透析又可加速有害药物的排出。透析液不应含乳酸钠，可用碳酸氢钠或碳酸钠代替。因为此时乳酸氧化障碍，可加重乳酸酸中毒。

有人主张用胰岛素和葡萄糖治疗。胰岛素可激活丙酮酸脱氢酶，有利于乳酸的清除。对于伴休克的患者,抗休克和碱性药物治疗应同时进行。

2.肝硬化时碱中毒

(1)呼吸性碱中毒:肝硬化时以呼吸性碱中毒为多见,其发生的主要机制为通气过度。肝病时一些血管活性物质,如一些肠道激素不能被灭活,到达肺部或刺激呼吸中枢,分别松弛支气管平滑肌和刺激体内化学感受器,产生过度通气。此外,这些血管活性物质在血中浓度增高致使血管间正常时不开放的交通支开放,导致血液分流,动静脉血混合降低了血中的氧含量而引起低氧血症,特别是周围或肺动静脉分流,低氧血症明显时则引起通气过度。呼吸中枢细胞内酸中毒、内毒素脂多糖作用于呼吸中枢可引起通气过度。此外,高氨血症、黄体酮也可刺激呼吸中枢导致通气过度。

临床上主要表现呼吸深而快,可感胸闷、气急。当游离钙降低或细胞内缺 K^+ 时可表现肌内震颤、疼痛、手足搐搦。碱中毒时血红蛋白对氧的亲和力增加,组织缺氧更严重,表现注意力不集中、头晕、头痛、兴奋不安、幻觉、昏迷、昏厥、意识障碍,但不能通过吸氧纠正。病情重者可伴发心律失常、循环衰竭,最终发展为代谢性酸中毒。

(2)代谢性碱中毒:代谢性碱中毒的发生主要与以下因素有关:①呕吐或胃管吸引:引起 HCl 丢失,细胞外液容量减少, H^+ 转入细胞内;②应用利尿剂:噻嗪类、呋塞米(速尿)可引起水及尿, Na^+ 、 K^+ 、 Cl^- 、 K^+ 丢失,使细胞外液浓缩 H^+ 移入细胞内, K^+ 丢失, HCO_3^- 浓缩重吸收增加,此时 PCO_2 虽也升高,但因 CO_2 很易被呼出,结果使 HCO_3^-/H_2CO_3 比值和 pH 值升高,导致代谢性碱中毒和低钾血症。③严重缺钾:血钾降低严重时,细胞每移出 3 个 K^+ ,便有 2 个 Na^+ 和 1 个 H^+ 进入细胞内,致使细胞外液中 H^+ 减少,同时肾小管排泄 H^+ ,与小管滤过的 Na^+ 相交换,因此 HCO_3^- 重吸收增加;低钾或缺钾状态下,肾上腺皮质活动亢进,大大增加肾脏尿素等分解,使 NH_3 产生增多,最终导致低钾性代谢性碱中毒。

临床上缺乏特异性症状和体征,有时与低血钾很难区别。化验检查:pH>7.45, HCO_3^- > 28mmol(正常 22~27mmol/L), $PaCO_2$ 升高(正常 35~45mmHg), CO_2 总量升高(正常 24~32mmol/L),常有低氯、低钾、钠正常或升高可协助诊断。

3.三重酸碱失衡

三重酸碱失衡(TABD)系指三种酸碱失衡于同一患者。分为两种类型:呼酸型 TABD 即呼吸性酸中毒+代谢性碱中毒+代谢性酸中毒,呼碱型 TABD 即呼吸性碱中毒+代谢性碱中毒+代谢性酸中毒。肝硬化时并发的 TABD 多为呼碱型 TABD,多见于肝病末期及治疗不当病例。常常是在肝性脑病并呼吸性碱中毒及代谢性碱中毒同时,又合并感染、休克、出血、肝肾综合征而致代谢性酸中毒,从而形成 TABD。

呼吸性碱中毒是发生 TABD 的基础,在呼碱的基础上,若患者进食少,体内脂肪分解加快,可产生过多酮体;肝功能衰竭时酮戊二酸堆积;感染性休克、低氧血症可使乳酸血浓度升高;肝肾综合征时肾小球滤过率下降,体内酸性物质(如磷酸盐、硫酸盐)增多,均可导致 AG 增高而产生高 AG 代酸,若并发腹泻、肾小管酸中毒、过量使用盐酸精氨酸等,则可发生高氯性代谢性酸中毒。

在呼碱、代酸的基础上,若并发呕吐、胃肠减压,或不适当地用排钾性利尿剂、碳酸氢钠、谷氨酸钾(钠)等碱性药物,则可导致代碱而产生呼碱型 TABD,所以代碱多为医源性所致。此外,亦可在呼碱并代碱的基础上,并发代酸而致 TABD。

肝硬化并发 TABD 的诊断步骤:

(1)同步测定患者的脉压 pH、$PaCO_2$、静脉血清 K^+、Na^+、Cl^-、Ca^{2+}。

(2)确定原发酸碱失衡。

(3)计算酸碱失衡代偿预计值。

(4)计算阴离子间隙(AG)。

(5)计算潜在"HCO_3^-"。

应当结合病史、临床表现、实验室血气分析综合判断酸碱失衡类型,但不计算 AG 则不能诊断代酸,不测"潜在"HCO_3^- 亦不能诊断代碱和 TABD,可见计算 AG 和测定"潜在"HCO_3^- 是提高肝病并发 TABD 诊断率的关键。

肝硬化一旦并发 TABD,提示病情严重,肝功能严重失代偿,预后差,病死率高达 78.95%,在处理 TABD 时,应分清酸碱失衡的性质、严重度和主要诱因。首先应判断哪一种失衡是原发的,哪一种是代偿的,后者不应被纠正。代偿的常见原因除呕吐外,大多为医源性因素所致,由于不适当地应用强酸利尿剂,使 K^+、Cl^- 丢失过多,而又未能补足而造成代谢性碱中毒。低钾、低氯、低循环血量是诱发代碱的三个基本环节,为了预防代碱发生,除激素、利尿剂和高渗糖的剂量不宜过大外,要正确纠正低钾、低氯和低循环血量。故凡 TABD 患者不存在高钾血症的危险因素,如肾衰竭、腹水等和内分泌异常,就应补充钾盐;只要不存在水中毒的危险,或水分排泄障碍,如肾衰竭、腹水等和内分泌异常,就应补充水分。

肝硬化并发 TABD 时,其 pH 值可升高、降低或正常,只有在 pH 值明显降低时,在密切观察下,使用碱性药物。以细胞外液 HCO_3^- 的含量计算补碱公式。

$$补 HCO_3^- 量 = (正常 HCO_3^- - 实测 HCO_3^-) \times kg 体重 \times 0.2$$

设实测 HCO_3^- 为 10mmol/L,体重 60kg,代入公式:

$$补 HCO_3^- 量 = (24 - 10) \times 60 \times 0.2 = 168mmol$$

1g $NaHCO_3^-$ 含 HCO_3^- 27mmol/L,将计算出应补 $NaHCO_3$ mmol 数的半量作缓慢静脉滴注,密切观察血气变化,如 pH 值升高接近正常(7.40)时,应停止静脉滴注 $NaHCO_3$,切忌使用过量碱性药物。

呼碱型 TABD 因呼碱和代碱同时存在,由于机体对碱中毒的缓冲能力较弱,此时氧离曲线左移,血红蛋白与氧的亲和力增加,加重组织缺氧,故预后差。若 pH 值明显升高,应补充下列药物:

(1)精氨酸:用盐酸精氨酸 10g(可补充 H^+ 和 Cl^- 各 48mmol)加入 5%~10% 葡萄 500mL 内于 4 小时静脉滴注完。必要时 24 小时可使用 20~40g,因直接提供 H^+,能有效地纠正代碱。精氨酸在肝内催化尿素合成,释出 CO_2,加速氨的排泄,对纠正呼吸性碱中毒、高氯性脑病苏醒也有一定疗效。

(2)钾盐:为纠正低钾低氯代谢性碱中毒的有效措施。TABD 患者常伴有低钾血症,补钾之前必须注意肾功能,应掌握见尿补钾,多尿多补,少尿少补,24 小时尿量<500mL 不补的原则,每 1g 氯化钾含 K^+ 和 Cl^- 各 13.4mmol,血钾每增加 0.5mmol/L,pH 值降低 0.1。而每天尿中钾约 40mmol,相当氯化钾 3g,补钾量可根据下列公式计算:

补钾量 mmol＝(正常血钾－测得血钾)×体重公斤×0.4

因 1g 氯化钾含 K^+ 13.4mmol,因此补钾量÷13.4 即为需补充的氯化钾克数。补钾时应同时补充每天从尿中排出的 3g 氯化钾。由于 58％左右的钾存在于细胞内,目前尚无直接测定细胞内钾的检测方法,故对于严重缺钾者,一日应补充氯化钾 8～12g(包括口服),需 5～7 天才能得到纠正。如低钠患者补充钠盐时,应同时补充钾盐;低钠和低钾同时存在时,更应首先或同时补充钾盐。如以高 AG(正常氯)代酸为主要矛盾对,摄入适量生理盐水或等渗葡萄糖液后,随着尿量的增加,有助于 AG 的下降。如呼碱型 TABD 伴有 pH 值明显升高者,提示体内 HCO_3^- 明显增加和低氯,除补充氯化钾或精氨酸外,还可补充氯化铵或静脉注射小剂量氯化钙。氯化铵 1g 相当于 18.5mmol H^+,每天口服 6～12g,或用 0.9％～2％氯化铵液静脉滴注。也可用血氯提高至 90mmol/L/L 计算。应补充的 Cl^- (mmol/L)＝(90－测得的血氯)×kg 体重×(0.2～0.25)。对肝肾功能损害者忌用氯化铵。

第八节 肝癌

一、概述

原发性肝癌(PLC)主要包括肝细胞癌(HCC)、肝内胆管细胞癌(ICC)和肝细胞癌—肝内胆管细胞癌混合物型等不同病理类型。由于其中 HCC 占 90％以上,故本文主要介绍 HCC。PLC 又称原发性肝细胞癌(PHC)或称肝细胞癌(HCC),是最常见的恶性肿瘤之一。据 2015 年最新估计,2012 年全球新发肝癌患者 78.25 万(居癌症发病第 6 位),死亡患者 74.55 万(居癌症死亡第 2 位)。其中 42.5％发生在中国。在我国肝癌居三大癌症(胃、食管、肝癌)中的第 3 位,在农村仅次于胃癌,在城市则次于肺癌。全国每年约有 130000 人死于肝癌。根据全国 11 个地区 3254 例肝癌资料分析,本病可发生于 2 个月婴儿至 80 岁老人,平均患病年龄为 43.7 岁,最高发于 40～49 岁。且发病率有逐渐上升趋势。

经多年研究,我国肝癌病因已渐趋明朗。HBV/HCV,黄曲霉素 B_1(AFB_1)和饮水污染(微囊藻霉素)是主要的病因因素,尤其是肝炎病毒,AFB_1 与 HBV 感染具有协同作用。酒精本身不诱发肝癌,只有在致癌物存在条件下,有辅助致癌作用。有报告 HCV 与酒精有协同致癌作用。AFP 结合 B 超是目前早期发现肝癌最简便经济而敏感的监测手段。HBV 或 HCV 血清标记阳性、有肝硬化或肝炎病史、35 岁以上男性是肝癌发病的高危人群,对这些人定期监测是早期发现肝癌的主要途径。

HCC 分子水平的研究进展很快。对 HCC 病因、发病机制、诊断等方面进行了广泛研究,尤其免疫遗传方面研究最多。新近 An 等均报告小肝癌细胞的肿瘤不均一性,伴有细胞增殖活性增加、P53 和 β-catenin(连环蛋白)基因的过度表达,认为这种过度表达可能与细胞增殖活性和肝细胞的分化有关。根据单核苷酸多态性,可对 HCC 的发生进行风险分层,涉及氧化应激与解毒通路、铁代谢、炎症细胞因子系统及 DNA 合成修复机制,以及细胞突变激活端粒酶逆转录酶启动子。HCC 复发的风险分层涉及原发病灶的转移、肝硬化结节中新发病灶、癌周肝组织基因突变、微血管侵犯、白细胞介素 6 和增殖分子的表达。研究发现 HCC 时除基因序列的改变外，DNA 甲基化、组蛋白修饰 miRNA 表达谱等表观遗传修饰异常也参与 HCC 发生、发展的病理、生理过程，并在此理论机制研究的基础上开辟了 HCC 治疗的新策略——表观遗传治疗。

研究表明，NAFLD/NASH 与 HCC 之间有因果关系。当前 NAFLD 相关 HCC 越来越多。NAFLD 患者 HCC 与隐匿性肝硬化、肥胖和糖尿病有关。HCC 常发生在无肝硬化的 NAFLD 患者。其发病机制可能涉及 NF-κB 等炎症通路、PTEN 等代谢异常以及氧化应激等方面。先天免疫在 NASH 发病中非常重要，肠道菌群紊乱可启动炎症反应激活先天免疫异常。

肝癌的病理大体标本分巨块型、结节型和硬化型三型，以巨块型最多，占 60% 左右。组织学上分肝细胞癌（88.77%）、胆管细胞癌（7.04%）和混合型肝癌（1.34%）。国内上海市中山医院报道 467 例肝癌，其中肝细胞癌 460 例占 98.5%。少见的有纤维板层型肝癌（FCL）和透明细胞癌。

HCC 的预后，取决于诊断的早晚，尤其是早期发现小肝癌。因小肝癌多为分化良好、多为二倍体、多为包膜完整的单个肿瘤，因此，切除后 5 年生存率高。国内汤钊猷等报告 5 年生存率 51.2%。但术后复发率仍高达 51.2%。因此，根治性切除后每 2~3 个月随访 AFP 与超声 5~10 年，这样可及时发现亚临床期复发的小肝癌。新近 Abe 等报告按影像特征将 HCC 分为三型：①A 型：巨块型有门静脉癌栓；②B 型：多结节无包膜型；③C 型：多结节有包膜型。A 型与 B 型患者于 7 个月内死亡（生存率中期指数为 4 个月），而 C 型患者通过介入或手术治疗后存活 4 年或更长时间，HCC 类型与淋巴结转移之间有关，长期存活的患者常提示为孤立的淋巴结转移。

随着诊断水平的提高，手术治疗的进步，PLC 的 5 年生存率也在不断提高。复旦大学肝癌研究所 50 年 9919 例原发性肝癌手术切除患者的资料提示，通常每 10 年都可看到 5 年生存率的提高。从 1958—1967 年的 13.5%，至 1998—2009 年提高至 44.5%。

二、早期诊断

肝脏具有强大的代偿能力，是身体代谢和解毒的重要器官。故肝癌早期可无任何症状，因此也不容易早期发现。过去，早期肝癌仅偶尔在上腹部手术时被发现。20 世纪 70 年代以来，用 AFP 和 B 超作为普查手段至今一直成为早期发现肝癌的主要途径。据上海中山医院报道，在肝癌普查中发现无症状与体征的亚临床肝癌占 83.6%，最大直径<5cm 的小肝癌占 53%。单个癌结节者占 58%，癌周包膜完整的占 58.6%，无门静脉或肝静脉癌栓的占 97.7%，与发病后临床诊断的病例相比，亚临床肝癌、小肝癌、单个癌结节、癌周包膜完整者、无门静脉或肝静脉癌栓的分别占 0、13.1%、23%、38.4% 及 42.7%，两者差别显著（P<0.01），充分证明肝癌普查可早期发现肝癌病例。

普查肝癌早期发现的第一个特点是，早期发现可大大提高肝癌切除率，从而提高 5 年生存率。由于绝大多数肝癌合并有肝硬化,并易有肝内播散,大大减少了手术切除的机会。20世纪70年代初我国曾调查了254例原发性肝癌,其中能做手术切除的仅占5.3%。肝癌普查所检出的病例由于多属早期,癌体较小,常可做局部切除者占46.7%～75%。据上海医科大学肝癌研究所的资料显示,直径<5cm的小肝癌根治性手术切除后5年生存率达72.9%,小于2cm的微小肝癌手术切除后的5年生存率达86.4%,因此可见使肝癌患者预后得到改善的主要原因是在于早期诊断。

慢性病毒性肝炎,尤其是HBV和HCV,与肝硬化和肝癌关系密切,HBsAg或HCV RNA阳性患者AFP的存在或持续和进一步发展为肝癌密切相关。在世界范围内80%HCC是由于持续HBV感染作为病因。HBV流行率高的地区HCC发生率高,即使在HBV流行率低的地区,HBV仍是HCC发生的主要危险因素。在HCC高发区大于90%HCC患者有HBV感染的血清标记。HCC患者血清中HBsAg、抗-HBe、抗-HBc、抗-HBcIgM、HBV DNA阳性率分别高于对照组。HBsAg阳性率为14.7%～90%,HBsAg阳性率之高远远超过无症状携带者。近年研究发现HCC患者抗-HBx的检出率在85%左右,而对照组低,即使在HCC发生率低的欧美,HCC患者的HBsAg、抗-HBc和抗-HBx检出率也明显高于对照组。新近有人提出抗-HBcIgM与HCC关系的报告,且提出关系大于HBsAg。

HCV是另一个与HCC发生关系密切的病因因素。在发达国家,HCC患者血清中HCV流行率多数超过50%,因此认为在HBV流行率低的国家或地区,HCV是发生HCC的主要致病因素。许多发展中国家HCC中HCV阳性率为13.3%～38.5%,我国HCC患者中HCV流行率为7.5%～42.9%,提示在发展中国家和我国HCV不是HCC的主要病因。

HCC有明显的家族聚集性,并在HCC家族中HBsAg携带率较高。河南商丘市用AFP普查62346人中,检出18例HCC,其中检出HBV感染标记的17例中有14例HBsAg阳性占82.6%,同时调查12户家庭成员共56例,HBV总感染人数30例占53.6%,HBV聚集户占91.1%。提示HCC发生于HBV严重感染的家庭成员中,且多数患者具有HBV感染的标记。日本报告三个家族54个成员,有肝炎、肝硬化和HCC者共15名中14名HBsAg阳性,姐妹的子女24人中20人(83%)有HBsAg阳性,而兄弟的子女仅1名阳性。又为HBV感染可能通过母系传播,且发现HCC流行比较严重地区母子间HBV传播的频率也高。因此对HBV/HCV血清阳性者进行AFP定期追踪观察,有利于早期发现亚临床肝癌。

早期发现肝癌的关键目前认为对高危人群的普查是唯一有效的途径。我国幅员辽阔,人口众多,且又是肝癌高发地区,想全民普查从人力、物力和经济上均无能力办到,因此,对高危人群的普查是比较可行的措施。我国高危人群的标准为:年龄35～65岁,有肝炎病史5年以上或血清HBsAg-抗-HCV阳性者。日本高危人群的范围有:有肝病或肝炎史,有家属肝癌史,有输血史,或HBsAg阳性者。用AFP对肝癌的检出率为自然人群的34倍,有条件的地方对高危人群应每3～4个月监测1次,可极大提高亚临床肝癌的早期诊断率。如AFP异常,2周内应复查,如显著上升,应高度怀疑肝癌,需进一步检查排除妊娠、生殖腺胚胎癌、活动期肝炎或肝硬化。据报告经1年随访者,肝癌检出率为18.5%。普查患者5年生存率比非普查患者高10倍,前者肝切除5年生存率为后者的4倍。

我国自1971年应用AFP进行人群普查以来,取得了小肝癌研究的明显进展,近年普查手段由单一的 AFP 变为 AFP 合并超声显像,通过 AFP 与医学影像学的综合分析,提高了检出率和诊断的准确率。进入 20 世纪 80 年代以来,高危人群的检查由单一的 AFP 转为 AFP 和 B 超联合检测,为一种简便易行、准确可靠的肝癌影像学诊断方法,肝癌普查发现的病例由 B 超发现的占 34%～45.9%,基本解决了 AFP 阴性病例被漏检的问题,也使对 AFP 低浓度阳性 (21～400μg/L)的病例通过 B 超而得到及时确诊,避免了长期随访,以致失去治疗良机。

小肝癌大多为无临床表现的亚临床肝癌,其发现主要依靠普查、对肝患者群的监测以及中年人体检。普查应以肝癌高危人群为对象。

小肝癌的早期诊断:①小肝癌定性诊断:AFP 仍为我国小肝癌诊断中最好的肿瘤标记。通常正常值为 20μg/L 以下,凡 AFP>200μg/L 而无肝病活动证据,可排除妊娠和生殖胚胎癌者应考虑肝癌而行超声等检查。通常 AFP 越低,肝癌越小,故 AFP 升高不到 200μg/L 者亦应警惕。异常凝血酶原(PIVKA-Ⅱ)阳性率与肿瘤大小有关:<2cm 者阳性率仅 33.3%,2～3cm 为 41.2%,3～5cm 为 55.6%,而>5cm 为 66.2%。岩藻糖苷酶(AFU)对小肝癌有一定诊断价值。②小肝癌的定性诊断:B 超是目前最常用的定位诊断方法。1cm 小肝癌也不难查出,小肝癌阳性率为 92.2%。螺旋 CT 和碘油 CT 有助检出 0.5cm 的小肝癌。MRI 对小肝癌检出率:>2cm 者 97.5%,但<2cm 者仅 33.3%。^{99m}Tc-PMT 肝胆显像剂作延迟扫描,约 60% 肝癌,尤其分化好的肝癌有可能获得阳性显像,不同大小的肝癌其阳性率为:<2cm 者 33.3%,2～3cm 者 41.2%,3～4cm 者 60.0%,4～5cm 者 54.2%。肝血管造影通常仅在超声与 CT 仍未能定位的情况下进行。血管造影的阳性率 1～2cm 者 77.8%,2～3cm 者 88.5%,3～4cm 者 71.4%,4～5cm 者 88.9%。

三、临床诊断

与其他疾病一样,诊断依靠临床表现、实验室检查和特殊检查进行综合诊断。

(一)临床表现

如上所述亚临床肝癌或早期肝癌多无症状体征,通常通过 AFP 或 B 超而做出诊断。中、晚期肝癌患者常见的临床表现主要有:上腹巨块型或多结节肿块、上腹痛、食欲减退、体重减轻和乏力。根据国内 3254 例的资料,起病症状以肝区痛为最多,占 57.2%,其他依次为上腹肿块、胃纳减退、乏力、消瘦、腹胀、发热、腹泻、急腹症等。

1.肝大与肝癌肿块

患者以肝肿块为主诉的占 37%～64%,而检查时发现肝肿块者达 80%～100%。肝癌生长在血液丰富的肝内,生长迅速,多数自阻力较小的上腹腔方面发展,因此多在肋 3 下或剑突下触到肿大的肝和肿块,肿块隆起于肝面,凹凸不平,可随呼吸、体位改变而移动,质地硬伴有压痛。

2.肝区痛

为肝癌患者常见的症状,约占 68.5%,由肿瘤侵及肝包膜膨胀所致,或因肿块破裂刺激腹膜、肿块压迫肝管或邻近胃肠道或直接浸润腹壁而产生。多为肝区隐痛,当刺激膈神经或肝癌破裂时可有上腹部剧痛。

3.消化道症状

1/3 以上患者早期即有食欲减退,少数有腹泻。食欲减退常与肿瘤增大压迫胃部或因肝脏损害导致消化功能紊乱有关。腹胀为一常见表现,其出现早期可能由于肝肿块包膜紧张所致。晚期与肿瘤增大胃幽门或十二指肠受压引起胃肠胀气或腹水有关。腹泻常因消化吸收功能障碍或因机体免疫力减退、合并肠道感染有关。

4.体重减轻

约 42% 患者有此症状。体重减轻为肝癌的重要症状之一。其发生多与消化不良、胃肠功能不良有关。至晚期消瘦显著,并出现恶病质。少数患者出现体重增加,可能为水肿或腹水所致。

5.黄疸

黄疸常因癌肿压迫或侵入胆管,或肝门转移性淋巴结肿大压迫胆管而引起,也可能原存的肝硬化或肝癌组织广泛浸润产生肝细胞性黄疸所致。

6.腹水

腹水产生可能与肝癌合并肝硬化、门脉高压有关,此种腹水多为淡黄色,如合并自发性腹膜炎亦可呈草黄色且混浊。肝癌晚期直接压迫门静脉、肝静脉、下腔静脉或前两者有癌栓形成,或癌肿侵及腹膜,或肝癌在肝广泛播散,也可引起腹水。肝癌结节破裂或癌肿腹膜浸润时多为血性腹水。

7.发热

肝癌本身引起的发热,多为低热,可能由肿瘤缺血坏死或坏死产物吸收所致,也可能因体内 2,5-表异雄酮不能与葡萄糖醛酸结合,而有致热作用;或因肝功能不良,使胆固醇不能降解为胆酸,而具有致热作用所致。

8.肝区血管杂音

肝癌时在癌肿部位常可闻及血管杂音,这是由于肝癌动脉血管丰富而迂曲,粗动脉骤然变细,或因巨大的癌肿压迫肝动脉或腹主动脉,在相应的部位听到吹风样血管杂音。

9.肝细胞癌与胆管癌联合

有关肝细胞癌与胆管癌(CC)联合时对其临床特征了解很少。从性别上看男女相似分别 52% 对 48%,HCC 一般男性发病率高,男女发病率为 67% 对 33%,单纯 CC 时男 30% 和女 70%。另一临床特征未发现伴有慢性肝病,肝胆联合肿瘤比单纯 HCC 切除率高。但术后 5 年生存率与 HCC 或 CC 无显著差别。

10.复发性 HCC 特征

复性肝细胞 85%～90% 在残存的肝上发生,且肝内复发部位是遍及全肝,30%～40% 复发的肝癌在原发肿瘤反侧。根据对手术患者的统计,70% 的复发见于术后 2 年内且存活率低。日本肝癌研究组一个全国性的调查显示,肝内复发患者仅 1.6% 患者再作肝切除术,再切除后 1 年、3 年和 5 年生存率分别为 93%、59%、47%。Aril 等指出,多中心癌发生患者,尤其患者有第三个原发癌患再切除后 5 年生存率高达 80%。

11.原发肝病表现

包括肝病面容、肝掌、蜘蛛痣、腹水、腹胀、腹泻等。

（二）肝癌的肝外表现

肝癌时由于癌肿本身代谢异常或癌组织对机体发生种种影响而引起内分泌或代谢方面的紊乱，可有特殊的肝外全身性表现，称为伴癌综合征。据报告伴癌表现已超过 50 种，其中以红细胞增多症、低血糖症、高血钙症和高胆固醇血症较为多见。此外，尚有性早熟、促性腺激素综合征、皮肤卟啉症、异常纤维蛋白原血症和类癌综合防治征等，但比较少见。

1.红细胞增多症

发生率 2.8%～11.7%。多见于男性患者，通常无临床症状，化验时可发现红细胞与血红蛋白高于正常。发生机制尚不明了，可能与下列因素有关：①肿瘤细胞合成与分泌红细胞生成素，刺激骨髓产生过多的红细胞。②肿瘤可产生一种球蛋白底物，经肾红细胞刺激因子（REF）相互作用后，生成过量的红细胞生成素。③肿瘤迅速生长，使相邻的肝组织缺氧，可刺激肾脏分泌红细胞生成素。④肿瘤广泛侵犯肝组织或同时伴有肝硬化时，肝脏灭活功能低下，红细胞生成素相应增多。Brownstein 等认为，肝硬化患者出现红细胞增多是癌变的一个可靠指标。

2.低血糖症

发生率为 4.6%～27%。可分为两型：Ⅰ型：常见，癌肿生长迅速，细胞分化差，患者食欲减退，明显消瘦、乏力。低血糖常于肿瘤后期发生，易于控制。Ⅱ型：较少见，癌肿生长较缓慢，细胞分化良好，患者食欲好，晚期才出现衰弱无力，多于死亡前 2～4 个月内发生，症状严重，不易控制。低血糖症的发生机制尚不完全明了，可能与肿瘤产生胰岛素样物质、癌组织对葡萄糖的利用增加、肝癌组织取代正常肝组织、肝糖原的积累异常等因素有关。临床上表现低血糖症状，如饥饿、出汗、流涎、乏力、震颤、交感神经兴奋（心动过速、呼吸加快、出汗、瞳孔扩大、血压升高等）、肌阵挛，严重者发生昏迷、肢体强直性痉挛或伸肌痉挛，如果持续低血糖引起副交感神经兴奋时，则表现心动过缓、呼吸浅慢、瞳孔缩小、对光反射消失、血压下降等，可危及生命。

3.高钙血症

发生率为 7.8%～15.6%。高钙血症发生的机制，可能与下列因素有关：①肿瘤细胞分泌异位甲状旁腺激素或类似甲状旁腺样多肽，促进骨吸收而引起高钙血症。②肿瘤组织产生维生素 D 样物质，可使肠钙吸收增加。③前列腺素 E 的作用。免疫细胞特别是单核细胞、单核巨噬细胞可合成与释放具有溶骨作用的前列腺素，淋巴细胞也有释放溶骨因子作用，当有骨转移时，骨巨噬细胞使前列腺素分泌增加和骨溶解，引起高钙血症发生。④破骨细胞激活因子（OAF），系属一种多肽，具有溶骨作用，致使血钙增高。

肝癌伴高钙血症程度较轻者，无明显症状。当发生高钙危象时，患者出现嗜睡、精神错乱，甚至昏迷，常被误诊为肝癌脑转移或肝性昏迷，应注意鉴别。

4.高胆固醇血症

发生率为 11%。高胆固醇血症的发生可能是由于癌细胞完全缺乏正常的负反馈系统，使胆固醇合成增加，或可能由于肝癌细胞膜上缺乏相应的受体，使乳糜微粒不能摄入肝细胞内或肝癌细胞内结合胆固醇能力的缺陷而引起高胆固醇血症。

少见的伴癌综合征尚有血小板增高症、异常的低蛋白原血症、甲状腺功能亢进、类癌综合征、皮肤卟啉病、降钙素增高、类白血病反应、嗜酸性细胞增多症、多发性肌炎、血栓性静脉炎、脑脊神经根病等。

上述的肝内、肝外表现,临床上无特征性,难以做出肯定诊断,目前临床上已可从肝癌影像上和肝癌肿瘤标记检测上得到明确诊断。

四、影像诊断

(一)超声诊断

超声显像为肝癌定位诊断中的首选方法,并有辅助定性的价值,配合 AFP 普查还可早期发现亚临床肝癌和小肝癌。其检测低限约为 1cm。典型肝癌的 B 超表现为环形征、镶嵌征和癌栓,癌瘤呈高回声、等回声、低回声及混合型四型。依肿瘤形状分结节型、巨块型和弥漫型。门静脉分支或主干内癌栓对 HCC 有辅助诊断价值。彩色超声尚可提供占位性病变的血供情况,从而有助于肝细胞癌与肝良性占位性病变的鉴别。超声引导下肝穿活检不但具有确诊意义,还可作鉴别诊断和发现更小的肝癌。超声多普勒检测是最近几年开展的新技术,可发现肝固有动脉增粗、癌瘤周围出现彩色血流包绕征、癌瘤实质内也可出现彩色血流、癌瘤病灶局部和/或全部血流量增加,还可发现动脉-门静脉瘘的出现。

肝细胞癌主要需与胆管细胞癌、转移性肝癌、肝血管癌以及肝硬化再生结节进行鉴别。瘤块径<2cm 的低回声需与硬化再生结节和肝血管瘤,高回声病变需与肝血管瘤;>2cm 的病变则要与肝血管瘤和转移性肝癌相鉴别。

B 型超声、X 线、CT 和 AFP 的灵敏度分别可达约 90%、90% 和 75%,如两者联合应用,则检出率可达近 100%。甚至单纯采用 B 超或加结合超声引导下活检,便基本上可解决>2cm 瘤径肝癌的诊断问题。

(二)电子计算机 X 线体层扫描(CT)

CT 是目前肝癌诊断和鉴别诊断最重要的影像检查方法,用来观察肝癌形态及血供状况、肝癌的检出、定性、分期以及肝癌治疗后复查。其检测低限 1～2cm。HCC CT 图像表现:①结节型:显示为低密度团块,内部密度多不均匀,在平扫上呈环形低密度,增强后出现不均匀强化。②巨块型:呈边缘不鲜明的低密度区,增强后大多数更为清楚。③弥漫型:整个肝脏为被结缔组织包围的无数个小肿瘤结节所充满,显示为低密度大小不等团块。④小肝癌、仔结节,呈低中等密度圆形病灶,注入造影剂后,病灶明显加强,持续 23～33 秒,而后复现低密度。门脉造影 CT(CTAP)可明显提高诊断率,直径<1cm 癌灶检出率可达 75%～80%。以螺旋 CT 进行 CTAP 最为敏感优选。碘油 CT,即经肝动脉注入碘油后做延迟(7～14 天)CT 可能检出 0.5cm 小肝癌,呈明显碘油浓聚的图像。HCC 主要应与肝血管瘤和非典型增生与良性腺样增生鉴别。多排螺旋 CT 扫描速度极快,数秒内即可完成全肝扫描,避免了呼吸运动伪影;能够进行多期动态增强扫描,最小扫描层厚为 0.5mm,显著提高了肝癌小病灶的检出率和定性准确性。

(三)血管造影诊断

一般行选择性肝动脉造影(DSA),因本法属侵入性,且对少血管型肝癌和左叶肝癌显示不佳,故仅在 US 与 CT 尚未能确定者使用。肝癌在 DAS 的主要表现为:①肿瘤血管,出现于早期动脉相;②肿瘤染色,出现于实质相;③较大肿瘤可见肝内动脉移位、拉直、扭曲等;④肝内肝癌侵犯可呈锯齿状串珠状或僵硬状态;⑤动静脉瘘;"池状"或"湖状"造影剂充盈区等。

(四)磁共振成像(MRI)诊断

无放射性辐射,组织分辨率高,可以多方位、多序列成像,对肝癌病灶内部的组织结构变化如出血坏死、脂肪变性以及包膜的显示和分辨率均优于 CT 和 US;对于小肝癌 MRI 优于 CT。在肝癌与肝血管瘤的鉴别方面则有其优点。血管瘤时早期及后期相均呈由边缘逐渐向中心区渐进的典型浓染改变,在 T_1 加权图像上表现为均匀的低信号区;在 T_2 加权图像上呈均匀的高信号区。在静脉注射 Ga-DTPA 后的动态 T_1 图上,早期即现周边强化并持续,T_1 和 T_2 值均显著长于肝细胞癌。单结节型肝癌呈镶嵌状,色调密度多彩。随着癌瘤坏死而水分之增加,T_1 及 T_2 加权延长。显著纤维化硬化性癌灶 T_2 加权可显示为高信号区。小肝癌 T_1 加权图像呈稍低、等或稍高信号,内部信号不均匀,T_2 值<90 毫秒。

(五)放射性核素扫描诊断

胶体平面显像因肝左叶或浅层病变径≥1.5cm,于深层病变径≥2cm 方能显示,故实用价值有限。目前临床上采用单光子发射计算机体层摄影(SPECT)和正电子发射计算机体层摄影(PECT)。与平面显像比较,前者可显著提高小病灶的检出率如对径 1.5~2cm 病灶的检出率为 18%~52%,而平面显像几乎为 0。目前 SPECT 已可检出 2cm 肝癌。后者可检测肝肿瘤血流量、氧代谢和血液量,从而能以获取机体生理、生化信息,做出定量分析。

(六)正电子发射计算机断层成像(PET-CT)

PET-CT 是将 PET 与 CT 融为一体而成的功能分子影像成像系统,既可由 PET 功能显像反映肝脏占位的特殊化代谢信息,又可通过学习 CT 形态显像进行病灶的精确解剖定位,并且同时全身扫描可以了解整体状况和评估转移状况,达到早期发现病灶的目的,同时可了解肿瘤治疗前后的大小和代谢变化。

五、实验室诊断

(一)肝癌肿瘤标记诊断

用于肝癌诊断的肿瘤标记很多,其中以 AFP 应用最多最广,诊断阳性率也最高,但仍有约 20%病例 AFP 阴性,需要通过其他肿瘤标记检测进行诊断。一般 AFP>$200\mu g/L$ 在 HCV 相关肝硬化患者应高度怀疑有 HCC 可能,但此项检查在非洲对 HCC 的诊断是不敏感的,说明 AFP 的检测还有种族的差异。

国内常用 AFP 及其异质体用于肝癌的普查、早期诊断、术后监测和随访。对于 AFP≥$400\mu g/L$ 超过 1 个月,或≥$200\mu g/L$ 持续 2 个月,排除妊娠、生殖腺胚胎癌和活动性肝病,应该高度怀疑肝癌;关键是同时进行了影像学检查(CT/MRI)是否具有肝癌特征性占位。尚有 30%~40%的肝癌患者 AFP 检测呈阴性,包括 ICC、高分化和低分化 HCC,或 HCC 已坏死液化者 AFP 均可不增高。目前不少医院采取多种标记联合检测方法,可提高 HCC 的检出率。通常用 AFP+CEA+SF+CA-50 联合检测,简称为肝癌全套,不仅对 HCC 可提高诊断价值,而且还有鉴别诊断意义,如转移性肝癌等 AFP、SF 及 CA-50 常为阴性。

AFP 异质体的检测方法有:①亲和层析法,虽较费时,但敏感度较高,可测出血清浓度 100~

200μg/LAFP 的糖链变化;②免疫亲和层析电泳法;③亲和交叉免疫力电泳自显影法:可测定 100μg/L AFP 异质体;④抗体亲和点印迹法:可检测浓度 20～50μg/L AFP 异质体。目前已有多种凝集素用来检测 AFP 的异质体,如伴刀豆球蛋白(ConA)、小扁豆凝集素(LCA)等。

除 AFP 外,肝癌标记物检测尚有异常凝血酶原(DCP)、γ-谷氨酰转肽酶(GGT)、碱性磷酸酶同工酶(AKP)、α-L-岩藻糖苷酶(AFU)、醛缩酶同工酶 A(ALD-A)、5′-核苷酸磷酸二酯酶同工酶-Ⅴ(5NPD-V)、乳酸脱氢酶(LDH)、铁蛋白(SF)、肝癌基因标记物等,对 HCC 的诊断各有不同程度的诊断价值。部分 HCC 患者可有癌胚抗原(CEA)和糖类抗原 CA19-9 等异常增高。

全基因组 DNA 芯片或定量实时逆转录聚合酶链反应(RT-PCR)有可能鉴别 HCC 的早期标志物,如磷脂酰肌醇蛋白聚糖(GPC)3、高尔基体蛋白(GP)73、端粒酶逆转录酶(TERT)、热休克蛋白(HSP)70、丝氨酸/苏氨酸激酶 15(STK6)和磷脂酶 A2(PLAG12B)等。GPC3、HSP70 和谷氨酰胺合成酶(GS)的免疫组化染色联合检测对早期小肝癌的诊断具有高度特异性。近年研究显示,HCC 患者血清 Dickkopf-1(DDK-1)水平增高,可作为血清标记用于 HCC 诊断,还具有监测 HCC 复发转移的能力,同时发现血清 DKK-1 水平与 HCC 患者肿瘤直径、Edmondson-Steiner 分级及静脉浸润等密切相关,可提高 AFP 阴性的 HCC 的诊断率。

(二)肝功能检查

肝功能异常,可源于原发肝病(慢性肝炎、肝硬化),亦可因肝癌进展所引起。其本身虽无直接诊断价值,但却有助 AFP 对肝癌的诊断以及与良性肝病的鉴别。关系较密切者有酶学、蛋白总量、A/G、胆红素、凝血酶原等,如:①若 AFP 及 ALT 两者都增高,首先考虑肝炎;若 AFP 迅速下降而 ALT 仍高,多考虑肝炎;若 AFP 持续升高而 ALT 逐渐下降,呈"分离曲线"多考虑肝癌。②AFP 值比原来成倍上升,即便 ALT 增高,仍应先考虑肝癌可能。③AFP＞400μg/L,不管是否有慢性活动性肝炎症状,ALT 高低如何,应首先考虑肝癌。若 AFP 在 200～400μg/L,有慢性活动性肝炎表现,又不能除外肝癌者应定期追踪观察。④连续观察 AFP 和 ALT 曲线至关重要,若 AFP 与 ALT 呈平行曲线,多考虑肝病活动期,若两曲线分离则提示可能为亚临床肝癌。也有报告个别慢重肝病例 AFP 有高达 1500μg/L 者,因此 AFP、ALT 均增高的病例定期追踪观察实属头等重要之事。

应当指出,有部分 HCC,并无肝炎、肝硬化,只因长期 HBV、HCV 长期携带,通过病毒与肝细胞蛋白 DNA 整合,引起肝细胞突变,最终导致癌发生,这些患者肝功能检查往往正常。可见肝功能检查仅能作为诊断的参考。

(三)肝炎病毒标记

多数 HCC 患者 HBV 标记阳性,少数患者 HCV RNA 或抗-HCV 标记阳性。对于 HBsAg 阳性患者,肝上有占位时不要轻易排除肝癌,应进行全面检查分析,仍不能诊断时,应密切追踪观察以免漏诊。

(四)外周血中肝癌细胞测定

肝癌患者的癌组织中,编码黑色素瘤抗原的 MAG-1 和 MAGE-3 基因的 mRNA 也具有高度特异性表达。彭吉润等发现以黑色素瘤抗原(MAGE-1 和 MAGE-3)基因 mRNA 为特异性标志物,用巢式 Rr-PCR 技术检测肝癌患者外周血中的肿瘤细胞,因此用上述基因 mRNA 作为标志物,用于检测播散到肝癌患者外周血中的肿瘤细胞。取血 10mL,用上述方法对其外周血单个核细胞中 MAGE-1 和 MAGE-3 基因 mRNA 进行了检测,结果表达基因者分别为 44％和 36％,在肝癌患者肝癌组织中,表达 MAGE 1 和 MAGE 3 基因者分别为 58％和 56％,两种 MAGE 基因 mRNA 的检出率与肿瘤 TNM 分期、直径密切相关,Ⅲ期和Ⅳa 期肝癌患者的单个核细胞中,两种 MAGE 基因的阳性率达 92.3％,而Ⅰ期和Ⅱ期阳性率仅为 33.3％;肿瘤直径大于 3cm 患者的阳性率达 80％,也显著高于直径小的肝癌。

我国目前有 30％～40％的肝癌患者检测 AFP 为阴性,因此如能把外周血 MAGE 基因 mRNA 检测方法,与常规血清 AFP 检查联合使用,可以大大提高肝癌的检出率,并用基因检测方法有利于了解肝癌是否复发及转移。

(五)Dickkopf-1 与肝细胞癌诊断与鉴别诊断

2012 年我国 Shen 等首次报告 Dickkopf-1 可与 AFP 互补提高肝细胞癌诊断率,引起了广泛的反响。Dickkopf-1 转录和血清蛋白上调,血清和组织 Dickkopf-1 水平增高在肝细胞癌的迁移、侵袭和肿瘤生长上发挥功能作用。近年的研究显示,HCC 患者血清 Dickkopf-1 水平增高,可作为血清标记用于 HCC 诊断,还具有监测 HCC 复发转移的能力,同时发现血清 DKK-1 水平与 HCC 患者肿瘤直径、Edmondson-steiner 分级及静脉浸润等密切相关。HCC 时 DKK-1 血清浓度升高可与慢性 HBV 感染、肝硬化鉴别,若 DKK-1 和 AFP 联合测定可提高诊断准确率。DDK-1 在 HCC 诊断上补充 AFP 测定的不足,改善 AFP 阴性 HCC 患者的确诊率,和 HCC 与非恶性慢性肝病的鉴别。此外也可作为如果与 AFP 联合检测可提高诊断率;由于其他肿瘤和其他疾病如骨疾病、一些炎症、神经退行性疾病等鉴别也可表达增高,故诊断时应认真做好鉴别;预后判断指标:对放化疗、手术治疗或其他保守治疗后动态观察 Dickkopf-1 的变化,判定疗效、了解有无复发和转移,作为评估预后的指标。

(六)肝穿刺活检

在超声引导下经皮肝穿刺空芯针活检或细针穿刺(FNA)进行了组织工作学或细胞学检查,可以获得肝癌的病理学诊断依据以及分子标志物等情况,对于明确规定诊断、病理类型、判断病情、指导治疗以及评估预后都非常重要。

六、治疗

(一)手术切除

1.手术切除适应证

肝脏储备功能良好的Ⅰa 期、Ⅰb 期和Ⅱa 期肝癌是手术切除的首选适应证。在谨慎进行术前安全性评估的前提下,对部分Ⅱb 期和Ⅲa 期肝癌也可行手术切除,尤其是肿瘤数目≤3 枚时。若肿瘤数目＞3 枚,即使已手术切除,但多数情况下疗效并不优于 TACE 等非手术治疗方法。

Ⅱb 和Ⅲa 期肝癌手术切除的条件:①虽然肿瘤数目＞3 枚,但其均局限在同一肝段或同侧半肝者,或可于术中结合射频消融处理所发现病灶;②虽然合并门静脉主干或分支癌栓,但若肿瘤局限于半肝,且预期术中癌栓可被完整切除或完整取出时,也可行手术治疗,但术后要结合 TACE、门静脉化疗或其他系统治疗措施;③虽然合并胆管癌栓且伴有梗阻性黄疸,但若肝内病灶具有被切除的可行性时也可进行手术治疗；④虽然伴有肝门部淋巴结转移，但若能在手术切除的基础上有淋巴结清扫或术后放射治疗的可行性时也可进行手术治疗；⑤虽然有周围脏器的侵犯，但可与肝内病灶一并切除时，也可进行手术治疗。

如果于术中又新发现不适宜手术切除的问题时，也可于术中行肝动脉结扎，和（或）肝动脉、门静脉插管化疗或其他局部治疗措施。

2.肝癌切除后复发的防治

肝癌切除后 5 年肿瘤复发率高达 40%～70%，其与术前可能已经存在的微小播散病灶或多中心发生有关，故对所有术后患者都要进行定期随访，以尽早发现复发病灶。如果确切发现复发病灶，可再次行手术切除、局部消融、TACE、放疗或系统治疗等。

（二）肝移植术

肝移植是肝癌根治性治疗手段之一，更适用于合并失代偿肝硬化患者以及肝癌虽小但不适合手术切除的患者。

国际上多采用 Milan 标准或 UCSF 标准。我国目前尚无统一标准，但总体是在国际标准的基础上不同程度的扩大了肝癌肝移植的适用范围，但其在无大血管侵犯、淋巴结转移及肝外转移的原则上与国际标准一致。

肝癌肝移植术后肿瘤复发的危险因素包括肿瘤分期、有无血管侵犯、AFP 水平、免疫抑制剂累积用药剂量等。

（三）局部消融治疗

是指在影像技术引导下对肿瘤靶向定位后在局部采用物理或化学方法直接杀伤肿瘤组织的方法。消融技术包括射频消融（RFA）、微波消融（PEI）、冷冻消融、高功率超声聚焦消融（HIFU）以及无水乙醇注射消融（PEI）等。最常用的影像引导是在超声引导下进行，CT 和 MRI 结合多模态影像系统适用于超声很难探及到的病灶以及某些肝外转移病灶的消融。

对于长径≤5cm 的单发病灶或长径≤3cm 但在 3 个以内的多发病灶，无血管、胆管侵犯或远处转移，肝功能 Child-Pugh A 或 B 级的早期肝癌患者，消融是非手术治疗的最好选择。对于不能手术切除长径 3～7cm 的单发肿瘤或多发肿瘤，也可在消融的同时联合 TACE。

评价局部疗效应在消融后 1 个月进行。完全消融是指影像学结合造影检查未见动脉期强化；不完全消融是指动脉期仍有强化，提示有肿瘤残留。对消融后有肿瘤残留的病灶，可再次行消融治疗。若经 2 次消融后仍有肿瘤残留，视为消融失败，应放弃消融而改用其他治疗方法。

（四）TACE 治疗

指肝动脉栓塞化疗（TACE），国内亦称介入治疗，是目前被公认肝癌非手术治疗的最常用方法。

TACE 的适应证：①Ⅱb 期、Ⅲa 期和Ⅲb 期的部分患者，肝功能 Child-Pugh A 或 B 级；②虽是手术适应证，但由于多种原因不能或不接受手术的Ⅰb 期和Ⅱa 期患者；③多发结节型肝癌；④门静脉主干未完全阻塞，或虽完全阻塞但在肝动脉与门静脉间已形成代偿性侧支循环；⑤肝癌局部破裂出血或肝动脉-门静脉静分流造成门静脉高压出血；⑥局部疼痛、出血及动静脉瘘；⑦虽经手术切除，但经 DSA 造影发现残留病灶或复发病灶。

TACE 的禁忌证:①肝功能 Child-Pugh C 级患者;②凝血功能严重减退,且很难纠正;③门静脉主干被癌栓完全阻塞,且无代偿性侧支循环;④合并活动性肝炎或严重感染且未能控制者;⑤肿瘤远处广泛转移,预期生存期有限;⑥全身状况差很难耐受 TACE 者;⑦肿瘤范围已超过全肝比例的 70%;⑧血小板$<50\times10^9$/L 以及非脾功能亢进导致的白细胞减少($<3.0\times10^9$/L);⑨肌酐清除率<30mL/min 的肾功能不全患者。

栓塞后综合征是 TACE 的最常见不良反应,主要表现为发热、疼痛、恶心和呕吐等。肝动脉被栓塞后的局部缺血可引起发热和疼痛,化疗药物可引起恶心、呕吐。不良反应一般持续 5~7 天。其他常见不良反应还可有穿刺部位出血、白细胞下降、一过性肝功能异常、肾功能损伤等。

TACE 后第一次复查应在治疗后 3~6 周进行,以后的随访可间隔 1~3 个月或更长。依据 CT 和/或 MRI 动态增强扫描评价肝脏肿瘤的存活情况,以决定是否需要再次行 TACE。

(五)放射治疗

放射治疗分为外放疗和内放疗。外放疗是利用放疗设备产生的射线(光子或粒子)从体外对肿瘤进行照射。内放疗是利用放射性核素经机体自身管腔或通过针道植入肿瘤内。

外放射治疗的适应证主要是伴有门静脉/下腔静脉癌栓或肝外转移的Ⅲa 期、Ⅲb 期患者,多属于姑息性治疗。姑息性放疗的目的是缓解症状,减轻痛苦和延长生存期。部分局限在肝内的大病灶,经过放疗后,有时肿瘤可缩小至可以重新获得手术切除的条件,从而获得根治。

放射性粒子植入是内放局部治疗肝癌的一种有效方法,包括^{90}Y 微球疗法、^{131}I 单克隆抗体、放射性碘化油、^{125}I 粒子植入等,在肿瘤组织内或在受肿瘤侵犯的门静脉、下腔静脉或胆道内植入放射性粒子后,通过持续产生的低剂量 X 射线、γ 射线或 β 射线,最大程度杀伤肿瘤细胞。

(六)系统治疗

主要是针对晚期肝癌患者的治疗,其目的是减轻肿瘤负荷,改善相关症状,提高生活质量,延长生存时间。

1.分子靶向治疗

索拉非尼是国内外推荐的一线分子靶向药物,具有不同肝病背景的晚期肝癌患者均可从中获益。其既可通过阻断由 RAF/MEK/ERK 介导的细胞信号转导通路而直接抑制肿瘤细胞的增殖,又可通过抑制 VEGFR 和血小板衍生生长因子(PDGF)受体而阻断肿瘤新生血管的形成,间接抑制肿瘤细胞的生长。最常见的不良反应有腹泻、体重下降、手足综合征、皮疹、心肌缺血及高血压等。另一新型分子靶向药物仑伐替尼在包括中国患者参与的国际多中心临床研究中显示,疗效和安全性都与索拉非尼无明显差异,但其对 HBV 相关性肝癌显示出更强的生存获益优势。仑伐替尼目前已在国际上多个国家获批用于临床,中国尚处于审批中。

2.系统化疗

含奥沙利铂的 FOLFOX4 方案已被我国推荐用于不适合手术治疗的晚期肝癌患者。在国际多中心研究中其在整体疗效、疾病控制率、无进展生存期以及总生存期等,均优于传统化疗药多柔比星,且耐受性和安全性尚可。

含奥沙利铂的系统化疗与索拉非尼具有良好的协同作用。三氧化二砷已被我国批准用于晚期肝癌的治疗。

3.免疫治疗

已在临床广泛用于肝癌的免疫调节剂有干扰素和胸腺肽 α_1。近年来免疫检查点阻断剂人源化抗 PD-1 单克隆抗体已被美国等多个国家批准用于晚期肝癌的治疗。目前上市的有纳武单抗(纳武利尤单抗)和派姆单抗(帕博利珠单抗),其在既往接受过索拉非尼治疗的晚期肝癌患者表现出一定的疗效和较好的耐受性。

4.中药治疗

中医药治疗能够改善症状,提高机体免疫力,减轻放化疗不良反应,提高患者生活质量。我国 SFDA 已批准多个现代中药制剂用于肝癌的治疗,但尚需严格设计的高质量、随机对照、多中心临床研究资料。

七、预后

预后主要取决于能否早期诊断及早期治疗。肝癌切除术后 5 年生存率为 30%～50%,其中小肝癌切除后 5 年生存率为 50%～60%。体积小、包膜完整、尚未形成癌栓及转移、肝硬化程度较轻、免疫状态尚好且手术切除彻底者预后较好。中晚期肝癌如经积极综合治疗也能明显延长其生存时间。

八、预防

通过注射疫苗预防乙型肝炎,通过采取积极的抗病毒治疗方案延缓慢性乙型和丙型肝炎的进展对预防原发性肝癌的发生至关重要。对所有新生儿和高危人群都要接受乙肝疫苗的接种。对乙型肝炎肝硬化和丙型肝炎肝硬化患者,即使接受抗病毒治疗并已获得持久病毒学应答,也应接受定期监测,因为 HCC 的发生风险仍然存在。对任何其他原因导致的肝硬化,一经确诊,必须进行定期监测。避免黄曲霉毒素、某些化学物质和药物的影响对肝癌的预防有重要作用。保持良好的个人行为,对预防肝癌也起着积极作用,其中咖啡已被证实可以降低慢性肝病患者发生肝癌的风险,应鼓励慢性肝病患者饮用咖啡。

第九节　肝衰竭

一、病因

引起 ALF 的病因很多,包括病毒感染、药物、毒素、代谢异常以及血管疾病。病毒感染仍然是引起 ALF 的最常见病因。各种病因引起的 ALF 因地区不同而存在很大的差异,在发展中国家,HAV、HBV、HEV 感染是引起 ALF 的主要原因,在西方国家以对乙酰氨基酚为首的药物性肝损害引起的 ALF 多见,其次为被怀疑病毒引起的隐源性 ALF。在结核流行地区,异烟肼的肝脏毒性是引起 ALF 最常见的原因。ALF 病因不明者仍高达 30%～40%。

(一)常见或较常见病因

1.肝炎病毒

(1)甲型肝炎病毒(HAV):HAV感染呈全球性分布,在急性甲型肝炎患者中发生ALF者,介于0.01%~0.1%,多见于成年人。通常为超急性或暴发性起病,自然存活率40%~60%,年龄>40岁者是进展为ALF的危险因子。95%的患者血清中可检出抗-HAV-IgM。

(2)乙型肝炎病毒(HBV):HBV感染引起的ALF呈全球性分布,但在发展中国家的发病率最高,占总发病率的30%~50%,在急性乙型肝炎中,ALF的发生率占1%,慢性HBV携带者中,ALF的发生率较急性肝炎者明显升高,例如在我国台湾省,急性乙肝ALF的发生率为2%,慢性HBV携带者ALF的发生率为10.6%。其危险因子为病毒基因变异、重叠或协同感染、慢性乙肝再激活等。HBV感染所致的ALF,自然生存率15%~36%。经过强烈的免疫反应,可清除病毒,随之血清HBsAg、HBeAg及HBV-DNA转阴,给病因诊断带来困难,但抗-HBc-IgM阳性,可供诊断参考。

(3)丙型肝炎病毒(HCV):作为引起ALF的独立危险因子,尚存争议。在西方国家研究中心,非甲非乙ALF中几乎难以检出HCV,而在日本其检出率高达50%。尽管HCV引起的ALF少见,但在HCV慢性感染基础上发生重叠感染是引起ALF的重要原因,例如慢性HCV感染重叠HAV急性肝炎时,则发生ALF的危险度大为增加,而HCV所致的肝衰竭多呈慢性进展,呈SALF过程,血清学诊断标志为HCV-RNA。

(4)丁型肝炎病毒(HDV):它需要同时存在HBV感染,以完成其生命循环。HBV与HDV的重叠感染或协同感染,较单纯HBV感染ALF的发生率增加2~5倍,重叠感染的危险性更大,例如协同感染急性病死率为1%~10%,而重叠感染者则为5%~20%。与HDV相关的ALF,多呈暴发性或急性过程,HDV-RNA只存在于早期阶段,检测HDV-RNA,无助于HDV相关ALF的诊断,而血清抗-HDV-IgM的检测,则有助于诊断。

(5)戊型肝炎病毒(HEV):是通过肠道传播引起的流行性肝炎,其发生几乎仅限于发展中国家的某些地区,其引起ALF的发生率仅次于HBV。妊娠后期感染HEV者特别容易进展为ALF,病死率达20%,血清抗HEV-IgM阳性可作为诊断依据。

(6)非A-E病毒:是指ALF的病因,在排除HAV、HBV、HCV、HDV、HEV感染后,对未能确立病原学的ALF,人们设想还存在有A~E以外的嗜肝病毒,把这种假定的嗜肝病毒称为隐源性病毒学病因,它是引起ALF的第二种最常见病因,占ALF病例的15%,故称为非A-E病毒。有学者曾试图找出隐源性的真正来源,并进行了多方研究,包括囊膜病毒,副黏液病毒,人类乳头状病毒、输血传播的病毒(TTV),以及GB病毒等,但均未证实隐源性的真正来源。有待更进一步的研究证实。

系统性病毒感染,如疱疹病毒家族、巨细胞病毒(CMV)、EB病毒、腺病毒,人类细小病毒B19以及柯萨奇肠道病毒均有引起ALF的报道,但在隐源性病毒病因中的检出率甚低,故不属非A~E病毒范畴。

2.药物及肝毒物

(1)药物:药物引起的肝衰竭在我国仅次于肝炎病毒引起者,在发达国家药物引起的肝衰竭占10%~20%,如果将对乙酰氨基酚过量引起者包括在内,则其发病率更高。据统计已有

1000 种可引起肝损害或肝衰竭的药物,如对乙酰氨基酚、异烟肼,利福平,双醋酚丁,四环素、甲基多巴,非甾体类抗炎药,抗抑郁药,抗癫痫药、抗代谢药、化疗药物等。中草药引起者亦有报道。药物性肝损害多见于 40 岁以上者,黄疸出现后 ALF 发生的危险度为 20%,而在病毒性肝炎仅 1%,出现首见症状者应立即停用。

(2)乙醇:急性嗜酒者一次大量摄入,可引起急性酒精性肝炎,如黄疸进行性上升,可进展至 ALF;慢性嗜酒者,每日饮酒 80～100g,持续 8 年以上,其中 30% 的人可进展至肝硬化,如无干预性治疗措施,最终可进展至 CLF。

3.自身免疫性肝病

它包括自身免疫性肝炎(AIH)、原发性胆汁性肝硬化(PBC)及原发性硬化性胆管炎(PSC)。近年来,在我国其检出率有逐渐上升趋势,这与检测方法学的发展进步有关。AIH 多呈慢性活动性肝炎过程,仅少数易感者呈 ALF 临床表现,它是应用糖皮质激素最适宜的指征。PBC 及 PSC 多呈慢性淤胆过程,如对治疗无反应,最终发展至肝硬化,并进展至 CLF,是肝移植的合适候选者。

4.妊娠急性脂肪肝

妊娠急性脂肪肝表现为 ALF 者,在妊娠者中的发生率为 0.008%,其主要病变为微泡性脂肪浸润,与四环素引起者类似,多发生于妊娠后期 3 个月,平均发生于妊娠第 36 周,初产妇占 48%。半数患者有先兆子痫或子痫,血清转氨酶、尿素氮、尿酸均增高,伴有血小板减少者,应高度疑诊本病,影像学检查可协助早期诊断,一经确诊即终止妊娠。

(二)少见或罕见病因

包括遗传代谢异常、血循环障碍引起的缺血缺氧、肝移植/部分肝叶切除、先天性胆道闭锁、系统性病毒感染、创伤、辐射及生物毒等。

二、发病机制

LF 的病因不同,类型不一,其发病机制亦各异,ALF 是以肝细胞坏死为主,而 CLF 以肝功能失代偿为主,本节主要阐明肝坏死的发病机制。LF 的肝细胞坏死,多为免疫性肝损害所致,亦称原发性肝损害,继之发生的内毒素血症,加重或放大了原发性肝损害,称为继发性肝损害。

(一)免疫性肝损害——原发性肝损害

在免疫性肝损害中,以细胞免疫机制为主,体液免疫机制居次要地位。

1.体液免疫介导的肝损害

Almeid-Woolf 最早提出体液免疫病理反应学说。作者发现 ALF 患者血清中可检出大量 HBV 特异性抗原-抗体复合物,伴显著的抗体过剩,血清中检测不出游离的特异性抗原。而在无症状的 HBV 携带者,则难以检出上述的特异性抗原-抗体复合物,因而认为 ALF 患者对 HBV 的三个特异性抗原系统有较强的抗体反应,并认为脾脏是生成抗体的主要场所。其所生成的抗体,随门脉血流进入肝脏,与肝细胞释放的特异性抗原相结合形成复合物,激活补体系统,吸引淋巴细胞,多形核粒细胞(PMN)浸润,血小板凝集,它们沉积于肝窦,引起肝脏微循环障碍,导致大量肝细胞发生缺血性坏死,此即肝内局限性Ⅲ型超敏反应。根据体液免疫病理反应学说,日本学者Mori还提出Shwartzman反应可能参与了这一发病机制。由于先天性丙种球蛋白缺乏症患者亦可发生ALF,故不支持体液免疫在ALF的主导地位。

2.细胞免疫介导的肝损害

Dudley是倡导细胞免疫介导肝损害的先行者,其观点迄今仍被广泛认同。参与细胞免疫反应的效应细胞有非特异性及特异性效应细胞,前者对后者起启动、加强作用。

(1)非特异性免疫效应细胞介导的肝损害

①自然杀伤细胞/自然杀伤T细胞(NKT):NK细胞通过表面受体识别被病毒感染细胞表面表达的多糖分子而活化,活化的NK细胞释放穿孔素颗粒酶和肿瘤坏死因子-α(TNF-α)等直接杀伤靶细胞,并通过释放白介素-1(IL-1)、白介素-2(IL-2)及干扰素-γ(IFN-γ)促进T细胞增殖分化与成熟。NKT细胞具有NK细胞和T细胞双重特征,活化的NKT释放穿孔素及Fas配体(FasL)分别引起肝细胞的坏死与凋亡。还可释放白介素-4(IL-4)及IFN-γ,前者启动体液免疫,后者抑制病毒复制,也激活NK细胞。

②树突状细胞(DC):是体内功能最强、最重要的抗原呈递细胞,能显著刺激初始T细胞的增殖,DC膜表面能呈递大量抗原肽-MHC-Ⅰ类分子复合物及抗原肽—MHC-Ⅱ类分子复合物,分别为CD8⁺T细胞、CD4⁺T细胞的受体(TCR)提供了结合的分子基础,成为激活的第一信号,它还表达CD80、CD86、CD40等共刺激分子,为T细胞激活提供第2信号,因此,DC是启动细胞免疫的始动者。研究表明,慢性重型乙型肝炎(CSHB)体内外周血DC体外刺激培养成熟后,核转录因子(NF-κB)P50 mRNA上调,CSHB患者表达量高于慢性乙肝(CHB)组及对照组,随之TNF、IL-6的转录亦上调,启动免疫反应肝损害。

③单核巨噬细胞/Kupffer细胞:在免疫性肝损害中发挥重要作用。它表达多种与抗原摄取相关的表面分子,包括补体受体、清道夫受体及toll样受体(TLR),借以通过吞噬、胞饮胞吞作用摄取外源性抗原,形成抗原肽-MHC-Ⅱ类分子复合物和CD80、CD86、CD40等共刺激因子,并呈递给已活化的效应性T细胞,以强化后者的生物效应。单核细胞本身还能合成释放TNF-α,介导免疫性肝损害,ALF患者的肝组织免疫病理研究表明,在大块或亚大块肝坏死区有单核巨噬细胞浸润,数量仅次于细胞毒性T淋巴细胞。

(2)特异性免疫效应细胞介导的肝损害:主要是细胞毒性T淋巴细胞(CTL/Tc),它是细胞免疫效应细胞中的优势群体。

①免疫效应细胞:引起肝细胞坏死的细胞,主要是CD8⁺CTL细胞,其次是单核巨噬细胞,这些细胞大量浸润于肝实质病变区,并与肝细胞紧密连接。Onji应用单克隆抗体免疫酶联技术,发现11例ALF患者肝组织多小叶大块肝坏死区有T淋巴细胞的弥散性分布,其中主要是CD8⁺CTL,电镜观察到这些细胞与肝细胞之间紧密连接。另有学者证明,亚暴发性乙肝的广泛肝坏死区还存在大量的单核巨噬细胞,这进一步支持CD8⁺CTL是在单核巨噬细胞抗原呈递作用下启动活化的。

②靶抗原的识别:感染HBV的肝细胞是CTL的靶细胞,肝细胞膜上的靶抗原,主要是HBcAg。体外实验证明:CD8⁺CTL可使表达膜型HBcAg的肝细胞溶解,如预先用抗-HBc抗体处理,则CD8⁺CTL无溶解肝细胞作用,膜细胞表面的HBeAg前S1前S2蛋白,也是效

应细胞攻击的靶抗原,但是效应细胞不能单独识别靶抗原,后者必须经抗原呈递,形成抗原肽-MHC-Ⅰ类分子复合物,在此种背景下,CTL才能通过TCR特异性地识别上述抗原-MHC-Ⅰ类复合物,引起细胞免疫应答,此称为双重识别,即细胞免疫受MHC-Ⅰ类分子的限制。免疫病理表明,ALF/SALF肝细胞膜上有大量MHC-Ⅰ类分子表达。

③特异性细胞免疫的效应分子:CTL细胞免疫性肝损害中,释放下列效应分子参与致肝损害作用:①穿孔素:又称溶细胞素,在分泌相时,CTL细胞脱颗粒,穿孔素从颗粒中释放,在Ca^{2+}存在条件下,插入靶细胞膜上,并多聚化形成管状的多聚穿孔素,这种穿膜的管状结构,使Na^+、水分进入靶细胞内,K^+及大分子(蛋白质)从胞内流出,改变了细胞渗透压,终致肝细胞溶解;②颗粒酶:这是存在于CTL胞浆颗粒中的一种丝氨酸酯酶,可通过穿孔素管道穿越靶细胞膜进入靶细胞质中激活半胱天冬氨酸蛋白酶-10(caspase-10),引起caspase-10的级联效应,致肝细胞凋亡;③淋巴细胞功能相关抗原-1(LFA-1)及细胞间黏附分子-1(ICAM-1):在细胞免疫病理反应中,CTL大量表达LFA-1,肝细胞大量表达ICAM-1,ICAM-1是LFA-1的配基,故在细胞免疫病理过程中,靶细胞大量吸引LFA-1(+)的淋巴细胞,彼此紧密连接,有利于CTL直接杀伤靶细胞;④Fas与Fas配基(FasL):正常肝细胞膜上,能表达一定量的Fas,以调控正常细胞的程序性死亡,但在LF时,则过量表达;另一方面,激活的CTL也诱导其FasL基因过度表达FasL,Fas与FasL互相吸引交联,CTL得以与靶细胞紧密连接,引起肝细胞大量凋亡。

3.细胞因子与炎性介质介导的肝损害

细胞因子有一种很重要的特征,即某种细胞通过自分泌或旁分泌作用于靶细胞,可生成另一些细胞因子,形成细胞因子的连锁反应,介导肝细胞损伤,此即细胞因子网络。肝衰竭的病因尽管不同,但是它们启动细胞因子网络都是相似的,其中最重要的是单核巨噬细胞激活(包括Kupffer细胞)释放的细胞因子TNF-α、IL-1、IL-6,内毒素是激活单核巨噬细胞最常见的因子。上述因子可上调其他介质如黏附分子、一氧化氮(NO)。炎性介质(包括血小板活化因子及白三烯)也类似细胞因子,列入细胞因子网络中一并介绍。

①肿瘤坏死因子(TNF):是细胞因子网络的核心成员,由活化单核巨噬细胞产生者称为TNF-α,由活化T细胞产生者称为TNF-β,由NK细胞产生者称为TNF-γ,其中TNF-α的致肝损伤作用受到特别关注。单核巨噬细胞需在致病因子(内毒素、嗜肝病毒及其他病原微生物、药物等)刺激激活状态下,才能生成TNF-α。实验表明:实验动物预先用TNF-α特异性抗体被动免疫,可阻断内毒素的致病作用,因此内毒素是通过激活巨噬细胞释放TNF-α而发挥其致病作用。a.TNF-α具有直接的致肝损伤作用,它与肝细胞膜上的TNF受体结合进入肝细胞内,与线粒体等细胞器结合,激活某些蛋白酶并使磷脂酶A_2活性升高,自由基生成增加,引起肝细胞膜结构被破坏,导致肝细胞变性坏死;a.还可引起肝细胞DNA链断裂导致肝细胞凋亡;b.TNF-α通过与肝窦内皮细胞上所表达的膜型TNF-α受体结合,从而促进PMN在局部聚集活化,损害内皮细胞,致微血栓形成及微循环障碍;c.TNF-α的间接致肝损伤作用,是通过自分泌,促进单核巨噬细胞分泌其他致肝损害细胞因子。如IL-1、IL-6、IL-8的释放或通过旁分泌激活CTL细胞、中性粒细胞、NK细胞,血管内皮细胞,分别释放LFA-1、细胞因子及炎性介质,促进肝组织内的凝血及炎症过程。可见TNF-α在介导ALF/SALF肝损害的作用中起

关键作用。

②IL-1:是由单核巨噬细胞产生的细胞因子,其致肝损伤的作用,仅次于 TNF-α,与 TNF-α 有相互诱生和协调作用。严重肝损害者,血清中 IL-1 水平明显升高,且与 TNF-α 明显相关。IL-1 和 TNF-α 在同一刺激原作用于同一细胞后同时产生,它具有增强 TNF-α 的致肝坏死作用。用 TNF-α 注射丙酸杆菌处理的小鼠,其死亡率呈剂量依赖关系;仅注射各种浓度的 IL-1,实验动物无死亡;若同时注射最小致死量的 TNF-α 和 IL-1,4 小时后动物全部死亡,由此证明 IL-1 能增强靶细胞对 TNF-α 的敏感性及其致肝坏死的作用。此外 IL-1 还具有下列作用:a.刺激靶细胞表达 ICAM-1,加强 CTL 细胞对靶细胞的攻击;b.能刺激内皮细胞合成与释放 IL-1 因子外,还合成与释放粒细胞、巨噬细胞集落刺激因子(CM-CSF)、IL-6、IL-8、单核细胞趋化蛋白质以及血小板活化因子,促进肝血管内皮细胞的炎症病变及凝血过程;c.作用于肝细胞使其蛋白质合成异常,使血清中各种急性蛋白如 C 反应蛋白,淀粉样蛋白等显著增加,加重肝脏局部的炎症反应,其总的生物效应是加强 TNF-α 的致肝坏死作用。

③IL-6:是由单核巨噬细胞、活化的 T 细胞、内皮细胞分泌的一种细胞因子。它是 B 细胞的刺激因子,诱导 B 细胞的增殖分化并产生抗体;并能活化 CTL 细胞,促进其分化成熟,加强其细胞毒性;还能促进 NK 细胞杀伤靶细胞的作用;此外,能诱导肝细胞生成大量的急性期反应蛋白,包括 C-反应蛋白、淀粉样蛋白、α_1 酸性糖蛋白,α_1-抗胰蛋白酶等,从而加强局部的炎症反应。Wiliams 等前瞻性地观察 58 例 ALF 患者血浆 TNF-α、IL-6、内毒素的血浆水平及其与发生多器官功能障碍综合征(MODS)的关系,发现 TNF-α 及 IL-6 较正常对照组及疾病对照组明显升高,在对乙酰氨基酚过量引起的 ALF 中,IL-6 的浓度最高。因此,IL-6 也是致 ALF 的重要细胞因子之一。

④血小板活化因子(PAF):是与花生四烯酸代谢有关的磷脂,除血小板外,单核巨噬细胞、内皮细胞及 Kupffer 细胞均会释放 PAF。内毒素诱导小鼠 ALF 时,Kupffer 细胞合成与释放 PAF 明显增加;细胞因子也能诱导 PAF 的合成与释放。PAF 介导肝脏损伤的机制,与其多种生物活性有关:a.PMN 使之聚积、脱颗粒而产生具有细胞毒性的氧自由基和蛋白水解酶,直接或间接导致肝脏氧化应激性损伤;b.增加 PMN 与血管内皮的黏附;c.诱导血小板聚积,使血栓素 A_2 产生增加,血凝增强,甚至形成微血栓。

⑤白三烯(LTs):内源性 LTs 主要由炎性细胞如中性粒细胞、巨噬细胞、肥大细胞、嗜酸性粒细胞以及单核巨噬细胞所释放,肝脏也具有合成与释放 LTs 的功能,已证实肝脏的 Kupffer 细胞、肝内肥大细胞和内皮细胞均可产生 LTs。内毒素及细胞因子可干扰肝脏对 LTs 的清除,使肝脏的 LTs 浓度升高,进一步介导肝损害。LTs 介导肝损害的机制:a.活化 PMN,使其与肝脏内皮细胞的黏附增加,释放具有细胞毒性作用的氧自由基、蛋白水解酶及其他炎性介质,共同参与肝细胞的损害;b.增加肝窦的通透性,肝脏血液灌流减少,引起缺血性损害。

免疫反应所释放的细胞因子及炎性介质,通过两种途径发挥其致肝损伤作用,其一是通过对肝血管(肝窦)内皮细胞的损害作用,引起缺血性肝细胞坏死,其二是引起肝细胞质膜的损伤而致肝坏死。免疫性肝损害所致的原发性肝损害被视为是 LF 肝坏死的第一次打击。

（二）肠源性内毒素血症——继发性肝损害

内毒素（ENT）由脂多糖（LPS）和蛋白质复合而成，人们常把 ENT 与 LPS 视为同义词，ENT 主要来源于革兰阴性细菌，亦可来源于革兰阳性细菌、真菌等。肠道是 ENT 最大的储存库。肠源性内毒素血症可引起继发性肝损害，加重原发性肝损害，促进 LF 的发生发展，故被认为是 LF 肝坏死的第二次打击。

1. 肠源性 ENT 血症的成因

（1）肠黏膜屏障作用受损：在 ALF 时，肠黏膜结构和功能均有不同程度改变，黏膜充血水肿，微绒毛脱落稀少，紧密连接断裂，成为内毒素入侵体内的门户；另外，消化间期移行性运动复合波（MMC）的变化，使空肠 MMC 显著延长，导致肠道菌群紊乱，有害细菌繁殖，细菌移位，ENT 生成增加，泛溢至血循环。

（2）Kupffer 细胞清除功能减退：正常情况下 Kupffer 细胞在非特异性调理素（FN）作用下，才具有吞噬作用。肝衰竭时肝细胞合成分泌 FN 功能减弱；另外，Kupffer 细胞需吞噬一些免疫复合物、坏死细胞残屑，分流了部分吞噬功能；在上述背景下，肠源性 ENT/LPS 侵入门静脉后，就可毫不受阻的进入系统循环；还可通过断裂的紧密连接，随肠淋巴循环进入体循环。肠细菌侵入系统循环的途径，大体上是一致的。

2. 肠源性 ENT 血症致肝损害作用

LPS 可直接激活多种效应细胞，释放多种细胞因子/致炎因子，引起肝脏或多器官、组织损伤及功能障碍。

（1）单核巨噬细胞/Kupffer 细胞：LPS 与脂多糖结合蛋白（LBP）结合成复合物，与单核巨噬细胞/Kupffer 细胞膜上的相应受体（CD14）结合，启动 TNF-α、IL-1、IL-6 等细胞因子的表达与释放，放大免疫损伤的效应，特别与 TNF 的关系最为密切。

（2）PMN 聚集黏附：LPS 通过诱导趋化因子、黏附因子的释放，介导 PMN 移行聚集于病变区，并与靶细胞黏附结合，其氧依赖杀伤机制是引起靶细胞损害的主要原因。在反应氧中间物系统中（ROIs），短期内氧耗量显著增加，此即呼吸暴发，随即激活细胞膜上的还原型辅酶-Ⅰ（NADH）及还原型辅酶Ⅱ（NADPH），催化分子氧还原为氧自由基，介导靶细胞膜的脂质过氧化损害。在反应氧中间物形成过程中，PMN 激活一氧化氮合酶（NOS），催化 L-精氨酸产生一氧化氮（NO），可介导肝细胞的毒性损害。

（3）肝窦内皮细胞（SEC）损害：LPS 诱导 SEC 表达过量的 ICAM-1 与 PMN 膜上的 ICAM-1 受体结合，使 SEC 释放大量的内皮素-1（ET-1），这是一种极强的缩血管活性物质，使肝窦微血管强烈收缩，阻力增加，血小板聚积，微血栓形成，导致缺血、缺氧的微循环障碍。

（4）靶细胞膜损害：LPS 对靶细胞膜有直接损伤作用，它结合于靶细胞膜受体，介导膜磷脂降解与脂质过氧化；通过与线粒体膜结合，引起线粒体结构破坏和功能障碍，影响生物氧化能源（ATP）生成减少，LPS 结合于膜受体，启动膜肌醇磷脂代谢，生成大量三磷酸肌醇（IP3），介导钙通道开放，靶细胞溶解坏死。

根据以上所述，肠源性内毒素血症引起的继发性肝损害，其意义极为深远，对任何病因引起的肝衰竭原发性肝损害都有放大和扩增作用。

(三)细胞代谢网络紊乱

正常肝细胞处于内环境相对稳定状态下,进行新陈代谢活动,维持此种稳定的基础,是其具有特殊的代谢网络系统,以维持其相对自稳的内环境。例如在正常情况下,肝细胞新陈代谢过程中不断产生自由基,这是一种很强的氧化剂,具有很大的破坏作用,但肝细胞能合成足够的抗氧化剂,及时予以清除。正常肝细胞还有维持自身稳定的特殊系统,如钙转运系统,可维持细胞内、外生理范围内钙浓度梯度。

ALF 的病因尽管很多,发病机制也不完全一致,但它们致肝损伤的最终环节,是破坏肝细胞代谢的网络系统,一种代谢网络被破坏,则引起另一代谢网络的障碍,形成连锁反应。

细胞代谢网络紊乱不仅是肝衰竭原发性肝损害与继发性肝损害的最终共同环节,同时也是某些直接肝毒性药物或毒物的始动环节,最典型的例子是对乙酰氨基酚(APAP),它被吸收后大部分在肝内与硫酸及葡萄糖醛酸结合后自尿中排泄,仅 10% APAP 在肝微粒体 $P_{450}2E1$ 作用下,生成 N-乙酰对苯醌亚胺(NAPQI)。这是一种反应性代谢物,在正常情况下,它与还原型谷胱甘肽(GSH)结合,生成硫醚氨酸,自尿中排泄。如过量服用 APAP,则生成大量的 NAPQI,体内 GSH 被耗竭,随后引起氧化应激反应、脂质过氧化及钙自稳机制失衡,导致 ALF 的大块肝坏死。其他直接肝毒物对肝损害的作用,有些也与 APAP 的作用机制相同或相似。

1.自由基过量生成

自由基是指含有未配对(奇数)电子的分子、原子或原子基团,通常在其前面、上面或右上角加一实心圆点(·)以表示其为自由基,如氢自由基·H,超氧自由基 O_2^-,羟自由基·OH等。肝微粒体在单氧加合作用过程中,能生成 O_2^- 及 H_2O_2(具有自由基的生物特性),生理情况下能被及时清除。过量生成的自由基可攻击细胞内大分子物质,促使这些大分子物质生成其他的自由基,如攻击脂质生成脂质自由基(R·)和脂质过氧自由基(ROO·),攻击核酸生成嘌呤和嘧啶自由基,所以自由基生成过多而不被清除,就引起自由基的连锁反应,危害性极大。病毒性肝炎所致的免疫病理反应过程中,CTL 及单核巨噬细胞启动的细胞因子网络引起的缺血缺氧及代谢异常,均可产生大量的自由基,特别是某些肝毒性药物,在肝内经生物转化后,生成大量的自由基,由此启动自由基的连锁反应,引起肝细胞凋亡、坏死。

2.谷胱甘肽被消耗

谷胱甘肽(GSH)是一种强力的抗氧化剂,是机体用以清除反应性代谢物的重要成分,对维持细胞结构的完整性与功能的稳定性起重要作用。炎症过程生成的或药物毒物在肝内代谢生成的反应性代谢物(如自由基),均在耗竭细胞内 GSH 的基础上,发挥其肝损伤作用。

GSH 是一种低分子量含巯基(-SH)的三肽化合物,占肝细胞可溶部分-SH 的 90%,占肝细胞各种巯基总量的 30%。它以两种形式存在于细胞内,一种为还原型,即 GSH,另一种为氧化型,即硫醚谷胱甘肽(GS-SC)。GSH 清除有毒的反应性代谢物,就是 GSH 的-SH 基团与其结合,形成无毒的 S-结合物排出体外,GSH 则变成氧化型的 GS-SG。肝细胞内的 GSH,分隔于两个间隙或两种代谢池,一种为胞质池,占细胞内 GSH 含量的 85%～95%,其半衰期为 2小时,称为快速转换池;另一种为线粒体转换池,占细胞内 GSH 含量的 10%～15%,半衰期为 30 小时。反应性代谢物仅耗竭胞浆池的 GSH,细胞仍能存活,如同时耗竭线粒体池 GSH,则肝细胞迅速死亡。对乙酰氨基酚是导致 ALF 的代表药物。

3.细胞膜脂质过氧化

肝细胞及其细胞器的膜脂质分子结构为磷脂,含有多聚不饱和脂肪酸(PUFA),具有甲烯碳原子(—C＝C—),其氢原子特别容易受自由基攻击,自由基启动脂质过氧化(LPO)即由此开始。自由基首先吸附 PUFA(用 RH 表示)的 H 原子,RH 脱 H^+ 后成为 R·,它在有氧状态下,又与 PUFA 形成 ROO·,该自由基又从其他的 PUFA 吸附 H 原子,形成脂质氢过氧化物(ROOH)及另一新的 R·,如此周而复始,不断扩展蔓延,导致膜磷脂完全崩解破坏,肝细胞死亡。ALF 肝细胞坏死之所以如此迅猛与广泛,即与此有关。

LPO 过程中产生的 R·、RO· 及 ROO· 等自由基及 ROOH,统称为脂质过氧化物,另外,ROOH 在过氧化物酶催化下,生成丙二醛(MDA)、乙烷、戊烷与磷脂酰乙醇胺等,其中 MDA 为极活泼的交联剂,与细胞内蛋白质肽类及脂类交联,引起肝脏损伤。肝细胞膜的脂质过氧化,改变了膜的结构及其液态状态,改变了膜蛋白的镶嵌状态及许多酶系统的空间构型,膜孔隙增大,通透性增加,破坏了细胞内环境的自稳机制,引起肝细胞凋亡、坏死。各种病因所致 ALF,都是通过 LPO 这一共同环节来完成的。

4.钙自稳调节机制破坏

胞质内钙离子(Ca^{2+})具有第二信使的功能,其生理摩尔浓度为 10^{-7} mol,细胞外间隙钙摩尔浓度高于细胞质内的 10^4 倍,内质网及线粒体钙贮池的钙摩尔浓度,高于胞浆内的 4～5 倍,维持细胞内、外钙离子浓度于正常生理范围,是细胞赖以生存的必需条件,肝细胞膜结构的钙转运系统即具有上述功能。该系统最重要成分是膜结构上的 Ca^{2+}-ATP 酶,称为钙泵,它能将胞质中的 Ca^{2+} 逆浓度差转运,或泵出膜外,或泵入钙贮池内。钙泵是含有半胱氨酸-SH 基的大分子物质,特别是内质网、线粒体膜上的钙泵更容易受反应性代谢物的攻击,免疫病理反应、缺血缺氧、代谢异常、药物、毒物或化学物质在肝内代谢所生成的多种反应性代谢物,都可通过与钙泵的-SH 结合、抑制 Ca^{2+}-ATP 酶活性,胞质内钙聚集,细胞死亡。

三、病理学

ALF 患者由于凝血机制异常,肝脏组织病理学样本多来自尸检肝脏、肝移植后摘除的肝脏,个别研究中心取自经颈静脉肝脏活检。ALF 病因不同,其组织学亦各异,大体上可分为两型。

1.ALF/SALF 病理

(1)广泛性肝细胞坏死(融合性坏死):即大块性或亚大块性肝坏死,整个肝小叶肝细胞溶解消失,网状支架塌陷,坏死面积可达正常肝脏 60%～90%,肝小叶周边部偶见残存稀疏肝细胞,呈水肿样变性和淤胆,病变区炎性细胞浸润。病毒性肝炎所致 ALF/SALF 的病理改变具有上述特征。

特异质性药物反应如摄入异烟肼、氟烷、卡马西平以后,它们所引起的肝脏坏死,亦呈弥散性分布,遍布整个肝小叶,伴有不同程度淤胆,组织学所见与病毒性肝炎者相同;对乙酰氨基酚严重中毒者虽可见整个肝小叶坏死,但主要引起小叶中央带坏死。

循环障碍性引起的肝坏死,又另具特征,如肝静脉阻塞综合征主要引起肝小叶中心静脉血栓形成与闭塞,肝窦极度扩张与充血,肝小叶中心带出血性肝细胞坏死。

(2)弥散性肝细胞肿胀或水肿:我国学者在研究 ALF 肝组织病理学改变中,发现部分 ALF 患者肝组织学呈弥散性肝细胞肿胀为主,小叶结构紊乱,肿胀肝细胞内径可达正常肝细胞的 4～5 倍,胞膜清晰,胞质透明,充斥大量水分,细胞器被挤至核周,相邻肝细胞彼此挤压,形成植物细胞样外观;肝小叶内散在大小不等的坏死灶,病变呈可逆性。Gores 动态观察 ALF 病变进展时,发现肝细胞质膜首先膨出形成"疱",小疱可互相融合形成终末期大疱,后者破裂后则细胞呈溶解性坏死,视为不可逆病变;小疱亦可从质膜脱落,质膜重新融合封闭,此时肝细胞仍具有活力,此为病变的可逆阶段。以上提示弥散性肝细胞肿胀可视为肝细胞溶解性坏死的前驱病变。

2.CLF/ACLF 的病理

慢加急(亚急性)肝衰竭的病理变化是在慢性肝病病理损害基础上发生新的程度不等的肝细胞坏死性病变。

慢性肝衰竭的病理变化主要为弥散性肝纤维化及假小叶或硬化性结节形成,在此基础上残存的肝细胞伴有弥散分布不均的肝细胞坏死。

3.弥散性肝细胞微泡脂肪沉积

肝细胞肿胀苍白,肝细胞核并无移位,用特殊的脂肪染色,可识别出微泡脂肪浸润,此种病变的发生与发展,是肝细胞器(线粒体)功能衰竭所致的脂肪代谢障碍,导致微泡脂肪浸润,无斑片状或融合性坏死,亦缺乏炎性细胞浸润。多见于妊娠脂肪肝、四环素、丙戊酸、比丙芬肝中毒及 Reye 综合征。

四、临床表现

ALF/SALF 实际上是以肝衰竭为首的多器官功能障碍综合征(MODS),除肝衰竭自身的临床表现外,更多的是并发肝外器官功能障碍的临床特征。

(一)肝衰竭自身的临床表现

1.一般症状

ALF 起病酷似急性肝炎,但也有与其不同之处,全身乏力极度明显,且呈进行性加重,常卧床不起,生活不能自理,反映全身能量代谢障碍。现有研究表明,ALF 血清中能检出 Na^+-K^+-ATP 酶的抑制因子,它除影响细胞内外电解质分布异常外,必然影响细胞的能量代谢。另有学者认为,由于神经肌肉间的信息传递失常,也是极度乏力原因之一。

2.消化道症状

消化道症状不断加重,也是 ALF 有别于一般急性肝炎之处。食欲低下,甚至发展为厌食、频繁恶心、呃逆或呕吐,腹胀明显或发展为鼓胀。黄疸出现后,消化道症状不仅不缓解,而且日趋加重,这是与一般急性黄疸肝炎显然不同之处。消化道症状加重有多种因素,如胆盐合成、分泌、排泄减少,胃肠道消化酶分泌减少,胆道运动功能改变等,但最重要者是全身中毒症状的反应。ALF 患者,偶见剧烈腹痛,酷似外科急腹症,有时误诊为胆囊炎,但无外科急腹症的体征,这种腹痛发生的原因,与伴随的胆道运动障碍有关,肝胆属同一神经节支配,大块肝坏死时,神经反射失常,大多表现为胆道运动弛缓,胆囊排空障碍,但也有少数表现为胆道运动失弛缓,从而发生剧烈腹痛。

3.黄疸

黄疸前驱期后,在一般急性肝炎,黄疸徐缓上升,血清胆红素每日上升的幅度,一般低于 $10\mu mol/L(0.3mg/dL)$,但 ALF 患者,黄疸出现后,血清胆红素呈迅速上升,每日上升幅度往往超过 $17\sim34\mu mol/L(1\sim2mg/dL)$。正常肝脏对胆红素廓清有很大的储备功能,即使急性溶血很明显时,其血清胆红素一般也不超过 $85\mu mol/L$;但 ALF 患者,由于肝细胞的广泛坏死,廓清胆红素的储备能力急剧下降,故短期内黄疸急剧上升。偶见 ALF 无明显黄疸时,即出现意识障碍,常误诊为精神病,或于尸检时,才发现明显黄疸。

4.肝臭与肝脏缩小

在未出现意识障碍时,ALF 患者常呼出一种特征性气味,叫作肝臭,这是由于含硫氨基酸在肠道经细菌分解生成硫醇,不能被肝脏代谢,而从呼气中排出所致。肝脏进行性缩小,提示肝细胞已呈广泛溶解坏死,是预后不良的体征,罕见存活者。

(二)肝外器官功能障碍的临床表现

在 LF 发生发展演变过程中,由于免疫效应细胞的过度激活,强烈免疫反应诱生的炎性因子泛滥,引起全身炎症反应综合征(SIRS),最终导致 MODS。ALF 时可伴有 SIRS,一旦出现应警惕肝外器官功能障碍发生的可能。SIRS 的特征:①体温>38℃或<36℃;②心率>90次/分;③呼吸>20次/分或 $PaCO_2<32mmHg(4.3kPa)$;④血象:WBC$>12\times10^9$/L 或$<4\times10^9$/L 或不成熟 WBC$>10\%$。LF 时肝外器官功能障碍常见临床表现如下。

1.肝性脑病与脑水肿

它是由 ALF 引起的中枢神经系统(CNS)两种独立的并发症。肝性脑病是毒性物质在 CNS 内潴留引起脑功能改变,只要肝衰竭有所改善,它呈可逆性、非致死性;脑水肿是毒性物质在 CNS 内潴留,引起脑容积增加(ICV),包括脑、脑脊液及其血液突然增加时可引起颅内高压、脑疝及脑死亡,故在一定程度上呈不可逆性致死性。

(1)肝性脑病(HE):脑是 ALF 引起肝外器官功能障碍的首个器官,HE 是 ALF 的特征性表现与诊断的必备条件,ALF 的 HE 无门脉高压的证据,因此不属于门体分流引起的脑病,目前认为内源性苯二氮䓬激动物质及血氨等毒性物质,是引起 CNS 功能障碍的基础。ALF 所致的 HE 与由肝硬化门脉高压症所引起者临床表现有一些差异,前者更易出现激动、烦躁不安、躁动、癫痫样发作、抽搐、去皮质或去大脑强直体位姿势。一般分为 4 期,Ⅰ~Ⅱ期属轻度,可逆转,Ⅲ~Ⅳ期属重度,逆转很困难,预后极差。

(2)脑水肿:是 ALF 最常见且最严重的并发症。Ⅳ期 HE 患者中,80%并发脑水肿,其典型临床表现(如去大脑强直姿势、高血压、瞳孔异常变化)仅见于极少数晚期病例。脑水肿的若干症状和体征,如去皮层、去大脑强直姿势、烦躁或躁动等均与 HE 重叠,尤其有些脑水肿患者并不表现有任何可能察觉的征象,故无临床表现者并不能排除脑水肿。根据我们通过肝衰竭尸检病例的对比分析,激动、烦躁不安或躁动、肌张力增强者较单纯 HE 多见,如出现抽搐或癫痫发作,多提示脑疝形成,见于 30%的脑水肿患者。

①脑水肿的发病机制:a.致渗透压升高的牛磺氨基酸谷氨酰胺、胆汁酸、氨（NH_3）、内毒素等在脑细胞内潴留,引起脑细胞水肿,称为细胞毒性水肿,可见内皮细胞、星形细胞水肿;b.毒性物质及低氧血症引起血脑屏障损害与断裂,通透性增加,脑毛细血管基底膜可见空泡形成,引起脑间质水肿,称为血管源性水肿。

②颅内高压:颅内压(ICP)升高是脑水肿的病理生理特征之一。ICP升高达25mmHg(3.3kPa)时,称为颅内高压,如升高超过40mmHg(5.3kPa),持续2小时,可引起脑细胞死亡,因此许多肝移植中心将此纳入肝移植的禁忌证,并建议定时检测ICP。放置ICP装置的并发症主要是出血,故于术前应纠正凝血机制障碍,其次是感染,并发症的发生率为4%~20%。引起ICP暂时升高的因素有:a.气道抽吸;b.经常转动或移动患者的头部或体部;c.颈静脉压迫;d.激动、扰动、躁动、战栗或颤抖,癫痫发作;e.动脉压升高;f.严重低氧血症、高碳酸血症;g.发热;h.呕吐、咳嗽或强烈的刺激;i.应用血管扩张药;j.不适当的体位,如头颈胸部低于或等于水平线的卧位等。

③脑灌流压(CPP)降低:是脑水肿的另一种病理生理特征。CPP是平均动脉压(MAP)减去ICP的差值,即CPP(mmHg)＝MAP－ICP,适度的CPP(＞60mmHg,8.0kPa)是维持神经细胞功能的重要条件,如CPP＜40mmHg(5.3kPa)持续2小时,亦引起脑细胞死亡,故某些移植中心亦以此作为肝移植的禁忌证。

2.凝血功能障碍

肝脏是大多数血浆凝血因子、抗凝血因子合成的场所,也是许多凝血活性因子及相应抑制因子的清除场所。ALF的凝血功能障碍归纳起来有以下几点:①凝血因子合成减少、特别是Ⅱ、Ⅴ、Ⅶ、Ⅸ、Ⅹ等因子,其中Ⅱ、Ⅶ、Ⅸ、Ⅹ因子是维生素K依赖因子,半衰期最短的是Ⅶ因子,凝血酶原时间检测中即含有该因子;其次是Ⅴ因子,半衰期12~24小时,故临床上通过检测凝血酶原时间(PT)及Ⅴ因子作为ALF诊断、判断预后及疗效评定的指标。现在国际上一些研究中心应用国际标准化比值(INR)以代替凝血酶原时间/活动度。②弥散性血管内凝血(DIC):肝脏合成抗凝血酶Ⅲ(AT-Ⅲ)减少,清除可溶性凝血物功能降低,促进高凝状态,导致DIC。③原发性纤维蛋白溶解:肝脏合成a_2-抗纤溶酶(a_2-AP)功能减退,也不能清除纤溶酶原激活物(PA),导致原发性纤溶。④血小板数量减少及质量下降。⑤毛细血管脆性增加。在上述原因中凝血因子合成减少是最主要的因素。

轻症ALF只出现实验室检查异常,无明显出血表现,中、重度患者则有不同程度的出血倾向,乃至持续不止的出血。最常见者是皮肤黏膜出血;皮肤注射部位渗血、紫癜、瘀斑、牙龈出血、鼻出血、球结膜出血、胃肠黏膜出血、生殖泌尿道出血,腹膜后出血,还可引起颅内出血等。可突然发生大出血,亦可渐进的不断小量渗血。预后均极严重。

肝衰竭时凝血因子减少,主要由于肝脏合成功能障碍所致,但也不能排除高凝状况所致的消耗增加,在此种情况下,可检测Ⅷ因子以鉴别之,在合成功能障碍时,Ⅷ因子(Ⅷ-C)并不减少,有时因内皮细胞激活而增加;但在高凝状态时则被消耗,因而可作为鉴别诊断的标志。另外D-二聚体是纤维蛋白被纤溶酶水解后产生的一种特异性降解产物,其增高仅见于DIC的继发性纤溶亢进,可作为体内高凝状态和继发性纤溶亢进的分子标志物之一,也是与原发性纤溶亢进的鉴别指标。研究表明,在慢性重型乙型肝炎(CSHB)中,血浆D-二聚体水平明显升高,常与凝血酶原时间延长(PT)呈平行关系,提示 CSHB 患者微循环血栓形成和继发性纤溶亢进。

3.内毒素血症与感染

(1)内毒素血症:ALF 患者由于肝脏单核-巨噬细胞系统清除肠源性内毒素的功能急剧降低,故 63%~100%的患者发生肠源性内毒素血症,加重肝脏损害,形成恶性循环。另外,它对 MODS 如功能性肾衰竭、DIC、低血压、休克、急性胃黏膜病变等均起重要作用。

(2)感染:ALF 患者并发感染的发生率高达 80%;有 20%~25%患者有菌血症;25%患者因感染不能行肝移植术,约 40%患者的感染为致死性,可见 ALF 并发感染的严重性。

ALF 并发感染的机制有三:①Kupffer 细胞、单核巨噬细胞功能减退、肠源性内毒素致病性微生物无阻地进入体循环;②肝脏合成急性时相反应物的功能减退,如补体系统的多种成分减少,使中性粒细胞功能受损;③ALF 患者常经受多种侵入性的诊断、治疗处理,如放置 ICP 监测装置,血管内导管监测中心静脉压,气道内插管,泌尿道插管等,这样就破坏了正常皮肤、黏膜的生理屏障作用。引起感染的致病菌主要是革兰阳性球菌(葡萄球菌及链球菌等),其次是革兰阴性杆菌(大肠埃希菌、副大肠杆菌、克雷伯杆菌等)。主要感染部位为呼吸系统及泌尿系统,其次为胆道、肠道等,最严重的感染为败血症与自发性腹膜炎。

ALF 患者并发真菌感染者约 30%,致病菌为白色念珠菌。曲霉菌感染虽不常见,但它占肝移植后致死性感染者的 50%。二重感染的危险因素包括:①肾衰竭;②长时间的抗菌治疗,菌群紊乱;③免疫功能极度低下。由于真菌感染的病死率高,被列为肝移植禁忌证。

约 30% ALF 并发感染者无临床表现,仅部分患者有发热、白细胞升高,肝坏死亦常出现此种现象,增加诊断困难性。ALF 患者出现下列表现时,应高度怀疑并发感染:①不明原因的平均动脉压降低;②HE 恶化而 ICP 不升高;③发生严重酸中毒;④合并 DIC;⑤不明原因的尿量减少,而心血管充盈压正常;⑥降钙素与 SIRS、细菌感染及损伤严重程度呈正相关,已成为感染性休克和败血症等早期诊断、检测及疗效判断的有效指标,可作为缺乏病原学证据时 LF 合并细菌感染使用抗生素的辅助检查指标。

4.代谢障碍

(1)水、电解质平衡紊乱:ALF 时常出现下述电解质平衡紊乱。

①低钠血症:ALF 总钠量并不减少,多表现为稀释性低血钠,病情愈重,稀释性低血钠愈明显,肾脏水潴留多于钠潴留,以及长期持续滴注大量无钠溶液为其因素之一,但最重要原因是细胞钠泵作用减弱,钠泵不能有效地将细胞内钠泵出细胞外,故细胞内液钠增加,而细胞外液钠相对降低;例如 ALF 患者白细胞内钠比正常高 3 倍,这种稀释性低血钠是全身能量衰竭的表现,虽用高渗钠液亦难以纠正,血清钠低于 120mmol/L 时,提示病情已属终末期。

②低钾血症:主要在以下情况中出现:a.常随低钠血症而出现,细胞内钠增高时,为了维持细胞内外电离子的平衡,钾从细胞内逸出,并随尿排出,细胞外液低钾;b.在低钠血症情况下,组织分解代谢增强,每克含氮组织的崩解就有 3mmol 钾离子释出;c.继发性醛固酮增多,促进钾从尿中排泄;d.长期大量滴注高渗糖液时,钾随糖液进入细胞,可引起低钾血症。

③低氯血症:ALF 患者不能进食又伴有呕吐时,从胃液中丢失大量氯离子;应用排钠、排钾利尿剂时,阴离子(主要为氯离子)同时伴随钠、钾排出,氯的排出更多。故低钾血症常伴

有低氯血症。

④低镁血症：镁是 Na^+-K^+-ATP 酶的激活因子，是机体生物合成代谢中所必需的物质，ALF 时可因摄取减少或腹泻而发生低镁血症，镁与钾的丢失常呈伴随关系。镁与钾一样为细胞内的主要离子，胞外液镁的含量只有细胞内的 1/10，故在负氮平衡时，既有钾的丢失，又有镁的丢失，而镁对维持胞内液钾浓度起主要作用，低钾血症而不补镁，则低钾血症难以纠正，故有学者提出补钾而不能纠正低血钾时，应及时补镁。

⑤低血钙与低血磷：低血钙与 ALF 时降钙素的灭能作用减退、血清中降钙素浓度增加有关。此外，低镁血症时，有加强降钙素和抑制甲状旁腺素的作用，利于血钙向骨骼转移，导致低血钙；故有学者认为低钙血症补钙而不能纠正时，只有同时补镁才能纠正低钙血症。肝性脑病时常有呼吸性碱中毒，细胞外磷进入细胞内，昏迷患者糖无氧酵解增强，消耗更多的磷，亦是低血磷原因之一。但在肾衰竭、酸中毒时可诱发高血磷。

(2)酸碱平衡失调：碱中毒可发生于病程的各个阶段。代谢性碱中毒颇为常见，即低钾、低氯血症所致的碱中毒。细胞内液钾向胞外液转移时，3 个钾离子溢至细胞外，即有 2 个钠离子和 1 个氢离子进入细胞内，致使细胞外液氢离子浓度降低而致代谢性碱中毒；另外低钾血症时，肾小管上皮细胞内也缺钾，远曲肾小管 H^+-Na^+ 竞争交换占优势，H^+ 从尿中排出增加，也是导致低钾碱中毒的原因。低氯血症时，为了代偿阴离子的丧失，维持血液中负电荷的平衡，碱性碳酸根离子($BHCO_3^-$)增加，引起低氯性碱中毒。低钾、低氯碱中毒临床上极为常见，且易诱发肝性脑病，故应特别提高警惕予以防治。ALF 肝性脑病时，由于毒性物质如血氨刺激呼吸中枢，常有通气过度，呼吸增快，二氧化碳分压下降(PCO_2)，导致低碳酸血症，H_2CO_3/$BHCO_3^-$ 比例失调，血 pH 值升高，出现呼吸性碱中毒。ALF 患者由于低血压及低氧血症/组织缺氧，或由于肾功能不全，体内大量乳酸、丙酮酸、乙酰乙酸、柠檬酸、琥珀酸及游离脂肪酸堆积，可致代谢性酸中毒，最后由于内毒素、脑水肿或并发呼吸道感染等原因引起呼吸中枢抑制，出现高碳酸血症时，则引起呼吸性酸中毒。

(3)糖代谢障碍

①低血糖：急性肝炎一般不发生低血糖，但有 40% 的 ALF 患者可出现空腹低血糖($<2.22mmol/L$)并陷入昏迷，有时与肝性脑病甚难鉴别，但补充葡萄糖液后迅速好转，有学者把它称之为"假性肝性脑病"。ALF 低血糖的机制：a.大量肝细胞坏死，致肝内糖原储备耗竭；b.肝脏合成糖原分解酶如葡萄糖-6-磷酸酶的作用锐减，残存的肝糖原也不能分解为葡萄糖；c.肝脏将非糖物质转化成为糖原(糖原异生作用)的功能衰竭，也是其发病机制之一。ALF 时，肝脏摄取葡萄糖功能受损，以及肝脏糖原的分解加速，也是肝脏糖原储存减少的重要原因，并促进高乳酸血症的形成。

②高血糖：CLF 患者常并发肝源性糖尿病，主要因肝硬化所致，约 30% 肝硬化患者显示糖耐量试验异常，约 8%～10% 患者具有糖尿病临床表现。其发病机制：a.糖原合成减少：肝细胞胰岛素受体减少，对胰岛素不敏感(胰岛素免疫)；b.糖原分解增加：肝脏清除功能减退，促糖原分解因子水平增加，如胰高糖素、类固醇激素、肾上腺素等。c.氧化作用减退：三羧酸循环及糖酵解有关的酶活性减少。

(4)脂肪代谢障碍：ALF 患者，在应急状态下，血中儿茶酚胺类物质水平增加，这是一种血糖调节激素,诱导胰岛素免疫,糖利用减少,引起外周脂肪分解,致血中游离脂肪酸升高。

(5)蛋白质代谢障碍:LF 患者常表现负氮平衡,这是蛋白质分解代谢的结果,其中包括肌肉蛋白质的分解。分解代谢增加的机制:①全身炎症反应综合征(SIRS)所引起的应激反应;②并发于败血症、肾衰竭等严重并发症。高分解代谢状态,增加血浆氨基酸(芳香族为主)及血氨水平,但支链氨基酸水平相对降低,对 HE 的发生起一定促进作用。

5.微循环功能障碍

ALF 引起微循环功能障碍主要是因为组织缺氧、高乳酸血症及酸中毒。组织缺氧的原因如下。

(1)血在肺中的氧合作用受损:ALF 时,存在肺通气功能障碍,如黏液栓堵塞气道引起的肺通气功能障碍;另外也存在肺换气障碍,如 LF 患者存在的动-静脉瘘由右至左的分流,或同时伴有肺充血、水肿、肺不张、肺炎以及严重时并发的肝肺综合征,严重地影响肺换气功能。通气功能障碍和换气功能障碍,直接导致动脉血氧分压(PaO$_2$)降低,随之血氧含量减少,血氧饱和度(SO$_2$)降低。

(2)血氧的携带、释放与输送受损:血氧的携带是指血中血红蛋白(Hb)与氧结合的能力,血氧的释放是指氧合血红蛋白中的氧与 Hb 解离的能力。Hb 与氧结合的能力,常用血氧容量(即 100mL 血液中的 Hb 被充分饱和时的最大携氧量)与血氧饱和度(SO$_2$)(即 Hb 与氧结合的百分数)两个参数来表示。

血氧的饱和度主要决定于血氧分压(PO$_2$),两者的关系常用氧合血红蛋白解离曲线(ODC)来表示。碱中毒、低温、低碳酸血症及红细胞内 2,3-双磷酸甘油酸(DPC)减少时,ODC左移,提示 Hb 对氧的亲和力增加,与 Hb 结合的氧不易释放解离,组织供氧相应减少。相反,酸中毒、发热、高碳酸血症及红细胞内 DPC 增加时,ODC 右移,提示 Hb 对氧的亲和力降低,易于释放与解离,有利于修复组织的供氧状态。肝衰竭患者,常出现酸碱平衡紊乱、通气障碍、红细胞中 DPG 的变化以及全身炎症反应综合征,所有这些病理变化,都会分别或联合影响 Hb 对氧的亲和力,进而影响组织的供氧状态。

ALF 早期患者,心排出量呈代偿性增加,但至晚期,则呈失代偿性减少,血氧输送至外周组织的量减少,导致组织低氧及组织氧合作用受损。

(3)组织利用氧的障碍:组织对氧的利用,可用氧摄取率(ERO$_2$)表示。ERO$_2$ 决定于输送至外周组织的氧量,以及外周组织对氧的利用。ALF 时,心排出量降低,平均动脉压降低,以及自主神经活性增加,直接影响血氧的输送以及组织氧含量不足;另一方面。ALF 患者病变局部生成的血管活性物质(如 NO、TNF-α 等),使血管过度扩张,减少红细胞经组织通过的时间,减少组织与血液接触时间,这样就形成了一道血氧释放至组织的弥漫屏障,ERO$_2$ 降低,组织利用氧受损,组织的有氧呼吸亦相应减弱。另外,ALF 病变局部已存在的血管分流进一步加重组织的氧利用障碍。

ALF 患者的组织氧含量降低,在开始时,由于局部微血管装置的适应性反应,ERO$_2$ 可暂增高,组织的有氧呼吸亦赖以保持无变化。但当组织氧含量降到临界阈值时,局部适应性反应不再能保持组织的氧合作用时,有氧呼吸逐渐减少,无氧代谢逐渐增加,组织处于严重缺氧状态,随之发生高乳酸血症及酸中毒,这是病情严重的标志,也是预后不良的危险因子。

6.心血管功能障碍

LF 患者心血管功能障碍是以外周血管阻力降低及心排出量增加为特征的高动力循环状态。

(1)外周血管舒张:主要是由于 3 级小动脉阻力降低,其成因与舒血管活性物质生成、释放、泛溢至系统循环有关,其中最受关注的是 NO。血管阻力降低常引起以下血流动力学变化。

①平均动脉压降低:低血压形成,低血压的定义:BP<85mmHg。

②有效动脉血容量(EABV)充盈不足,刺激压力容量感受器,激活交感神经系统(SNS)、肾素血管紧张素醛固酮系统(RAAS)及精氨酸血管加压素(AVP),引起肾血管收缩,肾滤过率下降,轻则引起钠水潴留,重则导致肝肾综合征。

③外周血管动静脉分流开放:这一短路的形成,除外周血管阻力进一步降低外,还引起心脏血流动力学变化。

(2)高动力循环状态:外周血管动-静脉分流的开放,为回心血流开辟了一条短路,回心血流加速,回心血量增加,心动过速,心搏量增加,终致心排血量增加,形成高动力循环状态。心排出量增加约为 7~10L/min 范围。

(3)血流动力学衰减:高动力循环状态是机体的一种代偿机制,旨在纠正因外周血管舒张所致的一系列血流动力学紊乱。在早期患者,中心静脉压降低,提示中心血容量不足,高动力循环状态形成后随之可形成高血容量。此时,通过适当的治疗,可以使患者的血流动力学在新的水平上达到稳定,病情好转。

但在 LF 晚期,高动力循环状态并不能代偿已存在的血流动力学紊乱,大量血浆容量隔离于门脉引流的内脏血管床,不参加系统血循环。在此种背景下,如叠加某些并发症,如败血症/自发性腹膜炎、肝硬化心肌病时,可使回心血量减少、心搏量减少、心排出量降低,并出现明显的低血压。严重时并发肝肾综合征或 MODS,这是心血功能障碍血流动力学衰减的表现。

7.肺功能不全与肺水肿

ALF 患者常伴有肺功能不全或水肿。通气过度是毒性物质刺激呼吸中枢所致,并由此导致呼吸性碱中毒。在一组尸检 48 例肝衰竭中,伴肺水肿者 18 例(37.5%)。关于肺水肿的发生机制,与下列因素有关:①肺内血流动力学改变,已证明 ALF 肺水肿组的肺内分流较非肺水肿组明显增加,肺小动脉及肺毛细血管均异常扩张,导致肺内血管静水压增加,不利于肺组织回流。②中枢性或神经性,即脑水肿与肺水肿之间有因果关系;③肺水肿与脑水肿可能存在一个共同的发病机制;④通气与灌流比(V/Q)异常,引起低氧血症。

8.肾衰竭

它是 ALF 常见的并发症之一,部分病例肾衰竭归因于肾前性氮质血症,如消化道大出血、强烈利尿、大量抽腹水等;另有少数病例为急性肾小管坏死;大部分病例则为功能性肾衰竭,ALF 一旦发生肾衰竭,预后极差。

9.胰腺损害

急性妊娠脂肪肝有时出现剧烈腹痛,这与并发急性胰腺炎有关,其他原因所致的 ALF 偶见出血性胰腺炎,约 1/4 的患者血清淀粉酶增高,尸检时的胰腺损害可见胰腺水肿、出血与广泛脂肪坏死。

10.多器官功能障碍综合征

ALF 常引起 MODS,其定义为外周血管扩张、低血压、肺水肿、肾衰竭或急性肾小管坏死、DIC。ALF 通过下列环节引致 MODS:①微循环障碍:是引起 MODS 发病的基础,肝细胞坏死碎屑如肌动蛋白聚合体堵塞毛细血管床,血小板活化引起血管内皮损伤;②肝脏清除功能降低:舒血管物质泛溢至系统循环中累积,引起心血管功能障碍;③内毒素血症及细胞因子激活引起多器官损伤。

五、诊断

(一)诊断分型

1.ALF

(1)急性起病:极度乏力,并有严重的消化道症状,如厌食、恶心、呕吐、腹胀等;短期内黄疸进行性加深;出血倾向明显,肝脏进行性缩小。

(2)起病 2 周内出现Ⅱ期及Ⅱ期以上的肝性脑病。

(3)凝血酶原时间(PT)及其活动度(PTA)或 INR 和Ⅴ因子等凝血参数是比 HE 更为敏感的早期指标。PTA≤40%,且排除其他原因者,是诊断 ALF 的重要指标。

2.SALF

起病较急,起病后 15 日~26 周出现以下表现者。

(1)极度乏力,有明显消化道症状。

(2)黄疸迅速加深,血清总胆红素大于正常值上限 10 倍或每日上升≥17.1μmol/L。

(3)PT 明显延长,PTA≤40%,并排除其他原因者。

影像学检查有胆管扩张、内镜见食管静脉曲张大于 1 级,为 SALF 的除外标志。

3.ACLF

在慢性肝病基础上,短期内发生急性肝功能失代偿的主要临床表现。

4.CLF

在肝硬化上基础上,肝功能进行性减退和失代偿,诊断要点为:

(1)有腹水或其他门脉高压表现。

(2)血清总胆红素升高,清蛋白明显降低。

(3)有凝血功能障碍,PTA≤40%。

(4)可有肝性脑病。

(二)诊断分期

1.早期

(1)极度乏力,并有明显厌食、呕吐和腹胀等严重消化道症状。

(2)黄疸进行性加深,血清总胆红素≥171μmol/L,或每日上升≥17.1μmol/L。

(3)出血倾向,30%<PTA<40%。

(4)未出现 HE 或腹水。

2.中期

早期表现基础上，病情进一步进展，出现以下两条之一者。

(1)出现Ⅱ期以下 HE 和(或)腹水。

(2)出血倾向明显(出血点或瘀斑)，且 20%＜PTA≤30%。

3.晚期

在中期表现基础上，病情进一步加重，出现以下三条之一者。

(1)难治性并发症，如肝肾综合征、上消化道大出血、严重感染和难以纠正的电解质紊乱。

(2)出现Ⅲ期以上 HE。

(3)严重出血倾向(注射部位瘀斑)，PTA≤20%。

六、治疗

目前肝衰竭的内科治疗尚缺乏特效药物和手段。原则上强调早期诊断、早期治疗，针对不同病因采取相应的病因治疗和综合治疗等措施，并积极防治各种并发症。肝衰竭患者诊断明确后，应动态评估病情，加强监护，制订合适的治疗措施。

(一)内科综合治疗

1.一般支持治疗

(1)卧床休息，减少体力消耗，减轻肝脏负担。

(2)加强病情监护：评估精神状态，监测血压、心率、呼吸频率、血氧饱和度，记录体重、腹围变化、24 小时尿量、排便次数及性状等；建议完善病因及病情评估相关实验室检查，包括 PT/INR、凝血因子Ⅴ、纤维蛋白原、乳酸脱氢酶、肝功能、血脂、电解质、血肌酐、尿素氮、血氨、动脉血气和乳酸、碳酸氢盐、内毒素、嗜肝病毒标志物、铜蓝蛋白、自身免疫性肝病相关抗体检测、球蛋白谱、HLA 分型、脂肪酶、淀粉酶、血培养、痰或呼吸道分泌物培养、尿培养；进行腹部 B 超、胸部 X 线、心电图等物理诊断检查，并定期监测评估。

(3)推荐肠内营养：包括高碳水化合物、低脂、适量蛋白饮食，推荐每日每千克体重 35～40kcal 总热量。肝性脑病患者详见"肝性脑病"部分。进食不足者，每日静脉补给足够的热量、液体和维生素，推荐夜间加餐以均衡能量供给。

(4)积极纠正低蛋白血症：补充白蛋白或新鲜血浆，并酌情补充凝血因子或纤维蛋白原。

(5)进行血气监测，注意纠正水电解质及酸碱平衡紊乱，特别要注意纠正低钾、低钠、低氯、低镁、低钙血症。

(6)注意消毒隔离，加强口腔护理、肺部及肠道管理，预防医院内感染发生。

2.对症治疗

(1)保肝护肝药物的应用：主要包括抗炎护肝药物、肝细胞膜修复药物、解毒保肝药物以及利胆药物。各种护肝药物通过抑制炎症反应、解毒、免疫调节、清除活性氧、调节能量代谢、改善肝细胞膜稳定性、完整性及流动性等途径，达到减轻肝组织细胞损伤，促进肝细胞修复和再生，减轻肝内胆汁淤积，改善肝功能的目的。

(2)肠道微生态调节治疗：肝衰竭患者存在肠道微生态失衡，益生菌减少，有害菌增加，而应用肠道微生态制剂可纠正肠道微生态失衡,改善肝衰竭患者预后。建议应用肠道微生态调节剂、乳果糖或拉克替醇,以减少肠道细菌易位或内毒素血症。粪便菌群移植(FMT)作为一种可选择的治疗肝衰竭尤其是肝性脑病的新思路,可能优于单用益生菌。

(3)免疫调节剂的应用:胸腺法新单独或联合乌司他丁治疗肝衰竭合并感染患者可能有助于降低28天病死率。胸腺法新用于慢性肝衰竭、肝硬化合并自发性腹膜炎、肝硬化合并肺部感染患者,有助于降低病死率、降低继发感染发生率。对肝衰竭合并感染患者建议早期应用。

3.病因治疗

肝衰竭病因对指导治疗及判断预后具有重要价值,包含发病原因及诱因两类。对其尚不明确者应积极寻找病因以期达到正确处理的目的。

(1)去除诱因:如严重感染、各种应激状态、饮酒、劳累、药物影响、出血、电解质紊乱等。

(2)针对不同发病原因治疗:

①病毒感染:对HBV DNA阳性的肝衰竭患者,不论其检测出的HBV DNA滴度高低,建议立即使用核苷(酸)类药物抗病毒治疗。在肝衰竭的前、早、中期开始抗病毒治疗,疗效相对好,早期快速降低HBV DNA载量是治疗的关键。核苷类似物可改善HBV相关慢加急性肝衰竭的短期及长期生存率,若HBV DNA的载量在两周内能下降2次方,患者存活率可提高。考虑到慢性HBV引起的肝衰竭抗病毒治疗需要长期用药,抗病毒药物应选择快速强效的核苷(酸)类药物,建议优先使用强效高耐药屏障核苷类似物如恩替卡韦、替诺福韦,坚持足够疗程,避免过早停药导致复发,并定期监测耐药情况并及时处理。

对于所有HCV RNA阳性的患者,排除禁忌证后均应抗病毒治疗。聚乙二醇化干扰素联合利巴韦林(PR)可应用于所有基因型HCV感染患者。以DAAs为基础的抗病毒方案包括DAA联合PR,DAAs联合利巴韦林,以及不同DAAs联合或复合制剂,可涵盖几乎所有基因型的HCV感染者。在治疗过程中应定期监测血液学指标、HCV RNA定量以及不良反应等。

甲型、戊型病毒性肝炎引起的急性肝衰竭,目前尚未证明特异性抗病毒治疗能改善肝衰竭的预后。

其他病毒感染:确定或疑似疱疹病毒或水痘-带状疱疹病毒感染导致急性肝衰竭的患者,应使用阿昔洛韦(5~10mg/kg,每8小时静脉滴注)治疗,且危重者可考虑进行肝移植。

②药物性肝损伤系因药物肝毒性所致急性肝衰竭:药物引起的肝衰竭除了不能停药的维持治疗外,应停用所有可疑的药物。追溯过去6个月服用的处方药、中草药、非处方药、膳食补充剂的详细信息(包括服用种类、数量和最后一次服用的时间)。尽可能确定非处方药的成分。

已有研究证明,N-乙酰半胱氨酸(NAC)对药物性肝损伤所致ALF有益。其中,确诊或疑似对乙酰氨基酚(APAP)过量引起的ALF患者,如摄入APAP在4小时之内,在给予NAC之前应先口服活性肽。摄入大量APAP患者,血清药物浓度或转氨酶升高提示即将或已经发生了肝损伤,应立即给予NAC。怀疑对乙酰氨基酚中毒的ALF患者也可应用NAC,必要时人工肝支持系统如血浆吸附治疗。在非对乙酰氨基酚引起的急性肝衰竭患者中,NAC并没有提高整体的存活率,但能改善轻度HE的成人急性肝衰竭患者的预后,可酌情应用。确诊或疑似毒蕈中毒的ALF患者,有研究提示大剂量应用青霉素G和水飞蓟宾,可明显改善预后。

③急性妊娠期脂肪肝/HELLP综合征导致的肝衰竭:首选的治疗措施是立即终止妊娠,

如果终止妊娠后病情仍继续进展需考虑人工肝支持治疗,必要时可立即进行肝移植治疗。

④自身免疫性肝炎:建议肾上腺皮质激素治疗,泼尼松起始量 40~60mg/d。但与一般病情的自身免疫性肝炎患者相比,ALF 患者更容易治疗失败,治疗过程应密切监测患者有无感染或出血等并发症。如果患者病情继续恶化,需要考虑进行肝移植。

⑤肝豆状核变性:血浆置换、白蛋白透析、血液(血浆)吸附以及各种血液净化方法组合的人工肝,可以在较短的时间内去除体内大量的铜,可以改善病情。

(3)肾上腺皮质激素在肝衰竭中的应用:目前对于肾上腺皮质激素在肝衰竭治疗中的应用尚存在不同意见。非病毒感染性肝衰竭,如自身免疫性肝炎及急性酒精中毒(重症酒精性肝炎)等,可考虑肾上腺皮质激素治疗(甲泼尼龙 40~80mg/d),治疗中需密切监测,及时评估疗效与并发症。其他原因所致的肝衰竭前期或早期,若病情发展迅速且无严重感染、出血等并发症者,可酌情短期使用。

4.防治并发症

(1)脑水肿:肝衰竭可疑有颅内压增高者,可给予甘露醇 0.5~1.0g/kg 或者高渗盐水治疗。也可以酌情选择襻利尿剂,一般选用呋塞米,可与渗透性脱水剂交替使用。静脉输注人血白蛋白可提高胶体渗透压,特别是对于肝硬化白蛋白偏低的患者,可能有助于降低颅内压,减轻脑水肿症状。也可考虑人工肝支持治疗。不推荐肾上腺皮质激素用于控制颅内高压,对于存在难以控制的颅内高压的急性肝衰竭患者可考虑应用轻度低温疗法。

(2)肝性脑病:对于肝衰竭合并肝性脑病患者,去除诱因十分重要,如严重感染、出血及电解质紊乱等。

对显性肝性脑病者,可调整蛋白质摄入及营养支持,一般情况下建议蛋白质摄入量维持在 1.2~1.5g/(kg·d),营养支持能量摄入在 35~40kcal/(kg·d)。轻至中度肝性脑病患者可经口摄入营养素,告知患者在白天少食多餐,夜间可适当加餐,选择碳水化合物食物为主,但通常不应严格限制肝性脑病患者摄入蛋白质,一旦肝性脑病病情改善,可恢复标准饮食。对于摄入蛋白质后症状加重的患者,采用植物蛋白代替鱼、奶或肉类中的蛋白可能改善氮平衡和精神状态。对严重蛋白质不耐受的患者(经颈静脉肝内门体分流术或外科门体分流术的患者),可考虑补充支链氨基酸(BCAA)。

除营养治疗外,可应用乳果糖或拉克替醇口服或高位灌肠,具有酸化肠道、促进氨的排出、调节肠道微生态的作用,并可减少肠源性毒素吸收。可视患者的电解质和酸碱平衡情况酌情选择精氨酸、门冬氨酸-鸟氨酸等降低血氨治疗;支链氨基酸或支链氨基酸与精氨酸混合制剂用于纠正氨基酸失衡。

对于Ⅲ度以上的肝性脑病建议气管插管。抽搐患者可酌情使用半衰期短的苯妥英钠或苯二氮䓬类镇静药物,但不推荐预防用药。人工肝支持治疗可有效替代部分肝脏功能,并帮助清除血浆中的代谢毒素,是无法肝移植及等待肝移植肝性脑病患者有力支持手段。

(3)感染:推荐常规进行血液和体液的病原学检测,以指导肝衰竭患者的抗感染治疗。除肝移植前围术期患者外,并不推荐常规预防性使用抗感染药物。一旦出现感染征象,应尽快首先根据经验选择抗感染药物,并及时根据病原学检测及药敏结果调整用药。应注意监测和防治继发真菌感染,特别是在长时间应用广谱抗感染药物、联合应用多个抗感染药物时,以及应用糖皮质激素类药物等治疗时,容易继发口腔、肠道及肺部真菌感染。

(4)低钠血症及顽固性腹水:低钠血症是肝衰竭的常见并发症。而低钠血症、顽固性腹水等并发症相互关联并连续发展。从源头上处理低钠血症是预防后续并发症的关键措施。

水钠潴留所致稀释性低钠血症是其常见原因,托伐普坦作为精氨酸加压素 V2 受体阻滞剂,可通过选择性阻断集合管主细胞 V2 受体,促进自由水的排泄。对顽固性腹水患者推荐可采取螺内酯联合呋塞米起始联用,应答差者,可应用托伐普坦。特利加压素可用于治疗顽固性腹水,用量建议:每次 1～2mg,每 12 小时 1 次;也可给予腹腔穿刺放腹水同时静脉补充白蛋白。

(5)急性肾损伤(AKI)及肝肾综合征:纠正低血容量,积极控制感染,避免肾毒性药物均是防止 AKI 发生的要点,当某些特殊检查需用静脉造影剂时,应注意对肾功能的影响,权衡利弊后选择。

AKI 早期治疗:减少或停用利尿治疗,停用可能损害肾功能的药物,血管扩张剂或非甾体抗炎药;扩充血容量可使用晶体或白蛋白或血制品;怀疑细菌感染时早期控制感染。后期:停用利尿剂;按照每天 1g/kg 剂量连续 2 天静脉使用白蛋白扩充血容量。

以上方法无效者,需考虑是否为肝肾综合征,符合者可使用血管收缩剂(特利加压素或去甲肾上腺素),不符合者按照其他 AKI 类型处理(如肾性 AKI 或肾后性 AKI)治疗,可用特利加压素[1mg/(4～6h)]联合白蛋白(20～40g/d),治疗 3 天血肌酐下降小于 25%,提示疗效不佳,可将特利加压素逐步增加至 2mg/4h。若有效,疗程 7～14 天;若无效,停用特利加压素。使用去甲肾上腺素(0.5～3mg/h)联合白蛋白(10～20g/L)对 1 型或 2 型 HRS 有与特利加压素类似结果。

(6)出血:对于肝衰竭合并消化道出血患者,常规推荐预防性使用 H_2 受体拮抗剂或质子泵抑制剂。

考虑可能为门静脉高压性出血时,为降低门静脉压力,首选生长抑素类似物或特利加压素,也可使用垂体后叶素(或联合应用硝酸酯类药物)。食管胃底静脉曲张所致出血药物治疗不能止血者,可用三腔管压迫止血,或行内镜下套扎、硬化剂注射或组织粘合剂注射治疗止血,必要时可行 TIPS 等介入治疗。

对弥散性血管内凝血患者,可给予新鲜血浆、凝血酶原复合物和纤维蛋白原等补充凝血因子,血小板显著减少者可输注血小板,可酌情给予小剂量低分子肝素或普通肝素。对有纤溶亢进证据者可应用氨甲环酸或氨甲苯酸等抗纤溶药物,在明确维生素 K_1 缺乏后可短期使用维生素 K_1(5～10mg)。

(7)肝肺综合征:$PaO_2 < 80mmHg$ 时给予氧疗,通过鼻导管或面罩给予低流量氧(2～4L/min),对于氧气需要量增加的患者,可以加压面罩给氧,需动态监测血气分析,必要时给予气管插管及呼吸机辅助呼吸。

(二)非生物型人工肝支持治疗

人工肝是治疗肝衰竭有效的方法之一,其治疗机制是基于肝细胞的强大再生能力,通过一个体外的机械、理化和生物装置,清除各种有害物质,补充必需物质,改善内环境,暂时替代衰竭肝脏的部分功能,为肝细胞再生及肝功能恢复创造条件或等待机会进行肝移植。

人工肝支持系统分为非生物型、生物型和混合型三种。非生物型人工肝已在临床广泛应用并被证明确有一定疗效。可根据不同病情,针对性采取血浆置换(PE)/选择性血浆置换(FPE)、血浆(血液)灌流(PP/HP)/特异性胆红素吸附、血液滤过(HF)、血液透析(HD)等经典方法的不同组合。新型李氏人工肝系统(Li-NBAL)正是基于上述策略,将血浆置换、血浆灌流、血液滤过等多种净化手段模块化集成,可根据患者个体化的病情需要,采取不同的参数设置,拓宽毒素的清除范围,实现各治疗手段之间的优势互补。其他还有分子吸附再循环系统(MARS)、连续白蛋白净化治疗(CAPS)、成分血浆分离吸附(FPSA)等。人工肝治疗肝衰竭方案推荐采用联合治疗方法为宜,选择个体化治疗,注意操作的规范化。

适应证:①各种原因引起的肝衰竭早、中期,凝血酶原活动度(PTA 介于 20%～40%)的患者为宜;晚期肝衰竭患者也可进行治疗,但并发症多见,治疗风险大,临床医师应权衡利弊,慎重进行治疗,同时积极寻求肝移植机会。②终末期肝病肝移植术前等待肝源、肝移植术后排斥反应、移植肝无功能期的患者。③严重胆汁淤积性肝病,经内科治疗效果欠佳者;以及各种原因引起的严重高胆红素血症者。

相对禁忌证:①严重活动性出血或弥散性血管内凝血者;②对治疗过程中所用血制品或药品如血浆、肝素和鱼精蛋白等高度过敏者;③循环功能衰竭者;④心脑梗死非稳定期者;⑤妊娠晚期。

并发症及其防治:人工肝治疗的并发症有出血、凝血、低血压、继发感染、过敏反应、失衡综合征、高柠檬酸盐血症等。需要在人工肝治疗前充分评估并预防并发症的发生,在人工肝治疗中和治疗后严密观察并发症,随着人工肝技术的发展,并发症发生率逐渐下降,一旦出现,可根据具体情况给予相应处理。

(三)肝移植

肝移植是治疗各种原因所致的中晚期肝功能衰竭的最有效方法之一,经积极内科综合治疗和/或人工肝治疗疗效欠佳,不能通过上述方法好转或恢复者应及时列入肝移植等待名单,并酌情优先实施手术。

1.适应证

(1)对于急性/亚急性肝衰竭、慢性肝功能衰竭患者,MELD 评分是评估肝移植的主要参考指标,MELD 评分在 15～40 分是肝移植的最佳适应证。

(2)对于慢加急性肝功能衰竭,经过积极的内科综合治疗及人工肝治疗后 ACLF 分级为 2～3 级的患者,如 CLIF-CACLF 评分<64 分,建议 28 天内尽早行肝移植,显著提高患者总体生存率。

(3)对于合并肝癌患者,应符合肝癌肝移植杭州标准:肿瘤无大血管侵犯;肿瘤累计直径小于等于 8cm 或肿瘤累计直径大于 8cm、术前 AFP 小于等于 400ng/mL 且组织学分级为高/中分化。

2.禁忌证

(1)4 个及以上器官功能衰竭(肝、肾、肺、循环、脑)。

(2)脑水肿并发脑疝。

(3)循环功能衰竭,需要 2 种及以上血管活性物质维持,且对血管活性物质剂量增加无明显反应。

(4)肺动脉高压,mPAP(平均肺动脉压力)>50mmHg。

(5)严重的呼吸功能衰竭,需要最大程度的通气支持(FiO$_2$≥0.8,高 PEEP)或者需要ECMO 支持。

(6)持续严重的感染,细菌或真菌引起的败血症,感染性休克,严重的细菌或真菌性腹膜炎,组织侵袭性真菌感染,活动性肺结核。

(7)持续的重症胰腺炎或坏死性胰腺炎。

(8)营养不良及肌肉萎缩引起的严重的虚弱状态需谨慎评估是否进行肝移植。

目前,对于肝衰竭仍以综合治疗为主,主要以营养支持、针对不同病因和病期采取相应的治疗策略,以及对各种并发症,如感染、肝性脑病及肾功能不全等的防治三方面为重点。

参考文献

1.李丽君,赵晓静.急诊重症救治.西安:陕西科学技术出版社,2016.

2.杨东亮,唐红.感染性疾病.北京:人民卫生出版社,2016.

3.贾杰.肝病相关性疾病.北京:科学出版社,2016.

4.李兰娟,王宇明.感染病学(第3版).北京:人民卫生出版社,2015.

5.胡中杰.感染科专科医师临床思维.北京:人民卫生出版社,2014.

6.陈立华.肝病中医临床实践.北京:人民卫生出版社,2015.

7.沈定霞,鲁辛辛.真菌感染病例与病原检测.北京:人民卫生出版社,2018.

8.孙淑娟.感染性疾病.北京:人民卫生出版社,2012.

9.王贵强.感染科诊疗常规.北京:中国医药科技出版社,2012.

10.王英.走进传染病王国.天津:天津科学技术出版社,2018.

11.王金锋.传染病预防法律法规.汕头:汕头大学出版社,2018.

12.胡爱荣,邢延清.感染性疾病与肝病.北京:化学工业出版社,2013.

13.闫永彬.小儿感染性疾病中西医结合诊断与治疗.北京:世界图书出版公司,2017.

14.惠燕霞,唐丽华,张金颖.感染疾病临床诊治.北京:科学技术文献出版社,2017.

15.王亚东.常见感染性疾病诊疗与预防.北京:科学技术文献出版社,2017.

16.池肇春.非酒精性脂肪性肝病.北京:人民卫生出版社,2018.

17.战寒秋.肝病用药标准化手册.北京:人民卫生出版社,2017.

18.王宇明.肝病防治新认识.北京:人民卫生出版社,2016.

19.刘渡舟,程昭寰.肝病证治概要.北京:人民卫生出版社,2013.

20.范建高,曾民德.脂肪性肝病.北京:人民卫生出版社,2013.

21.黄仲奎,龙莉玲.慢性肝病与肝癌MSCT及MRI诊断.北京:人民卫生出版社,2012.

22.段学章,张敏.专家解读肝炎肝硬化肝癌防治.北京:科学出版社,2017.

23.赵美清.病毒性肝炎防治.北京:科学出版社,2017.

24.成军.现代肝炎病毒分子免疫学.北京:科学出版社,2016.

25.魏来.丙型肝炎临床诊断与治疗手册.北京:科学出版社,2015.

26.王强虎,李晶.乙型肝炎绿色疗法.北京:人民军医出版社,2014.

27.张静.慢性肝炎防治康复指导.北京:人民军医出版社,2013.

28.朱肖鸿.病毒性肝炎中西医实用手册.北京:人民军医出版社,2013.

29.董晨,张欢,莫兴波.传染病流行病学.苏州:苏州大学出版社,2018.

30.高西,余艳琴,郝金奇.皮肤病传染病预防医学与公共卫生.天津:天津科学技术出版社,2018.

31.李影影.传染病护理学.镇江:江苏大学出版社,2018.

32.邓鑫.中西医结合传染病学.长沙:湖南科学技术出版社,2018.

33.梁惠萍,唐忠梅.传染病学.上海:同济大学出版社,2018.

34.舒晋峰,许小敏,潘桔聪.结核感染 T 细胞斑点试验对结核性疾病诊断价值探讨.实用预防医学,2015,22(03):358-360.

35.林燕平,黄溢华,李自顺,等.结核感染 T 细胞斑点试验在结核性疾病中的诊断价值研究.河北医学,2016,22(02):305-307.